实用
小儿泌尿外科学

Practical Pediatric Urology

第 2 版

主　　编　孙　宁　张潍平　黄澄如

副 主 编　宋宏程　李明磊　田　军　谢向辉

主编助理　梁海燕

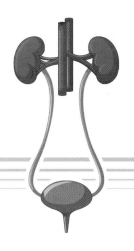

人民卫生出版社

·北京·

图书在版编目（CIP）数据

实用小儿泌尿外科学 / 孙宁，张潍平，黄澄如主编
. —2 版 . —北京：人民卫生出版社，2023.2
ISBN 978-7-117-34205-6

Ⅰ. ①实… Ⅱ. ①孙… ②张… ③黄… Ⅲ. ①小儿疾
病 – 泌尿系统疾病 – 外科学 – 诊疗 Ⅳ. ①R726.99

中国版本图书馆 CIP 数据核字（2022）第 241655 号

人卫智网	www.ipmph.com	医学教育、学术、考试、健康， 购书智慧智能综合服务平台
人卫官网	www.pmph.com	人卫官方资讯发布平台

实用小儿泌尿外科学
Shiyong Xiao'er Miniao Waikexue
第 2 版

主　　编：孙　宁　张潍平　黄澄如
出版发行：人民卫生出版社（中继线 010-59780011）
地　　址：北京市朝阳区潘家园南里 19 号
邮　　编：100021
E - mail：pmph @ pmph.com
购书热线：010-59787592　010-59787584　010-65264830
印　　刷：人卫印务（北京）有限公司
经　　销：新华书店
开　　本：787×1092　1/16　印张：40
字　　数：973 千字
版　　次：2006 年 9 月第 1 版　　2023 年 2 月第 2 版
印　　次：2023 年 3 月第 1 次印刷
标准书号：ISBN 978-7-117-34205-6
定　　价：298.00 元

打击盗版举报电话：010-59787491　E-mail：WQ @ pmph.com
质量问题联系电话：010-59787234　E-mail：zhiliang @ pmph.com
数字融合服务电话：4001118166　　E-mail：zengzhi @ pmph.com

编 者

（以姓氏笔画为序）

王文杰　首都医科大学附属北京儿童医院
王雨思　首都医科大学附属北京儿童医院
王冠男　首都医科大学附属北京儿童医院
王晓曼　首都医科大学附属北京儿童医院
王焕民　首都医科大学附属北京儿童医院
王朝旭　首都医科大学附属北京儿童医院
文建国　郑州大学第一附属医院
田　军　首都医科大学附属北京儿童医院
刘　伟　山东省立医院
刘　沛　首都医科大学附属北京儿童医院
刘　卓　首都儿科研究所附属儿童医院
刘　超　首都医科大学附属北京儿童医院
许　帅　首都医科大学附属北京儿童医院
孙　宁　首都医科大学附属北京儿童医院
花朝阳　郑州儿童医院
李　宁　首都医科大学附属北京儿童医院
李　琦　郑州大学第一附属医院
李延伟　郑州大学第一附属医院
李明磊　首都医科大学附属北京儿童医院
李振武　首都医科大学附属北京儿童医院
杨　屹　中国医科大学附属盛京医院
杨　洋　首都医科大学附属北京儿童医院
杨　深　首都医科大学附属北京儿童医院
杨吉刚　首都医科大学附属北京友谊医院
吴建新　首都儿科研究所附属儿童医院
吴荣德　山东省立医院
吴盛德　重庆医科大学儿科医院
何　梦　首都医科大学附属北京儿童医院
何大维　重庆医科大学儿科医院
何雨竹　首都医科大学附属北京儿童医院

宋　攀　郑州大学第一附属医院
宋宏程　首都医科大学附属北京儿童医院
张潍平　首都医科大学附属北京儿童医院
陆　鹏　重庆医科大学儿科医院
陈　方　上海交通大学第六人民医院
陈　超　广西医科大学第一附属医院
陈永卫　首都医科大学附属北京儿童医院
陈烁璠　首都医科大学附属北京儿童医院
林德富　首都医科大学附属北京儿童医院
屈彦超　首都医科大学附属北京儿童医院
贾立群　首都医科大学附属北京儿童医院
郭　曦　郑州大学第一附属医院
郭应禄　北京大学第一医院
黄轶晨　上海交通大学附属上海儿童医院
黄洋阅　首都医科大学附属北京儿童医院
黄澄如　首都医科大学附属北京儿童医院
曹丁丁　首都儿科研究所附属儿童医院
梁海燕　首都医科大学附属北京儿童医院
彭　芸　首都医科大学附属北京儿童医院
韩　炜　首都医科大学附属北京儿童医院
韩文文　首都医科大学附属北京儿童医院
焦丽丽　首都医科大学附属北京儿童医院
温　洋　首都医科大学附属北京儿童医院
谢向辉　首都医科大学附属北京儿童医院
谢会文　南加利福尼亚大学医学院
魏光辉　重庆医科大学儿科医院
Andy Chang　美国洛杉矶儿童医院

绘图
芮　岩　首都医科大学附属北京儿童医院

3

内容提要

《实用小儿泌尿外科学》第 2 版是一部小儿泌尿外科专业的大型参考书。全书共 31 章，结合国外先进经验，总结出符合国情的小儿泌尿外科发展的规律。本书对于小儿泌尿生殖系统的先天性畸形、肿瘤、外伤、感染、结石等几类疾病，在病因、病理生理、遗传、解剖、临床表现、辅助检查、诊断、治疗、预后等方面做了详细描述，书中还包括小儿泌尿外科常用手术及大量临床资料照片。对于合理应用各类疾病的手术指征提出了自己独特观点。本书还对和小儿泌尿外科相关的超声、放射、同位素等检查做重点介绍。本书可指导各级医院开展、提高小儿泌尿外科工作。

本书供小儿泌尿外科、小儿外科、成人泌尿外科、成人普外科及小儿肾病专业医师参考。对在医学院校学习的小儿外科、儿科专业的研究生、本科生也有参考价值。

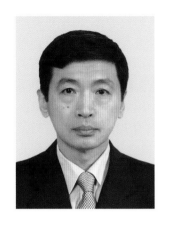

孙宁，首都医科大学附属北京儿童医院外科教研室名誉主任，主任医师，教授，博士研究生导师。首都医科大学附属北京儿童医院新疆医院党委副书记、院长。曾任中华医学会小儿外科学分会主任委员和小儿泌尿外科学组组长，《中华小儿外科杂志》副主编，《临床小儿外科杂志》副主编。现任中国医师协会儿外科医师分会副会长，《中华泌尿外科杂志》编委，全国高等学校医学研究生卫生部规划教材评审委员会委员，全国高等学校普通高等教育儿科专业"十二五"国家级规划教材评审委员会副主任委员，中国医师协会毕业后医学教育评审专家委员会成员。

从事小儿外科临床、教学和科研工作 30 余年。临床工作集中在泌尿系先天畸形矫治、下尿路功能及重建、腹腔镜技术在小儿外科应用、泌尿生殖系肿瘤综合治疗、泌尿生殖系创伤及并发症的诊治。教学工作包括本科生、研究生与毕业后教育、完成多部小儿外科学教材和专著编写、参与制定小儿外科住院医师规范化培训和专科医师培训细则及基地标准、参与制定小儿外科疾病临床路径和组织住院医师规范化培训考核。主持多个科研项目，包括首都医学发展科研基金、北京市自然科学基金、教育部博士点基金、国家自然科学基金和国家重点研发计划。

主编简介

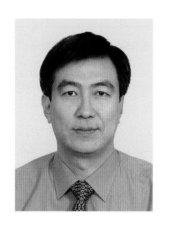

张潍平，医学博士，主任医师，教授，特级专家，博士研究生导师。首都医科大学附属北京儿童医院泌尿外科主任，第九届中华医学会小儿外科学分会主任委员，首都医科大学儿科系副主任，第八届北京医学会小儿外科学分会候任主任委员，中华医学会小儿外科学分会小儿泌尿外科学组原组长，国家儿童医学中心泌尿外科联盟主任，全国高等教育儿科专业"十三五"国家级教材评审委员会委员，中国医师协会毕业后医学教育儿科专业委员会副主任委员，北京医学会理事。

《临床小儿外科杂志》副主编，《中华小儿外科杂志》《中华实用儿科临床杂志》编委。曾经到意大利、美国等国家进修学习小儿外科及小儿泌尿外科。从事小儿泌尿外科临床与科研工作30余年，熟练掌握了小儿泌尿外科的常见病、疑难病诊治。对于尿道下裂、泌尿系创伤治疗有着独到见解和丰富经验，是国内较早开展腹腔镜在小儿泌尿外科中应用的医师之一。发表与小儿泌尿外科疾病相关的研究文章100余篇，担任《实用小儿泌尿外科学》第1版副主编，主编、参编著作20余部。负责多项国家、省部级科研项目，并获得奖励和专利。多次参加国内外学术活动，以及学术交流，培养了40余名硕士、博士研究生。

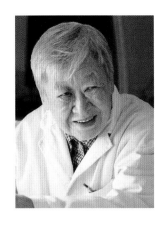

黄澄如，首都医科大学附属北京儿童医院外科教授、主任医师。1950 年毕业于北京大学医学院，毕业后在大连医学院外科任住院医师及助教。1956 年就职于首都医科大学附属北京儿童医院外科。1972 年成立国内第一个小儿泌尿外科。1982 年 8 月至 1983 年 7 月于澳大利亚墨尔本莫纳什大学及皇家儿童医院做访问学者。曾任《中华小儿外科杂志》《中华泌尿外科杂志》编委，英国小儿外科学会海外会员，第一届亚太地区小儿泌尿外科学会主席，中华医学会北京分会理事，中华医学会小儿外科学分会委员、小儿泌尿外科学组第一任组长，首都医科大学附属北京儿童医院外科主任。

在国内外医学杂志共发表学术论文 100 余篇。1996 年主编出版国内第一部《小儿泌尿外科学》。2006 年主编出版《实用小儿泌尿外科学》。参编《黄家驷外科学》《泌尿外科学》《小儿外科学》《实用儿科学》等十余部经典学术著作小儿泌尿部分章节的编写。《经耻骨修复女婴尿道外伤》获北京市科学技术进步奖二等奖、《B 超诊断肾积水》《肾母细胞瘤的病理与临床治疗》《男婴尿道外伤修复》《肾盂输尿管连接部梗阻手术治疗》获北京市科学技术进步奖三等奖。

黄澄如教授从事小儿外科工作 60 年、开展小儿泌尿外科工作 50 余年。作为我国早期从事小儿外科工作者之一，是我国小儿泌尿外科专业的创始人及带头人，在小儿泌尿疾病的诊断及治疗方面有丰富的临床经验，对于很多小儿泌尿外科疾病进行了一些开拓性的临床研究，为我国小儿泌尿外科的发展和普及作出了巨大贡献。在国内外泌尿外科界、小儿外科界享有很高的荣誉。

第2版 序一

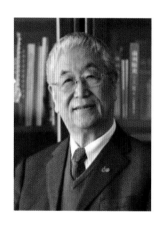

　　小儿泌尿外科是在成人泌尿外科与小儿外科的基础上发展起来的。随着医疗技术的不断进步，小儿泌尿外科逐渐独立、形成了自己的特点，与以上两个学科有所区别，它所涉及的知识、疾病正在被社会、医学界广泛重视。

　　首都医科大学附属北京儿童医院泌尿外科在国内著名的小儿外科专家黄澄如教授领导下，在吴阶平、张金哲教授的关心指导下创建于1972年，经不断发展于2002年成立北京市小儿泌尿外科中心，于2012年成立小儿泌尿外科。现每年收治患者3 000多人次。在全国同专业中规模大，诊断治疗水平在国内领先。对于小儿泌尿生殖系统的先天性畸形、肿瘤、外伤等方面诊治有非常丰富的经验。

　　2006年黄澄如教授主编出版了《实用小儿泌尿外科学》。由于小儿泌尿外科近些年的进步，此次本书再版。出版这本书立足于小儿泌尿生殖系的胚胎发生、解剖生理特点，结合临床实践，全面详细地阐述小儿泌尿生殖系常见病、多发病。笔者结合分析大量的临床资料，融入几十年临床诊治经验，参考国内外近期学术成果，系统深入地讨论小儿泌尿外科疾病特点、发病规律、临床表现、诊断方法、治疗措施。既介绍了国内同行自己的临床经验和独到见解，也介绍了国际先进水平和专业发展趋势。而且本书还邀请了国内其他单位的著名小儿泌尿外科专家参编，在一定程度上代表了我国小儿泌尿外科的发展水平。

　　小儿泌尿外科与成人泌尿外科的诊断、治疗原则有很多共性，二者相互推动各自专业水平的提高。我相信本书对所有与泌尿外科相关的医师均有一定的参考价值。我祝贺本书的出版并推荐给大家。

中国工程院院士

郭应禄

2020 年 9 月 10 日

第2版 序二

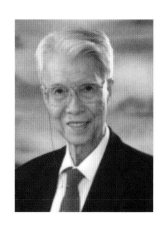

小儿泌尿外科作为一个专业学科是近60年在小儿外科各专业中率先发展起来的。小儿外科在发展初期重点在消化道畸形，以抢救生命为主。泌尿系畸形对生命与功能均有影响，但多不急于小儿时期解决，并且矫正技术要求较高。尽管泌尿系问题发病很高，但直到小儿外科技术提高到一定水平才有条件发展。在20世纪80年代以后，在提高生活质量的治疗前提下，许多著名的小儿外科医师均是以从事小儿泌尿外科专业为主。

我国小儿泌尿外科的发展与国际上基本同步。首都医科大学附属北京儿童医院作为全国最大、最有影响力的儿科专科医院，早在20世纪60年代，黄澄如教授就将小儿泌尿生殖系统疾病集中诊治。1972年，黄澄如教授牵头组建了首都医科大学附属北京儿童医院小儿泌尿外科，拉开了我国小儿泌尿外科学科发展的序幕。1987年，在中华医学会小儿外科学分会成立了小儿泌尿外科学组，由黄澄如教授任组长，定期召开全国小儿泌尿外科学术会议。在国际上与国外的学术交流也日趋增多，1998年在苏州与日本共同成立了亚太地区小儿泌尿外科学会，黄澄如教授被选为第一任主席。黄澄如教授的学生孙宁、张潍平两位教授先后担任中华医学会小儿外科学分会主任委员、泌尿外科学组组长，很好地继承和巩固了首都医科大学附属北京儿童医院泌尿外科在国内的领先地位。

首都医科大学附属北京儿童医院的黄澄如教授是我国最早从事小儿泌尿外科工作的医师之一。在她的领导下，首都医科大学附属北京儿童医院，以及全国的小儿泌尿外科水平快速提高。各种常见病及罕见病都积累了大量的临床经验，并且都有适合我国国情的技术发展。2006年黄澄如教授主编出版了《实用小儿泌尿外科学》。由于小儿泌尿外科近些年的进步，此次本书再版。本书内容以实际经验为主，还吸收了国内外先进的技术与观点，图文并茂，实践与理论结合。虽然以首都医科大学附属北京儿童医院经验为主，也基本上代表了我国小儿泌尿外科的水平。本书的出版不仅对小儿泌尿外科医师有直接的指导价值，对小儿外科医师、儿科医师、泌尿外科医师、医学院校的学生、研究生均有参考价值。我祝贺本书的出版，并向广大读者推荐。

中国工程院院士

张金哲

2020年9月20日

第1版 序一

小儿泌尿外科是在成人泌尿外科与小儿外科的基础上发展起来的。随着医疗技术的不断进步,小儿泌尿外科逐渐独立、形成自己的特点,与以上两个学科有所区别,它所涉及的知识、疾病正在被社会、医学界广泛重视。

首都医科大学附属北京儿童医院小儿泌尿外科专业在国内著名的小儿外科专家黄澄如教授领导下,在吴阶平、张金哲教授的关心指导下创建于1972年,经不断发展于2002年成立北京市小儿泌尿外科中心。现每年收治病人1 000人次。在全国同专业中病床最多,诊断治疗水平在国内领先。对于小儿泌尿生殖系统的先天性畸形、肿瘤诊治有非常丰富的经验。

出版的这本书立足于小儿泌尿生殖系的胚胎发生、解剖生理特点,结合临床实践,全面详细地阐述小儿泌尿生殖系常见病、多发病。笔者结合分析大量的临床资料,融入几十年临床诊治经验,参考国内外近期学术成果,系统深入地讨论小儿泌尿外科疾病特点、发病规律、临床表现、诊断方法、治疗措施。既介绍了国内同行自己的临床经验和独到见解,也介绍了国际先进水平和专业发展趋势。而且本书还邀请了国内其他单位的著名小儿泌尿外科专家参编,在一定程度上代表了我国小儿泌尿外科的发展水平。

小儿泌尿外科与成人泌尿外科的诊断、治疗原则有很多共性,二者相互推动各自专业水平的提高。我相信本书对所有与泌尿外科相关的医师均有一定的参考价值。我祝贺本书的出版并推荐给大家。

中国工程院院士

郭应禄

第1版　序二

　　小儿泌尿外科作为一个专业学科是在20世纪六七十年代泌尿外科与小儿外科的基础上发展起来的。小儿外科在发展初期重点在消化道畸形,以抢救生命为主。泌尿系畸形对生命与功能均有影响,但多不急于小儿时期解决,并且矫正技术要求较高。尽管泌尿系问题发病很高,人民要求迫切,直到小儿外科技术提高到一定水平才有条件发展。事实上在20世纪80年代以后,许多著名的小儿外科医师均是以从事小儿泌尿外科专业为主。

　　我国小儿泌尿外科的发展与国际上基本同步。首都医科大学附属北京儿童医院作为全国最大、最有影响的儿科专科医院,早在20世纪60年代黄澄如教授就将小儿泌尿生殖系统疾病集中诊治。1972年黄澄如教授成立了国内第一个小儿泌尿专业。发展速度远远超过任何其他时期。在中华医学会成立了小儿泌尿外科学组,由黄澄如任组长,定期召开全国小儿泌尿外科学术会议。在国际上与国外的学术交流也日趋增多,1998年在苏州与日本共同成立了亚太地区小儿泌尿外科学会,黄澄如被选为第一任主席。

　　首都医科大学附属北京儿童医院的黄澄如教授是我国最早从事小儿泌尿外科工作的医师之一。在她的领导下首都医科大学附属北京儿童医院以及全国的小儿泌尿外科水平快速提高。各种常见病及罕见病都积累了大量的临床经验,并且都有适合我国国情的技术发展。还有不少儿科、外科及小儿外科大型综合专著亟待出版。

　　20世纪80年代初我曾组织小儿外科各专业撰写本专业专著,因当时小儿泌尿外科条件尚不成熟未能如愿。今天本书由黄澄如教授主编,以首都医科大学附属北京儿童医院外科泌尿专业医师为主要编写者,并且对有关章节还邀请了国内很有造诣的著名专家参编。本书内容以实际经验为主,还吸收了国内外先进的技术与观点,图文并茂,实践与理论结合。虽然以首都医科大学附属北京儿童医院经验为主,也基本上代表了我国小儿泌尿外科的水平。本书的出版不但对小儿泌尿外科医师有直接的指导价值,对小儿外科医师、儿科医师、泌尿外科医师、医学院校的学生、研究生均有参考价值。我祝贺本书的出版,并向广大读者推荐。

中国工程院院士

张金哲

第 2 版　前言

　　小儿泌尿外科是在成人泌尿外科与小儿外科的基础上发展起来的。中国的小儿泌尿外科经过 20 世纪 50 年起几代人的艰苦努力,不断探索,结合国外先进经验,总结出符合中国国情的小儿泌尿外科发展规律。中国的小儿泌尿外科队伍不但迅速提高了专业水平,而且也积累了本国的资料。这样就有条件和需要出版一本反映国内外最新水平的小儿泌尿外科专业书籍,供小儿泌尿外科、小儿外科、成人泌尿外科、成人普外科及小儿肾病专业医师参考,于是 2006 年黄澄如教授主编出版了第 1 部《实用小儿泌尿外科学》。这本书出版后引起了大家的广泛关注与好评。

　　近些年,中国的小儿泌尿外科飞速发展,全国小儿泌尿外科学术会议也已经举办了十五届。首都医科大学附属北京儿童医院于 1972 年成立小儿泌尿外科,2002 年成立北京市小儿泌尿外科中心,于 2012 年成立小儿泌尿外科科室。现每年收治病人 3 000 多人次。在全国同专业中规模大,诊断治疗水平在国内领先。对于小儿泌尿生殖系统的先天性畸形、肿瘤、外伤等方面诊治有非常丰富的经验。为了进一步分享我们的临床经验,供国内同行参考,我们在第 1 版书的基础上再版这本书。

　　为了使内容比较系统全面,本书以胚胎学、遗传学、解剖学、病理学等基础医学理论与临床实践相结合,分章论述;书中包括小儿泌尿外科常用手术及大量临床资料照片。

　　本书撰写者以首都医科大学附属北京儿童医院小儿泌尿外科为主,总结本科多年诊治经验,同时还约请了其他与小儿泌尿外科相关科室的专家,以及国内兄弟单位著名的小儿泌尿外科专家撰写某些章节,还有国外专家加入编写队伍,使本书大为增色。由衷感谢芮岩为本书绘制精美的图片、梁海燕为此书编写付出辛勤劳动。

　　书中对比较成熟和国际上的重要见解,以及我国学者的贡献,都有较充分的反映。每章之后列出主要参考文献,尤其插入很多疾病的彩图,便于读者了解有关问题。

　　本书主编中国小儿泌尿外科的创始人黄澄如教授已经于 2020 年 7 月去世,本书的再版也是对她老人家最好的怀念。

　　我们衷心地感谢张金哲院士、郭应禄院士关心、支持本书的出版并为之作序。感谢人民卫生出版社对本书出版给予极大的关怀和支持。

　　在此,我们殷切地希望广大读者对本书的缺点和错误不吝赐教和指正。

孙　宁　张潍平　黄澄如

2021 年于北京

第1版　前言

　　小儿泌尿外科是在泌尿外科与小儿外科的基础上发展起来的。中华人民共和国成立后才有小儿外科。其时虽然已有泌尿外科，但以成人为主。患泌尿疾病的小儿，均由小儿外科或泌尿外科医师兼治，因对小儿的特殊情况了解不透，如小儿的各种畸形、肿瘤，结果常是事倍功半，甚至难以弥补。从 20 世纪 70 年代起，泌尿外科有很大发展，小儿泌尿外科也就逐渐的受到重视。首都医科大学附属北京儿童医院外科在张金哲院士领导下早鉴于此，从 20 世纪 60 年代开始，即将为数不多的泌尿外科病儿集中由专人诊治，至 1972 年 8 月正式成立国内第一个小儿泌尿外科专业组。此后工作一直得到原北京医科大学第一医院泌尿外科的支持，尤其是吴阶平院士始终从各方面予以关心和鼓励。初期孙昌惕、吴文斌医师不时给予具体帮助，得以日渐成长。自此以后，来自祖国各地的病儿日渐增多，以至病床数远不敷用。就全国来说，20 世纪 80 年代以来，泌尿外科与小儿外科发展速度，远远超过任何一个时期。其间，相继成立小儿外科与泌尿外科学会，出版了《中华泌尿外科杂志》与《中华小儿外科杂志》。国际国内学术交流日趋活跃，1987 年在苏州召开的中华小儿外科学术会议上，与 1992 年在西安召开的中华泌尿外科学术会议上，都有小儿泌尿外科专题讨论。此期间成立了中华小儿外科学会泌尿外科学组，并于 1989 年、1992 年、1996 年及 2002 年相继在广州市、湖南省、牡丹江市、新疆维吾尔自治区召开第一、二、三、四届全国小儿泌尿外科学术会议，不但迅速提高了专业水平而且也积累了我国的资料。这样就有条件和需要出版一本反映国内外最新水平的小儿泌尿外科专业书籍。供小儿泌尿外科、小儿外科、成人泌尿外科、成人普外科及小儿肾病专业医师参考。

　　为了使内容比较系统全面，本书以胚胎学、遗传学、解剖学、病理学等基础医学理论与临床实践相结合，分章论述；书中包括小儿泌尿外科常用手术及大量临床资料照片。

　　本书撰写者以首都医科大学附属北京儿童医院泌尿外科为主，总结本组多年诊治经验，同时还约请了国内著名专家撰写某些章节，使本书大为增色。

　　各作者努力减少内容上不必要的重复，但有些重复是难以避免的。书中对比较成熟和国际上的重要见解以及我国学者的贡献，都有较充分的反映。每章之后列出主要参考文献，便于读者了解有关问题。

　　我们衷心感谢张金哲、郭应禄院士关心、支持本书的出版并为之作序。

　　人民卫生出版社对本书的出版给予极大的关怀和支持，谨此表示衷心的谢意。首都医科大学附属北京儿童医院贾美萍同志在日常工作和与各作者的联系中付出了辛勤劳动，在此一并致谢。

　　本书还存在许多缺点，请广大读者不吝赐教。

黄澄如
2004 年于北京

目　录

第 一 章

小儿泌尿外科简介

第一节　小儿泌尿外科发展

　　小儿泌尿外科是在成人泌尿外科与小儿外科的基础上发展起来的。新中国成立后才有小儿外科,当时,摆在人们面前属于小儿外科的形势是:一方面国家制定了加强妇幼卫生保健工作的方针,为中国小儿外科专业的创立制造了良好的条件。1950 年 7 月,第一届全国卫生工作会议(北京)上讨论决定要加快我国的妇幼卫生事业,各省都纷纷筹建妇女儿童医院及保健院;另一方面西方诸国(主要是西方发达国家)对我国进行经济和科学技术上的封锁,企图孤立我们。所以,中国小儿外科从一开始就走上了具有中国特色的道路。令人欣慰的是,国内涌现了一批立志从事小儿外科的中青年外科医师和一些著名的儿科、外科、麻醉科的老专家们积极支持小儿外科专业的创立。20 世纪 50 年代中期及以后,小儿外科有了较大的发展,像北京、上海、天津、武汉、沈阳、广州,以及全国各省省会等城市都有了相当规模的小儿外科病区。都是从无到有,发展很快。如新建的首都医科大学附属北京儿童医院,从 1955 年的 20 张床扩大到上百张床。1962 年有 30 名医师,床位 160 张。1960—1980 年间中国小儿外科及分专业发展迅速,骨科、泌尿外科和新生儿外科孕育着成为独立专业。

　　新中国成立前后虽然已有泌尿外科,但以成人为主。患泌尿系统疾病的小儿均由小儿外科,或泌尿外科医师兼治,因对小儿的特殊情况了解不透,如小儿的各种畸形、肿瘤,结果常是事倍功半,甚至难以弥补。从 20 世纪 70 年代起,泌尿外科有很大发展,小儿泌尿外科也逐渐地受到重视。早在 1936—1937 年间,施锡恩、谢元甫就已报道后尿道瓣膜、孤立肾等先天性泌尿生殖系畸形疾病。其后,尤以施锡恩尚有许多有关小儿泌尿外科疾病的论著。但在漫长年代中,都只限于个案报道。该时泌尿外科多设在外科内,极少有专科,直至 20 世纪 50 年代初中国有关泌尿外科的文献才从外科中分出,同期在北京、上海等地先后成立小儿外科专业组。至 20 世纪 60 年代早期,在北京、武汉等地先后创刊专业杂志《泌尿外科内部通讯》及《小儿外科内部通讯》。这为团结全国泌尿外科及小儿外科工作者,加强学术交流,提高泌尿外科及小儿外科水平提供了机会。

　　20 世纪 60 年代中期,在小儿外科专业队伍内已有人侧重于泌尿外科工作。1972 年,首都医科大学附属北京儿童医院外科首先成立小儿泌尿外科,成为国内第一个小儿泌尿外科,初时只有专业医师 3 人,病床 11 张,黄澄如教授为科室负责人。这在当时已是国内最大的小儿泌尿外科,但仍不能满足患儿的需要。至 2021 年底,首都医科大学附属北京儿童医院已有小儿泌尿外科医师 23 人,病床 62 张。国内自 70 年代末以来各项事业飞速发展,上海、沈阳、成都、重庆、山西、西安、南京、天津等地儿科医院中,先后均有从事泌尿外科专业的医师。此后在小儿外科全国性会议及泌尿外科会议上都有小儿泌尿外科的学术论文。我国泌尿外科和小儿外科的前辈吴阶平、熊汝成、虞颂庭、马永江、吴文斌、张金哲、佘亚雄、童尔昌等都积极参与小儿泌尿外科工作。1987 年,在苏州会议上成立了中华医学会小儿外科学分会,会上有小儿泌尿外科专题讨论会,继之成立泌尿外科学组。当时,国内第一代小儿泌尿外科医师参与了筹建工作,包括黄澄如、李衷初、金百祥、赖炳耀、赵国贵、陈绍基、陈雨历、龚以榜等。黄澄如担任首届中华医学会小儿外科学分会泌尿外科学组组长,后来孙宁、张潍平、吴荣德、陈方、杨屹分别担任组长。2020 年又成立了尿动力与盆底学组,文建国担任组长。1989 年、1992 年、1996 年及 2002 年分别在广州、大庸、牡丹江及乌鲁木齐召开第一、二、三、四届全国小儿泌尿外科学术会议。至今,全国小儿泌尿外科会议已经举办了十五届,参加会议人数从最初的几十人扩大到目前的 300 人,这表明中国小儿泌尿外科的规模已发展壮大。此外,1999 年在北京成立并召开第一届亚太地区小儿泌尿外科学术会议。其后,2000 年、2001 年、2002 年、2003 年分别在菲律宾马尼拉、美国旧金山、中国香港、韩国汉城(首尔)召开第二、三、四、五届亚太小儿泌尿外科医师协会年会学术会议,2007 年上海举办第九届学术会议,2016 年郑州举办十八届学术会议,2022 年 10 月首尔举办第二十三届学术会议,我国均有小儿泌尿外科医师前往参加并主持会议,代表了中国小儿泌尿外科与国际水平逐渐接轨。伴随中国经济的发展,国力增强,医学水平进步,我国越来越多的小儿泌尿外科医师走出国门,去参观学习、交流,带动了小儿泌尿外科事业的进步。目前,在我国大城市有小儿泌尿外科专业人员外,其他地区则由成人泌尿外科、小儿普通外科或成人普通外科兼做小儿泌尿外科工作。

(黄澄如   张潍平)

第二节   中国小儿外科与小儿泌尿外科医师培训现状

一、小儿外科培训意义

妇幼保健事业是我国卫生保健事业的组成部分,是中国特色社会主义优越性的体现,也是政府的重要职能。儿童是国家的希望与未来,让每一个孩子都得到良好医疗照顾是政府和小儿外科医师基本职能。小儿外科和成人外科一样是从外科角度研究小儿营养、生长发育、身心健康、疾病防治的综合性医学专科,内容涉及畸形、肿瘤、感染和创伤。既包括诊断学和治疗学,也包括医学教育和科学研究。小儿外科服务对象是从胎儿到青少年(0~18 岁)。他们具有不断发育完善的动态特点,其生理、病理、疾病种类、表现及转归等方面均与成人不同。"小儿绝不是缩小的成人"已是医学界的共识。中国科学院和中国工程院医学专业设置目录中小儿外科已与成人内科、成人外科、妇产科、小儿内科并列,成为二级学科。原卫生部公布的医疗诊疗科目中,小儿外科归属一级科目。

小儿外科作为二级学科是为普及,普及的基础越广也有助于发展。成人需要内外科,儿童同样需要小儿内科和小儿外科。内科、外科疾病往往直接影响生命,而小儿生命更为脆弱,更需要专科救治。现在是人文医学时代,小儿、新生儿甚至胎儿都是人,小儿外科疾病应由专门培训的小儿外科医师诊治,这个问题不解决,我国4亿多儿童的医疗问题就不可能得到解决。疑有小儿外科疾患的病人现在都要涌入大城市的三甲医院或儿童医院,看病难和看病贵的问题在小儿群体将持续存在,医改的大政方针和三级医疗体系在儿科将难以实现。目前基层医院小儿内科和小儿外科水平低,不能得到家长信任是事实,正是应该加强小儿内外科培训,而不是取消这项任务或使其复杂化,较短的时间培训出一定数量合格的小儿内外科临床医师是当务之急。应该强调小儿外科是二级学科,县医院应该配备合格的以普通外科为主的小儿外科医师,4亿多儿童的医疗方有保障,这符合当前医改方针。事实上需要几代人的努力才有可能扭转目前极为困难的局面,需要明确的是我们要从现在做起。当前家长对孩子健康与完美的要求不断提高,加之儿科病种不断变化,感染性疾病和传染病日益减少,小儿外科需求迅速上升,小儿外科与小儿内科一样作为二级学科培训应当无可争议。国际上发达国家小儿内科与小儿外科床位比例从早期的10∶1,变化到目前的1∶1,也说明小儿外科需求增加和重视培训的必要性。

二、中国小儿外科起源与发展

中国小儿外科起源和发展与西方不同,学科培训体系也与西方差异很大。1950年全国卫生工作会上提出重点发展妇幼保健事业,在政府指导和鼓励下张金哲(北京)、佘亚雄(上海)、童尔昌(武汉)、马安权(上海)等成人普通外科医师响应号召转行开创小儿外科事业,当初以普通外科为主,甚至同时兼顾儿科麻醉,诊治病人同时编写教材、开设培训班、组建学术组织和开展学术交流。随小儿外科工作开展,大量普通外科专业以外的病人,如泌尿外科、骨科、烧伤科、整形科、心胸外科、神经外科等到小儿外科就诊。而此时成人外科的相应专业也均处于早期发展阶段,无暇顾及小儿外科病人。为适应广大小儿外科病人需求,20世纪50~60年代,上述各小儿外科亚专业疾病均由普通外科医师兼顾,随后有部分医师逐渐以做普通外科以外的其他亚专业为主。在小儿普通外科专业基础上,20世纪70年代正式分出儿童骨科、泌尿外科与烧伤整形科,20世纪80年代分出心胸外科、新生儿外科、肿瘤外科与神经外科。目前活跃在小儿外科临床一线的专家多是由小儿外科体系培训,相比较于西方国家小儿外科各个专业由相应成人外科专业派生,国内的小儿外科培训体系更成熟、更独立、更健全。

三、中美小儿外科医师培训体系的对比和差异

美国医疗体系是市场经济为基础,利益驱动为导向,并且已经达到平衡,美国培训体系中的小儿外科是特指小儿普通外科专业,小儿外科的其他专业如泌尿外科、神经外科、骨科、心外科、胸外科等均在相应的成人外科亚专科。市场平衡、专科垄断、医师单纯只做小儿外科收入减低等多种原因,一般小儿外科各亚专科都是成人相应专科医师兼做。对于多数小儿外科医师来说,单纯只做小儿外科显然工作量不足。

在美国,住院医师培训地点多选择在有条件的医疗中心进行,全美有1 700所医院接受住院医师培训。培训职位的选择根据毕业生的志愿采取自愿申请制度,然后医院面试决定是否给予职位。为确定首选专业和第二选专业,每1名毕业生平均要向20余家医院申请。

对首选专业,平均要接受 10 家医院的面试,从提出申请到得到面试通知的概率约为 60%。目前外科住院医师每周工作 80 小时,为避免过度劳累,要求每次连续工作不得超过 12 小时,每个班之间要间隔 8 小时,每周有 1 次 24 小时连续休息时间。手术是培训的重要内容,培训期间主刀手术要求达到 500 例,手术种类也有一定要求,手术过程住院医师完成 50% 以上才能算是主刀。上级医师放手程度和允许住院医师操作的多少取决于上级医师对住院医师的信任程度。住院医师管理病人认真,外科知识掌握好,回答问题好,手术操作好,上级医师才放手,住院医师主刀手术的机会才多,才能完成培训指标。

美国住院医师的培养具有较广泛的基础且不提倡过早专科化,几乎所有医学毕业生都要接受至少 3 年的住院医师培训,某些专业长达 8 年。

第 1 年为实习医师,完成第 1 年的教育后参加执照考试,拿到州政府的医师执照并可开始行医和进行住院医师培训,各专业培养年限大致如下:

内科、家庭医师、儿科、理疗科、麻醉科,放射	3 年专科
皮肤科、神经科、眼科、精神科	1 年内科 +3 年专科
耳鼻喉科	1 年外科 +3 年专科
儿科及内科的分支(如心脏、血液、消化等等)	3 年 +2 年
普通外科	4~5 年专科
骨科、神经外科、泌尿外科	1~2 年普通外科 +3 年专科
整形科、心胸外科、结肠外科	5 年普通外科 +3 年专科

小儿外科在美国仅涉及小儿普通外科和新生儿外科的内容,小儿外科医师是在普通外科培训结束后进一步进行的亚专业小儿普通外科培训。小儿外科的其他专科如泌尿外科、骨科、神经外科、心胸外科、烧伤及整形科属于相应的成人外科范畴,在各个成人相应专科培训结束后进一步进行儿科培训。需要说明的是美国医疗体系是市场经济为基础,利益驱动为导向,并且已经饱和,达到供需平衡,需要维持这种平衡。各个专科的培训均有名额限制,例如小儿外科在美国每年只有十余人进入培训。

四、国内现状

中国 8 000 名专职与兼职的小儿外科医师要服务于 4 亿儿童,不能满足需求,并且缺口巨大。事实上绝大多数地市级医院没有小儿外科,究其原因:医院不愿开设,医师也没有积极性去做,本质皆与经济收入有关。设置小儿外科的大型医院也同样面临后继无人和无法获得优秀生源的严重问题。从入口和培训途径角度为小儿外科设定特殊政策,是当前解决巨大供需矛盾的有效办法。目前活跃在临床一线的顶级专家绝大多数是在儿童医院小儿外科独立培训的,这从实践角度证实了小儿外科独立培训的可行性。事实上中国小儿外科医师的培训体制和方法、培训的数量与质量具有创新性,适应我国国情。

小儿外科作为学科体系已经形成,并且不断发展壮大。鉴于中国国情,目前开放两条途径。其一,是小儿外科床位多、亚专业设置齐全、病源病种完全满足医师培训需要的大型儿童医院。其二,是具有小儿外科主干专业,即普通外科、骨科和泌尿外科,并且具有国内先进水平,小儿外科未设置的其他亚专业在成人外科相应专业轮转培训。在上述两条途径中,小儿外科医师的培训均遵循了 5+3+X+Y 的原则,只是儿童医院专科培训中的 X 或 Y 在成人综合性医院完成,成人综合性医院的 X 或 Y 在儿童医院完成。例如儿童医院的小儿泌尿外科医师的培训过程是儿外科各亚专业通科轮转 3 年,小儿泌尿外科专业培训 2~3 年,成人泌尿外科专业培训 1~2 年,共约 6 年。成人综合性医院的小儿泌尿外科医师培训过程是成人外科相关专业通科轮转 3 年,泌尿外科亚专科培训 2~3 年,儿童医院小儿泌尿外科专业培训 1~2 年,同样共约 6 年。

两条腿走路的培训方式是在相对短的时间内,培训出具有一定数量和质量的小儿外科医师的有效方法。地市一级甚至县医院能够开设小儿外科或有经过小儿外科培训的医师是小儿外科的发展方向,否则"看病难、看病贵"的问题不但得不到缓解,反而会愈加突出。

五、存在的问题与展望

中国小儿外科独立的培训体系尚属初步形成,仍有大量问题需要进一步解决。由于地区差异培训质量不一,未能达到均质化。培训过程管理与考核不到位,师资培训未能规律和规范。由于多种原因培训强度不足,效率不高,每周 5 天,每天 8 小时工作制难以保证接触和学习的病人病种数量和手术数量。学员不愿选择进入小儿内科或小儿外科培训。基地标准需要进一步细化,并加强评估认证。培训细则,轮转内容,病人病种及手术数量要求有待修改细化。住院医师仅用 3 年时间培训尚不能达到能够独立行医的合格的小儿外科医师标准,需要尽早开展下一阶段的规范化培训。

上述问题需要不断探索、改进,逐步解决。目前已经开始进行培训细则和基地标准的修订工作,儿外科各个专科培训目录已经初步确定,专科培训即将开展,包括普通外科、泌尿外科、骨科、神经外科、心胸外科、肿瘤外科、新生儿外科和烧伤整形科。专科设置需兼顾普及与提高,普通外科是基础,占比最大,主要为地市级医院和县医院培训小儿外科医师,其他专科主要为儿童医院培训更专业化的医师。所有学科及专科逐步实行有计划的配额制,使培训与社会需求真正接轨,避免资源浪费和短缺不足。随着人民对小儿内外科需求扩大,政府管理和运行的投入也会不断增加,小儿外科及小儿泌尿外科同仁一道努力,发挥中国小儿外科独立培训的优势,进一步规范和完善,建立适合国情的,规范化的,能够适应病人需求的小儿外科培训体系,使专科培训质量逐步与国际接轨。

(孙　宁)

第三节　美国医学院毕业生毕业后的医学教育

一、前言

医学院毕业后的医学教育是指:实习医师培训,住院医师培训和专科专题医师培训。医学院毕业后的医学教育的宗旨是将一个医学院毕业生培训成为一个能独立工作的专科医师。

住院医师的规范化训练在发达和发展中国家都有非常悠久的历史和经验。在美国的180 余所医学院中绝大多数是八年制,少部分是六年制,七年制,所有医学院毕业生都会在医学院附属教学医院中完成实习医师,住院医师和专科专题医师培训。美国住院医师的训练可以追溯至 1898 年初,这样的医学教育和训练也奠定了美国医疗教育体制成功的基础。

规范化的临床医师训练是医学教育的一部分。从医学院毕业之后,医学生对医学的临床技术和操作还不能胜任,对课堂上所学的临床知识还需要在实际工作上实践,需要进行规范的教育和训练,也就是培养他们有实际操作的能力,这也就是在美国被称之为"毕业后医学教育"(graduate medical education,GME)。毕业后医学教育始于医学生从各个医学院毕业之后,大多数是在具有相当规模的教学医疗机构进行住院医师的规范教育,进行相关专业培训。在学习期间,住院医师的培训需要有各种各样的考试和严厉的考核机制来评定住院医师的能力和品性。参加了住院医师训练并不意味着一定就能成为所学专业的专家,毕业后医学教育可能因住院医师的能力或个人品性的原因被取消,甚至被开除,使该住院医师不能完成训练,对就业机会造成直接的负面影响,更不能取得专家资格考试的资格。因此,毕业后医学教育的训练主要是在特定的时间里,以规范的教育实践和严格的能力及品德考核来共同完成的。

医学院的招生应采取更严格的少而精的制度,使招收的医学生将来都有机会在医学院附属医院内完成毕业后医学教育。美国医学院有严格的招生制度,全美各大医学院全年总招生人数 14 800 人左右,著名医学院招生每年 150 人左右,这就在第一步保证了学生质量。医学院毕业生是博士学位。然后所有医学院毕业生都会在医学院附属教学医院完成实习医师和住院医师培训后再走向工作岗位,也就是在医学院附属教学医院内完成毕业后医学教育培训。可以说,他们在走向工作岗位时已经具备了独立工作的主治医师水平。

二、美国医学院学生毕业后的医学教育

医学生在医学院学习的最后一年,学生开始决定自己毕业后的去向和选择,即专业和专科的选择,如麻醉科、妇产科、儿科、心血管科、内分泌科、神经科、普通外科、心血管外科、整形外科、泌尿外科等。学生可申请实习医师和专科住院医师培训。

毕业后医学教育既是过去临床住院医师训练的现代名词,也是那些完成医学教育的毕业生接受临床医学教育的开始。毕业后医学教育一般可分为三部分:第一部分是医学院的毕业生需要在有资格的医疗机构接受 1~2 年有计划的大范围轮转临床训练(internship 或 post graduate year 1,PGY1)。完成第一部分临床教育后,他们可以参加医师资格考试,通过鉴定后,他们才真正成为拥有行医资格的医师,取得行医执照。但是由于他们在临床技术知识和经验上不能独立自主,还需要继续下阶段的临床教育。第二部分的毕业后临床教育是医师们依照自己的兴趣和志向在医学院最后一年选择的,在临床专业进行训练。因为专业的不同,训练的时间由 2~5 年不等(PGY2~PGY5)。在这期间,医师将接受严格并有计划的专科临床教育,使其能够在完成学习后有能力和技术在专科领域里工作。第三部分的临床教育为专科专题的临床培训(fellowship)。这部分的临床训练不是每个医师都必须要接受的临床教育。这是医师认为对技术需求比较强的专科做进一步的强化训练或对亚专科对口的专业训练,时间为 1~4 年不等。完成了以上临床教育,医学生成为专科医师,可以在自己医学专业领域里独当一面地为病人服务,也同时可以负起培育下一代医疗专业教育的工作。留在医学院工作的医师基本上都经过了第三部分专科专题的培训。

毕业后临床医学教育在教育的时限、教育的内容、教育的规范和考核制度强调统一性。每一种专业的训练时间跨度一致,在知识和临床能力考核上有全国性的专业统一考试。毕业后医学教育的内容一般是由医学会或医师学会及其专业学会共同制定的临床医学教育方案。其目的是使训练有素的专业医师们能在完成训练以后,通过鉴定考试成为专科医疗工

作者为社会服务。训练的内容和范围可能因医疗机构的一些专业技术实力存在一些差距，但是变化不会太大。负起培训职责的医疗机构对医师的考核制度要非常重视，对医疗技术、知识和医疗行为都有严格的要求和标准。

美国毕业后医学教育机构：包括美国医学会及各个分会。美国毕业后医学教育鉴定合格委员会（Accreditation Council for Graduate Medical Education，ACGME），成立于1981年，管理全美国8 734个住院医师培训计划，主要成员是来自美国医学会、美国医学院、美国医院协会、美国各医学专科协会。

ACGME下属28个专业委员会，包括如麻醉科、儿科、普通外科、心血管外科、泌尿外科、神经外科、妇产科、眼科、内科、神经内科、心血管科、急诊医学等。另有住院医师培训中心审查委员会和住院医师转换培训委员会。每个委员会由6~16位专家组成。在ACGME以下还有住院医师培训检查委员会（Residency Review Committee，RCC）。每个住院医师培训单位每年要向RCC报告每年培训情况，不合格的住院医师会被取消培训资格，不能完成住院医师培训的机构会被取消资格。

ACGME的权利范围：与美国医学会一起建立各个住院医师培训计划，批准各医疗机构住院医师培训计划的申请，观察和监督各个住院医师培训计划，审查各个住院医师培训计划每年的报告，对教育和公共卫生负责。

ACGME的职责：创新和改进毕业后医学教育培训和学习环境，加强医学教育质量鉴定的重要性，增强培训的效率并减轻负担，增强毕业后医学教育各方的交流。

ACGME根据各个专业的性质不同，规定的住院医师培训的年限也不同，如家庭医师为四年，外科各专科大都为6年。

三、对毕业后医学教育机构的要求

ACGME对毕业后医学教育机构主要有三个方面的要求，培训机构的设备和条件，培训机构的导师团队和培训机构的指导者都要具有完成毕业医学教育培训的条件。对于毕业后医学教育对医疗机构的要求、毕业后医学教育对科室指导团队的要求、毕业后医学教育项目对培训项目主任的要求都有严格的细化指标。

四、毕业后医学教育对申请人的要求

申请人需要在被教育机构认可的医学院完成学业并获得相关的学位；已完成并通过实习医师训练的鉴定；已通过医师鉴定考试并获得职业医师的证书；愿意服从科室的工作和责任安排；申请人在住院医师训练期间是医师学会成绩良好的成员。

毕业后医学教育对住院医师的要求：在专业科室导师的教育和训练下，对专业基础知识能够全面了解并对临床技能能够熟练；对职业道德、操守等的认识需要达到一定的要求；需要对其他相关专业有一定的认识；需要参加所有指定的教学会议；每月需要向项目主任呈报相关的教育工作记录，包括病案、手术等记录，同时这些记录需要在每季度向专业医师学会呈报；每年要完成规定数目的门诊病人，住院病人诊治，以及规定数量的技术操作，手术操作，特别技术操作及并发症的处理；在完成训练之前需要完成一篇专业相关的文献报道，文献将列入住院医师的毕业考核成绩的一部分，并提交专业医师学会；每周工作时间在80小时以上。

五、毕业后医学教育对考核制度的要求

1. 医疗机构和科室在专业基础知识、临床技术、职业品德方面对住院医师有明确的规章制度要求。如能在特定时间内达到知识和技术的要求、能处理好人际关系和职业品德规范要求等。

2. 在住院医师未能满足科室要求而需要被解雇或开除时,医疗机构和科室需要以口头和书面方式通知住院医师的不足之处,但住院医师将有机会在特定的时段里(由项目主任决定)弥补不足,如果效果显著,可再继续接受训练。

3. 如果在弥补时段住院医师仍未能通过鉴定,住院医师还有可能获得再一次机会(一般为 3 个月),以进行最后的努力,如再失败,可将该住院医师开除或解雇,并不得申诉。

4. 医疗机构和科室不能在没有理由或证据的情况下惩罚住院医师。一般来说科室需要成立专案委员会来处理类似问题。在调查期间,医疗机构可以以病人安全的理由对住院医师要求停职。

5. 每年要向 RCC 提出完整的报道。

医学院毕业生经过实习医师和住院医师的毕业后培训,即会参加工作,他/她们也就是主治医师。

六、专科专题医师培训

专科专题医师培训是毕业后医学教育最高的培训,是培养专科医师成为专科中专题的专家。如内分泌科中的糖尿病专家,泌尿科中的泌尿肿瘤专家等。专科专题医师培训计划要求培训机构指导者是专科专题知名专家,有丰富临床和科研经验,领导一个专科团队。一般专科专题医师培训时间根据专科专题不同,培训机构要求不同,从 1~3 年不等,大多数是 2 年。在专科专题医师培训期间,培训医师每天与导师们在一起学习和工作,有最好的学习和实习机会。最优秀的毕业后的住院医师才有可能进入专科专题医师培训计划中。目前美国医学院附属医院工作的年轻主治医师绝大部分都是经过专科专题医师训练的。

美国目前有 20 余所医学院有资格进行小儿泌尿外科专科专题医师培训,每个医学院每年招收一名小儿泌尿外科专科专题医师。学期都为 3 年培训期,其中一年为临床和基础研究工作,完成规定的科研工作,培养科研思想方法,阅读文献,书写论文,参加学术会议。二年为临床技术学习。这个三年培训每年有详细的培训要求,在培训期间,每天和导师及其他教授在一起工作,每天参加多台临床手术,严格按照培训指南完成规定的培训和考核,临床工作中完成大量的规定的小儿泌尿系统疾病的手术(每天至少 4~8 台手术),包括普通手术,比如包皮环切术、睾丸固定术,以及高难度肾盂成形术,膀胱外翻修补术,膀胱扩大术,肿瘤切除术等。掌握开放手术技术,腹腔镜手术技术和机器人手术技术。经过 3 年的密集训练,他们可以成长为一个热爱职业,技术相当熟练,有科研工作能力和创新精神的小儿泌尿外科医师。美国小儿泌尿外科医师有专门的专家执照。

七、结论

人才培养是医学教育的核心,医学院毕业后医学教育的普及化和规范化是医学教育需要加强的环节。毕业后医学教育需要医学会和医师学会发挥领导作用,积极为规范化医学

临床教育开展工作。医师学会和专业学会需要共同研究各专业训练项目准入要求细则、训练内容、训练时限、考核制度等规章制度。毕业后医学教育更需要各方通力合作,共同谋求医学教育发展。总之,医学院毕业后的医学教育的目的是将一个医学院毕业生培养成为一个有独立工作能力、热爱职业的医师,使其更好地服务于社会。

(谢会文　郭应禄)

第四节　门急诊常见病及常见症状

一、腹部症状

急性腹痛的患儿应该立即给予关注,泌尿外科医师经常怀疑肾盂肾炎、膀胱炎、肾绞痛,但需与非泌尿外科疾病鉴别。腹腔内疼痛的病因可能包括:幽门梗阻、中肠扭转、阑尾炎、肠套叠、便秘。一些非腹部来源的疾病也应考虑到,如镰状细胞贫血、肺炎等。有时,一些睾丸扭转的儿童会诉腹痛,但阴囊症状不明显。大多数腹部包块起源于泌尿生殖器官,应该快速评估。婴幼儿最常见的恶性腹部肿瘤为神经母细胞瘤,其次为肾母细胞瘤。神经母细胞瘤较肾母细胞瘤更易出现全身症状。新生儿最常见的腹部包块为肾积水。如果怀疑腹部包块,应行超声检查。如果包块为实性,需行计算机断层扫描术或磁共振成像检查。

二、阴囊症状

如果儿童诉阴囊疼痛,必须首先考虑睾丸扭转。但是,一些病例,通过精确的病史可以使患儿免除不必要的手术探查。常见的急性阴囊疼痛包括:睾丸扭转、睾丸附件扭转、附睾睾丸炎、斜疝或鞘膜积液、外伤、肿瘤、水肿、皮炎、蜂窝织炎、脉管炎如过敏性紫癜。渐进性的阴囊疼痛常见于附睾睾丸炎,突发疼痛常为精索扭转或睾丸附件扭转。阴囊红肿、睾丸位置上移、提睾反射消失常提示精索扭转。但阴囊无红肿、提睾反射存在不能除外睾丸扭转的可能性,尤其疼痛为急发时。睾丸扭转的典型表现为:突发剧烈的单侧疼痛伴恶心呕吐。如为间歇发作提示间歇性睾丸扭转。睾丸扭转需急诊手术。症状出现 8 小时后仍需手术探查,因为睾丸的可用性难以预测。

患有斜疝或鞘膜积液的儿童,如果腹股沟或阴囊疼痛,需引起重视。如果有腹股沟或阴囊疼痛病史,需告知父母如何辨认嵌顿疝,出现后急诊就诊。婴幼儿无症状鞘膜积液极少需要早期手术。大多数鞘膜积液 1 岁内可自行吸收。

男童隐睾常见。早产儿发病率为 30%,足月产儿发病率为 3%。少量患儿 6 个月后可下降。尽管隐睾不需急诊手术,但手术应在 6~18 个月龄完成。青春期前男童,如果提睾反射引起睾丸回缩,不需手术。回缩睾丸必须与滑动性睾丸鉴别,后者可能需要行睾丸固定术。

精索静脉曲张青春期前不常见。15 岁时发病率增至 15%。左侧占 90%。如果为单纯右侧精索静脉曲张,需评估是否为腹膜后因素压迫右侧睾丸静脉所致。

青春期前阴囊包块应考虑睾丸及睾旁肿瘤,尽管较附睾头囊肿、附睾精子囊肿少见,但无痛性的睾丸或睾旁肿物需立即处理。应行体格检查及阴囊超声检查。青春期前最常见的睾丸肿瘤为畸胎瘤,其次为横纹肌肉瘤、表皮样囊肿、卵黄囊瘤及生殖细胞瘤。多中心回顾分析发现:74% 的青春期前睾丸肿瘤为良性肿瘤,且畸胎瘤最常见,占 48%,卵黄囊瘤占

15%。2 岁为肿瘤高发期,在这一时期,75% 的肿瘤为恶性,卵黄囊瘤最常见。非睾丸来源的肿瘤如白血病、淋巴瘤也应考虑。

三、男童阴茎或尿道症状

男童痛性异常勃起必须立即评估。疼痛可能提示海绵体缺血,如不治疗,可进展为纤维化。患镰状细胞贫血的患儿出现异常勃起的风险高,发生率约 75%。

嵌顿包茎也需要及时行手法复位。儿童常需利多卡因阻滞及一定程度的镇静。相反的,婴幼儿包茎为生理性的,2~3 岁前不建议手法上翻。大年龄的儿童包茎可外用 1~2 疗程小剂量的皮质类固醇霜,如无效,可考虑行包皮环切术。

尿道下裂通常于新生儿期开始评估,因为大多数患儿父母要求尽早与手术专家交流。

包皮环切术后应该无活动性出血、排尿正常。术后包皮口狭窄环可能导致阴茎头不能完全外露。可以应用 4~6 周的凡士林。外用 1~2 疗程小剂量的皮质类固醇霜也可以软化瘢痕,使阴茎头外露。如果排尿正常,再手术应该推后 4~6 个月。

四、女童生殖器症状

女童经常因阴道口包块就诊于儿童泌尿外科门诊。阴道包块可为易见的或阴道口突出的。阴唇间包块包括:良性如尿道旁腺囊肿、尿道黏膜脱垂、处女膜闭锁、脱出的输尿管膨出或少见恶性肿物如阴道横纹肌肉瘤。膀胱出口梗阻可能起因于输尿管膨出脱出。大多数通过体格检查可鉴别,病史如疼痛、出血或排泄障碍可帮助鉴别。

尿道黏膜脱垂常见,尤其是年幼的非洲裔美国女孩多见。脱垂跨过尿道口,形成出血性"甜甜圈"形包块,触诊可出血。女童可能会出现排尿困难,取决于脱垂的大小及是否累及尿道口。雌激素局部治疗常有效,直至排尿正常。部分需要手术切除。

如果年幼女童阴道出血,需考虑阴道良恶性肿瘤的可能。考虑范围包括:血管瘤、横纹肌肉瘤、恶性上皮性肿瘤。阴唇包块可能为斜疝或圆韧带囊肿。小阴唇粘连常见且常无症状。患儿偶尔会诉存留尿液对阴道有刺激性。此时,如不分离粘连,刺激性症状可引起不规则排尿如尿频、尿急。对一些女童来说,阴唇外用短疗程的雌激素霜可能有效。但是一些病例,常需在门诊行粘连分离。如尿道及阴道不能区分,需怀疑泌尿生殖窦畸形。内镜及磁共振成像对制定手术方案变得越来越有用。

五、尿路感染

新生儿发热性尿路感染需急诊治疗,因为若感染不及时治疗易发生肾脏损害。婴幼儿需尽早静点抗生素,因为败血症发生率高,约 10%~22%。合适、及时的抗生素治疗可降低肾瘢痕的发生率。许多学者认为抗生素降低了肾脏损害的可能性而不是真正地阻止瘢痕的形成。

近乎全部尿液培养证实的尿路感染患儿应该最初行超声检查。小于 6 个月的婴幼儿及未行包皮环切的婴幼儿反复尿路感染的风险高。

美国儿科学会(American Academy of Pediatrics,AAP)指南意在加强 2 个月至 2 岁儿童尿路感染的诊断。主张合理应用抗生素,不主张第一次发热性尿路感染、超声正常的患儿行排尿期膀胱尿道造影检查。但数据有限,应用范围窄。依据 AAP 指南治疗的儿童需密切随访,评估病人对指南的依从性,进一步评估对急性肾盂肾炎及肾脏损害人口发病率的影响。

六、血尿

大多数镜下血尿被评估,来源不能辨认。最常见的无症状镜下血尿及肉眼血尿病原学为高钙尿症。儿童肉眼血尿较镜下血尿少见,发生率约 1.3‰。最常见的诊断包括:尿路感染(26%)、外阴炎(11%)、外伤(7%)、尿道口狭窄(7%)、凝血异常(3%)、尿路结石(2%)。最常见的儿童肾小球性的肉眼血尿为链球菌感染后肾小球肾炎和 IgA 肾病。前期咽痛、脓皮病、水肿或尿液检查中出现红细胞管型常提示肾小球肾炎。IgA 肾病可导致反复肉眼血尿伴腰部疼痛,可能发生于上呼吸道感染之前。

（王文杰　黄澄如）

第五节　小儿泌尿外科疾病的诊断

正确的诊断来源于详尽的病史、系统的体格检查及科学的检查手段。小儿尤以婴幼儿不会陈述病情,可以全身症状就诊,如发热、食欲减退、消瘦以及生长发育迟滞等。评估疾病的严重性时,父母提供的详细病史可能比体格检查更重要。

体检是诊断的重要组成部分,除泌尿生殖器官外,全身检查是必要的,以便排除与泌尿系统疾病有关的或引起泌尿系统症状的其他系统疾病。例如引起小儿排尿困难的疾病中除先天性尿路梗阻外,其他常见者尚有神经源性膀胱,膀胱、前列腺肿瘤,骶前肿瘤以及下尿路结石。除检查骶尾部及会阴有无异常外,直肠指检就很重要,这项极简单的检查是发现肛门括约肌状况、膀胱结石、骶前肿块及膀胱肿瘤浸润范围的重要手段,对诊断及治疗有重要意义。

腹部检查:2/3 的新生儿腹部包块为肾源性的,囊性腹部包块包括:肾积水、多囊性肾发育不良、肾上腺出血、子宫阴道积液、肠重复畸形、胆总管囊肿、卵巢囊肿、网膜囊肿、胰腺囊肿。实性包块包括:神经母细胞瘤、中胚叶肾瘤、肝母细胞瘤、畸胎瘤。新生儿腹胀可能为消化道梗阻或穿孔,仅次于胎粪性肠梗阻。晚期腹胀可能为肠梗阻、败血症、腹膜炎。膀胱外翻,膀胱后壁可见。

生殖器检查:①阴囊检查:怀疑性发育障碍的婴幼儿,性腺检查对称(性腺每侧可及或双侧不可及)提示总体异常如先天性肾上腺皮质增生症或雄激素不敏感综合征等。不对称提示局部问题如 XY 部分性腺发育不全或性发育异常。新生儿最初阴囊检查正常,随后出现红肿提示生后鞘膜外睾丸扭转,应该急诊手术探查。②阴茎检查:如果无尿路感染或阴茎头炎,包皮不需上翻可待自行分离。阴茎的长度及周长应该测量。足月婴幼儿阴茎短于 2cm,应怀疑小阴茎。阴茎检查应该结合阴囊,以了解是否为隐匿阴茎或蹼状阴茎。③女童会阴检查:处女膜闭锁可导致子宫阴道积液及下腹部包块。④扩大的体格检查:检查背部,非典型的骶前凹陷,如果生后凹陷不在正中、距肛外缘大于 2.5cm 或深于 0.5cm,可能提示脊柱裂或脊髓栓系综合征。

化验检查方面除血、尿常规外,要根据病情做相应的检查。如疑患神经母细胞瘤则应做尿儿茶酚胺最终代谢产物 3-甲氧-4 羟苦杏仁酸(VMA)测定,行骨髓穿刺查肿瘤细胞;睾丸肿瘤则测血甲胎蛋白(AFP);肾功能不全患者为了解肾功能,应测定血液中钾、钠、氯、钙、磷、尿素氮、肌酐、尿酸等物质。

影像学检查方面首选诊断迅速和无损伤者。超声常为泌尿系疾病的首选检查,如肾积水等。单纯依靠超声不能区分肾积水是梗阻性的还是非梗阻性的。超声检查对实性肾脏肿块敏感,尤其是大于1.5cm的包块。在超声引导下可做积水的肾穿刺造影。亦常用于阴囊检查,可了解精索扭转儿童睾丸血供情况。超声在诊断阴囊手术或非手术疾病方面敏感度为78.6%、特异度为96.9%。超声探查不可触及的睾丸敏感度为45%、特异度为78%。超声为可疑隐性脊柱裂的首选检查,最佳时机为6个月龄之前。与磁共振成像吻合度高,尤其在发现脊髓圆锥低位方面(90%)。

X射线、静脉尿路造影及排尿期膀胱尿道造影仍然是经常采用而有诊断价值的检查方法。X射线主要是检查尿路结石及骨骼病变。应用高浓度大剂量造影剂做静脉尿路造影及延迟摄片时间,可使应用常规造影方法不显影或显影不满意的病变或能获得清晰的显像。近年来静脉尿路造影在不少单位已被磁共振成像及放射性核素肾脏显像所代替。排尿期膀胱尿道造影则用于了解下尿路解剖形态及有无膀胱输尿管反流。逆行肾盂造影在小儿则需在全身麻醉下进行,在诊断肾盂输尿管连接部断裂时常用。经皮肾穿刺造影、经肾造瘘管行瘘道造影可了解上尿路有无梗阻。

计算机断层扫描术对肾上腺、肾脏、膀胱肿瘤能准确地显示其侵犯范围及腹膜后淋巴结转移情况。对肾脏外伤则可显示肾皮质受伤程度如皮质裂伤、尿外渗、肾周血肿范围以及血管损伤,增强计算机断层扫描术延时扫描可了解输尿管显影情况,便于初诊肾盂输尿管连接部是否断裂。

放射性核素肾脏显像是用放射标记物测定肾脏对示踪剂的吸收、分泌、排泄的过程,用以了解两侧肾功能及上尿路排泄情况,适用于尿路梗阻及分侧肾功能的诊断。

磁共振成像能获得肾脏、肾上腺病变的清晰显像,并清晰显示上尿路梗阻部位。能最好地提供泌尿生殖系统解剖及功能的信息。

膀胱镜检查并辅以切割器可治疗尿道瓣膜及尿道狭窄。腹腔镜检查对无法触及的隐睾的睾丸定位有帮助。

根据上述情况,目前绝大多数小儿泌尿外科疾病皆可作出诊断,使治疗能按计划进行。

(王文杰　黄澄如)

第六节　治疗与研究工作的进展

一、分子生物学基础与基因的研究

先天泌尿生殖器官的畸形是身体各部先天畸形中发病数较高的。近年对人体基因组的研究和对小鼠基因工程试验揭露新生儿常见的肾、输尿管各类畸形是多基因疾病,即因多基因同时有缺陷所致,常包括血管紧张素Ⅱ受体基因(angiotensin type 2 receptor gene,AGTR2)异常。在泌尿生殖系统中可同时有多种畸形,又可和其他器官的畸形同时并存,如肛门闭锁、食管-气管瘘以及心脏畸形等,而婴儿有先天性腹肌发育不全常合并泌尿生殖系统畸形。现已知由正常细胞转变为肿瘤细胞是受基因调节的。10%~15%小儿癌肿是遗传或家族性,如肾母细胞瘤、视网膜母细胞瘤、神经纤维瘤病等。这些肿瘤的发生可为单基因所致。但更多肿瘤的发生是受内、外环境多种因素调节的。遗传基因的变异包括肿瘤发生学基因的三大类信号传递系统:原癌基因正面地调控细胞的增殖、抑癌基因负面地调控细胞的增殖,而变异基因如实地反映脱氧核糖核酸(DNA)变化复制过程的真实性。

二、影像学检查

尿路的影像学检查方法很多,如超声、X射线、放射性核素肾脏显像、计算机断层扫描术和磁共振成像,每种检查均可提供尿路的形态或及功能状态变化,当然也与医师的习惯、放射线量,及检查方法的价格和设备有关。如放射性核素膀胱显像的放射线量比常规排尿期膀胱尿道造影小,但尿道影像显示不清,宜用于输尿管再植术术后的复查。对上尿路梗阻可选用静脉尿路造影及超声可了解有无输尿管扩张以协助定位,必要时也可用计算机断层扫描术、磁共振成像、利尿肾图检查。了解腹膜后肿瘤的定位、肿瘤边界与周围脏器的关系以及有无腔静脉瘤栓可选用超声、计算机断层扫描术、磁共振成像检查。

三、尿流动力学检查在小儿下尿路病变中的应用

尿流动力学检查对小儿下尿路功能不良起到重要的评估作用。很多小儿经用尿流动力学检查,可以评估他(她)们的膀胱逼尿肌与尿道括约肌功能,从而了解其病理生理进程。影像尿流动力学检查也已开展。

四、腹腔镜及机器人辅助腹腔镜手术在小儿泌尿外科的应用

近年来,腹腔镜治疗在小儿泌尿外科应用广泛,且学习曲线短,易掌握。虽然腹腔镜手术术后痛苦小、恢复快,但不能替代全部泌尿外科的开放手术。现已用于小儿泌尿外科方面的病种:无法触及睾丸的隐睾症的诊治,性别畸形的性腺探查、活体组织检查或及切除,斜疝及鞘膜积液可同期了解对侧腹股沟管内环情况,肾及肾部分切除,肾盂成形术,输尿管再植术以及膀胱扩大术等。机器人辅助腹腔镜手术国内开展也日趋广泛。

五、肾积水-肾盂输尿管连接部梗阻(UPJO)

近年来由于产前超声检查普及,先天性肾积水宫内检出率高。是否新生儿期即行手术目前尚有争议。利尿肾图检查对诊断有显著帮助。欧洲泌尿外科协会(EAU)指南建议肾盂输尿管连接部梗阻患儿均行排尿期膀胱尿道造影检查,了解有无膀胱输尿管反流,但国内开展少。目前腹腔镜手术已成熟且普及。

六、原发性膀胱输尿管反流

膀胱输尿管反流治疗目标是防止反复的尿路感染及肾损伤。包皮环切术可减少婴幼儿反复尿路感染发生。膀胱直肠功能障碍(BBD)儿童反复尿路感染发生率高,膀胱输尿管反流自愈率低,内镜治疗成功率低,手术治疗后易发生尿路感染。随着腹腔镜手术的开展,近年来Lich-Gregoir术治疗原发性膀胱输尿管反流渐增多。气膀胱腹腔镜输尿管再植术在国内也已开展。通过膀胱镜硬化剂注射国内应用少,效果不详。

七、尿道下裂

单纯尿道外口位置不总能准确反映尿道下裂严重程度及病理复杂性。功能和外观上的不同需求对治疗方案的选择非常重要。目前国内、外已发表的术式在300种以上,但尚没

有一种术式能适应各型尿道下裂。需给予个体化治疗。对于重度尿道下裂,分期性手术可能是一种好的选择。睾丸鞘膜覆盖吻合口对预防术后尿瘘有一定效果。术后外观应引起更足够的重视。远期系统科学的随访很关键。疾病的病因遗传学及生物材料应用的研究正在开展。

八、隐睾症

回缩睾丸不是隐睾,但应密切随访,每年检查一次至青春期。腹腔镜检查是诊断不能扪及睾丸隐睾的金标准。对双侧未扪及睾丸的男性新生儿应对性发育障碍(DSD)进行评估。因成功率低,缺乏远期疗效证据,不推荐激素治疗诱导睾丸下降。手术应在6~18个月龄内完成。10岁及以上高位睾丸发育不佳隐睾患儿,且对侧睾丸正常者,因为有后期恶变的理论风险,可选择切除患侧睾丸。双侧隐睾患者生育率明显下降。

九、小儿泌尿生殖系统肿瘤

越来越强调多学科联合诊疗:影像科、泌尿外科、病理科、输血科、肿瘤科、营养科、心理科等。肾母细胞瘤有人提出保留肾单位肿瘤切除术,但病例数少,效果难以评估,对局限在肾脏一极、体积较小的肿瘤可行尝试。肿瘤的任何外溢均归于Ⅲ期。膀胱横纹肌肉瘤行膀胱全切存活率高,但患儿及家长接受困难。儿童睾丸不成熟畸胎瘤较少见,首都医科大学附属北京儿童医院2005—2015年收治19例,8例行瘤睾切除术、11例行保留睾丸肿瘤切除术,术后均未行化学治疗,15例获随访,均无复发生存。考虑其生物学特性为良性过程,可行保留睾丸的肿瘤切除术,术后需密切随诊。

十、儿童肾移植

较成人仍有很大差距,需多学科协作。年幼儿的存活依赖于初期肾移植是否成功,因小儿对慢性肾衰竭、抗排斥治疗以及多次手术的耐受力差,故最好选用亲属肾移植。

(王文杰 黄澄如)

参 考 文 献

[1] TASIAN G E,COPP H L. Diagnostic performance of ultrasound in nonpalpable cryptorchidism:a systematic review and meta-analysis [J]. Pediatrics,2011,127(1):119-128.

[2] CHRISTMAN M S,ZDERIC S A,CANNING D A,et al. Active surveillance of the adolescent with varicocele:predicting semen outcomes from ultrasound [J]. J Urol,2014,191(5):1401-1406.

[3] 焦丽丽,宋宏程,孙宁,等. 儿童睾丸不成熟畸胎瘤的诊治分析[J]. 中华泌尿外科杂志,2017,38(2):115-117.

[4] MONTAGUE D K,JAROW J,BRODERICK G A,et al. Members of the Erectile Dysfunction Guideline Update Panel;American Urological Association. American Urological Association guideline on the management of priapism [J]. J Urol,2003,170(4 Pt 1):1318-1324.

[5] ASHFIELD J E,NICKEL K R,SIEMENS D R,et al. Treatment of phimosis with topical steroids in 194 children [J]. J Urol,2003,169(3):1106-1108.[6] SHIM Y H,LEE J W,LEE S J. The risk factors of recurrent urinary tract infection in infants with normal urinary systems [J]. Pediatr Nephrol,2009,24(2):309-312.

第 二 章

小儿泌尿外科疾病的分子生物学基础

　　广义的分子生物学(molecular biology)即是从分子水平来研究生物体及生命现象。分子生物学源于遗传学和生物化学,从 1865 年孟德尔(Gregor Mendel)豌豆育种实验推断遗传是微粒式的开始,通过萨顿(Walter S. Sutton)经典文章"遗传过程中的染色体"得出基因位于染色体上的染色体理论,进展到 1953 年 Watson 和 Crick 提出 DNA 双螺旋模型,再到 21 世纪初人类基因组序列的测定,近百年来分子生物学以突飞猛进的速度引发了自然科学革命性的变革。

　　分子生物学研究技术的发展不仅使其成为自然科学中进展最迅速、最具活力的领域,也极大推动了遗传学、发育生物学、病毒学、分类和进化研究等其他生命科学的发展。医学作为生命科学一个重要组成部分,分子生物学的发展对于医学的影响尤为重大,对于我们认识疾病的发生机制、建立新的诊断方法、开创新的治疗方案都有不可估量的影响。

第一节　分子生物学的基本概念

　　人体内所有的体细胞都具有相同的染色体,它的基本骨架成分是 DNA(脱氧核糖核酸),每条染色体由许多线性排列的基因组成。绝大多数生命体的基因都由 DNA 组成,也有一些病毒基因由 RNA(核糖核酸)组成。

　　现代分子生物学的基因定义为,合成有功能的蛋白质多肽链或 RNA 所必需的全部核酸序列(通常是 DNA 序列)。基因的表达包括转录和翻译过程,转录指编码在 DNA 中的信息传递到 RNA 上;翻译指的是 RNA 中的信息以特征性的蛋白质合成的方式显示出来,并发挥作用,导致细胞结构和功能的改变。遗传信息从 DNA 至 RNA 再到蛋白质的过程构成了分子遗传学的中心法则。

　　并非全部的基因都在不断地表达,机体不同的器官和细胞之所以具有其独特的形态和功能,这都是通过基因及其表达来调控的。骨细胞之所以不同于脂肪细胞就是因为基因表达上的差异,即不同细胞的基因调控操纵了不同类型蛋白质的合成。恩格斯的话"蛋白质是生命存在的形式",其道理就在于此。在小儿泌尿外科领域,雄激素受体基因如表达异常,可以导致泌尿生殖系发育异常、外生殖器畸形、性功能改变,甚至与肿瘤,如前列腺癌的发生有关。

一、染色体、基因和遗传密码

(一) DNA 和 RNA

DNA 和 RNA 都是由戊糖、磷酸基团和含氮碱基三种成分组成的多聚体,但差异在于 RNA 核苷酸中的糖是核糖,DNA 则是 $2'$-脱氧核糖。碱基与戊糖 $1'$ 碳原子通过糖苷键成为核苷,在戊糖 $5'$ 碳原子上再加入磷酸基团后成为核苷酸。核苷酸是 DNA 和 RNA 的基本组成单位,单个核苷酸以 $5'$ 和 $3'$ 碳原子之间形成的磷酸二酯键相连。多核苷酸链的一端是游离的 $5'$ 磷酸基,称为 $5'$ 端,另一端则是游离的 $3'$ 羟基,称为 $3'$ 端。习惯上 DNA 和 RNA 序列均是由 $5'$ 端向 $3'$ 端书写。DNA 是由两条反向平行的多核苷酸链通过碱基间的非共价键结合而成的右手双螺旋结构。构成 DNA 的 4 种碱基是腺嘌呤(adenine,A)、鸟嘌呤(guanine,G)、胞嘧啶(cytosine,C)和胸腺嘧啶(thymine,T)。两条链上的碱基按 A:T、G:C 的原则相互严密配对,形成互补结构,而这一互补结构为 DNA 的准确自我复制提供可能。当 DNA 复制时,先双链解开,再各以其中的每一条链为模板,按 $5'$ 端到 $3'$ 端方向,以碱基互补的原则,通过半保留复制合成新的 DNA。

由 DNA 转录为 RNA 时,同样遵循与 DNA 复制相同的"Watson-Crick"碱基配对原则,RNA 含有尿嘧啶(uracil,U),而没有胸腺嘧啶,因此转录时 DNA 中 A、C、G、T 分别与 RNA 产物中的 U、G、C、A 配对。转录时仅以 DNA 双链中的一条作为模板按 $5'$ 端到 $3'$ 端方向合成 RNA。

与 DNA 相比,RNA 通常以多核苷酸单链形式存在,其自身非常接近的互补序列则可频繁发生自我折叠形成多种茎-环结构。RNA 链中不仅存在常规的 Watson-Crick 碱基配对,U 和 G 也可以配对,这一特征也使 RNA 自身配对增强,更易形成双螺旋结构。RNA 骨架上未配对的区域可不受限制地自由旋转,因此 RNA 能形成复杂的三级结构。RNA 可简单地划分为编码和非编码 RNA,编码 RNA 仅由信使 RNA(messenger RNA,mRNA)组成,非编码 RNA 主要有两种核糖体 RNA(ribosomal RNA,rRNA)和转运 RNA(transfer RNA,tRNA)。这三种 RNA 在蛋白质合成中都发挥了重要而不同的作用。

mRNA 是编码蛋白的基因的转录产物,构成转录组。mRNA 编码区中相邻三个碱基形成三联体,也称密码子(codon),决定了一个特定的氨基酸,由此 mRNA 的多核苷酸链的顺序决定了合成的蛋白质肽链上的氨基酸顺序。tRNA 含有一个称为反密码子的三核苷酸序列,并负载与其反密码子对应的氨基酸。核糖体是蛋白质合成的场合,翻译时核糖体沿着 mRNA 从 $5'$ 到 $3'$ 移动,tRNA 上的反密码子通过互补碱基识别 mRNA 的密码子阅读遗传密码,依次将氨基酸放在适当的位置上,从而组装成蛋白质。

(二) 遗传密码

遗传密码(genetic code)指的是 mRNA 上编码 20 种氨基酸的三碱基密码即密码子。密码子以连续排列的形式存在的,每一个密码子代表了一种氨基酸,三联密码子会产生 64 种密码子(4x4x4),其中 3 个终止密码子(termination codon)$5'$-UAG-$3'$、$5'$-UAA-$3'$ 和 $5'$-UGA-$3'$ 是翻译终止信号,不代表氨基酸;剩余 61 个密码子可分为不同的组,编码同一种氨基酸。色氨酸和甲硫氨酸各仅有一个密码子,而其他氨基酸都有一个以上的密码子,这一现象即密码子的简并性。

遗传密码适用于大多数的生物体,但也有例外,有些纤毛虫的 5′-UAA-3′ 和 5′-UGA-3′ 不是终止信号而编码谷氨酰胺,酵母的 5′-CUG-3′ 编码丝氨酸而不是亮氨酸,哺乳动物线粒体基因组的 5′-UAG-3′ 编码色氨酸而不是终止信号。

(三) 染色体

染色体(chromosome)是由 DNA 及蛋白质构成的复合物,含有很多个基因,是遗传物质的载体。大多数真核生物是二倍体(diploid),即每条染色体都有两个拷贝,叫作同源染色体(homologous),分别来自父本和母本。正常人的体细胞含有 23 对同源染色体,包括 22 对常染色体和一对性染色体:X 染色体和 Y 染色体。正常女性性染色体组成是 XX,男性是 XY。

组蛋白是与 DNA 相关的丰度最高的蛋白质,含有大量带正电荷的氨基酸,与带负电的 DNA 分子紧密结合。由约 200bp 的 DNA 和一个组蛋白八聚体组成的核小体(nucleosome)是染色体的结构单位。组蛋白有多种类型的修饰,如赖氨酸的乙酰化和甲基化以及丝氨酸的磷酸化,这些修饰可以影响染色质结构,与基因活性紧密相关。

(四) 等位基因

等位基因(allele)是指同源染色体相同位点上存在的决定某一性状的不同形态的基因,如血型和发色等就是由其等位基因的不同而造成的。就人群来说,等位基因是多种多样的,只是它在染色体上的位点是相同的,而就某一个体来说,任何一个单一染色体上,某一特定位点仅含有一个特定的等位基因。一对等位基因中,当一个等位基因决定生物性状的作用强于另一等位基因并使生物只表现出其自身的性状时,作用强的是显性,作用被掩盖不能表现的为隐性。如某一个体的一对等位基因是相同的,则称为纯合子;如等位基因不同,则为杂合子。因此杂合子通常由显性等位基因决定性状。

(五) 基因结构

基因是遗传的功能单位,大多数基因编码一种或几种蛋白质,但也有些基因表达的终产物是不产生蛋白的非编码 RNA。人类绝大多数的基因都是不连续的,外显子(exon)同内含子(intron)在基因内交替排列,内含子最初也被转录至前体 mRNA,但在剪接处理后,不会再出现在成熟的 mRNA 中,不参与蛋白质合成。基因中也包括一些比较大范围的侧翼区域(flanking region)位于基因的两端,在转录中起调节作用,并启动和终止转录等。出现在外显子、内含子或内含子-外显子交界区的基因突变都有可能导致错误拼接,进而蛋白质产物中删除或添加新的氨基酸,造成细胞功能异常诱发疾病发生。

(六) 基因突变

基因突变来源于 DNA 复制的自发错误或物理和化学诱变剂的破坏,而细胞内的 DNA 修复系统可纠正许多突变。如果 DNA 序列的改变没有修复,在 DNA 复制中将被拷贝,但是否表现出来,将由该基因所编码的蛋白质功能有否改变来决定。许多突变虽然能引起核苷酸序列的变化但对基因的功能并没有影响,这种无危害的变化称为沉默突变(silent mutation)。

基因突变有三种形式:替换、插入和缺失。点突变即 DNA 序列中一个碱基的改变(即替换),可以改变密码子,从而导致一个氨基酸为另一个所替代。但由于遗传密码的简并性,并不是所有的碱基对的替换都会改变蛋白质中氨基酸的序列。当点突变改变了蛋白质的活性部分,蛋白质的功能会改变,或者失活,导致细胞功能变化。例如人膀胱癌组织中引起癌变的 ras 基因,其编码第 12 位的密码子发生点突变由 GUC(缬氨酸)替代了 GCC(甘氨酸)。此外,如突变导致终止密码子出现,可以提前终止转录,编码成一个缩短的蛋白;同样也可能发生终止密码子变成编码氨基酸的密码子,从而延长蛋白片段。

插入和缺失突变对基因编码能力的影响也不同,如果在基因编码区插入或缺失的碱基数目不是 3 的整倍数,将改变从突变点开始的 DNA 的读码框,即移码突变(frameshift mutation)。这种突变会造成氨基酸序列与正常序列截然不同,对蛋白质功能产生重大影响。而当插入或缺失的碱基数目是 3 的整数倍,且不是发生在蛋白活性部位的变化,则对蛋白质的影响并不大。

二、基因表达的调控

基因表达在多个阶段均受到控制,其中转录起始阶段是主要的调控点,真核生物通过顺式作用元件(cis-acting element)和反式作用因子(trans-acting factor)的相互作用来完成。顺式作用元件包括启动子、增强子、沉默子和绝缘子等参与转录调节的 DNA 序列,通常位于被调控基因的上游,不编码蛋白。反式作用因子多为转录因子,其结构包含 DNA 结合域、转录激活域和连接区。众多转录因子与 RNA 聚合酶同启动子结合形成前起始复合物开始转录,而实际上基因的调控是极为精细的,受到机体内外多种生化信号影响,DNA 与蛋白以及蛋白与蛋白复杂的相互作用共同参与。

(一) 信号转导系统

基因的表达通常取决于其环境中的各种信号,包括激素、生长因子、营养物质或其他化合物,这些胞外刺激必须影响细胞内的事件才能对基因表达产生影响。细胞具有一套完整严密的信号转导系统,在细胞受到外来信号刺激时,调控细胞的反应,以实现细胞功能的转变,如生长、分裂、分化和细胞死亡(包括细胞程序化死亡)等。信号物质通过穿过细胞膜进入胞内或与细胞表面受体结合以直接或间接的方式发挥作用。直接进入胞内的信号物质自身可作为转录因子或通过影响胞内已知蛋白活性调节基因表达,如转录激活因子乳铁蛋白。而细胞表面受体结合外部刺激后多数通过级联途径将信号传至基因,常见的级联途径如 MAP 激酶系统和 Ras 系统等。

信号转导包括许多环节,任何一部分有缺陷都可影响细胞发育及其功能。不同信号转导系统间也有相互联系的情况,如生长因子和类固醇激素受体之间,但这部分内容更为复杂。一般来说,许多信号转导系统最终都要通过激活或抑制基因的表达来发挥作用。

(二) 激活/抑制基因

许多生物学反应均需转录因子的参与,如转录因子 FoxO1,参与细胞分化、凋亡、DNA 损伤修复、细胞周期阻滞等生物学过程,并与肿瘤的发生发展密切相关。这些因子的差异表达或缺失可对其生物学功能造成影响。

某些转录因子可专一识别基因启动子或增强子中应答元件,如热激应答元件、糖皮质激素应答元件和血清应答元件,它们的相互作用促进了一些基础性的转录激活复合物的合成,可以调节转录的速度。某些蛋白则可与启动子或沉默子中的元件结合,通过组蛋白去乙酰化或 DNA 甲基化抑制基因的表达。而一些蛋白则可根据所处环境的改变发挥激活或抑制基因表达的作用。

第二节　泌尿生殖系统发育相关的分子生物学

一、胎儿泌尿系先天发育异常的分子生物学变化

泌尿生殖系统先天发育异常是常见的一种胎儿先天性畸形,其发生率约为活产婴儿的 0.3%~0.6%。主要包括隐睾,尿道下裂,先天性肾积水以及肾脏位置,数量和形态等方面的异常,这些畸形可影响患儿的正常发育和生理功能,严重者甚至危及生命。了解泌尿系统发育的遗传学机制,阐明其发病机制有望为预防,治疗和改善预后提供帮助。

胚胎泌尿系统发育是一个复杂的过程:正常胚胎泌尿系统起源于间介中胚层,随后形成原始的前肾和中肾。妊娠 4 周时前肾小管退化,中肾小管汇入至中肾管,并最终与泄殖腔融合,共同形成胎儿的膀胱及男性的生殖系统。大约于妊娠 5~6 周后肾起源于输尿管芽和生后肾组织,后肾是胚胎肾脏发育最后阶段。输尿管芽与生后肾组织之间的相互作用,及输尿管芽的不断分支,最终形成肾脏的集合系统。大约于妊娠 12~14 周时形成肾盂和大部分肾盏,直到孕 34~36 周肾脏最终形成。

胚胎发育的过程中受到任何因素的干扰均可导致泌尿生殖系统先天发育异常的发生。若中肾管未发出输尿管芽,或输尿管芽未能延伸达生后肾组织,则导致肾缺如。肾小球发育正常但肾小管囊性改变,肾小管和集合管发育异常时,则形成多囊肾。输尿管芽与生后肾组织相互作用发生障碍,肾小球和肾小管均缺如时形成多囊性肾发育不良。双侧生后肾原基融合则形成马蹄肾。

(一) 尿道下裂相关基因

尿道下裂(hypospadias)是一种常见的男性泌尿系统先天性畸形,据统计每 200~300 男性新生儿中就有一人患有尿道下裂,主要表现为尿道开口于阴茎腹侧(主要由于胚胎第八周以及第十四周阴茎发育不完全所导致),包皮分布异常及阴茎的异常弯曲畸形。根据尿道开口位置,尿道下裂可分为阴茎头型、阴茎型、阴囊型、会阴型,部分患者有明显的家族聚集性。有研究指出多种涉及雄激素信号通路的基因参与尿道发育。

目前文献报道的与尿道下裂有关的基因主要包括以下基因:

1. WT1(Wilms tumor)　位于 11p13,拥有 10 个外显子。与胚胎早期的泌尿系统发育相关。WT1 变异所引起的疾病很多,最为人所熟知的就是肾母细胞瘤。需要注意的是,有报道发现在一例阴茎阴囊型尿道下裂合并小阴茎中发现了 WT1 的变异,同时在其他 3 例特发性的龟头型尿道下裂中也发现了 WT1 的变异。

2. SRD 5A2(Steroid 5-alpha-reductase)基因　位于 2 号染色体短臂 2p23,有 5 个外显子,编码 steroid 5α 还原酶。其参与表达的一种促使睾酮向双氢睾酮转变的酶类物质,在男性外生殖器的发育中起了重要的作用。同时这种酶类物质也在腹侧尿道的重构过程中有着十分特异的表达。

3. AR(androgen receptor)基因　位于 X 染色体上,包含 8 个外显子,其 cDNA 编码 919 个雄激素受体蛋白。AR 基因在阴茎与尿道的发育中起了重要的作用,AR 基因的罕见变异被认为与尿道下裂有一定的关系。

4. SF-1(NR5A1,FTZ-F1,Ad4BP)　是核受体家族的一员,调节多数性腺发育和生殖

基因,是和下丘脑-脑垂体-生成类固醇轴相关的关键转录调节基因。SF-1基因敲除老鼠展示了完全的肾上腺和性腺发育不全。随着在XY性腺发育不全和原发卵巢功能不全中不断发现的SF-1基因突变充分说明了SF-1在肾上腺和性腺功能的操控和维护中起到了关键的作用。

5. MAMLD1(CXorf6)   MAMLD1基因之前也被称为CXorf6基因,它的发现源于对肌管性肌病(myotubular myopathy,MTMI)的致病基因的研究,研究发现肌管性肌病合并性别发育异常(不同程度的尿道下裂)的患儿中MAMLD1基因均缺失。

6. SRY基因   是Y染色体上的性别决定基因,与生殖道的发育密切相关,可能与尿道下裂发生有关。SRY基因转录及调控的下游基因发生突变导致性腺发育不全,其程度与SRY基因的密切程度有关。

(二) 多囊肾相关基因

多囊肾按遗传方式不同可分为常染色体显性遗传性多囊肾(autosomal dominant polycystic kidney disease,ADPKD)和常染色体隐性遗传性多囊肾(autosomal recessive polycystic kidney disease,ARPKD)。其中ARPKD是儿童期最常见的遗传性多囊肾,该病发病率高,存活儿的发病率为1/20 000。ARPKD的主要特点为肾脏集合管纺锤形扩张和先天性肝纤维化。ARPKD是一种复杂疾病,可单独存在,也可与其他疾病共存,或表现为综合征。因此掌握其发病的遗传学病因可为疾病的诊断提供帮助。

PKHD1基因:尽管ARPKD的表现形式多种多样,但目前研究表明ARPKD的所有表型均由PKHD1基因突变所致。PKHD1基因定位于人染色体6p12.2.该基因在基因组内约占500kb,其中大约含86个外显子。目前所知,其最长ORF至少由67个外显子组成,编码一个由4 074个氨基酸组成的单次跨膜受体样蛋白,被称为纤囊素(fibrocystin/polycystin,FPC)。目前已经报道了至少300种PKHD1突变,其中包括错义突变,无义突变,插入或缺失突变以及剪接位点突变。这些突变几乎分布于整个PKHD1基因,没有明显的突变热点或成簇现象。所以研究者还难以阐明突变与疾病表型之间的关系。

(三) 先天性肾积水相关基因

引起儿童肾积水的病因多为先天性泌尿系畸形,包括输尿管狭窄、异位输尿管、后尿道瓣膜、输尿管囊肿等。目前关于儿童肾积水发病的分子机制仍不清楚,近年来研究表明,许多蛋白或基因异常导致输尿管平滑肌发育异常,从而引起输尿管蠕动异常,尿液不能排出,产生肾积水。

1. Hh基因   是一种分节极性基因。最早发现于果蝇中,对果蝇的发育起重要的调控作用。研究显示人类主要存在3个Hh的同源基因:sonic hedgehog(Shh)、desert hedgehog(Dhh)以及Indian hedgehog(1hh),分别编码Shh、Dhh以及1hh蛋白。研究较多的是Shh,Shh信号通路在进化上高度保守,主要由Shh蛋白、2个跨膜蛋白受体组成的复合物、蛋白激酶A以及下游的转录因子等组成。Hh信号通路广泛存在于胚胎发育不同组织及时期,近来研究发现Hh信号通路在肾脏与输尿管的形成过程中起着重要作用。

2. Tbx18   Tbx18基因表达在末端输尿管芽周围的未分化间质细胞上。敲除Tbx18基因后,小鼠的输尿管间质细胞不能正常分化为输尿管壁平滑肌细胞,而是形成纤维组织,导致输尿管不能正常蠕动,尿液无法排出,进而导致肾积水或输尿管积水。

3. SIXl基因   表达在未分化的平滑肌祖细胞上,随平滑肌细胞的逐渐分化成熟,SIX1

表达下调直至消失。在 SIX1 基因敲除的鼠模型中,输尿管间质祖细胞不能分化为平滑肌细胞,在 SIX1 基因缺失的输尿管中发现延迟分化的平滑肌细胞,因此 SIX1 基因在平滑肌细胞分化中起着重要作用。

二、儿童肾母细胞瘤相关基因

肾母细胞瘤(nephroblastoma)又称 Wilms 瘤,来自多能干肾细胞前体,能产生未分化胚细胞、原始上皮组织、间质组织等,是小儿最常见的泌尿系肿瘤。在某些人群中,有先天易于发生肾母细胞瘤的倾向。30%~40% 的肾母细胞瘤中可以看到原始的非肿瘤的胚芽细胞,也称生肾组织残余(nephrogenic rest,NR)。因此认为肾母细胞瘤的发生是由于胎儿肾发育缺陷所致,NR 可能是 Wilms 瘤的前体。由于 NR 的存在,随之发生的遗传变异将导致 Wilms 瘤的发生。

WT1 基因:是肾母细胞瘤抑制基因,位于 11p13。在 WAGR 综合征患儿的核型分析中,并发肾母细胞瘤时发现有 WT-1 基因突变。WT1 基因编码的蛋白质位于细胞核中,编码一个结构具有高度同源性的核蛋白。WT1 基因作为抑癌基因,可抑制某些原癌基因和生长因子的表达,可以抑制胰岛素类似生长因子-2(IGF-2)、血小板源性生长因子(platelet-derived growth factor,PDGF),表皮生长因子(ECG)等的表达。目前研究证实,WT1 基因同时又具有生长因子样的促进作用,如在造血原始细胞中的作用呈现阶段特异性,表现为在系列定向祖细胞中诱导细胞分化。有研究表明急性髓系白血病和淋巴细胞白血病患者的原始细胞中WT1 基因表达升高。

CTNNB1 基因:CTNNB1 基因是继 WT1 基因之后,第二个被发现的与肾母细胞瘤相关的基因,肾母细胞瘤患者中约 10% 可检测到 CTNNB1 基因外显子 3 的突变。CTNNB1 基因可编码 β 连环蛋白。该蛋白是 WNT 信号通路中的关键蛋白,可以协调细胞与细胞之间的黏附作用和基因转录。CTNNB1 基因突变可以选择性地使 β 连环蛋白的部分氨基酸残基磷酰化,使之不可降解,WNT 信号通路被激活及过度表达,引起肿瘤发生。

WTX 基因:位于人体内决定性别的 X 染色体上,它所处的特殊位置值得关注。WTX 基因在细胞核与细胞质中的作用机制不同。在细胞质及细胞膜中,肾母细胞瘤发生的机制为下调的 WTX 基因表达引起 WNT 信号通路的过度表达,从而导致肿瘤的发生,但 WTX 基因在细胞核中起到的作用并不明确。最近报道了一种转录辅阻遏物 TRIM28,该阻遏物为核WTX 的主要结合因子。通过研究 WTX 基因和 TRIM 的物理和功能之间的作用发现,WTX在细胞核中起的作用可能是通过表观遗传沉默,调节细胞分化及肿瘤发生的过程。

MYCN 基因:MYCN 基因是位于 2p24 位置上的原癌基因,编码 MYC 家族性的转录因子。在 2010 年的研究中,有研究者发现弥漫间变型肾母细胞瘤患儿的 MYCN 基因扩增的可能性明显高于其他组织学类型。除去基因扩增外,还有研究表明,MYCN 可通过其他机制参与肾母细胞瘤的发生。研究者对 240 例患儿的基因进行研究时发现,有 3 例患儿没有发生基因扩增,而是发生 P44L 的错义突变。此错义突变,在胶质母细胞瘤、髓母细胞瘤中也曾有过报道。

除了肾母细胞瘤,MYCN 基因还与神经母细胞瘤等多种肿瘤相关,该基因的靶向治疗是目前肿瘤治疗的一个发展趋势。

(吴建新　曹丁丁　刘卓　刘沛)

参 考 文 献

［1］ LANDER E S AND WEINBERG R A. Genomics:Journey to the Center of Biology. Science,2000,1777:1782.

［2］ KHORASANIZADEH S. The Nucleosome:From Genomic Review Organization to Genomic Regulation. Cell,2004,259:272.

［3］ KADONAGA J T. Regulation of RNA Polymerase Ⅱ Transcription by Sequence-Specific DNA Binding Factors. Cell,2004,247:257.

［4］ LATCHMAN D S. Transcription factors:Bound to activate or repress. Science,2001,211:213.

［5］ STETEFELD J AND RÜEGG M A. Structure and functional diversity generated by alternative mRNA splicing. Science,2005,515:521.

［6］ CLARK B F C. The crystallization and structural determination of tRNA. Science,2001,511:514.

［7］ HORVATH C M. STAT proteins and transcriptional responses to extracellular signals. Science,2000,496:502.

［8］ CHAN C C,T O K F,YUEN H L,et al. A 20-year prospective study of Wilms tumor and other kidney tumors:a report from Hong Kong pediatric hematology and oncology study group［J］. J Pediatr Hematol Oncol,2014,36 (6):445-450.

［9］ DENG C,DAI R,LI X,et al. Genetic variation frequencies in Wilms' tumor:A meta-analysis and systematic review［J］. Cancer Sci,2016,107(5):690-699.

［10］ BAUDRY D,FAUSSILLON M,CABANIS M O,et al. Changes in WT1 splicing are associated with a specific gene expression profile in Wilms' tumour［J］. Oncogene,2002,21(36):5566-5573.

第三章

影像学诊断

第一节　超 声 检 查

　　超声检查是利用超声波向人体器官组织内部发射并接收其回声信号来进行疾病检测的检查。超声检查的研究已有 50 余年历史,它是在现代电子学发展的基础上将雷达原理与声学结合的一种新的诊断方法。1973 年机械扇形扫查和电子相控阵扇形扫查等实时成像法均成功地应用于临床。1975 年 Greenleaf 开始用计算机处理超声图像,在英、美又有 C 型超声诞生。19 世纪 70 年代中期以来,应用灰阶及差示扫描量热法(DSC)和数字信号处理(DSP)技术,使超声仪器体积缩小,图像质量提高,普及甚快。至 19 世纪 80 年代环阵、凸阵探头产生以及各种腔内、管内探头等介入超声的应用,实用超声显像法更受到重视,发展最为迅速。20 世纪 90 年代初,三维成像及彩色显示技术有了新的进步。目前超声检查已在现代医学影像诊断中居重要地位。它与 CT,X 线,核医学,MRI 并驾齐驱,互为补充。在小儿泌尿外科的诊断中,过去静脉尿路造影一直是最重要的诊断方法。但近年来由于 B 型超声的广泛应用,在小儿泌尿外科影像学检查中,超声几乎能够显示泌尿外科的每一种疾病(但不能观察肾功能),实际上大部分情况下,超声已经能够替代静脉尿路造影检查。超声检查简单易行、价廉、无创、无放射性、无痛苦,显示方法多样化,可重复检查,可以在床旁或手术室进行检查,图像显示不依赖于肾功能。当肾功能严重受损时,静脉尿路造影显影不良或不显影,超声则可以鉴别肾积水、多房性肾囊性变、多囊肾、肾发育不良及肾缺如。超声可以观察肾动脉、肾静脉和肾内血管直至弓状血管,能清楚地显示下腔静脉内的瘤栓。超声很容易区分儿童肾皮质与肾髓质,这是目前能够鉴别二者的唯一非侵入性检测方法。

一、检查方法

　　检查当日晨空腹不排尿,必要时饮水 250ml,使膀胱充盈,不合作的患儿口服 10% 水合氯醛(0.5ml/kg),入睡后进行检查。小儿腹部弧度及体表面积小,探查小儿肾脏、输尿管及膀胱宜选用凸阵探头或相控阵及微凸阵探头。探头频率 3.5~5MHz,婴幼儿可选用 5~7MHz。常规先采取左右侧卧位经侧腰部做双肾纵、横切面探查肾脏大小、形态、结构及位置,肾盂有

23

无扩张及肾实质厚度。继而在俯、仰卧位下观察肾脏情况,必要时测量肾盂前后径,观察输尿管有无扩张。最后探查膀胱大小、形态及充盈状况,三角区有无囊肿,膀胱内有无占位性病变,膀胱壁厚度及光滑度。

二、肾及输尿管

(一) 正常声像图

小儿肾脏超声横切面类似圆形,冠状面呈椭圆形。儿童直至青春期前,肾周及躯体脂肪少,肾脏表面强回声的肾轮廓线多不明显。肾髓质锥体大,回声较低,皮髓质回声差异大,因此两者易于分辨。新生儿及 2~3 个月婴儿,肾皮质回声与肝脏相等,但 4 个月以上肾皮质回声比肝实质回声低。肾窦由肾血管、肾盂、肾盏、脂肪及结缔组织构成,为强回声区。新生儿 75% 单侧或双侧肾盂可有少量尿液,表现肾窦回声分离,其前后径可达 1cm。正常情况下于膀胱后方探查不到充盈的输尿管,但在强迫性不排尿时,少数儿童可于单侧或双侧见到充盈的输尿管,扩张和收缩交替出现,一般最大内径不超过 0.5cm。

(二) 先天性异常

1. 肾缺如　双侧肾缺如,大多在出生时或出生后不久即死亡。单侧肾缺如时超声可见肾窝内主要由肠管所占据,对侧肾脏形态、结构及回声如常,各径明显大于同年龄组正常值。在诊断肾缺如前必须仔细探查患侧肾区有无发育不良的小肾,小肾长径可仅为 1~2cm,且失去正常肾脏结构,易被遗漏。同时还要仔细探查对侧肾区、同侧髂窝、横膈附近,甚至膈上胸腔内有无异位肾脏。

静脉尿路造影患侧肾脏不显影时,超声可确定是否为肾缺如,还是肾发育不全或肾功能严重损坏。肾外伤拟行急诊手术时,超声探查对侧肾脏情况,以决定手术方案,这是十分方便可靠的。

2. 融合肾　融合肾分为同侧融合型和对侧融合型。同侧融合型很少见;对侧融合型又分为蹄铁形肾、S 形肾和团块肾。

蹄铁形肾较多见。超声可见两肾轴呈倒八字,于侧腰部探测两肾下极不清楚,无明确边缘,并向腹主动脉前方延伸。于仰卧位横切面探查,在腹主动脉前方可见厚约 1cm 肾实质回声,两端与两肾下极相连(图 3-1-1)。经背部探查可见双肾旋转不全,肾门位于肾的前面。可合并肾积水。

S 形肾:超声可见一侧肾脏位于峡部上方,而另一侧肾位于峡部下方。

团块肾一般位于盆腔内,两肾在中线附近融合,形态不规则,可见两个肾窦强回声,

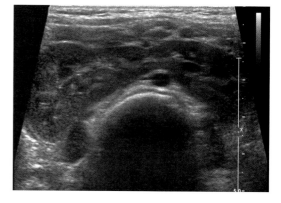

图 3-1-1　马蹄肾

周围皮、髓质结构尚清楚。如肾盂内有少量液体,诊断比较容易。作者曾见到 1 例团块肾,却见不到充盈之膀胱,静脉尿路造影证实为合并双侧输尿管口异位。

同侧型融合肾:超声在一侧腹部可探及两肾上下融合,对侧无肾脏存在。

3. 异位肾　异位肾多为单侧,偶有双侧。肾脏常异位于盆腔(图 3-1-2),偶见于对侧

某一部位,称横过异位肾,偶也可见胸内肾。盆腔异位肾往往于同侧髂总动脉附近探查到肾脏。多数为发育不良的小肾,肾轴无固定方向。由于腹腔内肠气干扰,且多数小肾无正常结构,探查较困难。但合并肾及输尿管积水者诊断较容易。合并输尿管口异位者,超声发现异位的小肾,对手术有帮助。

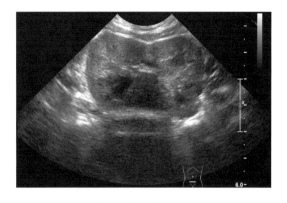

图 3-1-2 异位肾

横过异位肾超声可在对侧肾的下方发现另一个肾脏回声。

胸内肾超声于一侧胸腔内背侧脊柱旁可探及肾脏回声,其大小、形态及结构多大致正常。

4. **肾旋转不全** 正常肾门位于内前方。肾旋转不全时超声于冠状面探查不到肾门,而经背侧探查,肾门位于肾脏前方。极少数过度旋转或反向旋转时,肾门出现在肾的后方或外侧。

5. **重肾** 重肾超声可见正常连续的肾窦强回声被一条肾皮质回声带完全分开,患侧肾多较对侧大。尽管有不同意见,但多数作者认为超声检查重肾的敏感性与静脉尿路造影相同。单纯性重肾无临床症状。完全性重肾的上输尿管可以异位开口于膀胱、尿道或子宫,可合并输尿管膨出(图 3-1-3)。上肾盂或上、下肾盂均合并积水时,超声诊断很容易,优于 IVP 检查。但鉴别是 Y 型输尿管还是双输尿管 IVP 检查优于超声。如上下肾盂均不扩张,其间肾皮质分隔带需与肥大的肾柱鉴别。肾柱仅一端与肾皮质相连,另一端虽很接近对侧肾皮质,但仔细观察有肾窦强回声将其分开。个别病例与分支型肾盂鉴别较困难。上肾盂发育很小时,静脉尿路造影显示不清,而高频超声往往可以显示肾上极的条片状低回声而提示重肾。超声有时可于下腹部探查到扩张的上输尿管与静脉尿路造影显影的下输尿管粗细不等,由此诊断为重肾、双输尿管(图 3-1-4)。

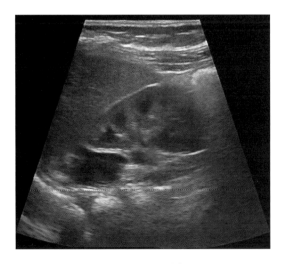

图 3-1-3A 重肾

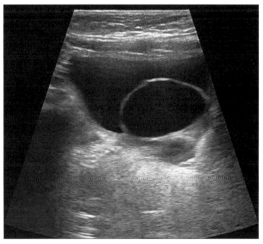

图 3-1-3B 输尿管膨出

6. 肾发育不全(renal hypoplasia)**及肾发育异常**(renal dysplasia)   肾发育不全多为单侧,但也有双侧。肾脏各径线测值明显缩短,肾内结构仍清晰显示,皮、髓质尚可辨认。在儿童期超声诊断肾发育不全必须与后天性肾萎缩鉴别,后者多为双侧、肾轮廓、结构模糊不清,肾皮质回声增强,皮髓质回声无明显差异,肾窦回声不显著。许多肾发育不全也同时有肾发育异常,超声表现肾脏小,回声增强,无正常肾结构,皮、髓质分界完全消失。

7. 肾囊性病变

(1)孤立性肾囊肿:囊肿呈圆形或椭圆球形,可位于肾实质的任何部位,少数位于肾盂旁。如囊肿靠近肾脏边缘,往往向肾表面隆起。囊壁菲薄:光滑整齐,囊肿为无回声,囊肿后方回声明显增强(图 3-1-5)。

(2)多发性肾囊肿:肾实质内可见多个囊状无回声,各个囊肿与孤立性肾囊肿的超声表现相同。囊肿旁的肾实质回声无增强表现,完全与正常肾脏一样,与成人型多囊肾不同。

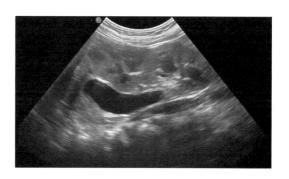

图 3-1-4   重肾双输尿管

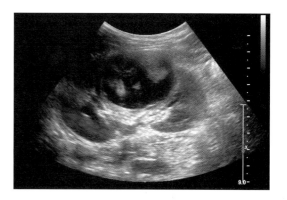

图 3-1-5   肾囊肿

(3)婴儿型多囊肾:双侧肾明显增大,形态无明显改变,肾脏轮廓与周围组织分界不清楚,肾盂显示不清楚,皮、髓质回声普遍增强且分界不清楚,其内可见散在分布小囊状无回声区,内径可达 0.4~0.5cm。高频探头可在肾髓质内探及微小囊腔结构。半数以上在肾脏外缘可见低回声带,为受压的正常肾皮质。部分患儿合并肝脏纤维化及肝内胆管扩张症。后期出现脾大及门静脉高压(图 3-1-6)。

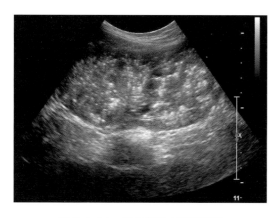

图 3-1-6A   婴儿型并卡洛里(肾)

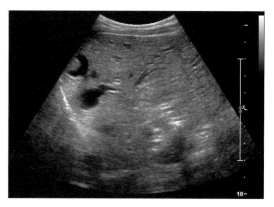

图 3-1-6B   婴儿型并卡洛里(肝)

（4）成人型多囊肾：囊肿起源于近端肾曲管，肾小球及肾小管，多有明确家族史。超声表现双肾显著增大，肾区可见多数囊泡样无回声，大小不等，互不相通（图 3-1-7）。囊肿以外的肾实质回声增强，肾窦回声受压变形。

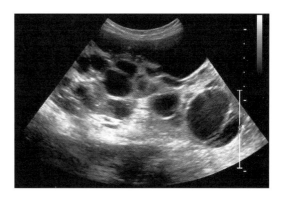

图 3-1-7　成人型多囊肾

（5）海绵肾：双肾大小正常或偏大，髓质内多发散在点状强回声，可有或无声影。集合系统内也可见到多发结石。实质内探及不到囊状无回声。肾盂肾盏可有轻度积水表现。建议超声诊断结合平片。

（6）多房性肾囊性变：单侧发病，于肾区可探及多发的卵圆形或圆形囊状无回声区，大小不等，互不相通，探查不到明确的肾窦或肾盂。多数病例看不到肾实质。曾有报道 22 例多房性肾囊性变，13.6% 囊肿进行性增大，13.6% 囊肿缩小或完全消失，其余无变化（图 3-1-8）。

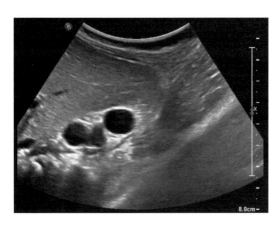

图 3-1-8A　多房性肾囊性变

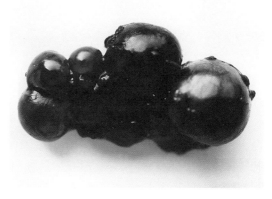

图 3-1-8B　多房性肾囊性变大体标本图像

（7）肾盂输尿管连接部梗阻：超声可诊断肾积水，即肾窦回声（集合系统回声）分离，肾盂和肾盏不同程度扩张，内为无回声。如有继发感染，可出现散在中等回声光点漂动现象，提示有脓尿。轻度肾积水，肾脏大小及外形正常，中度肾积水肾脏可有不同程度增大。轻、中度积水时肾实质往往无明显改变；重度肾积水肾实质变薄；巨大肾积水肾实质菲薄，显示不清楚。如积水的肾盂位于肾外则对实质压迫相对较轻。肾积水在声像图上为无回声，与肾实质及周围组织回声对比度强，肾盂肾盏有特异性形态及位置，大部分病例有肾实质衬托，特别是中度以上肾积水，不易被漏诊。超声检查轻度肾积水时，由于仅依靠肾盂分离测量其宽度来诊断，往往与静脉尿路造影不符合。大量饮水和膀胱过度充盈可影响肾盂尿液的排空，有些小儿肾盂前后径≥1cm，静脉尿路造影仍显示肾盏正常。有时静脉尿路造影显示肾盏杯形消失，诊断轻度肾积水，由于梗阻不严重或不明显，同时检查前禁水，肾盂内少尿，超声显示肾盂不充盈或不扩张，肾盏显示不清楚，不能确定肾积水。饮水后利用高频探头观察肾盏杯口形态，可提高轻度肾积水的诊断符合率。

　　超声不易追踪正常输尿管,但很容易观察积水的输尿管,使膀胱适当充盈,在耻骨联合上方横切面探查,膀胱后方可见单侧或双侧圆形无回声,内径 >0.4cm。纵切面为长管状,长度至少可探及约 3~5cm。如肠气少,腹壁薄,可轻松追踪输尿管全程,部分病例可见输尿管蠕动。

　　对于较重的积水静脉尿路造影常常不显影或显影差,而超声则能清晰显示各种程度肾积水,还可以探查远段输尿管有无扩张,鉴别肾积水是由于单纯肾盂输尿管连接部梗阻,还是输尿管远端病变所致,或兼有两处梗阻。若超声检查输尿管不扩张,可确诊单纯肾盂输尿管连接部梗阻,因此可替代经皮肾穿刺造影(图 3-1-9)。

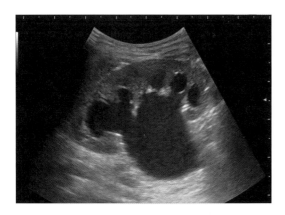

图 3-1-9A　肾盂输尿管交界部梗阻

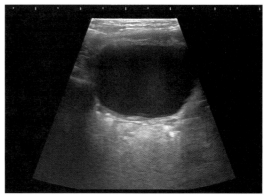

图 3-1-9B　未见扩张的输尿管

　　(8) 输尿管膀胱连接部梗阻:超声见到肾积水合并输尿管积水,输尿管全程扩张,张力高,进一步探查除外输尿管囊肿和输尿管口异位,可诊断输尿管远端梗阻。然后做排尿性膀胱尿道造影,除外输尿管反流及尿道梗阻,如无反流可诊断为输尿管膀胱连接部梗阻(图 3-1-10)。

　　肾盂输尿管连接部梗阻并发同侧输尿管远端梗阻,超声可见肾输尿管积水,膀胱尿道造影除外反流后,可确诊输尿管膀胱连接部梗阻,如静脉尿路造影清楚显示肾积水,但输尿管未显影时应在超声引导下经皮肾穿刺造影,观察肾盂输尿管连接部是否亦有梗阻。

　　(9) 输尿管膨出:输尿管膨出分为单纯型及异位型,后者多合并重肾双输尿管。超声于膀胱三角区可见单侧或双侧囊性回声,其壁薄且清楚光滑,多数可见蠕动现象及扩张的输尿管与之相连。引流的肾盂输尿管可有不同程度积水。超声能够检出直径 0.5cm 以下的小膨出,是早期诊断输尿管膨出首选的检查方法。当上肾部功能严重受损,静脉尿路造影显影不满意所致膀胱内未发现膨出时,超声可清楚地探查到膨出并可了解上肾盂上输尿管积水程度(图 3-1-11)。

　　(10) 异位输尿管口:异位输尿管口往往

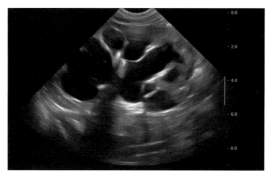

图 3-1-10A　肾输尿管积水,输尿管远端窄,肾

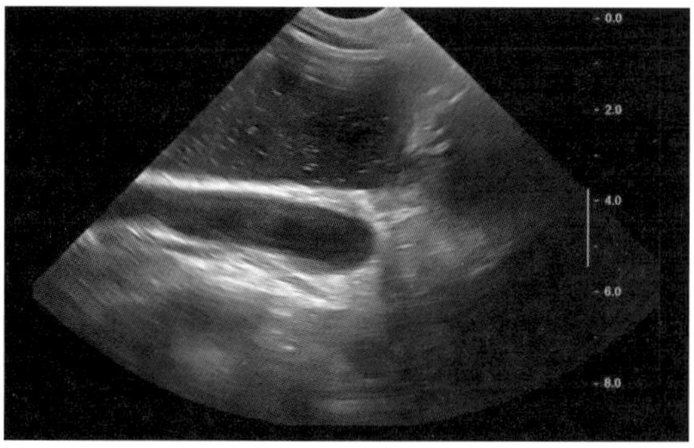

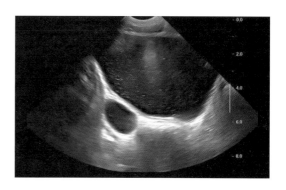

图 3-1-10B　肾输尿管积水,输尿管远端窄,输尿管纵切

图 3-1-10C　肾输尿管积水,输尿管远端窄,输尿管横切

因开口小,不易找到,故能插入导管造影者不足 10%。由于肾功能受损,静脉尿路造影不显影或显影不良。超声在肾区或髂窝探及发育不良的小肾可提示诊断,但要注意与淋巴结鉴别。在大量饮水不排尿的情况下,经过充盈良好膀胱,超声可见异位开口的扩张输尿管于膀胱后方向下延伸,下端已经超过膀胱下缘仍未见进入膀胱。如肠气少,腹壁薄,可见到扩张的输尿管进入后尿道、上部阴道或子宫颈(图 3-1-12)。如输尿管不扩张,超声诊断较困难,但饮水后健侧输尿管口可见明显的间歇喷尿现象,而患侧却无此现象,据此征象可判断异位输尿管口的侧别。异位开口的输尿管所引流的肾脏通常为重肾的上肾部或发育不良异位的小肾,易被静脉尿路造影遗漏,但超声应用高频探头沿扩张输尿管逆行追踪观察则可探查到。作者超声曾见一例左侧输尿管扩张并开口于阴道,但左肾区反复探查未发现小肾,手术证实左肾约 1.5cm 并异位融合于右肾上极。因此寻找发育不良的小肾需要耐心,并常规探查对侧肾脏。

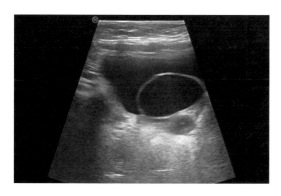

图 3-1-11　输尿管膨出

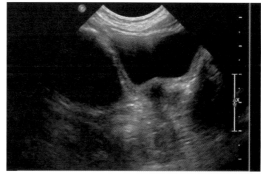

图 3-1-12　输尿管开口异位

(11)巨大输尿管积水:巨大输尿管积水相应的肾积水常很轻或呈发育异常的小肾,患侧常并发重肾双输尿管畸形。静脉尿路造影病变部的肾输尿管不显影,而显影的肾及输尿管则被推移。超声于患侧可探及无回声的扩张的管状结构,延伸到膀胱后方,上端探查不到正常肾脏,或可发现重肾(图 3-1-13)。如输尿管明显迂曲、扩张,需与巨大肾积水鉴别。

(12)膀胱输尿管反流:膀胱输尿管反流分为输尿管口扩张和不扩张两种。前者超声可见肾输尿管积水,探查输尿管口较宽大,呈圆洞状(图 3-1-14),有时内径可达 1cm 以上,可诊断为膀胱输尿管反流。后者输尿管口不扩张,仅为功能异常,超声不能提示本病,需进一步做排尿性膀胱尿道造影检查。

(13) 输尿管息肉 存在不同程度的尿路梗阻,多为肾盂输尿管交界部以下 2~3cm 梗阻。饮水不排尿状态下用高频探头探查扩张的输尿管末端可见腔内均匀细腻的中强回声,形态不规则(图 3-1-15),其以下之输尿管不充盈。在 IVP 检查显示肾盂输尿

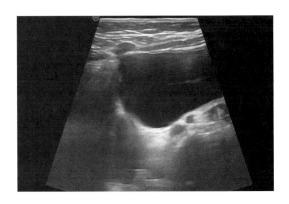

图 3-1-13 巨大输尿管积水

管交界部梗阻处较圆钝或边缘不规则不光整而肾积水为轻度,则需警惕本病之可能。

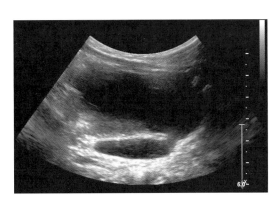

图 3-1-14 膀胱输尿管反流

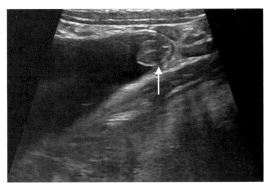

图 3-1-15 输尿管息肉

(三) 结石

1. **肾结石** 肾集合系统区内可见强回声的大小不等的光点或光团,后方有声影(图 3-1-16)。小结石可无声影,或在超声束投射到最准确的角度时才出现声影。大的结石往往仅见结石表面呈弧形强回声带,结石后部不显示。超声往往能显示毛糙疏松的结石的大部或全貌。鹿角形结石,因结石较大,超声多数仅显示表面强回声带,且易将结石的犄角误认为另一枚或几枚结石。肾盂和肾盏积水时,能够较清楚地显示结石,如结石能随体位而改变位置,则提示并非结石所致肾积水,需另找尿路梗阻的原因。

2 输尿管结石 在大量饮水不排尿情况下,结石近端的输尿管及肾盂肾盏不同程度积水,多表现为轻度积水。结石多位于上段(肾盂输尿管交界部)(图 3-1-17)及远端(输

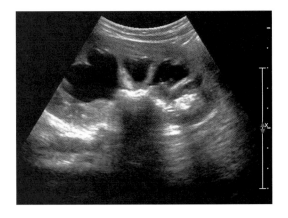

图 3-1-16 肾盂结石

尿管膀胱交界部)(图 3-1-18),儿童以后者最多见。声像图表现为输尿管内弧形或粗点状强回声,曳声影,在输尿管的无回声衬托下易于显示。超声可检出小到 2mm 的结石。CDFI 显示患侧的膀胱内输尿管喷尿减少或消失。

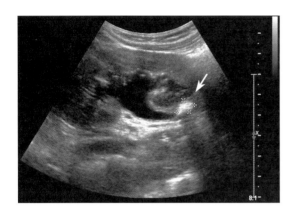

图 3-1-17　肾盂输尿管交界部结石

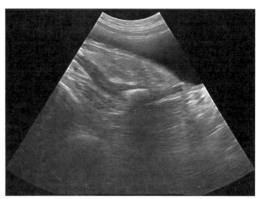

图 3-1-18　输尿管结石

在腹部平片及静脉尿路造影均不能发现的阴性结石,但超声可清楚地显示结石回声。

(四) 外伤

1. **肾挫伤**　肾实质无明显裂痕,肾内有出血水肿或血肿,出血水肿区呈回声增强,内可有片状不规则低回声区,血肿呈低回声。肾周常无血肿。严重者肾脏结构模糊不清。

2. **肾裂伤**　肾部分破裂或撕裂伤时可见肾外形不完整,无回声区向肾实质内伸入,呈线状或楔形,深度不一,可与集合系统贯通,肾周可见尿瘤形成(图 3-1-19)。完全断裂肾脏分为上下两半,二者之间为无回声。肾破裂时周围间隙及腹膜后间隙无回声区多为积尿,低回声区或中等回声区则提示血肿。包膜下血肿为半圆形或新月形(图 3-1-20)。彩色多普勒血流检查,可了解肾内血供情况,损伤局部可无彩色血流显示。如全肾均探查不到彩色血流,或患肾血流较对侧明显减少,提示肾蒂血管损伤断裂或血管内有血栓。肾破裂往往病情危急,超声可立即作出诊断。超声可了解肾损伤或裂伤的部位和程度,有否肾蒂损伤,可估计出血量及积尿量,以决定是否需要手术。保守治疗的病例,超声可随访观察出血有无进展及修复情况。

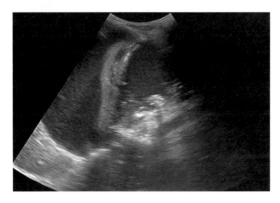

图 3-1-19　肾裂伤,肾周尿瘤

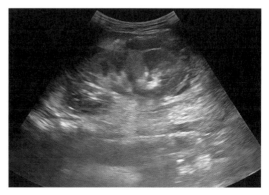

图 3-1-20　肾裂伤、肾周血肿

（五）肿瘤

1. 肾母细胞瘤　超声鉴别肾内与肾外肿瘤一般不困难。肾内肿瘤边界清晰与残肾呈握球状。

肾母细胞瘤较小者，肾脏稍增大，轮廓完整，肾内结构清楚，于实质部分可探及圆形或类圆形肿块，边界清楚，内部回声可为低回声、中等回声或强回声。肿瘤较大者回声多不均匀。肿块形态有时不规则，从肾内经肾门向外延伸生长（图 3-1-21）。中等大的肾母细胞瘤超声可于肿块周围探及残留受压的部分肾实质，肾盂、肾盏可有轻度或中度扩张、变形、移位，肾

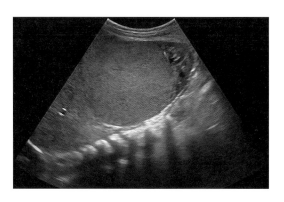

盏张开拉长，即所谓"爪征"。肿瘤较大时，周围探不到肾脏组织，患侧找不到正常肾脏也可作为诊断本病依据之一。肿块内可有多数大小不等的囊状无回声，亦可呈小蜂窝状（图 3-1-22A）。个别病例肿块由大小不等的囊腔构成，探及不到实性回声。如肿瘤累及肾盂盏，于肾盂盏内可见结节或息肉样肿瘤组织回声，钙化少见。超声不但可探及肿瘤周围大于 1cm 的肿大淋巴结，还可探及小于 1cm 的小淋巴结，及肝内多发低回声结节之转移病灶。

图 3-1-21　肾母细胞瘤

由于超声可从不同切面不同角度探查，且血管腔内液体与周围对比度很大。因此观察肾静脉下腔静脉比静脉造影更准确，也比平扫 CT 效果满意。同时可鉴别下腔静脉梗阻是腔内瘤栓还是肿瘤压迫所致（图 3-1-22B）。超声可以清楚地显示肾静脉及下腔静脉内的瘤栓位置、大小及形态。表现为肾静脉、下腔静脉增粗，内可见中等偏强回声条块。较长的瘤栓可延伸达右心房内。

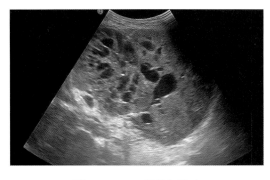

图 3-1-22A　肾母细胞瘤

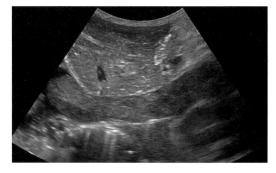

图 3-1-22B　下腔静脉瘤栓

2. 先天性中胚叶肾瘤　肾内可探及不均低回声肿块，肿块内可探及大小不等的囊状无回声，可有小钙化灶，与肾母细胞瘤鉴别较困难。鉴别依据年龄段。

3. 恶性杆状细胞瘤（恶性横纹肌样瘤）　肿瘤回声不均匀，常有分叶，半数以上见肿瘤周围包膜下无回声区。部分病例中肿瘤边缘有点状或弧带状强回声钙化。

4. 肾癌　Xp11.2 异位性肾癌多见，超声表现瘤体较小，位于肾脏轮廓内，类圆形，肿瘤

呈圆形或分叶状,边界清楚,呈中等偏强回声,囊腔少见,部分可见钙化。肾盂肾盏受压拉长变形,腹膜后可见淋巴结肿大。

5. 多房囊性肾瘤 肾内可见大小不等的囊状无回声,部分囊腔内可见低回声光点漂移,囊腔之间互不相通,囊壁厚薄不均。周围肾组织受压,分界清楚。声像图与囊性部分分化型肾母细胞瘤不易鉴别。

6. 肾淋巴瘤和白血病 多见继发于全身性急性淋巴细胞白血病和非霍奇金淋巴瘤,少数为原发性。超声表现为双侧肾脏实质内可探及多数椭圆形或圆形低回声结节,或回声均匀,边界清楚,小者直径 3~5mm,大者直径 10mm 左右。常伴有肝、脾及腹部淋巴结肿大。或双肾明显增大,甚至两肾内缘已互相贴近,皮质回声明显增强,皮髓质分界清楚,肾内探不到具体包块或结节,为病变弥漫性浸润肾脏,此型多为 Burkitt 淋巴瘤。

7. 肾血管平滑肌脂肪瘤 又称肾错构瘤。是由血管、平滑肌、脂肪组织混合构成的良性肿瘤。一种表现为瘤体较小,呈边界清晰的高回声团(图 3-1-23),光点分布密集均匀,提示瘤内脂肪成分较多。另一种瘤体较大,可以发生多次出血而呈强弱不等的混合回声,可见大片无回声区,或表现为不规则的高回声与低回声无回声交错排列层层间隔环绕似洋葱样。合并结节性硬化,青少年多见,为双侧多发。不合并结节硬化,多发生在成人,多为单侧。

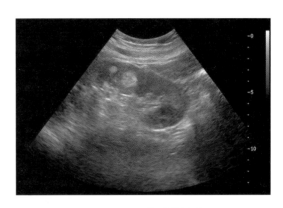

图 3-1-23 肾脏错构瘤

(六)感染

1. 肾脓肿 肾皮质的化脓性感染多为葡萄球菌经血行播散进入肾皮质引起。形成脓肿时超声表现为患肾局部增大隆起,皮质内可见单个或多个不规则或类圆形低回声或无回声区内有光点浮动。

2. 肾周脓肿 超声显示肾周围低或无回声区,其形态随积脓的量而定。首都医科大学附属北京儿童医院曾见到一例 2 岁患儿,外院诊为肾肿瘤。超声见肾内低回声脓肿经包膜破入肾周脂肪囊形成巨大肾周脓肿,并可清晰见到肾内脓液与肾周脓液相连的通道,脓肿向体表膨出形成包块,超声引导下穿刺抽出大量脓液,培养为金黄色葡萄球菌感染。

3. 脓肾 又称肾盂积脓。由于尿路梗阻合并感染引起。表现为肾盂透声差,呈细密的低回声或含光点的无回声。作者见到一例由输尿管囊肿继发感染造成的肾盂输尿管积脓,患儿排出的尿为黄绿色的脓液。

4. 肾结核 声像图变化多样,轻度可无明显改变,中重度可表现为:①肾盂肾盏扩张型;②肾内干酪脓肿型,呈低回声或无回声或光点杂乱粗糙的中强回声;③纤维硬化型,肾脏失去正常形态,内为不均匀的高回声;④钙化型,肾脏内部结构不清,可见多个大小不等团块状斑片状强回声后曳声影。输尿管受累表现为管壁增厚,管腔狭窄或闭塞。肾积水程度与输尿管内径不成比例,常伴对侧肾积水。

(七)肾实质病变

肾实质急性弥漫性损害超声可见双肾增大,外形正常。皮质回声增强,比肝脏回声强,皮髓质回声差异增大。肾实质慢性弥漫性损害表现双肾缩小,回声增强与肾窦回声相等,边界不清楚。肾内皮髓质结构不清楚,实质内可见散在大小不等的小囊肿。

（八）肾髓质钙质沉着

轻者沿双肾髓质周边可见环形或半环形强回声;重者双肾髓质呈花瓣样团状强回声,后方无声影,与正常低回声形成鲜明对比,小儿多见于肾小管酸中毒及维生素 D 中毒（图3-1-24）。

（九）肾血管异常

1. 胡桃夹现象（nut cracker phenomenon）　也称胡桃夹综合征或左肾静脉压迫综合征（left renal vein entrapment syndrome）。左肾静脉汇入下腔静脉的行程中,因走行于腹主动脉和肠系膜上动脉之间形成的夹角内受到挤压,称为胡桃夹现象（图3-1-25）。诊断标准:仰卧位左肾静脉狭窄前扩张段内径与狭窄段内经之比 >3/1,或脊柱后伸位 15~20 分钟后,左肾静脉明显受压,其扩张段内径比狭窄段内径宽 4 倍以上,即可诊断。

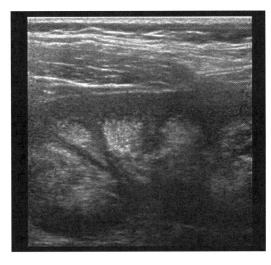

图 3-1-24　肾髓质钙质沉着

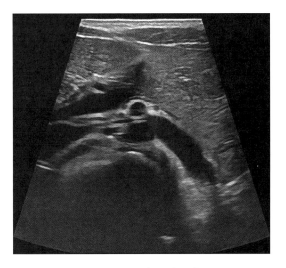

图 3-1-25　胡桃夹现象

2. 肾动脉狭窄　二维超声患侧肾脏体积缩小,长径较健侧至少小于 1.5~2cm 以上。肾内结构正常。8 岁以下小儿,腹部前后径小,腹壁薄,超声可清楚地显示肾动脉及狭窄段内径（图3-1-26）。同时还可观察合并腹主动脉狭窄及狭窄后扩张。彩色多普勒血流图显示狭窄处血流亮度增加,靠近狭窄下游呈杂色血流。肾动脉闭塞者则主肾动脉腔内无血流信号。重度肾动脉狭窄或闭塞者,患侧肾内血流信号明显减少或几乎无血流信号。脉冲多普勒频谱肾动脉血流峰值流速大于 180cm/s 提示肾动脉狭窄大于 50%,大于 200cm/s 提示狭窄大于 70%。正常肾动脉与邻近腹主动脉峰值流速之比（RAR）约 1:1.6,若 RAR 大于 3.5,则提示肾动脉狭窄程度大于 60%。肾动脉狭窄后肾内动脉收缩期加速时间延长,加速度减小,多普勒频谱变为三角形、圆顶形或平坦形等。一般认为收缩早期切迹消失,加速时间大于 0.07秒,提示狭窄≥75%。

3. 肾动脉瘤　肾动脉主干或初级分支呈瘤样扩张,有时可见瘤壁钙化或肾内出现限局性低—无回声区,有搏动感,CDFI 显示瘤体内呈五彩血流并可引出湍流频谱。

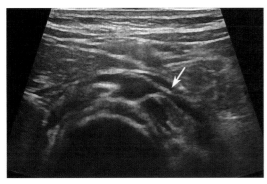
图 3-1-26A　肾动脉狭窄

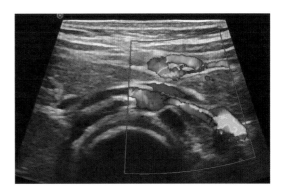
图 3-1-26B　肾动脉狭窄

三、膀胱及尿道

(一) 正常声像图

膀胱内尿液呈无回声,其大小、形态及壁厚度随尿液充盈程度而不同。充盈较好时一般呈圆形或椭圆形,壁薄且光滑;充盈欠佳时壁厚且不规则。黏膜为细强回声带,肌层为中等回声,充盈饱满时厚 1~2mm。超声还可以看到黏膜下壁内段输尿管,正常内径 1~2mm。输尿管内尿液与膀胱内原有尿液的比重相差或超过 0.010 时,超声可见输尿管口喷尿现象,于单侧或双侧输尿管口自下而上或呈对角线方向间歇出现由许多移动光点构成的条状强回声。用微凸阵探头纵横切面观察尿道口区域,往往可见尿道近端内有少量尿液。男孩还可以看到前列腺回声。

(二) 膀胱畸形

1. **膀胱憩室**　膀胱轮廓周围可见圆形或椭圆形无回声区,壁薄光滑与膀胱相通,憩室口可宽可窄,可并发感染、结石,排尿过程中可见膀胱缩小,憩室增大。

2. **重复膀胱**　盆腔内可见两个膀胱一大一小或等大,都有正常膀胱壁结构,多为左右并列,可以完全或不完全重复。

3. **脐尿管异常**　脐尿管瘘:脐下腹壁内低回声区,与脐部可见有一条状低回声通道相连。脐尿管囊肿:脐下腹壁内孤立性囊肿,与脐和膀胱无明显相通。

4. **前列腺囊**　膀胱后下方含液囊腔,囊壁光滑(图 3-1-27),一般无分隔,有时可见其与尿道前列腺部或稍下方有一弯曲细管相连。

(三) 膀胱异物

异物种类繁多,女孩多见发夹,男孩多见塑料丝。首都医科大学附属北京儿童医院 1991 年 6 月—1994 年 12 月于尿频、尿急、尿痛或血尿待查的患儿中经超声发现 4 例膀胱异物,均为男孩,年龄 9~14 岁,其中 2 例塑料丝,1 例塑料管,1 例气门芯。异物长度从 3.5~100cm 不等。超声可在膀胱内探及线状或管状强回声,盘绕呈多环状(图 3-1-28),随体位移动。其中一例因异物时间较长,膀胱壁增厚,黏膜毛糙。膀胱异物多为塑料性质,X 线观察较困难。静脉尿路造影及排尿性膀胱尿道造影异物又很容易被造影剂遮挡。由于异物与周围尿液回声差异极大,超声能够很容易并很准确地做出诊断。一例 14 岁男孩始终否认曾放置过异物,最后根据超声所见,手术取出 100cm 长塑料丝;另一例 9 岁男孩,超声发现异物总长度

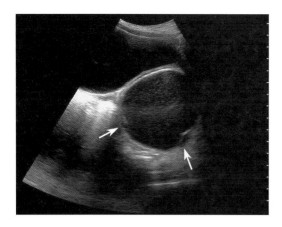

图 3-1-27A   前列腺囊纵切

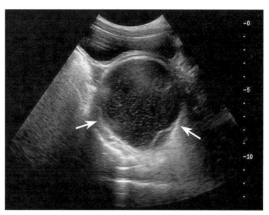

图 3-1-27B   前列腺囊横切

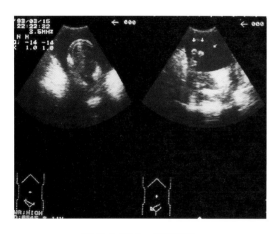

图 3-1-28A   膀胱异物

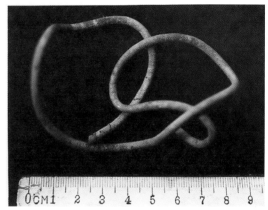

图 3-1-28B   膀胱异物大体图

3.5cm,约 1.5cm 仍位于后尿道内,4 天后异物随尿排出。

（四）膀胱炎

各种致病菌均可导致膀胱炎,非特异性膀胱炎多由大肠杆菌引起。声像图表现多样,可呈结节样突起或扁平状凸向腔内,表面粗糙;可表现为膀胱壁增厚或回声增强;可表现为黏膜回声增粗不光滑,黏膜肿胀变厚等,需结合临床症状及化验综合判断,以便于与肿瘤鉴别（图 3-1-29）。

（五）膀胱结石

膀胱无回声区内出现强回声光团,后方伴声影。较大者呈弧形强回声（图 3-1-30）,改变体位可向重力方向移动,也可附壁。

（六）膀胱肿瘤

1. 良性肿瘤

（1）膀胱乳头状瘤:自膀胱壁向腔内突出的中等回声团,像水草一样在膀胱腔内飘动,结构松散,未侵及肌层。可有血尿症状。

（2）膀胱血管瘤:自膀胱壁向腔内突出的实性中等回声团块,类圆形。CDFI 显示血供丰富。

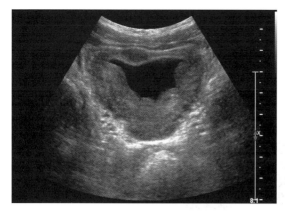

图 3-1-29　膀胱炎

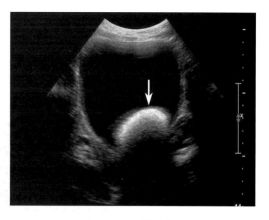

图 3-1-30　膀胱结石

2. 恶性肿瘤

（1）膀胱横纹肌肉瘤：横纹肌肉瘤好发于膀胱三角区，25% 发生在膀胱顶。肿瘤起源于黏膜下，浸润膀胱壁。超声在膀胱无回声区内，探及自膀胱壁向腔内突入的团块或结节（图 3-1-31），多数为分叶状或葡萄簇状，边界清楚，内部为均匀或不均匀的中等偏强回声，可有囊状无回声区。很少见有钙化。肿瘤侵蚀膀胱壁，使膀胱壁不规则增厚，毛糙不光整且僵硬，层次不清，肿瘤与膀胱壁或膀胱壁肌层相延续，无分界，膀胱壁逐渐变薄。常可造成患侧远端输尿管不全梗阻，引起输尿管肾盂轻至中度积水。肿块基底部较宽不随体位移动，少数有蒂者随体位改变，后者需与膀胱内血块相鉴别，膀胱内血块无蒂，移动度较大，CDFI 内探及不到血流信号。超声还可提示肿瘤向膀胱外延伸扩展程度及腹部淋巴结转移情况。

（2）膀胱淋巴瘤：膀胱壁弥漫显著增厚呈相对均匀的低回声，膀胱腔明显缩小。可见腹膜后肿大淋巴结，亦可见肠系膜的转移灶，呈低回声结节。

（七）后尿道瓣膜

超声可探及双侧肾及输尿管积水，单侧或双侧输尿管开口宽大，膀胱增大，壁增厚，厚度范围 4~18mm 不等，且内壁不规则。于耻骨联合上方纵切面及会阴部纵切面能较满意地探及扩张的后尿道（图 3-1-32）。

会阴部纵切探查尿道全程，排尿时观察，后尿道扩张，前尿道萎瘪，之间高回声膜状结构为后尿道瓣膜。

四、子宫及阴道

（一）正常声像图

在各年龄组采用超声都可以探及子宫和阴道。在新生儿期，由于宫内母体激素的刺激，可见雏形的月经后子宫，比青春期前的子宫长而厚，长度范围 2.3~4.6cm（均值 3.4cm），宫底宽 0.8~2.1cm（均值 1.26cm），宫颈宽 0.8~2.2cm（均值 1.41cm）。几乎所有新生儿都能看到子宫内膜回声，大约 30% 内膜周围可见低回声的晕环，另外 20% 腔内可见液体，液体周围有厚的强回声边。数周后子宫缩小，宫底与宫颈比例相等或比宫颈小。7 岁以前子宫几乎没有变化，以后逐渐增长变大，宫体比宫颈增长更明显。接近青春期时，状如成人子宫，宫底类似

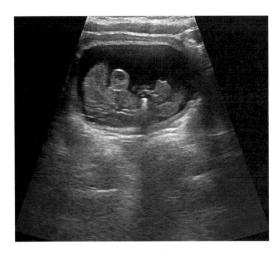

图 3-1-31   膀胱横纹肌肉瘤

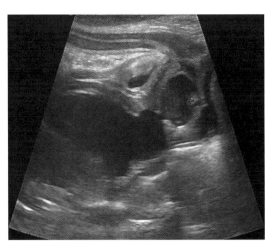

图 3-1-32   后尿道瓣膜

球形比颈部大,常可见到内膜回声。青春期正常子宫长 2.0~3.3cm,最大宽径 0.5~1cm;青春期后正常子宫长 5~8cm,宽 1.6~3cm。当月经将要来潮时,子宫降入盆腔,轴变得更倾斜。

在婴儿及儿童,超声均能显示正常阴道。较好地充盈膀胱可提供声窗。阴道纵切面呈管状与子宫颈相连,为低至中等回声,横切面为扁圆形。婴儿排尿时,超声很容易显示尿液经常反流进入阴道,并很容易与子宫直肠窝内的液体鉴别。

(二) 子宫发育畸形

1. **先天性无子宫**   盆腔内探查不到子宫,有时可发现两侧卵巢,常常同时亦探及不到阴道。

2. **始基子宫**   膀胱后方只能探及到子宫,无内膜回声。

3. **双子宫**   盆腔内可见左右两个对称的子宫,两个宫腔内均可见内膜回声,两个子宫肌壁间有明显分界(图 3-1-33)。

4. **双角子宫**   横断面探查可见靠近宫底的内膜回声呈蝶翅样,由宫底向宫体连续扫查时可见两侧内膜逐渐汇到一处,有时宫底可见凹陷。

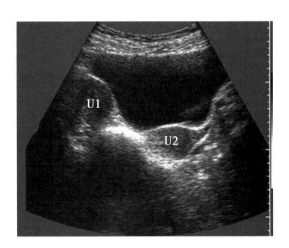

图 3-1-33   双子宫

(三) 先天性阴道梗阻

先天性阴道梗阻一般分为三型。Ⅰ型最常见,系处女膜闭锁;Ⅱ型是阴道上 1/3 段有一厚约 7mm 的横膈所致阴道闭锁;Ⅲ型极少见,为阴道远端闭锁。女孩在青春期,间歇性腹痛(不来月经者)应首先考虑阴道梗阻。超声于膀胱后方可探及明显扩张的阴道、宫腔及宫颈,呈囊肿状,内为无回声或低回声(图 3-1-34),用探头压迫可见回声光点漂移现象。如近端阴道扩张,远段不扩张,可诊断为阴道上 1/3 段闭锁。鉴别处女膜闭锁与阴道远端闭锁可经会阴部探查,此方法能够观察闭锁段的长度,前者闭锁段很短,而后者长 1~4cm。

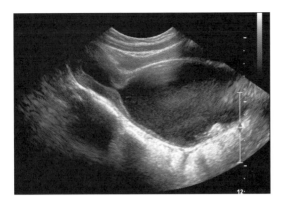 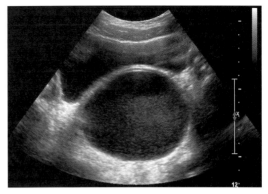

图 3-1-34A　处女膜闭锁阴道积液　　　　　图 3-1-34B　处女膜闭锁阴道积液

（四）肿瘤

1. **子宫淋巴瘤**　子宫明显增大,内可见强回声包块,界限不清,除肿块外余子宫壁明显增厚,回声增强,并可辨认内膜结构。手术该区域均为阴道肿瘤病变组织。

2. **阴道横纹肌肉瘤**　阴道内可探及强回声结节,形态不规则;或阴道壁明显均匀性增厚,厚可达 1~2cm,内呈不均质低回声。盆腔内可无肿块或于子宫周围可探及直径 3~4cm 中等回声肿块。

3. **阴道内胚窦瘤**　与阴道横纹肌肉瘤在声像图上不易区分（图 3-1-35）。

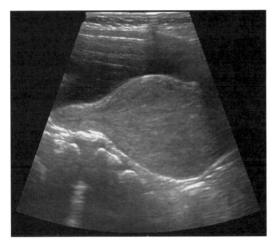 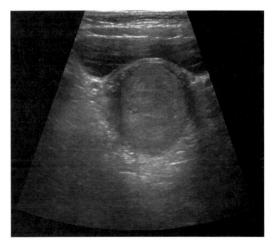

图 3-1-35A　阴道内胚窦瘤　　　　　　图 3-1-35B　阴道内胚窦瘤

4. **卵巢无性细胞瘤**　较大,呈实性中等回声,相对均匀,边界光滑,囊性成分少。我院曾见到两例,瘤体均由盆腔生长至腹腔。

5. **卵巢畸胎瘤**　盆腔内附件区可探及肿块,边界清楚,内为囊实相间,囊性部分多占比例较大,多见有分隔（图 3-1-36）。实性部分回声不均匀,部分病例内可见钙化。同侧卵巢多探及不到,对侧卵巢正常。因腹疼就诊者多合并有蒂扭转。

6. **卵巢囊肿**　盆腔内可见囊状无回声,边界清楚,壁薄光滑。囊肿较小时,周围可见小卵泡包绕。较大时,患侧卵巢探及不清楚。部分囊肿活动度较大。直径 3-4cm 小囊肿如无扭转症状,应隔期复查除外生理性囊肿。

五、阴囊及前列腺

(一)鞘膜积液

可为原发或继发。常见的为睾丸鞘膜积液及精索鞘膜积液,前者超声表现为阴囊内睾丸周围无回声区,后者表现为精索区可探及长圆形无回声囊,边界清晰光滑。如积液上通腹腔,下通睾丸鞘膜,即为交通性鞘膜积液。

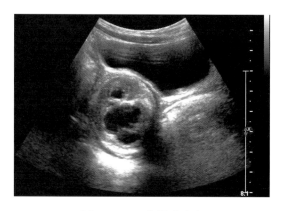

图 3-1-36   卵巢畸胎瘤

(二)隐睾

可位于腹股沟管及其内,外环口或腹膜后。常见的为腹股沟型隐睾,超声表现为腹股沟管或其内外环口处可探及椭圆形均匀低回声结节,边缘清晰光滑,彩色多普勒超声检查血流较正常少,患侧阴囊内空虚。腹腔型隐睾因其位置深在,易受肠气干扰而探查困难,应注意扫查膀胱周围,肾脏下方,腰大肌前方。目前随着超声检查仪分辨率的提高,位于内环口上方的腹腔内的隐睾的发现率不断提高。

(三)急性附睾睾丸炎

附睾头、体、尾呈不同程度增大,以附睾头肿大多见,可保持原有轮廓,亦可肿大呈球形,或条状,回声可减低、增强且不均匀。炎症侵及睾丸时,睾丸肿大,回声可减低不均匀。彩色多普勒超声显示附睾及睾丸内血流信号较健侧丰富明亮,以动脉为主,血流速度加快。患侧阴囊壁可增厚,精索增粗,可伴有鞘膜积液。重症炎症可见睾丸肿大,回声极不均匀,内有斑片状低回声或不规则液化区。此处血供明显减少甚至消失,提示睾丸有炎性坏死或化脓,此时应注意与睾丸扭转鉴别。

(四)睾丸扭转

急性期阴囊肿胀,睾丸肿大,回声增强增粗,不均匀,可有小液化区,周边少量积液。彩色多普勒超声检查睾丸内血流信号明显减少或消失,睾丸周围可见丰富的环绕血流(图3-1-37)。病程长者,睾丸坏死萎缩,内无血流信号。有时自上而下连续扫查精索可见漩涡征是提示扭转的可靠征象。

(五)阴囊及内容物损伤

睾丸、附睾及精索均可伤及,以睾丸损伤最多见。挫伤:表现为睾丸肿大,回声减低,被膜完整,被膜下可见积血,实质内无裂隙。破裂:表现为被膜中断或局限性缺损,实质内可见不规则无回声区,内见细小光点。睾丸周边可见无回声区。

(六)睾丸微石症

双侧睾丸实质内弥漫分布的数量不等的强回声光点,无声影,余实质回声正常,睾丸血供、大小无变化。

(七)睾丸肿瘤

睾丸肿瘤表现为睾丸不同程度增大,实质回声内可探及低或高回声包块,边界清晰或不清。睾丸肿瘤绝大多数为生殖细胞肿瘤。小儿睾丸肿瘤以畸胎瘤(图3-1-38),内胚窦

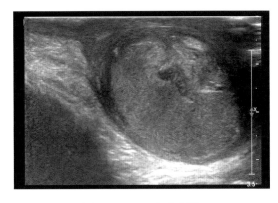

图 3-1-37A　睾丸扭转

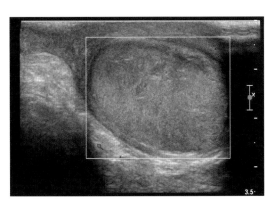

图 3-1-37B　睾丸扭转

瘤多见。畸胎瘤表现为囊实相间,内可有钙
化。绒癌、胚胎癌多呈不均匀强回声团。内
胚窦瘤呈等回声包块,边界清晰,偶有囊腔。
CDFI 显示血流信号丰富。白血病浸润多为
双侧,睾丸弥漫性回声减低,体积增大。淋巴
瘤累及睾丸可单侧或双侧,根据受累程度不
同可表现为睾丸弥漫增大,回声均匀减低,
或睾丸大小正常,实质内可见边界清晰的均
匀低回声区。病变区血流信号均较丰富。

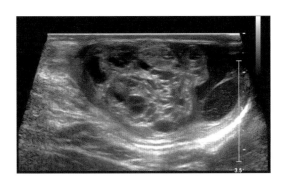

图 3-1-38　睾丸畸胎瘤

(八) 精索静脉曲张

　　表现为左侧或双侧睾丸和附睾上方背侧,精索区可见迂曲的精索静脉,呈多个扭曲条管
状无回声区(图 3-1-39),其内径明显扩张达 0.2~0.3cm,甚而大于 0.3cm。增加腹压时可见
血流明显增多,说明有倒流。

(九) 前列腺横纹肌肉瘤

　　于前列腺区可探及中等回声肿块,内部回声不均匀,外形不规则,偶有钙化(图 3-1-40)。
内可有低或无回声区,化疗后肿物缩小,低或无回声区增大,或新出现无回声区。肿瘤侵犯膀
胱颈可见局部壁不规则增厚。肿瘤压迫后尿道或前者原因可引起膀胱扩张尿潴留。超声可显

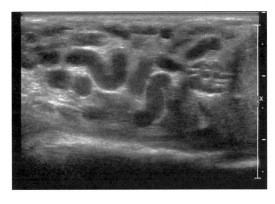

图 3-1-39　精索静脉曲张

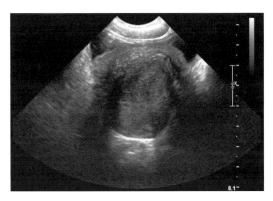

图 3-1-40　前列腺横纹肌肉瘤

示肿瘤与后尿道关系,如后尿道经肿块内穿行,可确诊肿瘤来源于前列腺,且多为横纹肌肉瘤。

(贾立群　王晓曼　黄洋阅)

第二节　X 线 检 查

X 线检查是小儿泌尿外科的重要诊断手段之一,许多疾病的诊断主要以 X 线影像为依据。泌尿系 X 线检查方法有多种,应该有计划有选择地进行,有些疾病仅靠一项检查,如静脉尿路造影,即可做出肯定的诊断。因此,原则上应首先选择必要的、创伤小而又能一次解决问题的检查方法。例如静脉尿路造影(包括延缓造影、立位后再摄片等)可解决的,就不必做逆行或经皮肾穿刺造影,尽量避免不必要的重复。

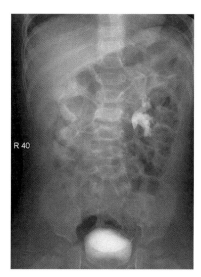

小儿泌尿系统因年龄阶段不同,解剖形态和生理功能也有差异。新生儿肾轮廓呈分叶状,随年龄长大,肾外缘逐渐展平,婴儿肾脏相对较成人大,位置也较低,肾下极可在第 4~5 腰椎水平以下。5~6 岁后肾外形与成人相仿。新生儿期肾周围脂肪囊很薄,至 8 岁才能接近成人厚度。小婴儿和幼儿在正常情况下肠管内也是充盈气体的,称生理性积气。因此 5 岁以下小儿的肾脏阴影很少能在 X 线平片上显示,即使在造影剂充盈时,因受肠内气体和肠间隙阴影的干扰,肾轮廓也不能完整显示。在静脉尿路造影时使用大剂量高浓度造影剂,尿路可清晰显示,但当肾盂肾盏显影较浅淡时,仍需仔细在肠间隙阴影中分辨出肾盂肾盏的影像(图 3-2-1)。

新生儿肾长约 5.5cm,婴幼儿肾脏长径相当于 4.5 个椎体仍为正常,儿童期肾长径应在 3.5~4.5 个椎体之间。肾实质厚度自出生到青春期为 1.3~3.0cm,两极肾实质稍

图 3-2-1　静脉尿路造影

厚。肾盂肾盏大小和形态的个体差异很大。输尿管沿脊柱旁下行,较成人弯曲度大。膀胱充盈时呈圆形,边缘光滑,半充盈时有时可表现均匀排列的锯齿状,排尿时出现波浪状边缘。男孩前后尿道宽度一致。

一、泌尿系平片

包括肾、输尿管、膀胱在内的腹部平片(KUB)。检查前需嘱小儿排便或灌肠,以便观察肾外形及位置、腰大肌轮廓、脊柱及骨盆;在婴幼儿因肠道积气不易清除,影响肾及腰大肌轮廓的观察,因此更常用来观察腹部肿块内有无钙化影、泌尿系结石影和异常钙化,以及腰骶椎有无椎板裂、骶骨发育畸形、耻骨联合分离等病变。

二、静脉尿路造影

静脉尿路造影是小儿泌尿系 X 线检查的主要方法。用以了解泌尿系统的解剖形态,通过肾对造影剂分泌排出的时间和造影剂在肾盂内浓淡程度,粗略地了解肾功能(图 3-2-2)。

常用的造影剂是 76% 复方泛影葡胺或 24%~30% 的碘海醇。除有严重肝、肾损害,全身

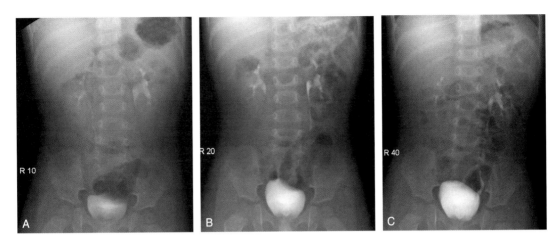

图 3-2-2　静脉尿路造影

情况极度不良及碘过敏者外,静脉尿路造影是安全易行的检查方法。近年来最常使用的造影剂是非离子型的碘海醇。一般无需碘过敏试验,但须注意有无过敏反应,故须有急救准备。幼儿和儿童造影前禁食 3~6 小时,但不必禁水。不必清洁灌肠,幼儿和儿童使用肛门栓剂刺激排便即可,小婴儿不必禁食及刺激排便,造影前排空膀胱,投照时采用高电压、短曝光时间,以防止小儿呼吸、哭闹造成影像模糊,不合作的小儿应给予镇静剂,如口服水合氯醛。在小婴儿为减少肠管积气对造影效果的影响,除使用高浓度大剂量造影剂外,投照前可让小儿饮牛奶 50~200ml,使胃泡扩大,在上腹部形成一个密度低而均匀的大胃泡影,即所谓胃窗,使两侧肾影(尤其左侧)显示其中,可提高显影效果。

造影剂用量,以 76% 复方泛影葡胺注射液为例:6 个月内婴儿 8~10ml,6 个月~2 岁 10~15ml,2~7 岁 15~20ml,8 岁以上 20ml。按体重计算,小于 6 个月婴儿 2~3ml/kg,6 个月~2 岁 1.5~2ml/kg,2~5 岁 1~1.5ml/kg,5 岁以上 1ml/kg。碘海醇注射液用量,以儿童剂量为 2~4ml/kg（240~300mgI/ml）计算给药,最大量不超过 40ml。造影剂在 5 分钟内注射完毕。因使用高浓度大剂量造影剂,小儿腹部不必加压,只采用头低脚高位即可。注药 1 分钟摄断层片,可显示肾实质影。注药后 7~10 分钟、15~20 分钟和 30~40 分钟各摄 1 片,即可显示全泌尿系统情况。新生儿因肾小球滤过能力差,造影剂的分泌往往推迟到 30 分钟以后才达到高峰,所以 1 个月以内的小儿,投照时间应推迟。出生后头 1~2 天,因肾脏浓缩功能差而肠积气多,静脉尿路造影往往不能成功,如非急需,一般推迟 2~3 周后进行为宜。肾盂排空缓慢输尿管充盈不满意的。加照俯卧位片。腹部肿瘤病人加照侧位片。肾功能不良或肾积水病人,采用延迟摄片,除在注药后拍摄 10、20 和 40 分钟的照片外,必要时加照 60、90、120 分钟片,有时需拍摄 4 小时甚至 24 小时片,以观察肾积水的程度和梗阻的部位。对血清肌酐增高的病例,可应用静脉滴注法,以总量不超过 3ml/kg 的大剂量造影剂,加等量 5% 葡萄糖注射液,在 5~8 分钟内迅速静脉滴注,至半量和注射完毕时,分别摄片,有利于显示肾实质和输尿管梗阻性病变。造影过程中,应在投照后及时打印并看片,以便随时调整投照时间、投照次数和体位。

三、逆行肾盂造影

适用于静脉尿路造影显示不良或不宜做静脉尿路造影者,亦可作为静脉尿路造影的补充检查。方法是经膀胱镜做输尿管插管至肾盂,经导管注入造影剂并摄片,也称上行肾盂造影。

造影剂为15%~20%泛影葡胺或非离子型碘剂。注药剂量和注药时间视病情需要而定,一般每侧注入3~7ml,注入不宜过多、过快,以免出现淋巴、静脉、肾小管及肾实质回流。造影过程最好在电视荧光屏监视下进行,以达到满意的效果。拔除导管后尚应观察肾盂和输尿管的排空情况。小儿的膀胱镜插管需在麻醉下进行。膀胱有急性炎症、尿道狭窄者不能进行此项检查。

四、经皮肾穿刺造影

适用于静脉尿路造影不显影或显影不良,而又不能或不适于做逆行肾盂造影者,也可视为静脉尿路造影的补充检查。主要用于了解肾积水的病因及梗阻部位(图3-2-3),也可同时留置肾造瘘管引流。

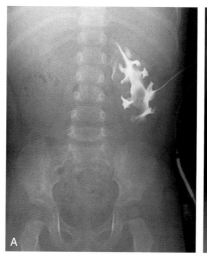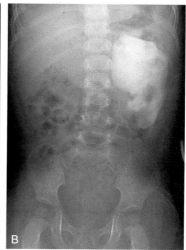

图3-2-3   经皮肾穿刺造影

在腰背部第12肋缘下、竖脊肌外缘,经皮穿刺肾盂,巨大肾积水的小儿可在腋中线或腋前线水平穿刺,在B超引导下,可准确选择穿刺部位。穿入肾盂后,抽出部分尿液做常规及细菌学检查。应使用静脉造影剂,注入量不超过抽出的尿液量。巨大肾积水需较多地抽出尿液,以免注入造影剂后被过度稀释,致造影失败。本造影既可观察肾盂输尿管的形态,也可观察肾盂输尿管的排空情况。

五、排尿性膀胱尿道造影

排尿期膀胱尿道造影主要用于检查下尿路病变和膀胱输尿管反流,是诊断尿道瓣膜、尿道狭窄、膀胱输尿管反流的确诊性检测手段。

造影方法是让病儿排尿后,经尿道插导尿管,排空膀胱残余尿(记录残余尿量),缓慢注入10%~15%复方泛影葡胺注射液或非离子型碘剂,新生儿20~40ml,婴幼儿50~70ml,儿童100~200ml,或在大儿童有尿意时停止注药。拔出导管准备投照。尿道狭窄不能插导尿管时,可经耻骨上膀胱穿刺注药,或从原有膀胱造瘘管直接注药。或当病儿在静脉尿路造影时需了解膀胱尿道情况可在膀胱充满造影剂后,做排尿性膀胱尿道造影,但必须注意在前一片上输尿管的显示情况,否则会导致误诊。

投照体位,女孩取平卧位,两腿分开,如果需要可照斜位或侧位像。男孩取 45°斜卧位,下方的下肢屈髋、屈膝各 90°,上方的下肢后伸,俗称"前腿弓、后腿绷",以显示尿道全长。然后嘱患儿排尿,在排尿的极期摄片。有条件的可以连续摄片。大儿童不习惯卧位排尿,可取 45°斜立位,前腿屈髋屈膝各 90°,后腿后伸,可取得同样的效果。不合作的小儿可使用镇静剂,必要时在浅吸入麻醉下进行。麻醉后因小儿不能自动排尿,则需挤压膀胱排尿。

严重外伤性尿道狭窄或闭锁的病儿,一般都带有耻骨上膀胱造瘘管,可从此造瘘管注入造影剂进行造影(图 3-2-4)。

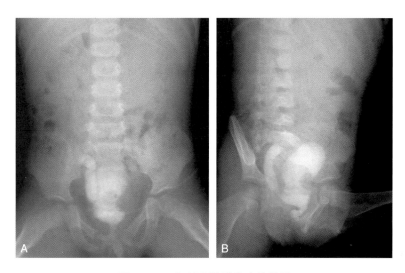

图 3-2-4　经骨上膀胱造瘘管造影

采取体位同前,经膀胱造瘘管注入造影剂,并嘱小儿做排尿动作,以使后尿道内充盈造影剂,然后自尿道外口插入导尿管直到受阻为止,冠状沟处放置阴茎夹或用导尿管环绕冠状沟一周打单结,压紧尿道,自导尿管注入造影剂 2~3ml,使远端尿道充盈,退出导尿管,因尿道受压迫,造影剂仍存留在尿道内,此时再嘱小儿做排尿动作,同时拍片,能清楚显示狭窄或闭锁段的位置和长度以及远、近端尿道的情况。注药顺序也可先向尿道内注药,然后再向膀胱内注药。不合作的病儿也需在麻醉下进行。

疑有尿道损伤的骨盆骨折或骑跨伤,应行急诊尿道造影,即经尿道插入导尿管 2~3cm,向尿道内注入造影剂拍片,以显示有无造影剂外渗,并根据造影剂外渗的程度和造影剂是否进入膀胱来判断尿道损伤的程度,用以指导急诊期的治疗方案。

六、肾血管造影

(一) 腹主动脉肾动脉造影

小儿宜经股动脉穿刺插管,新生儿可经脐动脉插管。插管至腹主动脉的双侧肾动脉开口上方,注入造影剂以显示双侧肾动脉,因腹主动脉的其他分支也同时显影,所以一般称为主动脉造影。一般插管至第 1~2 腰椎间或第 12 胸椎水平,在 3~4 秒注入非离子型碘剂(3~6ml/s),注药开始 10 秒钟内连续拍片,1~2 张/秒。注药后最初 3~4 秒,显示肾动脉主干及其分支,为动脉期;5~8 秒,肾实质内毛细血管广泛充盈造影剂,为肾实质期;7~12 秒肾静脉显影为静脉期。用来检查肾血管性高血压、肾动脉狭窄、肾血管畸形、肾肿瘤、肾发育不全、异位肾、肾损伤及大动脉炎等。

(二) 选择性肾动脉造影

在荧光屏下将特制弯头导管插入一侧肾动脉,于 4 秒钟左右注入 1.5~4ml 造影剂,进行快速连续摄片,只使一侧肾血管显影。对肾血管病变、肾肿瘤、肾畸形、肾创伤、肾移植排异反应、原因不明的血尿等有重要诊断价值。导管插入过深影响造影效果,一般在选择性插管前先做腹主动脉造影,了解腹主动脉和肾血管的全貌。选择性动脉造影同时,可实行某些治疗措施,如肾动脉扩张术治疗肾动脉狭窄,肾动脉栓塞术治疗肾肿瘤、肾创伤,肾肿瘤介入性化疗等。

(三) 肾静脉造影

经皮行股静脉穿刺,将特制导管插至下腔静脉或肾静脉,2 秒钟内注入造影剂 10~30ml,以显示下腔静脉或肾静脉及其分支。小儿主要用于检查肾肿瘤的肾静脉内或下腔静脉瘤栓。

(温洋 彭芸)

第三节 CT 检查

一、CT 诊断技术

(一) 常规 CT 扫描

是 X 线对人体检查部位逐层进行横断层扫描。在探测器上将人体不同组织吸收 X 线的系数差异,经信号转换、计算机处理,重建图像后,由显像器显示为二维图像。常规 CT 于 20 世纪 70 年代开始应用于临床。

(二) 螺旋 CT 扫描

是 20 世纪 80 年代末期发展起来的新 CT 技术。在扫描床均速行进过程中,X 线球管与探测器环绕病人旋转,进行不间断地快速扫描,因其扫描轨迹呈螺旋形,因此称作螺旋 CT 扫描(helical 或 spiral CT,SCT)。由于螺旋 CT 扫描不只是人体的一个层面,而是人体的一个长段,探测器采集的数据是一个连续的螺旋形空间的容积数据,是三维的信息,故而也称为容积扫描(volume CT scanning)。

螺旋 CT 图像后处理方式包括:

1. 多平面重建(multiplanar reformation,MPR) 它可以从不同方向观察病变及其内部较细微的结构,也能显示病变的轮廓、边缘,有助于病变起源的判断,适用于全身各部位。

2. 三维表面重建(3D surface reconstruction) 又称阴影表面显示法(shadow surface display SSD,3D)。

3. 最大密度投影(maximum intensity projection,MIP),可用于 CT 尿路造影(CTU)。

4. 容积重建(volume rendering,VR),是目前应用最多的三维重建方式。

5. CT 仿真内镜成像(CT virtual endoscopy,VE)。

6. 曲面重建(curved multiplanar reformation,CPR/CMPR)。

(三) 多层或多排螺旋 CT

多层或多排螺旋 CT(multislice spiral CT or multidetector spiral CT,MSCT)即一次扫描同时采集多层(2,4,8,16,……)以上的容积数据,缩短了扫描时间,较之单螺旋 CT 又提高数倍以上,其超薄层扫描增加了螺旋 CT 的空间分辨率,克服单螺旋 CT 空间分辨率不如常规 CT 的弊病。更多用于动态扫描,如心血管方面的疾病,检查微小病灶和不合作小儿。

1. **CT 尿路造影**　CT 尿路造影(CT urography,CTU)又称 CT 肾盂造影,或螺旋 CT 肾盂造影(SCTU),即在常规或螺旋式 CT 平扫之后经静脉团注碘对比剂,在不同时相即动脉期(肾皮质期)、静脉期(肾实质期)和延迟期(分泌期、肾盂期),分别对泌尿系统进行扫描。而 CTU 大多采用动脉或静脉期和延迟期两个时相。螺旋 CT 扫描除获得横断面图像外,所采集的容积数据经不同方式计算机后处理可重建尿路的二维及三维图像;一般用 MIP、MPR、SSD 和 VR。其冠状位重建图像与 IVU 相似。

2. **螺旋 CT 血管成像**(spiral CT angiography,SCTA)　是经周围静脉注射对比剂强化靶血管的螺旋 CT 扫描方式,操作简单,安全,无创,能有效地显示区域血管,根据临床需要可作动脉成像或静脉成像。能显示管径在 2mm 以上的血管分支,在某种程度上替代了 DSA 血管造影,主要用于血管性疾病,如血管狭窄、肾血管畸形、静脉血栓、瘤栓等;和观察肿瘤与毗邻血管的关系,并且大的肾区肿瘤可根据供血来源区分肾内、外肿瘤。

肾动脉等横行走向的血管受部分容积效应的影响,常规 CT 增强扫描显示率低,判断肾动脉狭窄及其程度需 SCTA 检查。

3. **螺旋 CT 与常规 CT 的比较**

(1) 螺旋 CT 扫描速度快,扫描时间短。

(2) 螺旋 CT 可进行容积扫描而不遗漏病变,减少部分容积效应,CT 值较准确。常规 CT 为逐层横断面扫描,因呼吸运动等可影响病灶的显示。

(3) 螺旋 CT 图像多平面重建以及立体成像,任意旋转观察,常规 CT 的横轴位像对复杂的解剖关系显示不满意。

(4) 螺旋 CT 可进行任意方向和平面的切割,最大限度地清晰地显示病变。

(5) 常规 CT 不能像螺旋 CT 可进行 CTA、CTU。

(6) 螺旋 CT 图像空间分辨率在同样条件下较常规 CT 差。多层螺旋 CT 扫描弥补了此缺陷。

(7) 使用中应注意放射线剂量,螺旋 CT 更适宜于受呼吸运动影响的器官,需行多期增强扫描,并准备三维重建的病例。

二、正常 CT 检查所见

CT 扫描的软组织分辨率虽不如 MRI,但较 X 线照片高 10~20 倍,因此病变的检出率明显提高。还有利于定性和解剖部位的显示。气体、液体、软组织、脂肪、钙化等不仅能显示不同密度的灰阶,还可用 CT 值进行定量测量。CT 检查前禁食 4h 以上,不禁水。泌尿系统成像,检查前 20~30min 口服温水 800~1 000ml(小儿酌情减量)。

(一) CT 扫描

平扫可测量肾脏各径线;显示肾脏横断面结构及其与周围组织器官的关系,如肾上腺、肝、脾、胰等器官与腹膜后主动脉、下腔静脉、左肾静脉等血管。不受肠管内气体与骨骼的干扰。由于密度分辨率高,可辨认肾周脂肪、腰大肌、钙化、阳性结石、肾内小囊肿等。

增强扫描,血管强化,显示腹主动脉、下腔静脉,并分别与之相连的肾动、静脉,左肾静脉比较粗,行走于主动脉和肠系膜上动脉之间,注入下腔静脉的左侧壁;而右肾静脉较短,双肾动脉相对较细。

肾实质强化始于肾皮质,继之肾髓质密度增高,肾均匀强化,大约于2~4分钟后,肾盂、肾盏充盈,部分造影剂进入近段输尿管,反映肾脏灌注分泌等功能。延时扫描,可同时观察膀胱病变,因此 CT 扫描较 IVU 优越。

(二) 正常 CTU 所见

CTU 是快速容积扫描、静脉注射对比剂、计算机三维重建三者的结合,可同时显示肾实质病灶及尿路情况。先行泌尿系统螺旋 CT 平扫,然后决定增强扫描方法。增强快速扫描可了解肾脏功能、显示病变,不同时相的增强进一步判断病变性质和血管的关系,延迟扫描的重建图像,替代了常规 IVU。MPR 和三维重建对小儿尿路畸形、外伤感染、肿瘤、输尿管炎症及结石等提供更多信息,一次检查达到多种目的,对手术方案设计有重要参考价值。

三、肾脏病变

(一) 肾肿块

1. **肾囊性变**　多房性肾囊性变系严重肾发育不良(图 3-3-1)。CT 特点为一侧肾呈不规则分叶状,肾实质被大小不等的囊肿取代,无中心性肾盂结构。增强扫描,囊肿壁及间隔内因有疏松结缔组织、血管及岛状肾单位可呈弧线形增强,囊内容物无强化,囊腔内无钙化。对侧肾可代偿性肥大。如胎儿期在肾盂输尿管连接部发生闭锁则形成本病的变异型,CT 可见中心与周围分布的大囊肿,个别囊之间相通,且有部分肾功能。同侧输尿管和 10%~20% 的对侧肾或对侧输尿管常有畸形。在病程中囊肿可增大或缩小甚至完全退变消失。

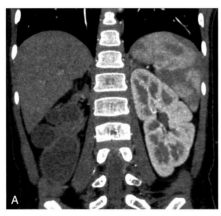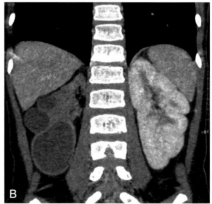

图 3-3-1　右侧多房性肾囊性变

2. **肾肿瘤性病变**

(1) 肾母细胞瘤(肾胚瘤、Wilms 瘤):肾母细胞瘤及其亚类占小儿肾脏原发肿瘤的 85% 以上,是恶性胚胎性混合瘤。绝大多数单发,起源于肾包膜下的肾实质。7% 多中心性,双侧肾胚瘤占 4%~10%。

CT 检查可清楚显示肿瘤的部位及范围有助于肿瘤的分期和制定手术方案。CT 轴位平扫表现为肾区膨胀性生长的实性、囊实性肿物,少数则以囊性病变为主。肿瘤轮廓多较光滑或为大分叶状,截面呈边缘光滑的圆形、椭圆形或稍不规则形肿块,肿瘤密度低于或接近肾实质,CT 值 34~50Hu,平扫还可显示肿瘤内钙化(占 5%~15%),脂肪组织密度(7%),肿瘤包膜常难以分辨,患侧残余肾脏被挤至瘤体的周围或上下极,平扫时与肿瘤分界不清,部分病例见其内含扩张的肾盂(盏)。少数中心性肾胚瘤在肾盂内呈息肉状生长构成软组织密度影。

静脉团注对比剂后 CT 增强扫描,肾实质期肿瘤实体部分强化相对肾实质较轻,CT 值提高小于 40Hu,坏死出血区无增强,但其边缘可见围绕的条带状增浓影,肿瘤假包膜呈完全或不完全的轻度增强带(图 3-3-2)。

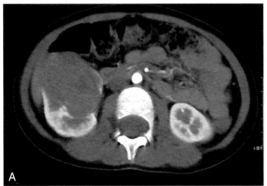
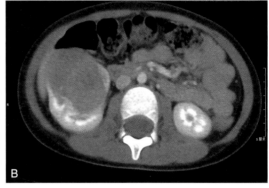

图 3-3-2 右侧肾母细胞瘤

肿瘤周围被推挤的肾组织密度持续增高,CT 值可达 120~140Hu 以上,与肿瘤分界更鲜明。残余肾在肿瘤周边形成新月形或厚薄不等的环形高密度影,称新月征或边缘征。延迟扫描(分泌期),显示肾盂、肾盏受压、变形、移位、扩张、充盈不全,较大肿瘤常压迫相邻器官和血管使之移位及狭窄,为肿瘤 I 期所见。若肾包膜边缘不规则,肾周脂肪模糊,消失,肾筋膜增厚或肿瘤伸入并侵及肾盂肾窦,提示肿瘤已向肾包膜外生长。肾功能受损病例,CT 提示肾组织被弥漫生长的肿瘤所替代,或受压萎缩,肾盂内瘤栓,有时见肾静脉及下腔静脉内瘤栓,表现为管腔增粗并充盈缺损;大多于注药后肾皮质期明显延长。均为肿瘤 II 期所见。文献报道 4%~8% 的肿瘤组织侵犯肾静脉,螺旋 CT 增强扫描显示肾静脉瘤栓和鉴别下腔静脉右心房入口瘤栓较优越,还可显示主体肿瘤与周围组织和血管的关系。出现肾蒂部肿块或/和下腔静脉和主动脉旁淋巴结肿大,腹腔积液,腹膜结节,肠系膜混浊,大网膜增厚等腹腔内肿瘤种植的表现,则为肿瘤 III 期。肿瘤 IV 期,8%~15% 病例有肺、肝、骨转移灶,因此除腹部扫描外,应行胸部肺窗和纵隔窗增强螺旋 CT 扫描,以发现微小和边缘性分布的转移灶、纵隔内淋巴结、胸腔积液等。右心房内瘤栓位于心房层面中,表现为右房内圆形低密度影。此外还需注意对侧肾脏内有无小肿瘤存在,即肿瘤 V 期的依据(容积扫描和高分辨率三维重建等有利于检出小病灶)。多中心肾母细胞瘤、双侧肾母细胞瘤 CT 所见(图 3-3-3)同上述,但需注意并存的肾母细胞增生症(图 3-3-4)。中心型肾盂内肿瘤分泌期扫描见肾盂内不规则形或息肉样充盈缺损,CTU 常可见其向输尿管伸展情况。当下腔静脉瘤栓堵塞肝静脉入

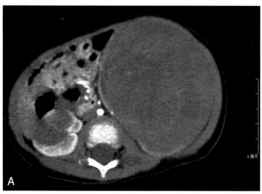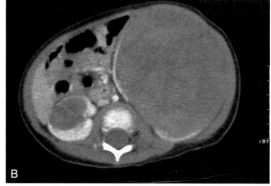

图 3-3-3   双侧肾母细胞瘤

口时可引起 Budd-Chiari 综合征。

典型肾母细胞瘤 CT 诊断正确率高达 90% 以上,但仍依靠病理诊断证实,而巨大的肾胚瘤单纯横断面检查常难以鉴别肿瘤起源。螺旋 CT 借助于重建图像,以获得三维概念,对外科制定手术方案有帮助。SCT 和 CTA 可显示血管解剖和肿物血供。冠状位有助于判断肿瘤发病部位,区别起源于肝、肾或肾上腺。

(2)多房性囊性肾肿瘤(multilocular cystic renal tumor):分为两大类,囊性肾瘤(cystic nephroma,CN)和囊性部分分化型肾母细胞瘤(cystic partially differentiated nephroblastoma,CPDN)。

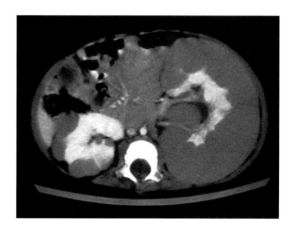

图 3-3-4   双侧肾母细胞增生症

CT 平扫,表现为单侧肾内边缘锐利的多房性囊性占位,囊大小不等,分隔完全,其厚薄不一,偶见囊隔内弧线钙化。囊腔密度不等,取决于囊内容物性质,一般多为水样密度,小囊内含黏液瘤样凝胶较多时 CT 值可为软组织密度,邻近的肾脏受压。增强 CT 肾实质期扫描,肾内低密度多囊性肿块之包膜和隔壁增强,囊腔不强化构成蜂房状。周围受压明显增浓的肾脏实质,与肿物分界更清楚。与肿瘤的邻接面呈凹弧形或爪状。分泌期扫描显示肾盂肾盏受压、变形、拉长或呈握球状,但无对比剂与囊间沟通或溢入囊内使囊腔的密度增高现象。囊肿如疝入肾盂可致肾积水。如囊肿较小(小于 1cm)或充满黏稠黏液瘤样凝胶时,CT 图像甚似囊实性或实性肿块。

(3)肾母细胞增生症(nephroblastomatosis):也称为肾母细胞瘤病,系胚胎 36 周后肾脏内还持续存在弥散性或多灶性分布的肾源性残基(nephrogenic rests,NRs),可汇合成块引起肾脏变形增大,可有恶性变。NRs 的 CT 形态学表现有两种情况:

1)单纯 NRs,病变可为单灶、多灶性或弥漫性分布,而以多灶性和弥漫性 NRs 多见。多灶性者 CT 横轴位平扫,NRs 通常与肾实质呈等或稍高密度,小病灶(<0.4cm)常规 CT 扫描不易发现。CT 增强扫描,皮质期和实质期扫描,则于单侧或双侧肾外围皮质内见斑块状或

大小不等的结节状低密度均匀性病变,无强化效应,与正常肾实质的分界更清楚。肾表面不平,轻度分叶,融合较大的 NRs 肾局部隆起变形。分泌期扫描,肾盂肾盏变形。

2)弥漫性增殖型 NRs,CT 平扫双侧肾脏对称或不对称弥漫性增大,轮廓大多光滑,肾实质增厚,集合系统难辨。增强 CT 实质期扫描,于肾周边或肾包膜下,见均匀一致的无强化的低密度宽带,有时其内含条纹状强化。中心受压正常肾实质呈高密度、边缘不规则呈粗大锯齿状,尤似鹿角,为特征性表现。分泌期扫描见集合系统常有受压拉长。但弥漫性病变比多灶性病变少见。

(4)先天性中胚叶肾瘤(congenital mesoblastic nephroma,CMN):CT 轴位平扫示肾内实性低密度肿块,常侵犯肾窦,取代部分肾实质及集合系统。60% 有囊变,甚至呈囊性。且可有周围包膜下积液,肿瘤内小钙化多见,个别含大量脂肪。CT 增强扫描表现为肾内低密度稍不均匀肿块,周边部可有增强。该病主要见于小婴儿,是一种良性肿瘤。

(5)肾透明细胞肉瘤(clear cell sarcoma of the kidney,CCSK):又称小儿骨转移性肾肿瘤,其 CT 形态同肾脏其他实体性肿瘤。含有坏死及不同大小和数目的囊性变,25% 钙化。CT 增强扫描因肿瘤血管丰富,可有中度强化。骨转移率高达 40%,也可转移至淋巴结、脑、肝及肺(图 3-3-5)。

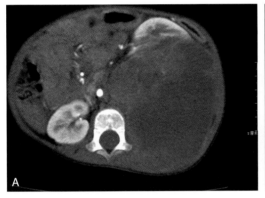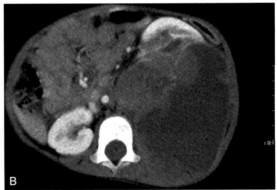

图 3-3-5 左侧肾透明细胞肉瘤

(6)肾恶性横纹肌样瘤(malignant rhabdoid tumor of the kidney,MRTK):CT 扫描,肿物多数居肾中心部位,肾门周围,侵犯肾髓质及集合系统,瘤体偏大,平均直径 8cm(3~14cm),边界清楚或模糊(肿瘤呈浸润性生长)。肿瘤常有分叶,密度不均匀,出血坏死较 WT 更多见。文献报道肿瘤多有包膜下积液(血),其内出血坏死可勾出肿瘤小叶的边缘。边缘区可见点状及弧线状钙化。CT 增强扫描示肿瘤不均匀强化,出血坏死区无强化,血管和局部侵犯较常见。可并发有同时性或异时性的、原发或转移的中枢神经系统肿瘤。

(7)肾细胞癌(renal cell carcinoma,RCC):儿童期肾母细胞瘤的发病率远高于肾细胞癌,约 30:1,至 10 岁以后两者发病率相仿,儿童肾癌最常见为转位型 RCC,其次为乳头状 RCC,颗粒细胞癌相对少见。CT 横轴位平扫,大多为肾实质内类圆形或不规则形稍高密度的实性肿块,好发于肾表面,使局部肾皮质隆起。瘤体一般较小,直径很少大于 4cm,其内密度不均匀,为出血坏死所致。约 25% 可有斑块或点状中心性钙化。常规 CT 增强扫描,肿瘤增强明显低于正常肾实质,使肿瘤显示更清楚。其密度常不均匀,边界清楚或模糊。肿瘤穿破肾包膜可进入肾周或肾窦包绕肾蒂。肾静脉和下腔静脉形成瘤栓时,表现受累血管增粗及充盈缺损。(图 3-3-6)。

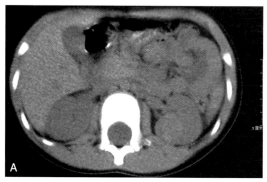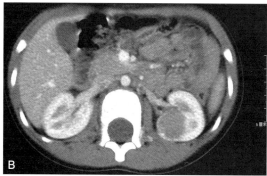

图 3-3-6　左侧肾细胞癌

(二) 肾损伤

增强前后 CT 扫描可准确地显示肾损伤的程度、范围、肾功能以及造影剂灌注情况,发现腹部其他脏器的损伤。

1. **肾挫伤**　肾实质水肿,小量肾内出血及包膜下出血,肾包膜及集合系统尚完整。肾脏呈局灶性或普遍性增大,肾实质密度不均匀。由于出血、肾内血肿及水肿,肾内呈不规则形或斑片状高低混杂密度影。增强扫描,挫伤肾组织因灌注不足而呈低密度区,局部可有小片对比剂渗出,肾周脂肪正常。

2. **肾撕裂伤**　增强扫描见肾实质内线形或楔形低密度区,限于肾皮质或深达髓质及集合系统,甚至全层断裂、分离,常伴造影剂外渗及肾内(外)血肿及尿瘤(图 3-3-7,图 3-3-8)。

3. **肾碎裂伤**　肾实质多处撕裂分离,肾碎片可被血液或血块分离或包绕,通常仍在包膜内,形成密度不均匀的片状影。肾实质断片于动态扫描毛细血管期显示最清楚。可有造影剂外渗,有强化者说明仍有血运,常伴肾周血肿。

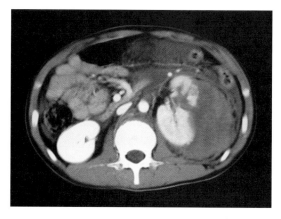

图 3-3-7　左肾撕裂伤

4. **肾蒂损伤**　CT 增强扫描可见肾动脉中断,对比剂逆向充盈肾静脉、肾门区血肿,患侧肾无明显强化,可见肾皮质边缘性强化。部分性肾动脉撕裂则患肾实质显影密度低,肾盂内对比剂少。节段性肾动脉阻断则形成节段性肾梗死所致的楔形低密度影,其尖端指向肾门、底部达肾包膜。急性肾静脉栓塞则引起肾影增大水肿,肾功能减退,肾显影期延长,见不均匀强化或肾皮质边缘强化,扩张的肾静脉内见血栓引起的充盈缺损。

螺旋 CT 快速容积采样,不同时相增强和三维 CT 图像重建对危重肾外伤儿、肾蒂部位

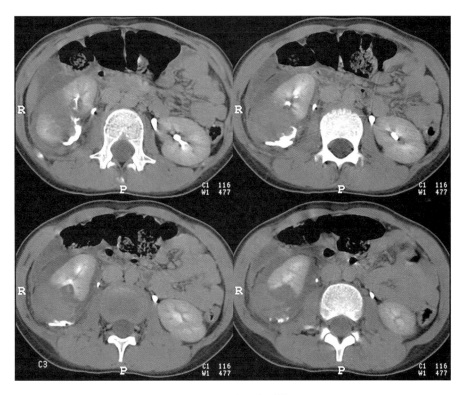

图 3-3-8　右侧肾裂伤

损伤诊断肾动脉撕裂,假性动脉瘤准确率达 100%,不仅在轴位上显示肾血管概率大大提高,冠状位重建更为直观,还能显示活动性出血征象。肾静脉损伤 SCT 尚可见肾皮质期,皮髓质交界相延迟且延长,直至肾实质期。肾动脉损伤一般肾外形不增大。肾栓塞引起的肾梗死,CT 表现为低灌注的局灶性或弥漫性低密度改变,周围常有增浓的薄边围绕,为正常灌注的包膜下肾皮质,局灶性者根据闭塞血管的不同呈楔形或半圆形。节段性梗死灶有时与肾挫裂伤很相似。延迟扫描观察肾集合系统损伤或肾盂输尿管连接部破裂,能观察到对比剂自肾盂(盏)外溢,集合系统损伤部位及程度,并能据此鉴别外伤性尿瘤和血肿,有助于定位定性。肾实质碎裂和断裂在肾实质三维重建扫描可直接观察损伤情况。

5. **肾血肿**　血肿密度与出血时间长短有关,新鲜血肿密度较高,CT 值为 50~80Hu,血肿可分层,上层低密度,下层高密度,血肿壁增强。肾内出血表现为局限性间质积血,或圆形血肿,边界不清。肾包膜下血肿常呈半圆形,或双凸面的高密度影,呈偏心性分布。肾周出血常侵及肾周脂肪,围绕肾脏,或肾脏因受挤压而前移,血肿多不超过中线,少数累及肾旁间隙。

6. **尿外渗**　多继发于肾集合系统和肾盂输尿管连接部裂伤。低密度的尿液漏至肾外,聚集在肾包膜下、肾筋膜内、肾周围间隙、腰大肌前方,有时形成尿瘤。增强扫描,上述部位于肾盂充盈期因造影剂外溢而密度增高。有时可见尿瘤与肾盂相通。

此外,CT 还可发现外伤前肾原有病变,如肾畸形、肿瘤,并存的脾、肝损伤、腹腔内积血等。

（三）肾畸形

1. **孤立肾**　亦称单肾。CT 特点为一侧肾未显影,肾动、静脉缺如,空虚的肾窝被附近脏器如肠管、肝、胰腺所充填,对侧肾代偿性肥大,以 2 岁以上小儿较明显。孤立肾常有旋转不良、异位、发育异常等畸形。为识别不同器官,扫描前口服造影剂和增强扫描很重要。

2. **异位肾**   CT 平扫表现为软组织密度肿块,位于盆腔或下腹部。少数位于后纵隔或对侧腹部(交叉异位肾)。增强扫描显示肾的结构,异位肾常伴旋转不良,除胸肾外,输尿管和血管相应短,起始部异常。可合并输尿管异位开口。

3. **附加肾**   指体内除两侧正常肾脏外,尚有第 3 个有功能的肾,附加肾含有独立的集合系统,自身的血供和肾被膜与同侧肾完全分开或以结缔组织相连接,其输尿管与正常肾的输尿管完全分开或二者呈交叉状,但不同于重肾、双输尿管。CTU 三维重建可清楚显示额外肾及其集合系统。

4. **融合肾**   胚胎早期,肾上升时,两侧肾上、下极间发生融合,形成蹄铁形、L 形、S 形或盘形肾,以下极融合的马蹄形肾最多见。CT 增强扫描见两肾下极融合的峡部横跨脊柱,位于主动脉和下腔静脉的前方,肾门指向外前方,近段输尿管经峡部前方,渐渐移向前内方,肾血管位于肾前方。马蹄肾可并发肾盂积水、肾肿瘤(图 3-3-9,图 3-3-10)。

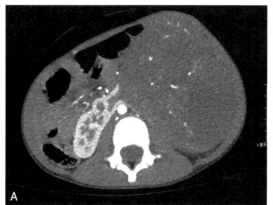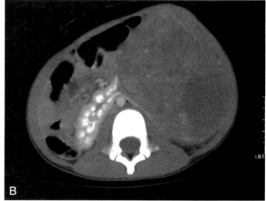

图 3-3-9   融合肾并左侧肾母细胞瘤

5. **肾发育不全**   单纯性肾发育不全(simple renal hypoplasia)是由于胚胎期输尿管分支和后肾胚基数量不足,肾小叶数目和每叶所含肾单元数量减少。而肾单元和导管分化正常。肾外形正常,体积小于正常 1/2 以上。更小的肾可似蚕豆大小,肾脏可位于正常肾窝或不同程度低位,甚或位于盆腔内。可伴肾血管畸形。不少病例合并输尿管开口异位。

肾发育不全轻度病例可由 IVU 助诊,但过小的发育不全肾,IVU、常规 CT 易误为孤立肾。螺旋 CT 增强扫描,可观察肾血管畸形,实质期轴位图像于病侧腰大肌前方或下腔静脉外侧或后外侧见明显增强与对侧几成等密度的小肾形切面或肾样结节(最小 1~2cm),于延迟扫描图像上其内侧见圆或条形高密度

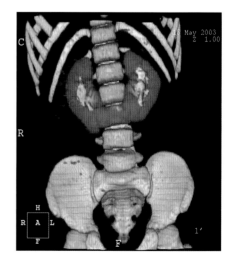

图 3-3-10   融合肾

影,分泌期三维重建 MPR、MIP、3D 像上能立体显示发育不全肾及输尿管,同时可以判断小肾异位程度和输尿管开口异位(图 3-3-11)。

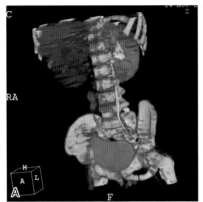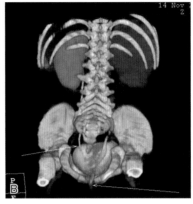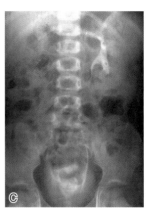

图 3-3-11　右肾发育不全并输尿管口异位

对于无功能实性或囊实性的位于肾区的肾形软组织或结节需考虑肾发育不良。

(四)肾感染性疾病

1. 肾脓肿及肾周围脓肿　急性细菌性肾炎可发展为化脓性肿块,液化及坏死形成脓肿。静脉尿路造影犹如肾肿瘤。CT 平扫,脓肿早期表现为肾实质内形态不一、边界不清、密度不均匀的阴影,局部肾影增大,不易与急性肾盂肾炎区分。脓肿壁形成后,注射对比剂增强扫描可见病变周围环形增强,中心坏死组织呈圆形或不规则形低密度区,患侧肾筋膜和侧椎筋膜可增厚,肾周脂肪模糊。并发肾周围脓肿时,炎症穿过增厚的肾筋膜,侵犯腰大肌及周围脏器,形成边界模糊的肿块,如存在气体有助于脓肿诊断。CT 可引导穿刺引流。

2. 肾结核　CT 增强扫描患肾大小不一,早期肾实质内见低密度结核结节,可有均匀或环形强化,中心干酪坏死或空洞常形成不规则低密度区,CT 值大于 20Hu,可伴有点状、弧线状钙化,无强化效应,边缘模糊或清楚。有时在残余肾对比下显示较清楚,多数在肾乳头区围绕肾盂。肾实质因空洞、瘢痕形成,肾积水而变薄且可厚薄不均匀,致肾轮廓不光滑,多数空洞或肾积脓明显破坏肾实质形成脓肾继而失去功能,可形成弥漫性钙化的自截肾。肾盂肾盏因空洞挤压和破坏而变形,又因肾盏漏斗部和输尿管的炎性狭窄可致局部或普遍不规则形扩张。于增强的肾盂充盈期,可见肾实质破坏区与肾盏相通。病变向周围蔓延时,可形成腰大肌或肾周脓肿。CT 还可观察对侧肾、输尿管和膀胱情况,如输尿管僵直、短缩、钙化,膀胱壁增厚、挛缩及小梁形成等表现。

四、输尿管病变

CTU 与螺旋 CT 横断位图像相结合,拓宽了 CT 对输尿管病变的应用,对输尿管病变的定位定性诊断更准确可靠。CTU 可诊断上尿路畸形、结石、输尿管炎症、肿瘤、阻塞等病变,可评估肾功能情况,在儿童主要缺点是辐射剂量偏大。

(一)肾盂输尿管连接部狭窄

不仅能定位,并能于术前发现狭窄的病因,为单纯狭窄,局部输尿管壁增厚、管腔狭窄程度和通畅情况、迷走血管压迫等,同时显示上段扩张的肾盂和受压肾实质厚度。并做术后随访。

（二）重肾双输尿管畸形

立体三维重建更能清楚显示位于内侧的上肾盂,显示其扩张程度和发育情况。重复上肾输尿管常有不同程度迂曲扩张,CT可显示其中下段输尿管与下肾输尿管盘绕交叉情况(图3-3-12)。

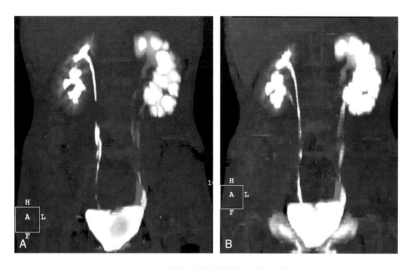

图3-3-12   重肾双输尿管并左输尿管膨出

（三）尿路梗阻

不仅能显示单或双侧输尿管积水程度和部位,肾脏功能情况,而且能够测量肾实质厚度。术前、后对比可了解肾恢复情况。因三维重建去除图像背景中骨骼等高密度影叠加影响,并可任意旋转观察,显示输尿管全程较清楚,有利于尿路梗阻的诊断,利于发现输尿管异位开口和输尿管膨出。前者输尿管下端低于正常开口位置甚至开口位于精囊腺、输精管,对比剂注入其中尿道。输尿管膨出CTU分泌期MIP图像可见膀胱内充盈缺损,小于1cm的小囊肿有可能被膀胱内对比剂掩盖,则可结合原始图像采用MPR来显示。

螺旋CT平扫由于为容积扫描,对阴性尿路结石检出率较高,并能显示微小结石(5mm),对不明原因的血尿和肾绞痛如US诊断有疑问时,也可用螺旋CT横断面扫描结合多平面重建更好地显示病因和病变。

五、膀胱病变

膀胱横纹肌肉瘤:本病为小儿下尿路肿瘤中最常见的恶性肿瘤,通常起源于膀胱三角区、颈部及尿道内口。CT增强前后扫描有利于肿瘤分期。肿瘤表现为膀胱腔内乳头状肿块,自膀胱后下壁隆起或膀胱壁呈灶性或弥漫性不均匀增厚,壁僵硬,轮廓不整,肿瘤密度与肌肉相仿。钙化不多见。肿瘤阻塞输尿管口处可引起上尿路积水。原发于前列腺、后尿道的横纹肌肉瘤也可侵入膀胱颈或体部,肿瘤向上向前侵犯可达耻骨后间隙,形成不均匀密度影。如盆腔内脂肪组织双侧不对称,或有软组织肿块自膀胱侵入相邻器官或肌肉,则为肿块向膀胱外扩展的征象。区域性淋巴结肿大示淋巴结转移。本病需与药物性膀胱炎及膀胱内血块相鉴别。

附：盆腔横纹肌肉瘤，首发症状为腹部包块。肿瘤位于膀胱尿道外，因肿瘤向周围侵袭可致排尿困难，上尿路梗阻和排便障碍。CT 横轴位平扫示盆腔内低密度不规则肿块，有时见包膜和中心出血坏死区，而周围可压迫浸润膀胱和直肠壁，使膀胱直肠壁不规则，侵及输尿管远端时可致输尿管移位及阻塞引起上尿路积水。CT 还可显示盆壁软组织侵犯和淋巴结转移。

六、肾上腺病变

(一) 神经母细胞瘤

CT 扫描可显示神经母细胞瘤 (neuroblastoma) 的发病部位在肾前上方肾上腺或脊柱旁、腹膜后，也可显示肿瘤大小、形态、轮廓、边界及范围。同时可提示腹膜后淋巴结、血管、肝脏、骨骼，有助于肿瘤分期。CT 探查原发瘤的正确率达 85%~100%，病理分期的符合率 82%，CT 扫描范围应包括横膈至肾下极，或视肿瘤大小、位置而定。扫描之前尽可能口服稀释的胃肠对比剂，如 1%~2% 泛影葡胺。增强扫描有利于辨认肿瘤与邻近血管，包括与主动脉、下腔静脉、肠系膜上动脉的关系，和腹膜后肿大淋巴结。

CT 平扫：肿物位于肾前上方或脊柱旁，或脊柱前中部，轮廓呈不规则分叶状，通常无明显包膜，边界不清。肿瘤密度不甚均匀，实体部分与肾脏相比呈低、等或高密度。瘤内坏死和出血区表现为散在的小片状边界模糊的更低密度区或高密度区。75% 可见沙砾状、颗粒状、斑块状或弧带状钙化。钙化也可见于椎管内肿瘤和转移的淋巴结。增强扫描肿瘤轻度不均匀强化，密度比邻近组织，如肝、肾实质的密度低，清楚地显示肿瘤边界。坏死及出血区无增强。整个肿瘤表现为混杂密度，较小的原发瘤密度较均匀，边界清楚，在横轴位呈现圆形或三角形结节。CT 冠状位重建显示较清楚。肿物较大时跨越中线较早地侵犯或压迫周围组织器官。肾脏受压变形，向后下、外侧旋转移位。交感神经链肿瘤发生于肾上下水平时使肾脏相应地移位旋转。发生在肾门平面时使肾脏对称或不对称性外移。肿瘤和肿大淋巴结侵犯肾蒂时可致肾盂积水，甚至侵蚀破坏肾实质影响肾功能。侵犯腰大肌和膈肌脚，使之变形、增厚，变薄，境界模糊，轮廓不清。个别跨越中线侵入对侧肾脏，肿瘤向上伸展可进入后纵隔。

神经母细胞瘤常较早地转移至腹膜后和膈脚后淋巴结。结节状肿大淋巴结有明显融合趋势，可含有钙化或中心低密度，可均匀或不均匀或弧形轻度强化。巨大的肿瘤常与之融合，分界不清，并可共同压迫推移、包埋腹部大血管及其分支。这种血管包埋征象罕见于其他腹部肿瘤，具有一定的特征性。神经母细胞瘤引起静脉瘤栓者少见。少数累及肾动脉血供，影响肾功能。

15% 脊柱旁交感神经链神经母细胞瘤和腰骶椎前肿瘤侵入椎管，压迫推移硬膜囊向对侧移位形成哑铃状肿块，或使脊膜受侵增厚，脊髓受压变细，少数病例引起脊髓卒中。CT 脊髓造影 (CT myelography)，CT 多平面重建和 MRI 成像显示较清楚。

CT 扫描还可同时显示肝内多发性低密度结节性转移灶。多发病灶融合成团时与原发性肝肿瘤易混淆，同时需与淋巴瘤鉴别。MRI 尚能探查骨髓转移。CT 能较清楚地显示颅骨、眼眶、胸部转移。骨转移引起的溶骨性破坏常伴轻度骨增生以及骨膜反应。

CT 对腹膜后神经母细胞瘤的检出率几达 100%。定位诊断的难点：

1. **肾内外肿块**　肾上腺肿块与起源于肾中上部的肾母细胞瘤和肝右后段原发肿瘤区别较困难，尤其当肝肾受侵犯时。CT 和 MRI 冠状及矢状位扫描有帮助。

2. **肿瘤起源于肾上腺或腰交感神经链**　当脊柱旁交感神经链神经母细胞瘤位于肾上腺平面而未越中线或巨大肾上腺肿瘤跨越中线，或瘤块与肿大淋巴结融合时定位较困难。CT 定位的正确率 84% 左右，更多把偏侧脊柱旁肿瘤误为肾上腺肿物。

定性诊断，神经母细胞瘤根据其特定的肿瘤部位，影像学具有包埋血管，高发无定形钙化，尤其坏死区沙砾状钙化和早期淋巴结转移，侵犯膈脚后淋巴结的相对特点有助诊断。

(二) 神经节细胞瘤

神经节细胞瘤更多见于年长儿童及肾上腺以外部位，少数位于肾上腺。CT 平扫肿物边界清楚，轮廓光滑，密度低而均匀，CT 值一般 16~40Hu，20% 见小钙化。增强扫描可有轻度均匀或稍不均匀的强化。神经节细胞瘤虽为良性肿瘤但可包埋腹部大血管，妨碍完整切除。神经节细胞瘤还可与嗜铬细胞瘤、肾上腺皮质癌并存或发生于白血病患儿。

(三) 嗜铬细胞瘤

嗜铬细胞瘤约 70%~75% 发生在肾上腺髓质，30%~70% 为双侧，多发及恶性者占 8%~10%。肿瘤可为实性、囊性或囊实性，肿瘤直径 1~10cm，一般 <5cm。CT 值 30~60Hu，肿块边缘锐利，儿童半数嗜铬细胞瘤为多中心性，有完整包膜。少数出血坏死囊变密度不均匀。中心部位坏死明显病例则呈厚壁囊状肿块。少数 (5%) 可见钙化斑。肿瘤可明显持续均匀或不均匀增强。肾上腺外嗜铬细胞瘤见于肾门旁、腹主动脉旁、嗜铬体、胰腺后方等处。多发嗜铬细胞瘤可位于同侧或两侧。嗜铬细胞瘤可合并多发内分泌腺瘤、神经纤维瘤病等。

(四) 肾上腺皮质肿瘤

1. **肾上腺皮质癌**　CT 可显示肾前上方肿块，瘤体一般较大，直径在 4~5cm 以上。注药后增强明显。边缘光滑或分叶，界限清楚，内有低密度的坏死区及散在小钙化灶而呈现混杂密度，有时可见小的囊性变。病变很少超过中线，肿瘤可压迫肾脏及大血管，也可形成 IVC 瘤栓。

2. **肾上腺皮质腺瘤**　患儿体胖，腹膜后脂肪丰富。CT 图像表现为实性肿块，直径 2~4cm，呈圆形、椭圆形或垂滴状与肾上腺支相连，密度均匀。CT 值 30~50Hu，增强 CT 扫描肿瘤较易辨认，有轻度对比增强。余肾上腺变小萎缩。

3. **醛固酮瘤**　较少见，瘤体小，一般直径小于 2cm，因肿瘤细胞胞浆内充满类脂质颗粒或空泡，肿瘤呈网格状低密度灶，CT 值 0~20Hu。增强 CT 图像表现为弥漫性斑块或边缘性强化。病儿较消瘦，腹膜后脂肪少。

4. **肾上腺皮质增生**　通常为双侧增生，但也可为单侧性，肾上腺支均匀增粗，形态正常，结节状增生与小腺瘤不易区分。增强前后 CT 值与肾上腺相等。

七、隐睾

CT 平扫沿睾丸下降的途径部位见椭圆形软组织密度影，其长轴与下降途径一致。隐睾常较正常者小，萎缩十分明显者表现为密度如腹壁肌肉的软组织块，而越接近正常大小和硬度者密度越低，此外偶尔在腹股沟管可见输精管或精索血管。位于腹股沟管或下骨盆的隐睾,CT 检查较容易,位于上骨盆以及下腹部者容易与血管及淋巴结混淆,但 CT 诊断的敏感度可达 90%。

（温洋　彭芸）

第四节　放射性核素泌尿系和阴囊显像

放射性核素泌尿系显像是利用某些放射性核素显像剂随血流灌注肾动脉及其分支,在肾实质聚集,随尿流经上尿路而入膀胱,使尿路显像的方法,能同时了解泌尿系形态及功能。显像仪器—γ 相机的分辨率有限,使本法在显示形态结构方面不如 CT、MRI 和超声检查,但在显示肾脏整体影像和功能方面有不少突出优势,可用于很多小儿泌尿外科疾病的诊断、治疗、病程和疗效观察。本法为无创伤性,极少有不良反应,受检小儿接受的辐射吸收剂量明显低于 X 线检查和 CT。例如肾动态显像时,肾和膀胱的辐射吸收剂量仅为静脉尿路造影的 1/10~1/5。放射性核素膀胱尿反流显像时,性腺的辐射吸收剂量仅为膀胱造影的1/100~1/50。

一、肾动态显像

肾动态显像是一种无创、安全、简单的诊断技术。通过显像可以观察肾动脉的血流灌注情况,同时观察示踪药物通过肾脏和尿路的过程,反映了尿液生成和排出的过程,其所得到的信息符合生理状态,结果也就更准确。利用肾动态显像更重要可以了解肾实质的功能情况以及肾功能受损的程度,可以判断尿路是否存在梗阻。肾动态显像还能计算出肾小球滤过率(GFR)和肾有效血浆流量(ERPF),对于判断肾功能具有敏感性高的优点。

（一）显像剂

有以下两类供选用:

1. **肾小球滤过型**　最常用 ^{99m}Tc-二乙撑三胺五乙酸 (^{99m}Tc -diethylenetriaminepentaacetic acid,^{99m}Tc -DTPA),它是经肾小球滤过而进入实质内,不被肾小管再吸收,很快随尿排出,故可在获得肾动态影像的同时,测定肾小球滤过率(GFR)。成人用量为 111~296MBq,小儿用量按以下公式计算,但最小用量为 55.5MBq。

小儿用量 = 〔(χ+1)/(χ+7)〕×A。式中 χ 为小儿年龄,A 为成人用量。

2. **肾小管分泌型**　过去用 ^{131}I-邻碘马尿酸盐 (^{131}I-ortho-iodo-hippuran,131I-OIH) 现已逐渐由 ^{99m}Tc -双半胱氨酸 (^{99m}Tc -EC) 或 ^{99m}Tc -巯基乙酰基三甘氨酸 (^{99m}Tc -MAG3) 取代,提高了影像质量,降低了受检小儿的辐射吸收剂量。131I-OIH 和 ^{99m}Tc -EC 的成人用量分别为 7.4~18.5MBq 和 111~296MBq。小儿用量也按上式计算,最小用量分别为 5.5MBq 和 55.5MBq。它们皆由肾小管上皮细胞摄取,然后分泌到肾小管腔内,随尿排出,可在显示肾动态影像的同时,测得有效肾血浆流量(ERPF)和了解肾小管功能。

（二）显像方法及正常所见

显像前准备:患儿检查前可以进食,显像前 30~60 分钟饮水 500ml,显像时需排空膀胱。当怀疑有尿路梗阻时或无法正常排尿,可置入导尿管。对于不能配合检查的儿童或婴幼儿,可适当给予镇静剂。新生儿显像前应选用 23~25 号蝶形头皮针或短的静脉留置针建立静脉通道并能稳定地固定在皮肤上。另外准备生理盐水(10~15ml/kg),不但可以检查静脉通道的情况,还用于在显像过程中的充分水化以及防止显像剂的渗漏。在显像 24 小时前不能进行注射造影剂的相应检查(例如增强 CT、静脉肾盂造影)。

受检患儿卧位,快速静脉推注显像剂后 20 秒内,启动 γ 相机在后肾区逐秒摄像,可以看到在腹主动脉上段显影后 2 秒左右,两侧肾同时显影,此为肾内小动脉和毛细血管床的血流灌注影像,两侧影像形态和浓度基本对称,显影时间差小于 1~2 秒。

随后动态采集 20~30 分钟,必要时延迟 1 小时,甚至更长的时间。最初 2~3 分钟显像剂在肾实质被滤过或摄取,尚未排入收集系统时,所见为肾实质影像,随后可见肾影的外缘逐渐减淡,显像剂经原尿冲刷至肾盏肾盂而使之逐渐显影,然后又经输尿管陆续排出而影像逐渐消退,是为排出影像。

至 20~30 分钟,肾和上尿路影像基本消失,大部分放射性核素集中在膀胱内。此法能一举依次观察到两侧肾血流灌注、实质形态和功能以及尿路引流情况,应用价值很大。肾影内放射性计数随时间的变化曲线称为肾图,曲线峰时为 3~4.5 分钟,峰时标志显像剂已开始从肾实质流入肾盏、肾盂。

(三)分肾肾小球滤过率与有效肾血浆流量测定

根据单位时间内 ^{99m}Tc-DTPA 经肾小球滤过进入两侧肾实质的量可计算出分肾肾小球滤过率(GFR),也可根据单位时间内 ^{131}I-OIH 或 ^{99m}Tc-EC 被肾小管上皮细胞从血浆中清除至两侧肾实质的量计算出分肾有效肾血浆流量(ERPF)。两侧肾实质聚集的放射性量由双肾影像求出,计算机自动计算出结果。本法免去了多次取血和插管收集分侧尿液等操作,是最简便的分肾功能测定方法。正常成年人的 GFR 和 ERPF 分别为 100ml/min 和 500ml/min 左右,小儿随年龄变化而有不同的正常值。有人用两侧 2~3 分钟肾影计数百分数表示分侧肾功能的相对情况(图 3-4-1)。

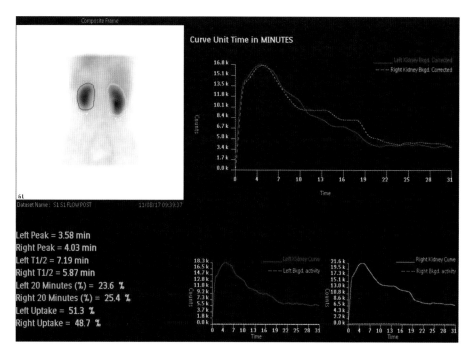

图 3-4-1   正常儿童肾动态曲线和 GFR

当评估新生儿肾功能时,应认识新生儿未成熟肾的特点及在核素肾显像中与成人的差别。新生儿出生时 GFR 为成人的 30%。6~12 个月接近于成人水平。低体重的早产儿的 GFR 为正常的 10%,同时增长得非常缓慢。新生儿肾脏在肾动态显像中摄取显像剂的时间低于大龄儿童,同时显像剂在肾内通过时间及排泄时间明显延长。在生后第一周或第二周,会发现摄取显像剂非常缓慢,同时可能不会看见膀胱影像出现。即使出现,膀胱内的放射性计数明显低于大龄儿童。其次,身体内的本底水平较高,也反映了血浆清除显像剂能力较低。在评价新生儿未成熟肾功能中,静脉尿路造影不应该作为首选检查方法,因为此时新生儿肾脏聚集显像剂功能很差,而导致必须注射相对高的造影剂剂量。

(四) 主要异常类型及其临床意义

1. 肾血流灌注影像

(1) 不显影:见于不同原因所致肾动脉主干血流阻断、移植肾超急性排异、严重肾功能受损、肾萎缩、肾缺如等。

(2) 显影延迟、肾影淡而小:见于肾动脉主干狭窄、肾萎缩等。

2. 肾实质影像

(1) 不显影:临床意义同肾血流灌注不显影。

(2) 显影延迟、显影淡和消退缓慢:表明肾功能受损或/和肾血流灌注明显减少。

(3) 肾影持续不退,肾盏肾盂同时无放射性逐渐增高之势,表明显像剂滞留于肾实质内,原因可以是原尿生成明显减少,弥漫性肾小管,管腔内淤塞或压力明显增高。与健侧肾影相比较,往往出现时相上的颠倒,即患侧肾影开始时比健侧淡,浓集延迟,而后当健侧肾影消退时,患侧肾影反而变浓,称作“倒相”。

3. 排出影像

(1)肾盏、肾盂或输尿管明显扩大,消退缓慢,示尿路梗阻(图 3-4-2),但肾实质功能尚好。肾盏肾盂单纯扩张也可有类似表现,需用利尿显像加以鉴别。

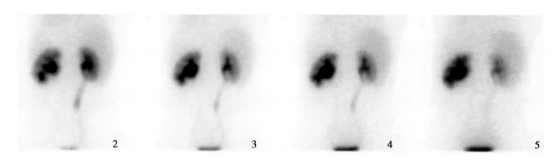

图 3-4-2　左巨大肾积水影像(后位)

(2) 瘢痕征:肾实质影像边缘呈凹陷状,该处肾盏影扩张,常伴肾影小而淡。

(3) 在泌尿系之外出现放射性影像,表示有尿漏存在,输尿管瘘亦可有此表现。

二、利尿肾动态显像

尿路梗阻可分为机械性梗阻或功能性梗阻。功能性梗阻原因是肾盂张力降低,由于肾盂扩张影响,尿流动力学发生改变,尿流速度变慢,以致进入扩张的肾盂内显像剂滞留不易排出,肾动态显像表现为肾盂内显像剂浓聚,一段时间内无法清除。这与机械性梗阻导致的肾盂内显像剂滞留不易区分。当注入利尿剂后,短时间大量尿液增加,使单纯性肾盂扩张而引起的滞留显像剂迅速排出,机械性梗阻却相反,不能排出滞留在肾盂的显像剂,故 B 超或 IVP 检查发现肾盂或肾盂输尿管积液时,借助利尿剂药物介入试验的肾动态显像,能有效鉴别机械性梗阻与非梗阻性尿路扩张,尿流量足够大时本方法的诊断准确率可达 90%(图 3-4-3)。

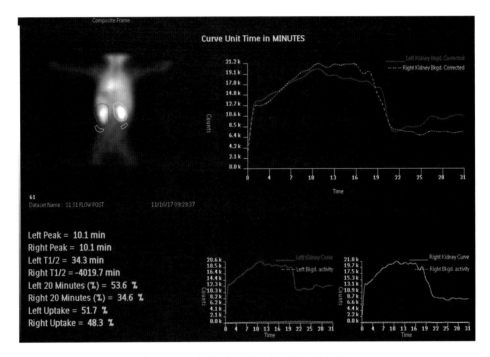

图 3-4-3　双侧肾图呈非机械性梗阻图形
注射利尿剂前双侧肾图呈持续上升,注射利尿剂后曲线可见明显下降,提示双侧肾图呈非机械性梗阻。

1. 方法

(1) 利尿剂:各种利尿剂作用的部位及强度均有区别。利尿肾显像常用利尿剂是呋塞米,属于髓袢利尿剂。其特点是利尿迅速,一般在 5 分钟起效,作用时间短,利尿能力强。儿童注射剂量 1mg/kg,最大剂量 40mg,必要时可随肾功能调整。

(2) 显像准备:儿童检查前应饮水 100~300ml,充分水负荷,幼儿检查时需镇静,常用水合氯醛或鲁米纳。如有条件,可给予尿管导尿。检查中留置尿管的目的是减少膀胱和性腺的放射性吸收剂量,而且避免部分患儿因憋尿而引起体位的移动或无法耐受检查全过程。如使用导尿管,需常规使用 3 天抗生素。小于 3 岁的儿童,尽量使用一次性尿布,并在身后铺塑料薄膜,防止检查床被污染。检查前,可完成相应的检查如 B 超、静脉肾盂造影,这样可以帮助肾显像的定位与检查过程中的观察。其余检查条件及注射方法参照肾动态显像。检查中,保持温暖舒适环境,可叫患儿家长陪同。检查前尽量完成对利尿肾显像有帮助的辅助检查,如肾脏超声、静脉肾盂造影可以确定是否有先天性肾发育不良、异位肾、巨大肾积水等,帮助利尿肾动态显像定位和显像过程中的观察。

2. 适应证与禁忌证

(1) 适应证

1) 鉴别机械性梗阻与功能性梗阻。

2) 临床怀疑尿路梗阻或发现肾盂、输尿管积液及上尿路通畅情况。

3) 对机械性上尿路梗阻解除手术后,观察尿路通畅情况。

4) 移植肾的检测(肾移植后输尿管梗阻)。

5) 临床怀疑盆腔肿物导致上尿路梗阻。

(2) 禁忌证:无绝对禁忌证。

3. 结果分析

静脉注射显像后,腹主动脉显影 2~4 秒可见双肾影像出现,2~3 分钟肾影最浓,影像完整,肾内显像剂分布均匀,此时为肾实质影像,以后肾实质周边影像逐渐消退,肾盂显像剂增加,输尿管不显影或隐约可见,膀胱显影。如果是非梗阻性尿路扩张,典型影像特征是注射利尿剂后 2~3 分钟,肾盂内放射性浓聚影像快速减退,肾图曲线相应表现 C 段明显下降。如果是机械性梗阻,应用利尿剂后肾动态影像及肾图曲线无明显变化,甚至肾盂影像增强,肾图曲线进一步上升。对于不完全下降的类型尚不能确定其梗阻类型,尤其在下降轻微的时候,应综合其他辅助检查或随访情况进行评估。

相应的排泄指标包括 $T_{1/2}$,利尿后 $T_{1/2}$,高峰排泄率、利尿后排泄率。指标的采用应考虑各种影响因素,并保证随访前后的一致。

据文献统计,约有 4%~5% 小儿在出生时即伴有尿路梗阻畸形。肾盂输尿管结合部狭窄导致的肾盂积水最为常见。在肾动态显像上表现为肾盂输尿管结合部呈膨大的显像剂滞留影。利尿肾显像中可表现为注射呋塞米后肾盂肾盏内放射性持续浓聚,肾图曲线无明显变化,提示机械性梗阻存在。同时,可以确定肾积水的部位是肾盂积水、肾盂输尿管结合部积水还是肾内积水。轻度肾盂积水在超声检查中不能发现肾盂分离与积水影像表现,而利尿肾图可以发现在肾盂内有少量显像剂滞留,因此,利尿肾动态显像对诊断积水更为敏感。

三、肾静态显像

(一) 原理和方法

静脉注射能够聚集并滞留在肾实质内的显像剂,取后位进行肾区静态显像,所得影像即为肾实质影像。常用的显像剂为 ^{99m}Tc - 二巯丁二酸 (^{99m}Tc - dimercaptosuccinic acid, ^{99m}Tc - DMSA) 和 ^{99m}Tc - 葡庚糖酸盐 (^{99m}Tc - glucoheptonate),它们的一部分可较长时间地聚集在肾实质内,其余部分在 1 小时内随尿排出,因此需在静脉注射后 1~3 小时进行显像。成人用量为 111MBq,小儿用量按前述方法酌减。当肾盏、肾盂有积水和引流不畅时,不宜采用本法,因随尿排出的部分显像剂可存留在积水区而被误认为是有功能的肾实质。显像剂在肾实质内存留的时间较长,允许用较长的时间进行显像,使影像质量明显优于肾动态显像时所得的实质影像。故当需要观察肾实质的形态结构时,应首选本法。

(二) 正常所见

双肾呈蚕豆状,中心平第 1~2 腰椎,两肾纵轴呈八字形,右肾常较左肾稍低,左肾多较右肾稍长,右肾多比左肾稍宽。肾影外带的放射性较高,中心和肾门处稍低,两侧基本对称(图 3-4-4)。

（三）异常类型及其临床意义

1. **肾影位置、大小、形态异常。**

2. **一侧肾影放射性低于对侧**　　表示单侧肾功能
降低。可用两侧肾影计数百分数表示两肾的功能差别。

$$肾影计数百分数 = \frac{该肾计数}{两肾计数和} \times 100\%$$

双侧肾影显示不良，示双肾功能减低。

3. **肾内局限性放射性减低或缺损**　　示肾内局限

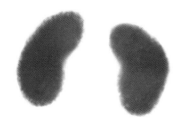

图 3-4-4　^{99m}Tc-DMSA 正常肾静态显像

性病变，如囊肿、肿瘤、瘢痕等，无特异性，须结合临床考虑（图 3-4-5）。

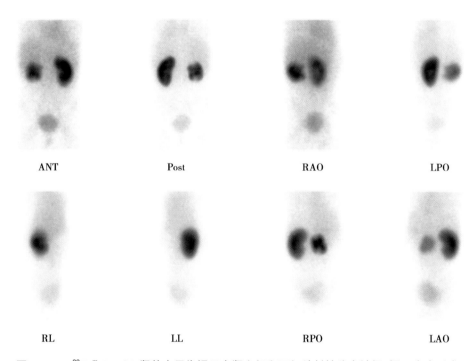

ANT	Post	RAO	LPO

RL	LL	RPO	LAO

图 3-4-5　^{99}Tc^m-DMSA 肾静态显像提示右肾上极和下极放射性分布缺损，提示瘢痕形成。

4. **肾内局部放射性增高**　　可见于肾实质陷入肾窦的先天性变异（肾柱）和肾小管腺瘤，
但需排除局部引流不畅。

四、膀胱输尿管反流显像

放射性核素膀胱输尿管反流显像有直接和间接两种方法。直接法是将 ^{99m}Tc O$_4^-$ 溶液
37MBq 经导尿管注入膀胱内，然后用生理盐水缓缓灌注，从 γ 照相机的监视器上可以观察
膀胱充盈的情况。灌注到一定容量，输尿管或肾内有放射性出现，即可诊断为膀胱输尿管反
流。间接法则是在进行肾动态显像时，待肾和输尿管内放射性已很低并等待尿充盈膀胱，至
病人不能忍受时用力排尿，在此过程中用 γ 照相机以 1~2 秒/帧的速度连续拍摄 20 秒钟，通
过分析所得肾、输尿管、膀胱系列影像和时间-放射性曲线，可观察有无膀胱输尿管反流及其
程度（图 3-4-6）。

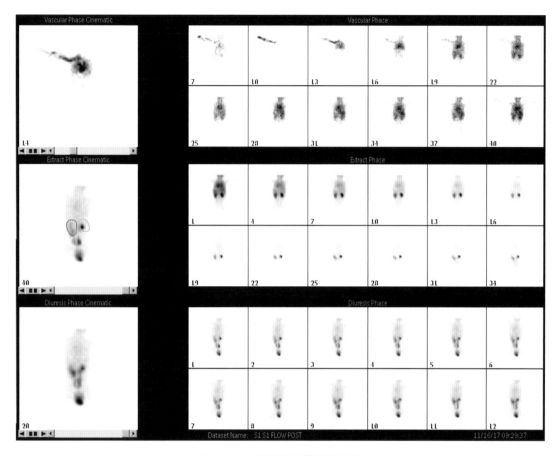

图 3-4-6　膀胱输尿管反流影像

收集尿液进行计数,可按下式计算出尿液反流量和膀胱残余尿量。

$$尿液反流量(ml)=\frac{尿返流到达部位的计数率}{每毫升尿液的计数率 × 计数效率校正系数}$$

$$膀胱残余尿量(ml)=\frac{排尿量(ml)× 排尿后膀胱计数率}{排尿前膀胱计数率 - 排尿后膀胱计数率}$$

这两种方法的突出优点是性腺的辐射吸收剂量很低,最宜对已确定存在膀胱输尿管反流的患儿进行定期随诊观察。

五、放射性核素泌尿系显像在小儿泌尿外科中的应用

(一)先天性肾畸形和位置异常

肾静态显像和动态显像都能够一目了然地直接显示肾实质全影,不受骨盆骨和肠道气体等影响,十分有利于观察肾脏的位置、形态和大小,可明确诊断先天性肾畸形,如蹄铁形肾、孤立肾、异位肾、双肾一侧融合、重复肾、肾盂和输尿管扩张等,并了解其功能状态,有助于治疗决策。一般先做肾动态显像,必要时进行肾静态显像可提供质量更好的肾实质影像。本法显影受肾功能的影响明显小于静脉尿路造影(IVU),当血尿素氮 >17.85mmol/L 或血肌酐 >440μmol/L 时,IVU 已不能显影,而放射性核素显像仍可显影,甚至尿素氮或肌酐浓度再

增高 1 倍,也能够显影。有人曾估计,只要残留肾功能在 3% 以上,^{131}I-OIH 即可勉强显影,有利于肾畸形的诊断。超声检查主要受术者经验的影响,常不易同时显示两个收集系统,故诊断率仅为 29.1%。了解肾脏位置对放射治疗布野(无论是包括肾脏或避开肾脏)也很有用。本法对新生儿和不能进行 IVU 的小儿尤为实用。

(二) 肾积水

肾积水是小儿泌尿外科的常见病,其原因以肾盂输尿管连接部狭窄最为多见,也可以是输尿管和下尿路先天性异常所致,多可由超声检查确诊,不需进行放射性核素显像,尽管它对本症的诊断和尿路梗阻部位的定位也有帮助。

1. **肾功能判断**　肾图检查能同时反映左、右侧分肾功能,敏感性高于 IVP,对单侧病变肾功能的探测明显优于血液生化检查。肾盂肾炎、慢性肾病、肾病综合征、原发性高血压、药物性肾损害等疾病常累及双肾,早期可表现为抛物线型肾图、低水平延长线型或无功能递减型。对单侧肾结核、肾肿瘤、肾动脉狭窄等病变,肾图除了判断患侧肾功能损害程度外,还能提供健侧肾脏功能的情况,对临床选择治疗方案具有重要的参考价值。

巨大积水肾的肾功能状态是决定切除或仅作为离断性肾盂成形术的重要依据。IVU 和肾显像都可用于判断患肾功能,但国内外大量动物实验和临床研究皆表明 IVU 常低估患肾积水时的肾功能,肾显像在观察残余肾功能方面远较 IVU 灵敏。如 Simons 等观察狗尿路完全梗阻后第 4 天 IVU 即不显影,用 ^{203}Hg-新醇(过去常用的肾实质显像剂)至少到第 7 天仍可显示肾影。王光先等报道 85 例尿路梗阻患者 IVU,有 22 例患肾不显影,但其中 14 例(61.8%)肾动态显像却仍显示不同程度的肾影。因此,当 IVU(包括 1~2 小时延迟照相)患肾不显影时,决不能做出患肾已无功能的结论,必须进一步进行肾动态显像或其他检查观察患肾残余功能。

2. **尿路梗阻的诊断**　肾动态显像不但在诊断尿路梗阻方面有很高的临床价值,而且在治疗前后可以观察尿路通畅情况,帮助判断疗效及预测病情。尿路结石、尿道狭窄、肿瘤压迫浸润等引起的尿路梗阻或引流不畅时尿流动力学的异常变化都能被肾动态显像反映出来。尿路梗阻时肾动态曲线的类型取决于梗阻时间、部位、程度及肾功能状态,通常肾图显示 c 段下降不良,定量参数 $T_{1/2}$、t_b 的改变与梗阻和积液程度基本一致。

急性梗阻尚未明显影响肾功能者,表现为持续上升型肾图,如在短时间内梗阻解除后肾图可恢复正常;否则梗阻持续存在引起间质性肾炎、髓质萎缩继而侵犯肾实质引起肾功能减退者,肾图呈高水平延长线型;不完全性梗阻时,可出现抛物线型肾图;长时间梗阻者则可表现为低水平延长线型或无功能递减型肾图;下尿路梗阻引起尿潴留时,可出现双侧肾图异常。应用利尿肾图能有效鉴别机械性梗阻与功能性梗阻(图 3-4-7),对于选择治疗方案有重要指导作用。

3. **肾功能可恢复性的预测和术后随诊**　观察积水肾残余肾功能的目的在于预测肾盂成形术后肾功能的可恢复性,即解除梗阻后患肾功能能否有较好的恢复,以判定是否保留患肾,这对患儿漫长的一生十分重要。小儿患肾恢复功能的能力比成人大得多,也为保留患肾提供了机会,因此术前判断残余肾功能极为重要。笔者经验表明,只要患肾实质或积水区略显影,都预示预后良好,在解除梗阻后肾功能可以逐渐恢复,但有时需较长时间,故应耐心观察等待。

肾功能严重受损的先天性肾积水患儿,肾盂成形术后 1~5 个月随访观察,影像变化不

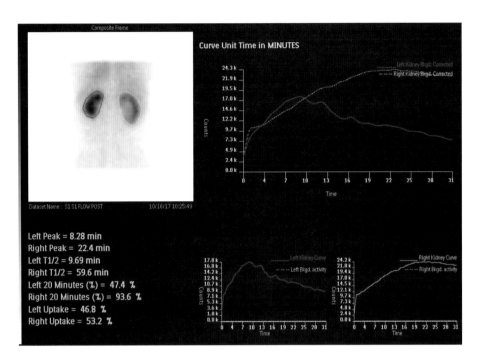

图 3-4-7　注射利尿剂后,右侧曲线未见明显下降,考虑为机械性梗阻

大,至 2 年后约半数患儿患肾功能和形态完全恢复正常。另半数呈部分恢复。恢复的速度和程度可能与术前残余功能的多少有关。但必须指出,国内外学者都有即使患肾不显影,成形术后也可能恢复肾功能的报道。

超声检查测得的肾皮质总面积和平均厚度皆与肾功能呈显著的正相关,现常用 2mm 以下皮质占总面积 50% 以上为肾切除的参考指标。其不足是皮质厚度和面积的测量和计算都不像肾显像对肾功能的判断是基于整个肾影,而只是取决于肾脏最大纵切面影像,不够全面。故在有条件的地方,最好利用两种方法进行综合判断。

4. 术后尿路引流恢复的观察　行离断性肾盂成形术后不仅希望患肾功能好转,引流也能得以恢复,后者也可以用肾动态显像和肾图加以观察。引流的好转不仅与梗阻解除有关,还取决于张力的恢复。经验表明其恢复也很缓慢,一般也需在 1 年以上才会出现明显好转。若长时间恢复不良,不能除外是梗阻解除得不够或出现再狭窄时,可行利尿肾动态显像,若静脉注射利尿剂后,原扩大的肾盂影像明显缩小,可以肯定没有机械性梗阻存在。反之,则提示可能有梗阻存在。当患肾功能仍明显不良时,利尿剂不能明显增加尿量,也可有类似情况,起不到鉴别诊断的作用,故对结果的判断需密切结合患肾功能恢复情况考虑。

(三)泌尿系感染

婴幼儿和儿童的泌尿系感染复发率很高,约 30%~50%,多与泌尿畸形影响尿流通畅有关,其中以膀胱输尿管反流最为突出,菌尿一旦反流至肾盏可产生局部炎症过程——急性肾盂肾炎,并可导致瘢痕甚至萎缩而贻害终生。X 线排尿性膀胱尿道造影是诊断膀胱输尿管反流的常规方法。而放射性核素显像诊断在这方面也有突出优点,应当引起重视和多加应用。

1. 膀胱输尿管反流　放射性核素膀胱输尿管反流显像与 X 线排尿性膀胱输尿管反流

造影对输尿管反流的诊断能力大致相似。二者同时对所有轻度反流的平均符合率为 80%，对重度反流为 100%。Rothwell 等报道 96 例患儿短期内行 X 线排尿性膀胱尿道造影和放射性核素直接法，其中 65 例两种方法完全符合，19 例仅 X 线检查阳性，12 例仅直接法阳性。Hedman 等比较 X 线检查与放射性核素间接法的结果，发现 102 例中，90 例二者完全符合，8 例仅 X 线检查阳性，4 例仅间接法阳性。少数患儿放射性核素方法与 X 线检查结果不一致的原因有：①反流的间歇性特点；②放射性核素方法常难发现输尿管远端的轻度反流；③X 线检查可能漏诊轻度的到达肾盂的反流；④约 20% 的轻度反流只发生在膀胱充盈期，间接法将漏诊；⑤导尿管插入膀胱时，在尿道特别是前列腺段可能引起激惹性反流或增大反流的程度。

　　X 线检查的突出优点是同时可以显示尿路特别是膀胱和尿道解剖异常的详情，对进一步了解反流的原因和采取治疗方法有重要意义，而这正是放射性核素检查法的不足。X 线检查的显著缺点是一次检查使受检患儿性腺的辐射吸收剂量较大，对卵巢平均为 $3.17×10^{-3}$Sv，对睾丸平均为 $6.8×10^{-4}$Sv。放射性核素检查法所致小儿性腺的辐射吸收剂量明显地低，仅为上述剂量的 1/100~1/50。

　　根据上述两类方法的优缺点和临床实际需要，以联合使用最好，即首次检查用 X 线检查，对已确定有尿反流的患儿和术后随诊用放射性核素检查法。放射性核素检查法还能计算出反流量，有助于病程和疗效的定量评价。放射性核素检查法中，一般首选间接法，因其比较简便，无创，无导致逆行感染之忧，同时还可观察到肾的功能和形态以及肾盂和输尿管的情况。但此检查方法需要受检患儿配合憋尿和排尿，当肾功能不良或/和输尿管及肾盂积水时，显像剂长时间在肾内或/和尿路中滞留，将影响尿反流的观察。因此，对婴幼儿、肾功能不良或/和输尿管肾盂积水者不宜使用本法，应改用直接法。

　　2. **瘢痕征**　菌尿反流引起肾盂肾炎，使邻近受累肾盏的皮、髓质形成大叶性肾炎，局部呈缺血、炎症、坏死甚至纤维化，各种影像检查可显示为瘢痕征，经有效治疗后，此征可以缩小甚至消退，说明并非都是真正的瘢痕。肾动态显像可以在肾实质影像上和排出影像上显示出瘢痕征，肾静态显像的肾实质影像质量较好，更易于显示瘢痕征，表现为单个或多个局部放射性缺损或减低区，多位于上下极，典型者呈楔形，使整个肾影像变形（图 3-4-5）。

　　本法对检出急性肾盂肾炎患儿的肾瘢痕征的阳性率很高，高出超声检查和 IVU 的 1 倍左右。Melis 等报道一组这类患儿 ^{99m}Tc-DMSA 肾静态显像的阳性率为 57.5%，超声检查为 22.5%，IVU 为 20.2%，肾瘢痕征多伴有明显的尿反流征。美国国家小儿医学中心已将 ^{99m}Tc-DMSA 肾显像瘢痕征作为小儿急性肾盂肾炎的诊断参考标准，对预后和正确治疗有重要意义。

　　（四）其他

　　以下情况在儿科少见，但放射性核素显像确有一定实用价值。

　　1. **单侧肾血管性高血压**　肾动态显像的典型表现为患侧肾动脉血流灌注延迟且减少，肾实质影小且淡，由于清除也缓慢，表现为显像延迟，此时患侧肾影反而可能较健侧大而浓，称作倒相。阳性率很高，结合临床对初步诊断本病很有价值。

　　2. **肾内占位病变**　由于 γ 照相机空间分辨率低，直径 <1.0cm 的病变较难发现，同时局部放射性减低又无特异性，故在发现和定性诊断肾内占位性病变方面的价值仅与 IVU 近似，一般不如超声和 CT 检查，故已很少应用。唯当其他方法发现肾内有占位病变而需排除或证实是肾柱（Bertin's column）肥大、局部增生（假瘤）或肾小管腺瘤时，可进行 ^{99m}Tc-DMSA 肾静态显像，它们的典型表现是该病变部位放射性等于甚至高于邻近正常肾组织，而其他肿瘤

因无正常肾功能而局部放射性缺损或减低。

六、阴囊显像及其临床应用

急性睾丸扭转,若不在数小时内进行手术,睾丸存活率将仅为 20%,但此病与急性附睾睾丸炎的临床表现极为相似,而后者只需保守治疗,因此要求采取无创、迅速、准确的鉴别诊断方法,以便及时决定治疗方案。阴囊显像可满足这些要求,优于其他方法。方法是:受检患儿仰卧位两腿分开,将阴茎贴于腹壁,用铅橡皮托起阴囊,弹丸式静脉注射 $^{99m}Tc\ O_4^-$ 555MBq(此为成人量,小儿酌减)后,立即用 SPECT 从前方对位于阴囊部位每 3 秒一帧拍摄 10 帧,以观察血流灌注,10 分钟后拍摄 1 帧静态像,是为血池影像。正常人的灌注影像上可见髂动脉和股动脉影,睾丸动脉不显。血池像上阴囊无明显放射性聚集。上述两种疾病的鉴别诊断要点见表 3-4-1 和图 3-4-8,诊断准确率为 96%。但鞘膜积液的阴囊血池影像所见酷似急性睾丸扭转;精索静脉曲张的血池影像类似急性附睾睾丸炎。此两疾病无急性疼痛的临床表现,灌注影像正常,不难鉴别。但若与上述两种急性疾病同时存在,则可能造成混乱,故应密切结合临床和其他检查结果考虑,谨慎地加以排除。

表 3-4-1　阴囊内疾病的阴囊影像特点

疾病	阴囊影像特点	
	灌注相	血池相
急性睾丸扭转	基本正常	患侧放射性增高,中心区域淡,呈炸面圈状
急性副睾睾丸炎	患侧睾丸动脉和阴囊放射性增高	患侧放射性明显增浓,无中心减淡区
鞘膜积液	正常	患侧放射性轻度增高,可有炸面圈状表现
精索静脉曲张	正常	患侧团块样增浓

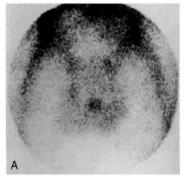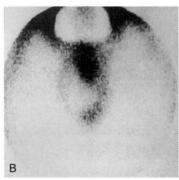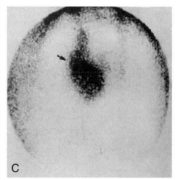

图 3-4-8　阴囊显像(前位)
A. 正常;B. 急性睾丸扭转(右);C. 急性附睾睾丸炎(右)。

七、肾上腺显像

(一)肾上腺皮质显像

静脉注射 ^{131}I-碘代胆固醇后可以显示肾上腺皮质,对鉴别皮质增生和腺瘤,以及腺瘤定侧有很高的准确性,但因辐射吸收剂量比较大,不宜用于小儿。用 ^{123}I 代替 ^{131}I 可大大降低辐射吸收剂量。

（二）肾上腺髓质显像

^{131}I-间位碘代苄胍(^{131}I-meta-iodo-benzyl guanidine,MIBG)能与肾上腺素能受体特异结合,可使肾上腺髓质显像。嗜铬细胞瘤结合的量较正常髓质增大,故显影明显,对诊断和定位有 90% 左右的准确率。特别有利于显示肾上腺外嗜铬细胞瘤和恶性嗜铬细胞瘤的转移灶,在定性方面为 CT 和超声检查所不及。交感神经节细胞瘤、交感神经母细胞也富含肾上腺素能受体,故也可显影。结合临床不难与嗜铬细胞瘤相鉴别。病灶若能聚集 ^{131}I-MIBG,则可用它进行治疗。

（杨吉刚）

第五节   磁共振成像检查

一、概述

磁共振成像(magnetic resonance imaging,MRI)是利用原子核在磁场内共振所产生的信号,采集后经计算机处理重建形成的图像。磁共振成像需要将人体置于外加磁场中,通过射频脉冲的激励(由不同成像参数组合的各种脉冲序列)、测定质子自旋密度与弛豫时间(T1,T2 值)、MRI 信号的转换、信号的频率与相位编码,最终重建为影像。磁共振图像的组织对比是基于人体健康组织与病理组织的 T1、T2 值以及微观结构的不同,并受质子密度、脉冲序列的影响。与 CT 一样,MRI 随着计算机技术的进步,信息类型和图像质量迅速提高。由于 MRI 较高的软组织分辨率,可任意平面成像,可同时提供尿路解剖和肾功能信息,没有电离辐射,所以很适宜泌尿系统成像。

二、检查技术

泌尿系统各个器官位置、结构特点不同,周围的影响因素也不同,因此它们的 MRI 检查方法也不相同。

（一）肾及肾上腺检查技术

检查前无需特殊准备。一般采用腹部或心脏相控阵线圈,FOV 大小因人而异。线圈中心对准剑突与脐连线中点。脂肪抑制技术能减小脂肪的高信号强度影响,可以更好地显示泌尿系统情况。多数情况下,肾脏横轴位扫描是基本位置,而冠状位和矢状位扫描对显示肾先天畸形的解剖关系、肾血管、下腔静脉、肿瘤轮廓及肿瘤周围的浸润等都有帮助。常规成像包括 T1 加权像,T2 加权像,脂肪抑制的 T2 加权像。能屏气的较大儿童 T1 像可在屏气状态下行同反相位成像,不能屏气的儿童行呼吸触发的梯度回波序列或脂肪抑制的快速自旋回波序列;T2 像一般行快速自旋回波序列。

（二）膀胱检查方法

盆腔部扫描的线圈选择、FOV 和矩阵大小的选择与肾脏检查类似。检查前需憋尿 2 小时,以膀胱充盈为准。过度充盈易引起患儿不适,膀胱壁的过度伸展可影响小病变的显示。采用常规横轴位 T1 加权像扫描,横轴位及矢状位 T2 加权像序列。观察膀胱颈部时加做冠状位 T2 加权像序列扫描。增强扫描主要用于肿物、肿物与膀胱内血块或残余物的鉴别,选择合适的扫描平面,一般应用梯度回波动态增强扫描。

(三)泌尿系统磁共振水成像技术

泌尿系统磁共振水成像,即静态磁共振尿路造影(magnetic resonance urography,MRU)。MRU 以重 T2 加权像脉冲序列为成像基础。在重 T2 加权像上,长 T2 的肾盂、输尿管和膀胱中静态或缓慢流动的尿液呈高信号,而实质脏器和快速流动的血液呈低信号或无信号。在黑色低信号背景衬托下,高信号的尿路收集系统显示清晰。原始图像经过 MPR、3D 重建后,可多方位多角度观察,利于显示病变。

MRU 检查适用于各种原因引起的尿路梗阻。适应证为:

1. IVU 的禁忌证,如碘过敏和严重肾衰竭患者;

2. 肾排泄功能损害,IVU 肾及输尿管显影不良,如巨大肾积水。MRU 的优点是无创伤,不用造影剂;不受肾功能的影响;可多方位成像、多角度观察。MRU 的缺点是空间分辨率较低,不能反映肾功能变化的情况。

(四)磁共振增强检查及造影剂

MRI 平扫时,正常组织与病变组织的弛豫时间可重叠,影响 MRI 的敏感性和特异性。使用造影剂增强扫描的目的在于显示病变的血供情况,显示肿瘤的轮廓,区别病变组织与正常组织,显示平扫时不能检出的小病变,以及进行血管成像、灌注等功能研究。造影剂应具备以下条件:能够改变组织 T1 和 T2 弛豫时间、化学结构稳定、无明显毒副作用、价格低廉。目前较常用顺磁性造影剂有钆喷酸葡胺注射液(马根维显,Gd-DTPA)、钆特酸葡胺注射液(多它灵,Gd-DOTA)等。造影剂注入血管后,短时间内集中于血管腔内,随后逐步进入细胞外间隙,最后经肾脏排出。Gd-DTPA 毒副作用极小,Gd-DOTA 则相对更安全,常规剂量均为 0.1mmol/kg。不过,近年来的报道认为肾源性系统性纤维化(NSF)与使用钆对比剂有关,从而建议对于严重肾功能损害$[\,GFR < 30ml/(min \cdot 1.73m^2)\,]$的患者,尽可能避免使用钆对比剂。使用时,根据不同检查要求选择合适的注射方式和速度,常规选用 T1 加权像序列,进行脂肪抑制可增强对比效果。

(五)磁共振血管成像

增强血管成像。采用三维扰相梯度回波序列,冠状面扫描,扫描注射对比剂前蒙片,注射对比剂后至少不同时相(动脉期及静脉期)。对比剂采用高压注射器经静脉团注,剂量为 0.1~0.2mmol/kg,注射流率 2~3ml/s,之后以相同流率注射等量生理盐水。对原始图像进行 MIP 重建,可显示血管的三维影像,并多角度观察。可清晰显示腹主动脉、肾动脉、肾静脉、下腔静脉的形态、位置、移位及推移情况,是否存在静脉内血栓等。

平扫血管成像技术。双反转或三反转黑血序列,沿目标血管的长轴及短轴各扫描一次,主要用于显示管壁结构。平衡稳态自由进动亮血序列,主要用于显示管腔,扫描时间短,可控制在 20s 内。近年来,还逐渐出现了一些不必注射对比剂的肾血管 MR 成像技术,可显示肾动脉、肾静脉的解剖改变,但尚未广泛开展,在儿童不易应用。

(六)磁共振灌注成像

灌注成像(perfusion weighted magnetic resonance imaging)是用来反映组织微循环的分布及其血流灌注情况,可对局部组织的活力和功能进行评估。根据成像原理主要分为两种方法:需要注射对比剂的动态对比增强成像,无需对比剂的动脉质子自旋标记法。目前腹部灌注成像基本采用前者,利用 T1 加权的扰相梯度回波序列,快速注入对比剂进行动态采集;主要用于肾功能检查,良、恶性肿瘤的鉴别诊断方面。

(七) 排泄性磁共振尿路造影

使用对比剂的动态对比增强磁共振尿路造影(dynamic contrast-enhanced magnetic resonance urography,DCE-MRU),即为排泄性 MRU,除了可获得肾脏解剖细节、尿路形态以外,能定性、定量地评估肾功能变化,利用一些示踪剂动力学模型尚可获得肾小球滤过率(glomerular filtration rate,GFR)相关参数,因此,也被称为功能 MRU(functional MRU)。排泄性 MRU 可"一站式"全面评估泌尿系统形态及功能的变化,磁共振检查完全无辐射,这些在儿童尤其有益;然而,排泄性 MRU 检查对于患儿镇静要求高,费用也相对较高。

三、正常 MRI 所见

(一) 正常肾脏 MRI 表现

肾脏 MRI 表现,在 T1 加权像上,肾皮质信号略高,与肝脏信号强度接近;髓质呈较低信号。皮质向髓质的延伸及髓质的锥体均能清晰区分。在 T2 加权像上,皮髓质均呈偏高信号,髓质信号相对略高。肾盂、肾盏呈尿液特征信号,即 T1 加权像呈均匀低信号,T2 加权像呈均匀高信号。

肾动脉、肾静脉、主动脉及下腔静脉呈流空的低信号管状结构。在 SE 序列下常可见流动相关伪影。肾周脂肪和肾脂肪囊均呈高信号,两者之间的肾筋膜有时可见,呈线样低信号。肾实质边缘在频率编码方向可出现化学位移伪影;表现为肾的一侧边缘有低信号带,另一侧有高信号带。如果此伪影影响病变的显示,可以改变频率编码方向或应用脂肪抑制来去除伪影。

注射对比剂增强扫描时,不同时相的肾脏表现不同。传统 SE 序列扫描成像速度慢,皮、髓质同样增强,不能显示其差异。梯度回波快速成像可以显示肾脏增强的动态变化:①动脉期:注射对比剂 30 秒之内,肾皮质增强为主,皮、髓质信号差异增大,分界清晰。②动脉晚期(40~60 秒),即肾皮质肾小管早期,注射对比剂 1 分钟后,皮质增强同前,髓质增强增加,皮髓质差异减小。③集合管期:注射对比剂 1.5 分钟后,皮质信号稍有下降,由于对比剂在集合管内的浓集,髓质信号降低,皮、髓质有明显差异。④外分泌期:注射对比剂 2 分钟后,皮、髓质无差异,仅在乳头部呈低信号,肾盂、肾盏因对比剂的浓集呈低信号。

(二) 正常膀胱 MRI 表现

MRI 多平面成像能清楚显示出膀胱的解剖结构。T1 加权像膀胱呈低信号的囊状结构,膀胱壁和尿液对比良好,边缘锐利。T2 加权像尿液呈高信号,膀胱壁呈环绕尿液的线条样暗带。膀胱壁厚度因膀胱充盈状态不同而异。膀胱膨胀时,厚度 <5mm。膀胱侧壁在横轴位和冠状位图像上显示较好,顶部和颈部在矢状位和冠状位图像上显示最好。膀胱壁在频率编码梯度方向可出现化学位移伪影,表现为膀胱壁一侧的高信号带,另一侧的低信号带。当病变受伪影的影响时,可旋转频率编码的方向,消除或减弱伪影,脂肪抑制技术也能去除化学位移伪影。膀胱周围脂肪 T1 加权像上为高信号,T2 加权像上为略高信号。围绕膀胱底部有周围血管和输精管呈低信号的管状结构。

顺磁性对比剂经肾脏浓集后在膀胱内呈分层效应。在 T2 加权像上,浓集造影剂比重较尿液大,位于底层,显示低信号;磁化的尿液位于中层,呈中等信号;上层为未磁化尿液,呈高信号。膀胱壁在增强 SE 序列扫描 T1 加权像上,轻度强化,在脂肪抑制增强 T1 加权像上显示清楚。

(三)泌尿系统 MR 水成像正常表现

泌尿系 MR 水成像,即静态 MRU,在显影好的图像上,两侧肾盂、肾盏对称,壁光滑,内部为均匀高信号;肾小盏末端呈内凹的杯口状。输尿管呈线样高信号,走行自然,边缘光滑,管径最大不超过 5mm。膀胱呈囊样均匀高信号,外缘光滑,其颈部有时可见前列腺所致的光滑浅压迹。三维旋转、多角度观察可清晰显示输尿管进入膀胱的情况。不过,儿童正常肾盂肾盏有时显影不佳,积水时多显示较清楚。

(四)排泄性 MRU 正常表现

在排泄性 MRU,进行充分水化(如口服温开水),小剂量对比剂缓慢注射以及注射呋塞米以保证成像效果。尿路显影质量优于水成像 MRU。两侧肾盂、肾盏显示为均匀高信号,杯口状肾小盏末端显示更清晰。输尿管呈线条样高信号,走行自然,边缘光滑。膀胱呈高信号,外缘光滑。信号越高反映了对比剂越多。亦可三维旋转、多角度观察输尿管进入膀胱的情况。除了解剖形态的显示,回顾系列的原始动态数据可以评估肾脏的灌注、滤过、浓缩及排泄情况,经过后处理,可获得对比剂肾脏通过时间(renal transit time,RTT),肾盏通过时间(calyceal transit time,CTT),达峰时间(time to peak,TTP),相对信号强度-时间曲线,肾小球滤过率(GFR)指数以及分肾功能(differential renal function,DRF)等功能参数。

四、小儿常见泌尿系疾病的 MRI 表现

(一)先天性畸形

1. **异位肾** 正常位置的肾窝内肾脏缺如,扩大扫描范围可发现异位的肾脏。外形可有异常,呈圆形或变异形,似腹部肿物,其内多可见正常的肾脏结构(如肾皮质、髓质、肾盂)。增强扫描表现与正常肾脏相同。MRU 可显示异位肾的输尿管走行方向及有无梗阻。

2. **融合肾** MRI 能清晰显示两侧肾脏融合的部位,旋转的角度。冠状位扫描可显示蹄铁形肾的峡部。MRU 能显示输尿管的走行方向及有无积水、梗阻。

3. **常染色体隐性遗传性多囊肾(婴儿型多囊肾)** MRI 显示双侧肾脏增大,皮髓质分界不清,呈轮辐状的(从髓质到皮质)长 T1 T2 信号改变。增强检查肾实质延迟强化、见条纹状改变。肾盂、肾盏可见拉长、变形。

4. **重复肾及输尿管畸形** 冠状位 MRI 可清楚显示重复肾形态和引流的输尿管,显示肾积水和输尿管走行,有无输尿管积水及输尿管膨出。输尿管积水明显时还可以显示输尿管口情况(图 3-5-1)。

5. **肾积水** 冠状位及横轴位扫描,可显示扩张的肾盂肾盏内为长 T2 信号,周围肾实质受压变薄,可能显示出梗阻部位的情况(图 3-5-2)。排泄性 MRU 显示输尿管及梗阻部位更清楚(图 3-5-3)。

(二)反流性肾病

MRI 显示患侧肾体积减小,外形呈不规则分叶,表面有切迹。弥漫性或限局性肾实质变薄,肾盏不均匀扩张,靠近肾表面(图 3-5-4)。

(三)肾母细胞瘤

肾实质内巨大肿块,边界清楚。肿瘤在 T1 加权像上为中等信号,T2 加权像上呈稍高信

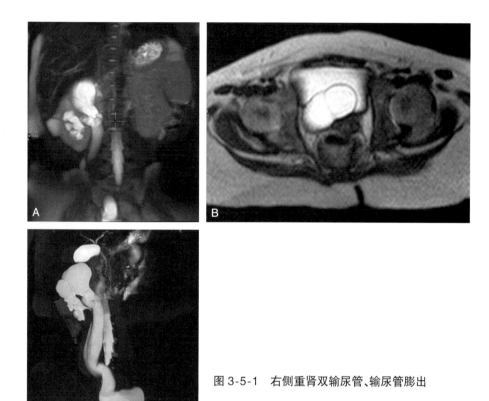

图 3-5-1   右侧重肾双输尿管、输尿管膨出

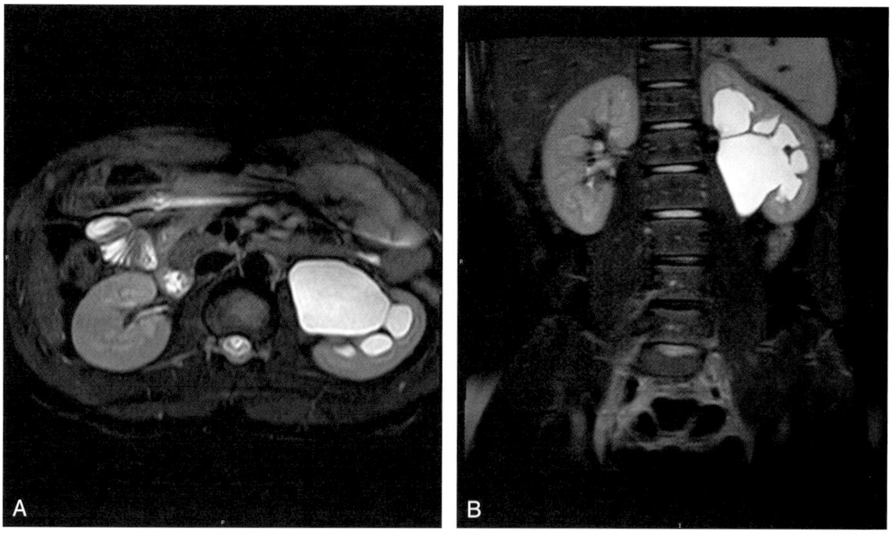

图 3-5-2   左肾肾积水

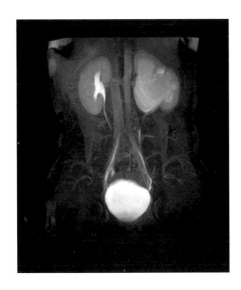

图 3-5-3 左肾肾积水

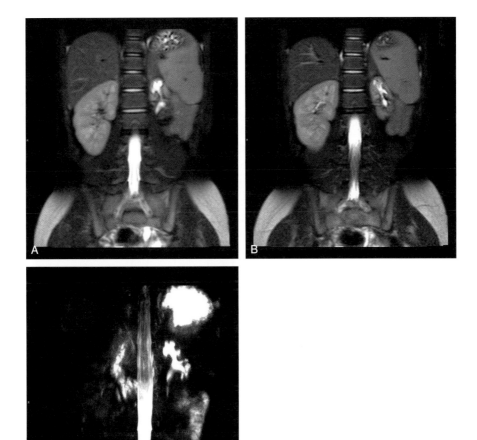

图 3-5-4 左侧反流性肾病

号。肿瘤内部坏死呈长 T1 长 T2 信号。瘤内出血呈短 T1 长 T2 信号。冠状位可清晰显示下腔静脉内瘤栓的部位及长度,瘤栓信号与肾肿瘤相同。可有主动脉旁淋巴结转移征象。MRU 可显示输尿管有无梗阻及原因(压迫或瘤栓)。

（四）盆腔横纹肌肉瘤

盆腔横纹肌肉瘤多起自膀胱、前列腺、阴道或尿道及盆底软组织。冠状位、矢状位可明确显示肿物来源、相邻器官侵犯及淋巴结转移情况(图 3-5-5)。肿瘤在 T1 加权像上为中等信号,T2 加权像上为稍高信号,通常信号不均匀。增强时肿瘤强化明显。MRU 可显示有无上尿路积水及积水情况。

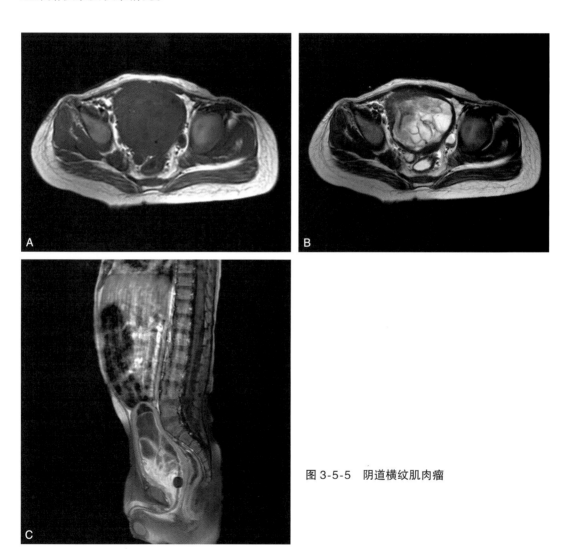

图 3-5-5 阴道横纹肌肉瘤

（五）神经母细胞瘤

神经母细胞瘤多来自肾上腺或脊柱旁交感链。肿瘤可自椎间孔侵入椎管,压迫脊髓或神经根。肿瘤多较大,外形不规则,呈混杂信号改变,钙化多为低信号,须仔细辨认。MRI 多维成像可明确肿瘤来源,清楚显示相邻器官的侵犯及骨髓转移(图 3-5-6)。

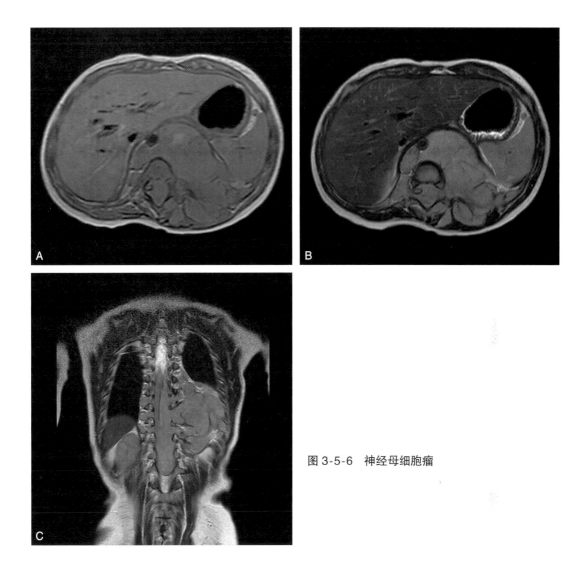

图 3-5-6　神经母细胞瘤

（温洋　彭芸）

参 考 文 献

［1］TOKA H R，TOKA O，HARIRI A，et al. Congenital anomalies of kidney and urinary tract ［J］. Semin Nephrol. 2010，30（4）：374-386.

［2］BRIAN D. COLEY. Caffey's pediatric Diagnostic Imaging ［M］. 12th ed. Saunders：Elsevier Inc，2013：1168-1283.

［3］PENNY SM. The Pediatric Urinary Tract and Medical Imaging ［J］. Radiol Technol，2016，87（4）：425-442.

［4］中华医学会影像技术分会，中华医学会放射学分会. MRI 检查技术专家共识［J］. 中华放射学杂志，2016，50（10）：724-739.

［5］中华医学会影像技术分会，中华医学会放射学分会. CT 检查技术专家共识［J］. 中华放射学杂志，2016，50（12）：916-928.

［6］李欣，胡晓丽，刘俊刚. 小儿肾肿瘤病理与影像学诊断［M］. 放射学实践，2011，26（7）：696-700.

［7］温洋,彭芸,段晓岷,等.儿童肾恶性横纹肌样瘤的临床与影像特征［J］.中国医学影像学杂志,2016,24(9):662-665.

［8］干芸根,谢娜.儿童腹腔肿瘤的影像学检查及鉴别［J］.中国小儿血液与肿瘤杂志,2012,17(4):145-149.

［9］贺文广,任刚,蔡嵘.儿童神经母细胞瘤的CT和MRI研究进展［J］.中国医师进修杂志,2016,39(1):87-89.

［10］温洋,彭芸,翟仁友.功能MR尿路造影在儿童先天性肾积水中的应用研究［J］.中华放射学杂志,2010,44(10):1111-1114.

［11］DICKERSON E C,DILLMAN J R,SMITH E A,et al. Pediatric MR Urography:Indications,Techniques,and Approach to Review［J］.Radiographics,2015,35(4):1208-1230.

［12］SIEGEL M J,JAJU A. M R imaging of neuroblastic masses［J］.Magn Reson Imaging Clin N Am,2008,16(3):499-513.

第 四 章

正常排尿生理及尿流动力学检查

第一节　正常排尿生理

排尿运动是一系列复杂的生理过程,可分为储尿和排尿两个周期。膀胱和尿道是紧密相连的统一体,只有在其独特结构的协同作用下和神经系统的调控下,才能完成正常储尿和随意排尿功能。

一、与排尿有关的肌肉结构

(一) 膀胱

膀胱是一肌性中空器官,分为膀胱体部、膀胱底部和膀胱颈三部分。虽然膀胱壁主要由平滑肌构成,但逼尿肌、三角区肌及膀胱颈的结构不完全相同。

1. **逼尿肌**　膀胱逼尿肌由外纵、中环和内纵三层结构组成,膀胱体部各层之间有方向不同和粗细不等的肌束互相交错,整个膀胱肌束编织成复杂的网状体。肌束之间疏松,其间有纤维组织,仅在膀胱底部的肌纤维可辨明三层解剖关系。膀胱逼尿肌具有复杂的结构,由平滑肌纤维和弹性结缔组织组成,使膀胱具有良好的顺应性和收缩力。因此,它可以保持膀胱低压储尿和低压排尿的生理状态。相对于正常的膀胱而言,低顺应性的膀胱逼尿肌中结缔组织与平滑肌含量的比例明显增高。

逼尿肌由平滑肌、间质和壁内神经三种结构组成。在正常生理状态下,逼尿肌形态与其他平滑肌相似,只是肌细胞间隙较小,相互连接的桥粒结构很少或缺如,平滑肌是逼尿肌主要组成成分。间质中有丰富的胶原纤维、弹性纤维和少量成纤维细胞。壁内神经主要是胆碱能和肾上腺能神经,两种神经轴突在肌膜或其周围相互形成轴突—轴突突触,是脊髓水平以下的神经轴突间相互作用的结构基础。

2. **三角区肌**　膀胱三角区位于膀胱后壁的基底部,其上界为两侧输尿管开口,下界为膀胱出口,通过膀胱颈进入尿道。肌束较细且富有致密的胶原纤维,主要由输尿管末段肌纤维及部分逼尿肌中层肌纤维组成。膀胱三角区肌分为深浅两层,两层肌束走形方向一致,浅层肌肉是由膀胱壁段输尿管纵行肌向下延伸形成,在输尿管口处呈扇形展开至膀胱基底部。部分肌纤维在左右侧输尿管口之间交织融合在一起,即形成输尿管间嵴,构成三角区上界。另一部分肌纤维向尿道内口聚集,形成三角区侧缘。该肌束越过膀胱后唇,男性止于精阜,女性止于尿道外 1/3 处,称为 Bell 肌。浅层肌肉之下是三角区深层肌肉,起源于输尿管的 Waldeyer 鞘的肌纤维,肌肉在此处形态扁平,肌纤维更加紧密地融合,呈扇形下行至膀胱底部形成三角深层。尖端止于尿道内口,构成膀胱颈后唇。深浅两层之间易于分离,两侧肌纤维致密,其间也有纤维组织。

3. **膀胱颈**   膀胱与尿道连接部即为膀胱颈。膀胱颈部肌肉是由逼尿肌延续形成的特殊平滑肌结构。逼尿肌中层环肌于膀胱基底部显著增厚,至膀胱颈部时与外层纵肌部分纤维形成肌束和肌性悬带,呈环形包绕膀胱颈部前端和两侧,此环称为 Heiss 环。在 Heiss 环后方的游离缘与三角区深层肌肉相互融合,形成一完整结构,Hutch 将此结构称为"基底盘"(base plate)。基底盘具有生理性括约肌的功能,但不存在解剖学的环形括约肌的结构。

膀胱颈部由三层逼尿肌和两层三角区肌共同构成。逼尿肌外层纵肌斜行向下至尿道腹侧时显著增厚,呈环状包绕膀胱颈表面,部分肌纤维与三角区深层肌融合或构成尿道外层肌肉。中层环肌纤维延续至膀胱颈部逐渐增厚,肌束完全聚集于腹侧,并通过膀胱颈向外呈扇形分布到背侧。内层纵肌纤维稀少,多呈网状排列,部分延续为尿道内纵行肌。膀胱三角区 Bell 肌在尿道内口处汇合,越过膀胱颈后唇,向下延伸到尿道后壁中线。深层肌仅中止于尿道内口,构成膀胱颈的后唇,与其深方的逼尿肌紧密相连,不再向尿道内延伸。随着对解剖结构的深入研究,膀胱颈部对尿液的括约功能可得到进一步阐明。

4. **儿童膀胱的解剖特点**   由于儿童盆腔狭小,膀胱充盈时易于在腹部触诊到。膀胱壁由黏膜、逼尿肌和浆膜构成。逼尿肌是由平滑肌纤维交织而成的网状结构,肌纤维在一定长度范围内,可形成最大的有效张力,因此膀胱可在低压状态下充盈。膀胱的储尿能力取决于两个方面:逼尿肌整体功能和膀胱出口流出道的情况(包括膀胱颈、近段尿道和盆底横纹肌)。

尿道括约肌(包括内、外括约肌)具有关闭膀胱颈和近段尿道的作用。外括约肌有一个圆筒状的结构,该结构在尿道前方增强,在后方较薄弱或缺如,在冠状面上形成马蹄铁形或 Ω 形。此结构的内、外层分别由平滑肌和横纹肌构成,在男性起于前列腺尖部,覆盖膜部尿道全长;在女性此结构发育较差,起于膀胱颈,止于中段尿道。尿道内括约肌的解剖研究不甚清楚,一般的观点是内括约肌由平滑肌构成,起于膀胱底部和横行穿过膀胱颈下方的三角区肌纤维,向近段尿道延伸。在排尿期,膀胱底、膀胱颈和近段尿道可作为一个功能整体同时收缩,呈漏斗状打开膀胱流出道。

对括约肌的结构、功能和成熟过程等还需要进一步的探索。1~2 岁时,逼尿肌-括约肌协调性发育尚不成熟,导致了不同程度的功能性膀胱出口梗阻,表现为逼尿肌收缩过强和断续排尿。通过对人类胚胎和婴幼儿尸体的外括约肌研究表明儿童外括约肌组织结构与年龄明显相关。横纹肌纤维出现于孕 20 周,然后向心发育成环状,后侧闭合形成一指向会阴体的尾状结构;1 岁时,横纹肌性外括约肌的后端离断,顺序是起于尾侧,再向头侧发展,同期尾状结构渐渐被吸收,最终发育成熟为 Ω 形。1 岁前,超过 40% 的横纹肌性外括约肌完整的环状结构持续存在,因此推测婴儿期膀胱高压和断续排尿与该发育特征有关。

(二)尿道

尿道的肌肉由平滑肌和横纹肌组成。男性后尿道与女性尿道近 1/3 段具有控制尿液的功能。

1. **正常男性尿道括约肌结构**　男性尿道括约肌在膀胱颈与膜部尿道之间,分布于后尿道的周围,由平滑肌括约肌和横纹肌括约肌组成。

(1) 平滑肌括约肌:后尿道的平滑肌分为两层,为内纵、外环结构。膀胱颈部内层纵肌行至尿道内口时,形成纵行平滑肌止于尿生殖膈。尿道外层平滑肌为环肌,是由膀胱颈部的外层纵肌呈螺旋状环绕尿道形成。后尿道平滑肌可分为前列腺前括约肌(preprostatic sphincter,PPS)和前列腺括约肌(prostatic sphincter,PS)。

前列腺前括约肌即尿道内括约肌,位于前列腺尿道黏膜下与移行带之间,与膀胱中层环形肌相连的环状平滑肌,包绕尿道长度约1.0~1.5cm,环绕膀胱颈并延伸到前列腺基底部,与前列腺平滑肌相连。PPS肌纤维与其附近逼尿肌结构不同,其肌肉纤维细小,混有弹性纤维和胶原纤维。由非肾上腺素能交感神经纤维支配,这与支配逼尿肌副交感神经纤维不同。PPS的作用机制尚不清楚,可能参与维持膀胱颈张力、保持尿液可控性和防止逆向射精。在交感神经反射亢进时,逼尿肌-括约肌协同失调,可导致尿液排空困难。

前列腺括约肌又称被动前列腺括约肌,是前列腺部及膜部尿道黏膜下的半环形平滑肌纤维,与尿道周围的横纹肌性括约肌联系紧密,PS的主要功能是与此处尿道横纹肌括约肌相互协同,加强前列腺及膜部尿道的抗失禁作用。

(2) 横纹肌括约肌:横纹肌括约肌即传统概念的尿道外括约肌,不仅分布在尿生殖膈间,而是几乎延伸于整个后尿道,由前列腺膜部横纹肌括约肌(prostatomembranous striated sphincter,PMS)和尿道周围横纹肌括约肌(periurethral striated muscle sphincter,PUSS)组成。

(3) 前列腺膜部横纹肌括约肌:PMS又可分为前列腺横纹肌括约肌(prostatic striated sphincter,PSS)和膜部尿道横纹肌括约肌(membranous urethral striated sphincter,MUS)。PMS具有独立的胚胎始基,从会阴膜到膀胱底包绕着发育中的尿道。尿道前方始基较厚,向侧后方逐渐变薄,最后融入尿道后方的中隔。随着前列腺两侧叶的发育,使尿道内口附近的括约肌始基受挤压而变薄或消失。至成人,横纹肌括约肌呈马蹄形包绕于前列腺包膜与膜部尿道的前方及两侧,在尿道后方中线并不合拢成环,而是连接于前列腺后方Denonvilliers筋膜,远端融入会阴体。

与周围的盆底横纹肌(肛提肌、会阴深横肌等)相比,PMS直径仅为后者的1/3,PMS的特点是:无肌梭、肌纤维细小、慢收缩纤维和肌间纤维结缔组织丰富、富含耐酸肌凝蛋白ATP酶及可自行收缩。以上特点使其不同于传统概念的外括约肌,在功能上不仅具有一般横纹肌的特点,如快速收缩,同时还有类似于平滑肌的自主收缩功能和长时间收缩而不疲劳的特点,这些特点有助于储尿期尿液的控制。

(4) 尿道周围横纹肌括约肌:PUSS是由肛提肌的中间部分和会阴深横肌组成,与PMS在组织解剖学和神经支配方面都有很大的区别。在组织学上,PUSS可分为慢收缩纤维和快收缩纤维两种类型。慢收缩纤维约占35%,其收缩幅度较低但维持时间久,主要功能是维持前列腺、膀胱颈及直肠的基础张力。快收缩纤维约占65%,收缩幅度大,但维持时间较短,主要功能是在腹压增加时协同PMS迅速有力的关闭尿道,防止尿失禁。快收缩纤维分为两个亚型:快收缩易疲劳型纤维和快收缩抗疲劳型纤维,在65%的快收缩纤维中:前者占50%,后者占15%。后者虽然含量少但在对抗尿失禁方面作用强大。与PMS类似,PUSS在尿道前部比后部发达,因此在经尿道前列腺切除等手术时对前列腺尖部修整,更应谨慎操作,防止损伤尿道前方的横纹肌括约肌。

2. **正常女性尿道括约肌的结构**　同男性相似,女性尿道括约肌亦由平滑肌括约肌和横纹肌括约肌组成。

(1) 平滑肌括约肌:平滑肌括约肌即尿道内括约肌,由内外纵行平滑肌和中间的环形平滑肌三层组成,内纵肌与逼尿肌纵层相连,中间的环形肌在尿道的中段更为明显,与横纹肌纤维之间没有明显的界限,在中间 1/3 段尿道,平滑肌和横纹肌交错分布,平滑肌纤维向尿道远侧逐渐变薄,其末端为胶原纤维。女性尿道的胶原纤维对尿道的闭合起重要的作用,平滑肌括约肌的张力使尿道黏膜处于闭合状态,是维持尿液可控的重要因素。平滑肌的纵行部分在排尿时可以将尿道缩短,尿道口径增宽,保持排尿的通畅。

(2) 横纹肌括约肌:尿道横纹肌括约肌即尿道外括约肌,女性的尿道外括约肌亦起源于近端尿道,逐渐向远端移行,由近及远,分别呈现月牙状和马蹄状,其横纹肌纤维在中外 1/3 段尿道最为密集,横纹肌呈马蹄状包绕尿道的腹侧和两侧,其肌纤维细小,缓慢颤动。女性和男性的横纹肌括约肌的结构基本一致。

女性的尿道旁横纹肌包括尿道压迫肌及尿道阴道括约肌。其中尿道压迫肌起自靠近坐骨结节处,跨过尿道到达对侧相应部位,当它收缩时可以将尿道拉长。尿道阴道括约肌是一块扁平肌肉,在腹侧与尿道压迫肌一起延伸至尿道阴道侧方,并将尿道和阴道包绕。另外耻尾肌自耻骨经阴道侧壁行走至尾骨时紧靠尿道,可增加尿道的阻力,协助控尿。

女性尿道平滑肌括约肌和横纹肌括约肌在功能上密不可分,相互协同。因此,在女性膀胱全切原位新膀胱手术后,虽然近端尿道和大部分平滑肌被切除,但大部分病人仍能进行无意识储尿和随意地排空膀胱。

(3) 尿道括约复合体:尿道括约肌复合体(urethral sphincter complex)包括尿道括约肌、所有的尿道周围横纹肌、尿道旁固有肌肉和盆腔的结缔组织结构。其腹侧是背侧静脉丛,背侧是直肠,两侧是肛提肌。尿道括约复合体由肌肉和结缔组织精细构建,肌肉、筋膜和骨骼为尿道括约复合体提供了框架。尿道括约复合体是一个功能和解剖上的统一体,其完整性是控尿的基础,也是后尿道外伤、男性根治性前列腺切除术和女性新膀胱术等下尿路重建手术后控尿的重要结构。

二、与排尿有关的神经结构

排尿过程是在大脑皮质控制和周围神经支配下互相协调完成的。

(一) 中枢神经

1. **大脑皮质存在两个重要中枢**　位于额叶额上回、扣带回前部、胼胝体膝部逼尿肌运动中枢和位于中央前回和中央后回上部(感觉运动皮质区)尿道外括约肌运动中枢。这两个中枢接受来自逼尿肌和括约肌的传入冲动和位于脑干排尿中枢传来的冲动,并传出至脑干排尿中枢,参与膀胱尿道的功能调节。大脑皮质的传入和传出冲动,通过丘脑腹侧核、基底核、边缘系统、下丘脑神经核、脑桥蓝斑核和脑干网状结构等部位构成的皮层下中枢,传递排尿冲动。小脑是重要的运动神经控制中枢,可维持尿道外括约肌及盆底肌张力,控制其收缩节律和强度;协同脑干抑制逼尿肌收缩;参与逼尿肌和尿道括约肌的协同活动。

2. **脑桥**　存在排尿中枢(M 区)和储尿中枢(L 区),M 区直接兴奋膀胱运动神经元,并通过脊髓抑制性神经元间接抑制尿道外括约肌运动神经元;L 区则直接控制包括尿道外括约肌在内的盆底肌群运动神经元;中脑导水管周围皮质区接受膀胱上传的感觉冲动,再传递至 M 区和 L 区,参与传递膀胱充盈程度的信息。在脑桥上部,第四脑室内侧隆起上端、界沟外侧一青灰色区域,其内含有去甲肾上腺素神经元,称为蓝斑核。此核发出的纤维至丘脑下部、边缘皮质和小脑等处。若蓝斑核以上中枢神经系统受损,逼尿肌收缩的生理特性几乎不被改变;而在蓝斑核与骶髓之间的脊髓损伤,不仅可改变逼尿肌的收缩特性,而且可造成逼尿肌与尿道外括约肌间协调失控。人体最重要的排尿神经环路必经此区,蓝斑核是控制排尿的一个重要中枢。

3. **脊髓**　排尿中枢位于两个部位:①胸腰段交感神经元,分布于 T10~L1 的脊髓侧角。其传出神经支配逼尿肌及尿道平滑肌。②骶髓,内有两组神经元调控排尿活动:一组是逼尿肌神经元,位于 S2~S4 灰质中间外侧柱中,脑干下行通路与之相连;另外一组控制阴部神经,即尿道横纹肌神经元,位于 S1~S3,其传出神经构成阴部神经的运动神经纤维,还接受三部分神经纤维:脑干网状结构下行神经通路、逼尿肌感觉纤维和横纹肌感觉纤维。

传达膀胱和尿道感觉的上行通路行走于脊髓后束,膀胱和尿道的非本体感觉性冲动,如痛觉、温觉、触觉引起的冲动,进入脊髓并在 Lissauer 束内前行经脊髓、丘脑进入丘脑核后发生突触联系,再发出上行支至大脑皮质。排尿感觉、尿急、痛觉、温度觉和性刺激的传导走行于脊髓前外侧束的感觉传导通路;膀胱充盈膨胀感、排尿进行感和触觉等本体感觉走行于脊髓中后束,经脑干楔束核、薄束核换元后,与丘脑腹外侧核发生突触联系,最后发出神经纤维至大脑皮质。

下行通路走行在脊髓丘脑侧束中激发排尿,通路有三条:①网状脊髓外侧束,起于中脑、脑桥及延髓,该通路与膀胱收缩有关;②网状脊髓腹侧束,起于延髓网状体,其作用是抑制膀胱收缩;③网状脊髓内侧束,起于脑桥网状体,可引起尿道外括约肌收缩。

总之,中枢神经系统对排尿活动具有重要调控作用,但这些中枢相互间的连接途径复杂,还需不断地深入研究。

(二) 周围神经

支配膀胱和尿道平滑肌的自主神经有副交感神经和交感神经,而支配尿道外括约肌的阴部神经属躯体神经。两种周围神经都含有感觉神经纤维和运动神经纤维。

1. **运动神经**　副交感神经的节前纤维,起自 S_{2-4} 灰质的中间外侧核,并从脊髓前根离去,组成盆神经,经下腹下丛、膀胱丛,在膀胱附近或壁内的神经节内交换神经元,节后神经纤维分布于膀胱和尿道的平滑肌。

交感神经节前纤维起自脊髓 T_{11}~L_2 中间外侧柱的神经元,离开脊髓沿交通支发出,经相应的交感干神经节后,下行至 L_5 前形成腹下神经丛,再向下延伸分为左、右两支腹下神经至骶丛,最后分布于膀胱、尿道及其他盆腔脏器。分布于膀胱的交感神经纤维不如副交感神经均匀,主要集中分布于膀胱颈部和膀胱底。交感神经纤维与副交感神经纤维可在对方神经节和壁内神经元发生突触联系,起到相互协调作用。

躯体神经的运动纤维来自 S_{2-4} 的前根,经盆神经分布于尿道外括约肌、肛提肌、坐骨海绵体肌和球海绵体肌。近来 Hollabaugh 等通过新鲜男性尸体标本盆腔解剖学的研究发现尿道横纹肌括约肌在盆腔内受双重神经支配:盆神经来自于盆丛、走行在肛提肌筋膜下方,直肠的后外侧,在前列腺尖部水平,发出多条分支进入尿道横纹肌括约肌的 5 点和 7 点位置;阴部神经主干自阴部管发出一盆内分支,穿肛提肌进入盆腔,与盆神经伴行后加入盆神经,最终支配横纹肌括约肌。

盆神经节存在于盆腔结缔组织内及膀胱壁内,盆神经节内胆碱能细胞、肾上腺素能细胞及中间型细胞与交感神经和副交感神经相互连接,接受副交感神经节前纤维兴奋性冲动和交感神经纤维抑制性冲动,起到调节逼尿肌的作用。当排尿冲动到达时,被增强放大后下传,使膀胱完全收缩。

2. **感觉神经**　支配膀胱及尿道平滑肌的副交感神经和交感神经的感觉纤维出入脊髓的节段在同一水平。副交感神经的感觉纤维,主要分布于膀胱逼尿肌和尿道平滑肌细胞间的胶原纤维组织内,称为本体感觉神经末梢,接受膀胱充盈及收缩感觉,通过盆神经传入脊髓中枢。交感神经的感觉纤维末梢主要分布于黏膜及黏膜下层,膀胱底部尤为密集,接受痛觉、温觉和触觉等感觉的冲动,经腹下神经传入。尿道外括约肌的感觉由盆神经及阴部神经的感觉纤维传入脊髓中枢。

3. **自主神经受体与神经介质**　下尿路平滑肌中的自主神经受体与神经末梢释放的神经介质对排尿功能起着重要作用。以乙酰胆碱为神经递质的受体,称为胆碱能受体,以去甲肾上腺素作为神经递质者,则称为肾上腺能受体。

胆碱能受体分布于全膀胱和近侧尿道平滑肌内,受到副交感神经节后纤维释放的乙酰胆碱刺激后,诱发平滑肌收缩,增加膀胱与后尿道的张力,促使尿液排出。乙酰胆碱是交感和副交感神经节、副交感神经-效应器接头的神经递质。胆碱能受体分为毒蕈碱受体(M 受体)和烟碱能受体(N 受体)。M 受体分为五型($M_1 \sim M_5$),其中 M_2 和 M_3 受体主要位于膀胱逼尿肌,虽然 M_2 受体在膀胱逼尿肌中分布数量最多,但是 M_3 受体在介导膀胱收缩功能中起到更加主要的作用。乙酰胆碱通过 M_3 受体直接使逼尿肌收缩,M_2 受体是通过抑制乙酰环化酶,进而抑制 β 受体调节的松弛作用,达到间接收缩逼尿肌的功能。乙酰胆碱激活 M_3 受体导致肌醇三磷酸水解,内质网释放 Ca^{2+},同时激活 L 型 Ca^{2+} 通道的开放,使细胞外 Ca^{2+} 内流,平滑肌细胞膜除极,膀胱逼尿肌收缩。M_3 受体不仅存在于膀胱平滑肌,也存在于唾液腺,故组织选择性比受体亚型选择性更为重要。在抗胆碱能药物中,索利那新具有较高的膀胱选择性。

肾上腺能受体有两种,即 α 受体和 β 受体。α 受体主要分布于膀胱底部、颈部和近端尿道的平滑肌上。α 受体又分为 α1 和 α2 两个亚型,膀胱尿道中含有 α1 受体占 80%,α2 受体占 20%。受雌激素的影响,女性膀胱尿道中 α2 受体多于男性。交感神经节后纤维末梢释放的神经递质为去甲肾上腺素,作用于 α 受体时,可使膀胱颈部和后尿道平滑肌收缩,特别是增加后尿道近段尿道内压,阻止尿液排出。β 受体亦分为 β1、β2 和 β3 亚型,主要分布在膀胱体部和颈部,其中以 β3 受体为主,激活后可引起逼尿肌松弛,具有促使尿液储存作用。

嘌呤能受体为嘌呤核苷及嘌呤核苷酸化合物,属非胆碱能受体,但具有胆碱能受体功能。嘌呤能受体兴奋后可启动膀胱收缩,胆碱能受体兴奋则使膀胱持续收缩排空。此外,还有多种神经受体及递质参与排尿功能的调控,如一氧化氮(NO)、血管活性肠肽(VIP)、神经多肽(NPY)、γ-氨基丁酸(GABA)和 5-羟色胺(5-HT)等。

三、排尿生理

尿液由肾脏连续不断地排出后,经输尿管进入膀胱储存,达到一定容量时,可诱发反射性排尿动作,将膀胱内的尿液经尿道排出体外。这一生理过程由储尿期和排尿期构成。排尿生理是一个极为复杂的过程,需要全身多个系统参与,各系统间协调的工作是完成正常排尿与控尿生理的前提。膀胱和尿道特有的解剖结构和功能是储尿和排尿的基础。同时,储尿和排尿过程又被社会和行为因素所调节,共同构成了复杂的储尿和排尿的生理过程。

（一）储尿与排尿基本过程的神经生理

1. **排尿感觉**　正常情况下,输尿管以 1ml/min 的速度充盈膀胱,在充盈开始时并无任何充盈感觉,随着膀胱充盈的进展,盆腔或会阴部的模糊感觉被逐渐加深,为初始感;随着膀胱继续充盈,这种感觉更加明显且不易被忽略,此时排尿可以自然开始,称为正常排尿感,这种感觉的传入神经纤维起源于逼尿肌内的牵张感受器,其在盆腔内行走,上传至脊髓的外侧;如果膀胱进一步充盈,可出现一种下腹部膨胀的感觉,称强烈排尿感,这种感觉的传入通路可能起源于膀胱三角区的牵张感受器,在交感神经内走行,再到达脊髓外侧;此时膀胱继续被充盈,就会出现主观的急迫排尿感,这种感觉的传入神经起源于尿道内或尿道周围的横纹肌内,并在阴部神经内行走,然后到达脊髓的背侧。上述不同程度的排尿感觉分别有相应的神经通路参与,但感觉的刺激信号均是膀胱膨胀。

2. **储尿期**　神经机制使膀胱能够保持储尿,直至膀胱膨胀到一个能够使传入神经冲动达到某特定水平的程度。保持节后副交感神经元处于静息状态,直至传入冲动达到一特定水平的神经机制涉及三个因素:第一,有一种由脊髓灰质中间外侧柱内的抑制性中间神经元所产生的对节前神经元的回返性抑制存在,其在膀胱低容量时活动,而在逼尿肌排尿收缩时被抑制;第二,副交感神经节起着过滤器的作用:当节前的神经冲动较弱时,这些冲动不能被传递,这种过滤效应在排尿期正好相反;第三,对副交感神经节内神经传递的交感抑制作用。交感抑制是由多突触的脊髓反射所介导的,反射弧的传入纤维行走于盆神经内,而传出纤维则位于下腹神经内,这种反射在膀胱充盈期处于活动状态,而在排尿期则可能受到脊髓中枢的抑制。

3. **储尿反射**　在膀胱空虚尚未达到排尿阈值时,来自膀胱少量的感觉传入引发两个主要储尿反射:一是以交感神经传出活动为主的储尿反射抑制膀胱逼尿肌的收缩;二是以阴部神经的传出活动为主的储尿反射使尿道外括约肌收缩。这两个储尿反射有利于尿液的储存以避免漏尿。

储尿期神经反射中枢位于腰骶髓。交感神经兴奋产生排尿抑制的机制:①膀胱膨胀兴奋冲动沿盆神经纤维传入,经中间神经元上行至胸腰段的交感神经节前神经元,兴奋后的交感神经传出冲动经腹下丛至膀胱壁,兴奋 β3 受体,松弛膀胱,使膀胱保持低压;②膀胱颈和后尿道,兴奋 α1 受体,增强膀胱出口阻力以控制尿液外溢;③盆神经节,抑制盆神经节对副交感神经传出的传导,使排尿阈值以下副交感神经的兴奋性传出被阻滞。

4. **排尿期**　排尿开始时,膀胱内压升高,尿道压力同步降低,增高的膀胱压维持直至膀胱排空;随着膀胱被排空,膀胱压降至静息水平,而尿道压力也恢复到排尿前水平。排尿过程最先发生的事件是尿道压力下降,比膀胱压升高提前几秒钟。当膀胱压升高超过某一水平,膀胱颈开放,开始排尿。排尿完毕,远端尿道外括约肌区域尿道闭合,随后膀胱颈闭合。

5. **排尿过程**

（1）排尿的启动:排尿前尿道压力下降的具体机制尚不明确。当尿道压力自主地、非随意地下降,急迫排尿感随即产生。

（2）排尿:排尿时逼尿肌收缩是由节后副交感神经传出冲动的发放所致。由于脊髓抑制冲动的去除允许节前的副交感活动达到一特定频率,这种频率可以破坏副交感神经节的过滤作用。神经递质发生突触前释放,并被激活。节前冲动的发放被传递到节后神经元,在此处神经末梢曲张体内的囊泡释放乙酰胆碱,最终导致逼尿肌收缩。

(3) 膀胱颈开放:逼尿肌收缩的同时膀胱颈开放的机制尚不清楚。第一种理论认为膀胱与膀胱颈交互神经支配,使膀胱收缩与膀胱颈松弛相关。第二种认为膀胱颈开放的基本需求是从逼尿肌向尿道纵向延伸并跨越膀胱颈的平滑肌肌束。这些肌束收缩,向下到达尿道固定于生殖膈水平,似弓弦,使近端尿道缩短变宽,进而使膀胱颈主动开放。第三种认为膀胱颈及近端尿道的逼尿肌平滑肌纤维的排列使逼尿肌收缩时膀胱颈形成漏斗状,进一步开放。

(4) 排尿反射:在膀胱充盈过程中,脑干、导水管周围灰质及脑桥排尿中枢等部位神经活动信号增强。储尿期膀胱容量逐渐增加,膀胱尿道的传入信号通过脊髓传导至中脑及导水管周围灰质的神经元,当容量达到一定水平时,导水管周围灰质下行的兴奋信号通过脑桥排尿中枢激活位于骶髓的副交感神经中枢,支配膀胱逼尿肌及尿道的副交感神经接收到信号转导后,引发尿道括约肌舒张及逼尿肌收缩,膀胱内压增高,最终顺利将尿液排出。在排尿过程中,通过激活尿道副交感神经通路也可抑制交感储尿反射,触发抑制性物质一氧化氮的释放并阻断尿道兴奋性冲动传入,从而导致尿道平滑肌的松弛,促进膀胱排空。

四、儿童生理学特点

正常儿童的尿动力学研究表明儿童的膀胱功能与成人大不相同。2~3 岁期间,儿童的排尿会从不加控制的婴幼儿排尿模式发育成有意识的、与社会行为相符的成人排尿模式。随意启动和抑制排尿是一个主动的学习过程。膀胱功能的正常发育需要完整的神经系统和至少三个条件:①膀胱容量的增长;②对尿道横纹括约肌的主动控制;③对膀胱-括约肌的直接主动控制。在接受排尿训练时,这个学习过程还可受到家庭与社会规则的影响。

(一) 膀胱功能参数的变化

1. **排尿频率**　在妊娠的最后 3 个月,胎儿每 24 小时排尿约 30 次。在出生后几天内排尿次数骤减,1 周后又开始增加,2~4 周时排尿次数增至平均每小时 1 次,随后排尿次数又开始减少,到 6~12 个月时每天排尿 10~15 次,到 2~3 岁时,每天排尿降至 8~10 次。小儿出生后几年排尿次数减少的原因与膀胱容量增加有关,尽管尿量也在增加,但前者增加的幅度更加大。12 岁时排尿次数与成人接近,平均每天 4~6 次。

2. **膀胱容量、排尿量和膀胱排空效率**　膀胱容量的增加是儿童膀胱功能和控尿能力发育的重要步骤。只有足够大的膀胱容量才能满足生长发育过程中的儿童的产尿量增加、排尿次数减少的需要。

儿童的功能性膀胱容量可根据年龄较准确地估计,且无性别差异。婴儿膀胱容量:膀胱容量(ml)=38+2.5× 月龄;对于年龄较大的小儿,一般可通过 Koff 公式或 Hjalma 公式计算得:

$$膀胱容量(ml)=30 + [年龄 \times 30]$$

儿童每次排尿量随着年龄的增长而增加,并与膀胱容量的增加相平行。尿动力学研究显示尽管逼尿肌-括约肌协调机制发育不完善,但大部分一岁以内的幼儿仍可令人满意地排空膀胱(超过 80% 的排空效率)。

3. **排尿期逼尿肌压力**　关于正常婴幼儿排尿期逼尿肌压力的研究不多,这是因为在婴幼儿身上操作尿动力学检查较困难,且涉及伦理学问题。有学者曾做过正常婴幼儿的自然灌注尿动力学(利用自身分泌的尿液充盈膀胱)研究,研究对象是因肾盂输尿管连接部梗阻行离断式肾盂成形术或肾发育不良行肾切除术的患儿,结果发现排尿期最大逼尿肌压比正常成人高很多。另外,还发现男性婴幼儿的排尿期逼尿肌压力比女性高(分别为118和75cmH$_2$O,$p<0.03$)。

排尿期逼尿肌高压主要发生在1岁以内的婴儿,随着年龄增长,压力逐渐下降。此外,还有超过半数的患儿表现为排尿中断或Staccato断续排尿,在尿动力学检查时表现为排尿期逼尿肌压力曲线达最高峰时出现波动,同时尿流减少甚至暂停;而后逼尿肌压力突降后尿流又恢复。这种排尿期逼尿肌高压被认为是幼儿在出生后1~2年内膀胱逼尿肌与尿道括约肌协调性成熟过程中的特有变化。

利用自然灌注影像尿动力和肌电图研究伴有尿路感染病史的婴幼儿,可进一步证明逼尿肌-括约肌不协调现象。在排尿期,括约肌肌电活动增加时,尿流率骤然降低,同时逼尿肌反射压力达高峰值;相反,当尿道外括约肌松弛,尿流恢复,逼尿肌反射压力降低。排尿初期的逼尿肌压明显低于中期最大逼尿肌压,而且婴幼儿的最大逼尿肌压力要明显高于正常成人。

(二) 正常控尿的发育

传统观念认为新生儿的排尿是在膀胱充盈后,通过简单的脊髓反射自发启动排尿,高级神经中枢没有或很少介入,随着生长发育逐渐形成有意识的控尿。控尿能力的延迟发育会导致某些疾病,如夜间遗尿,既往有些学者认为所有的遗尿患儿随着年龄的增长会自行缓解。但是,近年来的研究证明高级神经中枢参与了新生儿甚至足月胎儿的排尿过程。胎儿在宫内排尿几乎都发生于觉醒时,足月胎儿的排尿可被声振刺激试验诱发。以上这些研究都表明接近分娩期的胎儿的排尿反射是受高级神经中枢控制的,而进一步的神经调节是在生后完成。

动态尿动力学研究证明新生儿的排尿并没有发生于睡眠时。在睡眠过程中逼尿肌稳定,没有收缩,而当新生儿觉醒时被观察到出现逼尿肌过度活动。在睡眠中当膀胱充盈膨胀至将要排尿时,脑电图显示大脑皮质会出现觉醒或者唤醒的反射波形。但是这段觉醒时间通常是短暂的,只在小儿啼闹、排尿时出现,然后又转入睡眠,小儿不易被唤醒。膀胱充盈膨胀引起的觉醒反射可能涉及复杂的神经通路和更高级神经中枢,目前尚不能明确解释具体机制。

这些研究结果也得到了动物实验的证实:在出生时神经中枢和通路之间就有着复杂的联系和整合,在出生后又重新调整。出生后膀胱功能的发育完善需要三个阶段:①逼尿肌本身的变化;②膀胱周围神经组织的发育;③中枢神经突触通路的改变和膀胱副交感神经反射通路的重新塑形。动物实验证实幼鼠膀胱平滑肌较大鼠有更多的自发活动,更大的收缩波幅,这提示在发育过程中,逼尿肌平滑肌细胞间联系减少,自发活动减少,从而可以更有效地储尿;同期,中枢和外周神经系统也发生广泛的变化。在猫科动物中,新生期幼仔的排尿是依赖外界的躯体-膀胱反射触发,如母猫舔小猫的会阴部会诱发排尿,这种躯体-膀胱反射发生于骶髓。当动物成年后,这种反射消失,而当脊髓损伤时又会再次出现。还有更多的神经解剖学研究证明,脊髓-膀胱反射是通过中间神经元与神经节前神经元的直接接触和突触连接调节的。中间神经元与神经节前神经元的突触传导在刚出生时数目很多,在随后三周内迅速下降,此时脊髓反射开始出现。若脊髓横断后这种下降受到抑制,表明更高级的神经中枢在突触重塑方面发挥着重要作用,促进了出生后排尿反射的发育。

2~3 岁期间,幼儿排尿模式会向着与社会规则相符的、更有意识控制的成人模式发育。此时幼儿对膀胱充盈和尿急感更加敏感,会对尿失禁所带来的尴尬而羞愧。通过一段主动学习的过程,幼儿会获得有意识抑制和延迟排尿的能力。这种控尿能力的自然发育过程需要完整的神经通路,需要对社会规则的认识等。其他重要因素还有:逐渐增长的膀胱容量,逼尿肌-括约肌协调性的成熟和对盆底肌-括约肌的主动控制能力。通常到小儿 3~4 岁时整体过程可以完成。

有多个神经中枢对排尿进行控制,包括骶髓排尿中枢、脑桥中枢、小脑、基底节、边缘系统、下丘脑和大脑皮质。膀胱与其他内脏器官不同之处是膀胱接受体神经和自主神经的双重支配。神经递质除了乙酰胆碱、去甲肾上腺素外,还有前列腺素物质 P、鸦片肽、血管活性肠肽和神经肽 Y。仅阻断肾上腺素能或胆碱能受体只能部分影响神经系统对膀胱的支配作用,这就可以解释为什么常用的受体阻断剂并不能达到所期待的临床疗效。

婴幼儿一过性逼尿肌-括约肌协同失调:研究表明,小儿的排尿模式在从婴幼儿向成人模式转变的过程中,所有的小儿会表现不同程度的逼尿肌-括约肌功能障碍。例如,有很大一部分 1~2 岁的儿童有明显的逼尿肌-括约肌协同失调和断续排尿,表现为尿流不连续,甚至尿流完全中断后再次少量排尿,一次排尿过程中可有多次排尿。尿动力学检查表明高压排尿与不连续排尿有关,但总体来说对膀胱的排空没有太大影响。这种异常排尿会随着排尿训练的进行而缓解,仅仅是一过性的。因此,医生在对有断续排尿的婴幼儿进行评估时,需要将此因素考虑在内。但是如果经过排尿训练,断续排尿仍然持续存在,甚至出现了并发症,如反复尿路感染,医生则需要考虑是否存在泌尿系统解剖异常或神经系统疾病。

(林德富　陈烁璠)

第二节　尿流动力学检查

尿动力学(urodynamics,UDS)是研究尿液从肾脏到膀胱及其在膀胱中储存和排空的生理过程的医学科学。简单讲就是研究尿液的输送、存贮和排泄过程。尿流动力学检查通过尿动力学设备将患者异常的症状用图和数字表现出来,目的是监测排尿异常出现的原因,并作出病理生理学解释。近年来,尿流动力学检查技术在儿童泌尿外科中的应用越来越广泛,为尿路功能障碍的诊断、治疗方法的选择及疗效评价提供参考。

尿流动力学检查可分为上尿路和下尿路检查两个部分。

一、上尿路尿流动力学检查方法

肾脏排出的尿液经肾盂、输尿管进入膀胱。此过程除依赖上尿路的通畅性和蠕动性外,还受膀胱内压力的影响。通过上尿路尿流动力学检查,可了解肾盂输尿管内尿液的输送情况,以判断其功能。

(一)静脉尿路造影

儿童常用的造影剂为非离子含碘造影剂,如 37% 碘帕醇,剂量为 2.0~2.5ml/kg,总量不超过 70ml,在 2 分钟内由静脉注入。在注入造影剂后的 7、15 和 30 分钟分别摄片,怀疑上尿路梗阻时分别于 10、20、40 和 60 分钟摄片,如显影不满意,可延长至 90、120 和 180 分钟摄片。观察造影剂在肾盂和输尿管内的输送过程,确定病变的部位及性质。

（二）利尿肾图

利尿肾图对于评估肾功能和上尿路梗阻有非常重要的作用。常规肾图曲线有三个相段:初始段是放射药物被肾脏快速摄取阶段,反映肾脏灌注功能;第二段摄取在 2~5 分钟达到峰值,用以初步评估肾功能,尿路梗阻时可能减少肾脏对放射药物的摄取;第三段为排泄阶段,放射示踪剂逐渐下降,反映示踪剂随尿液排出肾脏的速度,与尿流量及尿路通畅程度有关。第三阶段中,由于肾功能不全、膀胱输尿管反流、不能主动排尿、神经源性膀胱、异位肾和体位等因素均可影响评估结果,所以目前认为检查前应留置导尿管,采取坐位,并在示踪剂注入 10 分钟后静脉注入呋塞米以促进尿液的排出。注入利尿剂后,尿流量增加,排出加速,排泄段曲线迅速下降。$T_{1/2}$（一半示踪剂被集合系统排出时间）小于 10 分钟,提示无梗阻,10~20 分钟为可疑梗阻,大于 20 分钟考虑存在梗阻。利尿肾图在判断上尿路梗阻较准确,常用于上尿路梗阻的诊断及术后疗效评价。

（三）经皮肾穿刺造影　　在 B 超引导下,选择穿刺部位,经皮穿刺肾盏,确认抽出尿液后将造影剂注入肾盂内。该方法可以观察肾盂输尿管的形态和判断梗阻部位。结合延迟 X 线检查,通过分析造影剂排泄的速度,还可用以评价上尿路的通常程度。

（四）肾盂内压测量法　　该检查对上尿路梗阻具有诊断意义。由于肾盂压力与膀胱内压有一定关系,尤其是有膀胱输尿管反流时,排尿期肾盂压力会显著升高,因此在测量肾盂内压时应同步测量膀胱内压。

测量方法有两种:

1. 经皮肾盂穿刺测压　　在 B 超引导下,经皮肾盂穿刺插入导管,可直接测压或采用灌注法测压。直接测压,如肾盂静止压力在 $66.7~80.0cmH_2O$ 时提示输尿管完全梗阻;压力为 $21.3~32.0cmH_2O$ 表示不完全性梗阻。

灌注测压分为肾盂恒流灌注压力测定（Whitaker 试验）和肾盂恒压灌注试验（CPP 试验）两种方法。①Whitaker 试验:将恒流灌注泵与尿动力学仪连接,以 10ml/min 速度向肾盂内灌注生理盐水。当灌注液充满肾盂输尿管后,使注入肾盂与流入膀胱的液体量维持平衡时,同时记录肾盂压力和膀胱内压,二者的压力差称为肾盂相对压力。相对压力一般不超过 $11.8~14.7cmH_2O$。压力差越大,提示上尿路梗阻越严重。②CPP 试验:该法的仪器设置较 Whitaker 试验简单,将向肾盂内灌注液的压力保持相对恒定状态,测定灌注液通过上尿路的速度来判断是否存在梗阻。当以 $17.7cmH_2O$ 压力灌注时,正常者灌注液通过上尿路的速度为 $21.0 \pm 4.1ml/min$。流速小于 10ml/min 时,则考虑存在上尿路梗阻;若小于 5ml/min,提示梗阻严重。CPP 试验可重复检测,其结果较 Whitaker 试验更准确。在无肾盂造瘘时这两种方法均具有创伤性,且不能评估肾功能,故在临床应用中受到限制。

2. 经肾盂造瘘测压　　将肾盂造瘘引流管连接于测压装置进行测量,其方法及临床意义与上述灌注测压法相同。

二、下尿路尿流动力学检查方法

尿流动力学主要应用于检测下尿路功能。下尿路主要负责两项重要功能:低压状态下储存尿液和排空尿液。目前,尿动力学是评价下尿路功能的唯一手段。

（一）尿流率测定（uroflowmetry,UF）

尿流率是指在单位时间内自尿道排出的尿量,以毫升/秒（ml/s）表示。在排尿时膀胱收缩压及尿道内阻力是决定尿流率的重要因素,正常时二者成反比关系。尿流率是一种简单非侵入性检测方法,可反映排尿期膀胱、膀胱颈、尿道和尿道括约肌的功能。通过尿流率测量设备测定排尿过程中的尿流率数据,将其描绘成尿流率曲线,根据尿流率曲线进行分析,可以确定下尿路是否有排尿功能障碍。

1. 尿流率测定的参数及其意义

(1) 最大尿流率(maximum flow rate,Qmax):是指尿流率的最大测定值,也是最有意义的参数。影响因素有年龄、尿量、性别、环境和心理等。正常排尿受膀胱逼尿肌和膀胱出口共同调控。当 Qmax 降低时,可能是膀胱出口梗阻或逼尿肌功能受损所致,当尿量不足时也可导致 Qmax 降低。Qmax 可以作为膀胱出口梗阻的筛选指标,但并无特异性。最大尿流率简单计算方法:

$$正常值 Qmax = 排尿量的平方根$$

(2) 平均尿流率(average flow rate,Qave):是尿量除以尿流时间所得的数值,只有在尿流连续的情况下有意义。

(3) 尿流时间(flow time,FT):是指尿流率测定过程中可以确切测到尿流的时间段。尿流时间 = 排尿时间-间隔时间(间断尿流模式)。

(4) 排尿时间(voiding time,VT):排尿时间是指整个排尿过程所持续的时间。在排尿无间断的情况下,排尿时间等于尿流时间。

(5) 达峰时间(time to maximum flow,TQmax):指尿流出现到尿流达到最大尿流率的时间间隔。

(6) 尿量(voided volume,VV):指尿流测定过程中逼尿肌收缩所排出的尿液容量。尿量的多少直接影响最大尿流率的大小,儿童尿量在 100~150ml 时所测值最有意义。

为了保证尿流率测量数据的准确,需要满足如下两个条件:患儿受过如厕训练和保证充足的尿量(要求大于预估膀胱容量的 50% 以上)。

2. 尿流曲线形态及排尿模式,除了以上客观测量参数,排尿曲线形态也很重要。

(1) 正常排尿模式:正常生理状态下,尿道压力较低,尿流率曲线呈钟形,尿流率呈较高水平(图 4-2-1)。

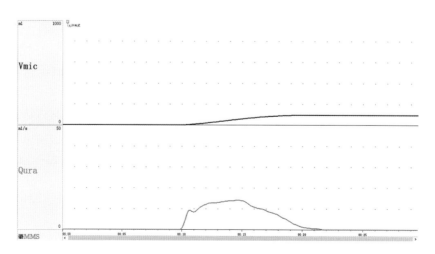

图 4-2-1　正常排尿曲线

（2）异常排尿模式：临床常见的病因有膀胱出口梗阻，包括机械性和功能性梗阻。功能性梗阻的病因多为逼尿肌括约肌协同失调和逼尿肌括约肌不协调等。

模式1：低平尿流曲线（图4-2-2），排尿时间长，见于逼尿肌收缩乏力或膀胱流出道梗阻（bladder outlet obstruction，BOO）。BOO的病因分机械性梗阻和功能性梗阻两类。机械性梗阻常见的原因是尿道瓣膜和尿道狭窄；功能性梗阻多由持续性括约肌收缩引起。梗阻的具体病因可通过尿流率-括约肌肌电图监测进行鉴别。

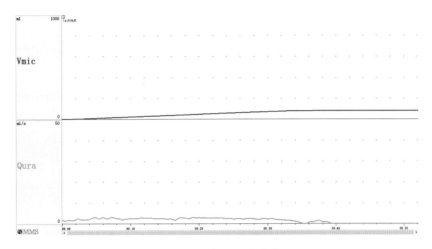

图4-2-2　低平尿流曲线

模式2：间断尿流模式（图4-2-3），排尿时间延长，排尿过程中尿流中断为0，常见于腹压排尿或逼尿肌-括约肌-盆底肌协同失调。

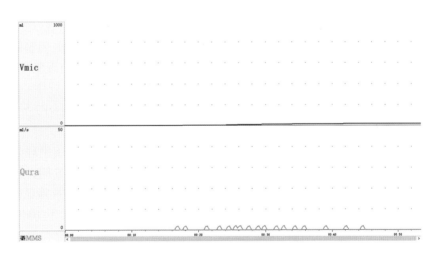

图4-2-3　间断尿流模式

模式3：尿流不规则尿流曲线（图4-2-4），又称Staccato曲线，尿流率始终连续但最小尿流率大于0，见于括约肌间歇性不稳定收缩引起的排尿不协调，常见于婴儿期。

单纯尿流率测定的方法简单，是下尿路功能障碍患者的首选检查。但是单纯尿流率测定缺乏特异性，尿流率异常只能表明排尿过程存在问题，但不能确定功能障碍的具体部位。

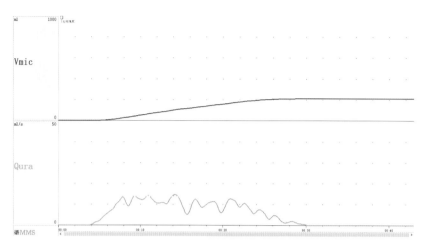

图 4-2-4   不规则尿流曲线

尿流率测定可以结合膀胱残余尿量来评价排尿功能,也可以与膀胱压力容积测定、压力-流率测定、尿道压力和盆底肌电图结合检测获得更多有效信息。

3. 残余尿量   指排尿结束时膀胱内残留的尿量,是评价膀胱排尿功能的参数。一般在排尿后 5 分钟内检测,通过超声或导尿管等方法测定。一般大于 10ml(或者大于 10%EBC)具有临床意义。

(二)膀胱压力-容积测定(cystometrogram,CMG)

膀胱压力-容积测定可明确充盈期膀胱压力和容积之间的变化关系,用于测定及评价储尿期膀胱逼尿肌的功能情况。通过膀胱测压对下尿路功能异常做出诊断。

操作方法:经尿道(或膀胱造瘘口)将测压尿动力导管插入膀胱,经肛门插入直肠测压管,将测压管分别连接于尿动力测压记录装置上。向膀胱内注入充盈剂,当膀胱开始充盈时,压力随之升高。由于膀胱壁组织成分的弹性和黏弹性,膀胱容量虽不断增加,但膀胱内压力却相对稳定地维持在低压状态。继续充盈膀胱,容量达生理限度时,患儿出现紧急排尿感觉,进入排尿期。

经尿道的尿动力测压管的粗细可影响膀胱压力测定值,儿童一般选择 F7 导管,婴儿选择 F6 导管。

常用的膀胱充盈剂有液体或气体,目前较多使用液体灌注。最常使用生理盐水或蒸馏水,常用的气体为 CO_2,在影像尿动力测定时,使用稀释后的造影剂做充盈剂。充盈时灌注液的温度以 37℃为宜,温度过低可能刺激膀胱产生收缩,导致逼尿肌稳定性降低的假象。

灌注速度分三种:慢速小于 10ml/min,中速为 10~100ml/min,快速大于 100ml/min。儿童常用的灌注速度小于 20ml/min。传统 CMG 检查中充盈期压力比自然充盈过程中的压力高,可能与灌注速度超过生理速度有关。灌注速度过快,可造成膀胱压力升高的假阳性结果。

不同年龄的正常儿童,测得的膀胱压力容积曲线有差异。正常儿童的排尿过程不断发育,只有在排尿控制发育成熟后才有可能由新生儿不自主排尿发展到成人的自主排尿。3 岁以内婴幼儿通过不断地感知膀胱充盈的感觉和学习抑制排尿能力,逐渐适应社会行为规范,循序渐进地获得自主控尿能力。3 岁以上的儿童,逐渐形成有意识地控制排尿能力,膀胱容量逐渐增加,压力曲线和排尿模式逐步接近成人。

膀胱压力-容积测定可以反映膀胱储尿期功能:膀胱感觉、逼尿肌活动、膀胱顺应性和膀胱容积。从记录曲线中可以提供以下资料:

1. **逼尿肌压力**　通过测压尿动力导管可以获得膀胱腔内压力数值,即为膀胱腔内压力(Pves);通过直肠测压管可以获得直肠压力,间接获得腹腔压力数值(Pabd);逼尿肌压力(Pdet)为膀胱壁所产生的压力,可通过如下公式计算获得:Pdet =Pves−Pabd,单位为 cmH_2O。

2. **最大膀胱测压容量**(maximum cystometric capacity,MCC)　膀胱感觉正常的患儿,当膀胱充盈至出现强烈排尿感,即将进入排尿期时的膀胱容量即为最大膀胱测压容积。膀胱测压容积与年龄、逼尿肌功能、灌注速度、环境心理等因素相关。膀胱容量随年龄增长而递增,2 岁以上可应用以下公式计算:MCC=［30+30× 年龄(岁)］ml,12 岁后接近成人容量。3 岁以下小儿膀胱容量:新生儿~1 周为 25 ± 10ml;1 周~3 月龄为 53 ± 13ml;3~12 月龄为 70 ± 30ml;12~24 月龄为 76 ± 31ml;24~36 月龄为 128 ± 72ml。最大膀胱测压容积减低常见于不稳定性膀胱、膀胱炎和部分遗尿患儿。当患儿有下运动神经元病变、膀胱憩室及下尿路梗阻时,膀胱测压容积增大。

3. **膀胱顺应性**(bladder compliance,BC)　膀胱的黏弹性依赖于平滑肌细胞、胶原和弹性蛋白。顺应性是指充盈期膀胱灌注容量变化和逼尿肌压力变化的比值,用 Δ volume/ΔPdet 表示,单位 ml/cmH_2O。

由于膀胱逼尿肌的特性,正常膀胱在充盈期间,内压始终维持在 $15cmH_2O$ 以下。从空虚到充盈,压力曲线上升极为缓慢,近似水平状态,即使充盈达第一次出现排尿感时,压力曲线也无变化,这一生理特性称为膀胱顺应性。当膀胱存在神经源性或肌源性损害时,可引起顺应性失调。膀胱顺应性减低时,随充盈量增加,膀胱压力曲线很快升高;高顺应性膀胱则相反,充盈量超过正常容量后,膀胱内压不上升,仍呈低水平状。膀胱低顺应性即储尿期膀胱处于相对高压状态,当 Pdet 大于 $40cmH_2O$ 时会造成上尿路损害。

导致顺应性降低的假象:①灌注速度过快,超过自体产生尿液速度。当顺应性降低(Pdet 升高时,可以停止或减慢灌注速度,观察 Pdet 是否继续升高),如果停止灌注,压力退回到基线,证明顺应性不是异常的,应减慢灌注速度避免假象。②如有 pop-off 机制存在,顺应性表现好于实际顺应性,常见于膀胱输尿管反流和膀胱憩室患者。

4. **膀胱活动性**　膀胱活动性正常称稳定膀胱,反之则称不稳定膀胱(unstable bladder)。膀胱活动性过高又称逼尿肌过度活动(detrusor overactivity,DO)是指在充盈期逼尿肌活动以无抑制性收缩(involuntary detrusor contractions,IDCS)为特征,临床表现为无意识的尿急和尿失禁。引起膀胱活动性增高的病因有:神经源性疾病(脊髓损伤、多发性硬化症)、膀胱炎、下尿路梗阻等。

在 P-Q 图中(图 4-2-5),充盈期可见到既有上升支又有下降支的压力波动。在正常小儿中,不稳定膀胱占 10%~15%,年龄越小,发生率越高。不稳定膀胱可分为特发性、神经源性和膀胱源性三种类型。病理性不稳定膀胱常见于神经源性膀胱、下尿路梗阻和膀胱炎等疾病。亦有人将非神经疾病导致的逼尿肌无抑制性收缩,称为特发性逼尿肌不稳定;而因神经疾病引起者,则称逼尿肌反射亢进。

5. **漏尿点压力测定**　指尿液自膀胱漏出时的腹腔压力或膀胱内压力及逼尿肌压力的测定方法。漏尿点压力(leak point pressure,LPP)的测量可用于分析尿失禁原因。

LPP 分两种测压类型:腹腔漏尿点压力(abdominal leak point pressure,ALPP)和逼尿肌漏

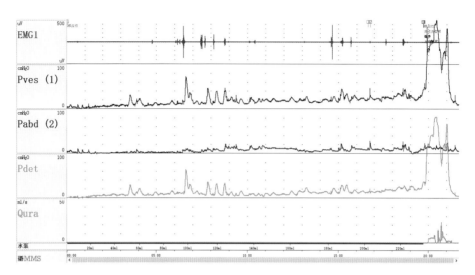

图 4-2-5   充盈期逼尿肌过度活动

尿道压力(detrusor leak point pressure,DLPP)。

(1) ALPP 定义:在无逼尿肌收缩情况下,患者增加腹压过程中出现漏尿时的膀胱内压,其实质是测量造成漏尿所需的腹腔压力最小值。正常情况下,由于尿道括约肌功能正常,即使增加腹压也不会出现漏尿。ALPP 反映尿道的闭合功能,固有括约肌力量和抵抗腹压变化时尿道括约肌的能力。仅出现于压力性尿失禁(stress urinary incontinence,SUI)病人,ALPP 为 SUI 的诊断及分类提供标准。理论上,ALPP 越低,说明括约肌功能越弱。ALPP 压力值是产生漏尿时刻的腹腔压力(膀胱内压)Pabd(or Pves)而不是压力变化值。在尿动力学检测中可以通过两种不同的动作方式增加腹压:主动 Valsalva 动作或是咳嗽诱导(图 4-2-6)。

ALPP 值判断尿道固有括约肌功能:

ALPP <60cm H_2O:尿道固有括约肌缺陷(ISD)。

ALPP 在 60~90cm H_2O:可疑 ISD。

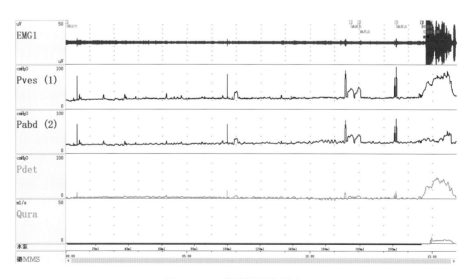

图 4-2-6   腹腔漏尿点压力

ALPP >90cm H_2O：无 ISD，尿道固有括约肌功能基本正常。

（2）DLPP 定义：没有逼尿肌收缩和腹压增加情况下，出现漏尿时的最小 Pdet。DLPP 是测量低顺应性膀胱漏尿点压力，实质上是评估膀胱出口阻力状态。膀胱出口阻力越高，Pdet 将越高。低顺应性膀胱，如果出口阻力小，在相对安全的低膀胱内压下出现尿失禁；而膀胱出口阻力高时，膀胱内压持续升高，最终将高压力传导至上尿路，膀胱长期处于高压状态，将导致上尿路受损（图 4-2-7）。

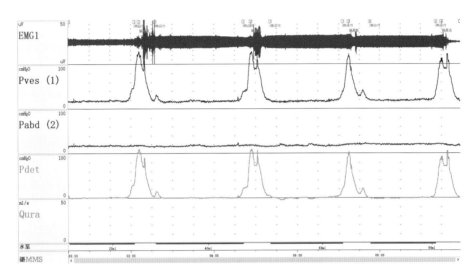

图 4-2-7　逼尿肌漏尿点压力

从临床的角度来看，DLPP 对于那些储尿期高压力的患者最有意义（通常是继发 DO 和 DSD）。高膀胱压力可传导至肾脏，长期的膀胱高压最终导致上尿路损伤逐渐加重。DLPP 是预测上尿路损伤的重要指标。经过大量资料研究认为 DLPP≥40cmH_2O 是造成上尿路损害的危险因素。在无逼尿肌收缩及腹压改变的前提下，Pdet 达到 40cmH_2O 时的膀胱容量作为安全容积；DLPP 相对应的膀胱容量称为漏尿点时的膀胱容量。所以临床上，治疗的目的就是改善低顺应性，通过降低膀胱压力实现 DLPP 低于 40cmH_2O。

ALPP 和 DLPP 虽然都是测量漏尿点压力，但性质截然不同。ALPP 是评估尿道括约肌功能指标，即 ALPP 越低，则括约肌功能越弱。DLPP 是受损膀胱对膀胱出口阻力升高的反应，阻力越高（如 DSD），则 DLPP 越高，对上尿路潜在的危害也越大。

（三）压力-流率测定（voiding pressure-flow studies）

正常的排尿过程是：充盈期膀胱灌注达到一定容量，出现急迫排尿感，尿道括约肌松弛，逼尿肌收缩，膀胱颈及尿道开放，括约肌保持松弛状态，直至尿液完全排空。膀胱逼尿肌收缩功能和膀胱出口阻力，决定了膀胱的正常排空能力。压力-流率测定可了解排尿期的膀胱排空功能，评估主动排尿过程中逼尿肌收缩功能、膀胱出口功能和逼尿肌括约肌失调性等。

压力-流率测定评估膀胱和膀胱出口功能相关的参数：尿流率、逼尿肌压力、腹腔压力、膀胱内压、残余尿量及括约肌肌电图等。

正常膀胱可以通过逼尿肌收缩克服膀胱出口阻力以达到膀胱排空。膀胱出口阻力越高，Pdet 将越大，并伴随尿流率降低。随着时间的推移，逼尿肌收缩功能可能减退，不再能产生足够的压力来克服膀胱出口障碍,最终导致膀胱不完全排空或尿液滞留。

膀胱排空异常的原因:逼尿肌不活跃(逼尿肌收缩无力、收缩时间短、无收缩),膀胱出口过度活跃(出口阻力增加)或二者同时存在。

逼尿肌功能分以下三类:

1. **正常的逼尿肌功能**   没有膀胱出口阻力下,在正常时间范围内,逼尿肌主动并持续性收缩,以达到膀胱完全排空。

2. **逼尿肌功能低下**   收缩强度和/或持续时间的减弱,导致膀胱排空时间延长和/或在正常的时间范围内无法达到完全的膀胱排空。

3. **逼尿肌收缩不能**   检查过程中没有逼尿肌收缩。

逼尿肌压力和尿流率是描述排尿期膀胱逼尿肌收缩力和出口阻力功能的重要指标。可以根据压力-流率图(P-Q图)判断逼尿肌收缩力(正常或障碍)和膀胱出口阻力(梗阻或通畅)。

一般来说,压力-流率测定,可以确定以下三种情况:

	逼尿肌压力	尿流率	排尿功能
1	低或正常	高或正常	正常无梗阻
2	高	低或正常	膀胱出口梗阻
3	低	低	逼尿肌功能低下

如同时记录括约肌肌电图还可评估排尿期逼尿肌功能和括约肌活动的协调性。排尿期逼尿肌收缩过程中,括约肌活动非主动性增强(膀胱颈、尿道括约肌不松弛或括约肌无抑制性收缩),则提示存在逼尿肌括约肌协同失调(DSD),常见于存在神经系统疾病,T_{10} 至 L_1 和骶神经排尿中枢平面以上神经损伤。DSD 是危害上尿路的尿动力学危险因素。临床证实没有神经系统损伤,出现上述尿动力学表现,称作排尿功能不全(逼尿肌/括约肌不协调),被认为是一种排尿行为异常。

(四)尿道压力分布测定(urethral pressure profile,UPP)

尿道压力分布测定是指膀胱在静止状态下,连续测定全尿道内各部分的压力,并记录绘成尿道压力分布曲线图,简称尿道测压。尿道压力的形成主要源自构成尿道壁的平滑肌、横纹肌及其弹性纤维,在非排尿期使尿道呈关闭状态所产生的张力。

1. **检查方法**   尿道压力测定方法有导管侧孔灌注法、球囊导管法和微型传感器法等。导管侧孔灌注法所用的测压导管价格低廉,其测得的结果与其他方法获得的结果无显著差别,因此该法较广泛应用于临床。导管侧孔灌注法又称 Brown-Wickman 法,压力传感器描记沿尿道连续测定多个点的压力形成一条连续的尿道压力描记图。方法是将多孔测压导管经尿道插至膀胱,将导管以恒定的速度自尿道拉出的同时,也以恒定的速度持续不断地向导管内注入液体,压力传感器测得的压力即为该部位尿道的闭合压。导管退出的速度控制在 6~12cm/min。若灌注剂为液体,灌注速度宜为 2~10ml/min。速度过快或过慢均会影响测定结果。

2. **正常尿道压力测定参数**   ①最大尿道压(maximum urethral pressure,Pura.max):即尿道压的峰值,相当于尿道外括约肌处的尿道压力。②最大尿道闭合压(maximum urethral closure pressure,Pura.clos.max):是指最大尿道压与膀胱压之间的差值。③功能尿道长度

(functional urethral length,FUL):是指在尿道压力描计过程中压力高过膀胱压的一段尿道长度。从理论上讲,该段尿道具有尿液控制功能。大多可以控尿女性的功能尿道长度大约3cm,尿道闭合压40~60cmH$_2$O。在压力性尿失禁的女性患者中,功能尿道长度常小于3cm。④总尿道长度(total urethral length,TUL):是指在尿道压力描记过程中测得的全部尿道长度,相当于尿道的解剖长度。⑤前列腺尿道长度(prostatic urethral length,PUL):从尿道内口到最大尿道压之间的距离。如用生理盐水以2~3ml/min的灌注速度,测定小儿尿道压力分布,所得的结果除尿道功能长度和总尿道长度较短外,尿道压力的大小与成人没有明显区别。男孩最大尿道压力约为58.8~88.2cmH$_2$O,女孩为49.0~78.4cmH$_2$O。如尿道压升高,多见于尿道梗阻、狭窄或膀胱逼尿肌和尿道外括约肌协同失调等疾病;而括约肌损害或神经系统病变时,则出现尿道内压下降。

(五) 括约肌肌电图测定(electromyogram,EMG)

此项检查是利用电生理学的原理记录横纹肌在静止和收缩状态下产生的生物电流的变化,用于评估充盈期和排尿期的括约肌功能。尿道外括约肌与肛门外括约肌均受阴部神经支配,二者肌电活动基本相同,故临床常用测定肛门外括约肌的肌电变化,以替代尿道外括约肌的功能。

肌电图检查所需的电极有针形插入电极和表面电极两种类型。表面电极包括尿道电极、肛门电极及表面皮肤电板。使用表面皮肤电极检查时,操作简单,局部刺激性小,测定结果也较准确,适用于小儿。检查时,将表面皮肤电极置于肛门两侧贴近外括约肌表面,予以妥善固定,然后与测定仪连接,观察肌电流活动情况,并将信号描记成图。这种检查常与膀胱压力、尿流率测定同时进行。

在正常排尿周期中,储尿期尿道外括约肌收缩维持一定张力,并随膀胱容量增加,肌电活动逐渐增强,至排尿前达顶点。在排尿期,尿道外括约肌处于松弛状态,肌电活动随之消失,这些变化早于逼尿肌收缩。排尿结束时,括约肌肌电活动又逐渐恢复,开始一个新的周期。若中断排尿时,肌电活动突然增加,此时逼尿肌收缩压进一步升高,稍后逼尿肌收缩减弱直至消失。

可通过肌电活动的波形、振幅大小、持续时间及频度,鉴别括约肌功能是否正常。在储尿期如肌电活动突然消失,提示外括约肌无抑制性松弛,而在排尿期逼尿肌收缩过程中,括约肌肌电活动增强,则提示逼尿肌-括约肌协同失调。

患儿的配合程度、邻近肌肉活动、尿液漏出及电极黏合程度等,都直接影响肌电图的描记结果。

(六) 影像尿动力学检查(videourodynamics)

指在膀胱测压记录尿动力学参数的同时,显示X线或超声影像下的下尿路动态变化图形的检测方法。该检查方法将尿动力学与影像学结合,用以研究下尿路功能障碍。在小儿主要是采用排尿时膀胱尿道造影动态观察方法。灌注液体为稀释的造影剂,需要在有X线防护设施的检查室内进行,检查床为数字化X线检查床,在X线透视下动态观察膀胱充盈期膀胱形态、漏尿和膀胱输尿管反流情况,排尿期膀胱颈和尿道形态的动态变化,并同步记录尿动力学参数。

影像尿动力学检查能更准确地观察膀胱尿道功能和其形态变化。临床常用于神经源性膀胱、尿失禁、膀胱输尿管反流和下尿路梗阻等疾病的诊断及术后疗效评价。

（七）膀胱尿道同步测压（urethrocystometry）

是一组同时测量膀胱和尿道压力的检查方法，为临床评价膀胱和尿道功能提供可靠资料。该法使用三腔测压管，导管具有三个侧孔分别用于灌注、膀胱测压和尿道测压，可以同步进行尿道和膀胱压力测量。分为充盈期和排尿期检查两大类，前者主要用于尿失禁的诊断、鉴别诊断和病因分析；后者主要用于排尿困难的原因分析和尿道梗阻的定位诊断。此法最大优点是能够显示逼尿肌尿道括约肌的协同性，缺点是位于括约肌位置导管易滑动，导致测得的尿道压不准确，该检查方法的局限性是需要患儿充分配合，因此在小年龄患儿中尚难以开展。

（八）动态尿动力检查（ambulatory urodynamic）

是对下尿路功能评估的一种研究方法，将各种导管固定在患者身上，膀胱在自然充盈过程中，记录漏尿和排尿情况。与人工灌注相比，自然充盈时测得的膀胱容量相对较大，而膀胱压力较低。动态尿动力检查更适用于无法配合传统尿动力学检查或在传统尿动力学检查中未能找出原因者，与传统尿动力学检查相比，动态的检查更易于检测到尿失禁的发生。在传统尿动力检查中，因未发现有效信息而无法做出诊断时，动态尿动力学检查是一种理想的选择。

（焦丽丽　林德富　何雨竹）

参 考 文 献

［1］廖利民,付光.尿失禁诊断治疗学［M］.北京:人民军医出版社,2012:11-63.

［2］廖利民.尿动力学［M］.北京:人民军医出版社,2012:6-22.

［3］WEN J G,LU Y T,CUI L G,et al. Bladder function development and its urodynamic evaluation in neonates and infants less than 2 years old［J］. Neurourol Urodyn,2015,34:554.

［4］CHEN Y,WEN J G,LI Y,et al. Twelve-hour daytime observation of voiding pattern in newborns <4 weeks of age［J］. Acta Paediatr,2012,101:583.

［5］JANSSON U B,HANSON M,HANSON E,et al. Voiding pattern in healthy children 0 to 3 years old:a longitudinal study［J］. J Urol,2000,164:2050.

［6］KIM K S,SEO J H,KANG J U,et al. Implementation of a multi-functional ambulatory urodynamics monitoring system based on newly devised abdominal pressure measurement［J］. J Med Syst,2010,34:1011-1021.

［7］VAN BATAVIA J P,COMBS A J,HYUN G,et al. Simplifying the diagnosis of 4 common voiding conditions using uroflow/electromyography,electromy-ography lag time and voiding history［J］. J Urol,2011,186(Suppl. 4):1721-1726.

［8］VAN BATAVIA J P,AHN J J,FAST A M,et al. Prevalence of urinary tract infection and vesicoureteral reflux in children with lower urinary tract dysfunction［J］.J Urol,2013,190:1495-1499.

［9］FRANCO I. Functional bladder problems in children:pathophysiology,diagnosis,and treatment［J］. Pediatr Clin North Am,2012,59:783-817.

［10］MOSTAFAVI S H,HOOMAN N,HALLAJI F,et al. The correlation between bladder volume wall index and the pattern of uroflowmetry/external sphincter electromyography in children with lower urinary tract malfunction［J］.J Pediatr Urol,2012,8:367-374.

第五章

尿流动力学在小儿上、下尿路梗阻性病变中的应用

现代尿流动力学的主要研究对象根据部位分为以研究肾盏、肾盂及输尿管为主的上尿路尿流动力学和以研究膀胱、尿道为主的下尿路尿流动力学。

第一节　上尿路尿流动力学检查

肾积水的定义为集合系统的扩张。它是由顺行的尿流受阻或逆行的尿液反流所引起。肾盂输尿管连接部梗阻致小儿先天性肾积水是小儿泌尿外科常见病。对于因肾盂输尿管连接部梗阻引起的肾积水,如不经治疗,其结局可以有很大的差异。有些肾积水不断进展恶化,最终造成不可逆的肾脏功能损害;而有些肾积水可以保持长期稳定甚至自行好转。当前对于肾积水争论的焦点,已不再是采用何种术式(离断性肾盂成形术是公认的术式),而是在于如何判定一个积水扩张的肾脏是否需要外科手术治疗。目前还没有一个能被普遍接受的统一标准用来判定肾积水手术的最佳时机。

顺行尿流受阻引起的肾积水,是一个复杂的生理和分子水平改变的综合过程。它的出现是由于集合系统发生了尿流阻力过高。目前用来评估肾积水的方法不外乎遵循两个原则:一是通过上尿路尿流动力学压力/流率测量集合系统内的物理参数,例如压力与流率,来直接评估集合系统内的尿流阻力;二是评估由于尿流阻力增加而对集合系统产生的后果,如肾脏形态、生理和功能的改变。目前绝大多数的诊断方法属于后者。例如,影像检查(静脉肾盂造影和超声检查)可以显示梗阻近端集合系统的扩张,肾核素扫描和分肾功能测定用来评估肾功能的改变。尽管这些检查手段基本上属于无创性的,且在肾积水诊断上占有重要地位。但它们却有一个共同的缺点,就是不能直接反映肾积水发生的根本原因,即集合系统内尿流阻力的增加。上尿路尿流动力学通过直接显示集合系统增加的尿流阻力,可以诊断上尿路梗阻。依据生物力学的原理,在任何一个流体管道系统,管道内阻力直接跟管道内压力与流率的比值成正比。当测量一个管道的阻力时必须同时测量压力与流率。与其他肾积水诊断方法最大的不同点在于,上尿路压力/流率是唯一同步测量集合系统压力和流率的方

法,能及早揭示集合系统已存在的危险因素,即增高的尿流阻力,从而在这种危险因素还未对集合系统产生严重后果之前,就直接发现了肾积水发生的病理学基础。

非梗阻的集合系统能耐受生理范围内任何流速的尿流输出而保持正常的腔内压力。相反,积水的集合系统则会随着尿流阻力增加,压力/流率关系出现改变。尿流阻力的增加即可表现为尿液的流率不变,压力增加;也可以是压力固定,流率减少。从技术上讲,测量一侧集合系统腔内压力相对比测量一侧肾脏的尿液输出要简单,故当前上尿路压力/流率的测量,多采用标准化的向集合系统内灌注液体的灌注速度,而连续监测腔内压力的方法。即以一个固定的速度向集合系统内灌注液体,可疑梗阻近端出现一个过高的腔内压力则被认为是阻力增加。

先天性肾积水从病理生理学的角度可分为两个阶段,一是生理性梗阻,即尿流输送受阻,导致的肾脏生理参数发生代偿性改变,包括肾盂压力、肾血流量和肾小球滤过率。二是功能性梗阻,即尿流输送受阻,未经治疗,最终将导致肾脏功能的损害。若肾脏出现了功能性梗阻,就一定经历过生理性梗阻阶段。但肾脏有生理性梗阻,不一定就会出现功能性梗阻。

上尿路尿流动力学就是通过肾盂压力测量,和肾盂输尿管的影像学技术,研究肾盂、肾盏及输尿管内尿液输送过程的一种方式。通过上尿路尿流动力学检查,可了解上尿路的病变情况、功能状况、选择治疗方法及评价疗效等提供客观依据。对于肾积水的病理生理意义在于判断有无尿路梗阻存在,判断是否有外科处理的必要性。

1972 年,Whitaker 提出了上尿路尿流动力学检查的雏形,经皮肾盂穿刺灌注测压检查,即 Whitaker 试验。对于上尿路扩张积水或怀疑有上尿路梗阻的病例适用本项检查。检查时需在 X 射线透视观察或超声定位引导下,经皮做肾盂穿刺,同时置入肾盂测压管。为了排除膀胱内压力对肾盂输尿管的影响,应同时经尿道插管测定膀胱内压力。其原理是:首先测定肾盂基础压力,然后以 10ml/min 的速度灌注生理盐水至灌注压力相对平衡状态为止,记录灌注压力变化。所测的肾盂平衡压力减去肾盂基础压力及膀胱内压力即为肾盂相对压力。肾盂相对压力 = 肾盂平衡压力 –（肾盂基础压力 + 膀胱内压力）。

Whitaker 提出 5 种诊断模式:①上尿路无梗阻:肾盂平衡压力 <25cmH$_2$O,肾盂相对压力 <15cmH$_2$O;②肾盂与膀胱之间有梗阻:肾盂相对压力 >22cmH$_2$O,且膀胱压力保持正常;③高张性膀胱:肾盂平衡压力 >25cmH$_2$O,膀胱部分充满,但肾盂相对压力 <15cmH$_2$O;④高张性膀胱同时合并上尿路梗阻:肾盂平衡压力与肾盂相对压力均升高;⑤可疑梗阻:肾盂相对压力为 15~22cmH$_2$O。Whitaker 以 10ml/min 向肾盂灌注液体。如需要,也可 15ml/min 灌注。小儿可用 2~5ml/min 速度灌注。

肾盂压力持续在 20~40cmH$_2$O,可致肾小管细胞膜破坏和细胞凋亡。当肾盂压力 >20cmH$_2$O 时,导致肾血流减少,肾小管细胞 VEGFmRNA 表达水平增加,尿中 N-acetyl-beta-D-glucosaminidas 升高。尿中的 N-acetyl-beta-D-glucosaminidas 升高,提示肾细胞受破坏;细胞凋亡提示肾细胞出现不可逆损害;VEGFmRNA 水平表达增加提示组织缺氧。肾小管细胞膜破坏和肾小管细胞凋亡与肾血流减低和 VEGFmRNA 表达水平增加有关,进一步提示肾盂压力升高与肾脏灌注量减低和组织缺氧密切相关。肾盂压力大于 14cmH$_2$O,引起集合系统生理性参数改变和肾脏损害,故以 14cmH$_2$O 作为肾盂安全压力的阈值。

有些学者认为 10ml/min 的灌注速度过快,不符合病人生理,且不适合于每一个病人,特别是小儿。目前对 Whitaker 试验做了以下几种改进。

1. 个体化压力/流率经皮肾盂穿刺,置入肾盂及膀胱测压管等操作与 Whitaker 试验相同。所不同的是记录病人的年龄、身高和体重,利用身高和体重计算出体表面积,查出各年龄段相对应的肾小球滤过率(GFR)。一般人双侧肾脏最大生理尿输出量等于肾小球滤过率的 20%。根据公式可计算出病人单侧肾脏最大生理尿输出率:单侧肾脏最大生理尿输出率(ml/min)= 体表面积(m²)× 年龄校正后的 GFR(ml/min·1.73m²)×20%/1.73m²× 肾脏数目

若已知病人的肾小球滤过率和分肾功能,还可用下述公式计算单侧肾脏最大生理尿输出率:单侧肾脏最大生理尿输出率(ml/min)=GFR(ml/min)×20%× 分肾功能(%)。

用计算出的每个病人单侧肾脏最大生理尿输出率作为该病人灌注速度,并测量肾盂压力,称为个人化压力/流率。本法更符合每一个病人的自身状况,特别适合于小儿的上尿路尿流动力学检查。肾盂压力在 0~14cmH₂O,表明没有梗阻。若压力升高至大于 20cmH₂O,表明有梗阻。

2. 评价持续压力灌注下压力/流率该方法是以肾盂压力为定量(通常选择 14cmH₂O)的条件下,测量一定时间内怀疑有病变侧集合系统的尿输出量,计算出尿输出率,并以正常人群单侧肾脏最大生理尿输出率为参考,比较病人的尿输出率。如果测得的尿流率≥正常人群单侧肾脏最大生理尿输出率,说明无梗阻。如果测得的尿流率<参考值,则有梗阻存在。实际上测量一定时间内单侧肾脏的尿输出量,并不像监测肾盂压力一样,能随时反映肾脏尿液输出的即时变化。况且尿量的测量容易受到来自对侧肾脏尿液的影响,故已不作为临床上尿路尿流动力学检查的首选方法。

3. 利尿性压力/流率　操作方法:从静脉先给予病人 15ml/kg 生理盐水充分水化,并静脉注射呋塞米 1~2mg/kg,注射后行经皮肾盂穿刺,监测肾盂压力 30 分钟。与其他肾盂测压方法最大的不同就是利尿性压力/流率测定不需进行肾盂灌注,而依靠病人自身的集合系统产生尿液,因此利尿性压力/流率更能真实反映集合系统的生理状态。

正常肾脏有很强的能力来处理增加的尿流输出。积水肾脏如在最适当的灌注流速情况下,肾盂压力维持在 <14cmH₂O,说明引流有效。先天性肾积水肾盂压力可以维持在正常范围,因为积水的肾脏长期处于病理状态,通过减少肾血流量与 GFR,可使肾盂压力也维持在正常状态。但先天性肾积水肾盂处理额外增加的尿输出量的能力却很有限,尿输出量稍微增加,肾盂压力即开始升高。利尿性压力/流率,肾盂压力 >14cmH₂O 不仅意味高的尿流输出阻力,而且更重要的是揭示肾脏正处于不稳定的代偿性平衡状态中。

利尿性压力/流率与其他诊断方法比较,影像检查仅提供集合系统解剖学方面的信息,如超声检查,无创简便,但无法定量测量肾功能或由梗阻引起的肾脏生理方面的改变。因此,超声检查主要用来监测随访肾积水的变化,定期超声检查若显示肾积水进行性加重,就需结合其他检查来评估肾脏功能和生理的变化。静脉肾盂造影和逆行肾盂造影检查可以很好地显示解剖梗阻部位,而造影剂排泄的方式也能为梗阻的严重程度提供一定线索。但对于先天性肾积水是否需要手术,静脉肾盂造影和逆行肾盂造影检查不会比超声检查提供更多的信息。

利尿性压力/流率与利尿性肾核素扫描的操作方法有其相似之处,都使用导尿管排空膀胱,检查前通过静脉输入晶体液充分水化,静脉注射呋塞米。但两者测量的参数有本质的区别:利尿性压力/流率是测量随尿流输出量的增加,肾盂压力的变化;而利尿性肾图是研究某种放射性物质清除 50% 时,所用的时间(即 T$^{1/2}$),半定量地测量了尿流通过可疑梗阻部位时

的流率。肾盂压力与 $T^{1/2}$ 并无相关性。由于阻力与压力/流率呈正比例,利尿性压力/流率同时测量了压力与流率,而利尿性肾图未测量压力,仅通过提供 $T^{1/2}$ 作为流率的指标。在有些试验,利尿性压力/流率显示集合系统显著梗阻,而 $T^{1/2}$ 正常;有些集合系统无梗阻,$T^{1/2}$ 却升高。因此,诊断集合系统梗阻及梗阻的严重程度,经皮肾盂穿刺压力/流率是最合适的手段。

影响上尿路尿流动力学的因素:

1. 下尿路对上尿路尿流动力学的影响　膀胱输尿管反流、逼尿肌反射亢进、膀胱顺应性减退以及功能性膀胱容量减小可以对上尿路动力学产生影响,所以必须持续留置膀胱内引流,排除膀胱由于功能障碍对上尿路造成的影响,分别行上、下尿流动力学检查。有时上、下尿流动力学可以产生模糊的结果,经皮压力/流率反映的是上、下尿路异常共同造成的集合系统扩张积水。膀胱留置导尿管排空膀胱,使膀胱压力为零非常重要。因为有学者认为肾盂压力上升与膀胱压力上升无线性关系,所以 Whitaker 提出修正的肾盂相对压力 = 肾盂平衡压力-膀胱压力是不能准确反映肾盂压力与膀胱压力的关系。

2. 输尿管梗阻　经皮压力/流率仅能提供集合系统有无生理性梗阻,是输尿管梗阻所造成的综合结果,但不能说明具体的梗阻部位。必须结合同步影像检查,当造影剂通过可疑梗阻部位,肾盂压力无显著性升高,且通过较顺利,则无梗阻;反之,若造影剂通过可疑梗阻部位缓慢,且肾盂压力升高,则该部位即是引起梗阻的主要部位。

总之,上尿路尿流动力学检查能及时反映集合系统的尿流阻力,临床上可以帮助决定上尿路是否存在梗阻和选择肾积水手术的时机,它的作用正逐渐显现。由于上尿路尿流动力学检测属于有创性检查,且操作比较复杂,因此在临床上大多数病例还是依靠常规检查可以得到满意的结果。

第二节　下尿路尿流动力学检查

下尿路尿流动力学是通过对尿流率、膀胱容量、膀胱内压力、尿道压力及尿道括约肌肌电图的测定,和膀胱尿道影像检查,系统性了解膀胱储尿和排尿活动的全过程的检查。它能发现异常的排尿生理变化,能用于尿路梗阻性疾病、神经源性膀胱尿道功能障碍、尿失禁及功能性排尿异常的诊断,为临床提供膀胱、尿道括约肌的功能及排尿方式的有关资料。由于尿流动力学在临床诊断治疗方面的重要性,已成为临床泌尿学诊断上不可缺少的检查手段。

下尿路尿流动力学是评价储尿、排尿功能障碍的重要方法。以下是几种下尿路尿流动力学比较常用的临床检查方法。

一、尿流率测定

尿流率即单位时间内由膀胱所排出的尿量。本检查为排尿功能的量化指标,单位定为 ml/s。测定尿流率时利用尿流计记录患者在一定时间内所排出的尿量。尿流率检查是一种非侵入性、简便迅速、无痛苦、较为直观的尿流动力学检查方法。广泛用于临床,可客观地评价排尿活动,反映下尿路排尿功能的一般水平。

尿流率测定是进行尿流动力学检查的首选方式。应在其他检查之前进行,以减少对尿流率测定结果造成干扰。膀胱内压测定、尿道测压、尿道器械检查等均可对尿道产生刺激,而产生尿道括约肌痉挛或尿道局部肿胀,导致尿流率降低。而尿道扩张或长期留置导尿管,在拔除导尿管后可能使尿流率结果比实际情况偏高。一般认为,在行尿道插管、尿道器械检查操作后 3 天内很难测得准确的、可信的尿流率参数。因此,尿流率测定应在其他侵入性检查之前或之后 3 天以上进行。此外检查环境,也是干扰尿流率结果的重要因素。受检者的心理压力、陌生环境、紧张情绪均可影响正常排尿活动过程。提供一个比较私密的、轻松的、无外界干扰的检查环境是必要的。检查前应向患者介绍检查目的和方法,排尿量尽量控制在 200~400ml(小儿 100~150ml),测试体位应符合患者的排尿习惯。

尿流率检查的主要内容包括最大尿流率(Q_{max})、平均尿流率、达到 Q_{max} 所需时间、排尿时间、总尿量、尿流率曲线形态等。

最大尿流率(Q_{max})代表尿流过程中尿流率所达到的最大值,是尿流率检查中判断排尿异常的重要参数。正常充盈状态下的膀胱容量为 150~400ml。Q_{max}:男童为 20~25ml/s,女童为 25~30ml/s。以往多数学者认为,$Q_{max} \leq 10$ml/s 时,可视为排尿功能异常。$Q_{max} > 15$ml/s 时,排尿功能正常。但单纯从 Q_{max} 判断膀胱排尿功能异常,特别是对膀胱出口梗阻,有很多局限性,如 $Q_{max} < 10$ml/s 时,只有 70% 的患者有膀胱出口梗阻。$Q_{max} > 10$ml/s 时,70% 的患者无膀胱出口梗阻,尤其是在 Q_{max} 为 10~15ml/s 时,单纯尿流率测定更容易造成误诊或膀胱出口梗阻的漏诊。$Q_{max} > 15$ml/s 时,仍有 5% 的患者有膀胱出口梗阻,表现为高压/高流现象。年龄、排尿总量、环境等因素均可直接影响 Q_{max} 参数的变化。膀胱内尿量的多少同样影响 Q_{max},通常在一定范围内 Q_{max} 随尿量增加而增加。当尿量 >400ml 时,Q_{max} 即可增高也可能降低,尿量为 200~400ml 时,尿流率相对稳定。一般认为小儿尿量在 100~150ml 时所测值最有意义。为确保尿流率准确的条件,一是保证患儿受过如厕训练,二是尿量充足,大于预估膀胱容量的 50% 以上。最大尿流率简单计算方法:Qmax= 排尿量的平方根。

平均尿流率是指总尿量除以排尿时间,即单位时间内的平均尿流率。平均尿流率所测的参数差异较大。只有在无滴沥且连续排尿模式下才有意义,如排尿过程中断,排尿滴沥等因素,均可影响平均尿流率,临床参考价值相对较小。达 Q_{max} 时间指尿流开始到达尿流率峰值的时间,正常男性 Q_{max} 是尿流时间的 1/3 时间段内达到的。尿流时间指排尿时间减去尿流间断时间。排尿时间指排尿全过程,包括排尿过程中断的时间。如果排尿活动正常,排尿过程无中断。排尿时间等于尿流时间。尿量(urine volume)是指尿流测定过程中逼尿肌收缩所排出的尿液容量。尿量的多少直接影响最大尿流率的大小。一般认为小儿尿量在 100~150ml 时所测值最有意义。残余尿量指排尿结束时的膀胱内残留的尿液。评价膀胱排尿功能的参数。一般在排尿后 5 分钟内检测,通过超声或导尿管等方法测定。一般大于 10ml(或者大于 10% 预估膀胱容量)具有临床意义。

膀胱流出道梗阻直接影响尿流参数变化。根据物理学原理,尿流率受膀胱内压力和膀胱流出道两个因素的共同影响,尿流率降低提示膀胱流出道阻力增加或逼尿肌收缩力减弱。而平滑肌和随意肌组成的尿道括约肌的功能,直接关系到出口阻力的大小,尿流率可以大致反映下尿路有无梗阻存在。在膀胱出口阻力升高的患者,Q_{max} 和排尿期膀胱内压会出现相应的变化,但尿流率与逼尿肌压力并不存在相关性,有人指出约有 1/3 的患者具有明确的梗阻症状及较低的尿流率,但膀胱逼尿肌压力却正常,这类膀胱称为"低压力/低流率"膀胱。与之相反,也有"高压力/高流率"膀胱,患者逼尿肌功能处于代偿期,可以靠增加收缩压力克服梗阻,提高尿流率,使尿流率处于正常或偏高水平,给人以排尿功能正常的假象。要正确判断膀胱出口梗阻,排尿期压力/流率尿流动力学检查是必要的检测手段。尿道阻力来源于尿道括约肌、膀胱颈和尿道内的机械屏障,如膀胱颈梗阻、尿道狭窄、尿道瓣膜和逼尿肌括约肌协同失调等,它们共同组成了膀胱流出道阻力,其中有些是机械性的,有些则是功能性的。

二、膀胱压力/流率

用尿流率来评价膀胱和尿道的功能,有很多的局限性。虽然尿流率能说明受检者的排尿是否正常,但它既不能揭示膀胱储尿功能是否正常,也不能对尿流异常做出准确的判断。膀胱压力/流率可以分别检查膀胱储尿和排尿功能,能够测定膀胱压力/容量的关系。

在正常情况下,储尿期的膀胱应该是松弛的,而尿道则是收缩的;排尿期正好相反,尿道松弛,膀胱收缩。膀胱压力/流率,应同时测定膀胱内和腹腔内的压力,因为腹腔内的压力可以传递到膀胱。考虑到单纯的膀胱压力时,要去除腹腔内压力的影响,称为逼尿肌压力。腹腔内压力一般是通过测定直肠内的压力获得。有时,也可以通过测定阴道(女性)或胃肠内压力获得。

(一)膀胱压力/流率测试条件

设零、校对传感系统和确定压力参照水平是确保测压准确的三项必要条件。

1. **设零**　国际尿控学会(ICS)规定大气压力为零。在膀胱压力/流率导管放入膀胱并连接好测压管道系统前,应排空膀胱尿液。

2. **压力参照水平的确定**　传感器应置于耻骨联合的上缘水平。

3. **测试体位**　对于年长儿多采用坐位或立位,对于小婴幼儿可采取卧位,检测前口服镇静药,有利于进行检查。

(二)充盈期膀胱压力/容积测定

充盈期膀胱压力/容积的重要测定参数:

1. **膀胱压力的测定**　测定膀胱压力是连续的。用于膀胱压力/流率的导管多通过尿道放入,也可以在耻骨上经膀胱穿刺放入。

2. **腹腔压力测定**　测定腹腔内压力是通过测定直肠内压力获得。膀胱内压力升高可以是逼尿肌收缩所致,也可以是膀胱周围的压力(如腹腔内压力)传递至膀胱。对于正常的个体,腹腔内的压力能够传递至整个膀胱和近端尿道。

3. **逼尿肌压力的测定**　逼尿肌压力是膀胱压力的一部分,由膀胱壁压力产生,其数值是膀胱和腹腔压力值的差。

(三)膀胱灌注速度

ICS将灌注速度分为三种:慢速灌注膀胱压力/流率的进水速度为10ml/min;中速灌注膀胱压力/流率的进水速度为10~100ml/min;快速灌注膀胱压力/流率的进水速度为>100ml/min;对小儿推荐低于20ml/min。对于神经源性膀胱功能障碍、膀胱输尿管反流的患儿和婴幼儿应采取更低的灌注速度。灌注速度对测定结果有较大的影响,灌注速度大可出现膀胱顺应性较低的假象。

(四)充盈期膀胱压力/流率的内容

包括:膀胱感觉、逼尿肌活动性、膀胱顺应性、尿道功能、膀胱容量等。

1. **膀胱感觉**　初期憋尿感觉(FDV)受导管对尿道刺激的影响。初期感觉憋尿时,膀胱容量约为膀胱最大测压容积的50%。

(1)正常憋尿感觉(NDV):是受检者要排尿的感觉,但不强烈。通常是膀胱最大测压容积的 75%。

（2）强烈排尿感觉（SDV）：是持续存在的需要排尿的感觉，大约为膀胱容量的 90%。

（3）急迫排尿感觉（UDV）：即尿急，是持续存在强烈排尿感觉，很快要出现漏尿或膀胱区疼痛。

（4）感觉异常：包括①感觉强烈，即尿急出现过频，较早出现 FDV；②感觉减弱，即 FDV 和 NDV 出现晚，患者无 SDV 和尿急的感觉；③感觉消失，即患者根据时间进行排尿，完全消失憋尿及排尿感觉，多见于神经系统功能障碍的患者。

2. **逼尿肌活动性**　充盈期膀胱的逼尿肌活动在某些情况下，表现为活动过强。正常膀胱通常被描述为稳定，如不稳定则是指活动过度。膀胱逼尿肌功能正常时，当膀胱内的液体容量增加时，膀胱壁松弛和牵拉，以增加容积，而膀胱内的压力并无变化。膀胱的这种功能，有利于尿液从肾脏流向膀胱，有利于控尿。

（1）逼尿肌过度活动（DO）：是指在膀胱充盈时，逼尿肌出现非自主性收缩，这种收缩可以是自发的，也可以诱发的。

（2）不稳定逼尿肌（DI）：也是指逼尿肌自发地或接受刺激后出现的非自主性收缩，不稳定逼尿肌也可能是无症状的。

（3）逼尿肌反射亢进（DHR）：逼尿肌过度活动多因神经系统疾病所致。

关于不稳定膀胱的定义和诊断标准还存在一些争议。有些学者认为充盈期逼尿肌压力出现 15cmH$_2$O 的波形，就可诊为不稳定膀胱。1988 年 ICS 报道，凡出现期象波，即压力表现为升高和下降，就认为有不稳定膀胱。女性患者，膀胱内压力有 5~15cmH$_2$O 的波动，就会有不适的感觉。

3. **膀胱的顺应性**　正常膀胱在从完全空虚到充满过程中，膀胱内的压力几乎无变化。膀胱的顺应性是指膀胱单位压力下，所能容纳液体的体积。

正常情况下，膀胱在容纳 400ml 液体后，内压 <10cm H$_2$O，即平均每容纳 40ml 的液体，膀胱内的压力升高 <1cmH$_2$O。正常膀胱顺应性应该在 40cmH$_2$O 左右。膀胱的顺应性与液体灌注的速度、膀胱功能和神经系统的状态有关。顺应性降低表现为随着膀胱不断充盈，膀胱内压力急剧上升；顺应性增加则表现为膀胱内持续性低压，充盈量 > 正常膀胱容量后膀胱内压仍无明显升高。膀胱低顺应性与上尿路功能损害有直接关系，若膀胱内压力持续 >40cmH$_2$O，最终将会造成上尿路损害。

4. **充盈期尿道的功能**　正常尿道闭合功能，可维持尿道的压力 > 膀胱内压力。只有在排尿前的很短时间内，尿道的压力（也称尿道闭合压）才开始下降，尿道开放，膀胱收缩，使尿液排出。

尿道闭合机制缺陷是指在没有逼尿肌收缩的情况下，就可有尿液自尿道流出。无论何种情况，只要膀胱内压力高于尿道压力，就会出现尿液溢出的现象。

5. **膀胱容量**　最大膀胱测压容量（MCC）即膀胱容量已经达到受试者必须去排尿的程度。如果受试者的感觉缺乏，或彻底消失，MCC 无法测到。功能性膀胱容量系排出的尿量。最大膀胱容量系指受试者在麻醉状态下的膀胱容量。

三、排尿期膀胱压力/流率

1. **尿流率受尿道阻力和膀胱收缩力的影响**　低尿流率既可以伴有高膀胱收缩压，也可以伴有低膀胱收缩压。同样，即使尿流率正常，也不能排除有尿道阻力增加的可能性。压力/流率的检查应同时测定膀胱内压力和尿流率。排尿前压力是指开始排尿前的瞬间压力变化，此时为等容收缩。开放时间是压力开始上升至尿流出现的时间。开放压力是尿流开始时的逼尿肌压力。但是从尿流至仪器上还需要一定的时间。最大排尿压力是指排尿过程中的最大压力。最大尿流时压力是尿流率达最大时的压力。最大尿流时的收缩压是最大尿流时压力与排尿前压力的差。

2. **盆底肌电图**   同时记录括约肌肌电图，还可评估排尿期逼尿肌功能和括约肌活动的协调性。正常情况下，排尿期尿道外括约肌处于松弛状态，肌电活动随之消失，这些变化早于逼尿肌收缩。假如在排尿期逼尿肌收缩过程中，括约肌活动非主动性增强（膀胱颈、尿道括约肌不松弛或括约肌无抑制性收缩），则提示存在逼尿肌括约肌协同失调（DSD）。

第三节   影像尿流动力学检查

影像尿流动力学检查，指在标准尿流动力学检查过程中显示和记录参数的同时，显示和摄录 X 线透视或 B 超的下尿路动态变化图形。在影像尿流动力学检查中所测定的尿流动力学参数包括膀胱压、直肠压、尿流率和尿道括约肌肌电图，通过同时显示和记录膀胱尿道形态的动态变化，将能更准确了解下尿路潜在的病理生理改变，从而能更准确地揭示膀胱尿道功能和其形态变化的关系，有助于了解排尿功能，特别是对下尿路解剖结构和功能异常进行更准确的判断，包括下尿路梗阻、尿失禁、膀胱输尿管反流和神经源性膀胱。

影像尿流动力学检查的指征，取决于可能存在的膀胱尿道功能障碍的性质，和针对该病人尿流动力学检查所要达到的目的。如病人有尿频、尿急和急迫性尿失禁，静脉肾盂造影和超声未见明显异常，为证实是否有不稳定膀胱或逼尿肌反射亢进，一般尿流动力学检查足以达到目的。如怀疑病人有膀胱出口梗阻，而该梗阻可能是病人不稳定膀胱的病因，行影像尿流动力学检查不但能了解逼尿肌不稳定是否就是产生急迫性尿失禁的原因和有无膀胱出口梗阻，还能通过同步影像形态的变化以了解膀胱出口梗阻的解剖水平，因此得到病人病理生理甚至解剖形态的完整资料；又如一些复杂的膀胱尿道功能障碍如神经源性膀胱，尤其是逼尿肌反射亢进伴顺应性减低而需要了解输尿管抗反流的能力，或需要了解有无逼尿肌内括约肌协同失调（通常膀胱镜检查可能正常），可能只有影像尿流动力学检查才能准确了解膀胱尿道实际功能状态。目前 VUDS 是评价膀胱颈功能异常唯一方式，结合肌电图可以确定尿道括约肌功能障碍。

随着国际上影像尿流动力学检查的普及和大量经验积累，通过排尿期膀胱压力/流率，同期 X 线透视显示膀胱尿道形态的变化，发现静止期尿道压力描记并不能准确反映排尿期病人尿道功能的实际状态。目前国际上已逐步弃用静止期尿道压力描记来诊断尿道梗阻性疾病，影像尿流动力学检查逐渐成为下尿路梗阻和复杂膀胱功能障碍的主流技术。

一、影像尿流动力学检查设备

一台普通的尿流动力学检查仪和一台带影像输出的 X 线透视机即可进行影像尿流动力学检查。将两者的监视器放在一起，并用一台摄像机进行摄录就能得到尿流动力学参数和同步膀胱尿道形态变化图形。通过录像机回放来分析膀胱压力变化和膀胱尿道形态的关系，这是影像尿流动力学检查仪的雏形。随着计算机技术的发展,可以将 X 线透视机或 B 超影像输入到计算机内,通过特殊的软件在进行膀胱压力测定时,同步显示和记录 X 线透视或 B 超膀胱尿道形态。现在更多应用同步影像尿流动力学检查,设备组成包括:①一台带 X 线影像输出的 X 线检查床或 C 型臂 X 线检查仪;②尿流动力学检查设备,包括一台高性能的计算机,由于影像资料数据较大,需要高性能计算机才能处理。

二、影像尿流动力学检查测定条件

影像尿流动力学与普通尿流动力学检查有所不同,首先检查室需符合 X 线防护及空间要求。由于显像需要,对病人的检查体位有较高要求。一般采用坐位,根据需要可以采用斜坐位。灌注液为 400ml 生理盐水或蒸馏水加入 100ml 76% 泛影葡胺,配成含 15% 泛影葡胺的灌注液即足以清楚显示膀胱尿道形态。经尿道留置 F7 三腔测压导管(婴儿采用 F6 双腔测压导管);经直肠留置 F10 直肠测压管,放置深度为肛门内 8~10cm;灌注速度通常采用 20ml/min,如有不稳定膀胱、逼尿肌反射亢进、膀胱输尿管反流、小年龄儿可 <10ml/min;因为针式电极易引起患儿不适,故采用贴片式电极测定肌电图,固定于肛门两侧,用以了解逼尿肌外括约肌的协同性;影像尿流动力学检查参数包括:膀胱压力,直肠压力,逼尿肌压力,尿流率和肌电图。采用点拍摄方式,录制同步透视影像。如需了解下尿路梗阻及其梗阻的解剖水平,病人体位为 45° 斜坐位,在 Q_{max} 附近进行点拍摄;如需了解膀胱输尿管反流与膀胱压力或顺应性的关系,病人体位为正坐位,对充盈期和排尿期进行定期透视监视,尽量在出现反流前后进行带点拍摄,以确定了解出现膀胱输尿管反流时的压力及膀胱容量;如需了解尿失禁病因,出现尿失禁时进行点拍摄,了解尿失禁时逼尿肌稳定性、膀胱颈或尿道膜部是否开放;在行应力性漏尿点压力测定时,如需了解膀胱颈控尿能力,可在刚刚出现膀胱颈开放时进行点拍摄,即可准确评估膀胱颈控尿的能力;在排尿期进行逐张拍摄,了解同步下膀胱颈及尿道开放情况,同时监测盆底肌电图,评估逼尿肌外括约肌或膀胱颈的协调性。在充盈期膀胱首次排尿感,首次急迫性排尿感时均应进行逐张拍摄,以了解膀胱感觉。

三、影像尿流动力学检查在临床诊断中的应用

(一)下尿路梗阻

对下尿路梗阻的病人来说,影像尿流动力学检查可以帮助了解逼尿肌功能;判断有无膀胱出口梗阻以及了解膀胱出口梗阻的部位。用于:①估计存在复杂的下尿路梗阻或存在多种梗阻性因素。②下尿路梗阻伴尿失禁。③合并有上尿路引流障碍。通过影像尿流动力学检查不但能了解有无逼尿肌功能障碍,下尿路梗阻和梗阻的解剖定位和梗阻原因(解剖性或是功能性梗阻),还能了解输尿管末端抗反流的能力。下尿路梗阻在进行影像尿流动力学检查时,一般要求在尿流率接近最大时(此时尿道开放应该最充分),或逼尿肌压力接近最大时(如病人不能排出尿液)摄取数张同步照片,这样才能充分了解梗阻与膀胱尿道形态的关系。膀胱颈梗阻根据尿流动力学结果分为三型:经典的高压-低流量(Ⅰ型),正常的压力-低流量和膀胱狭窄颈部(Ⅱ型),膀胱颈延迟开放(Ⅲ型)。目前 VUDS 是判断原发性膀胱颈梗阻的唯一方法,对评价排尿期膀胱出口功能障碍比盆底肌电图更加准确。

(二)复杂的神经源性膀胱

神经源性膀胱病人行尿流动力学检查的目的:①确定产生症状的原因,如排尿困难是逼

尿肌无力引起,或是下尿路梗阻所致。如有尿失禁,是逼尿肌反射亢进,或是充盈性尿失禁等;②神经系统疾病对膀胱尿道功能影响的客观证据,如有无抑制性收缩,顺应性大小,逼尿肌反射强度,逼尿肌收缩力和逼尿肌外括约肌的协调性等;③证实排尿功能障碍为神经系统受损所致,需要结合典型的尿流动力学图形和相应的神经系统疾病来综合考虑;④评估所存在的尿流动力学危险因素。神经源性膀胱不但造成病人排尿困难,尿失禁等症状,更可引起上尿路引流障碍,最终造成肾衰竭。因此,了解有无尿流动力学危险因素在神经源性膀胱病人的尿流动力学评估中极为重要。这些危险因素包括:高逼尿肌漏尿点压力、逼尿肌外括约肌协同失调,低顺应性膀胱,持续而高压的逼尿肌收缩。如不针对这些危险因素进行有效的治疗,约85%病人在5年内会出现膀胱输尿管反流,肾积水和肾衰竭。

对于外周神经损伤所致的神经源性膀胱,多为逼尿肌反射低下,顺应性较高,可用常规尿流动力学检查。但是对复杂的神经源性膀胱,如逼尿肌反射亢进伴顺应性减低,或逼尿肌反射低下伴低顺应性膀胱,这类膀胱功能障碍常合并膀胱输尿管反流,膀胱憩室,尿道功能障碍。影像尿流动力学检查将膀胱压力变化与膀胱形态改变有机结合,能准确判断膀胱尿道的功能状态。神经源性膀胱对影像尿流动力学检查有一定要求,如测定膀胱安全容量时,通常指充盈期膀胱压力 <40cmH$_2$O 的膀胱容积。在有膀胱输尿管反流时,则需要通过同步影像确定何时出现膀胱输尿管反流。以出现膀胱输尿管反流之前的膀胱容量作为膀胱安全容量,才能保证上尿路功能安全。影像尿流动力学检查对输尿管末端抗反流机制的诊断有其独特的作用:如在即将或刚出现膀胱输尿管反流时,进行同步摄片后即可了解反流当时膀胱内的压力和容积等参数;如在膀胱内压较高时出现膀胱输尿管反流(40cmH$_2$O),在行肠道膀胱扩大术治疗神经源性膀胱时可以不处理输尿管;如膀胱内压较低时即出现膀胱输尿管反流(20~30cmH$_2$O),即使采用肠道膀胱扩大术降低膀胱内压力(通常只能降低20~30cmH$_2$O),上尿路功能仍有可能受到影响,需要同时行输尿管膀胱再吻合术。

近年国际上还推崇采用影像尿流动力学诊断逼尿肌外括约肌协同失调,由于肌电图受到盆底肌肉影响较大,而且肌电图显示出的协同失调图形并不肯定能造成下尿路梗阻,如逼尿肌反射时,同步摄片显示仅尿道膜部不开放(膜部狭窄),同时 P-Q 图显示膀胱出口梗阻,即可准确诊断逼尿肌外括约肌协同失调,同时显示这种协同失调已造成下尿路梗阻。神经源性膀胱进行影像尿流动力学检查时还能得到其他一些信息,如膀胱憩室,松树塔形膀胱,膀胱壁呈小梁,尿道憩室等等,有助于我们更准确地了解膀胱及尿道功能。EAU 指南将 VUDS 列为诊断神经源性下尿路功能障碍的黄金标准。AUA/SUFU 尿流动力学指南同样认同。

(三)膀胱输尿管反流

对膀胱输尿管反流病人采用影像尿流动力学检查更准确地了解产生膀胱输尿管反流的原因和下尿路功能。当膀胱输尿管反流时,可将膀胱内压力向上传导至输尿管及肾盂,缓解膀胱内压,而常规尿流动力学检查时检测到的膀胱内压可能不高甚至正常。所以存在膀胱输尿管反流的患者常规尿流动力学所表现的顺应性正常也许只是假象,并不能代表膀胱真实情况。而影像尿流动力学更能直观地发现问题。如原发性膀胱输尿管反流患儿多表现为逼尿肌稳定,同步影像显示膀胱内压力虽低(即顺应性良好)输尿管却出现反流现象。对于这类患者单纯行输尿管膀胱再吻合术,反流复发的可能性很低。如患儿膀胱顺应性较差(多见于脊髓栓系综合征),同步影像显示在充盈初期,膀胱内压力较低时出现膀胱输尿管反流,这类患者如单纯行输尿管膀胱再吻合是不合适的,而应考虑在行输尿管膀胱再吻合的同时,设法降低膀胱内压力。根据检查,在何种压力状态下出现膀胱输尿管反流来决定治疗方式。如对于脊髓栓系综合征患儿,如影像尿流动力学检查,发现只有在膀胱压力较高的情况下(如 $40cmH_2O$)出现膀胱输尿管反流,治疗时可以着重考虑以降低膀胱压力为主,未必需要进行输尿管膀胱再吻合手术,如行肠道膀胱扩大术时(通常能将膀胱内压力降至 $20\sim30cmH_2O$)未必同时行输尿管膀胱再吻合手术。下尿路功能障碍造成的膀胱输尿管反流,手术不作为首选方法。如膀胱逼尿肌过度活动,同步影像显示同步伴有膀胱输尿管反流者,应考虑口服 M 受体阻滞剂,阻断乙酰胆碱与逼尿肌平滑肌细胞和膀胱其他部位 M 受体(M3)结合,减少充盈期逼尿肌收缩,减少并抑制反流的发生。如由于非神经源性排尿障碍和原发膀胱颈功能异常引起排尿期高压反流患者,可应用 α 肾上腺素能受体拮抗剂,放松膀胱颈部和近端尿道平滑肌。

由于部分患儿膀胱输尿管反流为膀胱功能障碍所致,或不明原因的双侧肾积水与神经源性膀胱有关,因此对于这类患者最好行影像尿流动力学检查,不但能准确判断膀胱尿道的功能,还能定量测定输尿管末端抗反流的能力。

影像尿流动力学检查逼尿肌功能和输尿管抗反流机制的操作技术与其他影像尿流动力学检查基本相同,但病人应正位(坐或站立均可),只有这样才能同时了解两侧输尿管的状况。

(四) 可控性尿流改道

可控性尿流改道尿囊应符合以下三点要求:①低压,即在储尿期尿囊内压力不能超过 $40cmH_2O$,否则将影响上尿路的引流,严重者将导致输尿管反流。无论采用结肠或小肠,去管状化是尿囊低压储尿的保证;②高容量,指尿囊容量应保证 4 小时导尿一次。容量太小会导致导尿间隔过短,频繁导尿会影响病人的生活质量。并非容量越大越好,只要能储存 4 小时导尿一次的尿量即可(大约 400ml),储尿时间过长,一旦病人延长导尿时间会增加自己清洁导尿所致感染的机会。要得到较大容量的尿囊势必利用更长的肠道。这对病人也会造成不必要的损失;③控尿,指尿囊输出道要有一定的控尿能力,目前通常采用回肠末端输出道,由于回盲瓣的作用加之对回肠末端进行折叠缝合,足以起到控尿的作用。储尿期尿囊稳定,尿囊壁蠕动较弱,临床中出现尿失禁更常见的原因是尿囊壁蠕动所致的急迫性尿失禁。充分去管状化尿囊将明显减少这类尿囊失禁的发生。从以上可控性尿流改道的特点和要求可以看出,可控性尿囊的尿流动力学检查目的是要了解尿囊储尿期的稳定性,尿囊顺应性(储尿期压力的高低),有无尿囊输尿管反流等。影像尿流动力学还可以得知尿囊输出道的控尿能力。

总之,影像尿流动力学检查是目前尿流动力学检查中最为准确的方法。影像尿流动力学检查不但需要尿流动力学设备,还需要 X 线检查台及符合反射防护设施的足够大的相对独立的尿流动力学检查室。当不具备以上影像学检查条件时,通常常规尿流动力学检查即能进行有效评估,并且要结合动态膀胱尿道造影后,可以对大多数病例作出正确的诊断。

(焦丽丽　许　帅)

参 考 文 献

[1] 廖利民. 尿流动力学[M].北京:人民军医出版社,2012:6-22.

第 六 章

排尿功能障碍和遗尿

一、排尿功能障碍

排尿功能障碍既往归类于功能性尿失禁,最新国际儿童尿控协会(ICCS)将其定义为白天下尿路症状。小儿随着年龄增长,膀胱发育逐渐成熟,当小儿2岁~3岁时可以达到白天控制排尿,3岁~7岁时达到夜间控尿。在排除泌尿系统疾病或神经系统病变的情况下,国际儿童尿控协会将排尿功能异常分为日间下尿路症状和夜间遗尿。

(一) 临床表现

主要表现为尿频、尿急、尿失禁、排尿踌躇、尿流中断、排尿用力、泌尿系感染等。约占泌尿外科门诊的40%,学龄儿中有22%至少有一项症状。最常见的是控制动作(holding maneuvers)和尿急。排尿障碍发病率随年龄降低,女孩大于男孩。

(二) 分类

下尿路功能障碍可分为储尿期功能异常及排尿期功能异常。储尿期功能异常的患儿可表现为逼尿肌过度活动或逼尿肌活动低下,以及习惯性延缓排尿。对于排尿功能异常的患儿,排尿期逼尿肌收缩时括约肌及盆底肌过度活跃是主要问题,也称作排尿功能失调。由于功能异常程度不同可表现为断续排尿(staccato)、排尿中断和排尿用力。

(三) 诊断

通过询问病史、查体、排尿日记、尿常规、B超及尿流动力学检查可帮助诊断,必要时应进行泌尿造影和脊柱磁共振等相关检查,除外泌尿系统及神经系统的器质性病变。值得注意的是注意力缺陷性疾病和多动症患儿也会存在异常排尿,但其排尿功能是正常的。

由于直肠与膀胱功能关系密切,同时存在排尿及排便功能异常的情况现称为膀胱肠功能障碍。功能性便秘可导致逼尿肌过度活动引起尿频尿失禁、盆底肌过度活动造成膀胱出口梗阻引起排尿困难。

(四) 治疗

包括标准治疗(行为治疗等)、特殊治疗(物理、神经调节等)和药物治疗。

1. **行为治疗**　包括对患者进行鼓励教育、生活方式调节（饮食及饮水、规律排尿排便）、记录排尿日记和定期随访等，通过以上治疗一般成功率可达到 80%。对于膀胱肠功能障碍患儿，应首先治疗排便功能障碍，下尿路症状可能随之自愈。

2. **特殊治疗**　包括盆底肌训练、无创神经刺激、生物反馈、骶神经调节、报警器、间歇性清洁导尿等。

3. **药物性治疗**　包括胆碱能受体阻滞剂、α 肾上腺素能受体拮抗剂、肉毒毒素等，目前胆碱能受体阻滞剂（盐酸奥昔布宁）对逼尿肌过度活动疗效已得到证实，但其他药物在由于儿科使用证据不足，并不作为推荐用药，其效果仍需后续研究确定。

（五）特殊类型的下尿路功能障碍

1. **咯咯笑尿失禁**（giggle incontinence）　多见于学龄女孩，表现为白天尿失禁，大笑后中度到大量尿失禁。可追溯中枢神经系统病史，如晕倒。需要与逼尿肌过度活动合并大笑尿失禁区别。治疗方法包括生物反馈和哌甲酯。

2. **尿频**　一种特殊的高频白天尿频，甚至高达 50 次。有别于膀胱过度活动症，主要出现在白天。发病年龄较早，一般为 4~6 岁，无性别差异，往往与家庭突然变故有关（死亡、致命的事情）。是一个良性过程，自愈期大约 6 个月。除了安慰等，没有特殊的治疗。需要注意的是该诊断首先需要排除其他病因。

3. **懒惰膀胱**　患儿一般表现为增加腹压排尿。需首先排除功能和解剖因素的膀胱出口梗阻，才可确定该诊断。治疗包括定时排尿、双倍排空膀胱、尽量减少膀胱输尿管反流。如果保守治疗失败，应建议患儿进行间歇性清洁导尿（CIC）。

4. **阴道反流**　表现正常排尿后出现尿失禁，不合并其他症状。见于青春期前女孩，典型是正常排尿后 10~15 分钟内衣湿润。与阴唇粘连、尿液刺激和炎症皮肤刺激有关。治疗方法是保证排尿时的特殊体位，有效排空阴道；普雷马林（激素）外涂 2 次/d，疗程 21 天。无效果时可麻醉下分离阴唇粘连。

二、遗尿

遗尿是儿童中一个常见的问题，它极大地影响了患儿的生活质量和心理健康。在过去的几十年中，我们对遗尿有了更多的认识。通常所指的遗尿，是指 5 岁及 5 岁以上儿童在睡眠中间断性发生的尿失禁。本章重点讨论单一症状性夜间遗尿。

（一）流行病学和自然病程

单一症状性夜间遗尿症男孩常见，男孩的发病率是女孩的 2 倍，青春期时男孩与女孩的发病率基本相同。随着患儿年龄的增长，每年大约有 15% 的患儿可自愈，约有 15% 的患儿在 5 岁时仍有夜间遗尿，而持续时间越长，自愈的可能性越小，至 15 岁时仍有 1%~2% 的患儿夜间遗尿。

控制排尿排便能力是一个逐渐成熟的过程，即儿童首先夜间能控制排便，其次日间能控制排便，而后日间能控制排尿，最后夜间能控制排尿。在学会日间控制排尿后数月至数年可获得夜间控制排尿能力，但预期需要到 5~7 岁。新生儿膀胱容量约为 30ml，其后直到 12 岁，膀胱容量平均每年增加 30ml。小儿膀胱容量 =30+30× 年龄，婴儿膀胱容量 =38+2.5× 年龄。Goellner（1981）报道新生儿每天排尿约 20 次，随小儿成长，排尿次数逐渐减少，单次尿量逐渐增加，到 4 岁时，大多数儿童每日可排尿 5~6 次。

（二）病因

引起遗尿的因素包括遗传、膀胱延迟成熟、逼尿肌过度活动、夜间膀胱容量减小、夜间多尿、唤醒障碍等。其中，夜间多尿、夜间膀胱容量小、逼尿肌过度活动和唤醒困难是主要影响因素。

目前认为遗尿存在遗传倾向，Bakwin（1973）发现父母一方或双方存在遗尿病史的患儿，其发病率为43%和77%，而父母未发现遗尿病史的患儿，发病率仅为15%，同卵双胎的同时患病率几乎是异卵双胎的2倍。研究观察到许多遗尿症儿童在膀胱稳定性逐渐发育成熟的同时，其脑电图提示这些患儿的中枢神经系统对膀胱充盈程度的识别增强，并最终能够获得抑制膀胱开始收缩的能力，故单一症状性夜间遗尿可能与膀胱延迟成熟有关。

遗尿患儿夜间膀胱容量减少似乎是功能性的，而非器质性病变。有研究对比了正常患儿及遗尿患儿膀胱容量，并未发现其日间膀胱容量间的差异。然而，遗尿患儿夜间膀胱容量却明显小于其日间最大膀胱容量。此外，夜间多尿与遗尿也有很大的关系。导致夜间多尿的因素包括睡前的液体摄入量增加、对抗利尿激素的反应下降，以及抗利尿激素分泌减少等。关于异常深睡眠是否可导致遗尿症存在争议，极度深睡眠似乎在青少年和成人的夜间遗尿中发挥作用。然而，有研究认为，遗尿严重且顽固的儿童的睡眠更浅，虽然患儿有频繁的皮层觉醒，但不能在排尿前完全醒来。

（三）分类

遗尿分为单一症状性夜间遗尿及非单一症状性夜间遗尿，前者被定义为无任何其他下尿路症状和膀胱功能障碍病史儿童发生的遗尿。单一症状性夜间遗尿症又可分为原发性和继发性两种。

原发性遗尿指从未获得过令人满意的夜间控尿期，据估计80%的夜间遗尿儿童可被归为这种类型。继发性遗尿指患儿至少6个月未尿床后又出现遗尿，其可能由不寻常的应激性事件、器质病变、心理障碍所导致，目前继发性遗尿的病因仍难以确定。非单一症状性夜间遗尿指存在其他下尿路症状的儿童中发生的遗尿，例如尿频尿急、日间尿失禁、排尿困难、排尿中断、尿滴沥、生殖器或下尿路疼痛等。存在日间症状的夜间遗尿患儿被描述为具有膀胱功能障碍。与单一症状性夜间遗尿儿童相比，存在日间症状的患儿中，泌尿系统和神经系统疾病更常见。部分患儿存在与之相关的排便问题，其称为膀胱直肠功能障碍。

（四）诊断

单一症状性夜间遗尿的评估内容包括病史、体格检查和尿液分析。其中病史是评估的关键部分。评估的主要目的是确定患儿是否存在膀胱直肠功能障碍，或存在潜在器质性疾病（如后尿道瓣膜、脊柱裂、糖尿病等）。

询问病史时主要关注是否存在日间尿失禁和其他症状，泌尿系统和神经系统异常在有日间症状的儿童中更常见。询问是否有较长时间的控尿期可以鉴别原发性及继发性遗尿。此外还应关注夜间遗尿的频率、液体摄入情况、排便情况、已尝试过哪些干预、家族史和社会史等。排尿日记有助于识别非单一症状性遗尿，其内容包括：①日间排尿的时间 ②排尿量 ③下尿路症状（例如，开始或终止、排尿困难、尿滴沥、排尿不尽感等）

对于遗尿患儿进行体格检查时需要注意患儿有无生长发育迟缓、高血压、睡眠呼吸暂停、日间内裤湿润、肛周皮肤破损或外阴阴道炎（提示蛲虫病）、腰骶部背部皮肤异常表现、下肢感觉运动异常、排尿困难、尿滴沥等。原发性单一症状性夜间遗尿患儿的体格检查通常是正常的。

此外尿常规检查可用于筛查糖尿病酮症酸中毒、尿崩症、水中毒及泌尿系统感染。为了筛查尿崩症,并与水中毒鉴别,应使用晨起后首次尿液行尿液分析。对于存在明确日间主诉、既往泌尿系统感染病史、有泌尿系统器质性异常的儿童,可以应用泌尿系统影像学检查帮助判断患儿疾病。会阴和下肢神经系统检查发现腰骶部神经发育异常的儿童,还需要进行神经系统影像学检查。

(五)治疗

7% 的七岁患儿,其遗尿会持续到成年,这严重影响了患儿的心理健康。由于小年龄患儿的遗尿有自愈倾向,所以建议对 6~7 岁仍然存在遗尿的患儿进行干预。该类患儿的治疗目标为在特定的场合保持不遗尿,减少发生尿床的夜晚数,减少对患儿和家庭的影响和避免复发。对于遗尿患儿,除治疗原发病外,还包括以下方法。

1. 行为疗法

(1)健康教育和安慰:ICCS 推荐作为遗尿治疗的首要步骤。遗尿患儿自愈率高,故医务人员应向患儿及家属进行解释,告知其遗尿是一种常见问题,大部分儿童的遗尿症会自行消失。让家长和患儿明白,遗尿既不是儿童也不是照顾者的过错,不应该因为尿床而惩罚儿童。家长应尝试让儿童在日间有规律地排尿,并在临睡前排尿(共 4~7 次);如果儿童晚上醒来,照顾者应带患儿去排尿。遗尿症儿童应避免摄入高糖和含咖啡因的饮料,尤其是在晚间。每日的液体摄入应集中在上午和下午早些时候,应将晚间的液体摄入量降到最低。不鼓励常规使用纸尿裤,因为其可能干扰儿童夜间起床排尿的积极性。

(2)激励疗法:一旦孩子同意开始治疗,就可以通过对患儿进行鼓励来达到治疗遗尿的目的。对于并没有每晚尿床的年龄较小的患儿(在 5~7 岁之间),激励疗法是夜间遗尿症较好的一线疗法。据估计,激励疗法可以使 25% 的儿童连续 14 个夜晚不遗尿,并可使 70% 以上的患儿遗尿事件减少 80% 以上。激励疗法的复发率(在 2 周内有超过 2 个晚上尿床)约为 5%。但是,如果 3~6 个月后激励疗法仍未使患儿得到改善,则可能需要进行更加积极的干预措施,如遗尿报警器及药物治疗。

(3)遗尿报警器:对于唤醒障碍的遗尿患儿,遗尿报警器是最安全有效的治疗方法,且其不良反应少,复发率低,但是需要患者按要求长期使用(通常 3~4 个月)。遗尿报警器是一种安置在内衣或床垫上的检测水分的报警系统,当检测到水分时就会被激活,通常是一个听觉报警器和/或一个振动带或呼叫器。其通过条件反射发挥作用,使患儿学会在尿床前醒来或抑制膀胱收缩。对限制液体摄入、排尿训练、激励疗法无效的尿床患儿,遗尿报警器是一线治疗方法。遗尿报警器在积极性高的家庭和频繁遗尿的患儿(超过每周 2 次)中效果最好,复发率低。如果报警器治疗 3 个月后没有改善,则可能需要采用其他干预措施。

2. **药物治疗**　去氨加压素:口服去氨加压素对夜间多尿但功能性膀胱容量正常的患儿最有效,其治愈率为 70%,其口服剂量为 200~400μg,舌下含服剂量为 120~240μg。夜间多尿的定义为:夜间产生的尿量大于与其年龄相对应的预期膀胱容量的 130%。去氨加压素在短期内可能比遗尿报警器更有效,但复发率更高并且更昂贵。去氨加压素治疗的不良反应不常见,最严重的不良反应是稀释性低钠血症,在晚上摄入过量液体时发生,故去氨加压素不宜用于有低钠血症或有低钠血症病史的儿童。开始用药后 1~2 周内评估去氨加压素的治疗效果,如果存在有效的迹象则应持续治疗 3 个月。每晚使用时,应该每 3 个月暂停用药

1周,以确定是否有继续使用的必要。应用去氨加压素治疗遗尿的患儿停药后的复发率高(60%~70%),逐渐减量至停药有可能减少复发。

需要注意的是,治疗时机取决于患者家长及患儿。但5岁以下不建议治疗。5~7岁,首选健康指导及激励疗法。警报器和药物一般用于年龄大、压力大、自尊心强的患儿。

3. **联合治疗**　对单项治疗无效的患儿,可以采取报警器和去氨加压素联合治疗。去氨加压素起效快,有利于患儿对警报器的适应。

4. **难治性遗尿**　通过以上治疗无效的遗尿患儿,可能原因包括:膀胱过度活动、遗尿报警器使用不正确、隐匿性便秘、睡眠呼吸暂停、社会性和情绪因素。对于该类患儿,除询问病史及记录排尿日记外,还需要进行腹部及盆腔B超检查、肛门直肠测压、脊柱磁共振等检查,以排除其他病因。除应用报警器及去氨加压素治疗外,还可尝试三环类抗抑郁药治疗。最常使用的治疗遗尿的三环类抗抑郁药为盐酸丙米嗪,可缩短快动眼睡眠相的时间,刺激加压素分泌,并放松逼尿肌。由于三环类抗抑郁药治愈率低及复发率高,且存在心脏毒性等问题,不推荐其作为遗尿的一线疗法。抗胆碱能药物(如盐酸奥昔布宁)单药治疗对单一症状性夜间遗尿患儿无效,然而,抗胆碱能药物可能对同时存在夜间遗尿症和日间尿失禁的非单一症状性夜间遗尿儿童有用。对于这类患儿,抗胆碱能治疗可与去氨加压素联合用药,以增加睡眠期间的膀胱容量。此外,催眠等其他补充治疗,目前认为其疗效不确定,仍需后续研究。

(何　梦　焦丽丽)

参 考 文 献

[1]　NEVEUS T, VON-GONTARD A, HOEBEKE P, et al. The standardization of terminology of lower urinary tract function in children and adolescents: Report from the standardization committee of the International Children's Continence Society (ICCS) [J]. Neurourology and urodynamics, 2007, 26(1): 90-102.

[2]　HOEBEKE P, BOWER W, COMBS A, et al. Diagnostic evaluation of children with daytime incontinence [J]. J Urol, 2010, 183(2): 699-703.

第七章

腹腔镜在小儿泌尿外科的应用

近年来,随着精准外科微创理念逐步推广创新,腹腔镜手术在外科疾病治疗中的临床价值也得到肯定。腹腔镜手术的精准性、微创性、安全性也使得其在小儿泌尿外科中被广泛应用,目前大部分小儿泌尿外科手术均能应用腹腔镜完成。2013 年 12 月 27 日开始执行的国家卫生和计划生育委员会《小儿外科内镜诊疗技术管理规范》为小儿外科腹腔镜技术规范发展提供了制度保障。

第一节　应用腹腔镜的基本原则

一、小儿腹腔镜手术的适应证和禁忌证

随着腹腔镜操作技术的提高和手术器械的改良,小儿腹腔镜手术的适应证范围不断扩大,相对禁忌证范围在不断缩小。目前,小儿外科,特别是小儿泌尿外科的盆、腹部疾病,腹腔镜手术的适应证已基本与传统开放手术相当。小儿泌尿外科腹腔镜手术主要应用于诊断、切除和重建手术,诊断性手术主要是腹腔探查,如明确性别发育异常、探查触诊不到的睾丸、评估分期等;切除手术主要包括肾切除术、肾上腺切除术、睾丸切除术等;重建手术是通过改变尿路从而达到接近正常的解剖位置或功能,比如肾盂成形术、输尿管再植术等。

对婴幼儿、儿童和青少年腹腔镜的禁忌与其他外科手术相同。绝对禁忌证包括心肺疾病,未矫正的凝血异常和败血症。因功能性或器质性梗阻导致肠管过度膨胀的患儿,腹腔镜操作可能会因腹腔空间过小而难以进行,实行需谨慎。既往曾接受过腹腔或腹膜后手术的病例也须仔细评估,因为接受过腹腔手术的病人,可能存在肠管与腹壁粘连,或手术野有瘢痕组织,会增加放置套管针以及分离时造成损伤的机会。腹腔镜在恶性肿瘤中的作用尚未明确,虽然腹腔镜已经在肾透明细胞癌的根治性肾切除术或腹膜后淋巴结清扫术中应用,但其在肾母细胞瘤以及神经母细胞瘤中的应用还存在争议,腹腔镜手术易出现肿瘤组织的分离破溃从而影响病理分期,大的肿瘤需要扩大切口取出,除此之外,肿瘤脆性导致肿瘤在取出时容易破裂,也限制了腹腔镜的应用。

二、腹腔镜手术的术前准备

常规检查包括血常规、尿常规、肝肾功能、电解质、血糖、凝血功能、病毒检测、心电图和胸部 X 线检查等。术前泌尿系感染者需行尿培养及药敏试验，并使用敏感抗生素。常规影像学检查包括泌尿系 B 超、磁共振尿路成像（MRU）、计算机体层摄影尿路造影（CTU）和排尿性膀胱尿道造影（VCUG）等检查证实诊断。术前一晚进食流质饮食，术前灌肠排空粪便，必要时留置胃肠减压管及尿管。术前预防性应用抗生素。

三、腹腔镜手术的入路

腹腔镜手术入路包括经腹腔或腹膜后途径。选择何种方式取决于手术部位和外科医师的经验。经腹腔途径手术操作空间大，解剖标志明显，显露清晰，操作相对简单，但游离范围大，术后发生肠道并发症的机会多。经腹膜后途径对腹腔脏器干扰轻微，减少了胃肠反应及术后腹腔感染和粘连的机会，但手术空间较小，对操作技术要求高。

（一）经腹腔途径

1. **体位**　上尿路手术患儿通常采用患侧抬高成 45°~70° 的斜卧位，重力作用有利于腹腔内肠管等脏器向健侧移位，更好地暴露结肠旁沟和手术视野，显示屏放置于手术台患侧，术者位于健侧。这种体位用于大部分肾脏手术，如肾切除术、重复肾切除术、肾盂成形术以及其他重建手术。对于盆腔中泌尿系统和生殖系统手术，可将患儿置于床尾，年龄较大的患儿可以平躺于手术台正中并且将骶骨垫高使骨盆抬高。术者通常位于健侧，显示屏置于手术台尾部。

2. **套管的置入**　气腹的建立包括开放式和气腹针式，一般选择脐窝处，根据置入套管大小，沿脐窝边缘弧形或脐正中切开皮肤及皮下组织，提起筋膜和腹膜切开直视下放入套管或穿刺气腹针建立气腹后穿刺置入套管。气腹形成后，在腹腔镜观察下置入第二、三个套管，使用尖端带保护装置的套管会增加手术安全性。一般情况下，套管本着以病变为中心的"菱形法则"放置，即镜头正对着病变中心，入镜点与病变点的连线为菱形的长轴，两个操作孔套管取位于腹腔镜戳孔的两侧，分别插入手术操作器械。随着操作技术的不断提高，操作套管的放置更接近观察套管，如肾盂成形术操作套管可放置于脐的上下端或经脐部放置 Triport 通道，从而达到更微创的手术效果。

3. **悬吊技术**　良好的视野暴露对完成小儿腹腔镜手术极为重要，采用经腹壁悬吊缝合方法可有效起到组织牵引和术野暴露目的，甚至可以代替辅助器械，此法简单易行，费用低廉，同时也可减少套管的放置数目，更能体现其微创手术效果。肾盂成形时可经侧腹壁穿入带针缝线入腹，缝挂扩张肾盂悬吊固定，有助于肾盂输尿管成形的操作。

（二）经腹膜后途径

1. **体位**　通常采用健侧卧位，腰部垫高，以使肋间隙尽可能扩大，方便操作。术者通常位于患儿背侧，显示屏置于手术台头部。

2. **套管的置入**　首先于腋中线髂嵴上 1~2 横指处切开，在腹横筋膜与腹膜后脂肪间分离出腹膜后间隙，放入灭菌手套自制水囊，依年龄不同，注水 300~500ml 扩大腹膜后间隙，然后在此切口放入套管，建立腹膜后气腹，置入腔镜。在腹腔镜监视下分别在肋下缘与腋前线、腋后线交叉点处，穿刺两个套管，置入器械操作。

（三）经膀胱途径

1. 体位　患儿采用双下肢外展的改良截石位，年龄较小的患儿横向放于手术台上，较大的患儿放于手术台末端，骶骨垫高。用固定带把患儿固定于手术台上。腹腔镜设备位于患儿的左侧，术者位于患儿的右侧。

2. 套管的置入　助手先使用膀胱镜检查膀胱并确定输尿管开口大小、形状及数目，并用二氧化碳充盈膀胱。术者在膀胱镜直视下用缝线横穿腹壁膀胱，将膀胱壁悬吊固定到腹壁上，在脐下腹中线穿刺插入第一个可固定型套管。同样在膀胱镜直视下，将两侧套管穿刺进入膀胱的前外侧壁并固定，但不要太靠近输尿管开口。三个套管所选位点可以根据患儿的体型而改变，年龄较小的患儿，膀胱位置较高，放观察套管时应更靠近脐部，年龄较大的患儿，膀胱位于骨盆较深位置，故观察套管应更靠近耻骨。

（四）结束腹腔镜操作

气腹在高压状态下可止血，结束腹腔镜操作时须降低气腹压力检查有无出血。套管也可阻塞腹壁出血，故应在直视下，取出套管，并缝合套管穿刺孔，以免术后出现腹壁疝。取出最后 1 个套管针前，须放出腹腔内二氧化碳。缝合脐部切口时注意避免损伤肠管。

（五）小儿腹腔镜的优势及特点

小儿腹腔镜的优势与成人腹腔镜的优势基本一致，包括：手术创伤小、恢复快，术后瘢痕不明显，切口美观；腹腔镜对手术视野的放大作用，使手术者在镜下可以更精准地分离、止血、结扎和缝合操作；观察腹腔更加全面，可同时处理上、下腹部的病变且能暴露常规开腹手术难以暴露的部位，如膀胱后区等；便于教学和留取资料。

小儿与成人胸、腹腔镜外科技术的不同之一是多涉及精细的重建吻合操作技术（如腹腔内缝合、吻合及打结技术），医生培训时间长、成长慢。根据小儿独特的解剖生理特点，小儿腹腔镜手术与成人有着显著的不同。小儿腹腔小，操作空间小，为最大限度利用有限空间，应充分进行术前准备，包括胃肠减压，导尿，必要时术前清洁灌肠，以缩小胃肠及膀胱体积。术前尽量避免结肠镜检查，避免小肠积气。

与成人相比，小儿腹腔脏器体积小、质量轻、质地柔软，可适当采用经腹壁缝线悬吊、牵引等方式帮助暴露手术视野。小儿肝脾偏低，膀胱偏高，前后腹壁之间距离小，进入 Trocar 时需加倍小心，避免意外损伤。第一个 Trocar 最好采用开放式方法放置。小儿以腹式呼吸为主，血压低，术中二氧化碳气腹压力要适当，不要超过 12~14mmHg，婴幼儿要在 8mmHg 以下。

第二节　腹腔镜在小儿泌尿外科应用的病种

一、腹腔镜在触及不到睾丸的隐睾中的应用

在隐睾病人中触及不到睾丸的病例占 20%，其中 45% 睾丸缺如，30% 睾丸在腹腔内，25% 在腹股沟管内。过去检查多用体检、B 超、激素测定等，均有较大的误差，而腹腔镜检查准确率达 95%。1979 年 Cortesi N 等人首先尝试运用腹腔镜技术诊断隐睾，至 1992 年 Jordan 等完成了第一例腹腔镜睾丸固定术，此后众多学者对腹腔镜隐睾手术开展了积极的研究。腹腔镜手术最大优点是可自肾区至阴囊内查找睾丸的位置，可更高位松解精索血管、

输精管,将睾丸无张力下降到阴囊内最低位置,手术操作精细,分离范围小,最大限度地减少损伤、保护睾丸血供等优点。目前,腹腔镜探查已成为不能触及隐睾的诊断"金标准",并成为治疗高位隐睾的首选术式。同时腹股沟管型隐睾也已逐渐开始使用腹腔镜手术治疗。在传统多孔腹腔镜手术基础之上的经脐三孔腹腔镜隐睾手术,将腹壁切口隐藏于脐部,达到了术后腹壁无可视瘢痕的效果,可在标准术式掌握熟练后选用。

手术适应证:不能触及的隐睾患儿;可触及的较高位的腹股沟管型隐睾。

手术禁忌证:位置较低的腹股沟管外的隐睾,或除腹腔外其他部位的异位型隐睾。

(一)腹腔镜隐睾探查术

常规腹腔镜术前准备,头低足高仰卧位,15°倾斜,使肠管向头端移位。必要时进一步加大倾斜角度或向侧方倾斜,以便更好暴露腹股沟内环。经脐切口置入 5mm 穿刺器作为观察孔,建立二氧化碳气腹。放入腹腔镜,观察腹股沟内环口的解剖结构。术中应观察左右两侧内环口是否闭合,输精管、精索血管发育情况及走向。如发现腹腔内睾丸,观察睾丸的位置,评估睾丸的发育情况。探查所见(图 7-2-1)及相应处理见表 7-2-1。

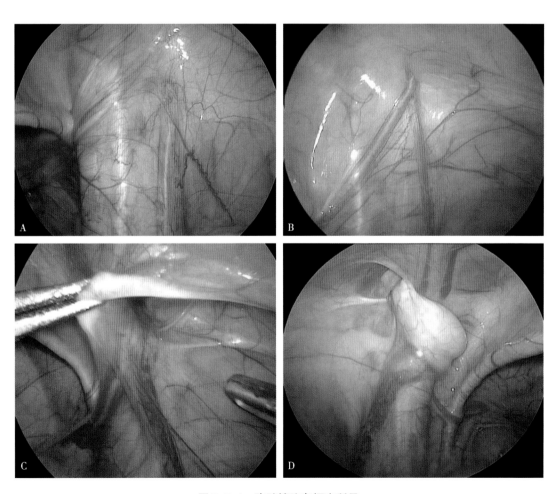

图 7-2-1　腹腔镜隐睾探查所见

A. 精索血管及输精管呈盲端;B.发育很差的精索血管进入内环;C.发育较好的精索血管进入未闭的内环;
D. 睾丸位于腹腔内。

表 7-2-1　未触及睾丸腹腔镜探查所见及相应处理

探查所见	相应处理
内环口上方可见精索血管及输精管盲端,未见睾丸	提示睾丸缺如,可腹腔镜下切除盲端
发育很差的精索血管进入内环	睾丸缺如可能性大,即使有,睾丸发育也较差。如鞘状突已闭合,则应取腹股沟横切口进一步探查腹股沟管。如果同时合并鞘状突未闭则提示有睾丸的可能性大,可进入腹股沟管探查。
发育较好的精索血管进入内环	提示为腹股沟管内型隐睾,如内环口未闭,可使用抓钳辅助伸入腹股沟管探查,确定睾丸位置后行腹腔镜睾丸下降固定术。
睾丸位于腹腔内	行腹腔镜睾丸下降固定术。如考虑到即使充分游离精索血管和输精管后,睾丸仍不能无张力达到对侧内环水平,可行腹腔镜下 Fowler-Stephen 分期手术。

（二）腹腔镜下睾丸固定术

于腹腔镜直视下在双侧下腹部穿刺放入 3mm 或 5mm Trocar 或经脐部切口放入,使用抓钳、电凝钩等器械操作。手术关键是在内环口上方游离精索,如分离后的患侧睾丸可以到达对侧内环口,提示也能无张力降至阴囊内。从阴囊伸进抓钳,将睾丸拉至阴囊行肉膜外腔固定。于腹腔内关闭鞘状突。如精索血管短可做分期 Fowler-Stephen 手术,于睾丸近端分离出精索,用 Hem-o-lok 或丝线阻断精索血管,不再做其他游离输精管和精索血管的操作,保留睾丸引带,6 个月后待侧支循环建立再切段精索、游离输精管将患侧睾丸沿睾丸引带牵引下降至阴囊内,做二期 Fowler-Stephen 睾丸固定术。这样有利于睾丸建立侧支循环,保护其血供,也降低了二次手术的难度,达到良好的效果。

二、腹腔镜肾盂成形术

1993 年,美国得克萨斯大学西南医疗中心的 Schuessler 首次报道了 5 例腹腔镜离断肾盂成形术。1995 年 Tan 等首次报道了经腹腔的小儿腹腔镜肾盂输尿管成形术。经过十余年的发展,腹腔镜下治疗肾盂输尿管连接部梗阻(UPJO)的技术逐步发展成熟,特别是镜下肾盂成形术(Anderson-Hynes 手术)已成为临床一线治疗技术。目前常用的术式可通过经腹腔镜途径或腹膜后途径完成。经腹腔途径手术操作空间大,解剖标志明显,显露清晰,操作相对简单,但游离的范围大,术后发生肠道并发症的机会多。经腹膜后途径,手术分离组织少,损伤轻,对腹腔脏器干扰轻微,减少了胃肠反应及术后腹腔感染和粘连的机会;相对不足是手术空间较小,解剖标志不明显,操作难度较大。

手术适应证:有手术指征的 UPJO 患儿、马蹄肾、重复肾或异位肾合并 UPJO。

手术禁忌证:同一般腹腔镜手术。患肾、上段输尿管手术史、外伤及慢性炎症病史等导致肾脏周围粘连严重者,需慎重选择腔镜手术。

（一）经腹膜后途径

患儿取健侧卧位,腰部垫高,使肋间隙尽可能扩大,方便操作。取腋中线髂棘上方 1~2

横指处横行切开皮肤 1.0~1.5cm,切开肌层至腹膜后间隙,示指钝性分离后置入自制水囊,充水约 200~300ml,制作腹膜后操作空间,置入 5mm Trocar,缝闭切口。腔镜直视下分别于腋后线 12 肋尖下、腋前线肋弓下放置 2 个 5mm Trocar,分别放置操作钳及超声刀。超声刀纵行打开肾周筋膜,暴露肾下极背侧,分离显露肾盂及输尿管上段,明确狭窄部位,行离断式肾盂成形术,经吻合口顺行放置双 J 管。存在异位血管压迫者,将血管置于肾盂输尿管背侧行成形术。可视情况经髂嵴上切口留置腹膜后引流管。

(二)经腹腔途径

采取患侧在上的 45°~70° 的斜侧卧位,重力作用有利于腹腔内肠管等脏器向健侧推移,更好地暴露结肠旁沟和手术视野。可于脐部、脐上中线处及患侧下腹放置 3 个 Trocar,还可选择经脐单通道或经脐三通道。除脐部用于进镜观察采用 5mm Trocar 外,其余两操作孔可根据情况选用 3mm 或 5mm Trocar。沿结肠旁沟外侧打开侧腹膜充分游离结肠,将结肠推向中线侧,辨认输尿管走行,切开肾周脂肪囊,暴露肾脏,左侧可选择经肠系膜无血管区切开暴露肾脏。钝性分离肾盂、输尿管与肾门血管,明确狭窄部位和狭窄原因,行肾盂输尿管成形术(图 7-2-2)。

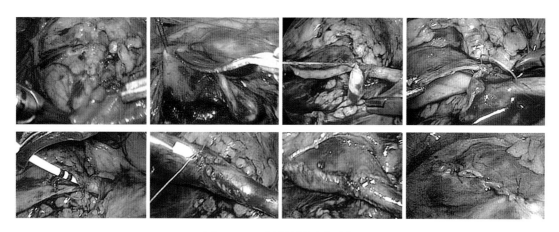

图 7-2-2 腹腔镜肾盂成形术

上图(从左至右依次为):打开肠系膜暴露肾盂;切除肾盂输尿管狭窄段;肾盂最低点与输尿管吻合;吻合输尿管及肾盂后壁;下图(从左至右依次为):放置双 J 管;吻合肾盂输尿管前壁;检查吻合口;关闭肠系膜间隙。

(三)注意事项

1. 腹腔镜手术时应彻底切除输尿管病变组织,警惕长段与多处狭窄,注意保护输尿管血运。

2. 适当剪裁肾盂,输尿管与肾盂最低点吻合,以保持缝合后肾盂呈漏斗状,有利于尿液排出。

3. 准确判断输尿管外侧壁,以确保吻合口无扭转。

4. 避免缝合时操作器械对吻合口组织的钳夹损伤,保护吻合口血供。

5. 双 J 管可在腹腔镜下置入,完成吻合口后壁缝合后,用导丝做内支架将双 J 管经 Trocar 送入,用一把弯钳将双 J 管自吻合口顺行置入。可在膀胱内充盈亚甲蓝或生理盐水,根据有无反流判断双 J 管末端是否在膀胱内。

三、腹腔镜肾切除术

1991 年，Glayman 首次施行了经腹腔镜肾切除术，1992 年，Ehrlich 将此项技术成功应用于小儿。国内外经过 20 余年的发展，腔镜下肾切除术逐渐成熟，已能达到开放手术的临床疗效，具有损伤小、出血少、并发症少、术后恢复快等优点，已日益成为小儿泌尿外科成熟定型的腹腔镜手术。

（一）手术适应证

1. 肾脏良性疾病造成的一侧肾功能严重破坏或萎缩，如多囊肾、无功能肾积水，肾动脉狭窄引起肾萎缩，及先天性一侧发育不良的无功能肾、异位肾等。

2. 肾肿瘤　目前腹腔镜用于小儿肾肿瘤切除仍存在争议。主要原因在于肿瘤破溃机会大，腹腔镜切除过程中增加了种植及转移的可能。对于体积较小、无瘤栓及远处转移、仅限于肾包膜内的恶性肿瘤，可试行。

3. 肾外伤后，不能修复的肾破裂，肾盂撕裂或输尿管断裂无法修补或吻合者。

4. 肾结核病灶严重破坏，患肾功能丧失，邻近组织器官未被累及。

（二）手术禁忌证

除一般腹腔镜手术通用的禁忌证外，对于肾周严重感染，脓肾，肾脏与周边组织器官粘连较严重的病例，或较大的、已突破包膜有局部及远处转移的肾脏恶性肿瘤，不适合行腹腔镜肾切除术。

（三）手术方法

手术有经腹膜后和经腹腔两个途径，体位、Trocar 置入及暴露肾脏的操作同腹腔镜下肾盂输尿管成形术。显露肾周筋膜并切开暴露肾脏后，沿肾脏内侧向上分离，至肾上极后进入 Gerota 筋膜前层，靠近肾脏上极分离时注意勿损伤肾上腺，之后钝性分离肾脏外侧。处理肾蒂时游离肾动、静脉，分别用丝线三重结扎或 Hem-o-lok 妥善夹闭肾动、静脉并于远心端切断。尽量沿腰大肌内下缘向下方游离输尿管，在远端结扎或夹闭输尿管并切断。经 Trocar 置入标本袋，将切下的肾放入，经腹膜后途径可延长髂前上棘切口，经腹腔途径可扩大脐部切口后取出。难以取出的良性病变标本可在标本袋内剪碎后取出。

腹腔镜肾切除术最严重和常见的术中并发症是出血，也是中转开放手术的主要原因，包括术中结扎线滑脱、撕裂血管，伤及肾上、下极异位血管、损伤下腔静脉等，因此术中需要充分暴露重要结构、谨慎地解剖和快速控制出血。一旦出血，快速用电凝、夹闭、缝合或中转开放手术控制出血。

四、腹腔镜下重复肾切除术

1993 年，Jordon 和 Winslow 首次报道采用腹腔镜技术经腹腔途径治疗重复肾输尿管畸形，经后腹腔镜下治疗重复肾输尿管畸形最早由 Miyazato 等于 2000 年报道。一般认为，经腹腔镜途径操作空间大，可以完成重复输尿管全长切除，手术时间较短，同时经脐单孔腹腔镜半肾切除术后可以达到腹壁无瘢痕效果。后腹腔镜具有对肠道影响小，术后麻痹性肠梗阻、腹腔感染及肠道损伤的发生率低，若术后并发尿漏、出血也只局限于腹膜后间隙内等优点，同时后腹腔镜手术视野清楚，能更快地暴露肾蒂和重复肾血管。

(一) 手术适应证

1. 上肾发育较小、肾功能差合并输尿管异位开口,出现尿滴沥;或合并输尿管末端囊肿并引起梗阻致输尿管迂曲扩张,出现继发感染,需行上肾输尿管切除术。

2. 上肾积水严重、皮质菲薄,致肾功能差,伴或不伴输尿管严重迂曲扩张。

(二) 手术方法

手术有经腹膜后和经腹腔两个途径,体位、Trocar 置入及暴露肾脏的操作同腹腔镜下肾切除术。术中沿上肾输尿管解剖上肾的肾盂并找到上下肾分界线,解剖供应上肾及下肾的血管,将供应上肾血管结扎切断,注意勿损伤下肾肾蒂。超声刀沿上下肾分界线、偏上肾侧切除上肾,允许在下肾上极处的切面残留少许上肾组织,以免损伤下肾的肾实质。切除上肾之后,检查下肾上极创面出血情况,必要时可填塞止血纱布。经腹腔途径时可游离上肾引流之输尿管至膀胱入口处,Hem-o-lok 夹闭并用超声刀离断。经腹膜后途径时可将游离的上肾及输尿管经髂嵴上切口提出,继续向盆腔游离输尿管,近低位结扎切断(图 7-2-3)。

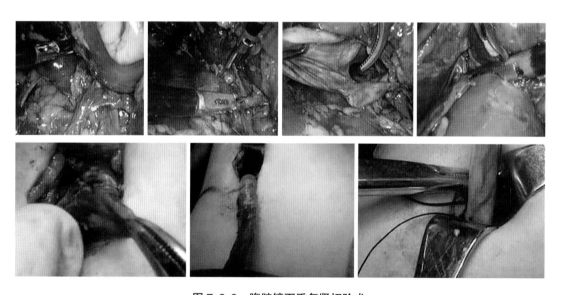

图 7-2-3　腹腔镜下重复肾切除术

上图依次为:游离肾蒂血管;切断供应上肾血管;解剖上肾输尿管;切除上肾;下图依次为:经髂嵴上切口提出上肾输尿管;向远端游离输尿管;近低位结扎切断输尿管。

(三) 术后并发症及处理

1. **术后出血**　主要由肾创面及输尿管游离创面止血不彻底引起。术后应观察引流管引流情况,及时复查血常规和 B 超。如出现渗血导致的贫血,应及时给以纠正。

2. **尿漏**　切除重复肾上肾时损伤了下肾集合系统所致。术中如发现集合系统破裂应立即予缝闭。如术后发现尿漏,可经膀胱镜下置入双 J 管引流尿液,待集合系统自然愈合,必要时再次手术缝合。

3. **尿性囊肿**　切除上肾时保留部分上肾肾盂所致。因此在避免损伤下肾上极肾组织的同时,应尽量将上肾的肾盂完整切除。

4. 反复泌尿系感染　切除的重复肾多伴有输尿管末端囊肿、输尿管异位开口和/或膀胱输尿管反流。在切除重复肾上肾后,应随访观察输尿管残端大小变化及是否有感染,并进行对症处理。多数病例残端会萎缩,不必再处理。如出现反复感染,可经膀胱途径行输尿管残端切除。

五、腹腔镜肾囊肿去顶术

近年来随着微创腔镜及内镜手术的发展,肾囊肿的手术治疗更趋于微创化。肾囊肿的微创治疗主要包括腹腔镜下肾囊肿去顶减压术、B超引导下细针穿刺囊肿注射酒精治疗,经输尿管镜肾囊肿内切开引流和经皮肾镜下肾囊肿去顶术。但注射治疗常需反复操作,处理肾脏腹侧和上极囊肿相对困难,且可引起肾周血肿,以及硬化剂渗入集合系统等并发症。用输尿管镜和经皮肾镜处理单纯性肾囊肿创伤较大,在儿童中的应用受到限制。而腹腔镜下肾囊肿去顶减压术治疗效果与传统开放手术相近,且创伤小、术后恢复快。

(一) 手术适应证

较大的、产生压迫症状或持续增大的单纯性肾囊肿、成人型多囊肾或肾多房性囊肿,肾功能尚可的患儿;或囊肿虽不大,但患儿有明显临床症状者,如腰腹部疼痛、血尿、尿路感染、高血压等。

(二) 手术禁忌证

胎儿型多囊肾及以囊肿为主要病变的肾发育不良,由于肾皮质发育不良,肾功能极差,不可仅行囊肿去顶术。合并肾盂肾炎、肾脓肿的肾囊肿患儿在感染未控制时不宜行腹腔镜囊肿去顶减压术。

(三) 手术方式

手术有经腹膜后和经腹腔两个途径,体位、Trocar 置入、暴露肾脏的操作同腹腔镜下肾切除术。显露肾脏后,结合 CT 寻及外观呈蓝紫色的囊肿,于囊壁最薄弱处用电钩或超声刀切除囊壁去顶,吸净囊液,生理盐水冲洗囊腔。可沿囊肿与肾实质交界边缘修剪囊肿壁,注意无需将囊肿壁完全切除,以不损伤肾实质为限,并探查囊内壁有无小孔与集合系统相通以及新生物。

(四) 并发症及处理

1. 出血　在囊肿壁切除和电凝过程中,仅需要切除肾外的显露部分,尽量切除囊壁是不必要的,否则极易损伤肾皮质导致出血。

2. 集合系统损伤　主要由于过度切除囊肿壁或探查囊肿基底部时不慎损伤所致。预防措施除包括适当切除囊肿壁,小心探查基底部之外,对于肾盂旁囊肿和常染色体显性遗传型多囊肾的患儿,术前逆行插管留置输尿管导管,逆行注射亚甲蓝有助于辨别囊肿和集合系统关系,避免术中损伤。一旦损伤集合系统,可留置肾周引流管和输尿管导管或缝合修补。

3. 术后囊肿复发　多因肾脏局部病变复杂,囊肿壁切除过少或不完全所致。术中超声探查有助于提高囊肿去顶的安全性和完整性,可在某些复杂病例中选用。

六、腹腔镜在性发育障碍中的应用

对于性发育障碍(DSD)患儿的手术治疗,应根据选择的社会性别制定相应的手术方案,腹腔镜在 DSD 的治疗中主要包括性腺探查、活检及切除、睾丸固定术、阴道成形术等。本节主要简要介绍腹腔镜性腺探查、活检及性腺切除术。腹腔镜性腺探查及活检手术由于其操作相对简单,创伤小,皮肤瘢痕不明显,观察范围大且直观,还可取活检获得病理诊断等优势,目前已成为 DSD 患儿明确诊断及指导治疗的标准术式。

(一) 手术适应证

凡临床怀疑性发育障碍的患儿,在染色体核型分析及详细体格检查、实验室检查和 B 超、生殖道造影及盆腔 MRI 等辅助检查的基础上,如需进一步明确性腺位置及性质,探查盆腔内生殖器官,以及在 DSD 诊断明确后行相应手术治疗,不论年龄大小,均可行腹腔镜手术。

(二) 手术方法

Trocar 置入位置可参考腹腔镜隐睾探查或睾丸下降固定术,进镜后全面探查盆腔、双侧腹股沟区及腹腔,确定性腺的位置及血管,观察性腺的外观和形状,确定有无中肾旁管残留、双侧内环口是否闭合。如果没有找到性腺,右侧需要游离盲肠,左侧游离降结肠远端。有些睾丸游离度较大可以进入盆腔最低点,术中需要牵开乙状结肠仔细寻找。同时探查膀胱后方是否存在子宫阴道,当腔镜探查无法确定是否存在原始子宫时,可经尿生殖窦插入导尿管或尿道探子,如能进入阴道则可在腹腔镜下看到导尿管或探子移动,或通过阴道镜检查。

为确定性腺组织成分,应同时行腹腔及腹股沟性腺活检。如同一性腺有两种不同外观的组织,应分别钳取组织送检,或在性腺的两极分别取活检,如术中冰冻结果示条纹性腺、发育不良性腺、或性腺存在恶变,则需要切除性腺。其他情况最好等石蜡切片结果确定诊断后再决定下一步治疗方案。切除与选择的性别不一致的性腺时,性腺血管可用电钩切断、或用 Hem-o-lok 夹闭、或丝线结扎。如果存在卵睾,而卵巢和睾丸界限不清时,需要通过切除的组织送检冰冻来确定是否切除完全。

七、腹腔镜在输尿管末端疾病中的应用

输尿管再植手术是治疗输尿管末端疾病包括输尿管末端狭窄、膀胱输尿管反流、输尿管异位开口的主要手术方式,常见的经典术式包括,Cohen、Politano-Leadbetter、Glenn-Anderson、Lich-Gregoir 术等,其手术方式通常按输尿管路径分为经膀胱内和膀胱外手术。自从 1991 年 Winfield 等成功实施了首例腹腔镜下输尿管再植术,目前已出现了多种改进的经腹腔镜输尿管再植手术方法,主要介绍气膀胱下 Cohen 术式及经腹腔镜 Lich-Gregoir 术式。

(一) 气膀胱 Cohen 输尿管再植术

患儿平卧位,双下肢外展体位,经膀胱镜注入生理盐水或 CO_2 充盈膀胱。在充盈膀胱顶部体表位处,以带针缝线或双空心针双线引导,经皮肤膀胱全层牵引固定膀胱顶部于腹壁。紧贴牵引线穿刺置入 5mm 观察镜 Trocar 并固定。在两侧腹股沟内环水平线与腹直肌外缘线交点处各置入两 3mm 操作 Trocar,完成气膀胱腔的建立。选择 Trocar 穿刺点时应根据患儿年龄不同而改变,如前所述。沿输尿管口环切膀胱黏膜,分离输尿管壁内段至膀胱壁外,游离盆段输尿管拖入膀胱。在对侧输尿管上内侧约 1cm 处切开黏膜层,潜行分离黏膜下层隧道至原输尿管口,将输尿管经黏膜下隧道拖出。原输尿管膀胱入口处,吸收线缝合一针固定输尿管壁与膀胱肌层。输尿管口与周围膀胱黏膜间断缝合 6~8 针,缝合关闭原输尿管口处膀胱黏膜(图 7-2-4)。

(二) 腹腔镜 Lich-Gregoir 输尿管再植术

经脐部置入 5mm 观察镜 Trocar 固定,在腹壁两侧平脐水平距脐约 4~5cm 置入两个操

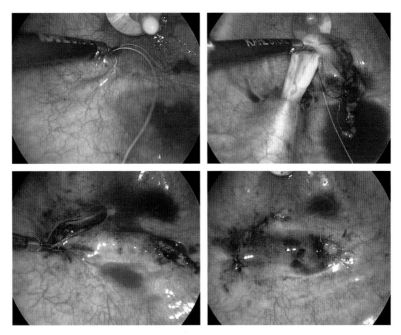

图 7-2-4　腹腔镜气膀胱 Cohen 输尿管再植术

左上:牵引输尿管;右上:游离输尿管;左下:将输尿管自黏膜下隧道送入对侧;右下:缝合输尿管开口与膀胱黏膜

作 Trocar 固定,完成气腹的建立,也可选择经脐单通道或三通道放置 Trocar。取头低足高位充分显露盆腔,在患侧输尿管表面切开后腹膜,沿输尿管表面向膀胱方向游离输尿管远端直至膀胱入口处(输尿管异位开口则游离至盆腔段最低处)。分离输尿管过程中男孩需注意保护输精管,女孩注意保护输卵管。近膀胱壁处结扎切断输尿管,再向近端游离输尿管并松解粘连,解除扭曲至足够长度,修剪输尿管末端。膀胱内注水充盈,在裁剪好的输尿管同侧膀胱的后外侧壁用电钩纵行逐层切开膀胱壁的浆膜层、肌层至黏膜层,切开长度为裁剪好的输尿管直径的 4~5 倍,向两侧游离肌层直至黏膜层膨出,膨出的宽度为输尿管直径的 2 倍。检查输尿管无扭转后用 5-0 可吸收线将输尿管末端开口的外侧缘与游离出的膀胱黏膜最下方缝合固定,在缝合完成前剪开膀胱黏膜,并放置双 J 管。在输尿管表面间断缝合打开的膀胱浆肌层,将输尿管包埋至膀胱肌层和黏膜层之间。

八、腹腔镜在前列腺囊中的应用

前列腺囊可能是中肾旁管退化不全,或尿生殖窦男性化不全的遗迹,开口于前列腺部尿道的后方。小儿单纯性前列腺囊发病率较低,但在尿道下裂及性发育障碍患儿中发病率约为 11%~14%,而在重度尿道下裂患儿中可高达 57%。前列腺囊可能并发感染,反复发作附睾炎,需要考虑手术切除。由于前列腺囊位于后尿道后方,位置深,暴露困难,腹腔镜提供了较好的手术视野。

可以先经尿道放入膀胱镜达前列腺囊做引导,再经脐部置入腹腔镜观察,可以在膀胱后方清晰地看到前列腺囊。于双侧髂前上棘内侧锁骨中线处穿刺放入操作 Trocar,先切开前列腺囊表面腹膜,沿囊壁顶部周围向近端分离至前列腺囊开口,注意保护输精管。如果囊腔大,可以切开囊腔,便于辨认解剖标志。由于合并附睾炎一侧输精管与囊壁粘连重,大部分难以分开,只能切断输精管。分离囊壁至后尿道处切除囊壁,缝合创面。

九、腹腔镜在鞘膜积液中的应用

近年来腹腔镜手术用于治疗小儿鞘膜积液已有较多报道,所用器械、方法大同小异。与传统手术比较,腹腔镜鞘状突高位结扎术具有诸多优点,如腹腔镜手术可避免对精索血管和输精管的损伤,同时也可真正做到高位环扎内环口,并能探查对侧内环口情况,发现隐性开放鞘状突可同期处理,避免因对侧开放鞘突出现症状而再次手术,且不损伤腹股沟管结构,美容效果理想。

腹腔镜鞘状突高位结扎术分为两类:经腹腔内鞘状突缝扎术和经腹膜外鞘状突结扎术,可经三孔、两孔甚至单孔完成,腹腔镜技术的发展也趋向于进一步减少腹壁操作套管及器械的使用,而在不损伤输精管和生殖血管的前提下对内环进行完整无张力的腹膜外结扎,同时可避免结扎过多腹壁组织。目前多采用腹膜外结扎法,所用器械为自行改制的导线针、双钩线针、雪橇针或硬膜外穿刺针等。经脐单孔腹腔镜监视下在内环体表腹横纹处刺破,经此点穿刺备好带丝线的针通过腹壁肌层达内环前壁腹膜外,先沿内侧腹膜外间隙潜行,越过输精管及精索血管穿透后腹膜入腹留线,退针后再沿外侧腹膜外间隙潜行经原穿刺点进入腹腔,将线带出体外,结扎关闭内环口(图 7-2-5)。操作过程中注意保护输精管及精索血管,可直接分离越过或应用水分离技术,同时保证两次进针经同一通道进入腹膜外间隙。对于远端鞘膜囊内积液可穿刺抽出。结扎内环时应用手适当牵拉睾丸 1~2 次,以使睾丸和精索恢复原位,避免发生医源性隐睾。

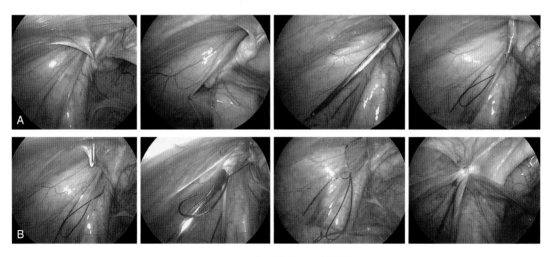

图 7-2-5　腹腔镜内环口结扎术
A. 下腹壁腹膜外刺入带线穿刺针,沿内侧腹膜外间隙潜行,越过输精管及精索血管,穿透后腹膜入腹留线;
B. 退针,沿外侧腹膜外间隙潜行,经原穿刺点进入腹腔,将线带出体外,结扎关闭内环口。

十、腹腔镜在精索静脉曲张中的应用

腹腔镜下精索静脉高位结扎术治疗小儿精索静脉曲张创伤小,恢复快,已被广泛应用

于临床中,手术方法包括保留精索动脉的 Ivanissevich 术式以及高位精索血管结扎的 Palomo 术式,但目前对于是否需要保留精索动脉仍有一定的争议。

腹腔镜下精索静脉高位结扎术 Trocar 的放置同腹腔镜隐睾手术,可采用传统三孔或经脐单孔腹腔镜手术。患儿取头低足高位,镜下观察精索静脉明显扩张、迂曲,表面颜色发暗提示静脉回流障碍。头端距离内环口 3~5cm 处沿后腹膜表面剪开精索附近的后腹膜约 2cm。钝性分离精索血管,区分精索动静脉,无创抓钳提起精索血管,进一步游离松解精索 2~3cm。术中可经睾丸鞘膜囊内注入亚甲蓝使精索内淋巴管显影,分离显影的淋巴管。于精索血管远近端用 Hem-o-lok 夹闭或丝线结扎后离断(图 7-2-6)。挤压阴囊,了解结扎效果及有无侧支漏扎。

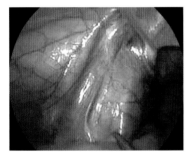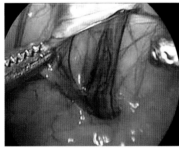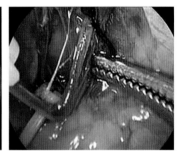

图 7-2-6　腹腔镜下精索静脉曲张的治疗
自左至右依次为:镜下观察精索静脉明显扩张;分离精索血管,区分精索动静脉;保留淋巴管后结扎血管

十一、腹腔镜在肾上腺肿瘤中的应用

自 1992 年 Ganger 报道第一例经腹腔镜肾上腺切除术后,腹腔镜肾上腺切除术已经成肾上腺肿瘤切除的标准术式,相比较于传统开放手术,其具有显露清晰,解剖层次分明,创伤小,切口美观等诸多优点,对于双侧肾上腺疾病而术中需要保留部分肾上腺腺体的情况,腹腔镜手术的优势更加突出。目前腹腔镜手术主要适用于肾上腺的良性肿瘤,对于肾上腺的恶性肿瘤及巨大肿瘤不建议应用腹腔镜手术。腹腔镜肾上腺切除按手术入路分为经腹腔入路和腹膜后入路,Trocar 的放置同肾脏手术。

经腹腔入路时先切开患侧侧腹膜及结肠旁沟,将结肠牵向内侧。切开肾周筋膜及脂肪囊,暴露肾脏,肾上腺组织位于肾上极内侧面。首先从肿瘤内侧开始分离,沿肿瘤包膜与结缔组织的间隙进行钝性剥离,分离时需警惕肿瘤表面结缔组织中走行的肾上腺血管,肾上腺血管充分暴露后用血管夹夹闭超声刀离断,然后游离处理肿瘤上下方的血管。处理嗜铬细胞瘤时,宜先将肾上腺静脉结扎,以减少血压波动。肿瘤血管完全离断后肾上腺肿瘤就完全游离,可将肾上腺肿瘤放入标本取物袋中,扩大 Trocar 切口后取出。经腹膜后入路时沿腰大肌纵向切开 Gerota 筋膜,在肾周脂肪与肾表面之间继续向上游离至肾上极内侧,于该处脂肪组织中仔细探查游离肾上腺及肿瘤组织,血管处理同经腹腔手术。

十二、腹腔镜在卵巢肿瘤中的应用

儿童卵巢肿瘤多为良性肿瘤,其中常见的病例类型有卵巢囊肿,良性畸胎瘤等,因儿童期卵巢固有韧带较长,且肿瘤导致偏心性生长,故儿童卵巢肿瘤易发生扭转,因此儿童卵巢肿瘤一经诊断,需尽快行手术治疗。腹腔镜手术因其探查全面、视野开阔、手术创伤小、恢复快的优点而得到越来越广的应用。

腹腔镜下首先探查子宫、附件及盆腔,明确诊断,如合并卵巢扭转时需注意观察卵巢血运。在正常卵巢组织处切开小口,深达肿瘤表面,于卵巢皮质及囊肿间钝性分离,完整剥出肿瘤,如层次正确,出血很少。如果肿瘤较大,影响手术操作,可先在囊襞无血管处直接穿刺,用吸引器吸尽囊内液体,使囊壁塌陷变小后进行分离。剥离创面止血后,剩余卵巢皮质组织用可吸收线缝合,可包埋卵巢切口并达到止血目的。如肿瘤较大无明显正常卵巢组织存留或卵巢扭转复位后无好转可能,则行卵巢及患侧附件切除术。切除后仍需仔细检查腹腔情况,包括对侧卵巢有无结节、肿物、畸胎瘤,腹腔有无活动性出血、脏器损伤等。

(吴荣德　刘　伟)

第三节　机器人辅助腹腔镜手术在小儿泌尿外科的应用

一、达芬奇机器人的发展历史

"机器人(Robot)"一词于1921年首先出现在Capek的舞台剧《罗素姆的全能机器人》中,20世纪60年代机器人才逐渐脱离科幻小说的范畴出现在制造业领域,而医学机器人的概念直至20世纪80年代中末期才被提出。

在现有机器人应用于市场前,美国食品药品监督管理局(FDA)批准了:AESOP的声控机器人系统,RoboDoc & Acrobot髋关节置换术和膝关节整形术。NeuroMata(瑞士)和StealthStation(USA)使用影像指导手术。1995年,随着美国直觉外科公司(Intuitive Surgical)的成立,当代应用于小儿泌尿外科领域的手术机器人首次问世,1997年达芬奇(da Vinci)手术机器人,1998年蔡斯(Zeus)产品问世并分别经FDA批准(2000年,2001年)。2003年美国直觉外科公司最后成立。

二、机器人辅助腹腔镜手术概述

目前市场上仅有美国直觉外科公司的达芬奇机器人辅助手术系统应用于成人及儿童泌尿外科领域,具有多种型号。手术医生端坐在远离病人的控制台上操纵控制臂,这些操作动作通过电子编码的形式传送到位于病人旁的机械臂上,机械臂接收到相应的信号后会根据控制臂的动作进行相应操作,除此之外在机械臂旁还有视频信号塔用于放置显示器、电刀仪、气腹机及其他电气设备等。

机器人辅助腹腔镜系统有许多优势。首先,其可以提供3D视角,因此相较于传统腹腔镜的2D视角更贴近自然状态,易于手术操作。其次,机器人辅助腹腔镜手术的摄像系统可将术野最多放大至10倍,可减少手术操作的失误。第三,机器人辅助腹腔镜系统的EndoWrist机械臂可提供7个角度各90°的操作自由度,相较传统腹腔镜手术器械活动极大提高了自由度,EndoWrist系统相对于传统腹腔镜器械又增加了2个自由度,可使得医生在进行机器人手术时对于组织的游离、器械的操作及缝合方面类似于开放手术,大大降低相应手术操作的难度。最后,达芬奇机器人系统可允许对于控制台动作的缩放,即缩小控制台术者操纵动作的幅度,从而减轻不必要的抖动,增加手术的精确性。

目前机器人辅助腹腔镜手术实现远程医疗的愿景受技术所限尚未能实现。尽管2001年首例跨大西洋机器人手术成功实施,但目前的宽带设施尚无法可靠地提供小于200ms延迟的远程数据传输,因此无法保证远程机器人手术的精确及实时性。但相信随着技术水平的进步及基础通信设施特别是洲际电缆的铺设,数据传输延迟的问题将逐渐得到改善,从而终将使得运用机器人辅助腹腔镜手术进行远程医疗的愿景得以实现。

三、常见的机器人辅助腹腔镜系统

Intuitute 生产的是仅有的可商业应用的机器人手术系统。达芬奇 Si 系统于 2009 年 4 月问世,为第三代手术机器人,其特点为高分辨率及清晰度的影像系统及方便教学的双控制台体系。摄像头操作孔为 12mm 而机械臂的操作孔则为 5mm 或 8mm。Si 系统也支持通过单孔操作通道进行单孔手术。

达芬奇 Xi 于 2014 年春季推出,为第四代手术机器人。相较于前三代机器人,Xi 在保留高清影像系统及双控制台操作模式的基础上,在机械臂的设计及能力方面有很大的改进。Xi 的每一个机械臂均可安装摄像头或操作器,从而大大增加了操作孔放置、病人体位及手术部位的自由度。举例来说,术者可同时对同侧肾脏及远端输尿管进行手术操作而无需于术中变换体位或增加额外的操作孔。由于这种机械臂的改良,Xi 系统的操作孔均为 8mm,因此 Xi 系统无法像 Si 系统进行单孔手术操作。如同第三代机器人,Xi 系统有高清晰度影像和可作双臂手术操作。

四、机器人辅助腹腔镜手术在小儿外科领域的应用

在 2003 年左右波士顿儿童医院的 Craig Peters 开始对儿童进行机器人辅助腹腔镜手术。在同一时期,德国的医生也应用机器人辅助腹腔镜手术完成了 Anderson-Hynes 肾盂成形术。21 世纪初有机器人辅助行阑尾膀胱引流改道术及双侧半肾切除术的报道。近年来随着达芬奇机器人在小儿泌尿外科领域的逐步推广,几乎所有可通过开放或腹腔镜完成的手术均有进行机器人辅助腹腔镜手术的报道(表 7-3-1)。

表 7-3-1　小儿泌尿外科机器人辅助腹腔镜手术

肾盂成形术	Malone 顺行盲肠造口术
输尿管再植术	肾盏憩室切除术
输尿管-输尿管吻合术	结石取出术
输尿管-肾盏吻合术	精索静脉曲张切除术
肾切除术/肾部分切除术	前列腺囊/苗勒氏囊肿切除术
Mitrofanoff 阑尾膀胱吻合术	脐尿管囊肿及膀胱袖状切除术
回肠膀胱成形术(膀胱扩大术)	膀胱颈悬吊术

五、机器人辅助腹腔镜手术的常用步骤

麻醉完成后,患儿取平卧位,对易受压部位予以保护并用胶带固定患儿。若体位为侧卧

位,需确保头部固定以减轻倾斜手术床时可能造成的头部及气管插管移位。

操作孔位置的选择需根据达芬奇机器人的型号而定。达芬奇 Si 操作孔需与目标器官构成三角形结构,Xi 系统则要将操作孔在目标器官一侧呈线状排列,是否需要额外的辅助操作孔由术者决定,笔者中心常额外建立辅助操作孔来进行缝合、吸引冲洗及体内牵引等。

笔者常选用脐下弧形切口,经脐切口亦可行,但笔者认为脐下切口的愈合好于经脐切口。采用 Veress 气腹针或 Hasson 法建立气腹,建立第一个操作孔插入摄像头,再次观察腹腔内情况,确保无脏器及血管穿刺伤。当采用 Veress 针法建立气腹时,注入二氧化碳前需行针吸及注水法确保穿刺针在正确位置,未进入血管或肠管,在摄像头直视下建立其他操作孔,操作孔建立完成后将机械臂位置固定并将其上的操作器械插入操作孔进行手术。二氧化碳气腹压力为 12~15mmHg,青春期后病人可适当提高气腹压力。

手术完成后将二氧化碳气腹压力降至 8mmHg,观察有无出血,进行充分观察并止血后直视下拔出穿刺套管,逐层关闭前腹直肌或腹壁筋膜各层腹壁结构,缝合皮肤。

六、常用小儿泌尿外科机器人辅助腹腔镜手术

(一) 肾盂成形术

机器人辅助腹腔镜肾盂成形术(Robot-assisted laparoscopic pyeloplasty,RALP)是最早应用在小儿泌尿外科领域的机器人手术之一。RALP 的好处是对于缺少足够单纯腹腔镜下肾盂成形术经验的医生也能完成机器人微创下的肾盂成形术,开放能做的手术机器人也能做。

在笔者中心,当决定对肾盂输尿管连接部梗阻(UPJO)行肾盂成形术时将常规于术中行逆行肾盂造影明确病变位置、程度及梗阻段的长度。术前常规导尿,患儿手术体位为平卧位患侧抬高,类似于开放肾盂成形术的体位,患侧腿屈曲,健侧腿伸直,腰下置入凝胶垫充分伸展患侧腰部,于腋下垫凝胶垫防止臂丛神经损伤,用 3 英寸宽胶带分别于头、胸、臀及双下肢四部位充分固定患儿。

使用达芬奇 Xi 系统,我们穿刺点选择在剑突软骨至耻骨线上。首先于脐下中线置入穿刺套管放入摄像头,之后在直视下于剑突下置入第二个穿刺套管,第三个穿刺套管位于脐及剑突之间,最后于耻骨上置入最后一个穿刺套管,呈线性排列。最后一个穿刺通道建立前用 Foley 导尿管放空膀胱。调整手术台使病人处于侧卧位,这种位置使肠管移开,肾脏暴露。固定机器人操作臂于腹腔中。

首先分离显露肾盂,若患侧结肠下垂盖住肾脏和肾盂阻碍术中显露,则沿 Toldt 白线剪开侧腹膜并止血,也可通过肠系膜途径避开结肠显露肾盂输尿管交接处及数公分上端输尿管。

肾盂输尿管交接处暴露后,要决定做哪一种肾盂成形术。我们常采用 Anderson Hynes 肾盂成形术,其他医生或采用 Foley YV 肾盂成形术。

1. Anderson Hynes 离断肾盂成形术   沿肾盂输尿管连接部近端切开肾盂,钳夹输尿管内侧近端边缘便于操作,纵切狭窄段输尿管至正常管径位置,判断正常管径的方法为可容纳机器人剪刀置入管腔并可正常开合,否则需要进一步剪开输尿管,注意游离一定长度的输尿管保证无张力吻合。吻合时使用 5-0 或 4-0 可吸收单丝线(PDS)从纵切输尿管的顶点进第一针与肾盂最低点进行吻合,结打在腔外。缝线长度约为 10~14cm,既保证足够吻合又避免冗长。由于使用第 4 个操作臂,所以无需使用腹壁悬吊(穿刺缝合将肾盂拉向腹壁,易于

缝合）。要注意输尿管及肾盂方向避免扭曲,同时避免对吻合口处黏膜的钳夹,并尽可能做到无张力吻合。

首先自下而上连续吻合肾盂及输尿管前壁,吻合结束后,先经 Trocar 或特制中空导管穿刺入腹壁,将导丝经吻合口置入膀胱,再将双 J 管沿导丝置入膀胱内,拔除导丝并将双 J 管近端置入肾盂中,切除近端多余肾盂及输尿管,最后连续缝合后壁。吻合结束后,无需关闭 Gerota 筋膜,肠系膜裂孔及 Toldt 线,将二氧化碳气腹压力降至 8mmHg,观察有无出血,进行充分观察并止血后直视下拔出 Trocar,逐层关腹。

2. Foley VY 肾盂成形术　与 Anderson Hynes 手术方法相同,只有一点不同:肾盂输尿管交接处暴露后并不离断肾盂,而是沿肾盂输尿管交界处侧面切开,直至正常输尿管处。同样从侧面切开肾盂同输尿管一样长度,行 V-Y 吻合,吻合及双 J 管置入的方法同 Anderson Hynes 法。

术后行肾、输尿管及膀胱平片(KUB)明确双 J 管位置,确定无双 J 管移位。常于术后 4~6 周拔除双 J 管。

(二) 肾部分切除术

在小儿泌尿外科肾部分切除术常用于肾重复畸形且上肾功能差或无功能肾合并有反复泌尿系感染、输尿管膨出、异位输尿管及膀胱输尿管反流的患儿。

手术体位及穿刺套管放置的位置与肾盂成形术相同,常需沿 Toldt 白线剪开腹膜帮助显露肾脏,切开 Gerota 筋膜暴露肾脏及肾盂,准确区分上下肾输尿管十分重要,常常可追踪下部输尿管至肾下极以区分上下输尿管。也可通过术前逆行向上肾输尿管插管帮助区分,在离断上肾输尿管前应反复确认无误再行操作。离断上肾输尿管后以其为标志向近端游离显露肾门。如果术前放入了支架管可以拔掉。

肾门部的游离要十分小心,输尿管常于肾动静脉下方经过,因此可先沿上肾输尿管后壁进行游离,因为此处多无重要组织结构,不易造成损伤,之后将输尿管与肾血管进行分离,最后分离输尿管前壁。使用钝性分离的方式,沿肾血管后壁输尿管前壁小心进行游离,充分游离后,将上输尿管穿过肾血管并提起向头侧牵引,我们用辅助臂牵开肝脏和脾脏。接下来钝性和锐性解剖方法将上半肾与肾上腺分离,使上半肾前面,后面和侧面从周围组织中充分游离,并识别供应上半肾的血管,此血管常较细小,可通过双极电凝烧闭,必要时缝扎或用止血夹。解剖分离上肾集合系统,避免损伤下半肾集合系统。电凝、钝性锐性相结合沿上半肾下缘切除上半肾,上半肾实质横切至集合系统后,使用电凝及结扎的方式进行充分止血,并仔细检查有无下半肾集合系统的损伤,可通过静脉输注亚甲蓝或靛胭脂来观察有无漏尿发生,若发现下半肾集合系统损伤,可通过 4-0 Vicry 线连续缝合修补。如果修补应使用前叙方法置入双 J 管,肾实质切面可放置各种品牌止血海绵。

(三) 输尿管再植术

手术体位　年龄较小的患儿采取仰卧位,而年长儿因手术床的延长可能阻碍机械臂的放置,故体位应选择截石位。常规留置尿管,于脐下切口放置操作孔引入摄像头,于左右锁骨中线平脐下水平另外建立两个穿刺套管,有时还可于左右穿刺套管和脐下穿刺套管之间作 5mm 辅助工作通道。对年龄大的儿童腹腔内有更多操作空间,可在同一线上做第四通道。

充盈膀胱有助于解剖,首先于膀胱上腹膜反折处水平切开,于膀胱下后外侧识别输尿管注入膀胱处,若无法在此处识别,可进一步在输尿管近端横跨髂血管处识别。将输尿管与周围组织游离,使得其远端 3~4cm 充分游离。充分游离输尿管后,测量需建立的隧道长度,需要注意的是,早期机器人辅助腹腔镜输尿管再植的成功率没有开放手术高,可能是由于此处黏膜隧道建立的长度不足所引起的,因为在内镜 10 倍左右的放大作用下,可能对术者造成已建立足够长度隧道的错觉。为了消除错觉,我们需要用机器人器械来测量隧道的长度,圆头机器人组织剪在完全张开的状态下,其两尖端之距离约为 5mm,可用来测量距离。L 型电凝圈大约也是 5mm 长。常规建立 2.5~3cm 的膀胱黏膜下隧道,隧道的方向应顺应输尿管正常的走行。经皮放置 4-0 PDS 悬吊牵引线,协助建立隧道。充盈一半膀胱也利于建立隧道。改变膀胱牵引便于调节膀胱充盈度而易于手术。标记在浆肌层建立隧道的起止点后,使用L 型电钩或剪刀沿隧道方向切开膀胱壁,电刀切开后,对于逼尿肌采取钝性和钝锐性分离,我们认为带电凝的剪刀好于锐性剪刀分离。解剖深至可见的蓝色黏膜层。如不小心切破黏膜,可用 4-0 或 5-0 吸收线修补。于肌层及黏膜层间游离,留出埋藏输尿管的空间。

输尿管再植可由两种方向进行,从近端至远端或从远端至近端,两种方法各有优劣。从近端向远端缝合速度更快,因为缝合第一针后,缝线不需要在打结前带回至输尿管,但可能无法缝合逼尿肌全层,反过来从远端至近端,容易缝合全层和后壁,但时间较长。因此笔者中心常选用从远端至近端缝合,第 1 针于近输尿管汇入膀胱处缝合,使用 4-0Vicryl 线,由一侧浆膜进针并从肌层及黏膜间出针,此后针从输尿管后侧绕过,并于肌层及黏膜层间进针从浆膜层出针,在打结前需将缝线自输尿管后侧绕回,否则将结扎输尿管远端。这就是远端至近端缝合需要时间较长的原因。如果有辅助通道,可以牵拉输尿管便于缝合,而不需要将缝线带至输尿管后面打结。每一针均需重复此动作,向近端逐渐缝合整个隧道,直至足够长度,一般完成缝合需要 4~5 针。隧道建立完成后,要仔细检查隧道是否过小,我们将剪刀或持针器放入输尿管和逼尿肌之间,注意避免打结过紧引起输尿管梗阻,若发生此种情况需拆除第一针重新缝合。有人建议关闭隧道时固定输尿管以防止输尿管移位而降低手术效果。

如从近端至远端缝合,提起输尿管,用 4 号 Vircyl 线自近而远缝合。注意关闭膀胱肌层不能太紧从而阻塞输尿管。

术毕可选择关闭切开的腹膜反折,将二氧化碳气腹压力降至 8mmHg,观察有无出血,进行充分观察并止血后直视下拔出穿刺套管,逐层关腹。

七、隐蔽切口内镜手术(hidden incision endoscopic surgery,HIdES)

为进一步体现机器人辅助腹腔镜手术的优势,Gargollo 等通过于腹横纹线水平以下建立主要穿刺套管。手术镜通道,一个工作通道和一个辅助通道均建立在腹横纹线以下。一个脐下穿刺套管通道的方式实现隐蔽切口瘢痕的目的。Gargollo 等共完成 12 例 HIdES 术,其中大部分为肾盂成形术,其余为肾输尿管切除、输尿管输尿管吻合术及脐尿管切除术,所有患儿均顺利完成手术,无手术并发症,平均放置穿刺套管、接操纵台和手术时间分别 28、104和 150 分钟。其结果显示患儿及父母对切口瘢痕的满意程度明显高于传统腹腔镜及开放组。但需注意的是,达芬奇 Xi 系统不适合行 HIdES 术,因为 Xi 的设计要求套管通道呈直线性排列。达芬奇 S、Si 系统适于此类手术。

八、机器人辅助腹腔镜手术的学习曲线

机器人辅助腹腔镜手术有一个学习曲线。Sorensen 认为需要做 15~20 例机器人辅助腹

腔镜手术,Tasian 认为每多做 1 例机器人辅助腹腔镜肾盂成形术可减少 3.7 分钟。总的来讲需要的培训时间:一般培训手术者需要做 37 例机器人辅助腹腔镜手术,有经验的手术者需要做 20 例机器人辅助腹腔镜肾盂成形术才可达到正常手术时间,Ashraf 认为达到熟练的学习曲线在 30 例左右。我们认为机器人手术结合了开放手术和腹腔镜手术,需要做 20 例以上的机器人辅助腹腔镜手术才能熟练掌握。

九、结语

机器人辅助腹腔镜手术在小儿泌尿外科领域的应用安全有效,大多数小儿泌尿外科手术,如肾脏、输尿管及膀胱的手术均可由机器人辅助腹腔镜完成,虽然机器人手术的时间相对较长,其手术成功率与开放手术相当,但随着手术例数的增多,机器人手术的手术时间将会明显下降。许多文献认为机器人辅助腹腔镜手术并发症和开放手术相当,也有文献认为机器人辅助腹腔镜手术可能会造成更严重的并发症,但随着应用的逐渐熟练,并发症发生率会逐渐降低。

(著文:Andy Chang　译:刘　沛　审校:张潍平　谢会文)

参 考 文 献

[1] SCHOEFFL H,LAZZERI D,SCHNELZER R,et al. Optical magnification should be mandatory for microsurgery:scientific basis and clinical data contributing to quality assurance [J]. Arch Plast Surg,2013, 40(2):104-108.

[2] LEE N G,CORBETT S T,COBB K,et al. Bi-Institutional Comparison of Robot-Assisted Laparoscopic Versus Open Ureteroureterostomy in the Pediatric Population [J]. J Endourol,2015,29(11):1237-1241.

[3] MURTHY P,COHN J A,SELIG R B,et al. Robot-assisted Laparoscopic Augmentation Ileocystoplasty and Mitrofanoff Appendicovesicostomy in Children:Updated Interim Results [J]. Eur Urol,2015,68(6): 1069-1075.

[4] SORENSEN M D,DELOSTRINOS C,JOHNSON M H,et al. Comparison of the learning curve and outcomes of robotic assisted pediatric pyeloplasty [J]. J Urol,2011,185(6 Suppl):2517-2522.

[5] TASIAN G E,WIEBE D J,CASALE P. Learning curve of robotic assisted pyeloplasty for pediatric urology fellows [J]. J Urol,2013,190(4 Suppl):1622-1626.

[6] ASHRAF J,KRISHNAN J,TURNER A,et al. Robot Docking Time:Cumulative Summation Analysis of a Procedure-Independent Learning Curve in Pediatric Urology [J]. J Laparoendosc Adv Surg Tech A, 2018,28(9):1139-1141.

第 八 章

围生期与婴儿泌尿外科

第一节 产前病变与超声检查

20世纪70年代,仅有少数胎儿尿路病变经超声检出。直到80年代中期,国外产妇才普遍做产前超声检查,最少1次。近年来,随着产前超声的普及,越来越多的泌尿系畸形通过产前检查发现。

因为妊娠13~14周时,就可检出胎儿肾积水,故超声检查多在妊娠14~19周时进行。产前超声最常见的泌尿系畸形为肾积水,约占1%~3%,此外产前超声还可发现:双/单肾不发育及发育不良、严重尿路梗阻所致的羊水减少、肾积水所致羊水量增多等。有些畸形,如异位肾、肾不发育,输尿管扩张、肾囊性病变、尿道下裂等随着产前检查技术手段的进步,亦越来越多地被筛查出来。

妊娠13~15周超声虽可检出胎儿肾脏,但图像不清晰,20周胎儿超声可显示肾的内部结构,此后可根据妊娠时间检测胎儿肾脏的发育情况以及膀胱的充盈与排空。妊娠9周的胎儿原始肾单位产生尿液,最初尿液成分反映血浆的超过滤,随着妊娠继续及胎儿肾小管功能成熟,胎尿成分呈低电解质、高肌酐含量并逐渐转向正常尿液成分。可用超声研究健康胎儿膀胱在不同时期的尿流率。妊娠最后3个月,胎尿量可高达30~40ml/h。胎儿尿量构成羊水量的90%,但胎肾只是排泄液体,胎儿细胞外液的平衡是靠胎盘。妊娠16周后羊水量主要反映胎儿尿量,借此可对胎儿泌尿生殖系进行评价。羊水量少可合并不同程度的肺发育不全,这与羊水量少的程度和时间有关。超声对胎儿畸形的检出很敏感,但与检测人员的经验很有关系,且母亲肥胖也会影响超声检查效果。

一、超声检查范围

超声可检出肾积水、多房性肾囊性变(multicystic dysplastic kidney)、常染色体隐性遗传多囊肾、肾不发育、肾发育不全(renal hypodysplasia),其他畸形包括膀胱外翻、肾上腺增生、肛门闭锁、泄殖腔畸形及生殖系畸形等。

如于产前超声检出肾积水,须判断是单侧还是双侧,也须注意有无输尿管扩张。对肾实质的超声检查应注意有无囊性病变。

肾积水最常见的原因是肾盂输尿管连接部梗阻,其次是膀胱输尿管反流或输尿管膀胱连接部梗阻。应用宫内超声检查来判断输尿管膀胱连接部梗阻或反流是困难的。如检出膀胱也扩张,则肾、输尿管积水可能继发于后尿道瓣膜症。

B超对后尿道瓣膜症的诊断比较可信。在较早期就有双侧肾、输尿管积水;膀胱壁厚而略扩张;膀胱排空不良以及男性有可疑扩张的后尿道。如于妊娠早期就有这种情况,则肾实质可有显著的囊性变。根据梗阻的严重程度、产前超声典型的钥匙孔征及羊水量减少可做出诊断,这类胎儿预后差。

梨状腹综合征是指肾及集合系统有不同程度异常、睾丸未降及腹壁肌肉缺损。产前超声检查,常检出双侧肾、输尿管积水及膀胱扩大。如无尿道梗阻,则羊水量正常,常难与后尿道瓣膜症鉴别。但梨状腹综合征绝大多数无尿道梗阻,反可有巨尿道畸形,且输尿管扩张程度与肾盂扩张不成比例。

肾积水也可能是很多复杂畸形的一部分,若有显著的肾盂扩张,应提醒检测人员检查有无染色体异常。

超声可检出胎儿肾囊性发育不良。多房囊性肾发育不良的特点是多发性大小不等的囊肿与集合系统不相交通。也有严重发育不良肾并发肾盂输尿管连接部梗阻。隐性遗传多囊肾产前超声可检出大而回声增强的肾,并发羊水量少。

膀胱、泄殖腔外翻、肛门闭锁综合征可于产前检出。如子宫内见到肠腔内钙化灶,应考虑胎儿有直肠肛门畸形。

常在妊娠期的最后 3 个月检出生殖器畸形。曾有报道产前检出鞘膜积液、阴茎下弯、尿道下裂及外生殖器不能分辨性别者。

也有报道产前检出神经母细胞瘤、畸胎瘤及中胚叶肾瘤者。

二、产前检出病变的转归

这些常规产前超声检查中,泌尿生殖系缺陷约占 0.2%~0.9%。Scott 等报道妊妇经产前超声检查,胎儿有尿路异常者占 0.3%,其中 57.2% 为肾积水。一般来说,超声检查能查出的胎儿异常中,泌尿生殖系约占 59%。其中 2/3 为肾积水。肾积水中最多被检出的是肾盂输尿管连接部梗阻,其次是输尿管远端梗阻、膀胱输尿管反流,再次才是后尿道瓣膜症及输尿管口异位所造成的肾积水。

胎儿检出有泌尿生殖系畸形,出生后的转归难于预测,但胎儿早期就检出有严重尿路梗阻,并发妊娠 16 周后羊水量少者,多预后不良,因为胎儿常因双肾发育不良导致羊水量少从而并发肺发育不全(图 8-1-1,图 8-1-2)。

Sebire 等报道 24 492 例胎儿中有大膀胱 15 例,其中 3 例有染色体异常,余 12 例

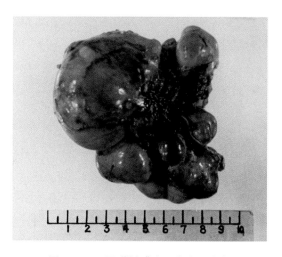

图 8-1-1　尿道瓣膜患儿发育不良肾

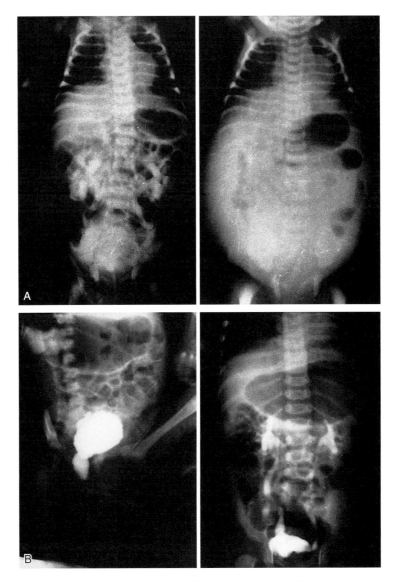

图 8-1-2 双侧肾输尿管积水、膀胱及后尿道扩张

染色体正常中7例自行消失,4例发展为严重尿路梗阻。严重尿路梗阻可致脐尿管持续开放,尿引流至羊膜腔。

三、出生后处理

产前超声检出有显著双侧肾积水及膀胱壁增厚尤其是男孩,应于出生后 24 小时内做超声复查,行排尿性膀胱尿道造影,如证实有后尿道瓣膜症,应行急诊外科治疗。

实际临床工作中,产前超声检查有尿路扩张,小儿出生后是否须做排尿性膀胱尿道造影是有争议的。因为排尿性膀胱尿道造影是有创性检查,它可带来尿路感染。对于膀胱异常,特别是膀胱壁增厚或有其他下尿路梗阻征象或者双侧上尿路扩张者为除外后尿道瓣膜可行该项检查。

产前检出的一般肾积水则于出生后 3~7 日内做超声复查,如仅肾盂饱满(单侧肾盂前后径 <15mm,而无输尿管扩张及膀胱异常),可于此后 1~2 年内采用超声监测肾积水有无增大。如为较严重的肾积水,应更积极行进一步检查了解肾积水原因及患肾功能情况。

第二节 新生儿与小婴儿泌尿外科问题

一、母婴关系

婴儿出生后最初数日至数周与父母的接触是最重要的。很多文献都谈到母亲与小儿的接触影响日后与子女的关系及子女的行为,故提倡母乳喂养,除母乳最适宜小儿营养外,更可得到母婴密切接触。如产前检出胎儿有肾盂输尿管连接部梗阻所致先天性肾积水应随诊监测,当然如小儿有较大的腹部肿块、孤立肾肾积水,或双侧肾盂输尿管连接部梗阻并肾小球滤过率降低者,应早期进行手术。

二、麻醉

在有经验的麻醉科医师来说,新生儿与小婴儿的麻醉是安全的,心搏出量依赖于血容量及心率,故须注意循环及血液系统的变化。为了防止术前脱水,术前 4 小时禁母奶,术前 2 小时禁水。此外,有些新生儿术后有发生窒息及未成熟视网膜病变的危险。

晶体后纤维形成即未成熟视网膜病变,是低体重儿使用呼吸机致盲或视力障碍最主要原因。视网膜血管网尚未成熟时,吸入高浓度氧气,使动脉氧分压高于正常,可能造成显著的视网膜血管损害,及新形成的毛细血管内膜破坏,继之血管增殖,发生晶体后纤维形成。妊娠 40 周时,约 40% 新生儿有不成熟视网膜,至 45 周时,不成熟视网膜应消失。对未成熟视网膜的新生儿进行麻醉时,维持氧分压 <11.97kPa,可减少发生晶体后纤维形成的危险。

足月产婴儿如无呼吸暂停的病史,麻醉不会增加呼吸暂停或窒息的危险。

小儿出生时动脉导管已缩窄,但在生后 1 周内,如动脉血氧分压下降至胎儿水平,动脉导管可再开放,发生右向左分流,称持续胎儿循环综合征。这种现象可因短时间缺氧造成,如误吸所致的缺氧。

新生儿的耗氧量是成人的两倍,而新生儿的血红蛋白是成人与胎儿血红蛋白的混合物,足月胎儿的血红蛋白相当于总量的 75%~80%,因为胎儿血红蛋白与 2,3-二磷酸甘油酸盐(2,3-diphosphoglycerate-DPG)的亲和力比成人低很多,而 DPG 是促进氧从血红蛋白分离,故与成人相比,新生儿难以释放氧至组织。

新生儿体表面积与体重的比值大,而表皮层薄,故散热快,易出现体温过低。低体温使代谢增加,增加耗氧;寒冷使外围血管收缩,进一步减少组织血供,故显然要注意保暖。

三、排尿与尿量异常

绝大多数新生儿于出生后 24 小时内排尿,偶见正常新生儿于出生后 72 小时才排尿的。如新生儿于出生后 24 小时内未排尿,应考虑有无尿路畸形。足月产新生儿 2 周龄的尿量可参照表 8-2-1。

表 8-2-1　新生儿最初 2 周尿量

日	尿量（ml）	范围	日	尿量（ml）	范围
1	20	0~68	6	125	42~268
2	21	0~82	7	147	40~302
3	36	0~96	10	190	106~320
4	65	5~180	12	227	207~246
5	103	1~217			

少尿是指在一段时间内尿量 $<1ml/(kg \cdot h)$。早产婴尿量可达 $3~4ml/(kg \cdot h)$。少尿合并血尿时应疑有血管病变如肾静脉或肾动脉栓塞。

四、新生儿腹部肿块

1 月龄内的新生儿腹部肿块中,约 40% 病变来源于泌尿系,2% 来源于女性生殖系。泌尿系肿块中,多见肾积水或多房性肾囊性变。

根据病史、体检、超声及肾核素扫描,几乎来自泌尿生殖系的新生儿腹部肿块都可确诊。

产前超声检查对各种尿路梗阻性病变很敏感,故应询问产前是否及何时做过超声检查,争取复阅妊娠晚期胎儿尿路超声图像。

新生儿期发热病史也提示尿路梗阻的可能,因此其罕见发热性病变。出生数日的新生儿持续呕吐可能是胃肠道异常。在男孩须注意尿流,因绝大多数患后尿道瓣膜症的病儿,尿流细弱。有糖尿病的母亲及严重脱水的婴儿患肾静脉栓塞的机会增多。

家族史也很重要。婴儿型多囊肾是常染色体隐性遗传,且家族中常有婴儿死亡的病史。泌尿系重复畸形是多基因遗传,如家族史中有泌尿系重复畸形患者,则诊断中应考虑输尿管膨出及异位输尿管口,与此相似,多房性肾囊性变的家族史中也可有相同患者。

虽然有各种形式的影像学检查,但体检仍不容忽视。例如马蹄肾,在腹中部可触及其峡部,盆腔肾可触及低位的异位肾。出生数日的新生儿腹部易于检查,初检时从上腹部开始,用手托起右腰部,检查者用右手向上,滑动触摸右肋缘部以检查右上腹部。在新生儿脐上常可触及肾脏,如肾下极偏向中线,应疑有马蹄肾。此时在脊椎前缘常可触及峡部。触压腹部两侧时,可检出移动性肿块,如肠重复畸形或卵巢囊肿。如有肿块,也应做透光试验,以区别实质性肿块或充满液体或气体的囊肿。如膀胱中等度充盈,用手轻柔按摩 1~2 分钟,可诱发排尿,观察尿线情况并获得清洁的尿标本。

全面体检包括测血压、外生殖器及肛门的检查。神经母细胞瘤患者可有高血压,而肾积水患儿则不常有高血压。新生儿呼吸窘迫,常并发于下尿路梗阻,说明可能有肺发育不全。女婴突出于阴唇间的肿块,可能是子宫阴道积水（hydrometrocolpos）。肛门指诊可能查出下腹实质性肿块系骶尾部畸胎瘤。

体检后如肿块是肾源性、腹膜后、肝源性或是继发于女性生殖系异常,则应进一步做超声检查。超声医师对绝大多数肿块能检出其部位,是实质性或囊性。超声可鉴别多房性肾囊性变与肾积水。如初步诊断为单侧肾盂输尿管连接部梗阻、输尿管膀胱连接部梗阻或多房性肾囊性变,可于 4 周龄后再做静脉尿路造影或肾核素扫描,推迟静脉尿路造影或肾核素扫描时间,是因新生儿肾功能低下,肾功能完全成熟一般于生后 4 周,且新生儿的肾脏与

1个月的婴儿不同,对呋塞米可无反应。

如疑为实质性肿块,应做静脉尿路造影或CT扫描。如该肿块诊断为中胚叶肾瘤,应行瘤肾切除后再出院。肾母细胞瘤罕见于新生儿期,但若发生预后不佳。

简述几种常见于新生儿期的腹部肿物:

1. 多房性肾囊性变(multicystic kidney)　本症是并发于输尿管闭锁的最严重型肾发育不良,多房性肾囊性变既往多因新生儿期的腹部肿物就诊。近年因广泛应用产前超声检查,故绝大多数于出生前被检出。

2. 肾盂输尿管连接部梗阻　继发于肾盂输尿管连接部梗阻的先天性肾积水是小儿常见病。本症在新生儿期表现为腹部肿物的不足15%,其他则表现为VATER(vertebral defects,anal atresia,trachesophageal fistula with esophageal atresia,and radial and renal anomalies)综合征,即椎体缺陷、肛门闭锁、食管闭锁合并气管食管瘘、桡骨及肾畸形等。

监测肾积水时,如同时合并输尿管扩张和反复泌尿系感染,须做排尿性膀胱尿道造影,了解有无膀胱输尿管反流。如有反流,做IVP时须注意从对侧健肾排入膀胱的尿液反流至患肾,而误以为患侧显影。产前超声检查胎儿有肾积水,而小儿出生后复查无肾积水,应于2~3周龄及3月龄时再做超声复查。因偶有明显肾盂输尿管连接部梗阻,新生儿期超声检查反而正常,这可能是由于小儿出生后数日内尿量少之故。有些肾盂输尿管连接部梗阻病例可为进行性,但也可呈相对平衡状况,自行好转。故新生儿轻度肾积水,可随诊观察,肾盂输尿管连接处梗阻患儿手术治疗方式为离断性肾盂成形术(详见相应章节)。

3. 后尿道瓣膜症　本症是男性新生儿期膀胱出口梗阻最常见的原因,发生率约为1/5 000~8 000。最常见的后尿道瓣膜起自精阜远端的两侧,走向尿道前外侧壁达尿生殖膈水平。后尿道瓣膜症的临床表现及治疗后的预后差别很大。因在妊娠期全过程,胎儿有严重膀胱出口梗阻,故继发于肾发育不良的肾功能受损并不少见。

新生儿后尿道瓣膜症可表现为腹部肿物(49%)、生长发育迟滞(10%)、尿性腹水(7%)或尿路败血症(8%),约12%后尿道瓣膜症患儿可于产前经超声检出。排尿性膀胱尿道造影显示膀胱壁增厚、小梁形成及扩张的后尿道或及瓣膜。半数病儿有膀胱输尿管反流及膀胱颈肥大或狭窄。如超声能显示新生儿肾皮、髓质连接部,则后尿道瓣膜症经尿路引流后,肾功能良好;反之,如肾皮、髓质连接部显示不清,日后随访仍无改善,多数将发生肾功能不全。

该病的治疗主要为经尿道或耻骨上膀胱引流,静脉给广谱抗生素,监测肌酐清除率并纠正水电酸解平衡紊乱,常见包括酸中毒及高钾血症等,须于手术前予以纠正。很多病例,可用10F膀胱尿道镜或11.5F切除镜经新生儿后尿道电灼瓣膜。小电极(3F)可经8F膀胱尿道镜电灼瓣膜。

如小儿尿道太细不能放入膀胱尿道镜及小电极,则应做膀胱造口引流尿液。手术时须注意将膀胱顶部拉至腹壁,以免术后膀胱后壁脱出,造口的口径应能通过24~26F尿道探子,以免狭窄。

4. 前尿道瓣膜症　本症是位于男婴前尿道腹侧的黏膜样组织,常并发憩室,几乎均位于悬垂部尿道或球部尿道,如憩室大则可见阴茎阴囊交界部有囊性肿物,排尿时肿物增大,排尿后尚有滴尿。如梗阻严重,小儿可有肾功能不全。排尿性膀胱尿道造影可确诊,超声检查了解上尿路情况。

小婴儿前尿道瓣膜并发憩室,可先做憩室造瘘,1周岁后再做憩室切除,修复尿道。前尿道瓣膜的处理同后尿道瓣膜症。

五、阴囊肿物

新生儿阴囊肿物的评估与儿童相似,首先区分是囊性或实质性,可做透光试验,必要时用超声检查。囊性肿物中最多见的是鞘膜积液,偶见嵌顿性腹股沟斜疝。后者须即刻手术,不但要保护肠管并避免同侧精索受压,导致睾丸缺血坏死。

实质性阴囊肿物的鉴别,包括新生儿睾丸扭转、阴囊血肿、睾丸肿瘤、附睾炎、异位脾或肾上腺,以及睾丸附件扭转。其中最多见的是睾丸扭转,小儿出生后 24~48 小时在婴儿室由儿科医师或护士检出。没有症状,只是阴囊硬伴有红斑。因为新生儿太小,睾丸 ^{99m}Tc 扫描罕有帮助,而超声也只有在睾丸有广泛出血坏死时,才易于诊断。

新生儿睾丸扭转的治疗是有争论的,因为新生儿麻醉风险大,扭转的睾丸罕有能获存活者,而对侧睾丸是否需要固定也有不同意见。新生儿期泌尿生殖系最罕见的急症之一就是双侧睾丸扭转,新生儿的一侧睾丸扭转,是否对侧睾丸发生扭转的危险性增加尚不清楚,但在不同期发生者中,可以一旦发生对侧睾丸扭转即行手术探查及固定。而双侧新生儿睾丸扭转,应试图解除扭转,保留睾丸以期望残留些内分泌功能。

新生儿睾丸卵黄囊瘤 I 期,与婴幼儿相同,不必作化疗及腹膜后淋巴结清扫,但新生儿或及小婴儿用甲胎蛋白作为瘤标时,须注意的是正常婴儿也要到 8 月龄时甲胎蛋白才下降到正常值。

六、性别畸形

新生儿如有生殖器性别模糊,不能分辨男女时,应考虑此病,由于此类患儿往往很难于生后即刻进行性别分配,因此可能会引起严重的精神社会影响,对家庭来说是一严重问题。医生应根据婴儿性器官、性腺的解剖及功能决定性别,不要单纯以染色体组型及是否能生育为依据。尽速确定适宜的性别让家长进行抚养。新生儿期最常见的性别畸形是先天性肾上腺皮质增生,应按女性抚养。约占小儿性别畸形的 70%。小婴儿如出生后 48 小时因外阴性别含糊,双侧睾丸不能摸到且 17a 羟孕酮升高应考虑该诊断,但须经染色体组型及其他主要检查核实。

如体检时能摸到睾丸,就能除外女性假两性畸形。如小儿有尿道下裂,并伴单侧或双侧睾丸不能触及时,应考虑有可能是性别畸形,应做性染色体检查。

七、肾上腺出血

新生儿肾上腺相对较大,血运丰富,故易受外伤或自发出血。产伤是一重要因素,但窒息、败血症、凝血异常及血小板减少可能是本症的主要原因。约 10% 为双侧性,更多见于右侧,可能因右肾上腺静脉,直接引流至下腔静脉。当产程长,腹内压增高时,压力更易从下腔静脉传入短的右肾上腺静脉。

临床表现:腹部肿物(85% 以上)、黄疸(80% 以上)、轻度贫血(约 50%)。黄疸是因腹膜后出血被吸收,程度取决于出血量及吸收速度。临床上比较明显的病例多是 1 周龄小儿。

超声可见患侧肾向下移位,其上方有一边界清楚的液性暗区。如出血处有血块及坏死组织,则病变呈混合形态。超声作为随诊监测,可见病变处因出血吸收、逐渐缩小,日后可出现钙化。

除定期测红细胞比积、血清胆红素及腹部超声检查外,测定 24 小时尿儿茶酚胺、VMA 及 HVA 也很重要,如含量增高尤以 VMA 值升高,则应诊为神经母细胞瘤。此外须考虑做 DTPA 扫描,在全身核素分布期,可见肾上腺区域不显影,而同侧肾功能正常。有部分肾上腺出血婴儿并发肾静脉栓塞,则 IVP 该侧肾不显影。如已做 DTPA 扫描,就不必做 IVP。多数病儿为肾上腺包膜内出血,如量大时则流向腹膜后。肾上腺出血钙化最早出现于出血后 1 周,2 周后可经 X 线检出。最初在肿块边缘可见薄层钙化区,当血肿吸收时,钙化区密度增高显示肾上腺形态。与此相反,神经母细胞瘤常有钙化,但钙化呈点彩样分布在肿块内。

八、肾静脉血栓

新生儿期不常见血尿,肾静脉血栓是新生儿期血尿的常见原因。新生儿尸体解剖中,肾静脉血栓发生率为 1.9%~2.7%,但临床发生率明显低于尸体解剖的发生率。

新生儿肾脏灌注压低,故易发生肾静脉栓塞,多并发于有脱水及红细胞增多的患儿。如腹泻、产期惊厥、败血症、发绀型先心病(有红细胞增多)、急性缺氧、镰状细胞性贫血等。由于灌注压低引起肾内小静脉淤滞,再加细胞外液减少,增加了血液黏稠度,进一步降低血流速度而导致血栓。肾静脉血栓最初形成于皮髓质交界处的弓形静脉及叶间静脉,血栓向皮质及中心部扩展达主肾静脉。肾静脉栓塞后,发生严重肾充血,进一步影响动脉灌注,形成栓塞。

在小儿肾静脉血栓中,约 65% 发生于新生儿期,30% 发生于 1 岁左右。也有报道在产前就有肾静脉血栓,因为在新生儿期就发现有钙化及机化的肾内血栓,出生后早期就有肾素性高血压症。

新生儿肾静脉血栓的典型表现有:肾区肿物、肉眼血尿、血小板减少(低于 75×10^9/L)、慢性凝血病(凝血时间延长、纤维蛋白分解物增高)、白细胞增高、蛋白尿及贫血。如有下肢水肿,须考虑有下腔静脉血栓。肾静脉血栓时,血压正常或偏低。如为双侧肾静脉血栓,则血尿素氮及血清肌酐值增高,预后较单侧者差。

超声检查患肾呈弥散性增大,X 线平片可见肾静脉血栓钙化,IVP 患侧肾常不显影,CT 可明确栓塞范围,而 DTPA 核素扫描可进一步了解肾功能。治疗后 4~6 周做 IVP 复查,如能显影,提示肾功已恢复。

本症一般不需要急症手术,要小心矫正脱水及电解质紊乱,用广谱抗生素及处理原发病。如有急性肾衰竭,可能需做透析疗法。溶栓剂如尿激酶及链激酶可用于双侧肾静脉栓塞。组织纤溶酶原活化剂是一天然存在的蛋白质,促进纤溶酶与纤维蛋白结合。活化了的纤维蛋白,结合组织纤溶酶原后,产生血块部位的纤溶酶,诱导血栓溶化。重组组织纤溶酶原活化剂,可能成为单侧或双侧肾静脉血栓并发下腔静脉栓塞的治疗,尤适用于新生儿不能做全身抗凝治疗者。

即使是严重肾静脉血栓病例,经积极的保守治疗包括溶栓及腹膜透析疗法,存活仍较高。

九、新生儿期的其他严重尿路问题

新生儿期的其他严重尿路问题须做初步处理的,简述于下:

(一) 典型膀胱外翻(图 8-2-1)

一般来说,典型膀胱外翻新生儿是一有尿路畸形的健壮小儿,须手术矫治。医生应向家长说明经手术矫治后,小儿可获相对正常的生活(但可能残留尿失禁),并转入适当医院。转送前膀胱黏膜用生理盐水冲洗,并用塑料制品保护,不要用纱布覆盖,因为纱布会粘在膀胱黏膜上。转入小儿泌尿外科后就经静脉输入广谱抗生素,预防污染的膀胱感染。术前须做肾脏影像检查,除内翻缝合膀胱外,必要时做髂骨截骨术。

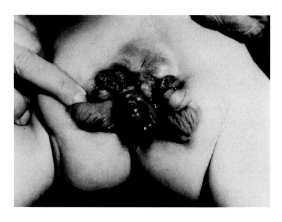

图 8-2-1　膀胱外翻

(二) 泄殖腔外翻

本症有多发畸形,死亡率可达 10%,应由最有经验的儿科中心来处理。

在做内翻缝合前,须对患儿进行全面检查,包括染色体组型及阴茎的发育情况。95% 患儿伴有脐膨出,29%~75% 并发脊柱裂(包括脊膜膨出及合并脂肪瘤的脊膜膨出),12%~65% 并发下肢畸形,其中最多见的是足内翻。术前需进行上尿路检查,因为半数以上有尿路畸形,最常见的是盆腔肾或肾不发育。术前经静脉输入广谱抗生素,一期做内翻缝合肠管及膀胱,如需改性别则同期切除双侧睾丸。

(三) 梨状腹综合征

本症患儿中有 10% 并发先心病如房间隔缺损、室间隔缺损、法洛四联症,这无疑增加了治疗的复杂性。梨状腹综合征患儿尿路畸形的病理差别很大,处理须个别化。必须记住用器械检查梨状腹综合征婴儿,有带来上尿路感染的危险,而这是很难根除的。影像检查先从胸部 X 线及尿路超声检查开始,其后做 DTPA 或 MAG Ⅲ肾核素扫描了解分肾功能及上尿路引流情况。这些检查再加尿培养、血清 BUN 及肌酐作为基线,日后便于随诊监测。如有肾功能损害或及尿路败血症须积极干预,须早期手术修复的病例,术前应做 VCUG。如不急于手术,患儿可待 2~3 个月后再做 VCUG。这期间用预防性抗生素,并监测患儿肺部情况。

(四) 脊髓脊膜膨出

Koh 等随访 1999 年后外院做的 4 例宫内(妊娠 22~25 周)修复脊髓脊膜膨出术后与该院于出生后 48 小时修复脊髓脊膜膨出术后 229 例做尿流动力学对比,宫内修复可导致外括约肌完全去神经,及逼尿肌反射亢进。早期判断脊髓脊膜膨出新生儿的尿路情况,对防止上尿路功能恶化是非常重要的。修复脊髓脊膜膨出术后要做一全面体检包括神经系统及测残余尿量,送尿培养及药敏实验。测血清 BUN 及肌酐了解肾功能。做超声及 VCUG 检查有无肾积水及膀胱输尿管反流(VUR)。目前提倡尽早开始清洁间歇导尿。脊柱裂婴儿中 10%~15% 有放射线上的异常,而 3%~5% 有 VUR。

如能做尿流动力学检查,可将小儿分为下尿路协调正常,协调失常及完全去神经状态。而协调失常对上尿路损害的威胁最大(71% 在出生后的最初 3 年内)。

(五) 肛门闭锁

新生儿肛门闭锁并发尿路畸形概率高,应进一步检查。魏临淇等报道 264 例肛门直肠畸形中,有泌尿生殖系畸形 120 例(45%)。直肠盲端位肛提肌上者,并发尿道直肠瘘及尿路畸形概率高,故常有菌尿。McLorie 等(1987)报道 484 例高位肛门闭锁,其中女性 94% 合并直肠泌尿生殖系瘘(87% 直肠阴道瘘,及 7% 直肠泄殖腔瘘);男性 80% 合并直肠泌尿系瘘(70% 直肠尿道瘘及 10% 直肠膀胱瘘)。高位肛门闭锁(包括男、女性)中,60% 有非泌尿生殖系瘘的泌尿生殖系畸形;低位肛门闭锁中有 20%。最常见的是 VUR 约占 1/3,肾不发育占17%,重要的是 14% 有显著双侧上尿路畸形而 6% 最终死于肾功能不全。高位肛门闭锁患儿做 IVP 检查,48% 有异常;而低位肛门闭锁中 20% 有异常。

约 10% 肛门闭锁患儿合并神经性膀胱,尤多见于高位肛门闭锁,可能与合并腰骶椎发育不全或做腹会阴联合手术时,广泛剥离盆腔组织有关。

在做结肠改道前应做上尿路超声及 VCUG 检查,并给广谱抗生素。

参 考 文 献

[1] FARRUGIA M K. Fetal bladder outflow obstruction:Interventions,outcomes and management uncertainties [J]. Early Hum Dev,2020,150:105189.

[2] KATSOUFIS C P. Clinical predictors of chronic kidney disease in congenital lower urinary tract obstruction [J]. Pediatr Nephrol,2020,35(7):1193-1201.

[3] CHIODINI B,GHASSEMI M,KHELIF K,et al. Clinical Outcome of Children With Antenatally Diagnosed Hydronephrosis [J]. Front Pediatr,2019,7:103.

[4] SHARMA S,JOSHI M,GUPTA D K,et al. Consensus on the Management of Posterior Urethral Valves from Antenatal Period to Puberty [J]. J Indian Assoc Pediatr Surg,2019,24(1):4-14.

[5] WEISS D A,SHUKLA A R,BORER J G,et al. Evaluation of outcomes following complete primary repair of bladder exstrophy at three individual sites prior to the establishment of a multi-institutional collaborative model [J]. J Pediatr Urol,2020,16(4):431-435.

[6] PATHAK P,RING J D,DELFINO K R,et al. Complete primary repair of bladder exstrophy:a systematic review [J]. J Pediatr Urol,2020,16(2):149-153.

[7] LOPES R I,BAKER L A,DENES F T. Modern management of and update on prune belly syndrome [J]. J Pediatr Urol,2021,17(4):548-554.

[8] WEAVER K J,MCDOWELL M M,WHITE M D,et al. Comparison of Follow-Up Length-Matched Single-Center Myelomeningocele Postnatal Closure Cohort to the Management of Myelomeningocele Study (MOMS)Trial Results [J]. Pediatr Neurosurg,2021,56(3):229-238.

[9] PASLARU F G,PANAITESCU A M,IANCU G,et al. Myelomeningocele Surgery over the 10 Years Following the MOMS Trial:A Systematic Review of Outcomes in Prenatal versus Postnatal Surgical Repair [J]. Medicina (Kaunas),2021,57(7).

[10] CHOW J S,KONING J L,BACK S J,et al. Classification of pediatric urinary tract dilation:the new language [J]. Pediatr Radiol,2017,47(9):1109-1115.

[11] SILAY M S,UNDRE S,NAMBIAR A K,et al. Role of antibiotic prophylaxis in antenatal hydronephrosis: A systematic review from the European Association of Urology/European Society for Paediatric Urology Guidelines Panel [J]. J Pediatr Urol,2017,13(3):306-315.

第 九 章

非特异性尿路感染

儿童中尿路感染(urinary tract infection,UTI)虽然常见,但情况却不尽相同。一些儿童有一过性感染,但有些儿童反复感染;有些尿路感染伴有发热,有些仅有下尿路症状或排恶臭的尿液;有些尿路感染可导致肾瘢痕、高血压或终末期肾病,有些不会有远期后遗症。

第一节　发　病　情　况

尿路感染在儿童中十分常见,占婴儿发热感染的 7%,占大于 24 个月儿童发热感染的7.8%。儿童尿路感染的发病机制及危险因素尚未完全明了。

一、细菌因素

常见的致病菌为大肠埃希菌(Escherichia coli,E.coli)。致病菌有不同的适应性,允许它们破坏宿主防御,居住在一个它们不常居住的环境中。共生菌亦可导致尿路感染,但缺少破坏宿主防御的毒性特征。毒性因素包括提高了细菌黏附尿路上皮细胞的性能,允许细菌生长在不利的环境中,保护细菌对抗宿主免疫应答,允许细菌侵入宿主细胞。

(一) 细菌菌毛

黏附素介导的黏附是尿路感染致病机制的第一步。引起肾盂肾炎的表达 P 菌毛的菌株多达 70%。

(二) 荚膜多糖

E.coli 有 80 多种,线型聚合物包裹细菌细胞,妨碍抗原检测及保护细菌应对宿主防御检测。

二、宿主因素

大量的宿主因素可以使儿童易患尿路感染;仅在小于 1 岁时,男童较女童多见;6 个月前行包皮环切,尿路感染发生率可降低 10 倍;排泄功能障碍是尿路感染的重要因素,纠正肠道及膀胱功能异常可减少反复的尿路感染,促进膀胱输尿管反流(vesicoureteral reflux,VUR)好转;没有 VUR,通过间歇性清洁导尿治疗的无症状菌尿症,不是显著的肾损伤的危险因素,不需要抗生素治疗;导尿管相关的尿路感染是最常见的院内感染,正确合理规范留置导尿管可防止。

第二节　尿路感染的临床表现

成人尿路感染的经典症状有:排尿困难、尿频、尿急、耻骨上或侧腹部疼痛,这些症状儿童年龄越小表述就越困难。婴幼儿及学龄前儿童症状无特异性,主要包括:发热、烦躁、食欲减退、黄疸、呕吐、腹泻、腹胀及排恶臭的尿液。因缺乏典型症状而不能给予迅速的诊断及治疗。但是儿童尿路感染发病率高,要求我们有诊断意识,给予临床关注。

尿路感染可以用多种方式分类,常见类型为肾盂肾炎。在有症状的患者中,进行 ^{99m}Tc - 二巯基丁二酸(^{99m}Tc-DMSA)检查(DMSA 肾显像),仅 50%~66% 显示急性炎症改变;无症状菌尿症发生于 0.8% 的学龄前女童,学龄前男童比例更低。该年龄段儿童无 VUR 或其他泌尿生殖系统畸形,不需要应用抗生素,他们不会有反复症状性感染、肾损伤、或肾发育受限的风险。

第三节　尿路感染的诊断

典型的儿童临床尿路感染定义有所争议。尿液通常是无菌的,所以尿标本中出现细菌便提示存在尿路感染。不同的尿液标本收集方法,其诊断为泌尿系感染的标准值不同,通常以每毫升菌落计数为单位。如果采用耻骨上膀胱穿刺收集尿液,只要发现细菌即可诊断尿路感染。如果导尿管引流,至少 50 000CFU/ml 才可诊断,如果无菌采集,则需至少 100 000CFU/ml 才能诊断。不同的标准需结合症状才能帮助诊断真正的尿路感染。

年幼儿童,体征及症状无特异性;尿路感染在发热的婴儿中常见;急性病容的儿童需特别注意。

诊断尿路感染非常困难。尽管国际上有大量的指南,但都差异很大,缺少统一标准。基本的共识是:病原体侵袭泌尿系统导致的病理性改变。这些病理性改变可能是病原体直接引起的或者是宿主对其免疫应答引起的。在大多数病例中,症状也呈现个体化趋势。要证明病人患有尿路感染,一般需要通过尿液培养证实病原体存在于尿路中。尿路病理性改变通常通过症状或血液、尿液检查推断。

一、症状

婴幼儿及儿童症状无特异性,主要包括:发热、烦躁、食欲减退、黄疸、呕吐、腹泻、腹胀及排恶臭的尿液。有尿道炎症状的年长儿童及青春期儿童需考虑性传播疾病可能,可由淋球菌、沙眼衣原体、解脲支原体引起。

二、体格检查

特异性体征很少发现,可能有发热或嗜睡。即使其他来源的发热及感染如中耳炎、上呼吸道感染、胃肠炎已确定,临床医生仍要留意可能伴发尿路感染。发热婴幼儿即使其他感染源已定,仍需考虑尿路感染的可能性。

男童及女童均应行腹部检查,如触及明显的腹部包块,可能提示尿潴留或肾积水。年长儿童可能有耻骨上、侧腹部压痛。肋脊角压痛提示肾盂肾炎。医师需仔细检查患儿外生殖器,除外外伤、外阴炎、尿道口狭窄、包茎、异物及解剖学异常。男童睾丸压痛可能是睾丸附睾炎的征兆。外阴有分泌物及局部疼痛、输尿管开口异位、尿道口有突出包块的女童应该检查阴道口。隐性脊柱裂的患儿行背部检查,观察有无突出的脂肪垫、臀沟不对称或骶管裂孔,结合神经检查,可以提示潜在的引起尿路感染的膀胱功能障碍的神经学病因。

三、实验室检查

(一)尿液收集方法

因为缺乏特异性的症状及体征,尿路感染的诊断需要依靠尿液中是否存在致病因子。不同的指南建议不同的尿液标本收集的方法。侵袭性最小的方法为会阴收集袋收集尿液。这种方法污染的概率大,会引起假阳性结果。中段尿收集为非侵袭性,但污染概率较侵袭性方法如导尿管引流及耻骨上膀胱穿刺高。中段尿收集在年长女童、包皮环切男童、未切包皮但包皮可上翻男童中可信度高。

(二)尿液分析

包括试纸检测及显微镜检测。标本有效期:常温 1 小时,冷藏 4 小时。尽管尿液培养是诊断尿路感染的金标准,但至少需要 18 小时来证明是否有细菌生长,2~3 天来确定最终结果及药敏试验结果。尿液分析能及时提供信息来判定尿路感染的可能性及指导适时的治疗。

1. 尿液试纸检测   项目包括:白细胞酯酶及亚硝酸盐。尽管白细胞酯酶能漏诊 20% 以上的尿路感染,但尿液中缺乏白细胞酯酶能将无症状菌尿症的个体区分出来,因为真正的尿路感染无脓尿者少见。

食入的硝酸盐会被尿液中的革兰氏阴性菌还原为亚硝酸盐。这个过程需要几个小时的时间,因此晨尿敏感度最高。婴幼儿及幼儿假阳性率高,敏感度约为 50%,但特异度高达 98%。

如果白细胞酯酶或亚硝酸盐两者之一阳性,敏感度及特异度分别为 88% 及 79%。如果两项检测均阳性,敏感度升至 99.8%,特异度为 70%。如果两项检测均阴性,尿路感染可能性不大。但是,鉴于临床症状及患儿年龄,一些病例可以给予抗生素治疗,直到尿液培养结果正常。

2. 尿液显微镜检测   显微镜评定脓尿的传统标准为离心尿液样本,每高倍镜视野下 >5 个白细胞,但目前多个国外指南认为对于小于 2 岁的儿童,每高倍镜视野下 >10 个白细胞更有诊断意义。每高倍镜视野下 >5 个白细胞、>10 个白细胞真阳性率分别为 67%、77%,假阳性率分别为 21%、11%。鉴于敏感度及特异度,尿液显微镜检测较试纸检测并无优势,需两者结合应用。

最可信的快速检测方法是显微镜下未染色及革兰氏染色未离心的新鲜尿液标本中检测到细菌。通过革兰氏染色,敏感度及特异度均提高。

(三)尿液培养

尿液培养阳性是诊断尿路感染必不可少的条件。每毫升尿液菌落形成单位计数(CFU/ml)达到多少可诊断尿路感染仍有争议。设置的阈值越低,假阳性率及过度治疗率越高。相反,延误治疗率越高。以往阳性培养结果菌落数至少 100 000CFU/ml,但这一数值来自成年女性的晨尿,儿童可能不适用。美国儿科学会(AAP)指南(2011)建议阳性培养至少 100 000CFU/ml,该标准不适用于 2~24 个月龄儿童。若为导尿管引流或耻骨上膀胱穿刺收集尿液,≥50 000CFU/ml 即可诊断。欧洲泌尿外科协会(EAU)认为如果有症状,中段尿≥10 000CFU/ml 可诊断,如无症状,需 ≥100 000CFU/ml 方可诊断。

（四）血清检测

近期数据分析认为降钙素较 C 反应蛋白或白细胞更能预测急性肾盂肾炎及晚期是否出现肾瘢痕。研究发现降钙素≥0.5ng/ml 时，急性肾盂肾炎的敏感度及特异度分别为 71%、72%，晚期肾瘢痕的敏感度及特异度分别为 70%、50%。

四、影像学检查

影像检查策略的争论：第一次发热性尿路感染儿童是否应该行影像学检查未达成共识。研究人员认为，行影像学检查可减少远期并发症的证据不足。以往基本检查包括超声及排尿期膀胱尿道造影（VCUG）。尽管发热的尿路感染合并膀胱输尿管反流的概率超过 30%，但预防性抗生素在防止低级别膀胱输尿管反流患儿反复尿路感染或肾瘢痕方面效果有限，这对第一次尿路感染即行 VCUG 的做法提出了质疑。

有学者认为应该常规行 VCUG 检查。他们注意到一些高级别膀胱输尿管反流的儿童从早期诊断、早期治疗中获益，可防止肾脏感染、肾脏损害及肾脏功能丢失。

伴有发热的尿路感染患儿，影像学检查的变换方法叫作自上而下法（TDA）。拥护者认为第一次发热性尿路感染儿童需行 DMSA 肾显像检查，如果不正常，需行 VCUG 检查。这种方法仅漏诊 15%~30% 的患有 VUR 的儿童。AAP 指南不主张常规行 DMSA 肾显像检查。

目前，所有的影像学检查策略都不能最终诊断尿路感染，另外，检查后，临床医生需自问影像结果是否改变了治疗，如果未改变，就不应该安排检查。

（一）超声

尽管所有尿路感染的儿童行超声检查的有效性被质疑，但它是非侵袭性、无辐射的检查，可被广泛接受。经常是最初检查，第 1 次发热性尿路感染的婴幼儿及幼儿，超声异常率约为 15%。总体异常率为 1%~2%，需要进一步评估及治疗。超过 1/3 的儿童，产前超声正常，第一次尿路感染时超声异常。

大量研究表明超声测量的相对肾体积与肾动态显像测量的相对肾功能有显著关联。但是超声诊断肾损伤或瘢痕敏感度低，可能漏诊超过 10% 的肾瘢痕。尽管有自限性，但超声可筛选出需要进一步行 DMSA 肾显像检查的患儿。泌尿系超声发现膀胱输尿管反流敏感度极低。

（二）排尿期膀胱尿道造影（VCUG）

VCUG 是膀胱输尿管反流诊断及分级的金标准。VCUG 可以提供除反流级别外其他信息，这对曾有过尿路感染病史儿童的评估及治疗非常重要。它可以提供膀胱解剖学的信息，如大小、形状、是否存在膀胱小梁或膀胱憩室。排泄图像可了解尿道括约肌的功能及有无下尿路梗阻。

如果尿路感染患儿行 VCUG 检查，需尿液无菌及患儿无症状。一次阴性检查不能完全除外 VUR。目前，没有 VCUG 操作的标准方法。

（三）DMSA 肾显像

应用 DMSA 联合单光子发射计算机断层扫描（SPECT）行肾皮质扫描是诊断肾实质损害的金标准。

症状出现后 1 周内，DMSA 肾显像检查发现急性肾盂肾炎敏感度最高。急性肾盂肾炎 10 天内行 DMSA 肾显像检查异常率为 49%~79%。尿路感染 1 个月后，异常率降至 30%。因此 DMSA 肾显像检查时间显著影响其敏感度。不可逆的肾损伤及肾瘢痕的评估需在急性肾盂肾炎 6 个月后,有些人建议 1 年~2 年后分辨任何可逆性的缺陷。

大量研究表明高级别的 VUR 患者较低级别或无 VUR 患者,DMSA 肾显像提示异常的风险增高。反流级别越高,肾瘢痕程度越重。

第四节　肾瘢痕形成的预防

肾盂肾炎性瘢痕常发生于肾极,与融合乳头有关。易于反流的肾盏所包含的乳头与邻近肾乳头发生融合,导致乳头管以直角形式开放,而非以能有效抗反流的斜角形式开放。患肾盂肾炎及膀胱输尿管反流的患儿,肾瘢痕发生率高,且随反流级别的增加,危险度增高。急性炎症期后,最终的瘢痕是指组织的缺失,影像学检查上显示为肾实质变薄,肾盏变钝及变形。尽管婴幼儿及小年龄儿童肾盂肾炎后发生肾瘢痕的可能性大,但也有相冲突的数据存在。及时地应用抗生素治疗可减少永久肾损伤的发生。

第五节　治　　疗

一、抗生素治疗

急性尿路感染治疗的目标包括根除致病菌、预防肾瘢痕、缓解患儿症状。正确的抗生素治疗 24 小时后尿液经常变为无菌性。早期抗生素治疗发热性尿路感染可减少肾损伤及肾瘢痕。

因为儿童尿路感染无特异性症状,且尿液培养结果需要等待 2 天~3 天,所以临床医生如怀疑尿路感染,需常规经验性地给予抗生素治疗。待获得尿液分析及尿培养结果后,可更换为敏感的抗生素继续后续治疗

（一）住院治疗对比门诊治疗

可疑尿路感染的治疗应该考虑可能的尿路病原体、临床状态、病人的可靠性及家庭的药物依从性等多方面因素。门诊确诊的尿路感染只有少于 1% 的患儿需要住院。大于 2 个月的婴幼儿及无中毒迹象的可疑肾盂肾炎患儿可以在门诊治疗。口服与静脉滴注抗生素的效果无明显差异。

住院治疗及胃肠外抗生素应用需要根据患儿年龄及临床状态。发热性尿路感染的新生儿及小婴幼儿较易进展为败血症。这个年龄段血培养阳性率为 20%,亦较可能进展为电解质异常如低钠血症、高钾血症。鉴于这些原因,新生儿及小婴幼儿需住院治疗。

（二）抗生素应用时长

儿童发热性尿路感染需抗生素治疗 7~14 天。一些重度感染如急性细菌性肾盂肾炎,至少需抗生素治疗 3 周。肾脓肿需抗生素治疗,如无效,需行脓肿引流术。较轻的尿路感染如无发热的膀胱炎抗生素治疗 2~4 天即可。

（三）抗生素的选择

等待尿液培养结果时,行尿液革兰氏染色可帮助指导最初的抗生素选择。大肠埃希菌为最常见的致病菌(>80%)。门诊约 50% 患儿应用复方磺胺甲噁唑及阿莫西林,但这可能为经验用药。对许多尿路感染儿童来说呋喃妥因或第一代头孢菌素为合适的窄谱抗生素。但应考虑患儿年龄及共存疾病。急性尿路感染的经验性治疗应该依据年度修订的药物抗菌谱,

因为致病菌流行性及耐药性会随时间改变。

经验性选择抗生素时,新生儿及小婴幼儿应该考虑肠球菌感染。其对阿莫西林及第一代头孢菌素敏感。静脉滴注抗炎时,对新生儿及小婴幼儿而言,阿莫西林联合第三代头孢菌素或氨基糖苷类抗生素是安全的经验性用药。几天后,根据尿液培养结果及临床反应如退热等,可将静脉滴注抗炎改为口服治疗。

大多数致病菌对窄谱抗生素如第一代头孢菌素、呋喃妥因敏感。但是,呋喃妥因组织穿透性差,不应用于发热性尿路感染或肾盂肾炎。呋喃妥因可增加小于 3 个月龄婴儿溶血性贫血的风险,该年龄段禁用。甲氧苄啶禁用于早产婴幼儿及小于 6 周龄的婴儿。经验性应用广谱抗生素适用于有顽固性尿路感染风险的儿童,如既往有尿路感染病史、近期应用抗生素、近期住院治疗及泌尿生殖系统异常。

尽管喹诺酮类药物对大多数致病菌有效,但广泛应用引起耐药性。不应作为一线药物,但顽固致病菌如铜绿假单胞菌可考虑应用。另外喹诺酮类药物于儿童的安全性尚在调查研究中。

二、尿路感染之后的管理

依据尿液培养药敏试验给予抗生素治疗的儿童不需常规复查尿液培养。约 10%~30% 儿童将发展为反复尿路感染。尿路感染后第一个 3 个月~6 个月复发率最高。小于 1 岁男童,18% 会出现反复感染,大于 1 岁,风险增至 32%。女童小于 1 岁,反复率为 26%,大于 1 岁,概率为 40%。

医生应该告知父母反复尿路感染的风险,如果后续出现发热,需快速诊治,以减轻肾损伤。肾瘢痕发生概率随着发热性尿路感染次数的增多而增加,第一次为 5%、第二次为 10%、第三次为 20%、第四次为 40%、第五次为 60%。

(一)预防性使用抗生素

预防性抗生素的应用为预防反复尿路感染的非特异性方法。其效果被质疑,甚至对有 VUR 的患儿。AAP 指南不主张第一次尿路感染后常规给予预防性抗生素。预防性抗生素对有反复尿路感染高风险的患儿有益,如大于等于Ⅲ级 VUR 的女童。对有反复尿路感染低风险的患儿如:包皮环切的男童、无肠道或膀胱排泄障碍、无近期尿路感染病史、肾脏超声或 DMSA 肾显像正常、解剖学正常而言,评估应用预防性抗生素的益处较困难。肠道或膀胱排泄障碍、发热性尿路感染病史或高级别 VUR 儿童应用预防性抗生素使反复尿路感染风险降低最明显。

理想的预防性抗生素应该对大多数致病菌有效且易服、无明显副作用、高尿液浓度、低血清浓度、对肠道菌群影响小。剂量通常为正常剂量的 1/4,睡前服用。常用的预防性抗生素包括:复方磺胺甲噁唑、甲氧苄啶、呋喃妥因、第一代头孢菌素。但大肠埃希菌对复方磺胺甲噁唑耐药性增加,不建议应用。磺胺类药可引起新生儿高胆红素血症及胆红素脑病,所以 6 周龄内儿童禁用。

呋喃妥因对肠道菌群影响小,且耐药率低,所以是一种有效的预防性抗生素。因为血清浓度低,急性肾盂肾炎或败血症不推荐使用。长期应用,少数会出现肺纤维化。

(二)蔓越莓汁

一些研究认为蔓越莓汁对减少反复尿路感染可能有效。但是另外一项包括成人及儿童的数据分析显示应用蔓越莓制品不能减少尿路感染。所以,这一理论仍有待探讨。

（三）包皮环切与尿路感染

包皮环切可降低婴幼儿及刚学步儿童尿路感染的风险。风险降低最明显为有反复尿路感染病史及低级别 VUR 的儿童。反复发热性尿路感染、梗阻性尿路疾病、肾盂输尿管积水或高级别 VUR 的患儿，行包皮环切术的效果有争议。

（四）膀胱及肠道功能失调

任何尿路感染的儿童都应考虑是否有潜在的膀胱及肠道功能失调。膀胱功能失调与尿路感染有关，可引起反复尿路感染及肾损伤。另外，VUR 与膀胱功能失调也有关。治疗膀胱功能失调，尤其是膀胱过度活动症，可以促进 VUR 自愈。

肛肠功能与下尿路功能是互相联系的。最近报道膀胱功能失调的儿童中，便秘发生率为 30%~88%。这种关系称为膀胱直肠功能障碍（BBD）。患有 VUR 或膀胱及肠道功能失调的患儿易进展为反复肾盂肾炎。BBD 患儿，反复尿路感染发生率为 45%；无 BBD，发生率为15%。治疗便秘可明显减少反复尿路感染及改善膀胱功能。

（五）膀胱输尿管反流（VUR）的治疗

VUR 是反复肾盂肾炎及肾瘢痕的危险因素。随着反流级别的增加，危险度增高，VUR ≥ Ⅲ级最明显。但是，目前大量的研究挑战了"所有发热性尿路感染及 VUR 患儿将受益于 VUR 的诊断及后续预防性抗生素或手术治疗"这一观点。VUR 需个体化治疗，除反流级别外，性别、年龄、儿童的社会状况都应被考虑。

（王文杰　谢向辉）

参 考 文 献

［1］ STAPLETON A E. Urinary tract infection pathogenesis：host factors［J］. Infect Dis Clin North Am，2014，28（1）：149-159.

［2］ LA SCOLA C，D MUTIIS C，HEWITT I K，et al. Different guidelines for imaging after first UTI in febrile infants：yield，cost，and radiation［J］. Pediatrics，2013，131（3）：e665-671.

［3］ SUPAVEKIN S，SURAPAITOOLKORN W，PRAVISITHIKUL N，et al. The role of DMSA renal scintigraphy in the first episode of urinary tract infection in childhood［J］.Ann Nucl Med，2013，27（2）：170-176.

［4］ SUSON K D，MATHEWS R. Evaluation of children with urinary tract infection：impact of the 2011 AAP guidelines on the diagnosis of vesicoureteral reflux using a historical series［J］. J Pediatr Urol，2014，10（1）：182-185.

［5］ ZHANG X，XU H，ZHOU L，et al. Accuracy of early DMSA scan for VUR in young children with febrile UTI［J］. Pediatrics，2014，133（1）：e30-38.

［6］ COPP H L，YIEE J H，SMITH A，et al. Use of urine testing in outpatients treated for urinary tract infection［J］. Pediatrics，2013，132（3）：437-444.

［7］ EDLIN R S，SHAPIRO D J，HERSH A L，et al. Antibiotic resistance patterns of outpatient pediatric urinary tract infections［J］. J Urol，2013，190（1）：222-227.

［8］ RIVUR TRIAL INVESTIGATORS，HOBERMAN A，GREENFIELD S P，et al. Antimicrobial prophylaxis for children with vesicoureteral reflux［J］. N Engl J Med，2014，370（25）：2367-2376.

［9］ BURGERS R E，MUGIE S M，CHASE J，et al. Management of functional constipation in children with lower urinary tract symptoms：report from the Standardization Committee of the International Children's Continence Society［J］. J Urol，2013，190（1）：29-36.

第十章

肾发育畸形

第一节　肾脏的发生

胚胎发育到第 3 周末,第 7~14 对体节外侧的间介中胚层向腹侧移动,并与体节分离,为索状,称为生肾索。胚胎第 5 周,生肾索迅速分化发育,形成两条纵行隆起,称为尿生殖嵴,产生肾和生殖系的结构。

人胚发育时,泌尿器官重演种系发生过程,经历前肾、中肾和后肾三个阶段,它们依次由头侧向尾侧发生。

一、前肾

胚胎第 3 周末,生肾节开始形成,就进行分化,第 7~14 对体节两侧生肾节内发生 7~10 对小管,称前肾小管,小管外侧端向尾侧弯曲,并与相邻的前肾小管连通,形成一条纵行的管道,称前肾管。

前肾小管依次发生,当最后几对小管发生时,头端的小管已开始退化,在很短几天内,前肾小管退化消失,但前肾管不退化,继续向胚体尾端延伸,以后改称中肾管。

二、中肾

胚胎第 4 周末,前肾小管尚未完全消失时,中肾小管已开始在其尾侧发生,很快向尾端发展增多。中肾小管接在正向尾端延伸的前肾管上,此时前肾管改称中肾管,继续向胚体尾端延伸,直至通入泌尿生殖窦。

胚胎第 8 周,头端的中肾小管开始退化,尾端继续发生,到第 9 周,大部分消失,残留的中肾小管和中肾管,以后演化为男性生殖系统。

三、后肾

人体永久存在的肾为后肾,胚胎第 5 周时,后肾开始发生,来自两个不同的起源即输尿管芽和生后肾原基。

输尿管芽发生于中肾管近泄殖腔处,迅速增长。当输尿管芽伸入到间充质时,其周围的间充质分化称为生后肾原基。这时输尿管芽的顶端扩大,形成原始肾盂,将来形成肾盂和肾大盏,每个大盏又形成两个新的分支,在生后肾原基内继续分支达 12 级以上,第 3、4 级小管形成肾小盏,第 5 级以上各级小管形成各级集合小管。

当输尿管芽伸入到尾端间充质内,其顶端扩大时,间充质在输尿管芽顶端的诱导下,分化为生后肾原基,并出现内外两层。内层在集合小管头端的生后肾原基内的细胞,形成多个细胞团,这些细胞团进一步形成小泡,称为肾泡。肾泡分化为两条弓形小管,一端连于集合小管,另一端膨大,顶端凹陷为肾小囊。伸入小囊内的毛细血管成为毛细血管球,与小囊共同组成肾小体。此后弓形小管逐渐增长,近集合小管部分形成远端曲管,远离集合小管的部分形成近端曲管,中间部分伸长形成髓襻,它们共同构成肾单位。生后肾原基的外层形成肾的被膜及肾内结缔组织等。

由于后肾发生于生肾索的尾端,起初位于盆腔,以后随输尿管芽伸展,胚胎弯曲度变小,腰骶间距加大,肾脏逐渐上移至腰部。在肾脏上升的同时,肾脏内旋 90°,起初肾门朝向腹侧随着上升,肾门朝向内侧。

(刘　超)

第二节　肾数目异常

一、肾不发育

(一)双肾不发育

1671 年,Wolfstrigel 首先发现双肾不发育,直至 1946 年和 1952 年 Potter 对该病的临床表现做了全面的描述。这种畸形非常少见,文献中仅有 400 余例的报道,Potter(1965)估计 4 800 个新生儿中有 1 例。Davidson 和 Ross(1954)指出,小儿双肾不发育的尸检发生率为 0.28%,并有显著的男性优势,几乎占肾脏完全缺如的 75%,其偶尔可能有一个小的间质组织肿块,罕有原始肾小球成分。输尿管可完全或部分缺如,膀胱多缺如或发育不良。

尿液是羊水的主要来源。双肾不发育时,孕母羊水量减少甚至缺如。小儿体重低,约 1 000~2 500g,呈现为未成熟的衰老状。两眼上方有突起的皮肤皱褶,绕过内眦,呈半环状下垂,并延伸到颊部。鼻子扁平有时无鼻孔。小下颌,下唇和颏之间有一明显的凹陷,耳朵低位,耳垂宽阔而耷拉向前方。皮肤异常干燥而松弛。手相对大并呈爪形。肺不发育,常见铃状胸。上述综合征已定名为 Potter 综合征。50% 的患儿可合并心血管和肠道系统的畸形。约 40% 的婴儿是死产,即使出生时存活,亦因肺发育不良,很难超过 24 至 48 小时。

Potter 综合征和羊水过少,也可见于肾脏的多囊性病变、双肾发育不良、尿道瓣膜症等。羊膜结节(amnion nodosum),即一种小白色的角化结节在羊膜表面,也可提示这个缺陷。90% 的正常新生儿在生命的第 1 天内均有排尿,如果生命的第 1 个 24 小时后无尿,又无扩张的膀胱,将提示肾不发育。由于肺发育不良,许多新生儿在生命的第 1 个 24 小时患有呼吸困难,这将成为临床医生注意的焦点,而肾的畸形却可能被忽略。

超声作为初步筛查,如果腹部超声检查无确定的结果,应当施行肾核素扫描。肾区未见放射性核素摄取征象,则提示双肾不发育。

（二）单侧肾不发育

一侧肾缺如,较双肾不发育的发生频率高。没有特异性的症状或体征能提示单侧肾脏不发育,因此无法准确统计发病率。多数尸检提示,约 1 100 个新生儿中有 1 例。Mayo Clinic 施行静脉尿路造影的一项研究中,提示临床发生率接近 1/1 500。男、女比为 1.8∶1,左侧多见,有家族倾向性。

半数以上的患儿有同侧输尿管缺如,或常伴输尿管闭锁,无输尿管完全正常的病例。膀胱三角区一侧不发育或不对称。10%~15% 的男性和 25%~50% 的女性合并生殖器畸形。无论男孩女孩,性腺常是正常的,但起源于中肾旁管或中肾管的结构常是畸形的。在男性可有附睾尾、输精管、输精管壶腹和射精管的缺如;在女性可有单角子宫伴同侧子宫角和输卵管的缺如、双角子宫伴一个角的不全发育、双子宫或有中隔的子宫。也有报道双阴道或分隔阴道者。因此在女孩有内生殖器畸形者,临床医生应做泌尿系统的检查。其他系统畸形,包括心血管系统占 30%、胃肠道占 25%、骨骼肌肉系统占 14%。单侧肾脏不发育也可发生在 Turner 综合征和 Poland 综合征等患儿中。

单侧肾脏不发育,因对侧肾功能正常,临床上无任何症状,可终生不被发现。体检时在男孩发现输精管、附睾体、附睾尾的缺如,在女孩有阴道发育不良或分隔,合并单角或双角子宫时,应想到单侧肾脏不发育的可能性。腹部 B 超和静脉尿路造影,可以显示一侧肾缺如和对侧肾代偿性增大。放射性核素扫描也有助于诊断。膀胱镜可观察不对称的膀胱三角区或半个三角区。

单侧肾脏不发育,对侧肾患病的机会并不增加。但如罹病则其预后要比有两个正常肾者差。也有发生一侧肾不发育,对侧为先天性肾或输尿管积水者。

二、附加肾

肾实质的发育,在一定程度上受一种不明物质的控制,该物质具有限制功能性肾组织数量的作用。在一个体内有两个正常肾脏以外的,第 3 个有功能的肾脏称附加肾(额外肾)。它有自己的集合系统、血液供应和肾被膜,与同侧正常肾脏完全分开,或由疏松结缔组织与之连接。输尿管可与正常肾的输尿管完全分开或二者呈分叉形。但它们不同于由单一肾被膜包绕的重肾、双输尿管。

本症非常罕见,从第 1 例在 1656 年被描述以来,仅有 66 例的报道。男女发生率无差异,但好发于左侧。Campbell(1970)曾报道 1 例双侧附加肾。

附加肾形态正常,但比同侧正常肾小,位于正常肾的头侧或尾侧,50% 病例集合系统扩张、肾实质变薄,提示输尿管有梗阻。

本畸形虽已存在于新生儿期,因不产生症状,儿童期也很少发现。在已报道的病例中,平均发现该病的年龄为 36 岁。腹痛、发热、尿路感染和可触及腹部肿块是常见的主诉。如果附加肾有异位输尿管口,可有尿失禁,但很少见。

附加肾可因其他原因行静脉尿路造影时被发现。它可位于下腹部,远离同侧正常肾,如果二者靠近,可使正常肾和输尿管轻微移位。如附加肾有积水可使同侧肾和输尿管扭曲。诊断依靠静脉尿路造影、超声和逆行肾盂造影。膀胱镜可以观察到同一侧的一个或两个输尿管口,这取决于两输尿管是否是完全分开的,和一个输尿管开口在膀胱内还是膀胱外。有的病例附加肾是在手术中或尸检中才被发现。

（刘　超）

第三节 肾发育不全

肾发育不全(renal hypoplasia)是指肾小球及导管发育分化正常,仅肾单位数目减少,但肾单位密度正常,肾外形正常,肾体积小于正常的 50% 以上,更小的肾脏可似蚕豆大小。本症无遗传,无性别差异。肾发育不全可以是单侧或双侧的。单侧发育不全,对侧代偿性增大,常比由于获得性疾病所导致的一侧肾萎缩所致对侧的肾代偿性生长更大。肾脏可位于正常肾窝内或位于盆腔至肾窝经路的任何部位,如盆腔内、髂血管水平、腰部等。肾发育不全的概念常与反流性肾病相混淆。反流性肾病指因输尿管反流而导致肾脏缩小的一系列改变。

本症可无症状,因血管畸形可产生高血压;因输尿管开口异位可有尿失禁或泌尿系感染;合并输尿管膨出,可有排尿困难或有泌尿系感染。双肾发育不全表现为慢性肾功能不全,多饮、多尿、烦渴、精神运动性迟滞等。

B 超、静脉尿路造影和逆行肾盂造影可以确诊,过小的肾脏因排出造影剂剂量过少而静脉尿路造影常不显影。B 超对 <1~2cm 的小肾也不易显示,或不易与周围淋巴结区别,螺旋 CT 增强扫描或可协助检出小肾。

肾发育不全并发高血压时,若对侧肾功能正常可做小肾切除术。但开放性手术,有时寻找小肾甚为困难,腹腔镜可清楚观察到发育不全的小肾和细小的输尿管。因此,经腹腔镜切除小肾是较为理想的治疗方式。合并输尿管开口异位者,静脉尿路造影显示功能良好的,可做输尿管膀胱再植术。

(刘　超)

第四节 肾囊性疾病与肾发育不良

一、肾囊性疾病

肾囊性疾病是一组不同源疾病,其共同特点为肾脏出现覆有上皮细胞的囊肿。原因不同时,形态学特征及临床表现亦不同。有些是先天性,与遗传相关,有些是后天获得性。可在任何年龄发病,可在肾的任何部位形成,囊肿可为单发,也可多发。临床上较常见的有下列几种(表 10-4-1)。

表 10-4-1

肾囊性病
遗传性
婴儿型多囊肾病(常染色体隐性遗传)
成人型多囊肾病(常染色体显性遗传)
幼年型肾单位肾痨(常染色体隐性遗传)
肾髓质囊性病(常染色体显性遗传)
先天性肾病综合征(常染色体隐性遗传)
家族性肾小球囊肿性肾病(常染色体显性遗传)
多发畸形综合征并肾囊肿(如:结节性硬化症、小脑及脊髓血管瘤症)

续表

非遗传性

多囊性肾发育不良

肾多房性囊肿(囊性肾瘤)

单纯性肾囊肿

海绵肾

散发性肾小球囊肿性肾病

获得性肾囊肿

肾盏憩室(肾盂源性囊肿)

(一)婴儿型多囊肾病〔autosomal recessive(infantile)polycystic kidney disease, ARPKD〕

本病属常染色体隐性遗传性疾病,大约 10 000~50 000 个新生儿中有1例。严重者在胎儿或婴幼儿期发病,轻者在儿童期发病,很少有人到 20 岁以后发病。为双侧病变,伴有不同程度的肝脏纤维化。本病因为 6 号常染色体上 PKHD1 基因突变,同代中患病的概率为 1/4。

双肾明显增大,外形光滑,切面呈蜂窝状,手感似海绵,远端肾小管和集合管呈梭形囊状扩张,放射状排列指向肾脏边缘(图 10-4-1)。肾盂肾盏被膨胀的肾实质压迫而变形。肝门脉区胆管数目增加伴结缔组织增生,致门脉周围纤维化而并发门静脉高压。

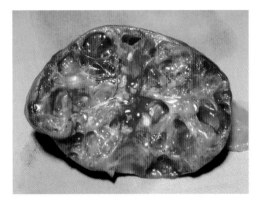

图 10-4-1　婴儿型多囊肾病大体标本切面

严重类型的患儿,围产儿和新生儿常死产,或出生后数日内因肺发育不良死于呼吸功能衰竭。这类病儿多有 Potter 面容和羊水过少的历史。肾脏异常肿大,严重的腹部膨隆可导致难产。新生儿通常是少尿的,但很少死于肾衰竭,可在生后数日内出现贫血、脱水、失盐等肾功能减退的症状,随年龄增大,逐渐发生肾衰竭。幼儿和少年可有高血压和充血性心力衰竭。儿童期因门静脉高压可致食管静脉曲张出血、脾功能亢进。非特异性的症状包括恶心、呕吐、生长发育迟滞。

实验室检查显示血清尿素氮、肌酐升高,酸中毒,中度贫血,尿比重低和轻微蛋白尿。宫内超声检查可发现羊水过少。胎儿和新生儿中,超声检查发现肾脏增大,且回声明显增强。静脉肾盂造影显示造影剂在皮质和髓质的囊肿中滞留,呈特征性的髓质放射条纹征象(日冕征)。CT 检查显示肾脏增大,密度减低,有肝纤维化的表现,排泄期扩张的集合管内造影剂聚集。MR 检查 T1 增强相显示双肾乳头至皮质呈放射状或车轮状排列的条状高信号。

本症无治愈方法,主要是对症治疗。肾功能不全者,透析疗法可延长其寿命,有条件时可考虑肾移植。无论肾或肝损害预后均不良。

(二)成人型多囊肾病〔autosomal dominant(adult)polycystic kidney disease, ADPKD〕

本病属常染色体显性遗传的疾病,是以肾囊肿的发生、发展和数目增加为特征。人群发生率为 0.5%~0.1%。本病因为 16 号染色体 PKD1、或 4 号染色体 PKD2 基因突变，子代中 50% 发病。

病变为双侧性，早期囊肿较小，肾大小正常，两肾病变发展不对称。后期肾显著增大，腹部膨隆可如足月妊娠，肾表面和切面满布大小不等的囊肿，只残留少量肾实质，囊内液体澄清、混浊或呈血性。

发病缓慢，大多数在 30~60 岁左右出现症状，病人可有持续或间歇性腰腹痛，有时剧痛；镜下或肉眼血尿，轻微蛋白尿，肾浓缩功能低下，可出现多尿，夜尿。体检时可扪及腹部肿块。60% 病人有高血压，可并发尿路感染、结石，并有慢性肾功能不全，最终出现尿毒症。

40%~60% 病人并发肝囊肿，随年龄增大，囊肿的数目和大小也渐增加，此外胰、肺、脾，卵巢、睾丸、附睾、子宫、膀胱也可有囊肿形成。10% 病人有颅内小动脉瘤。

超声显示双侧肾脏内多发的边界清晰的圆形或椭圆形无回声区，囊肿大小不一，但很少超过 5cm。CT 平扫显示无数边界清楚的类圆形水样密度影，常合并多囊肝。MR 检查 T1 加权相呈均匀低信号。

本病无治愈方法，目的仅在于防止并发症和保存肾功能。巨大囊肿可行去顶减压术，以缓解症状，尿毒症者需作透析和肾移植。发病年龄越轻，预后越差，平均死亡年龄为 50 岁，一般在症状出现后 10 年。主要死于肾衰竭、心功能衰竭、急性感染或颅内出血。

（三）多囊性肾发育不良（multicystic dysplastic kidney，MCDK）

MCDK 是肾囊性疾病的最常见类型，发病率约为 1/2 500。以肾实质形成大小不等的囊肿伴有肾盂肾盏及输尿管发育不良为特征。在新生儿中，MCDK 是第二大常见的腹部肿块。

肾脏体积可大可小，外观呈葡萄状，满布大小不等的囊肿，囊肿壁薄，看不到正常肾实质或肾实质极少。囊肿内覆盖立方或扁平细胞，囊肿之间的组织可含软骨灶，肾小球和肾小管可呈初级形态，但也可见正常结构。

最常见的体征是腹部包块。双侧发病者常伴有其他部位的多发畸形，常于新生儿期死于呼吸衰竭或肾衰竭。约 3%~12% 的患者合并对侧 PUJO，18%~43% 合并对侧 VUR。没有证据表明高血压和肿瘤的发生与此病有相关性。

超声检查可见患肾有多个如葡萄状的囊肿样结构，囊肿之间互不相通。增强 CT 显示囊肿无强化，间隔可中度强化。DMSA 对诊断 MCDK 和肾积水的病人有一定意义，肾积水患者检查时发现肾脏有一些功能，而多囊肾患者对 DMSA 无摄入能力。

对于无症状的患者，无需特殊处理。对于有症状的，或存在肾脏实性成分明显增多的患者，需要行肾切除术。

（四）多房性囊性肾瘤（肾多房性囊肿）

此病是一种罕见的由上皮和间质细胞构成的良性囊性肾肿瘤。大部分患者在 4 岁之前或 30 岁之后发病。小于 4 岁时男性发病率为女性 2 倍，大于 30 岁时女性是男性发病率的 8 倍。

症状和体征与年龄相关。腹部包块是婴幼儿的常见体征，成年人表现为腹部包块、腹痛或血尿。

超声检查可发现单侧、单发的多房囊性包块，囊壁及分隔完整，边界清楚囊腔之间呈现网格样强回声条状分隔光带。增强 CT 检查显示囊壁及分隔呈轻中度渐进性的强化。

尽管术前影像检查有助于囊性肾瘤诊断，但确诊仍需依靠病理检查。尤其是多房性囊性肾瘤与囊性部分分化性肾母细胞瘤术前无法鉴别。组织学,肿瘤由纤维假包膜环绕,形成一界限清楚的球形的多囊性包块,直径一般在 5~15cm,有的可占据整个肾脏(图 10-4-2)。病变在肾被膜下延伸,可在局部形成疝进入肾盂或肾窦,或自肾皮质向外膨出,少数情况下瘤体位于输尿管而仅有纤细的蒂与肾实质相连。镜检:囊壁内衬扁平、立方或鞋钉样上皮细胞,无核分裂象。间隔为成熟的纤维组织,大部分可见到成熟的类似于肾小管的结构。多房性囊性肾瘤与囊性部分分化性肾母细胞瘤的唯一区别是后者囊肿的间隔内含有芽基、胚胎的间质及上皮成分。

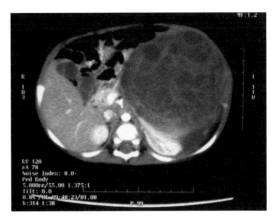

图 10-4-2　多房性囊性肾瘤

囊内分隔光整,各小囊间不相通,无明显结节影

　　此病的治疗方法是肾切除。如果病变位于局部,可行肿物剜除术或部分肾切除。

（五）单纯性肾囊肿

　　单纯性肾囊肿是肾囊性疾病中最多见、症状最轻微的一种。此病的发病率随着年龄的增长而增加,50 岁以上的成年人,发病率高达人群的 50%,而儿童罕见。

　　囊肿多为孤立和单侧发病,也有多发或双侧发病者。囊肿起源于肾实质,内覆单层扁平细胞,不与肾盂、肾盏相通。囊肿大小不一,直径在 2~10cm 之间,压迫周围肾实质成一薄壁,囊内为浆液,含蛋白质、氯化物及胆固醇结晶,囊内如有出血则为血性液体。此病需与肾盏憩室相鉴别,憩室的壁为移行上皮细胞,而囊肿的壁为单层扁平或柱状上皮细胞。

　　小的囊肿完全无症状,仅因其他原因做腹部影像学检查时偶然发现。大的囊肿可表现为腹部肿块,胁腹胀满或疼痛,偶有血尿、尿路感染、高血压等。

　　B 超显示为边缘光滑的类圆形无回声区,后方回声增强,囊壁薄且光滑。CT 平扫显示肾实质内均匀水样密度肿块,囊壁不可见,增强 CT 囊壁无强化(图 10-4-3)。

　　无症状的,且囊肿直径 <4cm,可定期观察其大小形态及内部质地变化。囊肿直径 >4cm 者,可在 B 超引导下行经皮肾穿刺,抽出液体后,注入硬化剂,如 95% 的酒精、四环素等,但复发率较高。对于巨大的肾囊肿需要手术,腹腔镜去顶治疗是治疗这个病的良好方法。肾囊性病变的 Bosniak 分型,对监测病变的发展有指导作用。

　　肾囊性病变的 Bosniak CT 分型:(表 10-4-2)

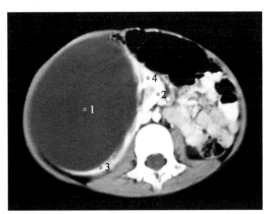

图 10-4-3　右侧单纯肾囊肿

表 10-4-2

分型	病变性质	影像表现(CT)
Ⅰ型	良性单纯囊肿	无囊壁及分隔,囊肿为水样密度,囊壁无强化
Ⅱ型	良性囊肿	少量纤细囊壁及分隔,无强化;囊壁或隔上可有细小钙化;高密度囊肿 <3cm
ⅡF型	囊性病变含较多纤细分隔(需随诊)	囊壁或间隔局限性增厚,无明确强化;出血性囊肿 >3cm;5% 恶性
Ⅲ型	不能定性的囊性肿物(需手术)	囊壁或分隔不规则增厚,可测量到强化;50% 为恶性
Ⅳ型	恶性囊性病变(需手术)	囊壁或分隔不规则增厚,有增强的软组织成分;明确恶性

(六) 海绵肾

海绵肾(medullary sponge kidney,MSK)指肾锥体内集合管呈梭形或囊状扩张所致的肾髓质囊性病变。发病率约为 1/20 000~1/5 000。

75% 为双侧发病,肾大小正常或略大,病变限于肾锥体部,锥体增大凸入肾盏。集合管乳头状扩张,形成小的髓质囊肿,直径 1~8mm,肾脏切片类似于海绵。囊壁为单层上皮细胞,内含不透明胶冻样凝块、钙质物质和小结石。多数小囊与肾小管或肾盂相通。

多无症状,有症状者多在 20 岁以后发病。主要表现肾绞痛(50%~60%)、泌尿系感染(20%~33%)、血尿(10%~18%)、高钙尿症(33%)、泌尿系结石(多为草酸钙或磷酸钙结石)。

超声显示肾锥体内分散的强回声病灶及声影。腹部平片和静脉尿路造影有确诊价值。平片可见不同数目的小结石,位于小盏外侧肾实质内,扩张的肾小管有钙化。静脉尿路造影显示锥体内的肾小管扩张,呈"笔刷样(一个或者多个肾乳头内分离的线状高密度影)"改变。

本病和以下疾病有相关性:偏身性肥大,巨舌-脐疝-巨体综合征(Beckwith-Wiedemann综合征),21-三体综合征,先天性无齿症,和 Caroli 畸形。

无症状和无并发症者不需治疗。若有泌尿系感染和结石,应对症处理。鼓励多饮水,增加尿量,减少结石形成。本病无合并症者预后良好。

二、肾发育不良

肾发育不良(renal dysplasia)是基于组织病理学的诊断,是指肾脏具有原始的肾小管、未分化的间质细胞、非肾成分的软骨等胚胎结构的分化不良。通常可分为两种类型:发育不良型、囊肿型。本症无家族倾向,无性别差异,多为单侧发病。

肾脏失去正常形态,病理上的重要特征是发现原始肾小管和软骨化生。原始肾小管被肌纤维细胞所包绕,小管上皮细胞呈立方形或柱状,有时呈纤毛状,处于非成熟状态。囊肿起源于集合管,也可起源于肾小球,大小及形态变异很大,有时可缺如。

双侧肾脏累及常在新生儿期因呼吸衰竭或肾脏衰竭死亡。单侧累及可表现为无症状,仅在出生后偶然被查出。有些可在体查时触及对侧代偿性肥大的肾脏,或因并发高血压时才被诊断。由于胚胎期异位输尿管芽的发育,可能导致存在异位输尿管开口。而胚胎期尿路梗阻的发生,可能导致肾脏存在囊肿。

肾发育不良和一些疾病有相关性,如:隐眼畸形,腮-耳-肾综合征,肾缺陷综合征,

Kallmann 综合征,Simpson-Golabi-Behmel 综合征,Smith-Lemli-Opitz 综合征,甲状旁腺功能减退,感音神经性聋,renal dysplasia 综合征,Townes-Brocks 综合征等。

产前超声检查,可发现肾脏发育不良。双侧发育不良比单侧发育不良更容易诊断,因为会存在羊水量减少。超声特征包括肾脏小,回声增强,甚至高于肝脏,皮髓质分界不清,肾实质与肾周脂肪难以区分。核素扫描可以提示患肾无功能,同时可以了解健侧肾脏功能。

肾切除术是常规治疗方法,但目前更趋向于随访观察,对于没有症状的患儿可以定期超声监测,对于有症状的患儿,应考虑切除肾脏。

肾发育不良的预后取决于单侧或双侧疾病,一般来说,单侧肾发育不良的长期预后良好,特别是对侧肾脏正常者。肾发育不良者(特别是未观察到对侧肾脏代偿性肥大者)有发生患有慢性肾病的风险。对于这些患儿,应进行持续监测,每年测量血压并进行尿液分析。

三、肾发育不全

(一) 肾发育不全

肾发育不全和肾发育不良有所区别,肾发育不全(renal hypoplasia)指肾小球及导管发育正常,仅肾盏及肾单位的数量减少,而不存在肾脏发育不良和胚胎性结构。本症无遗传,无性别差异,单侧发育不全,对侧代偿性肥大,肾脏可位于正常肾窝内或位于自盆腔至肾窝经路的任何部位,如盆腔内、髂血管水平、腰部等。

本症可无症状,因血管畸形可产生高血压;因输尿管开口异位可有尿失禁或泌尿系感染;合并输尿管膨出可有排尿困难或及泌尿系感染。双肾发育不全表现为慢性肾功能不全,多饮多尿,烦渴,生长发育迟滞。

超声检查可以发现肾脏体积小,同时可以了解肾盏有否扩张,输尿管情况。肾脏核素扫描可以了解肾功能变化。

无症状的患儿可以定期超声监测,有症状的患儿,应考虑切除肾脏。

(二) 先天性肾单位减少伴代偿肥大

先天性肾单位减少伴代偿肥大表现为肾单位数量减少、但每个肾单位体积增大。此病为先天性疾病,男孩比女孩多发,且多为双侧病变,低出生体重儿(BW<2 500g)多发。

病理上表现为肾单位数目减少,且被拉长、拉宽,特别是在近端,而肾小球和小管扩大以代偿数目的减少。随着病情的发展,肾小球出现部分硬化和透明组织;肾小管发生间质纤维化,导致萎缩。

此病多于生后 2 年内被发现。表现为厌食、呕吐、脱水、强烈口渴、多尿、生长发育迟缓。肾功能可在低于正常值的情况下保持多年。此病可表现为渐进性的发展,大多数患儿在10~20 岁期间出现肾衰竭。

尿蛋白的出现是此病的早期的表现,直至后期出现肾衰竭。超声检查显示肾脏小。

总的治疗原则是维持正常的生化平衡、血红蛋白水平和生长发育。终末期肾病需要透析和肾移植。

(三) 节段性肾发育不全(ask-upmark kidney)

节段性肾发育不全在组织学上被描述为局灶性肾发育不全导致节段性肾瘢痕。此病可能是由于膀胱输尿管反流引发的慢性萎缩性肾盂肾炎所致,也可能是由于节段性肾血管发育异常所致。

肾脏体积减小,其典型特征是在肾脏凸面上有一个或许多的深沟,沟底部的薄壁组织由类似于甲状腺结构的管状组织组成。发育不全的部分很容易与邻近区域区分开来。髓质为一条薄带,可见皮质和动脉血管的残余。动脉硬化是常见的,可以看到黄斑增生。

患者通常是在 10 岁或 10 岁以上被诊断出来。有反流性肾病和严重高血压的表现。可有头痛、高血压脑病、高血压视网膜病变。

超声、CT、MR 可以显示窄而深的局灶性的肾脏瘢痕,但很容易被忽视。如果是双侧病变,可出现尿蛋白及不同程度的肾功能异常。

在单侧病变者,部分或全肾切除术可控制高血压。在肾部分切除患者中,若高血压仍未得到控制,则提示残肾中存在未发现的瘢痕或动脉硬化。双侧疾病出现肾功能不全需要透析和移植。纠正反流可预防进一步的肾脏损害,但对高血压的治疗并没有效果。

(李　宁)

第五节　肾位置异常、融合异常及旋转异常

一、肾位置异常

成熟的肾脏未能达到正常肾窝即可诊断为异位肾。异位肾常见的位置包括:盆腔、髂窝、腹部、胸腔以及双侧交叉异位。其发病率为(1/2 000~1/500)。左侧较右侧多见,双侧异位肾较为少见,仅占病人的 10%。

胚胎学:输尿管芽在胚胎第 4 周末从中肾管分化出来,并向尿生殖脊生长,在第 5 周与后肾组织结合,不断发育,向头侧移行并沿轴线向内侧旋转,整个过程在妊娠第 8 周完成。输尿管芽发育不成熟、后肾胚组织有缺陷、基因异常以及孕妇患病等都有可能导致肾脏上升不完全从而形成肾异位。

盆腔肾位于骶骨对面,主动脉分叉以下的位置;腰位肾位于髂窝内靠近骶骨岬的位置,并位于髂静脉前方;腹位肾位于髂嵴上方邻近第 2 腰椎。异位肾一般较正常小,形状可能也不像正常的蚕豆形,肾轴往往偏向中线,有时向背侧面倾斜,甚至水平横卧。由于肾脏旋转不完全,肾盂多朝向前方,56% 异位肾会出现肾盂积水,其中 1/2 是由于肾盂输尿管连接处或输尿管膀胱连接处梗阻造成(分别为 70% 和 30%),1/4 是因为膀胱输尿管反流,另外的 1/4 可能是因为肾旋转不良。

异位肾大多无明显临床症状,最常见的是由于梗阻引起肾绞痛最终通过检查发现肾脏异位。也可有尿路感染和可扪及的腹部肿块。因肾的位置和旋转异常、异常血管的压迫和高位输尿管出口,可引起肾积水和结石形成。异位肾异常血管也可致肾性高血压。

15%~45% 的患者存在不同程度的生殖器畸形,也是最常见的一种伴发畸形。在女性,20%~66% 的患者会伴发一种或一种以上的下列畸形:双子宫、单角子宫、子宫缺如、阴道闭锁或重复阴道等。在男性,10%~20% 的患者会发生以下畸形:睾丸下降不全、重复输尿管、尿道下裂等。21% 的患者会伴发骨骼、心血管及其他系统畸形。

超声检查可发现异位侧肾窝内空虚,被相邻位置的肝、胰、脾、肠管等填充,而在其他部位发现肾脏。

异位肾合并肾积水或尿路结石时应进一步治疗。

(一) 头侧异位肾

肾脏的位置上升过度更靠近头部称为头侧肾异位,多发生在有脐膨出病史的患者,此类患者肝脏和肠突入疝囊,肾脏上升没有阻挡直到横膈膜处才停止,导致其位置高于正常,已报道的病例双侧肾脏都位于横膈膜下第 10 胸椎水平。输尿管较正常长,也可能正常。血管造影可以观察到双侧血管位置偏高,但一般不会伴随其他的血管畸形。患者大多没有任何的临床表现,排尿也不会受到任何影响。

(二) 胸腔异位肾

肾脏部分或全部穿过横膈膜进入后纵隔,发病率占所有异位肾的 5%。男女比例为2:1,左侧多于右侧,约为 1.5:1。胸腔异位肾位于横膈的侧后方,Bochdalek 孔内,此处横膈变薄,似薄膜包住肾的伸入部分,因此肾不在游离胸腔内。胸腔异位肾已完成正常旋转过程,肾的形态和收集系统正常。肾血管和输尿管通过 Bochdalek 孔离开胸腔。输尿管被拉长,但无异位地进入膀胱,对侧肾脏正常。大多数患者没有任何临床表现,呼吸系统症状很少见,泌尿系统症状更少见,多在行常规胸片检查或因纵隔肿瘤开胸手术时偶然发现。胸部 X 线检查可见患侧横膈抬高,侧位片可见一光滑的圆形肿块从横膈后方伸入胸腔,前后位片肿块靠近中线。因大多数患者无症状,确诊后也无需特殊治疗。

(三) 盆腔异位肾

盆腔异位肾指肾脏异位于盆腔内。盆腔异位肾在尸检中的发生率约为 1/2 100~1/3 000,双侧盆腔异位肾更少见。尸检组男女发病率无差异,临床上多见于女性,是因女性泌尿系感染发生率高,从而接受影像学检查的频率更高,且当对于女性行生殖器畸形筛查时,也更容易发现盆腔内的异位肾,其左侧多于右侧。盆腔异位肾可伴发肾脏发育不良,外形小;可伴有尿路梗阻,并发肾积水、感染、结石等;可伴有输尿管异位开口,出现滴尿;可压迫局部血管、神经及附近器官,产生腹痛、胃肠刺激和膀胱刺激症状;部分盆腔异位肾可触及下腹肿物。盆腔异位肾需同肾下垂、游走肾鉴别。肾下垂:与游走肾相似,肾脏可上下移动,活动幅度较游走肾小,站立位可下降到盆腔,但不越过脊柱,肾动脉位置正常,输尿管长度正常。游走肾:卧立位观察,活动度大,可越过脊柱进入对侧腹腔,输尿管长度多为正常。盆腔异位肾:输尿管短,卧立位观察,肾脏位置固定不变,易和肾下垂、游走肾鉴别。由于盆腔异位肾多伴肾脏旋转不良和输尿管增粗迂曲,形成局部囊性包块,易误诊为盆腔囊性病变(盆腔囊肿、囊性畸胎瘤、卵巢囊肿等),需通过进一步检查加以区分。静脉尿路造影可做出诊断,但因肾脏位于盆腔内,受骨骼和膀胱的掩盖可导致误诊。B 型超声、CT 及 MR 等检查有助于诊断。

(四) 交叉异位肾

交叉异位肾指一个肾越过中线至对侧,其输尿管仍由原侧进入膀胱。发病率约1/2 000,男女比例为 2:1,左向右交叉是右向左交叉移位的 3 倍。1957 年 McDonald 和McClellan 把交叉异位肾分成四种类型:①交叉异位伴融合;②交叉异位不伴融合;③孤立性异位肾;④双侧交叉异位肾。

90% 的异位肾会与对侧肾脏相融合。通常情况下正常肾脏的下极会与异位肾脏的上极相融合。两者未融合时,非异位的肾脏保持其正常位置,旋转和形态均正常,而异位的肾脏位置不定,肾盂多朝向前方,两者之间有一定的距离,各自有包膜包裹。

大多数交叉异位肾病人无症状,如果有症状常在中老年发病,包括下腹痛、脓尿、血尿和泌尿系感染。异常的肾脏位置和异位的血管可引起梗阻而致肾积水和结石形成。有的病人可有无症状的腹部肿块或高血压。

B超、静脉肾盂造影(图 10-5-1)、核素扫描可以诊断交叉异位肾的存在。MR 可以更详尽的了解肾脏形态、大小及融合部位。肾动脉造影可以显示双侧肾脏的血供来源,对需要手术的患者有指导作用。

孤立交叉异位肾的患者伴发骨骼和生殖系统畸形的发病率分别为 50% 和 40%。男孩常见隐睾或输精管缺失,女孩多为阴道闭锁或单角子宫。

交叉异位肾一般预后良好。部分输尿管梗阻的患者容易发生尿路感染或结石。大约 1/3 有症状的患儿最终需要手术祛除结石,常用体外震波碎石和经皮肾镜取石。

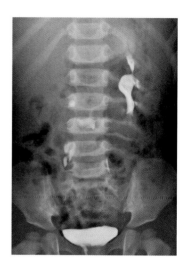

图 10-5-1　IVP 示交叉异位肾

二、肾融合异常

1938 年 Wilmer 对肾脏融合进行了分类,①单侧融合肾伴下肾异位;②乙状肾;③块状肾;④L 形肾;⑤盘状肾;⑥单侧融合肾伴上肾异位。

(一) 单侧融合肾伴下肾异位

2/3 的单侧交叉融合异位肾都是向下方移位,异位肾的上部与正常肾的下部融合。而两个肾脏的肾盂均朝前方,说明融合时间较早。

(二) 乙状肾(或 S 型肾)

是第二位最常见的融合畸形,交叉异位的肾位于下面,在肾极部融合,每个肾已在各自的垂直轴线上旋转,但肾盂方向相反,两肾的凸缘相接,因此有 S 状外形,正常肾的输尿管经下肾的凸缘向下入膀胱,异位肾的输尿管越过中线由原侧入膀胱。

(三) 块状肾

相对少见。两肾广泛融合成一个不规则的分叶状块,通常上升仅达骶骨岬水平,多数仍停留在盆腔内,两肾盂在前面分别引流分开的肾实质区域,输尿管不交叉。

(四) L 形肾

L 形肾是交叉异位的肾横卧于正常肾的下极而形成(图 10-5-2)。异位肾在中线或对侧中线旁下腰椎的前面。肾长轴可产生颠倒或反向的旋转,每个肾的输尿管在其自己的一侧进入膀胱。

(五) 盘状肾

盘状肾是肾的两极内缘的连接,形成一个边缘厚,中央薄的肿块。当两肾沿中线融合范围更大时,则更像一个盾状。每个肾的外侧缘保持其正常形态,肾盂位于前面,相互不通,输尿管不交叉。

(六) 单侧融合肾伴上肾异位

最罕见的一种类型。交叉肾异位到对侧位于正常肾脏的上方,其下极与正常肾脏上极相互融合,肾脏定位方向与胎儿期相同,两肾盂均朝向前方,提示两者融合时间较早。

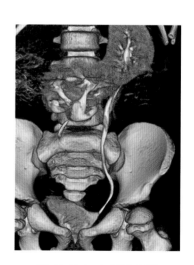

图 10-5-2　L 型融合肾

(七) 马蹄肾

马蹄肾是最常见的肾融合畸形。此类患者两侧肾脏在中线通过肾实质或纤维组织形成的峡部相连,相连部位多为下极(图 10-5-3)。马蹄肾在人群中的发病率约为 0.25%,男女比例约为 2∶1。

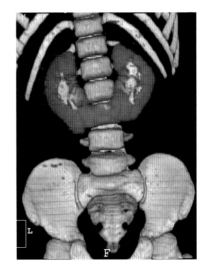

图 10-5-3　马蹄肾

95% 的马蹄肾下极相连,其峡部可由肾实质组成,有单独的血供,少数情况下峡部是由少许纤维组织构成。马蹄肾一般位于 $L_{3~4}$ 水平,肠系膜下动脉自腹主动脉分出的位置,较正常偏低,亦有位于髂骨隆突水平甚至盆腔内膀胱后方者。峡部一般位于主动脉和下腔静脉前方。由于肾旋转不完全,肾盏均指向身体背侧,肾盂位于前方。肾下盏收集峡部所分泌的尿液。输尿管从较高的位置进入肾盂,位于肾脏侧面,在峡部前下方形成成角畸形,但其膀胱开口无异常。马蹄肾的血供来源多变。

超过一半的马蹄肾患者没有任何临床症状。有症状的多表现为尿路梗阻、结石(占 20%~80%)或尿路感染(占 30%),也会有下腹痛及胃肠道症状,当峡部压迫后方神经时会出现 Rovsing 征:腹痛、恶心、呕吐。1/3 病人可并发肾盂输尿管连接部梗阻性肾积水,输尿管高位出口,输尿管通过峡部的异常过程和异位血管压迫是引起梗阻的原因。

其影像学特点为:双侧肾脏位置偏低且靠近脊柱;肾下极向中线内收、使两肾长轴呈倒八字形;肾盂朝前,肾盏指向后方,下极肾盏朝内且位于输尿管内侧。

至少 1/3 病人合并其他系统畸形,包括骨骼、心血管、胃肠道和生殖系统畸形。马蹄肾也可见于 18 三体综合征和 Turner 综合征病人。泌尿系统畸形包括膀胱输尿管反流、重肾双输尿管、输尿管口异位、输尿管膨出等,其中膀胱输尿管反流的发病率高达 50%。尿道下裂、隐睾的发生率均为 4%,女性双角子宫和阴道隔膜的发生率则为 7%。

单纯在中腹扪及肿块而无其他症状者,不需治疗。如出现肾盂积水可手术治疗。如发生结石,可体外振波碎石、或经皮肾镜碎石取石。峡部切开术因不能改善肾脏引流、矫正肾脏旋转,已被弃用。

三、肾旋转异常

正常肾脏最终会上升到肾窝位置,肾脏围绕自身长轴旋转,最终肾盏指向侧面,肾盂朝向中线。肾脏不能完成此旋转,称为肾旋转异常。肾旋转异常往往与其他肾脏畸形并存,如异位肾、融合肾、马蹄肾等。尸检报告其发病率为 1/390~1/939,男女之比为 2∶1,双侧肾脏发病率无差异。

肾脏上升时正常的旋转是肾盂从腹侧向中线旋转 90°。Weyrauch 按肾盂的位置将旋转异常分四型:①腹侧位:由于肾脏上升时未发生旋转,故肾盂仍指向腹侧,肾盏指向背侧。这是最常见的类型。罕见的是 360° 的过度旋转。②腹中线位:系旋转不全引起,肾盂指向内前方,肾盏指向后外方。③背侧位:肾旋转 180°,肾盂面向背侧。这种类型最少见。④侧位:肾旋转大于 180°,但少于 360°,或逆转 180°,肾盂指向外侧,肾盏指向中线。

肾旋转异常本身不产生特异症状。但过多的纤维组织包绕肾盂、肾盂输尿管连接部和上段输尿管，以及附加的血管压迫可引起梗阻，而出现肾积水的症状如腹部包块或间歇性肾绞痛，也可出现血尿、感染和结石。

静脉肾盂造影可显示肾盂肾盏定位异常，肾盂拉长变平，上盏伸展，中下盏短直，上 1/3 输尿管向外移位。双侧旋转异常需与马蹄肾相鉴别。

肾旋转异常不会影响肾脏功能，对患者的正常存活没有影响。对于合并肾盂输尿管连接部梗阻，排尿异常导致结石、感染或肾积水者，应选择相应的治疗。

（李　宁）

第六节　肾血管异常

熟悉常见的肾脏血管走形及少见的肾脏血管畸形对于防止手术时不必要的血管损伤具有重要的指导意义。

85% 的肾只有一根肾动脉，根据血液供应的分布，将肾实质分成 5 个节段：顶段、上段、中段、下段和后段。每一个节段由单一的发源于主肾动脉的血管供应。肾动脉主干最初分成前后两支，前支供应上、中、下段，后支供应后段。顶段的血管供应有较大的变异，来源于：①前支的占 43%；②前后支交界处的占 23%；③肾动脉主干的或主动脉的占 23%；④后支的占 10%；⑤完全由主肾动脉另一独立分支供应的很罕见。通过肾动静脉树的形状与集合系统位置关系，可以发现无论是腔镜手术还是开放手术，由肾盂后方的穹窿或稍低部位进入集合系统可以最大程度的避开供应血管。

多发肾动脉（multiple renal arteries）是指任何一个肾脏由多根肾动脉供应；迷走血管又称异位血管，是指非来源于主肾动脉或主动脉的血管给肾脏供血；附加血管又称副血管，是指两根以上的血管供应同一个肾节段。迷走血管较少见，多发生在伴或不伴融合的异位肾、马蹄肾。附加血管有稍高的发生率，更常见于左侧。下段肾经常由附加的血管供应。附加血管多来源于主肾动脉或前支，也可直接来源于腹主动脉甚至生殖血管。

胚胎期肾脏发育过程中的原始血管分为上中下三组，在肾脏向上移动过程中，原始血管网选择性退化，最终留下一对成为主肾动脉，该过程的最终完成依赖于肾脏最终停留的位置。如果这一过程中没有将多余的血管完全清除，则会形成各种类型的多发肾血管畸形。

多发的、迷走的和附加的血管压迫一个小盏、一个大盏或肾盂输尿管连接部引起肾积水、泌尿系感染和结石形成，从而出现相应的疼痛或血尿。下极的肾动脉缠绕和压迫肾静脉可出现直立性蛋白尿。结石、积水、高血压的发生与正常血液供应者无差异。

排泄性尿路造影有下列表现时可疑肾血管异常：①肾盂充盈缺损与异常血管情况相一致；②肾积水伴锐利终止的上肾大盏（superior infundibulum）压迹；③肾盂输尿管交界部梗阻并发输尿管与肾盂成角且肾轴垂直；④在一个肾段或全肾显影的时间和造影剂的浓度存在差异（特别是有高血压时）。肾血管造影是诊断肾血管畸形的金标准，CT 和 MRI 也有一定的诊断价值。

（杨　洋）

第七节 集合系统异常

一、肾盏异常

（一）肾盏憩室

肾盏憩室是位于肾实质内肾小盏周围的囊性病变,囊壁被覆与肾盂相似的移行上皮,没有收缩及分泌功能,通过一个狭小的管道与肾盂肾盏之间相通,好发于肾上盏,可多发。本症首先由 Rayer(1841)描述。本病临床少见,静脉尿路造影检查中发现率 0.21%~0.45%。儿童和成年发生率相同,因此被视为是先天性的原因。性别和侧别均无差异。

单纯性肾盏憩室多无症状,而在静脉尿路造影中偶然发现,憩室较大或并发结石、感染时可以出现腰痛、血尿、发热、尿频、尿急、尿痛等症状,约 1/3 患者有临床表现,结石并发率为 10%~39%。

诊断主要靠影像学等辅助检查。静脉尿路造影显示憩室或结石位于肾盏周围肾实质内即可诊断(图 10-7-1)。逆行造影、CT 对诊断也有帮助。

无症状者不需治疗。近年来,对于合并结石、感染或有临床症状的肾盏憩室患者建议手术治疗,目前多采用微创外科治疗,主要包括体外冲击波碎石(ESWL)、经皮肾镜取石(PCNL)、PCN 球囊扩张术、输尿管软镜碎石及腹腔镜下手术等。

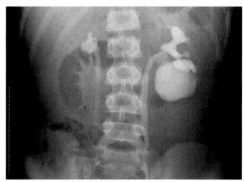

图 10-7-1 肾盏憩室的静脉肾盂造影表现

（二）肾盏积水

肾盏积水少见,是肾盏内附移行上皮并呈囊性扩张,与肾盂相连,可能是由于先天或后天性梗阻所致。

最常见的症状是上腹或腰痛,偶可扪及肿块,也可有血尿和感染。需与下列疾病相区别,包括输尿管梗阻引起的多发性肾盏扩张,以及由于复发性肾盂肾炎、髓质坏死、肾结核、大的肾盏憩室和巨肾盏症所引起的肾盏杵状变形。上述疾病可经静脉尿路造影、外科手术、切除组织的病理学检查和细菌学检查做出诊断。

因血管压迫引起的肾盏积水,可做肾盂肾盏吻合术矫治,因肾盏狭窄引起者,可做狭窄的漏斗部切开术或肾部分切除术。

（三）巨肾盏症

巨肾盏症是非梗阻性肾盏扩张,由肾乳头畸形引起,该症由 Puigvert 在 1963 年首先报道。全部肾盏扩张并有畸形者,数目也增加,但是肾盂正常,壁没有增厚,肾盂输尿管连接部没有梗阻。围绕巨肾盏的肾皮质厚度正常,也无瘢痕和慢性炎症征象,但髓质发育不全,不似正常的椎体形而似新月形。集合系统没有扩张,较正常缩短,且多为横向而非垂直。肾脏的正常功能一般不受影响。

本病为先天性,产前便可诊断,仅见于白种人,男女比例为 6:1,在儿童通常是因泌尿系感染行 X 线检查时而被发现,或为其他畸形的一部分。成人因血尿、结石行 X 线检查时而确诊。利尿性肾扫描显示核素的吸收和排泄的正常图形。患儿长期随访从肾解剖学上的肾功能上未见有任何进展。

二、肾盂异常

(一) 肾外型肾盂

从解剖结构上,肾盂位于肾门内的肾窦内为肾内型肾盂,否则称之为肾外型肾盂。常规 X 线分型以肾内缘为界,依据肾盂面积计算划分:肾内型其 3/4 不超过肾内缘,肾盂几乎全位于肾门内,常较短小;相反,如 3/4 超过肾内缘则称肾外型,肾盂大且伴长的大盏。由于 X 线正位片肾之前后缘投影重叠,遮蔽了部分肾窦外肾盂,所测算的面积与实际形态存在差异。而 CT 横断成像无器官、组织和病变的相互重叠,提供接近于手术解剖的细节,因而对肾盂分型的划分和认识更为准确可靠。肾外肾盂的典型征象为肾门内下方薄壁囊状膨大,内呈均匀液体密度灶,增强延迟后扫描见造影剂高密度充盈其内,上下两端分别与肾盏和输尿管等密度相通,诊断明确。

肾外型肾盂在引流障碍时,有重要的临床意义。这种畸形有时与肾畸形合并存在,包括位置异常、旋转异常,引起尿液潴留可导致感染和结石。

(二) 分支肾盂

几乎 10% 正常肾的肾盂是分支形的,肾盂在近肾门处分成两大肾盂,分支肾盂被认为是正常变异,也可发生三支肾盂。

(刘　超)

参 考 文 献

[1] ALAN J W. Anomalies of renal vasculature. In:ALAN J W,LOUIS R K,eds[M]. Campbell-Walsh Urology Eleventh Edition 2016,2997-2999

[2] PORATH B,GAINULLIN V G,CORNEC-Le GALL E,et al. Mutations in GANAB,Encoding the Glucosidase Ⅱα Subunit,Cause Autosomal-Dominant Polycystic Kidney and Liver Disease[J]. Am J Hum Genet 2016; 98:1193.

[3] GRANTHAM J J. Clinical practice. Autosomal dominant polycystic kidney disease[J]. N Engl J Med 2008; 359:1477.

[4] CHAPMAN A B,DEVUYST O,ECKARDT K U,et al. Autosomal-dominant polycystic kidney disease (ADPKD):executive summary from a kidney disease:Improving Global Outcomes(KDIGO)Controversies Conference[J]. Kidney Int 2015;88:17.

[5] PEI Y,HWANG Y H,CONKLIN J,et al. Imaging-based diagnosis of autosomal dominant polycystic kidney disease[J]. J Am Soc Nephrol 2015;26:746.

[6] HUANG E,SAMANIEGO-PICOTA M,MCCUNE T,et al. DNA testing for live kidney donors at risk for autosomal dominant polycystic kidney disease[J]. Transplantation 2009;87:133.

[7] ROSSETTI S,HOPP K,SIKKINK R A,et al. Identification of gene mutations in autosomal dominant polycystic kidney disease through targeted resequencing[J]. J Am Soc Nephrol 2012;23:915.

[8] TAN A Y,MICHAEEL A,LIU G,et al. Molecular diagnosis of autosomal dominant polycystic kidney disease using next-generation sequencing[J]. J Mol Diagn 2014;16:216.

［9］MURPHY J J,ALTIT G,ZERHOUNI S. The intrathoracic kidney:should we fix it? ［J］.J Pediatr Surg 2012;
47:970.

［10］YAVUZ S,KIYAK A,SANDER S. Renal outcome of children with horseshoe kidney:a single-center
experience［J］. Urology 2015;85:463.

［11］TAGHAVI K,KIRKPATRICK J,MIRJALILI SA. The horseshoe kidney:Surgical anatomy and embryology
［J］. J Pediatric Urol. 2016 Oct;12(5):275-280.

第十一章

先天性肾盂输尿管连接部梗阻

肾盂输尿管连接部梗阻(ureteropelvic junction obstruction,UPJO)是小儿肾积水的常见原因。先天性肾积水可经产前超声检出,有些患儿在出生后很长时间才出现症状。由于肾盂输尿管连接部的梗阻使肾盂内尿液不能顺利排入输尿管、肾盂排空发生障碍,导致肾脏的集合系统扩张。起初,肾盂平滑肌逐渐增生加强蠕动,试图通过克服远端的梗阻排出尿液,当不断增加的蠕动力量无法克服梗阻时,就会导致肾盂扩张、肾实质变薄及肾功能受损。

一、发病率

先天性肾盂输尿管连接部梗阻所致肾积水发生率为 1/2 000-1/750。本症可见于胎儿至出生后各年龄组,新生儿超声筛查发现肾积水的几率为 1/500,但很少需要手术干预的。本症多见于男性及左侧。有报道在新生儿中约 2/3 病变在左侧,而双侧病变发生率为 10%。患肾盂输尿管连接部梗阻可能有遗传倾向,流行病学调查发现 UPJO 存在家族遗传性,但迄今尚未明确单发 UPJO 的致病基因。一些具有明显家族史的 UPJO 患者可表现出常染色体显性或隐性的遗传方式,符合单基因遗传病的特征,可能与单个基因的突变有关,故对患肾盂输尿管连接部梗阻的子代应强调胎儿的超声检查。

二、病因

尽管在胚胎学、解剖学、组织学、遗传学等不同角度有深入的研究,但 UPJO 的确切病因尚不十分明确。引起 UPJO 的病因甚多,现主要将 UPJO 其病因归纳为 4 类。

(一)胚胎学原因

从肾盂输尿管连接部发育的胚胎学来看,正常情况下,胚胎第 4 周时,输尿管芽自中肾管的肘部(弯曲处)发出,并很快生长,穿入后肾胚基,在第 5 周时形成肾盂的雏形。以后形成肾脏集合系统的各部分:包括输尿管、肾盂、肾盏和肾曲小管等。中肾管肘部是发生输尿管芽和中肾管向中前方与泄殖腔汇合的地方。其远端为共同的排泄管道,该部于第 8 周时逐步吸收成泄殖腔的一部分,而后形成尿生殖窦。输尿管及中肾管分别与尿生殖窦相连。输尿管芽在中肾管的下方靠近中线,二者相距很近。在发育过程当中,输尿管芽与中肾管交换位置。由于后肾向上迁移，输尿管向头外侧迁移，而中肾管则移至远端中线方向，形成含有精阜的后尿道进入膀胱入口。胚胎第12周时，输尿管口及中肾等完成了演变，形成最后位置。输尿管芽由中段向近端、远端延伸的过程中，起初是闭塞的，之后出现中肾管萎缩、活力消失而再通形成管腔结构。肾盂输尿管连接部是管腔最后再通的部位，如果该处再通过程出现异常，如管化不完全，则会出现梗阻，可能是先天性肾盂输尿管连接部狭窄引起肾积水的重要原因。

（二）解剖学原因

1. **管腔内在因素**　管腔内在因素主要有 UPJ 狭窄、瓣膜、息肉和高位输尿管开口（图 11-0-1，11-0-2）。其中，管腔内狭窄是 UPJO 的常见原因（占 87.2%），狭窄段一般长约 1~2cm，断面直径仅为 1~2mm，常伴有高位输尿管开口。病理所见为肾盂输尿管连接部及输尿管上端肌层增厚和纤维组织增生。光镜下见局部平滑肌细胞增生、排列紊乱，肌细胞间有少量炎性细胞浸润。少数患儿有多处输尿管狭窄，甚至全长输尿管狭窄。其他管腔内狭窄原因包括输尿管腔皱襞、葵花样息肉位于输尿管上端造成梗阻。输尿管腔内皱襞造成输尿管最近端的黏膜、肌肉折叠形成瓣膜。输尿管息肉上皮为变移上皮，上皮下为增生的纤维层。

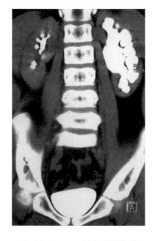 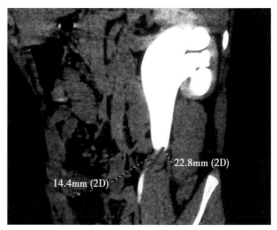

图 11-0-1　输尿管狭窄　　　　图 11-0-2　肾盂输尿管交界处息肉

2. **管腔外在因素**　最常见原因为来自肾动脉主干或腹主动脉供应肾下极的迷走血管，跨越 UPJ 使之受压，并使输尿管或肾盂悬挂在血管之上（图 11-0-3）。Stephens（1982）认为，超过 1/3 的先天性肾盂输尿管连接部梗阻病例中存在动脉血管直接进入肾下极现象。这些肾下极的血管被称为迷走血管。事实上，这些血管不是直接起自腹主动脉，就是肾动脉的分支，属于正常解剖变异。输尿管位于迷走血管后且与血管紧密粘连，输尿管可有两处成角，即肾盂输尿管连接部及饱满的肾盂前垂时输尿管悬挂于血管之上。肾盂输尿管连接部成角的输尿管被粘连固定于肾盂上，而被挂在血管上的输尿管形成扭折，产生两处梗阻。

迷走血管造成肾盂输尿管连接部梗阻的病因尚存在争论。有学者认为迷走血管不是造成原发性梗阻的原因，只是在内源性狭窄存在情况下加重梗阻。首都医科大学附属北京儿童医院统计近十年迷走血管压迫致 UPJO 病例，发现近 1/3 患儿存在内源性狭窄。当输尿管近端和肾盂呈球囊形扩张时越过肾下极血管使输尿管扭曲，加重梗阻，这就可以解释单纯解除血管压迫并不能解除梗阻。此外,还有纤维索带压迫或粘连等致使 UPJ 纠结扭曲或高位附着。在大多数病例中,输尿管外部粘连是伴随输尿管内部狭窄存在的,所以应做离断性肾盂成形手术。这些瓣膜、索带、粘连还造成肾盂输尿管连接部的近侧扩张,特别是肾盂前下方扩张,使输尿管进入肾盂上端,出现高位输尿管口,加重原发性梗阻。

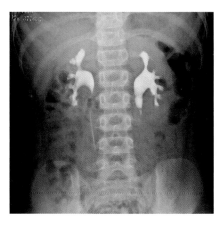

图 11-0-3　迷走血管或副血管压迫致肾盂输尿管交界处狭窄

(三) 组织学动力学原因

组织学研究认为在正常情况下肾盂输尿管的平滑肌细胞排列成束,紧密相接(肌细胞有两层胞膜:内层浆膜,外层基底膜,前者包绕整个细胞)。肌细胞接触处称为中间接点,通过中间接点受尿液刺激而产生的电活动在肾盏、肾盂的肌细胞从上而下传递,引起肾盂及输尿管蠕动,将尿液向下输送。能接受尿液刺激而产生电活动的是一种特殊的平滑肌细胞又称"起搏细胞",位于肾盏、肾盂。肾盂输尿管连接部狭窄段的电镜检查显示肾盂输尿管连接部及输尿管上段平滑肌细胞异常,螺旋状排列的肌肉被不正常的纵向排列的肌束和纤维组织替代。大量胶原纤维沉积于狭窄段,将平滑肌分离,失去正常的排列,阻断了肌细胞间电活动的传递,导致自肾盂至输尿管的正常蠕动波消失。另外研究发现输尿管组织内存有多种类型的神经网络,可能与肾盂输尿管的蠕动功能存在紧密关系。免疫组化研究表明,UPJO 肾盂输尿管交界处组织卡哈尔间质细胞(interstitial cells of Cajal,ICC)明显减少,可能为本病发生的关键原因。ICC 是存在于胃肠道自主神经末梢和平滑肌之间的一种特殊间质细胞,是慢波电位的起搏者和基本电节律的传播者。有学者认为输尿管蠕动也与 ICC 有关,并发现 ICC 也分布于输尿管的全长。ICC 与平滑肌细胞之间、神经细胞之间可形成网络连接,此种网络结构的特点在其控制平滑肌蠕动和介导神经信息传导功能中有重要作用。ICC 主要起电传导作用,电起搏信号来自肾盂,然后传递至肾盂输尿管交界处,从而使输尿管平滑肌收缩蠕动,尿液顺利从肾盂流至膀胱。免疫组化研究发现酪氨酸激酶受体可标记 ICC。许多研究发现 UPJO 中的 ICC 明显减少,并同时发现肌纤维减少,胶原纤维增多。但目前对于 UPJO 的认识仅限于此,对其减少(细胞死亡)的机制和原因仍不明确。因此手术切除病变部位对治疗 UPJO 至关重要。

(四) 遗传学原因

先天性 UPJO 流行病学调查发现存在家族遗传性。各种分子、基因水平上的研究层出不穷,但其发病机制尚不明确。遗传学认为 UPJO 存在遗传性,流行病学调查研究发现 UPJO 发病具有家族遗传性,UPJO 患儿近亲中 37% 存在发病可能,说明存在遗传倾向。目前关于 UPJO 发病的基因较多,包括突变位点的研究(实验动物及人体研究),又有通过组织、血液、尿液表达的蛋白、离子等异常继而研究基因突变位点,但研究结果均未详细明确地提出 UPJO 发病机制。一些具有明显家族史的 UPJO 患者可表现出常染色体显性或隐性的遗传方式,符合单基因遗传病的特征,可能与单个基因的突变有关。已有文献报道先天性肾输尿管交界处狭窄可能与 BMP4、GLI3、JAG1、NOTCH2、TFAP2A、TSHZ、TBX18 等基因突变有关。然而这些突变位点如何调节下游蛋白引起 UPJO 尚待进一步研究。

三、病理生理

小儿肾盂容量随年龄而异。1岁婴儿肾盂容量为1~1.5ml。5岁以内小儿肾盂容量约为1ml/岁,5岁以上为5~7ml。肾积水时的容量可达数百甚至数千毫升。肾积水容量超过患者24小时尿量时称巨大肾积水,此时肾实质菲薄呈一囊袋样。在梗阻的基础上可继发感染与结石,加重了肾脏的破坏。

集合系统的扩张可造成肾髓质血管的伸长和肾实质受压缺血,肾组织逐渐萎缩与硬化以致不可完全逆转。髓质血管的过度伸长可引起断裂,是肾积水发生血尿原因之一,当然更多见的是并发结石所引起的血尿。

肾外型肾盂的被动扩张,能代偿一部分腔内压力的增高,因此肾实质的损害较轻,发展亦较慢。肾内型肾盂的病理进展则不同,肾实质受压力的损害较重,肾实质萎缩及肾功能低下均较严重。

双侧肾积水或单肾并发肾积水,梗阻解除后多有显著的尿量增多,排钠、利尿现象。单侧肾积水者尿量大致正常。

四、合并畸形

肾盂输尿管连接部梗阻常合并其他泌尿系畸形,有报道可达50%,尤其多见于对侧肾脏。如孤立肾、马蹄肾、对侧肾积水及多房性肾囊性变。另外可伴有21-三体综合征。因此在处理过程中不能只满足于肾积水的诊断,还要注意其他并存的畸形,若被忽视就会影响治疗效果。

五、临床表现

症状出现的早晚与梗阻程度成正比,梗阻越严重,症状出现越早。近年来由于孕妇产前超声的广泛应用,肾积水多能于产前检出,使无症状的病例显著增加,下述症状已经不是UPJO的首诊原因了。

(一) 腹部肿块

过去在新生儿及婴儿约半数以上因腹部肿块就诊,更有表现为腹大膨隆,在患侧腹部能触及肿块,多呈中度紧张的囊性感。少数质地柔软,偶有波动感,表面光滑而无压痛。少数病例在病史中,肿块有大小的变化,如突然发作腹痛同时出现腹部肿块。

UPJO急性发作,表现为发作期腹痛为主,并引起肾积水加重,而在缓解期(间歇期)肾积水较轻甚至不存在肾积水。腹痛时患侧腹部(肾区)、脐周、上腹部、弥散性疼痛,疼痛可以超过3-4个小时,发作时间不规律,可以间隔数周或者几个月。大量饮水、利尿药物食物、膀胱大量储存尿液可诱发此症状,是肾盂突然扩张,牵拉肾盂壁固有层神经纤维而引起的疼痛。

(二) 血尿

血尿发生率在10%~30%之间,可发生于腹部轻微外伤后,或因肾盂内压力增高,肾髓质血管断裂所致,也可由尿路感染或并发结石引起。

(三) 尿路感染

发生率低于5%,若一旦出现,均较严重,常伴全身中毒症状如高热、寒战和败血症。

(四) 高血压

无论小儿或成人均可有高血压,可能因扩张的肾集合系统,压迫肾内血管,造成肾动脉血液供应减少,产生肾素之故。

(五) 肾实质或肾盂破裂、UPJ 断裂

肾积水患儿受到直接暴力或跌倒时与硬物相撞,易引起肾实质或肾盂破裂,或 UPJ 断裂,常导致急性腹膜炎、尿外渗表现。

(六) 尿毒症

双侧肾积水或单肾并发肾积水的晚期可出现肾功能不全表现。患儿生长、发育迟滞,或喂养困难、厌食等消化道紊乱症状。

六、诊断

UPJO 诊断主要依靠影像学诊断,肾积水 UPJO 诊断指南主要包括:①产前超声;②生后超声;③静脉肾盂造影;④排尿性膀胱尿道造影;⑤利尿性肾核素显像;⑥磁共振成像(MRI);⑦其他检查。

(一) 产前检查评估

1. **超声检查**　超声检查具有无创、价廉、可进行连续动态观察等优点,已成为筛查先天性肾积水的首选方法。大部分妇产科医生习惯用肾盂前后径(anteroposterior diameter,APD)分级标准描述先天性肾积水的严重程度。但 APD 诊断先天性肾积水的阈值取决于胎儿的不同胎龄。不同胎龄 APD 阈值的研究结果并不一致,因此实际应用时亦存在高度不一致性和不稳定性。研究评估了不同胎龄正常胎儿肾盂 APD 值,并建立规范的数据资料发现 APD 4mm 是孕早期诊断先天性肾积水最常见的阈值,而在较大胎龄则为 7mm。UPJO 在孕中期 >10mm,孕晚期 >15mm,而这些病人中仅 60% 需要生后手术干预。产前主要用超声测量肾盂前后径、肾盏扩张程度、肾实质厚度等、输尿管扩张程度、膀胱形态、羊水容量。产前肾积水渐进性加重、双侧、羊水减少、合并其他畸形、家族病史等为肾积水预后差的危险因素。如产前超声发现肾积水,除超声以外可进一步检查:①. 基因筛查,约 60 种遗传性或散发综合征可合并产前肾积水,因此合并其他畸形的需进行基因筛查。②羊水穿刺分析肾功能,羊水含有胎儿尿液及生物学标记物,但对肾功能检测只是评估并无法精确。产前诊断肾积水的意义在于指导父母是否需要进一步检查及干预。

2010 年美国胎儿泌尿外科学会在共识中提出胎儿应用 APD 进行肾积水分级的系统(见表 11-0-1)。同时,其他超声结果对评价产前先天性肾积水的严重程度也非常重要,包括:肾积水左右侧,肾盏扩张情况,肾实质厚度,膀胱和输尿管异常,性别,羊水量多少以及是否合并其他畸形。另一些分级系统已整合肾盏扩张的程度来评价先天性肾积水的严重程度,如胎儿泌尿外科协会(Society of Fetal Urology)系统,分为 5 级,主观评价肾盂扩张,区分中央型和外周型肾盏扩张,并评估肾实质厚度。0 级:肾盂无扩张;1 级:轻度肾盂扩张;2 级:中度肾盂扩张,轻度肾盏扩张;3 级:中度肾盂肾盏扩张,肾实质无变薄;4 级:肾盂肾盏扩张且肾实质变薄。

2014 年美国胎儿泌尿外科协会、儿科肾脏协会、儿科放射协会、超声协会等达成共识提出新的泌尿系统扩张分级系统(urinary tract dilation,UTD)(表 11-0-2),其纳入指标除了 APD,还包括其他超声特征(表 11-0-3):①肾盏扩张,需区分中央和外周扩张;②实质厚度;③肾皮质回声是否异常(可与肝和脾对比),皮质是否有囊肿、皮髓质分化是否异常;④输尿

管是否扩张;⑤膀胱异常,如膀胱壁增厚、输尿管末端囊肿或后尿道扩张;⑥产前超声不明原因的羊水减少。UTD分级系统将胎儿肾积水分为UTD A1低风险组和UTD A2~3高风险组。因此对于先天性肾积水产前诊断分级,超声评价,推荐结合APD系统和SFU系统的UTD分级系统。

表 11-0-1　2010 年美国胎儿泌尿外科学会共识提出胎儿肾积水 APD 分级系统

级别	APD（mm）	
	孕中期（16~27 周）	孕晚期（28~40 周）
轻度	4≤APD<7	7≤APD<9
中度	7≤APD≤10	9≤APD≤15
重度	>10	>15

表 11-0-2　产前尿路扩张（UTD）分级系统

指标	正常	UTD A1	UTD A2~3
APD（16~27 周）	<4mm	4~7mm	≥7mm
APD（≥28 周）	<7mm	7~10mm	≥10mm
肾盏扩张	无	中央扩张或无	外周扩张[a]
实质厚度	正常	正常	异常
实质表现	正常	正常	异常
输尿管	正常	正常	异常
膀胱	正常	正常	异常
羊水减少	无	无	无法解释[b]

注:a. 有时在孕晚期之前很难区分中央型和外周型扩张;b. 羊水减少被认为是泌尿生殖系统造成的。

表 11-0-3　UTD 分级系统中的超声指标

超声参数	评价/结果	备注
肾盂前后径值（APD）	mm	横断面时测量中央肾盂的最大直径
肾盏扩张		
中央型（大肾盏）	是/否	
外周型（小肾盏）	是/否	
肾实质厚度	正常/异常	主观评价
肾实质表现	正常/异常	评价回声、皮髓质交界处或实质囊肿
输尿管	正常/异常	输尿管扩张即被认为是异常的,生后一过性输尿管可见是正常
膀胱	正常/异常	评价膀胱厚度,是否存在输尿管囊肿或扩张的后尿道

　　2. **磁共振检查（MRI）**　除胎儿超声外,胎儿磁共振也可以作为评估复杂胎儿泌尿系统畸形和其他系统畸形的辅助检查,能更客观地显示泌尿系统精细结构,而且无辐射。通过胎儿磁共振评估肾积水 SFU 分级能够提高评判可信度,但检查较昂贵,而且相比超声能够提

高 SFU 分级,但对于 UTD 分级系统无影响。

(二) 产后检查评估

1. **产后超声**　在产前超声发现肾积水后,产后可进一步追踪随访。SFU 分级是最为常用的 UPJO 分级系统,建议有胎儿肾积水病史的新生儿出生后第一周内都要做超声检查。如怀疑后尿道瓣膜,羊水减少,或严重双侧肾积水的新生儿,要在出生后 48 小时做超声检查。生后 2 天内因细胞外液转移,超声可低估肾积水程度,因此应避免生后 2 天内检查。2014 年美国小儿泌尿外科等协会共识提出:生后随访应包括两次超声评估:第一次宜在生后 > 48 小时至生后 1 个月内,第二次宜在生后 1~6 个月内。对于产前末次随访为轻度肾积水的患儿,出生后 1~6 个月内进行首次超声检查。单纯轻度单侧或双侧肾积水(APD<10mm 或 SFU1~2 级)只行超声随访积水是否缓解或进展即可,如超声无渐进性加重,可 3 个月左右复查。虽然超声可诊断 UPJO,但仍需进一步影像检查以评估及鉴别其他疾病引起的肾积水。在急性发作期,超声检查可在急性期检查,并出现肾积水一过性加重,肾积水缓解期肾积水可变为轻度甚至消失。

2. **静脉尿路造影(IVP)**　静脉尿路造影仍为诊断 UPJO 最常用的影像学检查。典型的 UPJO 可见肾盂肾盏扩张,造影剂终止于肾盂输尿管连接部(图 11-0-4),输尿管不显影。延缓拍摄很重要,如注射造影剂后除 10、20 及 30 分钟拍摄外,延缓至 60、120 分钟甚至 180 分钟,如有输尿管扩张,则说明病变部位不在肾盂输尿管连接部。如患侧不显影或未见到造影剂突然终止于肾盂输尿管连接部,超声检查就很重要,如超声检查有肾积水征象而无输尿管扩张,可诊断为肾盂输尿管连接部梗阻。

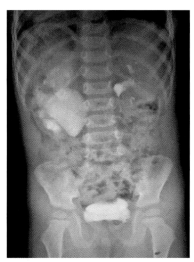

图 11-0-4　IVP 提示 UPJO

3. **利尿肾动态显像**　^{99m}TC-DTPA 动态显像法是一种广泛应用也较为理想的测定肾小球滤过率(glomerular filtration rate,GFR)的方法,此法具有简便、花费时间少、无创、可重复性等特点,在临床中广泛应用于儿童 UPJO 的测定。但此检查受到很多因素的干扰,例如肾脏及本底兴趣区的大小及形状、放射性核素所发的射线在体内的衰减系数、注射剂量、弹丸注射质量、肾脏深度以及单光子发射计算机体层摄影硬件设备等。在儿科检查时肾功能 GFR 计算易受到诸多因素干扰:①移动,患儿不配合,在探头下移动身体可能造成检查结果不准确;②小于 3 个月婴幼儿肾发育不成熟,示踪剂的摄取明显减少,而本底兴趣区背景深度相对增加对计算结果造成影响,甚至可提示肾发育不良;③应在前一次注射示踪剂后 24 小时后进行此检查,不然容易受干扰。利尿性肾核素显像是判断 UPJO 梗阻性质的重要判断指标。利尿性肾核素显像需注射利尿剂(1mg/kg 静脉滴注)。通过该检查,可以了解双肾的分肾功能、利尿后的示踪剂的残留率等重要指标,帮助判断 UPJO 患者是否需要手术、能否保留肾脏。

4. **排尿性膀胱尿道造影(VCUG)**　可排除膀胱输尿管反流,以及尿道瓣膜、输尿管囊肿、膀胱憩室及部分神经源性膀胱。对于无反流的输尿管扩张需要做进一步检查以确定输尿管上、下端并存的梗阻。

5. **磁共振成像(MRI)**　已被广泛应用于尿流梗阻性疾病的诊断。尤其是 MR 尿路成像

（MRU）对梗阻的定位及定性诊断很有帮助，其影像与尿路造影相似。MRU 不需使用含碘的造影剂和插管技术就可显示尿路情况，患者安全、无创伤、无并发症，尤其是在肾功能严重破坏并有尿路梗阻时更为适合，但对婴幼儿镇静要求严格。

6. **肾盂测压试验（Whitaker）**　即分别放置两根导管至肾盂及膀胱，通过经皮肾造瘘管以 10ml/s 的速度注入造影剂，在荧光屏下记录灌注造影剂时肾盂内压力变化。测定肾盂及膀胱的压力差作为肾脏梗阻的指标。如肾盂压力 >1.37kPa（14cmH$_2$O），就说明有梗阻存在，此方法对判断肾盂输尿管连接部是否存在梗阻有一定帮助，但较复杂且有创伤性，临床上较少应用。

七、手术指征与预后

（一）手术指征

肾盂输尿管连接部梗阻治疗主要目的是解除梗阻、保护患肾功能。其治疗方法主要包括开放性手术和腔内手术两大类。开放性手术主要有离断性肾盂成形术（Anderson-Hynes 术）、Y-V 成形术（Foley 术）和肾盂瓣肾盂成形术等；腔内手术包括腹腔镜肾盂成形术、机器人辅助腹腔镜肾盂成形术、经皮肾穿刺肾盂内切开术（percutaneous renoparacentetic pyelotomy）、输尿管镜肾盂内切开术（ureteroscopepyelotomy）、气囊扩张术（ballon dilation）等。无论开放还是微创，离断性肾盂成形术是首选、最有效的方法，其他方法都应用不多、效果不确定或者是辅助方法。对伴有轻微肾积水，肾盏无明显扩张者，无需手术，只需定期随访观察。因缺乏精确地对 UPJO 评估及预后的判断，对手术年龄及手术时机尚存在争议。

欧洲泌尿外科协会（European Association of Urology，EUA）手术指征：①有症状的梗阻（腰痛、UTI、结石形成）；②分肾功能受损 <40%；③系列随访分肾功能下降 >10%；④利尿性肾核素显像提示机械性梗阻；⑤超声 SFU Ⅲ~Ⅳ级。以上几条每条均可作为独立手术指针。

中华医学会小儿外科学分会泌尿学组制定国内 UPJO 共识中手术指征：①存在肾积水相关临床症状（疼痛、泌尿系感染）。②初次评价肾积水分肾功能小于 35%~40%、并且 T$_{1/2}$>20 分钟。③梗阻性肾图并且分肾功能大于 40% 者，行系列超声随访，如果积水加重、或积水持续并伴有肾实质变薄、或复查肾核素显像、分肾功能下降大于 5%~10%。双侧重度肾积水、孤立肾合并重度肾积水需要积极治疗。

有些患儿延误至儿童期甚至青春期才获诊断。因慢性严重梗阻已导致肾功能进行性损害，或在尿滞留的基础上并发结石、感染、高血压，这些患儿绝大多数都需要做肾盂成形术。先天性 UPJO 在肾功能严重受损（核素扫描肾功能 <10%）时一般选择肾切除术，但此手术方法一直存在争议，尤其是儿童期。因小儿处在生长发育期，肾功能有恢复可能。故选择肾盂成形术，还是肾切除术往往让术者很难抉择。肾功能极差的肾脏因排泄功能差，评估肾功能也存在一定缺陷，所以肾核素扫描 GFR<10% 有时其肾功能可能≥10%，应该在肾造瘘引流通畅后评估肾功能是否 <10% 更准确。

（二）预后

1. **肾盂成形术后**　离断性肾盂成形术是非常成熟的手术，操作简单，无论开放还是微创，成功率均达到 95% 左右。肾盂成形术后 3 个月内吻合口可能存在水肿及瘢痕，因此 3 个月内行核素扫描、静脉肾盂造影结果提示引流差，甚至提示存在梗阻可能。因此一般在术后 3 个月内只行超声检查，观察有无肾积水进展。UPJO 术后进行连续性观察，发现肾功能持续上升,直到术后 6 个月肾功能处于稳定状态(图 11-0-5)。为了避免反复核素扫描给患者带来伤害及经济负担,可对术后 3~6 个月的患者进行核素扫描一次。在观察到肾功能好转、尿路通畅后可不进行连续性核素扫描,仅采用无创性超声检查,观察肾实质厚度及肾积水程度。另有研究发现,肾功能不良的 UPJO 患儿年龄越小肾盂成形术后肾功能改善程度越大,而肾实质厚度和面积均可逐渐恢复、增长,以 3~6 个月增加最明显,直到一年趋于稳定。随访至少应延长至 1 年,笔者曾见在术后 6 个月内肾积水未见加重,而之后逐渐加重,需再次手术治疗。

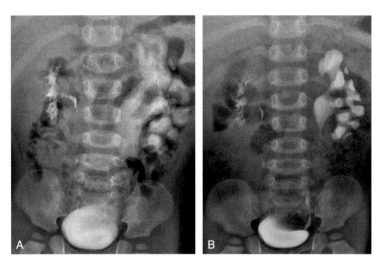

图 11-0-5　UPJO 手术前后对比
A. 术前 IVP,B. 术后半年复查,可见肾积水减轻。

2. 肾盂成形术后再梗阻的治疗　肾盂成形术后肾盂输尿管连接部持续梗阻的原因很多,常见的有连接部不是低位吻合、肾盂或者输尿管血供不佳、没有发现异位血管压迫、吻合口瘢痕等。吻合口的瘢痕增生造成狭窄或闭锁,而尿外渗是造成瘢痕组织的原因之一。因此手术时应注意输尿管与肾盂下极做斜面吻合,保证尿液引流通畅。其次,吻合一定要用可吸收缝合线,这种线即使在感染的情况下也具有很强的耐受性。另外,UPJ 周围粘连严重,造成输尿管上段扭曲高位亦可造成梗阻。首都医科大学附属北京儿童医院 2009—2015 年共收治肾盂成形术失败导致 UPJO 的患儿 22 例,开腹肾盂成形术 20 例,肾盂切开造瘘术 1例,肾穿刺造瘘术 1 例。20 例患儿术中所见首次术后梗阻病因:UPJ 狭窄 16 例(80%),UPJ高位 7 例(35%),合并输尿管远端狭窄 2 例(10%),术后随访时间 3 个月~4 年,平均 14 个月。

　　手术后半年之内发现的吻合口不通畅,可以做肾造瘘或者放置双 J 管观察,很多病人在6 个月内逐渐通畅,真正需要再次手术的病人不多。再次肾盂输尿管成形术至少距上 1 次手术后 6 个月。也有些学者采用经皮肾盂镜或用输尿管镜逆行做肾盂内切开治疗肾盂成形术后 UPJO 的患儿。

　　肾盂成形术后失败的病例再次手术时若发现肾盂为肾内型肾盂,肾盂小、吻合困难,可以用肾下盏与输尿管吻合。对于输尿管过短,无法与肾盂重新吻合时,可以根据情况行肾盂瓣缝成管状代输尿管、带蒂的膀胱前壁缝成管状代输尿管、阑尾或回肠代输尿管。

八、胎儿及新生儿肾积水的治疗

对先天性肾盂输尿管连接部梗阻造成单侧肾积水的新生儿行外科矫治的时机尚有争议。

(一) 产前超声

产前超声发现的先天性肾积水可在孕期缓解,持续或可能加重。缓解的可能性与初始诊断时 APD 的严重程度相关,当孕中期 APD 为 4mm 至 7~8mm 时,80% 患儿可在产前缓解,若 >9mm,缓解者不足 15%。在孕中期发现的肾积水需要在孕晚期复查 1 次超声。但对于单侧重度肾积水、双侧肾积水、孤立肾积水及怀疑膀胱出口梗阻肾积水需要 4~6 周、甚至 2~4 周进行超声随访一次。2014 年美国小儿泌尿外科等协会共识提出:孕 32 周前胎儿肾脏超声为 UTD A1 级者应在孕 32 周后复查超声,如果积水缓解及肾皮质、输尿管及膀胱正常,则不需要再复查超声;如果持续为 UTD A1 级或 UTD A2-3 级,则需要出生后继续随访。一般产前超声随访是足够的,在一些特殊情况下,产前 MRI 可为诊断提供更多信息。产前超声的变异性大,后续随访间隔由临床医生自行制定。对存在手术风险或肾功能损害风险者,建议安排小儿泌尿外科和小儿肾内科医生产前咨询。建议在生后 >48 小时,且小于 1 个月内进行超声随访。

(二) 产后随诊

产前超声检出的肾积水生后注意随诊。很多医生报道了观察结果。Ransley(1990)对中等度梗阻非手术观察 5~7 年,肾功能受损程度不大。Koff 和 Campbell(1994)对 104 例患单侧 UPJO 的新生儿随访 5 年(平均 21 个月),只有 7% 患儿(分肾功能 <40%,平均 <26%)需行肾盂成形术,术后患儿分肾功能均好转。Dhillon(1998)对 100 例产前检出的先天性 UPJO 的新生儿行随诊监测,48 例需做肾盂成形术,52 例可保守。观察期内 27% 患儿梗阻明显缓解,56% 梗阻存在但是肾功能无进行性损害,17% 患儿因肾功能进行性损害行肾盂成形术,术后肾功能很快改善。Subramaniam(1999)研究显示,对肾功能进行性损害患儿早期(平均 4.8 个月)行肾盂成形术,有利于术后肾功能改善;晚期(平均 26.4 个月)行肾盂成形术的患儿肾盂前后径与肾功能损害有相关关系。一般生后 3~6 个月期间,肾盂前后径 <20mm 时,很少出现肾功能损害;肾盂前后径 <30mm 时,肾功能损害 <60%。因此,当肾盂前后径 <30mm 或肾核素扫描提示分肾功能 >40% 时,应该保守观察。当出现进行性肾盂扩张(肾盂前后径 >30mm)或肾核素扫描提示分肾功能 <40% 时,证明患儿出现明显的肾功能损害,需及时手术干预。

UPJO 引起的肾积水长期存在时,患侧肾功能受损,对侧肾脏可以完全代偿。但是胎儿以及新生儿肾积水不同于年长儿或成人病例,当有梗阻时,血管活性肽使胎儿肾血管舒张,胎儿肾血流增加,集合系统负担过重、进而造成扩张。正常情况下胎儿以及新生儿对肾血流急骤变化自动调节能力差,可以使肾脏发育迟缓,故也有推荐早期干预。

但是更多学者认为:①新生儿单侧肾积水是良性疾病,而真性肾盂输尿管连接部梗阻的发生率低于 15%;②新生儿单侧肾积水有自行改善的可能,80% 以上的新生儿单侧肾积水保留了 35% 以上的肾功能,而且肾积水不继续加重,肾功能不继续受损,因此绝大多数患儿不需要手术治疗;③即使少数需要手术治疗的患儿,在手术后肾积水也会明显改善或者消失,肾功能也会明显恢复甚至正常;④对于新生儿单侧肾积水首先要确定是否有梗阻。因此,利用超声和利尿肾动态显像随访非常重要,能够及时准确评价肾功能。

（三）双侧肾积水随诊

新生儿双侧肾积水也存在自行改善的可能性,大多数患儿只需保守治疗。Onen（2002）利用超声和肾核素扫描,对新生儿双侧肾积水进行长期随访。他报道先天性 UPJO 引起双侧肾积水 19 例（38 侧）,随访 14~187 个月（平均 54 个月）。根据 SFU 围生期肾积水分级,0~2 级 21 侧、3 级 4 侧,共 25 侧肾积水行保守观察;0~2 级 9 侧、3 级 4 侧,共 13 侧患儿出现进行性肾功能损害或积水加重行肾盂成形术。因此只有 35% 双侧肾积水患儿需要在生后 2 年内手术解除梗阻。Minu Bajpai 等（2002）对 16 例（32 侧）产前诊断的双侧中、重度肾积水的新生儿进行随访（平均 36 个月）,结论是在新生儿期进行保守观察是安全的。78% 的患儿肾积水有改善,10% 无变化,仅有 12% 的肾积水加重或出现症状需要手术治疗。

对新生儿肾积水手术时机亦持不同观点,但无论何时手术,一致原则是避免出现进行性肾功能损害或积水加重。公认的早期手术指征:双侧重度肾积水;孤立肾合并重度肾积水;单侧巨大肾积水可能会破溃,影响呼吸。

九、双侧肾盂输尿管连接部梗阻性肾积水

双侧 UPJO 比较常见。对于双侧重度 UPJO,从手术安全考虑,是分次手术还是一次完成曾经有过争论。目前麻醉条件、术后监护、手术后的护理都很完善,基本趋于一次完成手术。近 20 年来本文作者所在医院一期完成双侧离断性肾盂成形术逾百例,缩短了病程,减少患儿两次手术之苦,并未增加并发症发生率。临床上不少双侧肾积水常是一轻一重,其中轻的一侧是否手术要看肾实质被压情况、利尿核素扫描图像有无延迟、肾盂肾盏扩张程度。重的肾积水一侧在检查时如没有明显的影像显示,要通过延迟功能影像检查,充分了解肾功能,不要轻易做肾切除。

十、先天性肾积水合并输尿管远端病变

UPJO 可以合并严重的膀胱输尿管反流或/和输尿管远端狭窄（图 11-0-6）。对输尿管梗阻的病例,先做输尿管近端还是远端有些争议,经肾穿刺造影或者逆行肾盂造影证实诊断后,我们推荐先做离断性肾盂成形术。术后有些怀疑远端梗阻病例能好转,如随诊肾输尿管积水无法改善,则再行膀胱输尿管再植。如合并膀胱输尿管反流,反流度数较轻,术前不存在反复泌尿系感染,可行肾盂输尿管成形术,反之则先行再植。

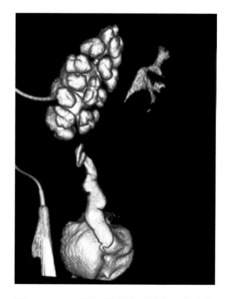

图 11-0-6　肾盂输尿管交界处狭窄合并膀胱输尿管交界处狭窄

十一、手术方法

（一）开放性肾盂成形术

离断性肾盂成形术是最常用、效果最好的术式。由于该手术能切除病变的肾盂输尿管连接部以及多余的肾盂壁,建立漏斗状肾盂和输尿管连接,恢复肌

源性的蠕动,且疗效显著,手术成功率高达 90%~95%(图 11-0-7)。因此,被认为是肾盂输尿管连接部梗阻治疗的"金标准"。而其他类型的开放手术如 Y-V 成形术和肾盂瓣肾盂成形术等,则已较少被采用。

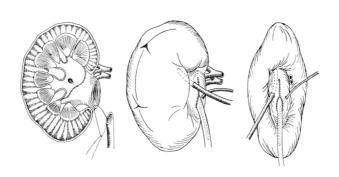

图 11-0-7　离断型肾盂成形术

在拟切除的肾盂缘及输尿管上端分别缝牵引线;剪开输尿管外侧缘 1cm,将剪开的输尿管尖端与肾盂下缘吻合;离断性肾盂成形术完成时情况。

离断性肾盂成形术的要点及注意事项有:①UPJO 所致的肾积水,除非肾积水量很多或反复合并感染,一般周围很少有组织粘连,容易分离。所以采用较小的切口可施行手术。②不能满足于单纯解除迷走血管、纤维索带等机械性压迫,而应进一步切除病变部分肾盂以及肾盂输尿管连接部,重建漏斗状肾盂,以提高一次手术的成功率。③为防止裁剪和缝合肾盂壁时切口发生错位,影响蠕动波的传递,可在肾盂暴露后,用圆针丝线预先在肾盂切缘的上、中、下三点,前后贯穿肾盂壁缝 3 针标志线;并在狭窄远端的输尿管壁上也缝 1 针标志线。④距离肾实质 1~2cm 处切除多余的肾盂,缩小肾盂容量。肾盂切除多少是次要的,关键是切除肾盂输尿管连接部。于狭窄下方切断输尿管,于输尿管外侧纵向剪开输尿管壁 1~1.5cm。将肾盂下方 V 形尖端与输尿管剪开处下端用 6-0 单丝线全层间断或者连续缝合。缝合时要求黏膜对合准确。⑤伴巨大肾积水者,由于肾盂大,解剖位置变异,一定要明确肾盂下极,与输尿管做准确的低位吻合。有人在肾盂成形时加做肾实质折叠术以缩小肾盂内腔,改善其尿液排空能力,这种方法存在争议,应用不多。⑥放置输尿管支架管并行肾盂造瘘作暂时性尿液转流,可预防尿外渗、尿液囊肿及瘢痕组织的形成,减少继发性狭窄的发生;另外,还可防止术后早期输尿管扭曲引起的再梗阻。目前,多采用输尿管内放置双 J 导管引流方法,引流时间长,利于病人术后活动,缺点是还要二次取管。放置双 J 管后留置导尿5~7 天,以保持膀胱内低压,避免尿液反流而影响吻合口的愈合。术后 4~6 周或者 8 周左右拔除双 J 管,3~6 个月影像学复查。

(二) 腔镜下肾盂成形术

随着腔内手术器械和手术方法的改进,腔镜下肾盂成形术的成功率已逐渐接近开放手术。腔镜手术具有术中暴露清楚、创伤小、恢复快、美观等优点。常见的腔镜手术有腹腔镜肾盂成形术、机器人辅助腹腔镜肾盂成形,还有经皮肾穿刺肾盂内切开术和输尿管镜肾盂内切开术等。

1. 腹腔镜肾盂成形术   腹腔镜肾盂成形术是 1993 年起开展的一项治疗 UPJO 的新技术。可采用经腹腔途径或经腹膜外途径,镜下操作方法与开放手术基本相同。在腹腔镜下能准确地切除多余的肾盂壁,完成肾盂下部与输尿管的吻合,并能处理横跨的迷走血管以及行肾固定术等;手术成功率高达 95%。

目前越来越多的医院应用机器人辅助腹腔镜肾盂成形手术,机器人带来的优势主要是伤口暴露更清晰、操作更准确、术者手术操作更舒适。缺点是价格昂贵、穿刺器口径比较大。

2. 其他腔内手术方法   经皮肾穿刺肾盂内切开术、输尿管镜肾盂内切开术、气囊扩张术等,较少在儿科应用。

(三) 肾下盏和输尿管吻合术

对于首诊病人应用较少。当病人的肾盂很小,肾盏扩张重、肾实质菲薄的情况可以使用该方法。最多的是第一次手术失败的二次手术患者,由于第一次手术裁剪肾盂过多,或者原来就没有肾盂的,做肾盂输尿管吻合很困难时,可行肾下盏与输尿管吻合术:①切除肾下极,暴露扩大的肾盏,必要时游离肾脏以减轻吻合口张力;②剪开输尿管上端外侧,与肾盏吻合时放置一圈缝线,最后一齐结扎;③吻合完成情况;④将肾周脂肪覆盖于吻合部,若肾被膜可缝合覆盖肾实质则缝合,但不要压迫肾盏与输尿管的吻合口。

(四) 输尿管缺失替代手术

肾盂成形术后失败的病例再次手术,若发现输尿管过短或发育差,输尿管闭锁或萎缩段长,可以可尝试几种办法。如果残留肾盂多,可以翻转肾盂瓣与输尿管吻合。如果输尿管缺失不多、肾盂少,膀胱发育好,可以翻转膀胱顶部矩形瓣与输尿管吻合。如果上述方法均操作困难,还可以用阑尾(右侧)或回肠代替输尿管。

(五) 术后疗效判断

肾盂输尿管吻合后平滑肌细胞桥的良好重新建立需在术后 4~6 周才能完成。因此,手术疗效至少应在 6 周以后才能判断。术后短期影像学检查显示扩张的肾盂、肾盏未明显缩小,多属正常现象。慢性梗阻性肾积水行肾盂成形术后,肾盂、肾盏的扩张虽有所好转,但难以完全消失。手术后只要症状缓解,超声显示肾盂肾盏扩张减轻、肾实质变厚,静脉尿路造影示肾脏显影提前、浓度增加即可确认为手术成功。可行利尿肾图检查来判断肾盂输尿管连接部的通过情况。需注意做核素扫描,手术前肾功能差比功能好的病例往往手术后分肾功能改善好,利尿后的核素示踪剂不一定都能达到半排,需要医生结合病人具体情况综合判断。

(韩文文   张潍平)

参 考 文 献

[1] ESMAEILI M, GHANE F, ALAMDARAN A. Comparison between diuretic urography (IVP) and diuretic renography for diagnosis of ureteropelvic junction obstruction in children [J]. Iran J Pediatr, 2016, 26(1): e4293.

[2] 黄澄如. 实用小儿泌尿外科学[M]. 北京:人民卫生出版社, 2006:198-202.

[3] STEWART K, BOUCHARD M. Kidney and urinary tract development:an apoptotic balancing act [J]. Pediatr Nephrol, 2011, 26(9):1419-1425.

[4] BOHNENPOLL T, KISPERT A. Ureter growth and differentiation [J]. Semin Cell Dev Biol, 2014, 12(1):

21-30.

[5] JIANG D,TANG B,XU M,et al. Functional and Morphological Outcomes of Pyeloplasty at Different Ages in Prenatally Diagnosed Society of Fetal Urology Grades 3-4 Ureteropelvic Junction Obstruction:Is It Safe to Wait [J]. Urology,2017,101:45-49.

[6] MISCIA M E,LAURITI G,RICCIO A,Di RENZO D,et al. Minimally invasive vascular hitch to treat pediatric extrinsic ureteropelvic junction obstruction by crossing polar vessels:A systematic review and meta-analysis [J]. J Pediatr Urol,2021,17(4):493-501.

[7] SILAY M S,DANACIOGLU O,OZEL K,et al. Laparoscopy versus robotic-assisted pyeloplasty in children: preliminary results of a pilot prospective randomized controlled trial [J]. World J Urol,2020,38(8): 1841-1848.

[8] 中华医学会小儿外科学分会泌尿学组,先天性肾盂输尿管交界处梗阻诊疗专家共识[J].中华小儿外科杂志,2018,39(11):804-810.

第十二章

输尿管异常

第一节　输尿管的发生

输尿管的先天性畸形,是输尿管的胚胎发生异常造成的,而相应的肾脏畸形是在中肾管不同水平发生的输尿管芽诱导的后肾组织发生异常。所以要明确输尿管异常的病因必须了解输尿管的胚胎发生。

一、正常输尿管芽的胚胎发育

正常情况下,在胚胎的第 4 周,输尿管芽从中肾管的肘部(弯曲处)发出,并很快生长,穿入后肾胚基,在第 5 周形成肾盂的雏形。以后生成肾脏集合系统的各个部分:输尿管、肾盂、肾盏、肾曲小管等。

中肾管肘部是发生输尿管芽及中肾管向中前方与泄殖腔汇合的地方。其远端为共同的排泄管道,该部于第 8 周逐步吸收成泄殖腔的一部分,而后形成尿生殖窦。输尿管及中肾管分别与尿生殖窦相连。输尿管芽在中肾管的下方靠近中线,二者相距很近。在发育过程中,输尿管芽与中肾管交换位置。由于后肾向上迁移,输尿管口向头外侧迁移,而中肾管则移至远端中线方向,形成含有精阜的后尿道进入膀胱的入口。中肾管退化演变成附睾、输精管、精囊。胚胎第 12 周,输尿管口及中肾等完成了演变,形成最后位置。由于输尿管口与中肾管的相对迁移,因此输精管从输尿管的前上方通过。

正常的胚胎发育中,中肾管与尿生殖窦相连接处为将来膀胱颈的位置,而共同排泄管与尿生殖窦汇合后形成膀胱三角区。在输尿管芽与中肾管迁移完成后,射精管口与输尿管口的最后位置与膀胱颈基本等距。

如输尿管芽的发生异常可造成输尿管畸形。

二、输尿管芽发生异常致输尿管、肾脏畸形

(一) 输尿管芽分支

正常位置发生的输尿管芽生长一段时间后分支。如果胚胎早期输尿管芽分支则形成分

支型输尿管(Y 型输尿管),一根输尿管与膀胱相连。如在胚胎的第 5 周,输尿管长入后肾胚基后分支则形成分支型肾盂。

(二) 低位输尿管芽

输尿管芽发生比正常位置低可导致输尿管口偏向头侧,向外侧迁移。输尿管口位置异常,其周围的支持组织比正常弱,可引起原发性膀胱输尿管反流。在临床病例观察中,可发现原发性膀胱输尿管反流病人的输尿管口靠外,黏膜下隧道变短。

(三) 高位输尿管芽

如输尿管芽发出位置高于正常,可导致输尿管口向正常位置远端迁移异位,输尿管口可异位于膀胱颈附近。如输尿管芽位置很高,则输尿管口可异位于尿道或中肾管的遗迹,在男性如精阜、输精管等,在女性可位于从子宫阔韧带、阴道壁至处女膜。

在男、女性中,异位输尿管口的位置不同,症状也不尽相同。男性的异位输尿口多位于尿道外括约肌上方,所以尿失禁少见。而女性的异位输尿管口多位于括约肌远端,除有正常排尿外还有滴尿症状。

(四) 双输尿管芽

在输尿管畸形中,双输尿管较多见。这是由于中肾管发出双输尿管芽。如输尿管芽均位于正常位置附近,则形成无症状的双输尿管。如双输尿管芽中,一个位置正常,一个低于正常,在导致的双输尿管畸形中,下肾部的高位输尿管口可合并膀胱输尿管反流。如一输尿管芽位置正常,另一个高于正常,将来的输尿管口一个正常,另一个高位输尿管芽的开口则迁移至正常输尿管口的远端,引流上肾部。这种胚胎发生学理论,证实了 Meyer-Weigert 定律:在双输尿管畸形中,开口位于中间靠远端的输尿管引流上肾部。当然也有的畸形与此定律不相符。

(五) 输尿管膨出

输尿管膨出是指输尿管末端膨大,是常见的小儿泌尿畸形,病因尚不清楚。输尿管膨出可以是单一输尿管,而更多见的是双输尿管的上半肾输尿管膨出。有人推测输尿管膨出是因输尿管口狭窄引起,但临床上常见输尿管膨出开口并不狭窄的病例。有作者认为是远端异位输尿管与尿生殖窦同时膨出而成,但并不是所有异位输尿管口均有膨出。也有的理论推测是异位输尿管远端的输尿管芽空化延迟而成。

(李振武　张潍平)

第二节　输尿管数目异常

一、输尿管未发育

输尿管未发育(ureteral agenesis)说明输尿管芽未发育,并伴同侧肾未发育。双侧者小儿不能存活,单侧者伴同侧膀胱三角区缺如,是因没有中肾管或输尿管芽胚基被吸收入尿生殖窦。如患侧三角区略有发育,则可有输尿管发育不良或闭锁。

二、双输尿管

双输尿管(ureteral duplication)常引流重肾,偶见引流一附加肾者。双输尿管可分为完全性与不完全性者(Y 型)(图 12-2-1),前者的另一输尿管开口于膀胱、尿道或其他部位。双输尿管是输尿管畸形中最常见的,单侧较双侧者多 6 倍,左右两侧的发生率相同。不考虑分支肾盂,分支输尿管和重复输尿管的发生率没有差异。据针对成人的调查结果显示输尿管重复畸形的发病率为 0.8%。尽管临床报道存在明显的性别差异(女性比男性多 2 倍),但目前仍缺乏可信的数据。双输尿管畸形,并不引起功能紊乱,很多是被偶然发现,但在尿路感染中被检出的双输尿管要比想象的多。有重肾、双输尿管时,输尿管的两个开口特

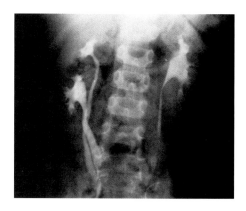

图 12-2-1　右侧 Y 型输尿管

征性表现为与其引流的集合系统相反,下肾输尿管口靠头侧及外侧,而上输尿管口靠内、下侧,即符合 Meyer-Weigert 定律(1877 年 Meyer 做最初描述,其后 1946 年由 Weigert 作了改进)。罕见上输尿口位于内上侧,Stephens 曾收集文献上有 4 例,加上他自己的 7 例,该上输尿管位于下输尿管之前,两者不交叉。Stephens(1958)认为上输尿口位于头端内侧,不符合 Meyer-Weigert 定律,是因为上输尿管起源于相邻接的输尿管芽,而不是发生于第二个输尿管芽。在临床上引起症状的主要是上输尿管的异位输尿管口及异位输尿管膨出;下肾部及相应输尿管易有反流积水。双输尿管也常伴其他畸形及尿路感染。在尿路感染的患儿中重复畸形的发生率升高。

大约肾实质的 1/3 由上部集合系统引流。研究表明肾脏单一系统引流者平均有 9.4 个肾小盏,重肾有 11.3 个肾小盏,平均上肾部有 3.7 个肾小盏,下肾部有 7.6 个肾小盏(Privet 等)。该研究还发现单一系统引流的肾脏,经影像学造影检查 97% 都正常,而有重复畸形者中 29% 有瘢痕和/或扩张。如做 VCU 检查,重复畸形者中,反流率可高达 42%,而无重复畸形者仅为 12%。

通常下肾积水比较少见,往往并发于严重反流(图 12-2-2),或是下肾的肾盂输尿管连接部梗阻(12-2-3)。

重肾双输尿管畸形常并发其他泌尿系畸形,包括肾发育不全和肾发育不良(图 12-2-4)以及各型输尿管异常。

不完全性双输尿管(Y 型输尿管)因尿淤滞易导致肾盂肾炎。Y 型输尿管汇合支的横断面积一般小于两分支面积的总和,故下流的尿液至此处,易于发生淤滞及出现尿液往反流动于两根输尿管之间,并多流向较宽的一根。当输尿管汇合处越靠远端,或汇合处较宽,则尿淤滞的后果就更明显。若同时有膀胱输尿管反流,则加重上述两输尿管间的回流,可发生腰痛。此时,如两输尿管间的接口近膀胱壁,可切除该 Y 形连接部,分别做两根输尿管与膀胱的再吻合。反之,若反流严重,而 Y 接口较高,则做接口以下输尿管与膀胱再吻合。如无膀胱输尿管反流,两输尿管间的往返回流重,更有症状时,可做输尿管肾盂吻合(图 12-2-5),或肾盂与肾盂吻合,同时切除上输尿管。

三、输尿管三、四重畸形

本症在上尿路畸形中罕见。1978 年 Kohri 等复习文献,仅有 75 例输尿管三重畸形的报

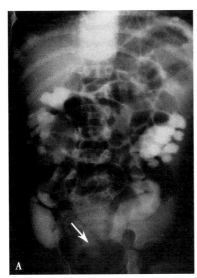
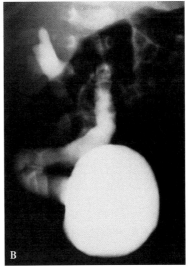

图 12-2-2　下肾部积水

女童,2岁,因排尿困难及尿路感染入院。A. IVP检查:右重肾,双输尿管,左下肾向外下移,膀胱基底有充盈缺损(输尿管膨出);B. VCU、右下肾反流性积水。

道,可能源于中肾管有 3 个输尿管芽,也可能是有两根输尿管芽但其中 1 根过早分裂,则形成不完全性 3 根输尿管。多见于左侧和女性,症状可表现为感染,尿失禁、疼痛或梗阻。3 根输尿管可并发输尿管口异位或输尿管膨出。Smith(1946)把三重输尿管分为如下四类:

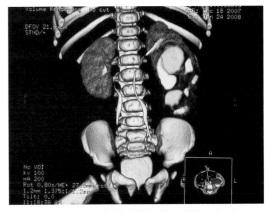

图 12-2-3　左侧重肾合并下半肾 UPJO

1. 完全性三重输尿管　从肾脏发出三根输尿管,在膀胱、尿道或者别的部位有三个开口;

2. 不完全性三重输尿管　分支输尿管加一根单独输尿管,从肾脏发出三根,远端有两个开口;

3. 三裂输尿管　三根输尿管联合在一起,远端只有一个开口,此为最常见情况;

4. 由肾脏发出两根输尿管,其中一根出现倒 Y 形分叉,远端三个开口。

输尿管四重畸形就更少见,作者单位曾见一 3 岁女孩因尿路感染就诊,手术时见 4 个肾盂、4 根输尿管汇入一个大囊,囊的直径为 12cm,出口直径为 0.8cm 的输尿管与膀胱相连,类似三重输尿管的第 3 分类。外科手术需根据情况作个体化处理。

四、盲端输尿管

偶见双输尿管之一的近端为盲端并未与肾脏相连。多数盲端输尿管是 Y 型输尿管的一

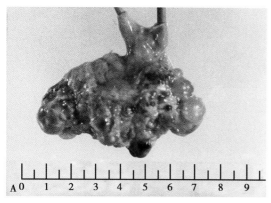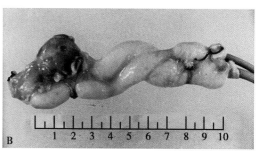

图 12-2-4   双输尿管并肾发育不全和肾发育不良
A.肾失去正常外形,表面布满大小囊肿;B.肾体积小且表面凹凸不平,有小囊肿。

根,而 Y 形结合部位在中或下 1/3 段。本症多见于女性,女性是男性的 3 倍,右侧是左侧的 2 倍。也有报道发生于孪生或同胞姐妹之间。

多数盲端输尿管并不引起不良后果,大多数患者直到三四十岁才被诊断出来。有症状的患者常表现为定位不明的腰部疼痛和慢性的肋腹部疼痛,可并发感染或结石。作者单位曾遇一 9 岁男孩因尿路感染进行检查,IVP 示右单肾,右肾、输尿管积水并输尿管口异位,手术所见为 Y 型输尿管,连接点在输尿管下段,上输尿管是一盲端。因 IVP 盲端输尿管常不显影,故须逆行肾盂造影。有时因两输尿管间的往返回流及淤滞,可引起输尿管扩张及疼痛。

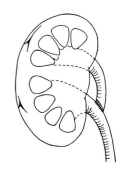

图 12-2-5   上肾部输尿管与下肾部肾盂做端侧吻合

盲端输尿管的胚胎发生与双输尿管相似,可能是相应的输尿管芽发育不全,未能与后肾相连。盲端输尿管的组织结构与正常输尿管相同,大体上输尿管盲端呈球形扩大。多数病例在输尿管盲端周围没有肾组织,少数病例输尿管盲端呈索状闭锁并通入发育不良的肾组织。盲端输尿管可以很短,也可很长,直达肾窝。盲端和邻近的正常输尿管共享相同的血液供应,如需切除盲端输尿管,应注意保护正常输尿管。

输尿管中段或远段憩室的胚胎发生与盲端输尿管相同。一些作者认为输尿管憩室与盲端输尿管只是形态上不同,典型盲端输尿管与正常输尿管相接部为锐角即 Y 形,并向上行,平行于正常输尿管,长度至少为宽度的 2 倍。输尿管憩室呈球形,它们的组织结构及胚胎发生相似。

五、倒 Y 型双输尿管

倒 Y 型双输尿管是输尿管分支畸形中最罕见的,即输尿管远端分为两根,近端则汇合成一根引流肾脏。女性发病率比男性高。其中一根常呈异位开口或输尿管膨出。作者单位曾见一 2 岁男孩有排尿困难及阴囊滴尿,其孪生兄弟完全正常,经影像学检查及手术证实患儿有多发尿路畸形,包括前尿道瓣膜、重复膀胱、左侧倒 Y 型双输尿管,其中之一开口于阴囊。

倒 Y 型双输尿管的胚胎发生被认为是双输尿管芽的顶端融合,并在进入后肾前融合成一根。由于中肾管上两个输尿管芽距离较远,第二个输尿管芽相对靠近头侧,这导致输尿管一支常出现在异常的位置。

远端输尿管口如有异位及引起症状时,应做手术切除。

(李振武 黄澄如)

第三节 输尿管结构异常

一、输尿管闭锁及发育不全

输尿管闭锁及输尿管发育不全(atresia and hypoplasia of ureter)是由于输尿管芽发育不足所致,同侧三角区可发育不良,但也可正常,输尿管口完全闭锁,表现为一小凹陷。输尿管被纤维索条所替代,但也可正常或发育不良,终止于盲端或连接一纤维索条,上面冠以发育异常的残肾。在输尿管肾盂闭锁并发多房性肾囊性变时,该纤维段可能有小腔。

Cussen(1971)研究婴儿、儿童临床及尸体的输尿管病变,注意到147根扩张的输尿管中有5根在扩张段以下闭锁,闭锁段长0.5~5cm,没有管腔也没有上皮组织,替代输尿管的是一纤维索,有时被平滑肌束所包绕。病变近端的输尿管形态正常。如闭锁仅限于输尿管肾盂部,则冠于其上的是多房性发育不良肾。

输尿管全长发育不良是输尿管闭锁系列的一部分。Allen及Husmann(1989)报道3例肾积水合并显著肾发育不良及少量肾功能。输尿管本身不可能修复。本组作者在1 000余例先天性肾盂输尿管连接部梗阻病例中,发现有2例肾积水量约100~200ml,但IVP检查患肾不显影,严重功能损害,经手术探查均系肾发育不良,肾实质有大小不等的囊肿,输尿管腔极小近于闭锁,均做肾切除。

二、输尿管远端闭锁及先天性巨大输尿管积水

输尿管近端发育但远端闭锁,可伴正位或异位输尿管开口。本文所指先天性巨大输尿管积水(congenital giant hydroureter)是指输尿管极度扩张、伸长、迂曲,直径大于正常10倍以上,常合并输尿管远端狭窄或闭锁以及重肾双输尿管畸形。与巨大输尿管积水相连的多为无功能、发育不良的小肾。膀胱容量及功能正常。本症与巨输尿管症不同,虽然也有输尿管下端机械性梗阻,但输尿管极度扩张成大囊,而其肾脏又多发育不良,且功能极差。

(一)病理与伴发畸形

巨大输尿管积水的狭窄段可位于输尿管下端或输尿管膀胱交界处,狭窄程度不一,可略小于正常输尿管或闭锁。上段输尿管极度扩张、伸长、迂曲,直径可达10cm以上,形成3~4个相连的大囊(图12-3-1),囊间相连的输尿管直径较小,囊腔容积可达12cm×8cm×6cm,总容量一般为500~2 000ml,最多可达5 000ml。相连的肾脏多发育异常,体积很小,表面呈葡萄状小泡,有的

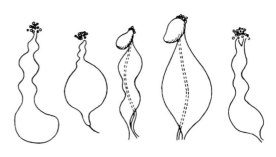

图12-3-1 先天性巨大输尿管积水的各种类型

甚至无肾脏外形,镜下多为发育不成熟的肾组织。本病可伴有重肾双输尿管,巨大输尿管积水引流的多为上肾部(图 12-3-2)。

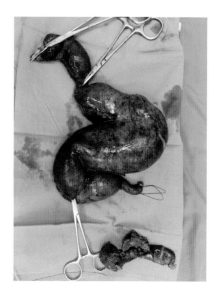

黄澄如(1981)在国内最早报道了本病 16 例,说明先天性巨大输尿管积水的概念。在报道的 16 例病人中男 7 例、女 9 例,最小年龄 2 月,最大 8 岁。其中 12 例伴发患侧重肾双输尿管畸形,2 例有对侧肾、输尿管积水。可并发的畸形还有输尿管膨出、隐睾、心血管及神经系统畸形。

（二）临床表现

主要症状为腹部膨大及囊性肿块,局限性输尿管扩张,几个大囊可被触及,呈分叶状,透光试验阳性。感染时,可有发热、脓尿。如伴发输尿管膨出则可有排尿困难,伴发输尿管口异位时,在女性可有滴尿表现。

图 12-3-2　巨大输尿管及发育不良肾

（三）诊断

根据病史、查体及辅助检查,诊断并不困难。静脉尿路造影检查,由于肾脏无功能,故常不显影,有的对侧肾脏也可有轻度积水。B 超可示腹部囊性肿块及发育差的小肾。通过上述检查,可与肾积水、腹膜后畸胎瘤、肾胚胎瘤、神经母细胞瘤等常见腹膜后肿物鉴别。

（四）治疗及预后

由于巨大输尿管积水常伴肾发育不良,故做患肾、输尿管切除术,或上肾部及相应输尿管切除术。由于多系单侧病变,故预后良好。

三、巨输尿管症

巨输尿管症描述了一类与输尿管直径增加相关的异常疾病所导致的输尿管扩张,并没有统一的病理生理学标准。Caulk(1923)描述一 32 岁妇女有一几乎全长扩张的输尿管,而与之相连肾脏的肾盂、肾盏接近正常,二者不成比例。多数典型巨输尿管症的输尿管没有或仅有轻度迂曲,虽源于远端梗阻,却无明显的解剖上的梗阻,故曾被称为失弛张性输尿管、原发性梗阻性巨输尿管、无蠕动远段输尿管及功能性梗阻性巨输尿管。对名称及形态观察的解释在文献上引起混淆。研究输尿管的结构及超微结构,才使人们对巨输尿管症的病理生理及临床表现有了正确的理解。

扩张的输尿管由于管壁缺乏有效的蠕动功能及远端梗阻,造成上尿路尿液引流不畅,泌尿系感染、结石,最终损害肾实质,导致肾衰竭。不同原因的巨输尿管症的预后不尽相同,而且适当的治疗可防止肾功能恶化。

Cussen(1967)测量妊娠 30 周至 12 岁正常胎儿、婴儿及儿童输尿管直径时指出,任何输尿管只要管径超过正常值上限即可被认为是巨输尿管。组织学上,正常的输尿管直径很少超过 5mm。一般认为小儿输尿管的直径大于 0.7cm 是巨输尿管。但实际上,巨输尿管症的泌尿系造影、超声所显示的输尿管扩张、迂曲都很典型,一望而知,没必要做数据测量。输尿管扩张的病人可合并肾盂、肾盏扩张,如果肾盂内压过高,肾内反流可造成肾瘢痕。至今巨输尿管症仍然是泌尿外科医生很重视、有时需要讨论争论的疾病。很多巨输尿管症,过去认为应该手术处理,而今只要对肾功能无损害、无症状,只是随诊观察,如产前超声诊断的巨输尿管症、后尿道瓣膜症解决后的上尿路扩张等。当然,对巨输尿管症的长期随访很重要。

巨输尿管一词现已越来越广泛地被用于原发性及继发性病变。根据 1976 年国际小儿泌尿外科会议(美国费城)结论,由 Smith 和 Stephens 提出的分类是最全面的,将巨输尿管症分为反流性、梗阻性、非反流非梗阻性三类。

（一）巨输尿管症分类方法

1. 反流性巨输尿管

（1）原发性:先天性反流,腹肌发育缺陷综合征。

（2）继发性:下尿路梗阻如尿道瓣膜症、神经源性膀胱等;膀胱功能异常。

2. 梗阻性巨输尿管

（1）原发性:功能性梗阻,先天性输尿管远端狭窄,无功能段输尿管等。

（2）继发性:膀胱内高压　如肿瘤、尿道瓣膜症、神经源性膀胱等。腹膜后肿物压迫输尿管。

3. 非反流非梗阻性巨输尿管

（1）原发性:原发性巨输尿管　新生儿巨输尿管症。

（2）继发性:糖尿病、尿崩症、巨输尿管手术后残留的输尿管扩张;部分腹肌发育缺陷综合征。

上述分类虽尚有缺点,但目前还是比较合理和全面的。另外,King 等(1980)又增加了反流合并梗阻性巨输尿管。在反流的巨输尿管中有 2% 合并输尿管远端狭窄。这种输尿管的远端管壁发育不良,失去正常防反流隧道的结构,而且同时还有输尿管的蠕动异常,造成尿液排出梗阻。这种诊断非常重要,因为单纯的反流与反流合并梗阻性巨输尿管的治疗不同。

有时需根据治疗的情况明确分类。如诊断的后尿道瓣膜症引起的继发性梗阻性巨输尿管,在经尿道电灼瓣膜后,输尿管扩张好转,可诊断为非梗阻非反流性巨输尿管。

（二）临床表现

尿路感染是最常见的症状。另外也可见血尿、腹痛、腰痛、腹部肿块、呕吐、生长发育迟缓、尿失禁等。有时做腹部手术或腹部疾病检查时发现巨输尿管。继发性巨输尿管症往往是在原发病检查时被发现。

（三）诊断

根据症状、体征,怀疑巨输尿管症后做进一步检查。

1. 静脉尿路造影(IVP)　本方法是最常用也是必做的一项检查。了解肾功能及上尿路形态。大部分巨输尿管可被发现,输尿管膨出、异位输尿管口可被初步诊断。但是依靠 IVP 准确判断肾功能较困难,尤其是新生儿期的肾脏浓缩功能差,效果不佳。

2. 排尿性膀胱尿道造影(VCU)　可发现反流性巨输尿管及继发性输尿管反流的原发病,如尿道瓣膜症、神经源性膀胱。了解输尿管反流的程度及有无肾瘢痕。

3. B 型超声　随着检查技术提高,B 型超声逐渐成为发现、诊断巨输尿管的首要手段,而且可以进一步随访。产前超声可提示多达 23% 的具有尿路扩张的患者存在输尿管膀胱连接部梗阻。大量病例在宫内即被发现,生后再确诊。在 B 型超声检查中不易发现正常的输尿管。而扩张的输尿管可被检出。首都医科大学附属北京儿童医院利用 B 型超声代替经皮肾穿刺造影及 VCU 筛选有无巨输尿管取得良好效果。

4. **经皮肾穿刺造影**　常用于诊断梗阻性巨输尿管。经皮穿刺肾盂注入造影剂,15 分钟后拍片,了解造影剂的排出情况。正常情况下,注入造影剂 15 分钟内可排至膀胱,如排出延迟或未排出应考虑梗阻性巨输尿管,同时应注意梗阻部位。

5. **膀胱镜检查及逆行肾盂造影**　膀胱尿道镜直接观察有无尿道瓣膜症、尿道狭窄,了解膀胱内有无肿块及膀胱黏膜的情况,观察输尿管口位置。输尿管插管行逆行肾盂造影,可帮助了解有无梗阻性巨输尿管及梗阻部位。

通过上述几种方法基本可明确巨输尿管症的病因。当区分梗阻性与非梗阻、非反流性巨输尿管困难,或需确切诊断梗阻性输尿管时,可行利尿性肾图检查。

6. **利尿性肾图**　通过静脉注射呋塞米辅助核素扫描了解上尿路的排泄情况。注射 ^{99m}TC-DTPA,早期记录肾血流的动脉像,3~4 分钟后记录肾的灌注情况,了解肾功能。然后记录肾图曲线,肾集合系统充盈后,可静脉注射呋塞米(1mg/kg)。图像应包括肾及整个输尿管。注射呋塞米后,半程清除率应在 15 分钟内完成,如大于 20 分钟可确诊为梗阻,15~20 分钟之间为可疑梗阻。肾图分类:①正常形态不受呋塞米影响而自然排泄;②输尿管扩张但无梗阻,给呋塞米后显示核素逐渐堆积,但很快排泄;③梗阻性巨输尿管,在注射呋塞米后未见核素清除,进一步堆积增加;④在可疑梗阻的肾图中,可见核素排泄增加但慢于正常。

核素扫描图像可帮助诊断输尿管梗阻的部位,其最大的优点是可以判断肾功能和分肾功能。有些因素影响肾图的准确性,如肾发育不全、肾功能不全时影响检查结果。该项检查最好用于 3~4 个月龄以上、肾功能较好的小儿。

7. **磁共振水成像(MRU)**　MRU 可清晰显示整个尿路形态,对明确诊断巨输尿管、梗阻部位有很大帮助。

(四)反流性巨输尿管症

1. **原发性反流性巨输尿管症**　本症无明确的梗阻部位,可能与输尿管平滑肌-胶原比例失调相关。由于膀胱壁内输尿管太短、输尿管开口位置异常、先天性输尿管旁憩室或其他输尿管膀胱连接部紊乱所致。

2. **继发性反流性巨输尿管症**　指继发于下尿路梗阻的输尿管反流。常见的原发病有:尿道瓣膜症、神经源性膀胱、外伤性尿道狭窄,其他如输尿管膨出、肿瘤,放射性膀胱炎等。这类巨输尿管的治疗应先处理原发病。如后尿道瓣膜症病人 40%~60% 有输尿管反流(图 12-3-3)。

电灼瓣膜后,反流有 1/3 缓解,1/3 可被药物控制,1/3 需手术。通常因为输尿管口解剖异常(如输尿管周围憩室),而行手术治疗。后尿道瓣膜电灼术后,反流持续存在的同侧肾脏通常无功能,在做肾核素扫描后,可根据肾功能情况决定做肾切除或输尿管再植。但应注意的是,一侧输尿管反流由于缓解了膀胱内压,反而对另一侧肾功能有保护作用。所以如有反流且无功能肾脏的对侧肾、输尿管也需手术时,可先做对侧手术,当其成功后再做无功能肾切除,有助于对侧肾手术后的恢复。

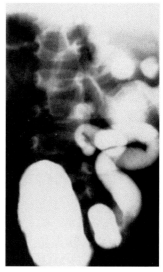

图 12-3-3　后尿道瓣膜继发左侧膀胱输尿管反流

神经源性膀胱合并输尿管反流在控制原发病如清洁间歇导尿后大部分可停止进展,需手术的占少数。

3. 输尿管反流合并狭窄 少部分输尿管反流,同时合并狭窄。该类病多可归类于原发狭窄继发反流。梗阻是由于输尿管壁肌肉被破坏、输尿管口憩室等造成。输尿管反流往往是轻度的,且随年龄增长可自愈,但输尿管狭窄仍存在,对肾功能有危害。

(五)梗阻性巨输尿管症

1. 原发性梗阻性巨输尿管症 精确病因尚不清楚,普遍认为最常见的原因是近膀胱处的无蠕动(无动力)输尿管段阻止尿液以可接受的速率流动,可能与远端输尿管肌肉发育停止有关。

包括输尿管膀胱连接部以上部位的梗阻,输尿管狭窄、瓣膜、闭锁、异位输尿管开口及远端无蠕动功能输尿管等。

(1)先天性输尿管狭窄:狭窄可发生在输尿管的任何部位,狭窄段长短不一,最常见的部位是输尿管膀胱连接部(图12-3-4)。

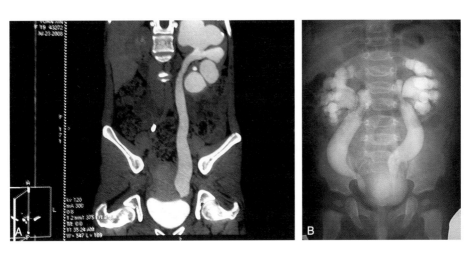

图12-3-4　先天性输尿管远端狭窄
A. 左侧输尿管远端狭窄;B. 双侧输尿管远端狭窄。

大体观察见输尿管解剖狭窄,镜下可见管壁肌肉大体正常,可有近端肌细胞肥大及数目相对增多,狭窄段有胶原组织增生。病因可能是胚胎11~12周输尿管发生过程中假性肌肉增生或血管压迫所致。

(2)输尿管瓣膜:输尿管瓣膜很少见,为含有平滑肌纤维的横向黏膜皱褶呈瓣膜样造成梗阻,多发生在上下段输尿管。病因不明,可能是胚胎期输尿管腔内正常多发横向皱褶的残留。另有类似心脏瓣膜或帆布样瓣膜发生在远端输尿管。

(3)远端无动力性输尿管:所致梗阻位于输尿管远端,梗阻段长约3~4cm。管腔无解剖狭窄,只是无蠕动功能,近端输尿管扩张。此病较多见于男性,左侧较右侧多,25%是双侧病变,1岁以内双侧病变更常见。约10%有对侧肾发育不良。曾有人认为病因同先天性巨结肠,但无确切证据。病理组织学可见病变输尿管内胶原纤维增加,肌肉相对缺乏,环形肌肉增生等。电镜观察肌肉细胞之间的胶原纤维增生,干扰了细胞之间的紧密连接,阻止正常电传导及蠕动。未发现肌细胞超微结构异常。有人认为远端输尿管鞘增厚也是梗阻的原因。胚胎学认为远端输尿管发育不良,输尿管远端发育最晚,而环行肌肉发育早。无动力性输尿管近端扩张程度不等,有时合并肾盂肾盏扩张。

临床上真正的先天性输尿管狭窄并不多见,更多的是无输尿管解剖狭窄而尿液排出困难,与输尿管蠕动功能异常有关的梗阻。

治疗应根据临床表现,对于仅远端输尿管扩张的病人可随诊观察,如症状不缓解、肾积水加重或合并结石需手术。手术应切除无功能段输尿管然后做输尿管再植。

2. 继发性梗阻性巨输尿管症　多见于尿道瓣膜症、神经源性膀胱、肿瘤、输尿管膨出等下尿路梗阻引起的膀胱内压增高。一般膀胱内压高于 40cm 水柱,肾脏内尿液排出困难。也有膀胱壁或输尿管远端纤维化形成狭窄。

后尿道瓣膜症是最常见的原因(图 12-3-5)。在电灼瓣膜后,膀胱压力降低,巨输尿管好转,如无好转应怀疑该病。发病机制可能是膀胱功能异常、输尿管口或周围憩室纤维化,引起膀胱输尿管连接部梗阻。

输尿管膨出继发输尿管扩张的原因多为输尿管口狭窄,有的膨出造成对侧输尿管扩张。

有的巨输尿管继发于膀胱憩室、腹膜后肿块或异位血管压迫。

3. 医源性梗阻性巨输尿管症　最常见的是继发于输尿管再植术后,输尿管狭窄,也有外伤致输尿管狭窄。有的输尿管再植后狭窄为一过性,可以恢复。有的与输尿管蠕动功能有关,在输尿管皮肤造口或肾造瘘术后,经休息一段时期,输尿管功能可恢复。

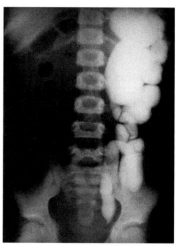

图 12-3-5　后尿道瓣膜继发左侧输尿管扩张(肾盂穿刺造影)

(六) 非梗阻非反流性巨输尿管症

1. 原发性非梗阻非反流性巨输尿管症　大多数新生儿的巨输尿管症属于此类,但确诊必须排除膀胱输尿管反流、输尿管膀胱连接部梗阻和继发原因的输尿管扩张。表现为全长输尿管扩张,但无迂曲。病因不清,无解剖狭窄,亦无反流。可能输尿管发育中的异常或输尿管梗阻解除后残留输尿管扩张。是否应早期手术,尚有争论。大多数人认为,如巨输尿管属轻、中度,肾功能无恶化,无泌尿系感染者可以随诊观察。该类巨输尿管往往在产前 B 型超声检查被发现。Reating(1990)随诊 23 例巨输尿管症的病人,发现 15 例好转。如随诊发现病人肾功能恶化则需手术治疗。

新生儿的输尿管比成人更具有顺应性,可以抵抗任何部位压力或发育过程中形成的一过性远端输尿管梗阻,发病后其肾功能影响甚微。

2. 继发性非梗阻非反流性巨输尿管症　输尿管扩张可继发于多尿,如糖尿病、尿崩症及强迫性多饮患者。反复泌尿系感染时细菌毒素也可影响输尿管肌肉蠕动功能,此类病人抗感染后大部分可好转。其他如后尿道瓣膜电灼术后巨输尿管、输尿管再植术后输尿管扩张,这类输尿管扩张属原发病已愈,输尿管本身不需处理,但需要随诊,注意肾功能有无恶化及梗阻症状。

这类病人如输尿管无蠕动功能,或做输尿管再植术后无效,则需考虑手术治疗,如回肠代输尿管。

（七）既梗阻又反流性巨输尿管症

此外，有小部分患者出现反流性的梗阻，即反流性梗阻性巨输尿管。Weiss 对 400 个反流输尿管的调查发现，梗阻出现的概率近 2%。临床上应尽量鉴别清楚，因为梗阻的治疗与仅有反流不同。

（八）巨输尿管症手术治疗

1. 手术适应证　临床症状反复发作，肾积水、输尿管扩张加重，肾功能恶化，明确有输尿管梗阻。

对于产前、新生儿期发现的巨输尿管，在明确诊断后的处理与一般患儿不同。大部分产前 B 超发现的巨输尿管不需处理。Keating 等对 17 个病人 23 根输尿管作长期随访。其中 20 根输尿管（87%）经过 7 年观察无临床症状、肾功能好转，未经处理。产前 B 超发现的巨输尿管的自然好转率比肾盂输尿管连接部梗阻高 50%。

对于重度新生儿原发输尿管反流引起的感染不主张立即手术，药物控制感染通常是婴儿期的起始治疗方法，如感染消退，应继续药物治疗。如无症状可以观察，如感染症状严重，可以先做膀胱皮肤造口引流。同样，对小婴儿的巨输尿管手术也应慎重。Peter 等（1989）曾报道一组 <8 月龄的婴幼儿巨输尿管再植术，因并发症再次手术率达 12%，较年龄大的患儿高。所以如感染症状严重、肾功能恶化，对小婴儿的巨输尿管应该先做输尿管皮肤造口或肾造瘘，1 岁以后手术。

2. 手术目的　抗输尿管反流，切除梗阻段输尿管。

3. 手术方法　对于中度扩张的输尿管可以选用折叠术，保留输尿管管腔，如怀疑有管腔损害时，可再行裁剪和重建。

对于严重扩张的输尿管，裁剪重建更适合。应用最多的是 Cohen 手术，即横向膀胱黏膜下隧道输尿管膀胱再吻合术。手术时应切除病变段输尿管，松解输尿管迂曲，恢复输尿管正常蠕动。如输尿管过度扩张，需缩小输尿管口径。通常只裁剪远端输尿管，因上段输尿管迂曲扩张可随梗阻解除而缓解。只有当梗阻加重，肾功能恶化时，才裁剪上段输尿管。缩小输尿管口径方法有两种：①切除过多的输尿管后缝合，保留适当的管腔；②做扩张的输尿管折叠。

折叠方法优点是保留了输尿管血运，但有可能造成输尿管壁膨出，而且如输尿管过宽、管壁过厚，通过膀胱黏膜下隧道较困难。裁剪输尿管时应注意保护血运。有报道当输尿管直径超过 1.75cm 时，做输尿管折叠的手术后并发症较高。

目前，输尿管膀胱再吻合术的成功率很高，达到 90%~95%。通常输尿管反流的术后并发症高于输尿管远端狭窄，原因是输尿管反流的感染使输尿管管壁肌纤维异常，或存在输尿管、膀胱功能异常。对于失败的输尿管再植术的再次手术很困难，手术中应切除原瘢痕输尿管，做膀胱黏膜下隧道时应尽量长。如巨输尿管侧肾脏已无功能或无法控制的重度感染，则需行肾输尿管切除术。

四、输尿管憩室

输尿管憩室（ureteral diverticulum）分为三类（Cray and Skandalakis 1972）：①盲端分支形输尿管；②真性先天性憩室包含正常输尿管全层组织；③继发性憩室为黏膜疝出。先天性憩室很少见，可起源于输尿管膀胱连接部之上的远段输尿管、输尿管中段及肾盂输尿管连接部。憩室可很大,可有继发性肾积水。

病人有腹痛或肾绞痛,可触及囊性肿块。

单一继发性憩室可并发于输尿管狭窄、结石或外伤后;小的多发憩室(小于 5mm)可能是慢性炎症的结果。

大憩室可手术切除而保留肾脏,除非肾脏有不可逆性炎症反应才做肾切除。

(李振武　张潍平)

第四节　输尿管末端异常

一、输尿管口异位

正常输尿管口位于膀胱三角区两上侧角,若开口于其他部位,则称为输尿管口异位(ectopia of ureteral orifice)。

异位输尿管口可位于泌尿系或生殖管道,如开口异位于三角区与膀胱颈间则不产生症状;如开口于膀胱颈远侧,可致梗阻、反流,在女性可有尿失禁。Stephens(1963)将女性尿道分为上部尿道内括约肌带及下部尿道外括约肌带。如开口于内括约肌带区,则可能有梗阻但无尿失禁。如开口于尿道远段,可能有梗阻,但患儿以尿失禁为主要症状。

女性输尿管口异位于前庭的尿道口附近者约占 1/3,位于阴道者占 25%,罕见开口于宫颈及子宫。这是由于 Gartner 管破入发育中的输尿管、阴道共同管壁的某些部位上。

曾有报道异位输尿管口在前庭或远段尿道而无尿失禁者。有些病例从未发生尿失禁,只因尿路梗阻或腰痛进行检查时被诊断,有些直到青春期或妊娠时才出现尿失禁。推测这些病例的异位输尿管口,经过一部分尿道外括约肌,只当排尿时才有输尿管的尿液流出。至青春期或妊娠时,这些括约肌的肌力减弱,故迟发尿失禁。

男性异位输尿管口位于前列腺尿道者占半数,在外括约肌近侧,故无尿失禁。位于精囊者约 1/3,其他可位于输精管或射精管,附睾。输尿管口异位于直肠是很罕见的,多年来作者仅见 1 例。

(一) 发病率

异位输尿管口的发病率难以估计,因为很多病例没有症状。Campbell(1970)报道19 046 例小儿尸检中有 10 例异位输尿管口,即约 1 900 例小儿中有 1 例。约 80% 异位输尿管口病例,并发于重肾双输尿管的上输尿管。在女性异位输尿管口病例中,80% 以上为双输尿管,而男性多为单一输尿管。

输尿管口异位多见于女性,约是男性的 2~12 倍(Campbell),Ellerker 报道在 494 例(含尸检病例)患者中,女性是男性的 2.9 倍。首都医科大学附属北京儿童医院 1973 年-1994年共收治异位输尿管口约 160 例,其中仅有男性 5 例。有 1 例男性会阴型尿道下裂患儿做IVU 检查时发现有左侧输尿管口异位。双侧输尿管口异位约占 7.5%~17%,有些是单肾并输尿管口异位;一侧输尿管口异位,对侧是重复畸形并不少见。

(二) 合并上尿路畸形

异位输尿管口距正常位置愈远,相应肾发育也越不正常。在重肾中,则上肾发育不全或不良。上述 160 例中有 97 例为一侧异位输尿管口并发同侧重肾双输尿管,97 例均无例外地来自上肾部,该肾部为发育不良的肾组织;一侧单一异位输尿管口42例,其中34例患侧肾发育不全及发育不良(图12-4-1);8例有患侧肾积水;双侧单一异位输尿管口13例;此外也可并发蹄铁型肾、盆腔肾等。

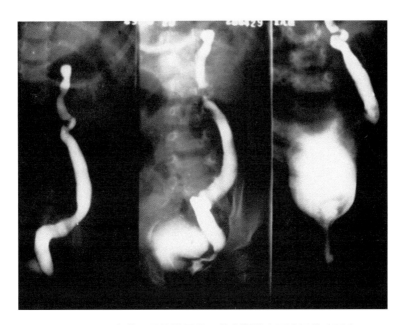

图12-4-1　左单一异位输尿管口伴左肾发育不全及发育不良
自尿道口与阴道之间小孔插入导管,注入造影剂,可见左侧小肾盂。

(三)异位输尿管口的分类

异位输尿管口类型很多,Thom分类如下(图12-4-2):①一侧单一异位输尿管口;②双侧单一异位输尿管口;③一侧重肾双输尿管并上肾部异位输尿管口;④一侧重肾双输尿管并上下肾部异位输尿管口;⑤双侧重肾双输尿管并一侧上肾部异位输尿管口;⑥双侧重肾双输尿管并双侧上肾部异位输尿管口;⑦孤立肾并异位输尿管口。

(四)临床表现

男性常无症状,除非有梗阻或感染。由于持续有小量尿流入后尿道,可能有尿频、尿急。如输尿管口异位于生殖道,可有前列腺炎、精囊炎、附睾炎。比如一个男孩附睾反复发炎,谨慎的做法是上尿路超声除外异常。如系单一输尿管,膀胱镜检查可见患侧三角区不发育,膀胱底后外侧被其下扩张的输尿管抬高,而其内扩大膨出的输尿管酷似异位输尿管膨出。

女性约半数有尿失禁,表现为正常分次排尿及持续滴尿。如尿储存于扩大的输尿管中,则患者于仰卧时不滴尿,但站立时则有尿失禁。女性有尿失禁是因异位输尿管口位于括约肌的远侧。输尿管口位置愈高,尿失禁愈轻,但常有梗阻,这是由于输尿管跨过膀胱颈的肌肉受挤压所致。较高位的异位输尿管口中75%有膀胱输尿管反流,也就是既反流又梗阻,常并发感染,多见于幼儿。小婴儿也可因梗阻出现腹部肿物。

(五)诊断

产前超声检查诊断异位输尿管已基本普及,能够辨认出由于异位输尿管梗阻引起的肾积水。如果肾积水仅发生于重复系统的上肾,并且膀胱正常,即可做出相对明确的诊断。超

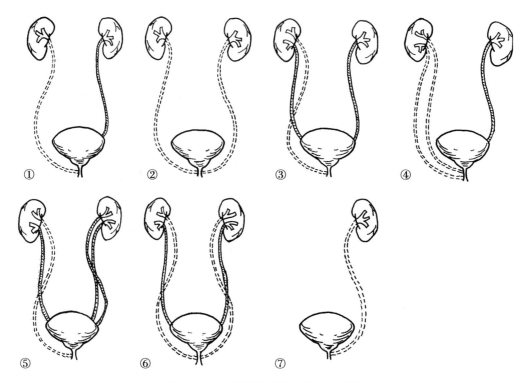

图 12-4-2　异位输尿管口 Thom 分类

声图像可表现为上肾积水,正常膀胱后输尿管扩张。巨大的输尿管可能压迫膀胱形成一个压迹,类似输尿管膨出,被称为假性输尿管膨出。IVP 显示功能良好的下半肾常向外下移位(图 12-4-3,图 12-4-4)。

　　怀疑女性输尿管口异位时,仔细检查女性外阴,有时可在尿道口附近找到间断滴尿的异位输尿管口,自此插入导管做逆行造影可确诊(图 12-4-1)。但造影常有困难,一方面由于管口难找,其次导管难插入狭窄的开口。静脉注射靛胭脂罕有帮助,这是因为患肾欠缺足够的浓缩能力。假如是单一输尿管,患肾常无功能,尤以异位肾或交叉异位融合肾时诊断困难,应用超声检查在膀胱后寻找扩大的输尿管可有帮助。膀胱镜及阴道镜有时可协助寻找异位输尿管口。

　　螺旋 CT 及磁共振成像(MRI)可清晰显示整个扩张的尿路形态。而发育不全合并发育不良的小肾及其相连的细输尿管可经腹腔镜检出,并同期做小肾及其相连的细输尿管切除。此外 ^{99m}Tc-DMSA 肾脏扫描可以发现小的、功能不良的肾脏或重复系统的上肾。

　　(六) 治疗

　　根据相应的肾功能决定治疗,如单一输尿管开口于生殖系,肾功能常严重丧失,则做肾、输尿管切除。如异位开口于膀胱颈或尿道,肾功能常较好,则做输尿管膀胱再吻合术。

　　如并发重肾,上肾部功能丧失,做上半肾切除。传统是开放术式,优点是便于操作,尤其适用于年龄小的儿童,很容易达到患肾区域,而且常常不需要进入腹腔即能完成手术。但是对于年龄较大的儿童,并且较胖,采用这种开放手术会遇到一定困难,而当代流行的腹腔镜微创手术经腹腔操作,医生在已经掌握腹腔镜技术技巧的前提下,获得了放大的手术视野,

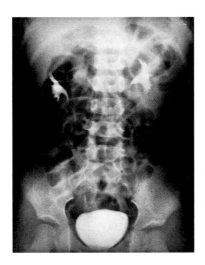

图 12-4-3　IVP 可见显影很淡的右上肾,右下肾向外下移位,并可见右下肾盂及其上段输尿管亦较左侧远离脊柱

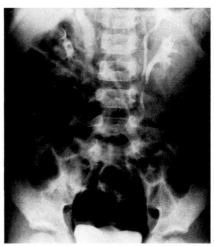

图 12-4-4　输尿管口异位

女童,3 岁,因尿失禁做 IVP,可见重肾双输尿管,左侧为 Y 型输尿管,右上肾盂如棒槌样,显影淡,诊为右上输尿管口异位

进行半肾切除则带来更多便利。如果异位输尿管除梗阻外还有反流同时存在,一些医生还建议采用第二个切口(例如 Gibson 切口),切除整个异位输尿管。要注意保护远端下半肾输尿管的血运,分离困难时,可以保留上输尿管紧贴下输尿管的那一侧壁,在膀胱水平外侧缝合几针关闭上输尿管切除后的缝隙。

罕见的情况是上半肾尚有功能,则做上输尿管与下肾盂吻合或将上输尿管与下输尿管吻合。对于同侧下半肾输尿管反流的病例,自行好转的可能性不大,最终往往需要输尿管膀胱再植解决反流。

如果行上半肾切除,手术步骤如下:①上肾部输尿管扩张迂曲,先辨认分离两输尿管,剥离肾上极,并切断供应上肾血管;②确认扩张的输尿管是通向上肾部时,即结扎切断,将上输尿管近侧断端从肾门部血管后方穿过,倒提;③在上下肾部之间常可见一浅沟,肾门对侧切开上半肾肾被膜,暴露肾实质,上肾部实质薄软,助手用手紧握下肾部起到压迫止血的目的,沿浅沟切开肾实质达扩张的上肾部肾盂,逐渐分离上肾盂和输尿管直至完整切除上半肾实质和附属集合系统,操作时注意保护下半肾肾蒂血管;④可吸收线水平褥式缝合下半肾断面,缝合肾被膜覆盖创面。

双侧单一输尿管口异位,如输尿管口位于尿道,则膀胱三角区及膀胱颈均发育差。多见于女性,患者有完全性尿失禁。IVP 及 VCU 可以诊断。可试做重建手术,包括输尿管膀胱再吻合,用肠管扩大膀胱及 Young-Dees-Leadbetter 膀胱颈重建术。如仍不能控制排尿,可考虑做以阑尾为输出道的可控性尿路改流术(Mitrofanoff 术)。

二、输尿管膨出

输尿管膨出(ureterocele)对尿路产生不同影响,如梗阻、反流、失禁以及肾功能损害,故其处理常需个体化。

本症是指膀胱内黏膜下输尿管的囊性扩张,大小差别很大,直径从 1~2cm 到几乎占据全膀胱;膨出的外层是膀胱黏膜,内层为输尿管黏膜,两者之间为菲薄的输尿管肌层。输尿管膨出常伴重复畸形(图 12-4-5,图 12-4-6),相应的输尿管口可位于膀胱内,或异位于膀胱颈或更远端。

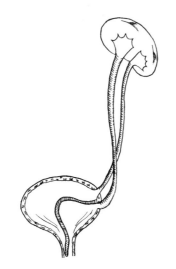

图 12-4-5　输尿管膨出示意图
两根输尿管在同一水平穿透膀胱肌层

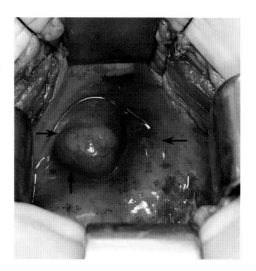

图 12-4-6　左侧重肾双输尿管,左上肾部输尿管膨出
患儿,男性,2 岁,反复泌尿系感染。术中见膀胱内左上肾部输尿管膨出(右侧指向箭头),其近侧为左下输尿管开口(向上指向箭头),右侧输尿管口位置大小如常(左侧指向箭头),尿道内口(五角星标记旁)。

(一) 胚胎学

本症形成原因尚不完全清楚,多数学者认为是源于 Chwalle 膜延迟破溃。正常胚胎 15mm 时,有两层上皮的膜位于发育中的输尿管与尿生殖窦之间。胚胎 35mm 时、在膜消失前,由于后肾的分泌,膜膨起,邻近的原始输尿管扩张。如膜延迟破溃,就发生输尿管末端扩张及管口狭窄。

对异位输尿管膨出的解释包括输尿管芽太靠近头端,故输尿管延迟了从中肾管分离,就更有可能发生输尿管末端扩张。如异位输尿管口位于近端尿道或膀胱颈区域,可能没有内在的狭窄。由于膀胱颈的扩约作用,异位输尿管膨出,可引起梗阻。但一般异位输尿管口均较狭窄,不一定形成囊肿样膨出。

Tokunaka 等(1981)用光镜及电镜检查输尿管膨出,其组织结构与近端输尿管相比,输尿管膨出顶部缺乏肌束且肌细胞小;在膨出的肌肉中没有厚肌原纤维。他们认为,这些发现说明多数输尿管远端有节断性胚胎发育停滞,这在输尿管膨出形成中有一定作用。

总之,胚胎性梗阻;发育中的输尿管进入尿生殖窦的延迟吸收;输尿管芽分化的改变;并存的多数尾端输尿管肌肉发育停滞;以及尾端过多的扩大均有可能造成输尿管膨出。

（二）发病率

各家的报道各异，Campbell（1951）在尸检时，发现每 4 000 例小儿有 1 例输尿管膨出。另一组 Uson（1961）观察 3 200 小儿尸检时，发现 6 例，即每 500 例尸检中有 1 例。可能有些小的输尿管膨出，在尸检时已萎陷故未被发现。临床上的发病率差别也大，有 1 组小儿泌尿外科住院病人约 100 人中有 1 例，而另 1 组，5 000~12 000 例儿科住院病人中仅有 1 例。

有报道指出输尿管膨出有家族性，如发生于母女两代。本症中 60%~80% 为异位型输尿管膨出，而输尿管膨出中 80% 并发于重肾的上输尿管。

输尿管膨出多见于女性及左侧，女：男 =4：1，女性中 95% 并发重复畸形，而男性中 66% 来自单一系统。双侧占 10%~15%。首都医科大学附属北京儿童医院外科泌尿组收治 91 例输尿管膨出症（1991—2001），男 25 例、女 66 例。其中 70 例（76.9%）并发于重肾双输尿管畸形，包括左上输尿管膨出 40 例，右上 27 例，双上 3 例。这种比率与 Campbell 报道 80% 输尿管膨出起源于重复系统的上半肾类似。输尿管膨出的开口可能狭窄、正常或偶然是宽大的。

（三）分型

按其位置可分为单纯型输尿管膨出，膨出完全位于膀胱腔内，输尿管口较正常略有偏移；如输尿管膨出部分位于膀胱颈或尿道，则称异位输尿管膨出（图 12-4-7）。单纯型输尿管膨出多并发于单一输尿管，膨出较小，多见于成人，又称成人型，对上尿路影响较小。异位输尿管膨出多较大，常合并重肾双输尿管畸形，下肾部的输尿管穿越膀胱肌层，开口于膀胱三角区。带有膨出的上输尿管经黏膜下层，开口于膀胱颈或后尿道，引起尿路梗阻。故上肾部多发育不全、发育不良及积水性萎缩并有肾盂肾炎等改变。异位输尿管膨出占 60%~80%，而 80% 输尿管膨出并发于重肾的上肾部。很罕见的是输尿管膨出可并发于盲端输尿管，也可并发于融合肾及异位肾。

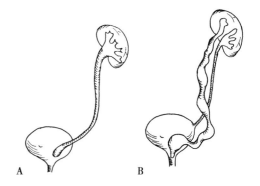

图 12-4-7　输尿管膨出分型
A. 单纯型；B. 异位型。

Stephens 对异位输尿管膨出的分型如下：

狭窄异位型：约占 40%，狭窄口位于膨出尖端，或其上下面。

括约异位型：约占 40%，膨出终止于内括约肌之内，开口于男性后尿道或女性外括约肌远侧，开口正常或增大。

括约狭窄异位型：占 5%，开口于后尿道或更远处。

盲肠型：<5%，膨出如舌状或盲肠样伸入尿道黏膜之下，开口在囊腔之上（膀胱内），口大而功能不全。

盲端异位型：<5%，膨出为盲端。

无梗阻异位型：<5%，输尿管末端膨大，有 1 大孔位于膀胱内。

（四）临床表现

异位输尿管膨出是女婴先天性下尿路梗阻中最常见的原因，在男婴则仅次于后尿道瓣膜症居第 2 位。小儿多于生后的前数月内就有尿路感染，女孩的输尿管膨出可间歇地从尿道脱出（图 12-4-8），不常见尿潴留，但当异位输尿管膨出经膀胱颈脱出时，可有尿潴留。女孩因大的异位于尿道的输尿管膨出,使外括约肌松弛及降低其有效率,故可表现为尿失禁。婴幼儿也可有生长发育迟滞,或因梗阻造成胀大的膀胱及肾脏,而以腹部肿物就诊。如合并有结石,常会出现血尿。

作者曾见 1 例女孩异位输尿管膨出、合并肾发育不全,有完全性尿失禁。Allen 报道尿失禁是因该尿道后壁环行肌肉缺失,可试用手术修复。

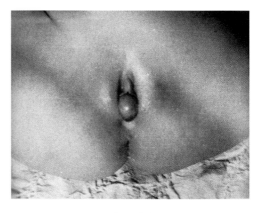

图 12-4-8 异位输尿管膨出脱出至尿道口
患儿,女性,2 岁,左上肾部输尿管膨出,排尿时脱出至尿道外口。

(五) 诊断

异位输尿管膨出,常并发相应肾部发育不良,无功能或功能很差,放射线所见是它对同侧或对侧肾、输尿管影响的情况。大的异位输尿管膨出不但引起下肾部输尿管梗阻,也同样影响对侧。更常见输尿管膨出歪曲了同侧下输尿管口,使下肾部的黏膜下输尿管段变短而发生反流。

产前超声能够发现肾积水和膀胱内扩张的囊状结构,文献报道近 30% 的输尿管膨出能通过产前超声诊断。产前 MRI 检查可以判断胚胎有无输尿管膨出,并能克服胚胎方位、羊水过少的影响。

患儿出生以后可进行 IVP 检查,所见同于输尿管口异位,但上肾部更扩张、积水或不显影,膀胱颈部有圆形光滑的充盈缺损(图 12-4-9)。有时局部膨出壁过薄,凹入,似呈分叶状,但与膀胱横纹肌肉瘤的多发不规则充盈缺损不同。

用稀释的造影剂如 15% 泛影葡胺,做 VCU,能够显示输尿管膨出的大小、位置,并可观察有无反流,排尿时输尿管膨出是否被压缩,及其后有无逼尿肌支持,是否呈膀胱憩室样。

单纯型输尿管膨出,可因膨出内并发结石而有血尿。IVP 因肾功能良好,可见膀胱内有圆形充盈的输尿管膨出及菲薄的膨出壁(图 12-4-10)。

肾脏核素扫描(DMSA、DTPA 等)可以评估肾功能以及梗阻的严重程度,还可进一步计算重复肾脏上下半肾各占多少功能。

女孩下尿路梗阻常见的病因有输尿管膨出、神经性膀胱,及横纹肌肉瘤,如能结合临床症状、体征及 X 线所见,诊断并不困难。而男婴更多见其他下尿路梗阻病变,如未考虑到本症,尤以膨出已萎陷时,易于误诊,故当有下尿路梗阻病变,并发上尿路重复畸形时应多考虑输尿管膨出症。

(六) 治疗

输尿管膨出的治疗需按照个体化进行。治疗目的在于保护肾脏功能,消除感染、梗阻和反流,维持正常的排尿控制。

对于小的单纯型输尿管膨出,如无症状,也不引起尿路梗阻,就不需要治疗。绝大多数输尿管膨出,其上半肾因尿液排泄不畅而受压,形成积水和/或感染,以至于功能不良,则需做患侧上半肾切除。如术后仍有症状再处理输尿管膨出。如与输尿管膨出相对应的肾功能良好则经膀胱镜在膨出中间基底部做相当于 3F 粗导管电灼引流,术后需复查有无膀胱输尿

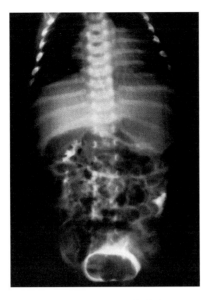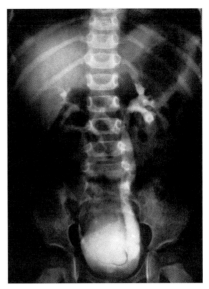

图 12-4-9 输尿管膨出

左侧重肾双输尿管,左上输尿管膨出,IVP 见左上肾未显影,左下肾向外下移位,膀胱底部广大充盈缺损。

图 12-4-10 单纯型输尿管膨出,IVP 影像

患儿,男性,2 岁,左单纯型输尿管膨出,IVP 见左肾轻度积水,左输尿管扩张,膀胱内有圆形充盈造影剂的输尿管膨出及充盈缺损表现的菲薄膨出壁。

管反流及上尿路情况。必要时做膨出切除、输尿管膀胱再吻合术。并有双输尿管的可做输尿管肾盂吻合术或上输尿管与下输尿管的端侧吻合术。

综上所述,输尿管膨出症的治疗需根据下述情况决定:

1. 小儿年龄及一般情况,如小婴儿有严重尿路感染,药物未能控制。

(1) 经尿道戳穿输尿管膨出:用相当于 3F 电极戳穿输尿管膨出下缘减压,10~14 天后超声复查及 3 个月后做 VCUG 复查,如有反流,用预防量抗感染药,待小儿 6~12 月龄后再手术。

(2) 经皮肾穿刺造瘘:尿流改道以缓解泌尿系感染,保护患侧肾脏。

2. 输尿管膨出并发于重肾双输尿管畸形。输尿管膨出中 80% 来自上半肾。

(1) 上肾部功能丧失

1) 切除上肾部及相应扩张的大部分输尿管:输尿管膨出瘪缩,从而解除下尿路梗阻及继发的泌尿系感染,总体上可取得非常好的结果。如果下半肾输尿管存在反流,自行消失率可达 40%~50%。如术前无输尿管反流,新出现反流的概率在 15%~50%。根据文献报道,既往认为上尿路入路的再手术率为 20%,不过近来认为可高达 40%~50%。可以采用传统开放手术,也可以采用腹腔镜下微创手术。最主要的并发症是下半肾功能丢失。另一种情况是出现上半肾切除部位的尿囊,有报道称在腹腔镜或机器人手术病例中可高达 20%,但一般不引起临床症状。

2) 上肾部及相应扩张输尿管、输尿管膨出切除及下输尿管再植:上及下尿路同期手术操作多,增加术后恢复时间,而且多数病例并不必要,故不作为常规手术。

3）经尿道戳穿输尿管膨出：20 世纪 80 年代，首都医科大学附属北京儿童医院医生都先做输尿管膨出开窗或同期切除上肾部，曾经因先开窗，反流，加重小儿尿路感染，故临床只用于小婴儿有严重尿路感染，药物未能控制者。但国外经验应用范围似乎更大，详见后述。

（2）上肾部功能良好

1）上输尿管与下肾盂吻合或上输尿管与下输尿管吻合：可以采用开放手术也可以腹腔镜微创手术。对于开放手术：①腹股沟切口，上输尿管和下输尿管端侧吻合。辨别下输尿管最重要，强烈建议在下输尿管内经膀胱置入支架标记；②近端可行肾盂和输尿管吻合，或输尿管端侧吻合。对于上半肾扩张的情况，选择从上面吻合优于远端，因为后者会造成尿滞留更多；③吻合后上输尿管的远端应插入导管吸引减压。

2）输尿管膨出切除，及上、下输尿管再植。

3）经尿道戳穿输尿管膨出。

3. 输尿管膨出切除并重复输尿管再植的手术细节和注意事项　如果不可避免要采取膀胱内输尿管膨出切除，则必须注意手术细节，尽量减少对膀胱颈的损伤。打开膀胱后，常常需要在膨出最隆起的部分（往往是中间）近远侧各吊一针牵引线，在中间横向切开。向近侧，膨出的壁和膀胱的壁之间出现一个平面，将膨出向近侧分离直到下半肾输尿管口出现（图 12-4-11）。然后这两根输尿管作为一个整体，于一个共用鞘内，在膀胱内游离，同时上半肾附属输尿管如果过分扩张可进行适当裁剪。两根输尿管再植于膀胱内黏膜下层，尽量保证隧道长度和管径之比在 4∶1~5∶1。膨出远端部分也在同一水平向远侧与膀胱壁分离直至膀胱颈水平切除。膀胱逼尿肌如果很薄或看上去不能提供足够的支撑，则需要肌肉折叠缝合。膀胱的黏膜部分提起向中间缝合覆盖原输尿管膨出所在区域。

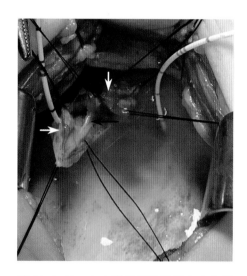

图 12-4-11　左上输尿管远端膨出中央横向切开游离

左上输尿管开口囊肿内，游离后显露（左侧指向箭头）与左下输尿管（右侧指向箭头）共鞘，囊肿切开后远侧半部分（向下指向箭头），囊壁有黑色丝线悬吊。

需注意：①不要在膀胱内试图将两根输尿管远端分开，否则将损伤输尿管间纵向营养两侧输尿管的血运；②由于输尿管膨出远端有可能延伸入膀胱颈以远黏膜下方，所以游离时必须极为小心，不能损伤括约肌；③如果确实不能完整切除，可以仔细电灼创面并覆盖两层关闭；④囊袋样的输尿管膨出在尿道后方像风向袋，排尿时表现为类似旗帜样的瓣膜，造成梗阻，处理起来极富挑战。如果膨出不是异常的大，可以轻柔地向近端牵拉并切除，然后两层覆盖关闭；或者电灼管腔内壁，造成膨出坍塌，之后再关闭。如果无法避免膨出残留并怀疑会造成排尿梗阻，则术后必须仔细评估有无进行性排尿功能异常。

输尿管膨出的另一种处理方法即为膨出开窗减压或称造袋术。膨出的膀胱内薄壁切除，边缘缝合，不加固膀胱后壁。既往根据经验观察和文献报道结果可以令人满意。但是主流学者认为最好第一次行开放手术时，应采用可控和可预测的手术措施重建膀胱三角区，尽可能地解决解剖和功能异常，避免造袋术固有的风险。

总体上输尿管膨出切除并重复输尿管再植效果非常不错,仅 5%~10% 病人存在持续反流。这种并发症在输尿管需要裁剪变细的病人中更常见。一些报道说不用处理,但是要小心随访。

4. 单一系统输尿管膨出

(1) 肾功能良好:①如无症状,可以随诊观察;②经尿道戳穿输尿管膨出,本术式是肾功能良好的单一系统输尿管膨出的首选术式,它可以减压及避免不必要的第二次手术;③输尿管膨出切除及输尿管再植。

(2) 肾功能丧失:做肾切除。

5. 经尿道切开输尿管膨出的细节与注意事项　这是一种减压输尿管膨出最简单的治疗方法。文献报道缓解梗阻率可达到 78%~97%。虽然对膨出多点穿刺比切开膨出引起的反流较少,但是两者在减压方面没有本质区别。对于急性败血症的膨出病例,虽然经皮肾造瘘可选,但是经尿道切开膨出是最恰当的干预。虽然内切开缓解梗阻效果不错,但确实会带来反流风险,随之而来是上尿路感染并需要重建手术。因此对于内切开的可应用性来说,如何取得最少并发症和继发反流之间的平衡是临床上矛盾的焦点。

减少受损输尿管反流的手术技巧在于:①电切法横向切透膨出的壁,见到尿液涌出或看到膨出内黏膜;②尽量在膨出最远端,最接近膀胱壁的部分切;③对于异位进入尿道的输尿管膨出,未获得恰当的引流,可以从膀胱内膨出部分向下进入尿道纵切;或者做两个穿刺,一个在尿道内膨出,另一个在膀胱内膨出。4~6 周后复查超声观察减压情况,2~3 个月后通过 VCUG 观察有无尿液反流进入上/下半肾或进入输尿管膨出。从经验来看单一系统输尿管膨出的治疗更易从此种方法获益。

文献报道新发生反流的概率在 0~50% 之间,由切开的方法决定。没有证据表明多点穿刺膨出优于切开。膨出类型也是决定有无新发反流的因素。膀胱内膨出最可能达到治疗目的,70%~80% 的病人可以达到减张目的而不发生反流。膀胱外膨出更可能有持续或新发的反流,大约 70% 的反流率,因此可能需要二次手术。经尿道切开输尿管膨出,从而减张扩大的输尿管,可以为病人进行第二次主要的手术做更好准备。内切开引起反流的自然转归尚无法完全明确,可以观察,有可能自行缓解。这种观察方法到底有效与否取决于感染发作和患儿父母的倾向。

最终如何做出正确的临床决策来治疗病人显得尤为重要。对重复系统异位输尿管,决策比较直接,关键在是否保留上半肾。如果保留,则要看下半肾有无反流,若有,共用管道再植或远端上输尿管和下输尿管吻合后下输尿管再植;若无反流,远端或近端输尿管吻合。如果上半肾功能模棱两可,可做上输尿管造口后观察;如果不保留,上半肾切除。对单一系统异位输尿管,保留或移除,由肾功能和医生偏好决定,没有好的数据决定。对输尿管膨出的治疗则应根据不同情况采取不同措施(表 12-4-1)

6. 输尿管膨出治疗后排尿功能异常　由于病例少,总体研究不充分。有医生认为这是病人固有问题而不是手术造成的。对于术后反复感染或尿失禁的患儿,要考虑是否存在三角区局部组织结构支持不当。要进行 VCUG 和尿动力检查了解下尿路情况。甚至可行经耻骨上穿刺入膀胱顺行膀胱镜检查膀胱颈情况。治疗要根据具体情况具体分析,可行膀胱三角区重建,膀胱颈修复,间歇清洁导尿。对于膀胱颈失能的患儿有可能内镜下局部注射填充剂。

表 12-4-1　输尿管膨出治疗选择

治疗	理想适应证	优点	不足
经尿道内切开	婴儿 有反流的大输尿管膨出	创伤小,有效减压,偶尔起决定性治疗作用	可以导致反流入上半肾,必须经膀胱手术
上半肾切除	年长儿 无功能上半肾,没有反流	可能是决定性治疗,避免膀胱手术	可能非决定手术,对下半肾有风险,也许还要经膀胱手术
输尿管之间吻合或输尿管肾盂吻合	年长儿, 上半肾有功能,没有反流	引流梗阻肾单位,几乎无梗阻或泌感风险	留下膨出在膀胱内,可以发展出反流
膨出切除,共用管道再植	反流,上半肾有功能且不扩张	去除梗阻和反流,切除膨出,无肾脏风险	复杂手术,对膀胱颈和阴道有损伤风险,可能需要输尿管裁剪

(李明磊　黄澄如)

第五节　输尿管位置异常

有些血管发育上的异常可造成输尿管位置异常及输尿管梗阻,虽然少见,却有临床意义。

一、下腔静脉后输尿管

下腔静脉后输尿管(retrocaval ureter)是由于胚胎期腔静脉发生反常,输尿管不在腔静脉的外侧,而从下腔静脉的后面绕过,再回到正常路线,因腔静脉与输尿管交叉(约在 $L_{3~4}$ 水平)导致尿流通过障碍,故其近侧发生肾、输尿管积水。因本症是由于胚胎期腔静脉发生反常,故有人称为输尿管前下腔静脉(preureteral vena cava)。

当右肾及右上 1/3 段输尿管积水应考虑下腔静脉后输尿管,IVP 可见右上输尿管向正中移位(图 12-5-1),逆行肾盂造影可显示 S 形输尿管。

下腔静脉后输尿管可分 2 型:较常见的 I 型有肾积水及典型梗阻征象,梗阻近端输尿管呈鱼钩样(图 12-5-1)。I 型梗阻部位在髂腰肌缘,该点是输尿管先走向头侧,再转向下腔静脉后侧。II 型没有肾积水或仅有轻度肾积水。此型输尿管在更高位置走向下腔静脉之后,肾盂及输尿管几乎呈水平位,无扭曲,如有梗阻、是因位于下腔静脉侧壁的输尿管受椎旁组织的压迫所致。

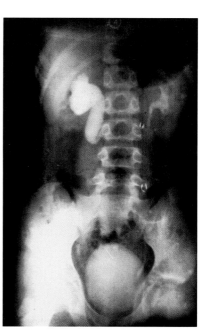

图 12-5-1　患儿,男性,6 岁,因间歇腹痛入院。IVP:右肾及右上 1/3 输尿管扩张,于 L_3 水平输尿管弯向头侧,再横行向中间走形,经手术证实为下腔静脉后输尿管

（一）胚胎学

下腔静脉从胎儿静脉丛发生，在胚胎时期有 3 对静脉与下腔静脉的发生有关，即后主静脉、下主静脉及上主静脉。3 对静脉的分支互相吻合，在两侧形成静脉环。胚胎第 12 周时，后肾从骨盆上升，穿越静脉环达腰部，故此环称为肾环。肾环分前、后 2 部分，输尿管从中经过。当后主静脉萎缩时，其血液循环由上、下主静脉及其分支承担，下腔静脉由肾环后部组成，因此输尿管应在下腔静脉的前面。如后主静脉不萎缩，肾环前部组成下腔静脉，则输尿管位于下腔静脉之后，即腔静脉后输尿管。如静脉环的腹侧不消失，因为有右下主静脉在背侧及腹侧，故形成双下腔静脉，导致右输尿管位于双下腔静脉之间。

（二）发病率

约 1 500 例尸检中有 1 例，在尸检中男比女多 3~4 倍。在临床上男较女多 2.8 倍。

（三）其他伴发畸形

有些病例并发蹄铁形肾，左侧肾未发育、肾积水、旋转不全及发育不全。

（四）症状

由于输尿管受压造成尿液引流不畅，患者可有腰或腹部钝痛，甚至绞痛。血尿是常见症状之一，也可伴尿路感染或结石。

（五）诊断

静脉或逆行肾盂造影，可显示输尿管呈典型 S 形或镰刀形弯曲，肾盂及上 1/3 段输尿管积水。超声、CT、MRI 均可协助诊断。

（六）治疗

若仅有轻度肾积水又无临床症状，可随诊观察。如有症状则做输尿管复位术，即切断输尿管做肾盂输尿管再吻合术或输尿管与输尿管再吻合术。如输尿管与腔静脉粘连紧密，不易分离，而输尿管又较充裕，可旷置一段输尿管，使够长的两断端做端端吻合。

二、髂动脉后输尿管

髂动脉后输尿管（retroiliac ureter）或称输尿管前髂动脉（preureteral iliac artery），罕见，可位于任何一侧，也曾有双侧的报道。由于受动脉压迫，梗阻位于 L_5 或 S_1 水平，常并发其他畸形。

正常情况下，脐动脉的原始腹支，被位于主动脉及脐动脉远端间的背侧支所替代。如腹支不消失，而背支未形成则造成输尿管位于其后，常有输尿管口或中肾管口异位。

（李明磊　黄澄如）

参 考 文 献

［1］黄澄如,孙宁,张潍平.实用小儿泌尿外科学［M］.北京:人民卫生出版社,2006.

［2］PETERS C A,MENDELSOHN C. Ectopic Ureter,Ureterocele,and Ureteral Anomalies［M］. // WEIN A J, KAVOUSSI L R,NOVICK A C,PARTIN A W,PETERS C A. Campbell-Walsh Urology. 11th ed. international ed. Philadelphia:Elsevier,2016:3075-3101.

［3］VALLA J S,BREAUD J,et al. Treatment of ureterocele on duplex ureter:upper pole nephrectomy by retroperitoneoscopy in children based on a series of 24 cases［J］. Eur Urol,2003,43(4):426-429.

［4］PALMER B W,GREGER H,et al. Comparison of endoscopic ureterocele decompression techniques.

Preliminary experience-is the watering can puncture superior?［J］. J Urol,2011,186(4 Suppl.):1700-1703.

［5］JESUS L E,FARHAT W A,et al. Clinical evolution of vesicoureteral reflux following endoscopic puncture in children with duplex system ureteroceles［J］. J Urol. 2011,186(4):1455-1458.

［6］RADMAYR C,BOGAERT G,DOGAN H S,et al. EAU Guidelines on Pediatric Urology［S］. Arnhem,The Netherlands:EAU Guidelines Office,2021.

［7］方一圩,宋宏程,孙宁,等 . 儿童重复肾上肾输尿管膨出合并下肾膀胱输尿管反流的治疗体会［J］. 中华小儿外科杂志,2020,41(7):591-595.

［8］梁亦渊,宋宏程,孙宁,等 . 儿童单侧输尿管开口异位的诊治分析［J］. 中华泌尿外科杂志,2019,40(8):583-586.

第十三章

脐尿管与膀胱其他畸形

尽管泌尿系统畸形是产前诊断中最常见的异常之一,但先天性膀胱畸形却较为少见。膀胱异常通常是继发于膀胱出口梗阻或更严重的疾病,而非单纯的膀胱结构畸形。膀胱异常多经超声检查发现,但通常需要排尿期膀胱尿道造影以明确诊断。膀胱异常既可于产前经由超声检查发现,亦可于产后出现症状或偶然检查发现。可依据是否严重影响胎儿发育,将膀胱异常分为产前发现和产后发现两大类。前者通常合并其他畸形,需要产前干预或生后紧急处理,又可分为扩张性和非扩张性。而后者则通常可保守治疗或需择期手术干预,主要包括脐尿管异常、膀胱憩室及重复膀胱。本章将主要叙述先天性膀胱异常中非继发于膀胱出口梗阻或其他严重畸形的膀胱畸形。

第一节　膀胱的胚胎发生

后肠末端的膨大部分,称为泄殖腔。泄殖腔腹侧与尿囊相连,尾端由泄殖腔膜封闭。胚胎4~7周尿囊与后肠之间的间充质增生,形成尿直肠隔,将泄殖腔分为腹侧的尿生殖窦和背侧的直肠。

尿生殖窦上段发育成膀胱,其顶端与尿囊相连,中段呈狭窄管状,在女性形成尿道的大部分,在男性形成尿道的前列腺部和膜部,下段在女性形成尿道下段和阴道前庭,在男性形成尿道的海绵体部。膀胱与脐之间的尿囊缩窄,称脐尿管。胎儿出生前脐尿管闭锁成纤维索。膀胱上皮来自尿生殖窦的内胚层。当膀胱增大时,中肾管尾侧部分并入膀胱成为其背侧壁的一部分,形成膀胱基底部和三角区。最初这部分中肾管构成了三角区的黏膜,但不久便被尿生殖窦的内胚层上皮所代替。当这部分中肾管被吸收并入膀胱后,左右输尿管分别开口于膀胱。肾脏在位置上升时产生牵引作用使输尿管开口由中肾管下方转位于中肾管开口的外上方,而中肾管继续下移,在男性开口于尿道前列腺部,在女性中肾管进入尿道部分将退化。

第二节　产前发现的膀胱异常

产前发现的膀胱异常包括两种,一种是膀胱扩张,另一种是膀胱发育不良或不发育。

一、膀胱扩张

(一) 梗阻性

由于解剖异常造成的机械性梗阻多是由于尿道畸形或外部压迫。尿道畸形包括先天性尿道狭窄、前尿道瓣膜、后尿道瓣膜和尿道闭锁;膀胱出口受压可能是由于骶尾部畸胎瘤、盆腔神经母细胞瘤、骶前脊髓脊膜膨出或直肠畸形压迫;膀胱发育的关键时期受到机械性梗阻的影响,可能出现膀胱壁肥厚及重构。

(二) 非梗阻性

非梗阻性膀胱扩张包括梨状腹综合征和神经源性膀胱。上述病因导致的膀胱异常将在相应章节具体叙述。

(三) 先天性巨膀胱症

先天性巨膀胱症(congenital megacystis)一词通常用于描述不明原因导致的胎儿膀胱扩张。以往,先天性巨膀胱症被认为是由于膀胱颈梗阻,导致双侧重度膀胱输尿管反流及膀胱壁变薄,但随后发现手术干预并不能改善预后。此后发现上述患儿排尿期膀胱尿道造影可见尿道结构正常,膀胱可完全排空。因此膀胱输尿管反流并非继发于梗阻,而是导致膀胱扩张的原因。尿液往返于巨大扩张的输尿管与膀胱间,虽然膀胱的收缩能力正常,但每次膀胱收缩时尿液反流至上尿路,由于尿液的往反流向,导致膀胱容量增大及残余尿量增加。故先天性巨膀胱症近来被定义为扩张、薄壁的膀胱伴三角区宽大,发育差。输尿管口偏小,闭合不全,故导致重度膀胱输尿管反流。大多数患儿于产前发现,生后应予预防量抗生素。治疗原则是矫治反流,恢复正常尿流动力学。

有学者认为先天性巨膀胱症是巨膀胱-小结肠-肠蠕动不良综合征表现中的一部分。上述综合征是一种罕见的先天畸形,表现为膀胱非梗阻性扩张和胃肠道蠕动不良。本病大多数发生于女性,且通常是致命的,幸存的患儿亦大多需完全性肠外营养。生后一旦确诊,需行膀胱造口或间歇性清洁导尿引流尿液。

二、膀胱发育不良及不发育

膀胱发育不良(bladder maldevelopment)是由于膀胱胚胎发育期缺乏尿液充盈,即膀胱已形成,但膀胱容量不足。可能的病因包括严重的尿道上裂、尿生殖窦畸形、双侧肾发育不良或不发育或输尿管开口异位等。此类患儿部分可经矫治畸形使膀胱再发育,然而,远期通常需要行膀胱扩大术以获得正常的膀胱容量。

膀胱不发育(vesical agenesis)极罕见且很少存活,文献报道45例病例中仅16例为活产儿,除2例外均为女性。

本病的胚胎学病因尚不明,因为这些小儿后肠正常,可以想象泄殖腔分化为尿生殖窦及肛门直肠的过程是正常的。膀胱不发育可能是尿生殖窦头端萎缩的结果,亦可能是由于中肾管及输尿管进入三角区融合吸收异常,尿液无法进入膀胱,使其充盈。

畸形的结局因性别而异,女性有正常发育的中肾旁管则输尿管口可位于子宫、阴道前壁或前庭。病人有异位输尿管口,常可保留部分肾功能。在男性能得到尿液外引流的途径是泄殖腔残留及输尿管引流到直肠或未闭脐尿管。胚胎发育过程中出现这样严重的异常,并发下述畸形也就不足为奇了,包括孤立肾、肾不发育、肾发育不良及前列腺、精囊、阴茎和阴道发育不良或不发育。幸存的患儿可经异位开口的输尿管行逆行肾盂造影进行诊断。在已报道存活的患儿中治疗多采用尿流改道术,输尿管乙状结肠吻合或输尿管皮肤造口,目前看来应以可控性尿流改道术更为合理。

第三节 脐尿管异常

在胚胎发育过程中,有一细管连接脐部与膀胱顶部,即脐尿管。脐尿管位于前腹壁正中,由两条退化闭锁的脐动脉围成的一个三角形区域内,随着膀胱下降脐尿管逐渐闭锁,最终退化成为脐正中韧带。脐尿管镜下观察可见三层结构,内层由移行上皮细胞或立方上皮细胞组成,中层为结缔组织,外层为与逼尿肌延续的平滑肌层。在脐尿管退化闭锁过程中不同部位未闭可导致不同疾病,如脐尿管仅在脐部未闭则形成脐尿管窦道;脐尿管近膀胱处未闭则形成膀胱顶部憩室;脐尿管两端闭锁,中间有管腔残存则形成脐尿管囊肿;若脐尿管完全不闭锁,则脐部有管道与膀胱相通,称脐尿管瘘。

脐尿管异常的发生率约为 1%,但有临床症状者少见。有报道小于 6 个月的脐尿管残存患儿有自行闭锁的可能,大于 6 个月或症状持续的患儿建议手术切除。脐尿管内被覆移行上皮,存在恶变可能。

一、脐尿管囊肿

脐尿管囊肿(urachal cyst)位于脐下正中腹壁深处,介于腹横筋膜和腹膜间,多见于脐尿管远端。囊肿内容物为囊壁上皮分泌物及脱落的上皮细胞。囊肿大小不等,多无症状。大者下腹部正中可触及囊性肿块。囊肿可发生感染,最常见的病原体为金黄色葡萄球菌,如发生感染,则有腹痛、发热和局部压痛等症状。囊肿可向脐部或膀胱穿破。本院曾有 1 例脐尿管囊肿感染,长期腹痛。因完全性肠梗阻手术时发现脐尿管囊肿,内充满炎性肉芽组织,腹腔内广泛粘连,索条压迫致完全性肠梗阻。下腹部中线深部肿块应考虑脐尿管囊肿,需与卵巢囊肿、阑尾脓肿、卵黄管囊肿鉴别。超声检查可协助诊断,必要时可行 CT 检查明确解剖结构及病变范围。

治疗为手术切除囊肿。做脐下正中切口,分离囊肿直至膀胱,并缝合膀胱以避免复发。手术时注意避免切开腹膜。如有急性感染,应先控制或切开引流,待炎症消退后再行囊肿切除手术。近来,还可以采用腹腔镜技术或机器人辅助手术技术来完成囊肿切除,体表伤口更小,患儿恢复更快。

二、脐尿管瘘

脐尿管瘘(urachal fistula)以往被认为是由于胚胎期膀胱出口梗阻导致脐尿管未能闭锁,但仅 14% 的脐尿管瘘患儿生后证实其存在宫内膀胱出口梗阻,故此假说颇受质疑。脐尿管闭锁与膀胱张力似乎并无关联。目前认为,再管化可能是导致脐尿管瘘发生的机制。有生后获得性膀胱梗阻导致脐尿瘘的报道可为此假说加以佐证。

　　本病的临床表现为脐部有液体漏出，其程度视瘘管大小而定。大者脐部不断有液体流出，甚至在哭、笑、咳嗽等增加腹压时，漏出更多尿液。瘘管细小时脐部仅有潮湿。脐部瘘口由皮肤或黏膜覆盖，经瘘口注入泛影葡胺造影或排尿期膀胱尿道影可显示瘘管（图13-3-1）。亦可从导尿管向膀胱内注入亚甲蓝，可见脐部有蓝染尿液漏出。本病需与卵黄管未闭鉴别。卵黄管未闭脐部漏出为肠内容物，经瘘口造影，造影剂进入肠道。同时存在此两种畸形者罕见。

　　治疗为手术切除瘘管，缝合膀胱顶部瘘口，完整切除异常组织对防止复发、预防结石及消除癌变可能很重要。手术后留置导尿管或膀胱造瘘管。对感染伴脓肿形成的脐尿管瘘，应予留置尿管引流及抗感染治疗，感染控制后再行手术切除。需要注意脐尿管瘘可合并下尿路梗阻。如有下尿路梗阻，应先予以解除。

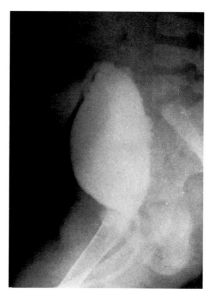

图 13-3-1　排尿期膀胱尿道造影显示脐尿管瘘（侧位像）

三、脐尿管窦道

　　脐尿管窦道在临床表现上如脐尿管瘘，表现为脐部渗液。诊断需行窦道造影，但造影很难将其与卵黄管未闭所致的脐部窦道相鉴别，因为窦道向内并不与肠管或膀胱相连。不过两者的治疗均为完整切除异常组织，术后病理检查可将两者加以区分，卵黄管未闭所致的窦道内壁为胃或小肠黏膜。

四、膀胱顶部憩室

　　膀胱顶部憩室常无症状，可经造影证实。尽管部分合并下尿路梗阻的患儿存在很大的膀胱憩室，但通常无症状，不需要处理。

第四节　膀 胱 憩 室

　　膀胱憩室（bladder diverticula）是膀胱黏膜在逼尿肌薄弱处自肌纤维间向外膨出。病因多样，包括梗阻性、医源性、感染性及先天性。憩室颈部大小取决于平滑肌缺损的程度。文献报道发病率低，在因出现症状进行影像学评估的儿童中发生率为1.7%，本病在正常人群中的发病率很难评估，因先天性憩室多无症状。本病多见于男性，因男性下尿路梗阻发病率更高。膀胱憩室以输尿管口附近最多见，多位于输尿管口外上方。分为两类：原发性膀胱憩室，又称为先天性膀胱憩室，常为单发，膀胱壁光滑，间断出现症状，其原因是先天性膀胱肌肉层薄弱，常合并全身性结缔组织病；而继发性憩室最主要的原因是下尿路梗阻，如后尿道瓣膜、前尿道瓣膜及神经源性膀胱，常为多发，膀胱壁成小梁（此类憩室壁中不含有膀胱壁的各层组织，故又称假性憩室），症状持续存在。下尿路梗阻导致膀胱内压力升高，进而迫使膀胱黏膜自肌纤维间向外膨出，形成憩室，通过 pop-off 机制缓解尿路压力。膀胱憩室亦可继发于医源性及感染所致的逼尿肌薄弱。由于膀胱憩室多位于输尿管口附近，随憩室增大，输尿管口即移位憩室内，可导致膀胱输尿管反流或输尿管梗阻（图 13-4-1）。有时憩室容积可大于膀胱数倍。膀胱憩室可并发感染或结石，并有鳞状上皮化生及恶变风险。膀胱憩室壁肌纤维很少，有逐渐增大趋势。如较大憩室位于膀胱基底部，可导致膀胱出口梗阻，排尿困难，引发恶性循环，使膀胱内压力升高，憩室进一步增大。

膀胱憩室多因患儿出现感染、血尿、尿失禁及梗阻等情况进行检查时发现。在膀胱充盈和排尿后进行超声检查可有助于诊断。但金标准仍是排尿期膀胱尿道造影，膀胱排空后再次摄片可帮助进一步明确诊断（图 13-4-2）。静脉肾盂造影亦可显示憩室或输尿管受压移位。对于不伴膀胱输尿管反流的患儿，斜位静脉尿路造影可明确输尿管及憩室的关系及是否合并肾积水。

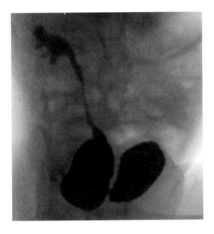

图 13-4-1　膀胱憩室并输尿管反流
排尿期膀胱尿道造影（左侧位）：右侧输尿管口移位于憩室内，右侧膀胱输尿管反流（Ⅲ~Ⅳ级）。

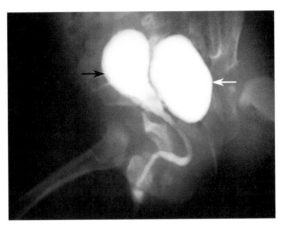

图 13-4-2　巨大膀胱憩室
排尿期膀胱尿道造影（右斜前位）：膀胱后方巨大憩室，前方黑箭头所指为膀胱，后方白箭头所指为膀胱憩室。

无意间发现的小的无症状的先天性憩室可保守治疗，规律复查。无症状合并膀胱输尿管反流的输尿管旁憩室，可保守或手术治疗，但多倾向于手术。先天性憩室多位于膀胱基底部，较大，可造成膀胱出口梗阻，膀胱输尿管反流，继发感染，有症状时需手术切除。合并结缔组织病患儿可出现愈合不良，复发及伤口愈合相关并发症的发生率更高。继发性憩室的治疗主要是解除下尿路梗阻，控制感染。如憩室较小，不必行憩室切除；如憩室巨大，输尿管口邻近憩室或位于憩室内，有膀胱输尿管反流，则需做憩室切除，输尿管膀胱再吻合术。

第五节　重复膀胱

重复膀胱（duplication of bladder）包括完全性和不完全性，既可发生于冠状位又可发生于矢状位。在各种不同类型的膀胱重复畸形中，矢状位完全性重复最常见。完全性重复膀胱，每一膀胱均有发育好的肌层和黏膜，各有一侧输尿管及完全性重复尿道，经各自尿道排尿。

不完全性重复膀胱,每一膀胱可独立存在,具有完整的黏膜和肌层,但通常汇合后经一共同尿道排尿,也可见膀胱内矢状位或冠状位分隔,亦可表现为多房性膀胱或葫芦状膀胱。

合并的重复畸形包括后肠重复所致的下消化道重复,有报道 40%~50% 的重复膀胱合并下消化道重复;重复阴道分别与独立的单角子宫相连;重复阴茎均有各自的独立尿道。较常见合并的泌尿系畸形包括膀胱输尿管反流、异位肾及肾发育不良,亦可能合并膀胱外翻、输尿管口异位等严重尿路畸形(图 13-5-1)。此外,重复膀胱亦较常合并椎骨或其他骨骼畸形,如脊椎重复、脊柱裂等。首都医科大学附属北京儿童医院有 1 例完全性重复膀胱、完全性重复尿道,合并重复结肠、重复阑尾、重复骶椎(图 13-5-2)。

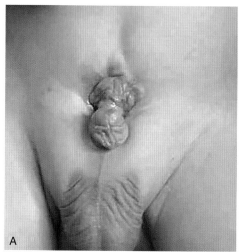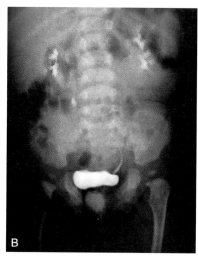

图 13-5-1 重复膀胱合并膀胱外翻

A. 查体见下腹壁正中缺损,范围约 5cm×3cm,膀胱黏膜外翻,尿液自外翻黏膜处间断喷出,阴茎短小,向上弯曲,合并尿道上裂;B. 静脉肾盂造影见重复膀胱,后上方主膀胱充盈可,前下方可见不规则造影剂充盈,考虑为不完全重复膀胱部分。

重复畸形的胚胎发育机制目前尚不明确。有胚胎尾端部分重复学说认为胚胎发育过程中,尾端出现一异常隔膜,使胚胎尾端部分重复,从而导致泄殖腔发生重复;而尿生殖膈发育异常学说则认为胚胎发育过程中正常的尿直肠隔前方出现另一异常尿生殖膈,将膀胱尿道始基分隔开,导致膀胱及尿道出现完全或部分重复现象。

重复膀胱可因合并其他畸形于新生儿期即被诊断。但多数患儿因尿失禁或合并感染、结石或梗阻而就诊。完整的术前评估应包括染色体核型、超声、静脉尿路造影、影像尿动力检查、生殖道造影和下消化道造影,有助于了解解剖情况。排尿期膀胱尿路造影(图 13-5-3)和放射性核素肾图可评估膀胱输尿管反流及肾功能情况。

治疗原则首先是控制感染,解除梗阻,保护肾功能,进一步治疗包括完善控尿,重建内外生殖器。无症状的重复畸形患儿不需手术矫治。手术需根据不同患儿的情况,制定个性化的手术方案。不完全性重复膀胱若两膀胱经共同尿道排尿可,则不需手术;完全性重复膀胱,若两膀胱控尿功能均可,则行分隔切除膀胱融合术,若其中一膀胱括约肌控尿功能差,行膀胱融合术同时缝扎此膀胱颈,切除相应尿道。合并重复尿道的患儿,手术时分清主副尿道至

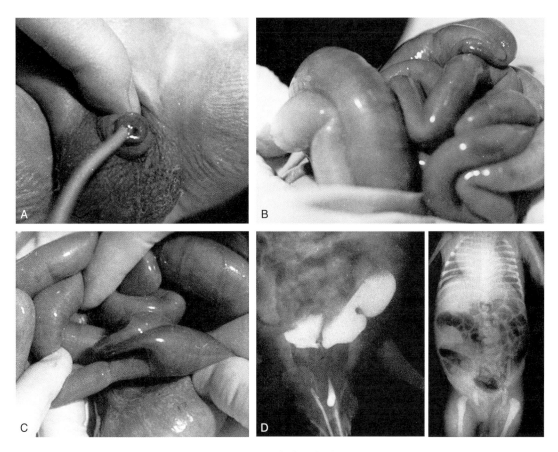

图 13-5-2 多发重复畸形

患儿,男性,发病 36 小时。

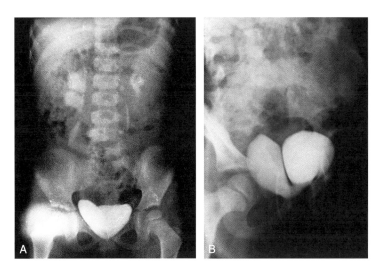

图 13-5-3 不完全重复膀胱

A. 静脉肾盂造影:右侧肾盂、肾盏和输尿管扩张,膀胱内造影剂似有分隔;B. 排尿期膀胱尿路造影(左前斜位):膀胱内有纵隔,无重复尿道,不完全性重复膀胱。

关重要。若合并输尿管口异位或狭窄,需做输尿管膀胱再吻合。重复阴道可行分隔切除阴道融合、外阴成形术。

(王雨思 谢向辉)

参 考 文 献

［1］黄澄如.实用小儿泌尿外科学［M］.北京:人民卫生出版社,2006:260-270.

［2］CONFER S D,GALATI V,FRIMBERGER D,et al. Megacystis with an anterior urethral valve:case report and review of literature ［J］. J Pediatr Urol,2010,6(5):459-462.

［3］BLOOM T L,KOLON T F. Severe megacystis and bilateral hydronephrosis in a female fetus ［J］. Urology, 2002,60(4):697.

［4］ASHLEY R A,INMAN B A,ROUTH J C,et al. Urachal anomalies:a longitudinal study of urachal remnants in children and adults ［J］. J Urol,2007,178(4 Pt 2):1615-1618.

［5］UPADHYAY V,KUKKADY A. Urachal remnants:an enigma ［J］. Eur J Pediatr Surg,2003,13(6):372-376.

［6］OHGAKI M,HIGUCHI A,CHOU H,et al. Acute peritonitis caused by intraperitoneal rupture of an infected urachal cyst:report of a case ［J］. Surg Today,2003,33(1):75-77.

［7］PEREZ-BRAYFIELD M,KIRSCH A J,HENSLE T W,et al. Endoscopic treatment with dextranomer/hyaluronic acid for complex cases of vesicoureteral reflux ［J］. J Urol,2004,172(4 Pt 2):1614-1616.

［8］CHRISTMAN M S,CASALE P. Robot-assisted bladder diverticulectomy in the pediatric population ［J］. J Endourol,2012,26(10):1296-300.

第十四章

膀胱外翻尿道上裂复合畸形

　　膀胱外翻尿道上裂复合畸形(exstrophy-epispadias complex)由胚胎发育异常导致,由于涉及的程度和范围不同,可以表现为:①尿道上裂,尿道位于阴茎海绵体背侧,尿道的背侧壁部分或完全缺损;②典型膀胱外翻,膀胱位于下腹部正中,前壁缺损,呈现为开放的盘状,伴尿道上裂;③泄殖腔外翻,膀胱和回盲部位于下腹部,向外开放;④外翻变异,为上述三种情况的不全表现(图 14-0-1)。对膀胱外翻有一个非常形象的描述:一把剪刀张开着,一片剪刀

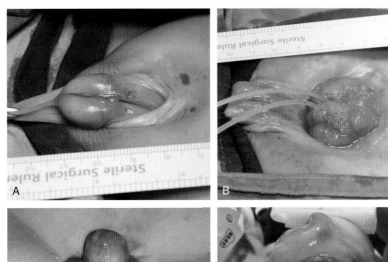
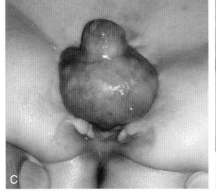
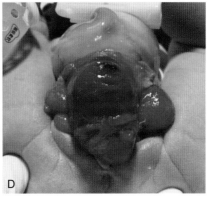

图 14-0-1　膀胱外翻尿道上裂复合畸形
A. 男性阴茎耻骨型尿道上裂;B. 男性膀胱外翻;C. 女性膀胱外翻;D. 泄殖腔外翻。

刃从尿道开口插入,另一片剪刀刃贴着下腹壁皮肤,当剪刀合拢,就在中线上切开了皮肤、皮下脂肪、腹壁肌肉和筋膜、耻骨联合、膀胱和尿道的前壁,然后切开的边缘向两侧摊开,就像把一本合拢的书打开一样,形成了膀胱外翻-尿道上裂复合畸形。

第一节　流行病学和胚胎发育

一、流行病学

膀胱外翻-尿道上裂复合畸形发生率约为 2.2 例/10 万,男女比例约 2.3∶1。患者后代患病危险性比普通人高 500 倍。患者母亲的平均怀孕年龄是 34 岁,父亲是 32 岁。49% 的患者是患者母亲第一次妊娠所产。孕期激素变化对膀胱外翻尿道上裂的发生有一定的影响,妊娠早期大剂量使用黄体酮的母亲出生患病婴儿的可能性增加 10 倍,采用体外受精技术出生的婴儿其发病率增加7.5倍。与膀胱外翻-尿道上裂复合畸形有关的基因位点正在研究中。九号染色体 5′ 端的 CASPR3 基因上断裂点缺失可能与疾病相关。采用全基因组表达技术研究 162 例膀胱外翻尿道上裂有关的候选基因,发现许多基因与细胞装配、肌肉骨骼发育、结缔组织的形态有关。膀胱外翻新生儿的 p63 基因显著异常。

二、胚胎发育

泄殖腔膜由内胚层和外胚层两层构成,位于胚盘尾端,构成了整个脐以下部分的腹壁。正常情况下,中胚层的间充质由脊柱向前、向两侧进入泄殖腔膜的内胚层和外胚层之间形成下腹部的肌肉和骨盆。在中胚层的间充质开始长入泄殖腔膜后,尿直肠膈形成并向尾端生长、将泄殖腔分隔为前方的膀胱和后方的直肠。尿直肠膈的最远端与仍为两层的、将分别破裂形成尿生殖系统和直肠肛门开口的泄殖腔膜后部的残余融合。而两侧成对的生殖结节向中线迁移并融合,位于破裂前的背侧泄殖腔膜的头端,发育成阴茎或阴蒂。

膀胱外翻、泄殖腔外翻和尿道上裂是膀胱外翻-尿道上裂复合畸形的不同类型。目前较为公认的疾病发生假说是泄殖腔膜在胚胎第 4 周过度生长,阻止了间充质组织向前和向中线迁移,两侧的组织无法在中线处融合,导致下腹壁发育异常。该发育缺陷的泄殖腔膜破裂时间决定了膀胱外翻尿道上裂复合畸形的不同形式。另外一些假说有:①生殖结节发育部位比正常偏尾侧,在中线的融合是位于泄殖腔膜的下方而不是正常的上方;②体蒂在进入尾端时发生异常,导致间充质组织无法进入到中线部位,因此泄殖腔也未能进入腹腔的深处;③骨性骨盆发育异常而非软组织发育异常导致外翻。如骨盆环胚胎始基没有旋转,致使软组织无法在中线处正常附着,最终导致膀胱疝出盆腔。

第二节　典型膀胱外翻

一、解剖结构的特点

典型膀胱外翻涉及泌尿系统、生殖系统、肌肉骨骼系统等发育异常。其病变部位包括腹壁、膀胱、外生殖器、骨盆、直肠和肛门。

（一）骨盆发育异常

通过对大量膀胱外翻病人行骨盆 CT 扫描三维重建，以及和年龄相仿的对照组的比较，目前认为膀胱外翻病人的骨盆异常包括旋转异常和空间异常。旋转异常包括：①骨盆后部/髂骨翼外旋；②骨盆前端外旋；③骶髂关节在冠状位旋转；④髋臼后倾；⑤髂骨翼聚合；⑥股骨后倾。空间异常包括：①耻骨分离；②前段耻骨缩短；③骨盆 Y 型软骨之间的距离加大。典型膀胱外翻除耻骨联合分离外，每侧的骨盆后段向外平均旋转 12°，伴髋臼后倾；骨盆前端平均向外旋转 18°，耻骨支缩短 30%。长期随访发现婴儿期的足跖面长轴与前进线夹角向外旋转、超出正常 20°~30°，但随年龄增长可以缓解。与对照组相比，患者骶髂关节角大 10°，偏向冠状面 10°；骨盆多向下旋转 14.7°，骶骨的体积大 42.6%，表面积大 23.5%。

骨盆向外旋转和横向移位导致两侧髋关节之间的距离变长，患者走路呈鸭状步态，下肢向外旋转，这种情况随时间可以减轻，基本不对稳定造成影响。尽管耻骨缩短 30%，但外翻胎儿的骨盆骨的超微结构、骨发育、显微生长模式、软骨内成骨与正常胎儿一样。因此，出生后需要尽快重建骨盆，恢复正常生理结构，实现正常的骨生长，减少骨短缺。而闭合后功能正常的环形骨盆也有利于机械力合理分布和骨盆发育。

（二）盆底肌肉发育异常

CT 三维重建显示典型膀胱外翻的耻骨直肠悬索（耻骨尾骨肌最内侧部分）支撑体腔的面积是正常同龄儿的两倍。肛提肌外旋 15.5°，集中分布于盆底后侧（68% 在直肠后面，而正常对照是 52% 在直肠后面）。冠状面肛提肌呈 31.7°，较正常的穹窿形显得扁平而不规则。上述改变导致外翻病人的耻骨直肠悬索较正常人的圆锥形要扁平，但肌肉长度和厚度与正常人没有区别。

术后盆底三维 MRI 发现，可以控尿的病人其耻骨联合的间距最短，肛提肌分开的角度更为正常。膀胱颈位于骨盆的深面。Stec 等认为骨盆截骨、彻底游离盆底组织，将膀胱尿道连接部置入骨盆腔内是必须的，关闭骨盆可以①把骨盆从箱子形状变成了向内旋转的吊床形状；②将肛提肌的一部分移到了骨盆的前部；③使盆底的外形光滑而均衡。

（三）腹壁发育异常

异常泄殖腔膜的提前破裂形成了下腹壁的一个三角形的缺损，外翻的膀胱和后尿道处于这个三角区域，其下界是由于尿生殖膈分离而形成的耻骨联合间的韧带。这个韧带将膀胱尿道的后壁连至耻骨支。腹直肌前鞘在膀胱颈部和尿道的后面呈扇形分开，与耻骨联合间韧带混合相融。膀胱肌肉向两侧伸开到耻骨，与腹直肌筋膜形成纤维性的尿生殖膈，手术中应该将其完整切除，其范围应该到耻骨下支和肛提肌裂隙，切除不彻底可能造成膀胱外翻的关闭失败。

三角形腹壁缺损的上界是脐，位于两侧髂嵴水平连线的下方，因此脐到肛门的距离缩短，而脐上方的腹壁皮肤面积很大。脐膨出在泄殖腔外翻时常见，但在膀胱外翻时少见。由于鞘状突未闭、腹股沟内环和外环大、腹股沟管行径直，患儿常伴腹股沟斜疝，发生率为男孩 81.8%、女孩 10.5%。手术修补需修复腹横筋膜和肌肉的缺损，防止斜疝复发和出现直疝。病例随访发现手术关闭骨盆的患儿，斜疝复发和直疝发生明显变低。

（四）肛门直肠发育异常

膀胱外翻患儿会阴部宽而短，肛门直接位于尿生殖膈的后方，较正常偏前，构成下腹壁三角形缺损的后界。

Stec 等统计了典型膀胱外翻的结直肠畸形发生率为 1.8%,其中最常见的是肛门闭锁,其次是直肠狭窄,再次是先天性直肠脱垂。上述发生率较普通人群增加 72 倍。异常的肛提肌、耻骨直肠肌和外括约肌导致不同程度的肛门失禁和直肠脱垂,未治疗的膀胱外翻病人直肠脱垂很常见,但一般是一过性的,随时间可以明显减少。膀胱关闭和耻骨合拢后的患者脱垂很少发生。如果在外翻膀胱关闭后仍然出现脱垂要考虑后尿道和膀胱出口梗阻,应该立即进行膀胱镜检查。

（五）男性外生殖器异常

膀胱外翻男孩外生殖器严重畸形,阴茎外露短。1977 年,Silver 等用 MRI 研究发现膀胱外翻成年人的前段阴茎海绵体的长度比年龄和种族相配的成年人短 50%,直径大 30%;但后段海绵体长度与同龄人一样。耻骨分离导致耻骨联合间的距离和两侧阴茎海绵体脚之间的距离变大,但两侧海绵体脚延长线的夹角和普通人一样。因此,阴茎外露短不仅仅是因为耻骨分离,而是有严重的先天性前段海绵体缺损,其特征为:①单一海绵体在横断面上呈三角形;②腹侧面长、呈外凸的弧状,背侧面短、呈楔形;③血管神经束的长度由阴茎海绵体长度决定。

1993 年,Gearhart 等对 13 位膀胱外翻成人前列腺进行 MRI 研究,这些病人前列腺体积、重量和横断面最大面积与文献报道的数据一致。但所有的尿道都位于前列腺的前方、没有被前列腺组织包绕。1997 年 Silver 报道了膀胱外翻成人的游离和总前列腺特异抗原水平,比同龄正常人上限低。输精管和射精管都正常,精囊长度正常。

膀胱外翻的阴茎海绵体有自主神经支配,术后病人有勃起功能,但膀胱关闭和膀胱颈重建后有逆行射精表现。外翻病人的阴囊外观扁平,但大多数睾丸有足够的精索长度,可以拖入阴囊,无需手术。

（六）女性生殖系统

女性患者阴道比正常人短,很少有超过 6cm,但直径正常。阴道开口常常狭窄,位置偏前,阴蒂、阴唇及阴阜分开。子宫颈在阴道顶端前壁进入阴道,输卵管和卵巢正常。尽管肛提肌裂隙长度正常,但宽度是正常的两倍。成人女性容易出现子宫脱垂,必要时需进行悬吊手术。子宫脱垂和截骨无关,而主要和骨盆关闭后耻骨联合的分离程度有关。

（七）泌尿系统

外翻膀胱的毒蕈碱样胆碱能受体密度和亲和力与对照组基本一致,因此外翻膀胱的神经生理学特征基本没有改变。外翻膀胱胶原对平滑肌的比例增加,其中 I 型胶原量没有改变,但Ⅲ型胶原增加了 3 倍,在膀胱成功关闭后平滑肌对胶原的比例会上升。膀胱外翻新生儿较之正常新生儿平均每视野有髓神经纤维数量显著下降,下降的主要是小纤维,大纤维得以保留。同时血管活性肠肽、神经肽、P 物质、降钙素基因相关肽等神经标记物没有显著变化。因此外翻的膀胱实际是处于膀胱发育和分化的早期,在膀胱关闭后仍有正常发育的潜力。

患儿刚出生时膀胱黏膜基本正常,有些存在错构瘤样的息肉。应常用生理盐水冲洗,再用保护膜覆盖以免损伤和发生黏膜上皮化生或囊性变。即使重建关闭的膀胱中腺性膀胱炎比例也很高,有潜在腺癌可能,成人后应进行随访。如果外翻膀胱的发育情况偏向于正常,则其往往是陷在下腹部的里面,腹壁的缺损范围比较小,手术关闭成功后膀胱容量增加明显。但只有在麻醉情况下才能探查明确。

膀胱外翻的肾脏发育一般是正常的,Stec 对 674 例膀胱外翻中有超声检查的 462 例进行总结,13 例(2.8%)有肾脏畸形,最常见的是集合系统重复(6 例)、肾脏发育不良或者缺失(3例)、盆腔肾(2 例)、肾盂输尿管连接部梗阻(1 例)和多囊性发育不良肾(1 例)。膀胱外翻的输尿管在进入膀胱处走行异常,由于其 Douglas 窝大而深,输尿管在跨越骨盆处偏向外侧,输尿管的最后一段反而较其开口的位置低而偏向外侧,膀胱壁内段基本没有斜度,膀胱关闭后反流的发生率达 100%,在膀胱颈重建时须进行输尿管再植。如果首次膀胱关闭或者联合的尿道上裂修复和膀胱外翻关闭导致出口阻力加大,可能导致反复感染,须在膀胱颈重建前进行输尿管再植。

（八）膀胱外翻的合并症和变异

除了三种主要类型外,膀胱外翻尿道上裂复合畸形还存在多种解剖结构的变异。由于其胚胎发生是一致的,其畸形改变也有相似性,都涉及骨骼、泌尿生殖、以及消化系统三个部分。①假外翻:有典型的肌肉骨骼异常但没有重大的泌尿道缺陷。表现为脐部位置低、外形长,分开的腹直肌附着在分开的耻骨上,膀胱位于皮下、仅仅是一层菲薄的上皮膜样结构覆盖。②膀胱上部裂隙:该类型肌肉骨骼异常与典型外翻一样,只是泄殖腔膜在膀胱最上部发生破裂,导致类似于膀胱造口的外观,膀胱凸出体外的部分很少,仅仅在异常脐部的下方。这种病人的膀胱开口括约肌是完整的,治疗预后是所有膀胱外翻类型中最好的,可以控尿,不需要进行膀胱颈重建。③重复膀胱外翻:可以是前后重复或左右重复。前后重复是前腹壁有一块外翻的膀胱黏膜、另外一个关闭的膀胱位于盆腔,输尿管进入这个膀胱,因此外翻的膀胱黏膜是不接触尿液的。手术将外翻黏膜切除,关闭腹壁。左右重复是两个完全分开的膀胱左右并置,中线处有一个肌性的隔,其各有自己的输尿管和括约肌,但耻骨联合和腹直肌是分开的。④孤立的覆盖外翻:也可归为一种耻骨联合分离上的变异,病人一般有典型外翻具有的肌肉骨骼异常、如耻骨联合分离和腹直肌分离。其特征性的有一段孤立的异位肠段位于下腹壁靠生殖器附近,可以是结肠也可以是回肠,其与体内正常的消化道没有相通,所以该肠段也称为"隔离肠",而外表仅仅是尿道上裂。这些病人应该按照标准的外翻手术进行重建(图 14-2-1)。

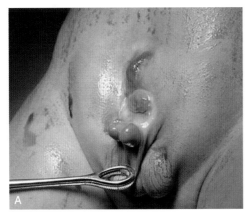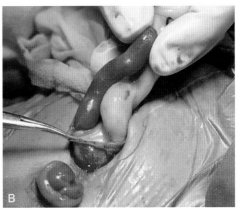

图 14-2-1　变异的膀胱外翻畸形
A.膀胱外翻表面皮肤覆盖;B.膀胱外翻伴隔离肠。

二、产前诊断

膀胱外翻产前诊断的标准是通过超声反复观察没有发现充满尿液的膀胱,但下腹壁有产生回声的组织。Gearhart 通过对 25 例产前超声诊断为膀胱外翻,且产后证实的新生儿进行总结,提出产前诊断膀胱外翻的指标:①未见充盈的膀胱;②脐部位置低;③耻骨支距离变宽;④外生殖器小;⑤下腹部肿块,其随妊娠进展而腹腔内脏器增大而增大。如果超声无法满意的区别膀胱外翻和泄殖腔外翻或其他严重畸形可能,可以再行 MRI。结合胎儿超声和 MRI,约 25% 的膀胱外翻尿道上裂在产前得以诊断。产前膀胱外翻诊断的目的是让父母了解膀胱外翻的严重性,将孕妇送到膀胱外翻专业的医疗中心进行分娩。但对父母来说,一旦了解了膀胱外翻的严重性,往往都会选择引产。

三、典型膀胱外翻的治疗

膀胱外翻需要手术治疗。其治疗目的是:①保护肾功能,②达到尿流控制,③修复腹壁和重建有功能的外生殖器。

(一) 患儿出生后的评估和护理

出生时尽管膀胱黏膜光滑、完整、呈粉红色,但其非常敏感且上皮容易剥脱。脐带用 2-0 丝线结扎,应该尽可能靠近腹壁,这样脐带的残端不会损伤脆弱的膀胱黏膜,以及不会引起黏膜上皮的剥脱。膀胱可以用没有黏性的塑料薄膜覆盖以保证黏膜的湿润,防止膀胱黏膜粘在衣服和尿布上。换尿布时去除塑料薄膜,膀胱表面用无菌生理盐水冲洗,再用干净的塑料薄膜盖在黏膜上。膀胱外翻的处理流程应由一个团队,包括小儿泌尿外科、小儿外科、小儿骨科、小儿麻醉、膀胱外翻专科护士、社会工作者、精神病医师和心理学专家等进行多学科协作。膀胱外翻新生儿出生后应立刻用塑料薄膜覆盖膀胱,转运到有处理能力的医学中心,在这里进行一般情况、心肺功能、泌尿系统情况等评估。

(二) 膀胱外翻手术时机

膀胱逼尿肌的数量和功能状况是膀胱功能性关闭的关键,但新生儿时膀胱外观大小和将来膀胱的容量没有必然联系。一般来说术前应该在麻醉下进行膀胱的全面评估,尤其是有膀胱黏膜水肿、剥脱和息肉形成时。程度较轻的膀胱外翻查体可与完全性的尿道上裂表现相似,膀胱露在体外的部分不多,但患儿哭闹时可以看见膀胱突出体外,而在麻醉下用手指轻触即回缩入体内,此类表现的膀胱,容量较大。如果有阴茎阴囊重复畸形、伴异位的隔离肠段、膀胱发育不良、双肾积水等应该推迟关闭手术的时间。如果膀胱小可以等待 6~12 个月后进行膀胱关闭。

(三) 骨盆截骨的作用

膀胱外翻的患儿除了膀胱外翻外还伴有严重耻骨联合分离,平均可以达 4.8cm。一般来说,膀胱基底部越大,耻骨分离越开。截骨可以降低腹壁关闭时的张力,改善后续泌尿生殖道重建的效果。新生儿由于骶髂关节韧带比较松弛,在出生后的 48~72 小时内可以不截骨即进行骨盆和腹壁关闭。但耻骨分离超过 4cm 和骨盆顺应性不好的情况下还是应该考虑截骨。不管是否刚出生的新生儿,截骨与否的决定应该在麻醉下和小儿骨科医师讨论后作出。如果耻骨分离大于 6cm,耻骨无法在一次截骨后就拉起来,可以分期拉拢合并。骨盆截骨可以:①降低腹壁关闭的张力,无需移植筋膜和皮肤以弥补缺损,使得耻骨联合容易对合;②把膀胱颈和后尿道深深置入骨盆环,提高膀胱出口阻力;③通过闭合骨盆使得盆底肌肉在前端中线靠拢,提供对膀胱颈的支持和协助尿控。

常用的截骨方式包括双侧耻骨上支截骨、髂骨翼斜行截骨、前髋骨横行截骨和髂骨垂直截骨(图14-2-2)。目前常联合采用前髋骨横行截骨和髂骨垂直截骨的方法,其主要优点是:①可以在平卧位截骨,病人不用翻身调换体位;②直视下放置外固定器和骨钉;③髂骨做的是青枝型闭合楔型截骨,容易拉开;④较后髂骨截骨外观好;⑤可以方便地把耻骨拉到一起,没有张力。

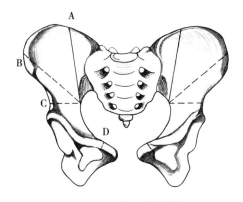

图 14-2-2　常用截骨方式

A. 髂骨垂直截骨;B. 髂骨翼斜行截骨;C. 前髋骨横行截骨;D. 耻骨上支截骨。

在耻骨闭合后,病人可以初步实现排尿控制,可以出现间歇性的不失禁,也有部分病人可以完全不失禁。Gearhart 发现大多数膀胱外翻关闭失败、部分或完全膀胱裂开和膀胱脱垂的病人往往没有进行截骨。

(四) 膀胱外翻重建手术

1952 年 Sweetser 等最早介绍了手术治疗膀胱外翻的方法。他在膀胱关闭前 6 天先进行双侧髂骨截骨,膀胱关闭一段时间后再修复尿道上裂,将耻骨联合间韧带游离出来包绕尿道增加出口阻力。目前常用的手术重建主要有两种①Gearhart 等提出的现代膀胱外翻分期修复手术(modern staged repair of exstrophy,MSRE)和②Grady 和 Mitchell 报道的一期联合膀胱外翻关闭和尿道上裂修复手术(complete primary repair of exstrophy,CPRE)。此外,1995 年 Kelly 还报道一种不进行截骨的分期根治性软组织游离方法(radical soft-tissue mobilization,RSTM)进行膀胱颈和后尿道重建。

1. 膀胱功能性关闭手术　手术预防使用广谱抗生素(如三代头孢类),可采用硬膜外导管提供术后镇痛。新生儿消毒和铺巾范围包括整个腹部和下肢区域,输尿管内置入 5Fr 胃管,膀胱上大的息肉通常都予以切除,并同时修补黏膜缺损。将膀胱与两侧的肌肉和皮肤游离,然后继续向下分离达到近端尿道板精阜水平的两侧。对于女孩,应将尿道板和阴道作为一个整体进行解剖,直至阴道开口的两侧。膀胱颈两侧解剖应深入到盆腔,充分松解两侧的肌肉和韧带,使膀胱和近端尿道能够在中线用间断的 4-0 可吸收缝线缝合。输尿管导管从膀胱缝合切口引出,然后避开中线肌肉和皮肤缝合切口,分别从两侧腹直肌穿刺引出。尿道口置入胃管,可吸收缝线固定于膀胱黏膜。挤压两侧髂嵴使得耻骨在膀胱颈前方靠拢,膀胱颈置回到骨盆腔内。使用 0 号 PDS 间断褥式缝合并拢的耻骨联合消除耻骨分离。间断缝合上方的腹直肌,使两侧的腹直肌在中线靠拢。皮下层和皮肤用可吸收缝线间断缝合。术后使用蛙式石膏固定下肢。尽早开放饮食,尽量保证母乳喂养。输尿管导管在 10 天后取出,尿道支架 2~3 周后取出。

2. 现代膀胱外翻分期修复手术(modern staged repair of exstrophy,MSRE)　最初的分期功能性膀胱关闭包括 3 个阶段:①膀胱和腹壁关闭;②膀胱颈部重建和输尿管抗反流;③尿道上裂修复。Gearhart 等对其进行了改进:①在新生儿期采用骨盆截骨或髂骨截骨进行膀胱关闭、腹壁关闭、后尿道成形到阴茎。膀胱外翻功能性关闭的目标是将膀胱外翻先修复成尿道开口于阴茎后段或者中段的完全性尿道上裂,在一部分病人可以同时进行尿道上裂修复。尽管术后还是尿失禁,但膀胱出口阻力增加可以保护肾功能和刺激膀胱发育。②6个月到1岁时进行尿道上裂修复,期间可以用睾酮以刺激阴茎生长。③4~5岁,当患儿膀胱容量足够大,并且可以进行术后膀胱训练时,进行膀胱颈重建和输尿管抗反流手术;④其后进行排尿训练。

分期手术后,膀胱关闭、腹壁关闭、耻骨联合合并,但仍然存在尿道上裂和尿失禁。术后4周,耻骨上膀胱造瘘拔除前可以用导尿管插试,确定膀胱开口是否通畅,超声观察肾盂输尿管情况,保持预防性服用抗生素,因为膀胱关闭后多数患儿存在膀胱输尿管反流。通过夹闭耻骨上膀胱造瘘管判断膀胱内的尿量,并可以确定膀胱能否排空。一般膀胱关闭后随着膀胱黏膜炎症减轻,膀胱容量会逐渐增大。

术后应该做尿培养判断尿路感染情况。如果超声没有发现上尿路扩张,可以每隔3个月进行超声复查,在接下来的2~3年里每隔6~12个月复查上尿路情况,注意膀胱输尿管反流、泌尿系统感染和膀胱出口梗阻。每一年做一次膀胱镜和膀胱造影,观察膀胱输尿管反流和判断膀胱容量。即使是完全尿失禁的病人,膀胱容量也会逐渐增加,在膀胱造影中可以测量出膀胱的真实容量。如果小孩哭吵不配合,可以在麻醉下进行膀胱造影。如果在术后1~2年膀胱容量还没有到30ml,患儿的膀胱生长可能存在问题,无法进行膀胱颈部重建,应该和家长沟通。判断关闭手术成功与否最好的指标是出生时的膀胱大小、关闭后膀胱容量增加的情况和膀胱关闭后是否有感染。

如果膀胱出口有阻力,导致尿液排出不畅,造成膀胱输尿管反流和上尿路扩张、伴发感染,则必须扩张尿道或者开始间断清洁导尿。如果有后尿道狭窄则需要进行经尿道狭窄切开,以保证后尿道通畅。有时膀胱镜可以发现是拉合耻骨的缝线切入后尿道,导致反复感染,则需将缝线去除。如果膀胱出口梗阻没有好转,同时伴有泌尿系统感染,应该在关闭术后6~12个月进行抗反流手术。接受一期完全修复(CPRE)的病人50%在术后第一年就必须进行输尿管再植,因此一些医师在修复手术时就进行输尿管再植。如果上尿路改变非常严重,可以先考虑经尿道的尿道狭窄切开,如果不奏效,应该进行开放手术,将皮瓣插入膀胱出口或者尿道狭窄处,防止瘢痕形成。

3. **一期完全修复手术**(complete primary repair of exstrophy,CPRE)　1999年Mitchell报道了一期进行完全膀胱外翻尿道上裂修复的方法。手术包括标准的膀胱关闭、阴茎海绵体及尿道海绵体分离进行尿道上裂修复、腹壁和骨盆关闭。该手术的目的是减少手术次数、减少费用,可以无需膀胱颈重建提高控尿率。该手术的阴茎修复方法来自于1996年Mitchell和Bägli关于尿道上裂阴茎海绵体分离尿道成形阴茎重建的介绍。其将阴茎分离成3个部分,两个阴茎海绵体和尿道板及其深面呈锲型的尿道海绵体。手术应注意保护该尿道海绵体,从前向后一直分离到膀胱颈。在膀胱颈部进行修整使之形成漏斗样并增加出口的阻力。Mitchell特别强调将盆底的肌肉从耻骨上分离下来,以便将膀胱和后尿道置入盆腔的深处。实际上这个操作在所有膀胱外翻的重建手术中都是应该做的。

从长期报道来看,采取一期完全修复的方法可能导致阴茎海绵体的损伤,甚至萎缩。因此应该选择好病人,Gearhart认为应该是6个月以上的患儿才可以考虑,应该考虑阴茎大小、尿道板的长度和深度、及膀胱的大小后做决定。小年龄患儿和小阴茎的情况不应该做。

4. Kelly 手术　Kelly 手术也称根治性软组织游离手术(radical soft tissue mobilization，RSTM)，由 Justin Kelly 于 1995 年首次报导。其特点是将盆底前端的肛提肌和阴茎海绵体脚从其附着的耻骨坐骨支游离，在中线处将双侧肛提肌包绕成形的尿道和膀胱颈部实现控尿、合并后段的阴茎海绵体脚以相对延长外露的前段阴茎海绵体。这样的手术设计有以下几点优势：①重建了尿道括约肌，改善术后尿控。Kelly 首批 19 例病人术后 73% 患儿获得了Ⅰ~Ⅱ级的功能性控尿；Varma 等对 38 例病例进行 10 年随访，82% 获得了功能性控尿；国内陈方团队治疗了 5 例病例，短期随访 10 个月，2 例膀胱外翻均获得完全性控尿；3 例尿道上裂术后随访 5.3 个月，2 例完全性控尿，1 例Ⅱ级控尿。②增加前段阴茎海绵体长度，改善阴茎外观。③不进行骨盆截骨的情况下完成膀胱外翻修复，特别适用于大年龄患儿，同时也避免了骨盆闭合导致阴部血管受压，造成龟头和阴茎缺血萎缩。缺点是可能造成下腹壁凹陷、仍旧分开的耻骨结节凸起影响外观。

四、阴茎和尿道重建

历史上膀胱颈重建曾经在尿道上裂修复以前进行，但尿道上裂修复后膀胱容量增加促使治疗顺序发生变更。Gearhart 等报道膀胱关闭时容量很小的病人在尿道上裂修复后仅仅 22 个月，膀胱容量可以平均增加 55ml，因此提倡分期修复手术的尿道上裂修复在患儿 6~10 个月时进行。Kufner 的工作显示尿道上裂修复在患儿 12 个月龄以前完成，膀胱容量可以显著改善。因此，膀胱外翻病人在膀胱颈部重建前先完成尿道重建可获得足够的膀胱容量。膀胱外翻的男孩阴茎小，有时候阴茎皮肤不足，Gearhart 对所有尿道和阴茎重建的病人都给予睾丸酮。

膀胱外翻尿道上裂的阴茎和尿道重建要处理好 4 个问题以保证手术的外观和功能效果：①阴茎背曲纠正；②尿道重建；③阴茎头重建；④阴茎皮肤覆盖。阴茎背曲的纠正是尿道重建的基础。在第一期的膀胱关闭时可以解决一些阴茎背曲，但关键的步骤还是在第二期阴茎和尿道重建时进行。由于前段阴茎海绵体较正常儿童短 50%，阴茎延长更多的是一种表象而不是实际的增长。第一次手术的瘢痕和阴茎悬韧带都要切除干净，并将阴茎海绵体从耻骨下支上游离下来。阴茎背曲最严重的往往是在海绵体的背内侧，可以在此处横行切开两侧的阴茎海绵体白膜，将两侧海绵体的切开缘进行吻合，既可以纠正阴茎背曲，也可以延长阴茎背侧。也可以在阴茎背侧横切开海绵体白膜，将游离皮片缝补在切开处，以延长海绵体。但是一般这些游离补片的方法都是用于青春期和成年人尿道上裂。

尿道上裂阴茎尿道成形的方法有很多。目前广泛使用且疗效显著的有以下两种：①改良的 Cantwell-Ransley 术：手术将尿道板和阴茎海绵体游离，但保留尿道板与阴茎头的连接，以保证尿道板血供；在两侧阴茎海绵体背曲最严重处横行切开，各形成一个菱形创面，通过将阴茎海绵体内旋，两侧菱形切口对边缝合并拢的方式，纠正阴茎背曲；海绵体内旋时顺势将成形尿道转移至腹侧，纠正了阴茎体解剖结构异常；通过 IPGAM 方式，将尿道开口转移至偏阴茎头腹侧的尖端正位(图 14-2-3)。②Mitchell-Bägli 术：手术类似 Cantwell-Ransley 术，但是术中将尿道板、双侧阴茎海绵体三者完全游离，然后将双侧阴茎海绵体内旋并拢，龟头并拢成形。再将尿道板卷管后移至成形的海绵体腹侧，约 70% 的病人因尿道板长度欠缺，成形尿道无法到达阴茎头而形成尿道下裂，需要再次按照尿道下裂进行治疗(图 14-2-4)。

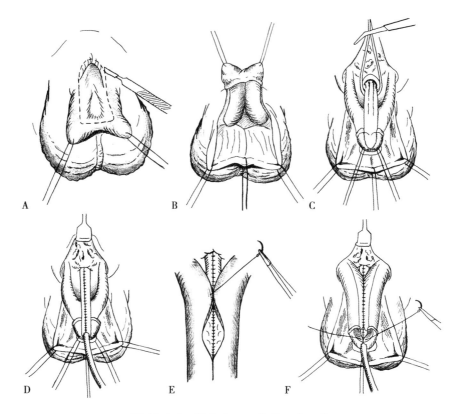

图 14-2-3　改良 Cantwell-Ransley 术

A. 阴茎皮肤切口；B. 阴茎皮肤脱套腹侧至阴茎根部的球海绵体肌显露处，背侧至耻骨联合下缘；C. 保护尿道板腹侧的尿道海绵体，自阴茎腹侧开始游离尿道板，保留尿道板和阴茎头 1.0~1.5cm 的连接，将尿道板从双侧阴茎海绵体全游离；D. 尿道板卷管成形尿道，在阴茎海绵体背曲最明显处菱形切开白膜；E. 双侧阴茎海绵体内旋并拢，缝合菱形切口，将新尿道转移至阴茎腹侧；F. 龟头并拢，包皮成形。

五、女性膀胱外翻重建手术

　　女性和男性膀胱外翻的处理原则是一样的，但应遵循以下几个方面：①膀胱和尿道在保持其与阴道联系完整性的情况下将其与周围组织分离开来；②把膀胱尿道连接部和阴道视作一个整体，将其侧面与盆底组织分开；③无张力关闭膀胱、尿道、外生殖器和腹壁；④截骨和骨盆下肢的固定应用得当。

　　和男性一样，如果耻骨分离超过 4cm 或者骨盆的顺应性不好，就应该截骨。截骨主要采用横行的骨盆截骨，或者结合纵行的髂骨截骨。女孩耻骨分离的程度在膀胱大小一样的情况下比男孩轻，故女孩膀胱外翻关闭来得容易，截骨病人的数量少一些。

　　阴道要用碘伏清洗，如果万一术中受损可以简单缝合。一般从分开的阴蒂和阴蒂海绵体内侧缘开始分离，进入盆腔。针尖电极参数低一些，减少组织损伤。阴道的分离主要在其两侧，朝着阴道的背侧进行，将膀胱尿道和阴道两侧的盆膈肌肉分离，直至提肛肌裂隙，尿道阴道膈保持完整以保护血供，这样可以把膀胱尿道和阴道置入骨盆的深处。当膀胱和尿道缝合后，膀胱内留置耻骨上膀胱造瘘及输尿管引流管。

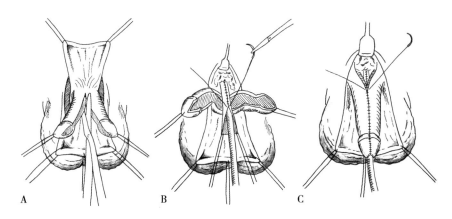

图 14-2-4　Mitchell-Bgli 术
A.阴茎皮肤脱套后,保护尿道板腹侧的尿道海绵体,自阴茎腹侧开始完整游离尿道板,然后切开阴茎头的连接,将尿道板、双侧阴茎海绵体三者完全游离;B.尿道板卷管成形尿道,将新尿道转移至阴茎腹侧;C.双侧阴茎海绵体内旋并拢,龟头并拢成形。

六、尿控治疗

据报道,一期完全修复的方法在不做膀胱颈重建的情况下可以取得 70% 左右的尿控效果,但 Gearthart 等认为仍有不少病人需要进行膀胱颈注射凝固物或者膀胱颈重建来获得尿控。他们对病人每年在麻醉下做膀胱镜和膀胱造影检查,发现新生儿期关闭的膀胱在 24 个月后膀胱容量可以平均增加 54ml。他们 2001 年报道膀胱关闭、尿道上裂修复、膀胱颈重建后完全控尿的小孩其中位膀胱容量可以达到 100ml。此时患儿年龄为 5~7 岁,从智力和情感发育来说可以进行术后的排尿训练。这个训练一般在膀胱颈部重建术前 6 个月就开始,由高年资的小儿泌尿外科专科护士、心理专家指导进行,孩子和父母都要参加。

膀胱颈重建一般采用 Young-Dees-Leadbetter 方法:将输尿管开口向头侧转移,行膀胱内再植手术。自精阜至原输尿管开口保留尿道板(宽度约 1.8cm,长度约 3~4cm),切除两侧多余的膀胱和尿道板黏膜,仅保留肌层;尿道板卷管缝合,后将该保留的肌层交叉重叠覆盖缝合于成形尿道表面;将新的膀胱颈部与腹直肌处缝合悬吊。一些病人因为以前的膀胱关闭、腹壁及骨盆重建和尿道上裂手术,耻骨后方和膀胱颈已有粘连,碰到这种情况可以把并拢的耻骨联合部位重新切开,改善术野,膀胱颈重建完成后再把耻骨重新缝合固定。膀胱颈重建后一般留置耻骨上膀胱造瘘管 3 周左右,然后可以夹管让病人排尿。开始的时候夹管不超过 1 小时,如果夹管后无法排尿,可以麻醉下在尿道内置入 8Fr 气囊导尿管,留置 5 天,然后拔除再试排尿。一些病人可能需要如此反复多次才能排尿,如果排尿满意可以拔除耻骨上膀胱造瘘管。术后要超声检查膀胱和肾脏情况。

七、手术疗效分析

研究显示不论截骨与否,术后膀胱容量和尿控效果的最可靠的预测因素是出生时膀胱基底的大小和最初关闭手术的成功与否。不管用何种手术方法,新生儿期腹壁、骨盆、膀胱和尿道(后尿道)的成功关闭是长期效果满意的基础。Surer 报道的 68 例出生后 72 小时内手术的膀胱外翻病人(其中 20% 截骨),膀胱颈重建时的膀胱平均容量是 121ml。术后 83%不失禁并通过尿道排尿。Novak TE 等研究发现如果病人进行两次关闭术,达到可以进行膀胱颈重建的膀胱容量机会是 60%,术后控尿的可能性是 17%。如果经历三次关闭术,达到满意膀胱容量的机会是 50%、尿控可能性小于 16%。一期完全重建的方法,其膀胱输尿管反流的发生率明显要高,一些病人出现上尿路改变,其膀胱脱垂和裂开,以及阴茎头缺血坏死的比例较高。有作者提出在进行膀胱外翻关闭时就应该进行输尿管再植。

（一）尿道上裂修复效果

分期手术中,Gearhart 采用改良的 Cantwell-Ransley 方法治疗 120 例,患儿直立时阴茎可以是水平的,或是向下的;术后短期内的尿道皮肤瘘的发生率是 16%,主要发生在阴茎根部;9 例出现近端吻合口狭窄,12 例出现背侧皮肤的轻度裂开,8 例需要进一步纠正阴茎弯曲;所有患者均进行膀胱镜检查和插导尿管,发现尿道直;15 例报道性交满意,有高潮和射精;仅仅一个病人报道阴茎较术前短。Ransley 也报道了采用改良的 Cantwell-Ransley 方法进行 95 膀胱外翻尿道上裂修复的经验,尿道瘘的发生是 4%,尿道狭窄的发生是 5%。在改良的 Cantwell-Ransley 手术中,阴茎头部的尿道被阴茎头海绵体覆盖,所以冠状沟瘘的发生率比较低。

从长期随访看 Cantwell-Ransley 手术可以解决阴茎背曲,并延长一些阴茎外露,尿道也有比较粗的口径。对青春期的膀胱外翻病人,由于阴茎背曲非常严重,需要采用 Perovic 的方法,将血管神经束保护好后将阴茎海绵体和尿道板完全分离开来,切断尿道板,用岛状皮瓣间置于断端之间以延长尿道板,从而伸直阴茎。这个效果比最初的 Cantwell-Ransley 方法在最弯处切断海绵体并将两个缺损面对合缝合要好。

采用 Mitchell 方法进行一期完全修复手术,主要问题是残留的尿道下裂,因此 El-Sherbiny 等提出游离尿道板时,在其最远端仍然保留和阴茎头的联系,从而避免了尿道下裂的产生。另外术后阴茎头缺血坏死也是严重的并发症,Cervellione 等发现阴茎海绵体和尿道完全游离可能导致阴茎头缺血坏死的情况,其主要发生在外翻关闭时,特别是未进行骨盆截骨的病人。他们推测骨盆拉拢合并后挤压了阴部血管,或为直接损伤了阴部血管增加了阴茎头缺血的可能。如果发生术中阴茎头缺血,应该停止关闭骨盆,立即截骨以恢复血管的血流。

（二）膀胱颈部重建效果

北美主要采用 Young-Dees-Leadbetter 方法重建膀胱颈部,其术后尿控可以达 60%~82%。膀胱颈重建时的膀胱容量是尿控成功的关键因素,膀胱容量大的病人其尿控比例高,而且实现尿控的时间短。Johns Hoppkins 医院对 67 例随访 5 年的膀胱颈部重建病人进行总结,这些病人膀胱关闭的平均年龄是 4 个月,膀胱颈重建的平均年龄是 4.8 年,重建前的平均膀胱容量是 98ml。术后 70% 的病人实现尿控并经尿道排尿,无需膀胱扩大和间歇清洁导尿;10% 白天控尿长于 3 小时、夜间偶有失禁。所有病人进行了静脉肾盂造影和超声检查,1 例病人在膀胱颈重建和双侧输尿管再植后出现反流和肾积水,左侧肾盂肾炎,但 DMSA 双肾正常,随访后反流消失;1 例病人出现输尿管梗阻需要再次再植。19 位病人因为膀胱出口梗阻需要进行膀胱镜检查并置入 8Fr 的导尿管;13 例病人延长了耻骨上膀胱造瘘的时间。13 例膀胱颈重建失败,其中 6 例进行可控转流,7 例等待进一步处理。所有病人获得白天尿控的时间平均是术后 14 个月(4~23 个月),获得夜间尿控的时间是术后 23 个月(11~34 个月）。膀胱颈重建时的年龄和获得尿控的年龄之间不存在联系。他们认为出生后72小时内关闭，或者72小时后关闭但进行截骨的患儿容易获得尿控。膀胱颈重建时的膀胱容量大于100ml,50例中有42例完全尿控,获得尿控的时间是10个月;小于100ml的17例中仅5例尿控,而且获得尿控的时间需要21个月。

因此,膀胱颈重建应该在膀胱容量达到100ml后进行,同时患儿本人也有意愿进行尿控和参加尿控训练。手术后病人一般在术后12个月获得白天控尿,小部分病人需要时间长一些,要到术后第2年。如果病人在术后2年后仍未获得控尿,应该视为手术失败。夜间尿控的获得时间需要长一些,为术后2~3年。有些医师对夜间失禁的病人予以去氨加压素,有一定的效果。

Dave等对膀胱外翻术后病人进行尿流动力学评估,发现膀胱颈重建效果好的病人其膀胱容量大,顺应性好,但仍有不稳定膀胱的情况;有些病人有充盈期末压力增高现象,病人可以出现非梗阻性的肾积水。Bolduc报道24%的膀胱外翻病人术后有上尿路改变和损害。因此,对膀胱外翻病人进行终身随访非常重要。

第三节　尿道上裂

尿道上裂可以独立发生,男孩比女孩多,比例约为3∶1~5∶1。Kramer回顾了82例男孩尿道上裂,阴茎耻骨型49例(59%),其中46例(94%)有尿失禁;阴茎体型21例(26%),其中15例(71%)有尿失禁;阴茎头型12例(15%)、均没有尿失禁。

一、男性尿道上裂

尿道上裂的病变特征是尿道位置和尿道背侧结构的缺陷。在阴茎背侧可以看见一个为黏膜覆盖的尿道板,而阴茎海绵体腹侧没有尿道结构;阴茎头如同在背侧正中被劈开后向两侧展开;尿道开口的位置在阴茎背侧从冠状沟到耻骨联合下面的连线上,尿控的情况与尿道开口的位置有直接关系,但其尿道括约肌也有一定的问题。尿道开口可以位于阴茎头、阴茎体部和阴茎耻骨部;阴茎都有不同程度的向背侧的弯曲(图14-3-1)。对尿道开口在阴茎耻骨部和耻骨联合下的尿道上裂,其整个尿道都是向背侧开放的,膀胱出口可以非常大,以至于可以容纳一个手指,一般存在尿失禁。由于骨盆向外侧旋转、导致耻骨联合分开,但程度

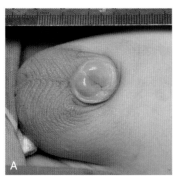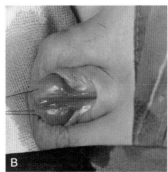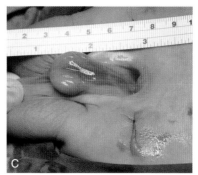

图14-3-1　男性尿道上裂
A.阴茎头型;B.阴茎体型;C.阴茎耻骨型。

较经典膀胱外翻来得轻。耻骨分开导致阴茎海绵体分叉，导致阴茎短、并向背侧弯曲，这个和膀胱外翻的阴茎异常是一样的。尿道上裂的治疗目标包括重建能够伸直的、外观可以接受的、有足够长度、可以进行性生活的阴茎和正常的排尿控制。

（一）伴发畸形

尿道上裂的伴发畸形最明显的就是外生殖器的异常、耻骨分离和尿失禁。1952 年 Campbell 报道了 11 例尿道上裂伴左肾不发育；Arap 综述 38 例尿道上裂中有 1 例肾不发育和 1 例异位肾。在完全的耻骨下型的尿道上裂，其输尿管膀胱连接部的发育是有缺陷的，输尿管反流的发生率可以达到 30%~40%。1995 年 Johns Hopkins 医院 Ben-Chaim 报道 15 例完全尿道上裂男孩的膀胱输尿管反流的发生率较经典型膀胱外翻低（82%：100%），其可能的原因是尿道上裂病人的 Douglas' 窝不及膀胱外翻的深和大，输尿管进入膀胱的路径比较斜。尿道上裂腹股沟斜疝的发生率为 33%，也明显低于膀胱外翻。

（二）手术治疗

外科手术的目的是重建阴茎和尿道，对于合并尿失禁的患儿需要手术改善尿控。1922 年 Young 报道了第 1 例成功治疗的男孩完全尿道上裂尿失禁，其后手术效果不断改进和提高。目前重建阴茎和尿道的手术方式经典的有 Cantwell-Ransley 术和 Mitchell-Bägli 术，尿控手术经典方法是 Young-Dees-Leadbetter 膀胱颈成形术。对于合并尿失禁的尿道上裂患儿手术采用一期修复和分期修复的方法。对于分期手术历史上 Kramer 和 Arap 等是先做膀胱颈重建，后做尿道上裂尿道成形。其后 Gearhart 等发现先做尿道上裂成形术可以增加膀胱容量，避免膀胱扩大，从而把膀胱颈重建放到了尿道成形之后进行。在小膀胱的病人中尿道上裂成形术后 18 个月平均可以增加膀胱容量 95ml，膀胱颈重建后尿控可以达到 87%。1995 年 Ben-Chaim 报道，完全性男孩尿道上裂成形术后 18 个月膀胱容量增加平均 42ml，随访膀胱颈重建平均 9 个月后 11 例中的 9 例病人（82%）获得尿控。

尿道上裂和膀胱外翻一样，膀胱容量是影响最终尿控实现与否的重要因素。膀胱颈重建前膀胱容量大的病人其尿控的获得率高（71%：20%），其尿控的实现一般出现在术后 2 年内。尿道上裂的病人有比较坚固的耻骨联合内韧带，充填在耻骨联合之间，病人一般不需要截骨。当孩子 4~5 岁时，膀胱容量可以达到 100ml，这时可以同时进行 Young-Dees-Leadbetter 膀胱颈重建手术和膀胱颈悬吊，以及输尿管再植。

对阴茎成形来说，一定要充分矫正阴茎背曲，切断阴茎悬韧带，将阴茎海绵体从耻骨下支上分离下来以延长海绵体，有时候还需要切开海绵体，按 Cantwell-Ransley 方法将切面吻合或者进行补片来延长海绵体，将海绵体内旋以矫正阴茎背曲。

1. 尿道上裂的阴茎和尿道重建　尿道上裂尿道成形的方法有很多。目前广泛使用且疗效显著的有以下两种：

（1）改良的 Cantwell-Ransley 术：手术将尿道板和阴茎海绵体游离，但保留尿道板与阴茎头的连接，以保证尿道板血供；在两侧阴茎海绵体背曲最严重处横行切开，各形成一个菱形创面，通过将阴茎海绵体内旋，两侧菱形切口对边缝合并拢的方式，纠正阴茎背曲；海绵体内旋时顺势将成形尿道转移至腹侧，纠正了阴茎体解剖结构异常；通过 IPGAM 方式，将尿道开口转移至偏阴茎头腹侧的尖端正位。

术后并发症主要包括尿道皮肤瘘、尿道狭窄等。Gearhart 等 93 例和 Ransley 等 75 例的尿道上裂及膀胱外翻治疗中，尿道皮肤瘘发生率分别为 4% 和 23%、尿道狭窄发生率分别为

5.3% 和 10%。其病例中包括因手术并发症再次手术、采用膀胱外翻外侧皮瓣重建尿道板，以及早期未充分游离阴茎头翼和尿道板的病人。尿道皮肤瘘易发生在冠状沟和阴茎根部，尿道狭窄易发生在尿道板卷管和膀胱外翻外侧皮瓣重建尿道的吻合口处。在 5 项近年研究中，经充分游离阴茎头和尿道板，首次手术的单纯尿道上裂尿道皮肤瘘和尿道狭窄发生率分别为 0~13% 和 0~2.5%。国内近期的一篇报道 16 例没有发生尿道皮肤瘘和尿道狭窄的病例，作者认为以下因素至关重要：①术中利用原尿道板重建尿道；②将重建的尿道转位至阴茎腹侧，使成形尿道缝合处紧贴并拢的阴茎海绵体腹侧；③冠状沟处尿道海绵体也与阴茎海绵体完全分离，仅保留最远端 1cm 左右的尿道海绵体和阴茎头组织保持连接，如此在冠状沟处也有阴茎海绵体覆盖成形尿道，并且阴茎头翼游离彻底，组织多，可以双层缝合；④保留尿道海绵体完整性，尿道海绵体没有离断面，没有大量出血，减少了形成血肿、造成感染的风险，同时尿道板血供好。术后阴茎外观也是评价尿道上裂手术效果的一个重要指标，包括阴茎伸直程度、阴茎外露长度、阴茎和阴茎头形态等。Gearhart 和 Ransley 等团队报道的阴茎外观总体满意度为 84%~93%，国内陈方团队报道的满意度为 88.9%。

（2）Mitchell and Bägli 术：手术类似 Cantwell-Ransley 术，但是术中将尿道板、双侧阴茎海绵体三者完全游离，然后将双侧阴茎海绵体内旋并拢，龟头并拢成形。再将尿道板卷管后移至成形的海绵体腹侧，按照处理尿道下裂的方式治疗。特别适用于因为尿道板原因造成阴茎严重背曲的病例。Zaontz 等报道了来自 4 个中心的 17 例病人阴茎背曲得以纠正，勃起功能得以保留，尿道位于阴茎腹侧，外观满意。2001 年 Caione 等报道了他们采用阴茎海绵体分离和会阴肌肉复合体重新在中线合拢处理尿道上裂的方法，其无需膀胱颈重建即可获得尿控。Hafez 等报道了 3 例孤立的阴茎耻骨尿道上裂在青春期后进行阴茎海绵体分离手术，外观效果好，尿道开口位于阴茎头尖端。Kibar 报道了对完全型尿道上裂采用阴茎海绵体分离的方法，其并发症在可以接受的范围内，不像膀胱外翻，其没有阴茎头和海绵体的缺血坏死。

2. **尿道上裂的尿控手术**　孤立尿道上裂病人的尿失禁也采用改良的 Young-Dees-Leadbetter 膀胱颈成形进行处理，82% 的男孩可以获得尿控。像膀胱外翻一样，尿道上裂尿道成形术后增加了膀胱出口阻力和膀胱容量，然后进行膀胱颈重建，但尿道上裂的膀胱容量增加要多于膀胱外翻的，所以其尿控的获得率也高。尿道上裂的膀胱顺应性更好、对膀胱颈重建的效果也明确。尿道上裂男孩膀胱颈重建后获得最初尿控的平均时间是 90 天，而膀胱外翻是 110 天。这与膀胱外翻的膀胱是暴露于子宫内的羊水中，及膀胱颈重建时有膀胱关闭手术残留的瘢痕组织等有关，所以尿道上裂的膀胱在膀胱颈重建后扩大的潜力更大。

对尿道上裂尿失禁的处理还有其他一些方法，如 Duffy 等报道了 12 例 3~7 岁的尿道上裂 Cantwell-Ransley 术后病人进行经膀胱镜黏膜下注射塑料微球治疗尿失禁。总共治疗 24 次 83ml 的微球注入后尿道的 59 个点，平均随访 10.8 个月。3 例病人（25%）完全控尿，6 例改善，3 例无效。Duffy 认为注射可以替代膀胱颈重建。1995 年 Ben-Chaim 报道在膀胱颈黏膜下注射胶原可以改善完全型尿道上裂的压力性尿失禁，可作为膀胱颈重建后效果不好的辅助治疗方法。2009 年 Kibar 用膀胱颈注射治疗了 12 例完全型尿道上裂，仅 1 例有效。通常认为尿道上裂病人的尿道延长和前列腺增大可以增加出口阻力，当孩子发育后可以改善尿失禁，但是 Arap 等 1988 年报道尿控获得与青春期无关。

总之，对尿道上裂手术仔细规划和设计，在目前的情况下可以取得比较好的外观和功能效果，也可以保留生育能力。

二、女性尿道上裂

女性尿道上裂罕见，484 000 名女性病人中才有一例（图 14-3-2）。按照 1928 年 Davis 分型成：①外阴型，这型的尿道是正常的，仅尿道开口看上去比较宽大，但阴蒂分开，位置上比尿道开口的位置低；②耻骨联合下型，尿道前壁缺损，占长度的一半左右；③耻骨联合后型，整个尿道前壁缺损，括约肌没有形成环形结构，伴尿失禁。除了阴蒂分开，阴阜扁平、表面的皮肤薄而光滑，其下缺乏皮下脂肪组织，皮肤与耻骨联合的前面和下面紧贴。小阴唇发育不良，长度比正常短一半。所以当把大阴唇分开一点点就可以看到膀胱开口。耻骨联合一般是闭合的，阴道和内生殖器一般是正常的。

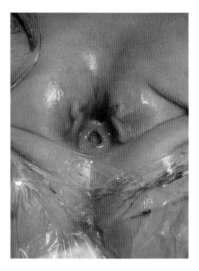

图 14-3-2　女性尿道上裂

由于罕见，许多医师没有认识，能够清楚从外观上辨识女孩尿道上裂较为困难，多数病人往往因尿失禁就诊。

(一) 伴发畸形

尿道上裂的输尿管膀胱连接部先天就有缺陷，输尿管往往偏于膀胱外侧，进入膀胱的行径比较直，往往有膀胱输尿管反流，其发生率为 30%~75%。因为没有阻力，膀胱小、壁薄。尿道重建后有了阻力，膀胱会生长发育，容量足够时可以进行膀胱颈重建。

(二) 手术治疗

女孩尿道上裂手术治疗的目标和男孩一样，①获得尿控；②保护上尿路功能；③外阴部的外观和功能重建。尿道和外阴的成形采用耻骨前黏膜样皮肤卷管延长尿道，并利用阴阜两侧皮下脂肪重建外阴形态。

尿控重建是一大挑战，有许多方法报道，但效果尚不令人满意。手术的目的是增加尿道阻力，但没有纠正失禁的尿道、膀胱颈和外阴部的解剖异常。重建尿控的方法有经阴道的尿道和膀胱颈折叠、肌肉移位、尿道折叠、尿道烧灼、膀胱肌瓣和 Marshall-Marchetti 膀胱尿道悬吊等。2000 年 de Jong 报道了尿道上裂女孩联合进行外生殖器重建和尿道重建，对膀胱颈部经皮悬吊，作者认为悬吊可以把膀胱颈部移到腹腔内。总共 4 例病人中 1 例获得尿控，2 例需要膀胱颈注射充填剂，1 例进行清洁导尿。Bhat 经会阴部进行尿道成形和肌肉层叠覆盖的方法使 2 例获得率完全控尿，1 例部分，1 例需要进行膀胱颈重建。

女孩尿道上裂的小膀胱问题类似膀胱外翻关闭手术后面临的情况。失禁的小膀胱无法成功进行输尿管再植和膀胱颈重建。按照 Johns Hopkins 医院分期治疗的经验，先进行尿道上裂修复可以增加膀胱容量，待孩子 4~5 岁时根据意愿，且可以配合进行尿控训练，同时膀胱容量也足够时再做膀胱颈重建应该是比较合理的选择。其女孩尿道上裂病例的膀胱容量可以超过 80ml，尿控可以达到 87.5%。尽管一些单中心小规模研究都报道生殖道和尿路系统同时重建效果满意，但 Johns Hopkins 医院坚持先进行尿道重建和外生殖器重建，到膀胱颈重建时膀胱容量可以达到 121ml。膀胱颈重建后病人很少需要进行膀胱扩大或者尿路改道。

（黄轶晨　陈　方　王朝旭）

参 考 文 献

［1］ BAIRD A D,GEARHART J P,MATHEWS R I,Applications of the modified Cantwell-Ransley epispadias repair in the exstrophy-epispadias complex.［J］.J Pediatr Urol,2005,1:331-336.

［2］ BAKA-JAKUBIAK M. Combined bladder neck,urethral and penile reconstruction in boys with the exstrophy-epispadias complex［J］. BJU international,2000,86(4):513-518.

［3］ DAVE S,GROVER V P,AGARWALA S,et al. Cystometric evaluation of reconstructed classical bladder exstrophy.［J］.BJU international,2001,88(4):403-408.

［4］ MITCHELL M E,BAGLI D J. Complete penile disassembly for epispadias repair:the Mitchell technique.［J］. The Journal of Urology,1996,155(1):300-304.

第十五章

原发性膀胱输尿管反流

正常的输尿管膀胱连接部具有活瓣样功能,只允许尿液自输尿管流入膀胱,阻止尿液逆流。因某种原因导致这种阀门样功能受损时,尿液逆流入输尿管和肾,这种现象称膀胱输尿管反流(vesicoureteral reflux,VUR),它可导致反复泌尿系感染、肾瘢痕、高血压、肾衰竭,因此需及时诊断及治疗。膀胱输尿管反流分为原发性和继发性两种。前者系活瓣功能先天性发育不全,后者继发于下尿路梗阻,如后尿道瓣膜、神经源性膀胱等。本节主要介绍原发性膀胱输尿管反流。

一、发病率

原发性膀胱输尿管反流在小儿泌尿外科较为常见。新生儿中发病率为1%,在尿路感染的小儿中发病率达30%~45%。原发性膀胱输尿管发病率也与种族、性别、年龄有关。白种人发病率三倍于黑种人;女孩发病率两倍于男孩;年龄小于2岁的发病率明显增高。合并尿路感染的患儿中VUR发病率与年龄有关:小于1岁:70%;4岁:25%;12岁:15%;成人:5.2%。

二、病因及病理

(一) 遗传学原因

流行病学调查发现原发性膀胱输尿管反流存在家族遗传性,是多基因常染色体家族性疾病,它的发病率只有1%,但在膀胱输尿管反流患儿的后代中发病率达27%,其兄弟姐妹中达36%。双胞胎中达80%。膀胱输尿管反流的基因位点尚未尽知,有学者猜测与基因突变导致膀胱内输尿管黏膜下段缩短有关,虽然用了许多方法寻找基因位点,但最终都失败了,目前主要有6个候选基因位点:AGTR2、HNF1B、PAX2、RET、ROBO2、UPKA3。

(二) 组织学原因

1. 胚胎时期输尿管远端发育异常引起 组织学研究认为输尿管远端组织学改变,可能为发病原因。组织学研究认为远端平滑肌纤维减少,胶原纤维增多,导致输尿管蠕动功能减弱而致尿液逆流,另一种理论认为输尿管卡哈尔间质细胞缺少导致输尿管蠕动异常而致反流。文献报道已经证实这两种理论,但是否与反流存在直接关系尚需验证。

2. **输尿管膀胱壁内段发育异常引起**　解剖学发现输尿管全长的肌层几乎都是由松散的、不规则的螺旋形肌纤维构成,仅有膀胱壁段的肌纤维为纵行排列,进入膀胱后肌纤维呈扇形构成三角区肌肉的浅层,并向前延伸达精阜部的后尿道。当输尿管穿入膀胱壁时,由一纤维鞘(Waldeyer)包绕,此鞘在膀胱外固定在输尿管外膜上,下行附着在三角区的深层,输尿管位于其中,该结构可使输尿管适应膀胱的充盈和空虚状态。穿过壁层进入膀胱腔内的输尿管段,位于膀胱黏膜下,并开口于膀胱三角区。输尿管膀胱连接部的阀门样作用,取决于膀胱内黏膜下段输尿管长度,和三角区肌层维持这个长度的能力;另一方面是逼尿肌对该段输尿管后壁的,足够的支撑作用。当膀胱内压上升时,黏膜下段输尿管被压缩而不产生反流,这种机制是被动的。也有主动的方面,如输尿管的蠕动能力和输尿管口的关闭能力,在防止反流中也起一部分作用。当黏膜下段输尿管纵行肌纤维有缺陷,致使输尿管口外移,黏膜下段输尿管缩短,从而失去抗反流的能力。正常无反流时,输尿管黏膜下段长度与其直径的比例为 5∶1,而有反流者仅为 1.4∶1。Lyon 等于 1969 年提出输尿管口形态异常是发生反流的原因,描述四种形态输尿管口,即火山口形、运动场形、马蹄形和高尔夫球洞形。除火山口形外,其他三型是不正常的(图 15-0-1)。

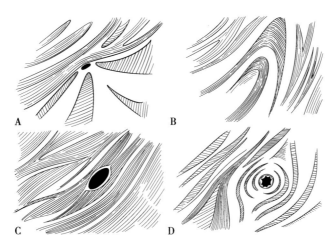

图 15-0-1　输尿管开口形态

A. 正常形态下呈火山口状;B. 运动场形,较正常位置偏外侧,伴有反流;C. 马蹄铁形,膀胱内输尿管的部分或多数输尿管口上下缘部分代以纵行肌纤维,黏膜下近端输尿管可有良好固定,但常较短,至少数年内常有持续反流;D. 高尔夫球洞形,其开口更靠外,缺乏膀胱内输尿管段,持续有反流。

三、临床症状

(一) 孕期

孕期超声可发现肾输尿管积水,约占所有产前肾积水 17%。但无法确诊膀胱输尿管反流。

(二) 出生后症状主要为以下几点

1. 反复尿路感染　脓尿,尿液浑浊,尿液化验有大量白细胞。发热,重者可伴嗜睡、无力、厌食、恶心、呕吐。Woodward 和 Holder(1976)评价 350 个患尿路感染的小儿,发现有反流的小儿中,90% 体温高于 38.5℃,在无反流的小儿中仅 40% 有同样的体征。

2. 疼痛　在婴幼儿无菌性反流可表现为肾绞疼,大儿童可明确指出在膀胱充盈或排尿时腰部疼痛,年长儿在并发急性肾盂肾炎时也有腰部疼痛和触痛。

3. 排尿排便功能异常　年长儿可因反流造成排便功能异常(便秘),排尿功能异常(尿频、尿急、排尿困难等),长期反流可造成肾瘢痕,可引起高血压、蛋白尿和慢性肾衰竭及生长发育障碍。

4. 无任何症状　体检时偶然发现。

四、诊断

(一) 产前诊断

主要依靠孕期超声监测肾积水变化。单肾积水患儿可在生后 1 周~1 个月内于专科医院检查;双肾积水建议生后立即行超声检查,排除下尿路梗阻继发膀胱输尿管反流可能。

(二) 产后诊断

1. 影像学检查

(1) 排尿性膀胱尿道造影(VCU):是确诊和反流分级精确有效的方法,称之为金标准,并可重复使用(图 15-0-2)。

凡有泌尿系感染反复发作的小婴儿和幼儿,均应做排尿性膀胱尿道造影(VCU)检查。但检查应在急性感染控制后 2~3 周进行,以免加重,甚至发生不易控制的泌尿系感染及感染性休克。

国际反流研究机构根据排尿性膀胱尿道造影将原发性膀胱输尿管反流分为五度(图 15-0-3):

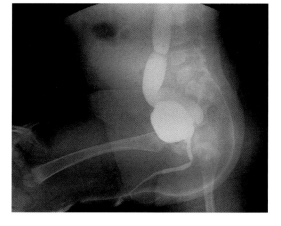

图 15-0-2　排尿性膀胱尿道造影
2 岁男孩,左侧膀胱输尿管反流,尿道显影好,膀胱形态可。

Ⅰ度:反流仅达输尿管。

Ⅱ度:反流至肾盂肾盏,但无扩张。

Ⅲ度:输尿管轻度扩张或/和弯曲,肾盂轻度扩张和穹窿轻度变钝。

Ⅳ度:输尿管中度扩张和弯曲,肾盂肾盏中度扩张,但多数肾盏仍维持乳头形态。

Ⅴ度:输尿管严重扩张和迂曲,肾盂肾盏严重扩张,多数肾盏乳头形态消失。

(2) 静脉肾盂造影:通过造影显示肾轮廓可很好地显示肾影形态,根据显影的时间、浓度、范围评估肾脏功能。肾盏变钝、输尿管扩张可能是膀胱输尿管重度反流的表现。

(3) 超声:超声可计算肾实质厚度和肾生长情况。并可作为常规筛查,及作为诊断明确后常规随诊检查手段。

(4) 超声造影(contrast enhanced voiding urosonography,ce-VUS):原理是利用含气体微泡

的造影剂增加超声反射信号,使超声显像获得增强,进而为超声探头捕获。造影剂选用声诺维(SonoVue),造影剂经导尿管注入后,连续实时观察 5~10 分钟动态存储图像。然后嘱患儿做排尿动作,实时观察膀胱、输尿管及肾盂肾盏增强情况。在下腹部耻骨区域进行检查,在患儿排尿时显示膀胱颈和整个尿道,同时显示输尿管和肾脏,观察动态资料。如果超声造影剂出现在输尿管或肾盂,就可以诊断为膀胱输尿管反流(图 15-0-4)。

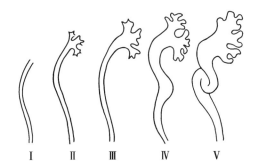

图 15-0-3 膀胱输尿管反流分度示意图

Darge K 用 ce-VUS 评价 VUR 程度的方法同 VCU。

Ⅰ级:仅限在输尿管检测到微泡;

Ⅱ级:微泡出现在肾盂,但无明显肾盂扩张;

Ⅲ级:微泡出现在肾盂,肾盂明显扩张,肾盏轻度扩张;

Ⅳ级:微泡出现在肾盂,肾盂、肾盏明显扩张;

Ⅴ级:肾盂检测到微泡,肾盂、肾盏严重扩张,输尿管扭曲,肾盂轮廓消失。

(5)放射性核素肾图:包括静态和动态扫描两种模式:静态扫描可显示肾瘢痕

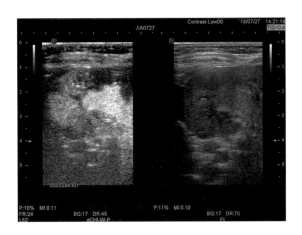

图 15-0-4 含气体微泡的造影剂反流至肾盂肾盏显影,部分肾实质显影,右侧气泡未充盈前,左侧气泡充盈后

情况,用于随诊病儿有无新瘢痕形成。动态扫描可比较手术前后的肾功能,并用于评价肾小球和肾小管功能。

反流使部分尿液在膀胱排空后仍停留在尿路内,并为细菌从膀胱上行到肾内提供了通路,因此反流常并发尿路感染,可表现为急性肾盂肾炎的临床症状和无症状的慢性肾盂肾炎。患反流的小儿中,有 30%~60% 发生肾实质瘢痕,肾瘢痕的程度与反流的严重程度成正比。Smellie 等将肾瘢痕分成四级:

第 1 级:仅有 1~2 个肾实质瘢痕。

第 2 级:较广泛、不规则的瘢痕,部分区域有正常肾组织。

第 3 级:全部肾实质变薄,伴广泛的肾盏变形。

第 4 级:肾萎缩。

2. **膀胱镜检查** 不作为常规检查,可在决定继续使用药物治疗之前,用以了解输尿管口的形态和位置、输尿管膀胱黏膜下段的长度、输尿管口旁憩室、输尿管是否开口于膀胱憩室内或异位输尿管口。

3. **尿动力学检查** 原发性膀胱输尿管反流可合并膀胱功能异常可达 50%~75%,因此尿动力学检查非常重要,可根据膀胱功能针对性用药。主要表现为:①膀胱漏尿点压力

$>40cmH_2O$；②膀胱充盈期逼尿肌收缩亢进；③逼尿肌-括约肌协同失调（排尿期）。但由于输尿管反流的存在，膀胱功能的检查结果会受到干扰。

五、反流的影响

（一）肾小球和肾小管功能

反流对肾功能的影响，与尿路部分性梗阻对肾脏的影响很相似。反流时上尿路回压增加，肾单位远端首受其害，因此肾小管功能受损早于肾小球。无菌反流影响肾小管的浓缩功能，且持续时间较长。感染对肾小管浓缩功能的影响，在感染根治后 6 周内恢复。但肾小球功能在有肾实质损害时受影响，并与肾实质损害的程度成正比。

（二）肾的生长

肾内反流合并生长障碍有不同的原因，一些可能是胚胎时期被抑制，如肾发育不全或肾发育不良同时合并反流；一些则是因反流引起的获得性生长障碍。Ibsen 等（1977）发现肾生长和持续反流的关系，长期反流的患儿发生肾脏不生长。Smellie 等（1981）发现大多数反流的患儿，用预防性抗生素控制感染，肾脏可以正常的比例生长。在 70 例反流的小儿中 100/111 肾生长是正常的，11 个肾生长障碍者中，10 个有反复泌尿系感染史。Mcrae 等（1974）发现，轻度反流肾生长发育正常，严重反流影响肾生长，明显肾瘢痕者，反流消失后肾仍可生长。但近代研究指出（Shimada，1988），75% 小肾在反流消失后仍保持其形态，恢复肾正常生长只是少数。单侧肾瘢痕可致对侧肾代偿性肥大。

（三）身体的生长

Dwoskin 和 Perlmatter（1973）报道一组反流病儿多有体重偏低。Merrell 等（1974）报道 35 例在经外科矫治反流后，身体生长改善。

（四）高血压

有肾瘢痕的反流病人，在成年后发生高血压的机会较高。高血压的发生与肾素有关，肾瘢痕越少，发生高血压的危险越小。患双侧严重肾瘢痕的小儿随访 20 年以上，18% 有高血压；单侧病变者为 8%。Wallece 等（1978）总结 166 例接受了成功的抗反流手术的病儿，术后 10 年发现 12.8% 患有高血压，这些病儿都有肾瘢痕。Torres 等（1983）评价了 67 个患双侧反流的成年人，其中 23 个（34%）病人有高血压，多数人有双肾瘢痕或肾功能不全。

（五）肾衰竭

肾衰竭随反流和肾瘢痕而发生，主要发生在患双侧肾瘢痕伴高血压的病人，佛罗里达大学统计 110 例因肾瘢痕行肾移植手术的小儿，发现 7%~10% 是反流患儿。

六、反流的自然过程

原发性膀胱输尿管反流，一般随年龄增长逐渐好转，可能是因膀胱内输尿管段和三角区肌肉的生长和成熟之故。反流自然消失由 Shopfner（1970）提出，认为与小儿的年龄和反流的程度有关。

Duckett（1988）报道在他们的研究中，如果患儿感染被控制，反流自然消失率Ⅱ度为 63%、Ⅲ度为 53%、Ⅳ度为 33%。Edwards 等（1977）发现，静脉尿路造影显示正常输尿管口径的小儿，85% 原发反流可自然消失。Birminghan 研究（1983）指出，患严重反流的小儿，随访 2 年，26% 有部分或完全消失。Skoog 等（1987）报道Ⅰ、Ⅱ、Ⅲ度反流在长时间的随访中，有完全相同的消失曲线,其中大部分年龄到 5 岁时,反流已全部消失。Billy 等(1982)报道一组病儿,年龄小于 5 岁有Ⅰ~Ⅲ度反流,随访 5 年的自然消失率,Ⅰ度为 82%,Ⅱ度为 80%,Ⅲ度为 46%。美国泌尿外科协会统计发现随着年龄增长,1 岁内 49.9% 可自愈,1~2 岁 52.0% 可自愈,2~3 岁 53.2% 可自愈。Lenaghan 分析一组 102 例反流病儿,42% 反流自然消失,其中单侧反流自然消失率是 65%,在双侧反流中,输尿管无扩张者,自然消失率是 50%,有输尿管扩张的仅有 3 例(9%)反流自然消失。感染和肾瘢痕并不直接影响反流的消失,但肾瘢痕多见于严重反流的病例,反流自行消失机会少。Ⅴ度反流不易自行消失,由于输尿管严重扩张,常被称为反流性巨输尿管。

影响反流自愈的因素:

(一)储尿期(低压)反流

膀胱储尿期膀胱内压力未增加或明显增加时,尿液储存期,大多数储尿不到 50%(低压反流)时便出现反流。可能与解剖结构发育异常有关(输尿管黏膜下段短,高尔夫球洞状),可通过 VCU 或结合 IVP 查看,仅 18% 左右自愈。

(二)与解剖结构发育异常有关(输尿管黏膜下段短,高尔夫球洞状)

输尿管黏膜下隧道有时可通过 IVP 或超声观察到,如隧道较短则自愈率低,另外输尿管膀胱开口正常情况下呈现"火山口"状,如呈现"高尔夫球洞"状则自愈率低。

(三)重度反流

通过追踪随访、回顾性分析均发现反流度数越高自愈可能性越低。

(四)双侧

双侧反流自愈率低于单侧,这与概率学有关,与发病机制关系不太大,但有学者认为双侧反流膀胱功能异常概率增加,进而使反流自愈率下降。

(五)膀胱功能异常

膀胱功能异常表现为逼尿肌及括约肌功能不稳定,导致膀胱内高压增加反流,继而导致自愈率下降可能。

七、治疗

(一)药物治疗

原发性膀胱输尿管反流,许多小儿可随生长发育可自然消失。无菌尿的反流不引起肾损害,因此可长期应用抗菌药物治疗,预防尿路感染,防止炎症损害肾脏,也为反流自然消失赢得时间。

所选择的药物应当是抗菌谱广、易服用、价廉、对病儿毒性小、尿内浓度高、对体内正常菌群影响极小的抗菌制剂。抗菌药物的使用应以其最小而足以控制感染的剂量。感染发作时使用治疗量,感染被控制后改用预防量,预防量应为治疗量的 1/3~1/2,这样很少引起副作用。预防量睡前服用,是因夜间尿液在体内存留时间最长,更易引起感染。服药时间一直持续到反流消失为止。

药物治疗期间,应定期随诊观察。每 3 个月做一次体格检查,记录身高、体重、血压。实验室检查包括尿液分析、血红蛋白、白细胞计数等,每年行一次肌酐清除率检查。以上检查也要根据病儿的病情随时调整。为了解尿液是否保持无菌,每 1~3 个月做一次尿培养,细菌培养阳性者,应相应地调整治疗。静脉尿路造影在感染控制后 18~24 个月重复检查,如有感染发作,应于近期内重复检查。排尿性膀胱尿道造影在诊断后 6 个月重复检查,以后大约间隔 12 个月重复一次,以后的检查也可改用放射性同位素膀胱造影。

尿动力结果提示膀胱功能异常的原发性反流患儿不主张积极手术,应先改善患儿的排便功能,同时根据尿动力检查结果针对性用药改善膀胱功能。这种膀胱功能异常的患儿出现泌尿系感染概率非常高,同时术后复发反流可能性非常大。治疗主要包括改善便秘药物、排尿训练、盆底肌训练等等,必要时抗胆碱能神经药物治疗。

（二）评估排尿排便功能（膀胱直肠功能障碍,BBD）

需要在询问病史时详细询问患儿有无尿频、尿急、排尿时间延长、排尿困难、白天湿裤、阴茎/会阴疼痛、便秘或大便失禁。存在 BBD 的患儿 VUR 的自发缓解率低（31% vs 61%）,存在 BBD 的患儿在口服预防量抗生素过程中出现发热性泌尿系感染的概率大。

（三）按年龄选择性治疗

1. 小于 1 岁 VUR 患儿的治疗　小于 1 岁患儿 BBD 的发生率高,VUR 自发缓解率低,发热性 UTI 导致的并发症少

（1）有发热性 UTI 病史的患儿应持续预防量抗生素治疗（CAP）。

（2）通过筛查发现的无发热性 UTI 病史的Ⅲ～Ⅴ级患儿亦首先行 CAP。

（3）通过筛查发现的无发热性 UTI 病史的Ⅰ～Ⅱ级患儿亦可行 CAP。

（4）VUR 男婴可行包皮环切。

2. 大于 1 岁 VUR 患儿的治疗

（1）合并 BBD 患儿:应首先治疗 BBD,同时行 CAP。

（2）对 BBD 的干预应先于手术干预 VUR。

（3）治疗 BBD 的方法包括:行为疗法（排尿训练）、生物反馈（>5 岁）、抗胆碱能/α 受体阻滞药物、治疗便秘。

（4）不合并 BBD 的 VUR 患儿:可行 CAP,亦可对此类无反复 UTI 及肾皮质缺损的患儿进行密切观察等待,有 UTI 证据即时予以抗感染治疗。

（四）手术治疗

下列情况应考虑手术治疗:①年龄大于 1 岁,不能自然消失的Ⅳ～Ⅴ度反流;②较大的输尿管口旁憩室或输尿管开口于膀胱憩室内;③异位输尿管口;④膀胱输尿管反流和梗阻同时并存;⑤异常形态的输尿管口;⑥存在明显药物副作用;⑦药物治疗不能控制感染或不能防止感染复发;⑧肾小球滤过率下降;显著的肾生长抑制;⑨进行性肾瘢痕形成或新瘢痕形成;⑩药物不能耐受或家长要求手术治疗。以上 10 条每条均可作为独立的手术指征,但往往接受手术的患儿都符合其中多条。

1. 常用手术方法　抗反流的输尿管膀胱再吻合术,或称输尿管膀胱再植术,有多种术式,分为经膀胱外、经膀胱内和膀胱内外联合操作三大类。目前较常用的术式有下列几种:

（1）经膀胱内入路手术:传统开放手术方法。下腹部耻骨上腹横纹做横切口,横断腹直肌前筋膜,向上分离至脐下,向下分离至耻骨联合。保护好锥状肌。在中线分开腹直肌,以暴露膀胱。也可以在腹直肌前鞘白线中线打开。将腹膜向上推移,与膀胱顶部分开。沿中线向下打开膀胱至膀胱颈上 2cm。在膀胱顶部和膀胱壁两侧使用牵引线。盘状膀胱牵引器可以提供良好的暴露。在三角区找到输尿管开口,插入 3F 或 4F 导管做牵引和标记。在松解输尿管之前,可以在黏膜下注射 1∶200 000 的肾上腺素减少出血。采用针状电刀距输尿

管孔大约 1 至 2mm 的膀胱黏膜上做环形切口。输尿管的松解最好从 6 点方向开始,保护输尿管外膜,防止缺血性损伤。轻轻牵拉导管,用直角钳和电灼将输尿管从膀胱上分离出到膀胱外。注意保护好腹膜。对男孩,输尿管开口内侧肌层下是输精管,一定要识别,避免损伤。当输尿管可以无张力到达对侧膀胱时,可以依靠经验和实践,通过不同的手术方法,建立膀胱黏膜下隧道。

1)横向推进膀胱黏膜下隧道输尿管再植术(Cohen 术):1975 年 Cohen 报道的术式,将分离后的输尿管横跨三角区上方的横向黏膜下隧道,与膀胱黏膜吻合,起到抗反流作用(图15-0-5)。方法:用组织剪沿输尿管开口在三角区上方做横向推进黏膜下隧道,隧道长度与输尿管直径比例是 5:1。当只有一个输尿管再植时,隧道指向对侧输尿管开口上方。当两侧输尿管都再植时,可以在三角区上方做一个隧道供两条输尿管穿过,也可以做两个隧道。注意,如果隧道长度短,可以将输尿管向输尿管开口外上方移位,远离三角区,获得更大的扩展黏膜下隧道空间。也可以裁剪或者折叠输尿管,减小直径,缩短隧道长度。在隧道的起始部,要适当切开膀胱肌层,以免造成输尿管折角梗阻。输尿管黏膜袖口可以保留,并吻合到光滑的膀胱黏膜上。其中输尿管口一定要与膀胱肌层固定一针,防止输尿管回缩。开口应该能容纳直角钳头部以免狭窄。Cohen 手术简单,效果良好,成功率达 95% 以上,已经成为经膀胱内入路最常用的手术。Cohen 手术的缺点是新输尿管开口偏向外侧,影响逆行插管、输尿管镜置入。有人推荐经耻骨上膀胱造瘘、经膀胱镜放置导丝指导输尿管导管进入,或使用纤维输尿管镜等方法。

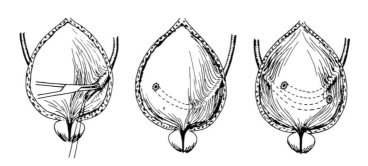

图 15-0-5 Cohen 输尿管膀胱再植术示意图

2)Politano-Leadbetter 手术(输尿管口上方隧道):1958 年 Politano 和 Leadbetter 报道了该术式。黏膜下隧道做在原输尿管开口上方(图 15-0-6)。优点是建立较长的隧道,适合重度反流。而且输尿管开口还在原来部位,不影响输尿管插管和将来可能的输尿管镜操作。缺点是输尿管易移位、形成折角、损伤膀胱后组织,操作比 Cohen 手术困难,所以后者应用更多。操作:膀胱内输尿管松解后,在原输尿管开口上方,相当于做隧道长度处切开。在Politano-Leadbetter 最早的描述中,用直角钳盲目经膀胱后方穿透膀胱后壁到新开口。这种操作容易穿入腹腔,损伤肠管、输精管、阴道或其他附近器官。后来改良的方法是用牵引线或牵引器牵拉开膀胱后壁,在直视下分离,输尿管从原开口退出再通过新切口进入膀胱。从新的切口和原开口之间建立黏膜下隧道。隧道长度也取决于输尿管直径,保证 5:1 比例(长:宽)。隧道需要足够的容积来保护输尿管的收缩。牵拉输尿管通过隧道至原开口固定。一定要做斜面吻合,避免狭窄。并且插 5F 导管通过输尿管,确认输尿管没有扭曲。输尿管再植无梗阻最确切的证据是在输尿管开口看到喷尿。

3）Glenn-Anderson 手术：1967 年，Glenn 和 Anderson 报道了该手术。输尿管分离方法同前。使用组织剪向膀胱颈方向建立黏膜下隧道，但开口和膀胱颈之间的距离限制了隧道的长度。他们在 1978 年又提出改良，通过切开原输尿管口附近的逼尿肌来建立更长的隧道。由于输尿管开口靠近膀胱颈，输尿管口远端的吻合较困难。该手术也有 98% 成功率（图 15-0-7）。

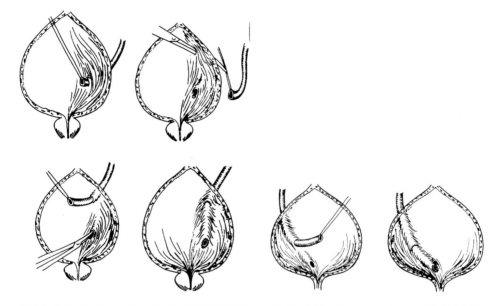

图 15-0-6　Politano-Leadbetter 手术示意图　　　图 15-0-7　Glenn-Anderson 手术示意图

4）Paquin 技术：Paquin 在 1959 年报道了结合膀胱内外入路的手术。特点是在膀胱外游离输尿管，避开了 Politano-Leadbetter 手术中分离输尿管的困难。治疗原发性膀胱输尿管反流的成功率超过 95%。操作：在膀胱外分离出输尿管膀胱交界部，结扎输尿管开口。将腹膜小心推移开，在原输尿管口上方直视下将直角钳戳入膀胱，建立新的开口。新开口处从远端将黏膜和逼尿肌分开，黏膜下隧道的长度根据输尿管宽度掌握，也按照 5:1 比例建立隧道。其余操作与 Politano-Leadbetter 技术相似。改良的 Paquin 技术特别适用于扩张明显的输尿管、复杂的和再植失败病例，因为该入路可以获得较长黏膜下隧道。

（2）经膀胱外入路：Lich 等（1961）在美国和 Gregoir 等（1964）在欧洲分别报道了经膀胱外入路输尿管再植手术。优点是膀胱没有打开，可以减少术后的血尿和膀胱痉挛。操作：输尿管从髂内动脉发出闭塞的脐动脉处穿过，这是识别输尿管很好的解剖标志。结扎闭塞动脉，下方就是输尿管。在输尿管进入膀胱处周围分离输尿管。从膀胱输尿管连接部向上切开膀胱肌层达膀胱黏膜，建立包埋输尿管的切口。将输尿管紧贴膀胱黏膜，从远端向近端缝合肌层，包埋输尿管。逼尿肌的关闭建立了黏膜下隧道。黏膜下隧道的长度根据输尿管宽度掌握，也按照 5:1 比例建立隧道。手术后有 20% 的尿潴留，多见于在双侧经膀胱外入路再植的儿童。原因可能是切开逼尿肌时过度使用了电灼，导致支配膀胱神经被破坏。有人研究发现盆神经丛主要位于输尿管膀胱连接部的背部和中部附近。较小的神经分支走行于输尿管外面薄层组织。可以通过紧贴输尿管分离、减少电灼的使用等可以来预防神经损伤。术后留置 Foley 导尿管 24~48 小时，一些作者甚至认为不需要留置尿管。如果出现尿潴留，通过留置导尿管或间断导尿，患儿在 1~2 周内可以排尿，这说明神经损害的可逆性。

（3）腹腔镜手术在抗反流中的应用：经腹腔镜手术有三种方式：经膀胱外入路再植、Gil-Vernet 技术和 Cohen 手术。腹腔镜输尿管再植的手术原则与方法和开放手术相同，区别只是入路。由于小儿盆腔小，视野受限制，经腹腔镜操作较处理上尿路困难。建立气膀胱、腹腔镜下分离输尿管、建立膀胱黏膜下隧道、缝合等技术需要长时间的学习曲线。机器人辅助腹腔镜较传统腹腔镜提供了更容易学习、掌握操作的平台，只是由于费用昂贵、设备少，在国内开展较少。

1）Gil-Vernet 技术：该手术方法很简单，于三角区中央切开膀胱黏膜，将两个输尿管口横向缝合，使开口向中央靠拢，相对延长输尿管黏膜下隧道。手术适应证少，只是限于输尿管反流程度轻，输尿管开口明显偏外的少部分病例，Okamura（1999）以及 Cartwright 等（1996）报道了成功率分别为 59% 和 62.5%。

2）经膀胱外入路再植：是腹腔镜下纠正输尿管反流最常用的手术。

操作步骤：①Trocar 放置：脐部放入腹腔镜，另外二到三个操作孔沿下腹横切口的中间和两端进入腹腔；②输尿管在盆腔边缘最容易辨认。横向切开腹膜，显露输尿管。膀胱镜下置入的输尿管导管可以帮助辨认输尿管，分离远端输尿管长为输尿管直径 5 倍左右；③建立隧道，使膀胱处于半充盈状态，通过腹壁悬吊膀胱。牵引线在逼尿肌做隧道方向牵拉。从远端开始切开逼尿肌。远端尽量使用剪刀，避免损伤膀胱神经。逼尿肌下的黏膜膨出不如开放手术明显，因为膀胱充盈相对少，也被气腹挤压；④输尿管放置在新隧道中，在最接近末端处固定输尿管，从输尿管口远端开始缝合逼尿肌，包埋输尿管。缝合完成后，松开膀胱牵引线，充盈膀胱，观察输尿管，以确认没有成角或扭曲畸形。膀胱内留置导尿到术后 12~24 小时。

3）内镜下跨三角区再植（Cohen 手术）：为了避免干扰腹腔和儿童盆腔小带来的操作不便，Yeung 等（2005）最早描述了用标准腹腔镜设备建立气膀胱，再做 Cohen 再植手术。Peters 和 Woo（2005）随后报道了用机器人辅助技术帮助建立黏膜下隧道和输尿管吻合术。具体操作：①操作孔道放置：患者取仰卧位，双腿分开，做膀胱镜检查，充水。在膀胱镜直视下用牵引线经皮固定膀胱壁，防止膀胱顶切开时移位。取出膀胱镜，插入尿道管，建立气膀胱。二氧化碳气体充气压开始为 10mmHg，插入 5mm 的腹腔镜。在直视下切开两侧操作口。②输尿管的解剖：经输尿管开口插入输尿管导管，缝线固定做牵引。如开放 Cohen 手术一样用电钩分离输尿管至膀胱外。③建立膀胱黏膜下隧道：用电钩在对侧输尿管开口上方切开，黏膜下隧道从原输尿管开口向新裂口用剪刀潜行横向推进。保证隧道长度与输尿管直径比例是 5∶1。将输尿管穿过隧道与膀胱黏膜吻合。手术后留置导尿管 24 小时。

（4）内镜下输尿管口旁注射某种物质：通过内镜下输尿管口旁注射某种物质来治疗反流已有 10 余年的历史。即使用一种特制针头，经膀胱镜在输尿管开口旁的黏膜下注入一定量的生物合成微粒悬液，使输尿管口适当紧缩，以阻止反流。近年来注射技术的成功率已达 90%，但远期效果有待观察。最早应用 Teflon 注射，但注射的 Teflon 可渗入血流，引起生命器官的栓塞，或注射局部形成肉芽肿。因此人们在不断寻找其他物质，如牛胶原（Collagen）、Deflux（葡聚糖颗粒和 1% 的高分子透明质酸钠各半混合的悬液）、软骨细胞、生物玻璃微球、固体硅胶悬液等。学者们仍致力于寻找理想的生物材料，以实现轻中度反流治愈的目的，以避免长期服用抗生素,国内尚未广泛开展此技术。

2. **输尿管再植手术一些注意事项** 对于输尿管再植手术病例一定要明确膀胱功能是否正常,因为相当一部分再植术后并发输尿管反流或者输尿管狭窄的病例都伴有膀胱功能异常。分离远端输尿管要足够松弛,没有张力。建立膀胱黏膜下隧道长度与输尿管直径比例尽量达到 5∶1。如果输尿管直径过大,需要采用输尿管裁剪,或者折叠的方法减少输尿管管径,保护好输尿管的血管供应。注意男孩的输尿管进入膀胱内侧有输精管,分离时避免损伤。输尿管通过黏膜下隧道时防止扭曲、成角或缠绕,还要防止输尿管黏膜吻合处狭窄。保证对输尿管的肌肉支撑,以获得有效的抗反流机制。要轻柔地处理膀胱,减少术后血尿和膀胱痉挛。

不管是做开放还是腹腔镜手术,对于这两种手术方法,手术指征与主要操作是一样的。选择何种手术方法需选择合适病例进行,选择术者擅长手术方法进行,手术安全成功有效最重要,切忌盲目操作。

3. **术后合并症** 最常见的术后合并症是未能消除反流,其次是新的输尿管膀胱交界处术后梗阻,这可能是由于输尿管血液供应的破坏或输尿管穿入膀胱壁段扭曲所致。也可有术后反流和梗阻并存。如果反流手术后肾积水改善不明显,还要注意有无合并肾盂输尿管连接部梗阻。

4. **术后随访** 超声检查是排除术后梗阻的最好方法,术后 4~8 周即可应用,术后 2~4个月可做排尿性膀胱尿道造影了解有无反流和憩室存在,静脉肾盂造影了解有无梗阻存在,如检查结果正常,1 年后再复查,若仍无反流者,以后不需复查。应用超声检查随访肾结构,肾输尿管积水进展,放射性核素肾脏显像可用于随访肾瘢痕进展。

(韩文文)

参 考 文 献

[1] 白继武.原发输尿管反流//黄澄如.实用小儿泌尿外科学[M].人民卫生出版社,2006,292-306.

[2] ANTOINE E KHOURY,DARIUS J BAGLI. Vesicoureteral reflux In Wein AJ,eds[C]. Campbell's Urology,10th ed,Philadelphia,WB Saunders,2012,3267-3309.

[3] PAPADOPOULOU F,NTOULIA A,SIOMOU E,et al. Contrast-enhanced voiding urosonography with intravesical administration of a second-generation ultrasound contrast agent for diagnosis of vesicoureteral reflux:prospective evaluation of contrast safety in 1 010 children[J]. Pediatr Radiol,2014,44(6):719-728.

[4] SCHRODER A. Vesicoureteral reflux:Watchful waiting,surgery or antibiotic prophylaxis[J]？ Urologe A,2017,56(9):1158-1163.

第十六章

尿 道 异 常

第一节　尿道缺如及先天性尿道闭锁

尿道缺如及先天性尿道闭锁(urethral agenesis and atresia)常合并其他严重畸形。尿道缺如或闭锁会使产前胎儿尿液潴留于膀胱内,导致膀胱膨胀,压迫脐动脉,造成胎儿循环障碍,故多为死产。有些因合并膀胱外翻、脐尿管瘘或直肠膀胱瘘,因尿液可排出而存活。

尿道闭锁预后取决于闭锁部位。如为后尿道闭锁,与尿道缺如相同,多数病例于产前或生后不久死亡。前尿道闭锁尤其靠近尿道外口,上尿路受回压影响较轻,可行尿道造瘘术,日后再考虑尿道成形术。

先天性尿道狭窄较为罕见,其病理及临床表现类似后尿道瓣膜,常可导致羊水过少、双侧肾盂输尿管积水及膀胱扩大。新生儿先天性尿道狭窄早期处理与后尿道瓣膜相同,应行膀胱造口或造瘘。治疗方法取决于尿道狭窄段长度及狭窄的程度,狭窄段较短,可行尿道扩张、内切开、狭窄段切除吻合等;如狭窄段长,需要做尿道成形。这些尿道畸形即使能够修复尿道,还容易合并膀胱功能异常,甚至远期需行尿流改道。

(杨　洋)

第二节　尿 道 重 复

尿道重复(urethral duplication)很少见。按两个尿道排列位置可分为上下位或称矢状位尿道重复,及左右并列位尿道重复两种类型,而以前者多见。两个尿道中多是一个位置正常,另一个发育差,又称副尿道。临床上多表现为排尿困难、泌尿系感染、尿失禁、排尿分叉等,也可无症状。可以合并尿道下裂、尿道上裂、膀胱外翻等畸形。有梗阻、失禁、感染症状的尿道重复应注意常合并膀胱功能不佳,需要做尿动力检查。

尿道重复类型非常多,但有一定规律,如上下位尿道重复中副尿道往往在正常位置尿道的背侧。按尿道外口数量可分为:外阴部有两个尿道口为完全性重复尿道;有一个尿道口为不完全性重复尿道。最常用的是 Effman 等(1976)分型(图 16-2-1):

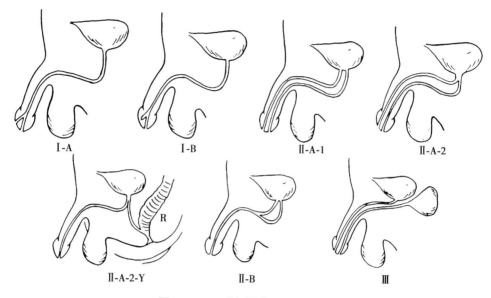

图 16-2-1　重复尿道 Effman 分型

Ⅰ型:不全性尿道重复(副尿道一端是盲端)。

A. 副尿道开口于阴茎背侧或腹侧,与膀胱、尿道不相通(最常见类型),图 16-2-2。

B. 副尿道开口于尿道,另一端呈盲端终止于尿道周围,经常与尿道憩室混淆。

Ⅱ型:完全性重复尿道。

A. 两个尿道口:①两个分别发自膀胱互不交通的尿道;②其中一个尿道发自另一个尿道,但尿道开口不同;

B. 一个尿道口:两个尿道起源于膀胱或后尿道,远端汇合成一个尿道。

Ⅲ型:重复尿道是骶尾部重复畸形的一部分。

重复尿道中以ⅠA 最常见。最常见的完全性重复尿道是ⅡA②。在Ⅱ型中发育差的副尿道多位于发育相对好的主尿道背侧。副尿道多发自前列腺部尿道。

重复尿道的一种特殊类型是副尿道于前列腺部尿道分叉,开口异位于会阴或肛周,而正常位置的尿道发育差或闭锁,称为 Y 型重复尿道,由于有膀胱颈括约肌控制,无尿失禁(图16-2-3)。

重复尿道的确诊主要靠排尿性膀胱尿道造影(图 16-2-4)和膀胱尿道镜检查。通常只有主尿道可以通过内镜。

对于无症状、不影响外观的重复尿道不必处理。否则需要切除副尿道,或切开重复尿道间隔,保证正常位置的尿道通畅。

Y 型重复尿道需和尿道直肠瘘或尿道会阴瘘相鉴别。如为重复尿道,则病理表现为移行上皮细胞,如为尿道直肠瘘或尿道会阴瘘则病理表现为复层扁平上皮细胞。对于 Y 型重复尿道的治疗很困难,需将会阴或肛周的尿道口经分期尿道成形术前移至阴茎头,一般应用带蒂岛状包皮瓣尿道成形术。还要注意关注膀胱功能。

并列位尿道重复少见,一般发生在重复阴茎的病例中,而且往往并发重复膀胱。

女性尿道重复罕见。分为两种类型:①主尿道于会阴,副尿道于阴蒂下;②两个尿道均

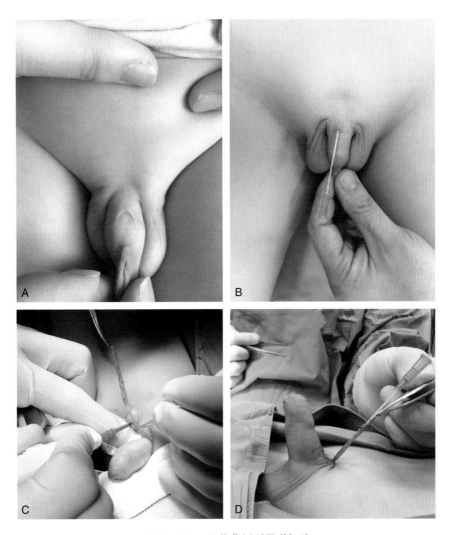

图 16-2-2　阴茎背侧副尿道切除

A.阴茎背副尿道;B.阴茎背副尿道标记;C.阴茎背副尿道分离;D.阴茎背副尿道分离后

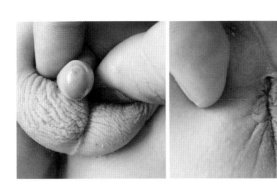

图 16-2-3A　Y型重复尿道,阴茎头以及直肠前壁均可见尿道口

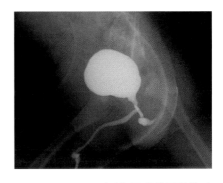

图 16-2-3B　Y型重复尿道排尿性膀胱尿道造影

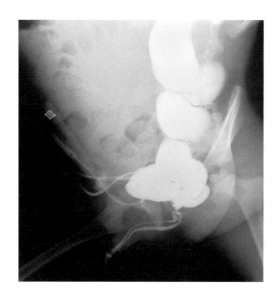

图 16-2-4　重复尿道 VCUG 造影表现

开口于会阴或阴道。前者稍多见。有症状者需做尿道成形术。

（屈彦超）

第三节　巨　尿　道

巨尿道（megalourethra）是指先天性无梗阻的尿道扩张，一般发生于阴茎体部尿道，发生率低，合并有尿道海绵体发育异常，有时也有阴茎海绵体发育异常。巨尿道可为独立的畸形，也常并发不同程度的尿道下裂及上尿路异常，尤其在 Prune-belly 综合征中常见。

巨尿道是由于胚胎期尿道皱褶处的中胚层发育不良所致，可分为两种类型：①舟状巨尿道，合并尿道海绵体发育异常。②梭形巨尿道，有阴茎、尿道海绵体发育不良。以上两种巨尿道均可伴有肾发育不良、肾发育不全，而梭形巨尿道更可因并发其他严重畸形而致早期死亡。

治疗应包括处理并发的上尿路畸形，对扩张的巨尿道进行裁剪、紧缩，使其口径与正常尿道相符。如果有严重的阴茎海绵体缺乏，要考虑是否做阴茎体整形重建甚至变性手术。

（杨　洋）

第四节　尿道瓣膜、憩室

一、后尿道瓣膜

（一）概述

后尿道瓣膜（posterior urethral valves，PUV）是男性儿童先天性下尿路梗阻中最常见疾病。发病率为 5 000~8 000 活产男婴中有一例，同时有报道，胎儿产前诊断为后尿道瓣膜的产妇中，46% 选择终止妊娠，提示本病发病率可能较上述数据更高。1769 年 Maorgani 最早于尸体解剖中发现瓣膜样的后尿道先天性梗阻，随后 Langenbeck 于 1802 年亦于尸体解剖中证实了本病。1919 年 Young 首先对本病做出了内镜下诊断,并进行了详细描述及合理分型。本病真正被广大医师认识是在 20 世纪 50 年代后期、60 年代初期因为排尿性膀胱尿道造影(VCUG)作为常用诊断方法以后。国内 1937 年施锡恩与谢元甫曾报道后尿道瓣膜 5 例。由于本病多起病早,见于新生儿、小婴儿,表现为呼吸困难、尿路感染、生长发育迟滞、营养不良等,经常被误诊为内科系统疾病,所以必须与内科医师密切合作,做出正确的诊断及治疗。首都医科大学附属北京儿童医院第 1 例后尿道瓣膜即是 1970 年在内科被发现。患儿 1 岁,以肺炎、呼吸衰竭、败血症治疗无效而死亡,经尸检发现后尿道瓣膜。此后,逐渐认识该病的诊断与治疗。1987 年黄澄如报道了国内例数最多的后尿道瓣膜。

后尿道瓣膜可分三型

Ⅰ型:最常见,占梗阻性后尿道瓣膜的 95%。形态为一对大三角帆样瓣膜,起自精阜远端,走向前外侧尿道,两侧瓣膜汇合于后尿道背侧中线,中央仅留一孔隙。可逆行插入导尿管,但排尿时,瓣膜膨大突入膜部尿道,甚至可达球部尿道,导致梗阻。瓣膜组织结构为单一的膜性组织,但瓣膜基底较肥厚,见图 16-4-1。

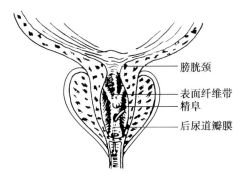

膀胱颈
表面纤维带
精阜
后尿道瓣膜

图 16-4-1 后尿道瓣膜Ⅰ型

Ⅱ型:黏膜皱褶从精阜走向后外侧膀胱颈,目前认为不造成梗阻,甚至有人否认其存在。

Ⅲ型:后尿道瓣膜Ⅲ型占梗阻性后尿道瓣膜的 5%。该类瓣膜可位于精阜远端膜部尿道的任何位置,与精阜并无关联,呈环状隔膜样,中央有一孔隙。瓣膜主要成分为黏膜。同Ⅰ型瓣膜一样,可逆行插入导尿管,但排尿时瓣膜膨出突入后尿道或球部尿道,造成梗阻。

Ⅰ、Ⅲ两类瓣膜的组织结构虽不相同,但临床表现、治疗方法及预后均无明显区别,甚至尿道镜检查也难以辨别。

后尿道瓣膜病因尚不十分明确,家族倾向不明显,但有同卵双胞胎均发病的报道。关于胚胎学机制目前有学者提出了以下几种假说,最早认为是尿道黏膜皱褶肥厚增生导致梗阻,后被认为是尿生殖窦膜退化不全所致,目前多认为是由于中肾管发育异常。

(二)病理生理学

后尿道瓣膜于胚胎形成早期就已出现,可引起泌尿系统及其他系统的发育异常及功能障碍。

1. 肺发育不良 胎儿尿是妊娠中、后期羊水主要来源。后尿道瓣膜的胎儿因肾功能差,排尿少,导致羊水减少。羊水过少妨碍胎儿胸廓的正常活动及肺在子宫内的扩张,造成肺发育不良。肺发育不良是后尿道瓣膜患儿新生儿期致死的主要原因,生后患儿常有呼吸困难、发绀、呼吸窘迫综合征、气胸及纵隔气肿,多死于呼吸衰竭,而不是肾衰竭及感染。

2. 对上尿路的影响

(1)肾功能异常:后尿道瓣膜患儿肾功能异常包括两方面病因,一是尿路梗阻,二是肾发育不良。尿路梗阻导致肾损害已经在各种动物模型中得到证实。梗阻所致尿路压力增高,可损害肾小管腔内细胞,影响肾集合系统,造成肾尿液浓缩功能障碍,尿量增多,尿比重下降,其尿量可以是正常尿量的 2~4 倍,即获得性肾性多尿症或肾性糖尿病。无论液体摄入量多少及有无脱水,尿液排出均增多,从而使输尿管逐渐扩张,同时也增加了膀胱容量。膀胱内压增高,加重上尿路的损害,形成恶性循环。在新生儿、婴儿期,由于胃肠功能紊乱及高热极易引起水、电解质失衡。肾性多尿症是因为肾集合管功能失调,所以抗利尿激素治疗无效,在某种程度上低盐饮食可控制多尿。

尽管关于后尿道瓣膜肾损害的病因中是否合并肾发育不良仍存在争论,但产前早期干预并未能明显改善后尿道瓣膜患儿肾脏远期预后,提示合并肾发育不良是肾功能异常的另一病因。超声检查肾脏回声增强、肾皮质变薄伴皮质内小囊泡及皮髓质边界不清高度提示肾发育不良。根据动物实验推测,在原始后肾胚基生成时,因尿路梗阻、反流使肾小管内压力增高而造成肾发育不良。也有人认为,肾发育不良的原因是中肾管旁的输尿管芽位置异常。Henneberry 及 Stephens 解剖亦发现在后尿道瓣膜患儿中,输尿管开口向外移位的病例出现肾发育不良的可能性大。总之,肾发育不良与胚胎发育有关。

(2) 上尿路扩张:后尿道瓣膜患儿持续增加的膀胱内压力势必会进一步向上传递,影响输尿管、肾盂,并最终影响肾单位,导致上述组织的形态及功能改变。临床上表现为不同程度的肾输尿管积水(图 16-4-2)。输尿管扩张一方面是由于膀胱功能异常直接向上传递的压力影响,另一方面是本病常合并膀胱输尿管反流。此外,进行性肾损害及肾发育不良导致的多尿亦会加重输尿管的扩张。治疗后尿道瓣膜后,部分患儿的肾输尿管积水有所减轻,但还有相当一部分患儿上尿路改变不明显,尤其经常伴有泌尿系感染时,其原因可能是尿道瓣膜切除后,膀胱功能异常未能改善。真正的膀胱输尿管连接部梗阻并不多见。

(3) 膀胱输尿管反流:50%~80% 的后尿道瓣膜合并膀胱输尿管反流(图 16-4-3),双侧反流多见于 1 岁以下婴儿,单侧反流与年龄无关。单侧反流多见于左侧,即使在右侧一般也较轻,容易恢复。

反流原因是膀胱压力增高,使输尿管口抗反流机制失调;输尿管口周围有憩室形成也是

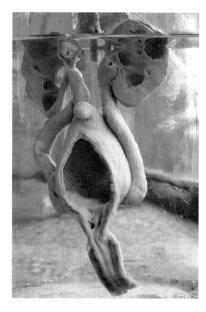

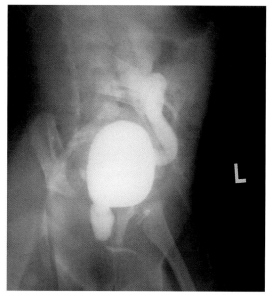

图 16-4-2　后尿道瓣膜继发肾积水,输尿管扩张病理标本,后尿道内可见瓣膜

图 16-4-3　排尿性膀胱尿道造影见后尿道瓣膜合并左侧膀胱输尿管反流

引起反流的另一原因。有些病例是胚胎期输尿管芽位置异常而引起反流。膀胱输尿管反流更加重了肾实质、肾小管的破坏，易发生反复泌尿系感染，造成肾瘢痕形成、远期高血压、肾衰竭等合并症。

（4）VURD综合征：1982年Hoover和Duckett发现后尿道瓣膜合并持续性单侧膀胱输尿管反流伴同侧肾发育不良的患儿，对侧肾脏多未被累及，肾功能得以保存，提出了VURD综合征（vesicoureteral reflux and dysplasia）的概念，即由同侧发育不良的肾脏承受升高的上尿路压力，通过pop-off机制保护对侧肾功能的假说。此概念提出后，pop-off现象可作为远期肾功能预后良好的因素的观点被广泛接受。然而，近年来关于远期肾功能预后的研究证实，VURD综合征并不能改善肾功能预后。亦有研究发现合并VURD综合征的患儿，对侧无反流的肾脏也很可能存在先天性肾皮质受损，提示远期预后不良。

3. 对下尿路的影响　后尿道瓣膜患儿膀胱功能障碍的发生率可高达75%~80%甚至更高，尿动力学主要表现为逼尿肌不稳定、膀胱低顺应性及膀胱安全容量小，晚期可表现为肌源性衰竭。继发于胎儿期尿路梗阻的膀胱肥厚导致排尿压持续增加，膀胱在代偿期尚可完全排空，但增高的排尿压导致膀胱壁组织病理改变，进一步增加排尿压并最终导致排空障碍，残余尿增多。1982年，Mitchell提出"瓣膜膀胱综合征"的概念，用以定义部分后尿道瓣膜患儿术后仍存在膀胱功能异常，导致肾输尿管积水不缓解和尿失禁的现象。瓣膜膀胱可能是由于瓣膜形成于膀胱胚胎发育前，导致膀胱出现组织学改变，包括平滑肌肥厚增生、胶原亚型比例颠倒、肌球蛋白含量改变、弹性纤维增加和细胞外基质沉积等，使膀胱壁较正常增厚，故膀胱收缩力及顺应性下降，进而导致充盈期膀胱内压力升高。尽管早期成功行瓣膜切除术，上述膀胱组织学改变依旧是不可逆的，可能最终导致后尿道瓣膜患儿膀胱功能异常。膀胱功能异常可使膀胱内压增高、残余尿量增多而导致肾输尿管积水无好转，最终导致肾功能恶化。后尿道瓣膜患儿伴随生长发育，尤其是青春期后，膀胱功能异常严重者肾功能更低下。多项研究证实合并膀胱功能障碍，是导致患儿晚期肾衰竭的主要原因。

瓣膜梗阻亦会导致后尿道扩张，膀胱颈肥厚以及精阜扁平伴射精管扩张，上述组织的病理改变通常随着远端梗阻的解除而恢复正常形态。

（三）临床表现

由于年龄和后尿道瓣膜梗阻的程度不同，临床表现各异。

随着产前超声的普及和技术水平的提高，相当一部分后尿道瓣膜可于产前被诊断或怀疑，所以如生后及时复查，即使无临床表现也可确诊。

新生儿期可有排尿费力、尿滴沥，甚至急性尿潴留，可触及胀大的膀胱及积水的肾、输尿管，有时即使尿排空也能触及增厚的膀胱壁。也可有因肺发育不良引起呼吸困难、发绀、气胸或纵隔气肿。肾周尿瘤或尿性腹水导致严重的腹胀，压迫横膈也可引起呼吸困难。尿瘤和尿性腹水统称为尿外渗，继发于后尿道瓣膜所致的尿路梗阻，后尿道瓣膜合并尿外渗的情况较少见，发生率为3%~10%。尿外渗发生机制包括肾盏穹窿或肾实质破裂所致的包膜外尿瘤、包膜下尿瘤或尿性腹水及膀胱破裂导致的尿性腹水。其中肾实质或/和肾窦破裂较常见，膀胱破裂罕见。关于尿外渗对患侧肾功能是否具有保护作用仍存在争论，有些研究认为尿外渗可提供pop-off机制，缓解尿路压力，减轻患侧肾发育不良的程度，远期肾功能预后良好。而亦有许多研究持相反意见，认为尿瘤，尤其是包膜下尿瘤会损害同侧肾功能，预示远期肾功能预后不良。梗阻严重的后尿道瓣膜的新生儿可有严重的泌尿系感染、尿毒症、脱水及电解质紊乱。

如在新生儿期未被诊断,至婴儿期可有生长发育迟滞、泌尿系感染或出现急性肾衰竭。很多婴儿因无特异性症状而被延误诊断。如因呕吐、营养不良被怀疑消化系统疾病;因败血症在内科查找感染源;因高血压、多尿而怀疑内分泌疾病等。

学龄期儿童多因排尿异常或泌尿系感染就诊。排尿异常表现为尿线细、排尿费力,也有表现尿失禁、遗尿。个别的儿童排尿症状不典型,影像学检查只见后尿道局部受压迫,但无典型尿道及继发的膀胱病变,亦不一定有残余尿;尿动力学检查可显示排尿压增高及尿流率降低,电灼瓣膜后排尿压及尿流率恢复正常,尿道形态也趋正常。

(四) 诊断

1. **超声**　随着产前超声检查的广泛应用,后尿道瓣膜及其他下尿路疾病的产前检出率明显提高。后尿道瓣膜症被检出率位于肾盂输尿管连接部梗阻、巨大梗阻性输尿管之后,居第三位。在产前检出的尿路畸形中,后尿道瓣膜症约占10%。超声检查具有诊断意义的特征性表现为膀胱壁增厚、膀胱腔增大,伴双侧肾输尿管积水;尤其是后尿道扩张呈"锁眼征"可进一步证实存在下尿路梗阻。"锁眼征"是后尿道瓣膜的典型特点。如果同时发现羊水量少,也可以协助诊断下尿路梗阻合并肾功能不佳。尽管产前可诊断下尿路梗阻,仍然注意与尿道闭锁、梨状腹综合征、双侧重度膀胱输尿管反流及双侧梗阻性巨输尿管相鉴别,多需在出生后早期行超声复查及排尿性膀胱尿道造影检查以确诊。妊娠24周以前即诊断后尿道瓣膜者往往预后差,妊娠24周以后诊断后尿道瓣膜、羊水减少不多的病例往往预后相对较好。

产后超声检查,会发现典型后尿道瓣膜患儿有双侧肾输尿管积水、膀胱壁肥厚、成小梁样改变,后尿道扩张。患儿排尿后复查超声可见残余尿量增多。

2. **排尿期膀胱尿道造影**　排尿期膀胱尿道造影(voiding cystoure throgmphy,VCUG)是可靠的、能确诊本病的影像学检查。VCUG可见膀胱输尿管反流,膀胱边缘不光滑、有小梁及憩室形成,膀胱颈肥厚,前列腺尿道伸长、扩张,尿道瓣膜有时可脱垂至球部尿道,梗阻远端尿道变细(图16-4-4)。

50%~80%的患儿合并不同程度膀胱输尿管反流,也可反流入生殖道。有的可见瓣膜影像。对于为了控制感染而留置导尿管引流的患儿,在不拔除导尿管的情况下做VCUG也可诊断后尿道瓣膜。手术后VCUG复查很重要,但要注意的是部分病例后尿道扩张要维持很长一段时间,所以要了解手术效果,应该结合尿动力学检查。

3. **尿道镜检查**　膀胱尿道镜检查往往安排在术前与手术同期进行。于后尿道可清晰地看见从精阜腹侧两侧发出的瓣膜走向远端,于尿道背侧汇合,在膜部尿道呈声门样关闭。尿道镜进入膀胱顺利,但退出经过瓣膜时有过门槛样梗阻感,通常可见到膀胱内有小梁及憩室形成。

4. **肾功能评价**　静脉尿路造影可了解肾功能及

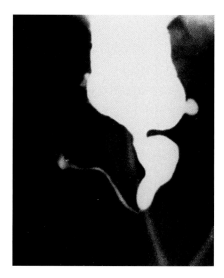

图 16-4-4　排尿期膀胱尿道造影见后尿道增宽,远端尿道变细,膀胱边缘不光滑,成小梁

有无肾输尿管积水,有时可清晰地观察膀胱形态及扩张的后尿道(图 16-4-5)。放射性核素肾扫描可定量了解分肾功能,尤其是手术前后对比肾脏功能恢复情况。对于合并膀胱输尿管反流的患儿应留置尿管,以最小化计算肾功能时的误差。此外,确诊后尿道瓣膜的患儿应行化验室检查,1 岁以内血肌酐最低值被认为是评价肾功能的重要指标。

5. **尿动力学检查** 由于大部分后尿道瓣膜病人都有膀胱功能异常,尿动力学检查非常重要。尿动力学检查可见逼尿肌不稳定、膀胱低顺应性及膀胱安全容量小、漏尿点压力异常。排尿时逼尿肌收缩增强以克服膀胱出口梗阻,尿流率降低,可于术前协助诊断下尿路梗阻。术后需定期复查,监测膀胱功能。

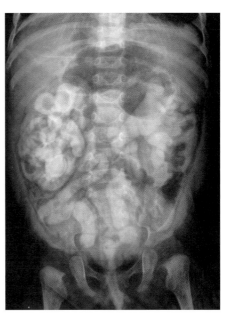

图 16-4-5 后尿道瓣膜引起双侧肾输尿管积水

(五) 手术干预

干预措施因年龄、症状及肾功能不同而异。早期主要治疗原则是纠正水电解质失衡,控制感染,引流及解除下尿路梗阻。

1. **经尿道镜瓣膜切除术** 目前,经尿道镜后尿道瓣膜电灼术是治疗后尿道瓣膜的首选术式。目标是解除下尿路梗阻,恢复膀胱正常的充盈与排空循环。具体方法:采用 8F 或 10F 尿道镜(大患儿可用更大口径)经尿道逆行插入膀胱,后退镜体至膜部尿道,冲水时可清晰看到瓣膜张开。主要电灼 12 点,再补充电灼 5 点及 7 点部位。也有主张电灼 4、8 点。因瓣膜薄且有张力,电灼后很快破溃、分离。注意保护尿道腹侧的精阜。切除时注意观察瓣膜的边缘位置,电灼过多可造成尿道狭窄,尤其 1 岁以下的患儿。对不能经尿道放入内镜的患儿可经膀胱造口放入,顺行电灼瓣膜。此法优点是在扩张尿道中能清楚观察瓣膜,对尿道创伤小。顺向切除瓣膜难度大、显露不满意。如后尿道过分伸长,内镜不能抵达瓣膜部位,可选用可曲性膀胱尿道镜。电灼时,采用钩状电刀最满意,环形电刀破坏面相对较大。经尿道内切开瓣膜后,复查 VCUG 尿道形态应该趋于正常(图 16-4-6)。

亦有人用钬激光、输尿管导管内插金属丝做电灼的方法。如果没有内镜,有人用绝缘电切钩(Whitaker 钩)切除瓣膜。但还是应首选经尿道镜逆行电钩切除瓣膜。

另外,还有经耻骨、会阴等入路切除瓣膜,用导尿管盲目扩张撑破瓣膜等办法,均因手术打击大、效果不确切而被淘汰。

术后至少应留置导尿管 24 小时。术后定期复查 VCUG。小儿一般状况改善较快,但尿路形态恢复要慢得多。随访观察膀胱是否排空,有无反复泌尿系统感染及肾功能恢复情况。对原有膀胱输尿管反流的患儿要观察反流是否改善或消失。

2. **膀胱造口术** 若出现患儿年龄过小,无合适尿道镜;持续肾功能不全;瓣膜切除术后或留置尿管后上尿路情况恶化;营养状况差,感染不易控制等情况,需先行膀胱造口或膀胱造瘘引流尿液。膀胱造口优点是不带造瘘管,减少了膀胱刺激症状及继发感染机会。短期膀胱造口旷置膀胱的患儿出现膀胱功能异常、导致顺应性下降的可能性不大。行膀胱造口

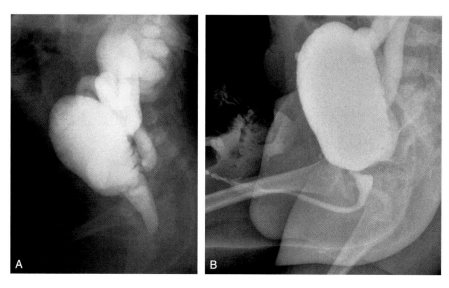

图 16-4-6　经尿道电切后尿道瓣膜手术前后
A. 手术前;B. 手术后。

术的患儿仍有膀胱充盈,手术仅降低了膀胱漏尿点压力,仍需膀胱收缩才能自造口处排出尿液。

具体方法:脐部与耻骨联合之间做下腹 2cm 横切口,剪除一片腹直肌前鞘,纵行分开腹直肌,在膀胱壁上缝牵引线,向上分离腹膜,游离膀胱顶部及后壁,通过脐尿管辨认膀胱顶部,暴露膀胱顶部,切开膀胱,将膀胱顶部外置,并固定于切除的腹直肌鞘边缘,缝合膀胱黏膜与皮肤,完成造口。手术关键步骤为将膀胱顶部拉至腹壁,避免术后膀胱后壁脱出。

3. **上尿路分流**　极少数患儿用以上引流方法无效,如果明确输尿管有梗阻需考虑做输尿管皮肤造口或肾造瘘。

后尿道瓣膜症的上尿路引流应用较少,主要因为:大量临床资料表明绝大部分患儿上、下尿路引流对于控制感染、改善肾功能效果无差异;后尿道瓣膜中输尿管梗阻很少;上尿路引流也有造成膀胱功能不良的可能;上尿路引流的护理较困难。

4. **包皮环切术**　后尿道瓣膜患儿的尿路感染会很快进展为肾盂肾炎和败血症,主要是由于合并膀胱输尿管反流、膀胱排空障碍和上尿路严重扩张。后尿道瓣膜患儿泌尿系感染的发生率为 50%~60%,远远高于无患病儿童 1% 的泌尿系感染发生率。有文献报道包皮环切术可降低 83%~92% 的感染风险,强烈建议后尿道瓣膜患儿预防性行包皮环切术。并且对于原发输尿管反流、保守治疗下仍反复出现发热性泌尿系感染的患儿,在考虑输尿管再植之前应先行包皮环切术。

5. **肾输尿管切除术**　肾输尿管切除术既往被认为是控制感染的适当干预措施。发育不良无功能的肾脏和扩张反流的输尿管被认为是导致感染和败血症的潜在风险,应预防性地予以切除。近来,膀胱排空和包皮环切术显著降低了泌尿系感染发生率,故很少考虑行肾输尿管切除术。若无功能肾脏反复出现泌尿系感染,可行肾切除术,保留扩张的输尿管,为之后可能进行的膀胱扩大术创造条件。

（六）并发症的处理

1. 膀胱输尿管反流　后尿道瓣膜患儿膀胱内压力升高所致梗阻引起膀胱输尿管反流，25%~40%的病人电灼瓣膜或膀胱造口后可自行消失；部分病人应用预防量抗生素治疗下可控制感染；还有部分患儿膀胱输尿管反流无改善，反复尿路感染。重度膀胱输尿管反流也有自愈的可能。有文献报道，合并膀胱输尿管反流与肾功能预后无相关性，提示无症状反流不应作为干预指征。有症状的合并膀胱输尿管反流患儿应注意是否存在残存的膀胱出口梗阻，是否合并膀胱功能异常。膀胱功能异常导致的膀胱内压增高，残余尿量增多，也是输尿管反流不能消失的因素，故术后应定期行尿动力学检查评估膀胱功能，改善膀胱功能也能使部分反流好转。对于膀胱功能正常、反复泌尿系感染的输尿管反流可以采用 Cohen 等方法做防反流手术。

2. 膀胱功能异常　后尿道瓣膜患儿膀胱功能障碍发生率可高达 75%~80%，合并膀胱功能障碍，是导致 PUV 患儿晚期肾衰竭的主要原因。有系统综述报道 1 474 名后尿道瓣膜患儿中，平均 17% 有尿失禁病史，而尿动力学检查提示平均 55% 的患儿存在膀胱功能异常，故后尿道瓣膜患儿在随访中需常规行尿动力学检查，了解膀胱功能。尿动力学检查经常发现膀胱低顺应性、逼尿肌不稳定、膀胱容量小、反射亢进；晚期可表现为肌源性衰竭，如膀胱肌肉收缩不良、排尿时腹压增高，残余尿量增多。注意测残余尿量时最好用 B 超，导尿管测定不准确，因为插管后降低了膀胱压力，上尿路内尿液涌入膀胱，增加了残余尿量。

关于膀胱管理，主要在于对家长和患儿的宣教以及行为训练。日间尿失禁在后尿道瓣膜患儿中并不少见，发生率为 7%~35%。尿道瓣膜的患儿年龄多很小，不建议家长过分强迫患儿进行排尿训练，并应告知家长患儿控尿功能发育会较正常儿童滞后。当排尿训练完成时，应嘱家长保证患儿有足够的液体摄入，养成定时排尿习惯，练习二次排尿。此外，生物反馈治疗及家庭盆底肌训练对改善膀胱功能也有帮助。

对行为训练无法改善的膀胱功能异常，根据尿动力学检查结果制定相应治疗方案。对膀胱低顺应性和/或逼尿肌过度活跃不稳定的患儿可应用抗胆碱类药物治疗。为了开放膀胱颈减轻排尿阻力可同时使用 α-肾上腺素能受体阻断剂治疗。对膀胱逼尿肌收缩不良、腹压参与排尿、残余尿量增多的患儿可用清洁间歇导尿，必要时可辅以夜间留置导尿。因膀胱颈抬高或尿道敏感难以进行清洁间歇导尿及夜间留置导尿的患儿，可行阑尾输出道可控性肠膀胱术。对经过以上治疗无效，膀胱顺应性差，安全容量低者，可用肠膀胱扩大术以改善症状。膀胱功能改善后上尿路积水有可能好转。

（七）产前干预

随着微创技术的发展，在 20 世纪 90 年代中期对怀疑下尿路梗阻的胎儿进行产前干预一度盛行。当产前超声发现染色体核型正常的胎儿出现羊水量减少、膀胱扩张和严重的肾输尿管积水，伴或不伴肾实质囊性变时即考虑进行产前干预。孕 20 周后可采集胎儿尿标本，尿钠低于 100mEq/L，尿氯低于 90mEq/L，渗透压低于 200mEq/L 及 β_2-微球蛋白低于 6mg/L 可能提示预后良好。

因肺发育不良是后尿道瓣膜患儿新生儿期致死的主要原因，故行膀胱羊膜腔分流解决羊水量减少，从而改善肺功能。分流术式较多，可行胎儿开放性膀胱造口、经胎儿镜于膀胱与羊膜腔之间放置分流管，亦有胎儿膀胱镜切除瓣膜的报道。早期文献报道羊水量恢复正常可防止肺发育不良，提高患儿存活率，然而因缺乏对照组，无法证明其有效性。近年来，有文献报道,下尿路梗阻中胎儿开放性膀胱造口与保守治疗的对照研究,但因缺少入组患儿及终止妊娠,最终每组仅有 12 例活产儿。研究显示分流组仅 28 天内生存率有改善,两组预后均不良,仅有 2 名患儿 2 岁时肾功能正常。而分流组因手术相关并发症和羊膜早破面临更高的流产风险。目前,膀胱羊膜腔分流的治疗效果、产前干预的指征和必要性仍有待观察探讨。

(八) 预后

随着对后尿道瓣膜症的深入认识以及产前诊断、治疗技术的提高,后尿道瓣膜症患儿死亡率已有明显下降,其中新生儿死亡率为 2%~3%。然而尽管产前诊断、早期干预,仍有 20%~50% 的后尿道瓣膜患儿最终进展为终末期肾病,因此对后尿道瓣膜症应长期随诊,注意有的患儿是在青春期或成年早期发生肾衰竭。后尿道瓣膜合并的肾发育不良或者发育异常造成的肾功能受损很难恢复。目前已知的影响预后的危险因素包括:诊断时年龄;肾发育不良伴或不伴膀胱输尿管反流;1 岁内血肌酐最低值;反复尿路感染和膀胱功能异常。尤其是膀胱功能对预后的影响越来越引起关注。

血肌酐最低值一直被认为是最简便预测肾功能预后的方法。1 岁内血肌酐最低值预测预后比 1 月内最低值更为准确;亦有报道治疗后 1 月血肌酐值可更准确预测肾功能。血肌酐 <0.8mg/dl 提示肾功能预后良好,血肌酐 >1.2mg/dl 提示具有较高风险进展为终末期肾衰竭。

诊断时年龄与远期肾功能预后的相关性尚未明确。有文献报道,1 岁前诊断的患儿 41% 肾功能预后差,而 1 岁后诊断肾功能预后差的患儿仅有 15%。有假说认为,有些患儿出现症状较晚的原因可能是由于瓣膜梗阻较轻。然而,亦有研究认为诊断年龄大的患儿具有更高的风险出现氮质血症、血肌酐值更高,远期肾功能预后差。

超声检查发现肾回声增强、肾实质囊性变和皮髓质边界不清亦提示肾功能预后差。有文献报道,1 月时血肌酐在 0.8~1.1mg/dl 的患儿,肾实质面积每增加 1cm^2 均会降低进展为终末期肾病的风险。

后尿道瓣膜病儿中约 12% 合并隐睾,其中 5% 为双侧,而且后尿道经常扩张。为此需要了解远期对生育及性生活的影响。Woodhouse 等(1989)曾随访了 21 个平均年龄 24.6 岁的后尿道瓣膜病儿。发现他们均有正常的性高潮,精液中的精子数基本正常,无逆向射精,只是精液较少而干。其原因可能是后尿道较宽大,射精前尿道内压力减低。

(九) 肾移植

后尿道瓣膜肾衰竭晚期须做肾移植。有报道合并膀胱功能异常的后尿道瓣膜患儿肾移植并发症发生率和移植物丢失率均显著升高。后尿道瓣膜患儿膀胱壁增厚可能增加输尿管梗阻的发生率,但并不会进一步增加移植物丢失及病人死亡风险。进行肾移植前应完善影像尿动力检查了解膀胱功能,通过夜间留置导尿及白天清洁间歇导尿改善膀胱功能不佳对于上尿路的影响。对于后尿道瓣膜患儿控制膀胱功能不良对上尿路造成的损害,肾移植同样可取得满意效果。

二、前尿道瓣膜及憩室

前尿道瓣膜是男性患儿中另一较常见的先天性下尿路梗阻疾病,可伴发尿道憩室,本病较后尿道瓣膜少见。William(1969)报道同期收治患儿中有 150 例后尿道瓣膜,17 例前尿道瓣膜,这也是国外前尿道瓣膜例数最多的报道,而国内黄澄如等报道最早、例数最多的 50 例前尿道瓣膜治疗(1990)。Firlit(1978)认为后尿道瓣膜发生率是前尿道瓣膜的 7 倍,也有报道认为前尿道瓣膜少于后尿道瓣膜 25~30 倍。首都医科大学附属北京儿童医院近 10 年同期收治后尿道瓣膜 153 例,前尿道瓣膜 35 例,认为前尿道瓣膜发生率高于文献报道。

(一) 病因与病理

前尿道瓣膜及憩室胚胎学病因尚不明确,有可能是尿道板在胚胎期某个阶段融合不全或是尿道黏膜和舟状窝上皮组织的异常联合,也可能是尿道海绵体发育不全使局部尿道缺乏支持组织,尿道黏膜因而向外突出。

前尿道瓣膜一般位于阴茎阴囊交界处,也可位于球部尿道或阴茎体部尿道。两侧瓣膜从尿道背侧向前延伸于尿道腹侧中线会合。同后尿道瓣膜一样不妨碍导尿管插入,但阻碍尿液排出,造成近端尿道扩张。有的伴发尿道憩室,前尿道瓣膜约 1/3 伴发尿道憩室。黄澄如等报道 50 例前尿道瓣膜中有 15 例伴发尿道憩室(图 16-4-7)。憩室一般位于阴茎阴囊交界处近端阴茎体部、球部尿道。

憩室分为两种:①广口憩室,若被尿液充满时,远侧唇构成瓣膜,伸入尿道腔引起梗阻;②有颈的小憩室,不造成梗阻,可并发结石而出现症状。以前者多见。憩室后唇不影响排尿。做尿道镜检查时仔细观察,前尿道瓣膜同样有不造成梗阻的后唇。前尿道瓣膜梗阻造成的泌尿系统及全身其他系统的病理生理改变与后尿道瓣膜相同,也可有膀胱功能异常。

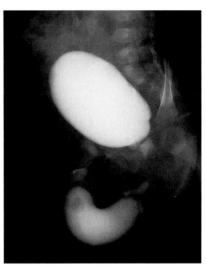

图 16-4-7 排尿性膀胱尿道造影见前尿道憩室

(二) 临床表现

患儿出现症状的年龄取决于梗阻严重程度。症状包括排尿困难、尿滴沥,膀胱有大量残余尿。如憩室被尿液充满时,可于阴茎阴囊交界处出现膨隆肿块(图 16-4-8),排尿后仍有滴沥,用手挤压肿块有尿排出。若并发结石可被触及。危重病儿临床表现与后尿道瓣膜相同。婴幼儿常有反复泌尿系感染、败血症、电解质紊乱、肾功能不全及尿毒症,表现为发热、脓尿、腹部肿块、生长发育迟滞,由此反而忽视排尿困难症状。

(三) 诊断

除病史、体检外,泌尿系 X 线平片观察有无结石。静脉尿路造影了解上尿路情况。重度前尿道瓣膜也常引起肾输尿管积水。静脉尿路造影及放射性核素肾扫描可了解肾功能、分肾功能。还应进行尿动力学检查。

排尿性膀胱尿道造影可明确诊断。造影显示阴茎阴囊交界处前尿道近端尿道扩张(图16-4-9),伴有尿道憩室者可见尿道腹侧憩室影像。梗阻远端尿道极细,可有膀胱输尿管反流及膀胱小梁及憩室形成。前述 50 例前尿道瓣膜中有 10 例膀胱输尿管反流,占 20%,发生率低于后尿道瓣膜。尿道镜检查能清晰地观察到瓣膜的形状、位置。

(四) 治疗

治疗方式应依据起病年龄、上尿路损害程度和前尿道畸形梗阻程度来决定。对于有电

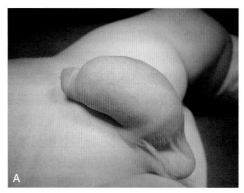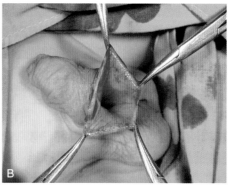

图 16-4-8　前尿道憩室
A. 术前外观;B. 术中切开憩室。

解质紊乱及泌尿系感染的患儿应对症治疗,留置导尿管引流下尿路。若上尿路损害严重,应先行膀胱造口或膀胱造瘘,待患儿一般状况改善后再处理瓣膜。对新生儿、小婴儿可先行尿道憩室造瘘,日后切除憩室,修复尿道。

若为单纯前尿道瓣膜可经尿道电灼瓣膜,简单有效。方法是:经尿道放入尿道镜,于前尿道清晰看到瓣膜,主要电灼 6 点处,也可以适当补充电切 4 点和 8 点。注意电灼 6 点时,勿损伤正常尿道。否则,易造成术后局部尿外渗或形成尿瘘。选用的电刀以钩状最佳。也可用冷刀进行瓣膜切除。

合并有尿道憩室应手术切除,憩室大、位置明确者可直接做阴茎腹侧切口。憩室小、位置不确切者,可先从耻骨上切开膀胱,从尿道内口顺利插入导尿管,前尿道梗阻处即为瓣膜位置。一般均在阴茎阴囊交界处阴茎腹侧做纵切口,切开憩室,沿中

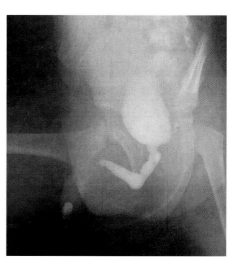

图 16-4-9　排尿性膀胱尿道造影见阴茎阴囊交界处近端前尿道及后尿道扩张,远端尿道细,膀胱壁不光滑,成小梁

线剪开瓣膜远侧唇后,可见瓣膜破裂成两叶片,切除瓣膜,裁剪憩室,使其口径与正常尿道相一致。缝合尿道,加强皮下各层组织缝合,以加固尿道腹侧。

部分前尿道瓣膜患儿也可以合并膀胱功能异常,尿动力学检查可见膀胱逼尿肌过度活跃、顺应性差和膀胱容量小等表现。术后和后尿道瓣膜一样,要定期严密随访。远期肾功能预后与术前血肌酐和肾小球滤过率相关。有报道术前氮质血症、合并膀胱输尿管反流及泌尿系感染的患儿远期肾功能预后不良的概率是无并发症患儿的 25 倍。但是因为前尿道瓣膜梗阻多相对较轻,所以前尿道瓣膜患儿远期肾功能预后明显好于后尿道瓣膜患儿。

（王雨思　张潍平）

第五节 尿 道 息 肉

尿道息肉（polyps of the urethra）指男性后尿道息肉，是极少见畸形。息肉多位于精阜附近，可脱入前列腺部尿道，也有个别发生于前尿道的息肉。发病年龄在9岁左右。病因不明，推测系中肾管演化而成，其组织成分为良性纤维血管组织。患儿通常间歇性出现排尿异常症状，如排尿困难、血尿、尿失禁等。与尿道瓣膜不同，尿道息肉不会对尿道产生严重的损害。做排尿性膀胱尿道造影可见后尿道内有充盈缺损影像，结合膀胱尿道镜检查可明确诊断。

尿道息肉为良性病变，有时可被误认为前列腺横纹肌肉瘤。良性尿道息肉多为单发，而息肉样前列腺横纹肌肉瘤呈浸润性生长，范围超出前列腺甚至上行进入膀胱。

治疗：可通过耻骨上切开膀胱手术切除息肉，目前应用最多的是经膀胱尿道镜切除。手术时应保护射精管、尿道。如息肉基底切除不彻底，有复发的可能。

（杨　洋）

第六节 阴茎及尿道外口囊肿

阴茎及尿道外口囊肿多位于阴茎头尿道外口边缘及包皮系带处（图16-6-1），也可见位于冠状沟及阴囊中线处。囊肿可小如粟粒或大如豌豆，呈囊泡样。囊肿壁很薄，多数内含胶冻样或无色透明液体，也有少数内容物呈皮脂样。

小囊肿多无症状，大的尿道外口囊肿可阻挡排尿，使尿线散开或偏向一侧，个别可合并排尿困难；如继发感染则表面充血、红肿，严重者可形成脓肿或瘘孔。

治疗：小囊肿如无症状无需处理。较大的尿道外口囊肿可局麻下行囊肿去顶，术后外用药物湿敷创面。少数大囊肿需手术切除。

（杨　洋）

参 考 文 献

［1］黄澄如.实用小儿泌尿外科学.北京：人民卫生出版社，2006.309-322.

［2］MALIN G，TONKS A M，MORRIS R K，et al. Congenital lower urinary tract obstruction：a population-based epidemiological study. BJOG，2012，119（12）：1455-1464.

［3］LLOYD J C，WIENER J S，GARGOLLO P C，et al. Contemporary epidemiological trends in complex congenital genitourinary anomalies. J Urol，2013，190：1590-1595.

［4］YOUNG H H，FRONTZ W A，BALDWIN J C. Congenital obstruction of the posterior urethra. J Urol，1919.

［5］HOLMBERG C，KYLLONEN L，et al. Long-term risk of end stage renal disease in patients with posterior urethral valves. J Urol，2011，186（6）：2392-2396.

［6］AUBIN M，WILLIHNGANZ-LAWSON K，VARDA B K，et al. Society for Fetal Urology recommendations for postnatal evaluation of prenatal hydronephrosis-will fewer voiding cystourethrograms lead to more urinary tract infections？ J Urol，2013，190（4 Suppl）：1456-1461.

［7］BADER M，MCCARTHY L. What is the efficacy of circumcision in boys with complex urinary tract abnormalities？ Pediatr Nephrol，2013，28（12）：2267-2272.

［8］TOURCHI A,KAJBAFZADEH A M,ARYAN Z,et al. The management of vesicoureteral reflux in the setting of posterior urethral valve with emphasis on bladder function and renal outcome:a single center cohort study. Urology,2014,83(1):199-205.

［9］MORRIS R K,MALIN G L,QUINLAN-JONES E,et al. Percutaneous vesicoamniotic shunting versus conservative management for fetal lower urinary tract obstruction(PLUTO):a randomised trial. Lancet,2013, 382(9903):1496-506.

［10］PULIDO J E,FURTH S L,ZDERIC S A,et al. Renal parenchymal area and risk of ESRD in boys with posterior urethral valves. Clin J Am Soc Nephrol,2013,9(3):499-505.

［11］CHRISTMAN M S,CANNIN D A,SCHAST A P,et al. Renal transplantation into a diverted urinary system— is it safe in children? J Urol,2013,190(2):678-682.

［12］ROUTH J C,MCGEE S M,ASHLEY R A,et al. Predicting renal outcomes in children with anterior urethral valves:a systematic review. J Urol,2010,184(4 Suppl):1615-1619.

［13］宋宏程,白继武,黄澄如,等. 小儿尿道重复畸形. 中华泌尿外科杂志,2008.381-383.

［14］RAFFOUL L,ROD J,RAVASSE P,et al. Q-island flap urethroplasty:1-stage procedure for reconstruction of Y-type urethral duplications in children. J Urol,2015,193(6):2068-2072.

［15］CHUAN WANG,XUE M A. Congenital prepubic sinus with dorsal penile curvature:a case report and literature review. BMC Pediatr. 2019,19(1):367.

［16］ABDELHALIM A,El-HEFNAWY A S,DAWABA M E,et al. Effect of Early Oxybutynin Treatment on Posterior Urethral Valve Outcomes in Infants:A Randomized Controlled Trial. J Urol,2020,203(4):826-831.

第十七章

尿道下裂及阴茎下弯

尿道下裂（hypospadias）是很常见的男性外生殖器畸形，由于前尿道发育不全，胚胎发育过程中尿生殖沟没有能自后向前在中线完全闭合，造成尿道口达不到正常位置的阴茎畸形。尿道开口可出现在正常舟状窝至近侧会阴部途径上，部分病例可伴发阴茎下弯。主要表现为尿道外口异位，阴茎背侧包皮堆积，阴茎弯曲，严重者不能站立排尿（图17-0-1）。

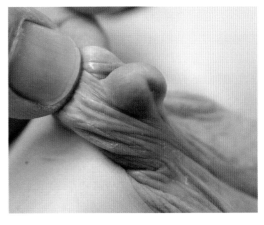

图17-0-1　尿道下裂外观

尿道下裂的诊断不难，最棘手的是治疗。尽管经过几代小儿泌尿外科医生，包括其他专业如整形、成人泌尿外科医生也在努力治疗尿道下裂，但是，尿道下裂还是一个对手术治疗原则、理念、技巧非常具有挑战的疾病。

一、发病率

尿道下裂是小儿泌尿生殖系统中常见的先天性畸形。国外报道在出生男婴中发病率为3.2/1 000，或每300男孩中有1个。近年尿道下裂发病率增高，尤其是重度尿道下裂增多，原因不明。从20世纪90年代开始，尿道下裂发病率明显增加，可能与环境污染有关。一些欧洲国家的发病率从0.3%增加到0.45%。各个地区的发病率有区别，报道不一。例如：欧洲19.9（1~464）/10 000，亚洲5.2（2.8~110）/10 000，北美34.2（6~129.8）/10 000，南美5.2（2.8~110）/10 000，非洲5.9（1.9~110）/10 000，澳大利亚17.1~34.8/10 000。这些和接受检查的人群、查体的医生水平关系很大。尿道下裂发病率增高与遗传、环境因素相关。7%患儿家族中其他成员也会出现尿道下裂，多见于阴茎前型及中间型，重度病例可以合并内分泌异常，低出生体重为高风险因素。

二、病因

(一) 胚胎学

尿道下裂因胚胎期外生殖器发育异常所致。

一般认为是胚胎期尿道沟融合不全导致。由于尿道沟的融合从近端向远端包埋,如果因为各种原因停止,就形成尿道下裂,因而远端型尿道下裂发生率高。

(二) 基因遗传

尿道下裂发病有明显的家族倾向,本病为多种基因遗传,但具体因素尚不清楚。20%~25% 的临床病例中有明确遗传因素。尿道下裂患者的兄、弟也患尿道下裂的概率是正常人的 10 倍。根据一项 430 例尿道下裂患者的调查表明,同胞兄弟患病的风险约 12%。患者尿道下裂表型越严重,其一级亲属尿道下裂患病率越高。

大多数尿道下裂患者的发病原因仍不清楚,仅约 1/4 的患者可以发现确定的病因。目前已证实引起尿道下裂的原因包括:雄激素不敏感综合征、5α 还原酶缺乏、多种染色体异常等。涉及尿道下裂患者中,染色体的畸变率较正常人群有明显增高,有常染色体畸变,亦有性染色体畸变。近年来有关尿道下裂遗传学的研究发现了众多基因突变与尿道下裂的发生有关。尽管越来越多的易感基因被发现,但是基因影响位置和影响方式等后续的功能研究并不十分的明确,仅有个别基因通过生物信息学预测了突变对于蛋白质改变的影响。多数学者认为单基因突变并不能解释大多数的散发病例。随着单核苷酸多态性的研究以及全基因组连锁分析(GWAS)的应用,尿道下裂易感基因的多态性发现在很多基因,包括 *FGF8*,*FGFR2*,*AR*,*HSD17B3*,*SRD5A2*,*ESR1*,*ESR2*,*ATF3*,*MAMLD1*,*DGKK*,*MID1*,*CYP1A1*,*GSTM1* 和 *GSTT1* 等。

(三) 激素影响

由绒毛膜促性腺激素刺激睾丸间质细胞在孕期第 8 周开始产生睾酮,到第 12 周达顶峰。从胎睾中产生的激素影响男性外生殖器形成。中肾管的发育依赖睾酮局部影响,而外生殖器的发育则受双氢睾酮调节。双氢睾酮则是睾酮经 5a 还原酶的作用转化而成。如果睾酮产生不足,或睾酮转化成双氢睾酮的过程出现异常均可导致生殖器畸形。由于生殖器的异常有可能继发于母亲孕期激素地摄入,对尿道下裂患儿的产前病史,要仔细询问。

(四) 尿道下裂病因与环境因素

一些学者认为,环境中广泛存在的雌激素和抗雄激素类物质的污染有可能是造成尿道下裂发病率上升的原因。环境污染物使正常内分泌因素改变而发生畸形。尽管原因不是很明确,但是分析认为可能是人们经常摄入或接触有雌激素或抗雄激素活性的物质如杀虫剂、天然植物激素、塑料制品的副产品、药物等等。这些化学物能够在细胞信号转导中通过与受体结合,从而活化或抑制不同的内分泌通路,影响正常的激素产生、释放、运输、代谢或清除。很多作者认为环境中雌激素可能与许多人类生殖缺陷有关,这些生殖缺陷包括人类精子数量减少、尿道下裂和隐睾发生率增高。另外,还发现一些环境化学物能与雄激素受体(androgen receptor, AR)相互之间作用,这些化学物包括烯菌酮及其代谢产物、DDT 的代谢产物、杀菌力、利谷隆以及合成除虫菊酯类等。这些环境化学物质能与雄激素受体可以相互作用,与雄激素竞争 AR,导致产生尿道下裂等泌尿生殖系统畸形。

三、临床表现

尿道下裂是外观畸形,很容易诊断。尿道下裂有三个典型特点:①异位尿道口。尿道口可异位于从正常尿道口近端,至会阴部尿道的任何部位。部分尿道口有轻度狭窄,其远端可以有黏膜样浅沟。如果有尿道海绵体缺如,尿道口附近的尿道经常呈膜状。尿道口位于阴茎体近端时排尿时尿线一般向后,故患儿常须蹲位排尿。②阴茎下弯,即阴茎向腹侧弯曲,多是轻度阴茎下弯。尿道下裂合并明显阴茎下弯者约占 35%。阴茎下弯可能是胎儿期的正常现象。按阴茎头与阴茎体纵轴的夹角,可将阴茎下弯分为轻度:小于 15°;中度:15°~35°;重度:大于 35°。导致阴茎下弯的原因,主要是尿道口远端尿道板纤维组织增生,还有阴茎体尿道腹侧皮下各层组织缺乏,及阴茎海绵体背、腹两侧不对称。③包皮异常分布。阴茎头腹侧包皮因未能在中线融合,所以包皮系带缺如,包皮在阴茎头背侧呈帽状堆积。

根据尿道口位置尿道下裂分为四型:Ⅰ°阴茎头、冠状沟型(图 17-0-2);Ⅱ°:阴茎体型(图 17-0-3);Ⅲ°:阴茎阴囊型(图 17-0-4);Ⅳ°:会阴型(图 17-0-5)。

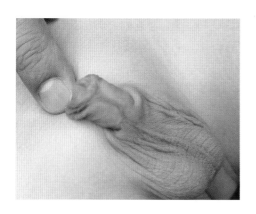

图 17-0-2　尿道下裂Ⅰ°
阴茎头型。

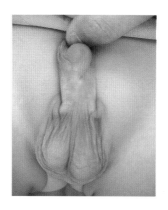

图 17-0-3　尿道下裂Ⅱ°
阴茎体型。

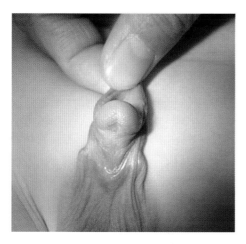

图 17-0-4　尿道下裂Ⅲ°
阴茎阴囊型。

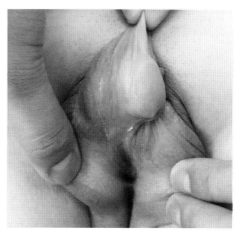

图 17-0-5　尿道下裂Ⅳ°
会阴型。

阴茎下弯的弯曲程度与尿道口位置并不成比例,有些开口于阴茎体远端的尿道下裂却合并重度阴茎下弯。为了便于估计手术效果,有人按矫正下弯后尿道口退缩的位置来分型。另外,根据异位尿道口附近尿道海绵体分叉位置,也能判断尿道下裂的严重程度。

按此分型,尿道口位于阴茎体远端的病例占大多数。国内多数医院尿道下裂分型的分布与国外资料不相符合,有可能很多阴茎头型、冠状沟型尿道下裂病例被漏诊;因为大部分前型尿道下裂对以后结婚、生育影响不大,故家长不要求治疗;到医院就诊病人中以阴茎体型、阴茎阴囊型病例占多数。

四、伴发畸形

尿道下裂可以伴发很多畸形,最常见为腹股沟斜疝及睾丸下降不全,各占约 9%。其他畸形中以前列腺囊最常见,处理方法也需要探讨。

前列腺囊常伴发于重度尿道下裂,可以把前列腺囊分为 5 度:Ⅰ度前列腺囊的深度仅数毫米;Ⅱ度前列腺囊底部达膀胱颈;Ⅲ度前列腺囊底部超过膀胱颈(图 17-0-6);Ⅳ度前列腺囊底部超过精囊(图 17-0-7);Ⅴ度前列腺囊伴发其他米勒管残留组织。一般认为在会阴型及阴茎阴囊型尿道下裂中的发生率可高 10%~15%。而 Devine(1980)等报道会阴型尿道下裂中的前列腺囊发生率可达 57%;亚洲报道最早的是 Ikoma 等(1986),在 280 例尿道下裂中27.5% 合并前列腺囊。前列腺囊也可发生在无尿道下裂人群中。

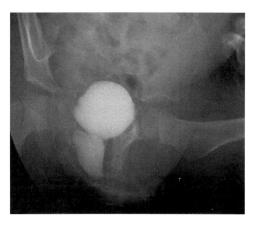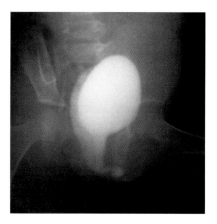

图 17-0-6   前列腺囊Ⅲ度   图 17-0-7   前列腺囊Ⅳ度

前列腺囊可能是中肾旁管退化不全,或尿生殖窦男性化不全的遗迹,开口于前列腺部尿道的后方。正常人的后尿道精阜中央有一小凹陷被称为前列腺囊,尿道下裂合并的前列腺囊拉长、向膀胱后方延伸,形成一个大的囊腔,可能并发感染及结石,也可影响插导尿管。如果并发感染,以反复附睾炎最常见。手术前往往感染症状少,但是在尿道成形术后由于尿道延长,增加了尿道阻力,易伴发附睾炎。可以通过排尿性膀胱尿道造影检出,尿道镜检查、超声及 CT 可明确其位置。

治疗方法:由于手术中经常要切断输精管,无症状时,不必做预防性切除。手术切除方法有经耻骨及膀胱三角区、经会阴、经直肠后矢状位、经腹腔镜等入路。由于很多前列腺囊病例的输精管因反复感染与囊壁重度粘连,手术时基本要切断患侧输精管。目前,经腹腔镜入路应用较多。前列腺囊位于膀胱后方,操作时,先插导尿管,排空膀胱,利用患侧输精管做引导,分离前列腺囊至后尿道根部切除,再缝合残端。需要注意的是患侧输精管往往与前列腺囊紧邻,而且有时开口在囊的侧壁,只能切断输精管,要注意保护健侧输精管。如果前列腺囊小,反复发作附睾炎,切除前列腺囊困难,可以单纯切断输精管。

由于胚胎期上尿路形成在尿道之前,所以临床上尿道下裂单独伴发上尿路畸形并不多见。

还有少数尿道下裂病人合并肛门直肠畸形,心血管畸形、胸壁畸形。

尤其注意的是重度尿道下裂病例常合并阴茎阴囊转位,也有合并阴茎扭转及小阴茎、重复尿道等。

五、诊断及鉴别诊断

尿道下裂的诊断一望而知。当尿道下裂合并双侧隐睾时要注意鉴别有无性发育异常(disorders of sex development,DSD),尤其是尿道下裂合并不能触及性腺的隐睾时,更要注意DSD 的可能。遇到这种病人,最重要的是做染色体检查,以及性腺超声,甚至性腺探查,了解性腺的性质。有条件应该让病人去内分泌科室做详细检查。尿道下裂合并的 DSD 主要有以下:

（一）混合性腺发育不全

是合并尿道下裂最常见的 DSD。染色体核型多为 45XO/46XY。表现为一侧性腺是正常睾丸,另一侧是原始的条索状性腺。60% 的病人在出生时表现为男性化不全、小阴茎,外生殖器对雄激素刺激较敏感。组织学检查在青春期前睾丸相对正常,青春期后有很多成熟间质细胞,但曲细精管无生殖成分,而有支持细胞,故有男性化及阴茎长大。约 1/3 患者表现为 45X 性腺发育不全,即身高低于 150cm,后发际低、桶状胸、多发色素痣、肘外翻及颈蹼。

（二）卵睾 DSD

外观酷似尿道下裂合并隐睾。性染色体半数为 46XX,30% 为 46XX/46XY 嵌合体,20% 为 46XY。性腺探查可见体内兼有睾丸、卵巢两种成分的性腺。

（三）肾上腺皮质增生

外阴检查可见阴蒂增大如尿道下裂的阴茎。尿生殖窦残留,开口前方与尿道相通,后方与子宫相通。性染色体 46XX,双侧性腺为卵巢,尿 17 酮、17 羟孕酮增高。

（四）46XYDSD

多为 5α 还原酶缺乏,使睾酮转化成双氢睾酮的过程受到影响,出现异常可导致生殖器畸形。也可以有雄激素受体不敏感综合征,即使双氢睾酮正常,外生殖器受体不敏感,同样引起外阴异常。

Kaefer 等(1999)曾经对 79 例尿道下裂合并隐睾病人做了染色体以及性腺检查,发现 23 例合并 DSD,包括混合性腺发育不全 11 例,卵睾 DSD 5 例,5α 还原酶缺乏 2 例,Klinefelter 综合征 2 例,雄激素受体不敏感综合征 3 例。

DSD 患者的诊断最好和内分泌医生联合会诊,包括基因检测、性激素刺激试验、性腺探查、外生殖器发育情况判断、社会性别等等。治疗应该个体化,包括性别决定、外生殖器手术、性腺功能的保留以及恶变的监测。外生殖器手术并没有治愈 DSD,DSD 的治疗、性别决定需要参考家长、甚至患者本人、多学科协作决定。一定要长期随访。

六、治疗

尿道下裂术后合并症多,尤其尿道瘘、尿道狭窄、尿道憩室发生率高。已发表的手术方法多达 300 种以上,但是尚无一种满意的、被所有医师接受的术式。目前常应用术式多达 30 余种。

(一) 尿道下裂手术治疗简史

现代的尿道下裂治疗有 100 多年历史。古代的 Galen 第一个使用 hypospadias 一词,并强调阴茎下弯需要治疗。现在还应用的 Thiersch 和 Duplay 在治疗历史上有重要地位。1869 年 Thiersch 采用局部皮瓣组织修复尿道下裂获得了成功。他首次提出用包皮瓣通过阴茎根部的纽扣眼状洞,绕过阴茎头,覆盖阴茎腹侧皮肤缺损。1874 年 Duplay 在矫正阴茎下弯后,二期手术,将正中皮肤缝合成管,形成尿道。1875 年 Wood 首先采用尿道口基底血管皮瓣形成尿道。1891 年 Landerer 使用阴囊组织成形尿道,并用阴囊填补阴茎皮肤缺损。用血管蒂皮瓣做尿道历史也很久了,1896 年 Van Hook 采用带血管蒂的包皮瓣形成尿道,倡导用阴茎外侧斜行皮瓣成形尿道。1900 年 Russell 首先尝试了一期修复尿道下裂。1913 年 Edmunds 首次成功地在矫正下弯同时,把包皮转移到阴茎腹侧,并在二期手术中用 Duplay 法做尿道成形。1932 年著名的 Mathieu 医生首次报道用翻转尿道口基底皮瓣成形尿道,经过多年使用、总结曾经被公认是修复无阴茎下弯的前型尿道下裂的良好方法。1936 年 Cecil 改进了 Landerer 法,采用分期将阴茎埋入阴囊以获得皮肤覆盖。同年,Browne 也采用分期手术治疗尿道下裂,先矫正阴茎下弯,再利用阴茎腹侧皮肤二期成形尿道。具有划时代意义的是 1953 年 Browne 发明了皮条埋藏法修复尿道下裂。阴茎腹侧皮条被充分游离的皮瓣在中线覆盖,皮条沿着支架管生长、充分上皮化。随着手术技术水平提高,越来越多的外科医生采用一期方法修复尿道下裂,首先是 1961 年 Devine 和 Horton 在矫正下弯的同时,使用游离包皮代替尿道,取得一定经验。随之,带蒂皮瓣术式开始流行,从 1970—1972 年,Hodgson 分别提出了直裁包皮内板及内外板交界部,将带蒂岛状皮瓣转至阴茎腹侧成形尿道。1971 年印度的 Asopa 首创斜裁带血运包皮内板与外板一起转移至阴茎腹侧代尿道。著名的尿道下裂学家 Duckett 发表了 3 个经典手术。1980 年他改进 Asopa 和 Hodgson 的方法,即横裁包皮内板、分离出供应其血运的血管蒂,形成岛状皮瓣转至阴茎腹侧代尿道,并将原来切开阴茎头翼改成阴茎头下隧道。1981 年他又介绍了尿道口前移、阴茎头成形术(MAGPI)。1986 年 Duckett 改进了横裁包皮岛状皮瓣方法,保留尿道板,用带蒂岛状皮瓣与之吻合形成尿道,即 Only island flap 的方法,使手术成功率进一步提高。1994 年 Snodgrass 报道了尿道板纵切卷管尿道成形术,目前在美国约三分之二尿道口位于冠状沟至阴茎阴囊交界处的尿道下裂和尿道下裂手术失败后再手术病例采用该术式。20 世纪 90 年代,英国医生 Bracka 再次提出使用游离移植物分期手术来修复尿道下裂,该术式应用也越来越广泛,尤其在一些长段缺损及失败的尿道下裂病例。

(二) 尿道下裂手术方法的选择

尽管尿道下裂手术方法很多,但是无论何种手术方法均应达到目前公认的治愈标准:①阴茎下弯完全矫正;②尿道口位于阴茎头正位;③阴茎外观满意,与正常人一样站立排尿,成年以后能够进行正常性生活。尿道下裂治疗最重要的是阴茎外观满意,最好做出阴茎阴囊角,尿道口是裂隙状,阴茎头呈圆锥形。所有这些,阴茎下弯矫正是前提。以下按有无合并阴茎下弯介绍手术方法。

1. 阴茎下弯矫正　阴茎下弯是否应该彻底矫正始终存在争论,这对于病人未来的性生活有影响,而且对于医生选择哪种手术方法也是至关重要。因为彻底矫正阴茎下弯多需要切断尿道板,而尿道板是否保留,手术成功率相差很多,手术的难易程度相差很远。Baskin曾经做过长期随诊,一般认为小于15°的阴茎下弯为轻度,不影响性生活。

对伴有轻度阴茎下弯的尿道下裂,多数可以保留尿道板。阴茎背侧白膜紧缩是最常用的方法。主要术式有以下几种,在 Buck 筋膜与白膜之间分离,保护阴茎背侧血管神经后:①白膜横向或纵向部分切除(Nesbit 术);②单纯的背侧白膜紧缩(仅用不吸收线缝合);③白膜纵向切口,横向缝合(Heineke-mikulicz 法)。Nesbit 术式主要的风险是可能损伤背侧神经血管束,以及引起的阴茎勃起和感觉功能障碍。而且 Nesbit 术式中要求切除部分白膜的术式损伤大,可出现术后的一些并发症,如广泛的血肿形成、过度矫正、勃起功能障碍等。为了避免这些并发症,Baskin 等对人体阴茎解剖进行了详细的研究,他们发现在阴茎 11 点至 1 点位置没有背侧神经分布,12 点位置在白膜表面没有神经血管组织,不需分离白膜即可直接进行紧缩操作。但是在临床实践中,我们发现很多病人的阴茎背侧 12 点附近有血管分布,直接紧缩容易造成损伤。而且在 Buck 筋膜上直接紧缩效果不是很确切。单纯白膜紧缩法损伤小,在阴茎下弯曲度最大的位置确定需要进行折叠的位置,在这个区域的白膜上用不吸收线进行褥式、间断、U 形缝合。与 Nesbit 术式相比较,白膜折叠更加操作简便,术后出血少,不易引起勃起功能障碍,可以调节折叠的区域以达到最佳状态和避免过度矫正。白膜紧缩术式的好处还包括对 Buck 筋膜以及神经血管束尽量少的操作,来减少术中的出血以及术后阴茎的麻木感。但是该方法有下弯复发可能,还可能部分造成阴茎体短缩。

有很多医生选择阴茎腹侧切开阴茎海绵体白膜,插进睾丸鞘膜、真皮等各种办法矫正残留阴茎下弯。Snodgrass 在阴茎腹侧白膜切开三个切口,对白膜减张。这些方法可以避免阴茎体短缩。其缺点是有出血、局部血肿、甚至阴茎海绵体中断等并发症。

笔者推荐应用单纯白膜紧缩法(图 17-0-8),在保护阴茎背侧血管神经后,在白膜表面紧缩矫正阴茎下弯手术难度并不大,很容易分离出白膜和 Buck 筋膜之间的间隙,而且效果确

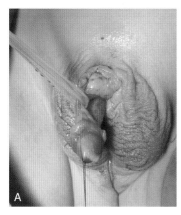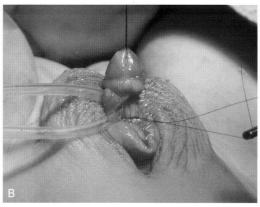

图 17-0-8　阴茎海绵体背侧白膜紧缩

A.游离出阴茎体背侧神经血管束并抬起;B. 5-0 不吸收 Prolene 针线在海绵体背侧白膜中线处紧缩缝合打结。

切。对于残留阴茎下弯很严重的病例也可以应用。

对于阴茎下弯大于 30° 的病人，常需要切断尿道板矫正。距冠状沟 0.5~1.0cm 环行切开包皮内板，阴茎背侧的切口达 Buck 筋膜，腹侧切口要切断尿道板显露白膜。将阴茎皮肤、皮下组织呈脱套状退至阴茎根部。在阴茎白膜表面尽量剥除腹侧纤维索带，一般要分离尿道口周围的纤维组织至阴茎根部后方能完全矫正下弯。阴茎皮肤脱套之后再评价阴茎下弯的程度更为可靠。应该采用人工勃起试验判断阴茎下弯矫正是否成功(图17-0-9)，具体方法：在阴茎根部扎止血带，将蝴蝶型小针头扎入阴茎头内或 1ml 注射器小针头扎入阴茎海绵体内，在术中间断向阴茎海绵体注入生理盐水借以评价阴茎下弯的程度。也有人采用动

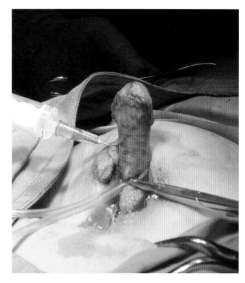

图 17-0-9　人工勃起试验

脉血管扩张剂—前列腺素 E1(PGE1)作为药物勃起试验判断阴茎下弯程度。对于切断阴茎腹侧纤维组织后，人工勃起试验仍有下弯存在的病例，要用阴茎背侧白膜紧缩术矫正。

2. 轻度或者无阴茎下弯的尿道下裂手术　很多轻度或中度阴茎下弯是因阴茎海绵体不对称，阴茎腹侧的各层皮下组织缺乏引起。在使用阴茎背侧白膜紧缩、短缩，阴茎皮肤脱套，切开尿道板两侧及分离阴茎头翼瓣时切至白膜层，向上、下松解等方法可矫正下弯。在保留了尿道板基础上，可使用以下几种方法修复尿道下裂，从而提高了成功率。

这类手术特点是可用异位尿道口远端尿道板作为修复尿道的部分材料，手术操作相对简单，成功率要高于合并阴茎下弯的病例。按异位尿道口位置介绍手术方法。

(1) 尿道口前移、阴茎头成形术(meatal advancement and glanuloplasty incorporated procedure，MAGPI)：MAGPI 方法的要点是在尿道口背侧纵向切开，横向缝合，前移尿道口背侧。在白膜水平充分分离尿道口腹侧组织达两阴茎头翼后，褥式缝合阴茎头两侧，达到前移尿道口腹侧目的，同时成形锥状阴茎头和冠状沟。操作简单，只要病例选择适当，术后效果好。适用于阴茎头型、少数冠状沟型而且尿道海绵体发育好的病例。如果术中未损伤尿道，一般不会发生尿道瘘。Duckett 曾总结 111 例 MAGPI 手术病例，仅有 1.2% 需再次手术。目前大部分冠状沟型和尿道海绵体发育不好的病例基本用 Snodgrass 手术方法。

(2) 尿道口基底血管皮瓣法(Mathieu 或 flip-flap 法)：Mathieu(1932 年)发表本术式后，曾经被认为是修复无阴茎下弯的前型尿道下裂的一个主要方法。主要步骤：以尿道口为中心做平行切口，远端达舟状窝，近端为尿道缺损距离，切口宽度以两个皮瓣缝合后能容纳 F8 左右导尿管为准。分离尿道板两侧阴茎头翼瓣，翻转尿道口腹侧皮肤与尿道板吻合成尿道。覆盖周围组织后，关闭阴茎头翼瓣成形正位尿道口。

本术式适用于冠状沟下型及尿道口位于阴茎体前 1/3 的病例，要求阴茎头发育好，阴茎腹侧皮下组织充裕。手术成功关键是取阴茎的浅筋膜，或用翻转皮瓣的皮下组织覆盖尿道。其缺点是在阴茎头小的病例，有合并尿道口狭窄的可能；基底血管皮瓣的长度受血运限制，尿道缺损长的病例不宜使用。而且该术式术后阴茎外观不太令人满意。目前该术式基本被

Snodgrass 手术取代。

（3）加盖岛状皮瓣法（onlay island flap 法）（图 17-0-10）：Elder、Duckett 等（1987）根据横裁包皮岛状皮瓣法改进发表了该手术方法。特点是保留尿道板，用带蒂岛状皮瓣与之吻合形成新尿道。

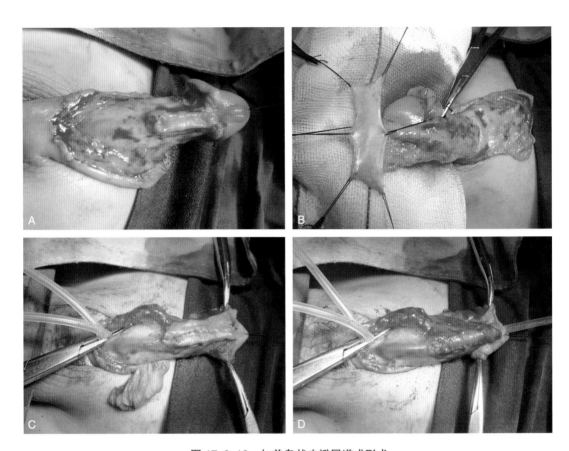

图 17-0-10 加盖岛状皮瓣尿道成形术

A. 保留尿道板；B. 做岛状包皮瓣；C. 岛状包皮瓣转移到腹侧和尿道板缝合；D. 缝合后的尿道

对于尿道板发育好，尿道口位于阴茎体、阴茎根部的病例可用本术式。由于应用了有血运的岛状包皮瓣，保留了尿道板，手术后尿道瘘、尿道狭窄等合并症均很少。又因成形尿道的一部分是尿道板，成形尿道不易扭曲，所以术后尿道憩室样扩张发生率很低。虽然操作方法比较复杂，还是被很多的医师接受并取得了满意的效果。术后阴茎外观好。

具体方法：保留阴茎腹侧尿道板，距冠状沟 1.0cm 环形切开包皮。阴茎皮肤脱套状退至阴茎根部，做海绵体勃起试验，了解阴茎下弯矫正情况，如果残留下弯 <30°，可以做阴茎背侧海绵体白膜紧缩矫正。沿尿道板两侧白膜水平分离出阴茎头翼瓣。测量出尿道缺损长度。取包皮内板或者内外板交界处皮肤，宽约 1.0cm，长为尿道缺损长度，分离出保留血管蒂的岛状皮瓣。将皮瓣转移至腹侧，与尿道板做吻合，成形新尿道。用血管蒂覆盖尿道。缝合阴茎头翼瓣，成形正位尿道口和冠状沟、锥状阴茎头。尿道内留置 6F 或者 8F 导尿管引流。纵向劈开背侧包皮，向腹侧包绕，覆盖阴茎体。注意成形阴茎阴囊角。

（4）尿道板纵切卷管法（tubularized, incised plate urethroplasty，TIP，Snodgrass 或 TIP 法）：1994 年 Snodgrass 首次报道尿道板纵切卷管尿道成形术，主要特点是尿道板正中纵行切开，向两侧游离、扩展，加宽尿道板后，缝合成形尿道。适于尿道板发育较好的前型尿道下裂（图 17-0-11），简单易学，手术后尿道口呈裂隙状，使阴茎头和尿道口更美观。

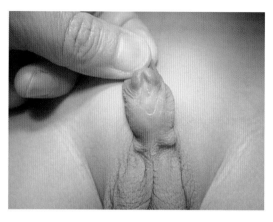

图 17-0-11　适合采用 TIP 治疗的尿道下裂

手术方法（图 17-0-12）：①在尿道板上做从尿道口至舟状窝宽约 0.5~0.8cm 的平行切口。②距冠状沟 0.5~1.0cm 处环形切开包皮，将阴茎皮肤呈脱套状退至阴茎根部。如有轻度阴茎下弯，结合阴茎背侧白膜紧缩术矫正阴茎下弯。③在阴茎海绵体白膜层次上分离两侧 Buck 筋膜以及阴茎头翼瓣。于尿道板中

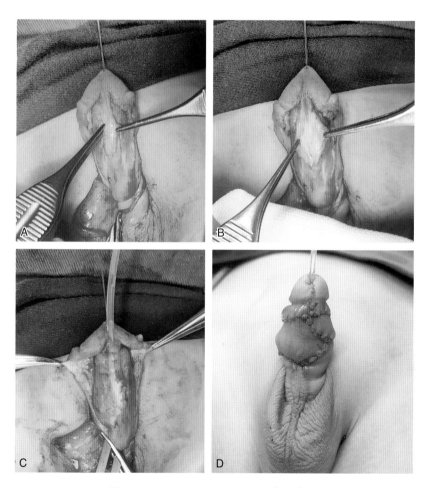

图 17-0-12　Snodgrass/TIP 手术示意图

A. 尿道板；B. 尿道板中央纵切；C. 缝合尿道；D. 术后外观。

央做纵切口,深度达阴茎海绵体白膜层,向两侧分离,围绕 F6~F8 导尿管缝合成尿道。④取阴茎 Buck 筋膜或者皮下浅筋膜覆盖成形尿道。⑤关闭阴茎头翼瓣成形尿道口,裁剪缝合阴茎皮肤。

Snodgrass 非常重视操作细节,他认为成形尿道口位置要高于冠状沟上方 4mm,靠近尿道口远端尿道板不用缝合,这样做出来的尿道口呈裂隙状,外观接近正常,阴茎头呈圆锥状。如果局部有渗血,用肾上腺素盐水局部止血。尿道覆盖可以选择阴茎皮下组织、Buck 筋膜。如果合并阴茎阴囊转位,他通过阴茎阴囊交界处横向延长切口,成形阴茎阴囊角紧缩办法来矫正。

TIP 法也可用于失败的尿道下裂修复、长段尿道瘘修补。但是因为有瘢痕的阴茎皮肤的血液供应差,手术成功率低于首诊病例。

Onlay 和 TIP 两个手术是被大家公认的治疗保留尿道板尿道下裂的最好办法。很多人对两个手术做了比较,通过统计学处理,得出的结论基本一致,没有显著性差异。TIP 操作更简单,故在国内外应用更加广泛。一般认为阴茎头越大,尿道板的宽度越大,手术越简单。因此,测量阴茎头直径小于 14mm 的病例可以用雄激素刺激阴茎生长,使直径大于 15mm 再手术。Snodgrass 本人对尿道板宽度要求不高,但是他曾经非常注重阴茎的发育情况,尤其是阴茎头的宽度最好要超过 1.5cm,否则要用雄激素治疗。但是通过总结,他发现用过激素刺激后不能马上手术,否则会影响伤口愈合。而 Onlay 手术对于尿道板宽度要求不高,如果尿道板发育一般,Onlay 手术还是具有优势的。但是,Onlay 手术操作有一定难度。

根据以上介绍的几种手术方法,对不同类型的无或者轻度阴茎下弯尿道下裂选择术式如下:①部分阴茎头、冠状沟型的尿道下裂可考虑采用 MAGPI;②冠状沟、冠状沟下型及尿道口位于阴茎体的尿道下裂考虑采用 TIP 或者 Onlay 手术。

由于尿道下裂各型差异大,修复要求高,医师需结合病人特点及自己对各种手术的理解和经验来选择手术方法。

3. 合并阴茎下弯尿道下裂治疗　与国外不同,国内大部分医院收治的病人中,合并阴茎下弯的尿道下裂占大多数。有阴茎下弯的尿道下裂在切断尿道板、矫正下弯后,需用代替物形成新尿道,术后并发症发生率较高,是困扰治疗尿道下裂医生多年的难题。目前主要应用的手术包括一期和分期尿道成形术。

(1) 一期手术:一期尿道成形方法可分为三种:①利用带血管蒂的岛状皮瓣代尿道;②用游离移植物代尿道;③用与尿道口邻近的皮肤代尿道。第一种方法应用最多的是 Duckett 横裁岛状管形包皮瓣尿道成形术。目前,对于一期尿道成形术,总体报道并发症发生率 20%~50%,再次手术率 44%(Dewan)。应用岛状皮瓣的手术并发症 33%~90%,其中尿道瘘 10%~32%。

在所有替代尿道的材料中,包皮是良好选择,取材方便,没有毛发,耐受尿液刺激。Duckett(1980)改进 Asopa 及 Hodgson 的方法,横裁包皮内板,从阴茎皮肤上分离出供应岛状皮瓣的血管蒂,将岛状皮瓣转至阴茎腹侧代尿道,并将原来的切开阴茎头翼改成阴茎头下隧道。这个手术被国内外医生广泛应用。该手术名称:管状横裁带蒂岛状包皮瓣尿道成形术(tubularized transverse preputial island flap,TPIF),在国内也被简称为 Duckett 手术(图 17-0-13)。

具体方法:①距冠状沟 0.5~1.0cm 环行切开包皮内板,阴茎背侧的切口达 Buck 筋膜,阴

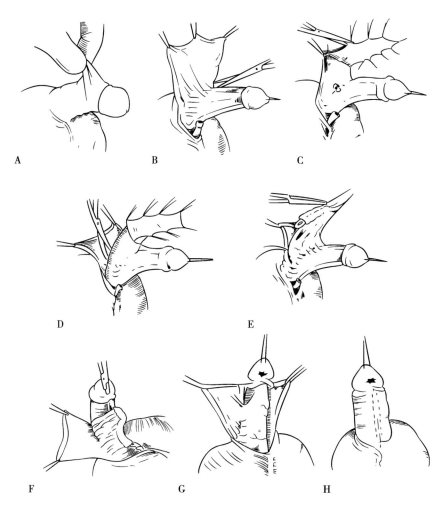

图 17-0-13　管状横裁岛状包皮瓣尿道成形术（Duckett 法）

茎腹侧切断尿道板显露白膜。将阴茎皮肤呈脱套状退至阴茎根部。尽量剥除腹侧纤维索带，一般要分离尿道口周围的纤维组织后，方能充分矫正阴茎下弯。采用人工勃起试验检查矫正效果。如果残留下弯，要用做阴茎背侧白膜紧缩等方法矫正。②测量尿道口至阴茎头舟状窝的距离，为尿道缺损长度。③取阴茎背侧包皮内板或者内外板交界处皮肤做岛状皮瓣。取内板成形尿道平整；取内外板交界处皮肤血供好，各有利弊。皮瓣宽度 1.2~1.5cm，长度要略大于尿道缺损长度。在皮瓣的各边缝牵引线。将含有供应皮瓣的阴茎背浅动、静脉深层皮下组织与阴茎皮肤分离开，形成血管蒂。血管蒂长度以能将皮瓣转至阴茎腹侧不扭转为准。④用合成吸收线连续缝合皮瓣成皮管。⑤做阴茎头下隧道。于阴茎腹侧，用小剪刀沿阴茎海绵体白膜与膨大的阴茎头尿道海绵体间隙做分离、戳出及扩大成隧道。⑥将带蒂包皮管经阴茎背侧转至腹侧，其近端与原尿道口做斜面吻合，远端经阴茎头下隧道与阴茎头吻合，注意成形裂隙状尿道口和圆锥状阴茎头。近端吻合口及皮管与阴茎海绵体白膜固定数针，以防扭曲。可用血管蒂、阴囊肉膜、睾丸鞘膜覆盖尿道。⑦纵向切开阴茎背侧包皮，向阴茎两侧包绕，裁剪缝合皮肤覆盖创面。最好成形出阴茎阴囊角，使阴茎外观满意。留置 6-10F 尿道支架管。

手术中要结合自己的经验操作。横断尿道板，在阴茎腹侧白膜分离纤维索带，可以用手术刀剥离，也可以用手术镊子找到白膜与 Buck 筋膜之间的层次，钝性分离。分离血管蒂最好到阴茎根，可以防止阴茎扭转。岛状皮瓣裁取的宽度要结合阴茎大小定，太宽了容易导致憩室，太窄了容易引起狭窄。尿道口成形尽量将皮管与舟状窝内吻合，成形裂隙状尿道口（图 17-0-14）。

阴茎头成形时注意裁剪掉腹侧原尿道板黏膜，缝合后阴茎头呈锥状。近端尿道口与皮管吻合尽量做大斜面，防止狭窄。该手术尿道瘘主要

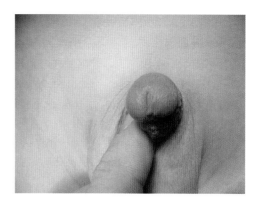

图 17-0-14　尿道下裂术后尿道口裂隙状

出现在近端尿道吻合口，所以增加保护层次很重要。关于成形尿道的覆盖材料有血管蒂、肉膜和睾丸鞘膜，其中睾丸鞘膜保护最好，但是会影响取鞘膜侧的睾丸活动。

Duckett 手术充分利用了阴茎皮肤的生理解剖特点，手术步骤设计合理巧妙，术后阴茎外观漂亮。针对做成形尿道的包皮血管解剖分布，国内外都做过研究，亦即阴茎皮肤的血管分两层：阴茎背浅动、静脉浅层供应阴茎皮肤及包皮外板，阴茎背浅动、静脉深层供应包皮内外板交界处及包皮内板。两层血管容易分离，包皮内外板交界处血管分支最丰富，适合做血管蒂皮瓣。这样的血管分布为本手术提供了确切的解剖学基础，既能保证包皮瓣的血运，又避免了阴茎皮肤坏死。该手术的缺点是操作复杂，手术技巧要求高，需大量积累经验，才能取得满意效果。由于这些原因，该手术在国外应用已经很少。

对于重度尿道下裂也可使用该术式，由于尿道缺损长，单纯岛状皮瓣不能弥补，需要在尿道口周围做 Duplay 成形，即 Duckett+Duplay 手术。由于 Duplay 尿道成形的应用减少了 Duckett 带蒂包皮瓣的长度，更充分地保证了成形尿道的血液供应，近端尿道吻合口可用阴囊肉膜来保护，所以对于阴茎皮肤发育较好的重度尿道下裂可使用本手术。

Duckett 手术最常见并发症为尿道瘘和尿道憩室。大部分为直径小于 1cm 的小尿道瘘，修瘘方法简单，成功率高。大部分尿道下裂病人经过两次手术（即经一次尿道瘘修补之后）可治愈。经过术后长期随诊，Duckett 术式的术后外观很满意。

其他的一期手术还有 Hodgson 纵向包皮瓣法，以及 koyanagi 术式等。

（2）分期手术：由于尿道下裂的治疗非常困难，最初为分期手术，20 世纪 80 年代以来一期手术已成为主流术式。近年来，随着尿道下裂手术远期随诊效果不断受到关注，很多医生意识到对于某些难治性尿道下裂，尤其是重型或首次手术失败病例，片面追求一期修复可能会面临较高的并发症风险，造成再次修复难度进一步加大，造成阴茎外观及功能上的严重障碍，甚至会导致尿道下裂残疾。因此，分期修复尿道下裂的概念又重新被提出，并受到关注。

对于重度初治尿道下裂是否做分期手术观点不尽相同，术者要结合自己经验和病人具体情况决定。一般认为分期手术适应证包括：①局部皮肤材料不足以完成矫形；②纤维化尿道板造成的重度阴茎下曲（>45°），需切断尿道板才能达到充分的弯曲矫正，同时造成长段尿道缺损；③背侧包皮帽皮肤量不足或其形态、血供模式不适合取带蒂皮瓣重建尿道；④勉强一期手术难以得到可接受的外观；⑤手术医生对尿道下裂手术矫治经验不多。对于失败的尿道下裂，如果合并阴茎下弯没有矫正，或者尿道成形材料不充裕，也需要分期手术。

分期手术主要分为两个步骤：Ⅰ期矫正矫正阴茎下弯，预铺尿道板，Ⅱ期尿道成形。Ⅰ期是手术成功与否的关键。主要术式包括：

1) Byars 皮瓣手术：将背侧包皮转至腹侧预铺平整的尿道床，最好切开阴茎头，将皮肤填入阴茎头缺损区．该手术的缺点是转移的包皮不光滑，会引起远期的排尿和射精异常。尿道口和阴茎头成形有一定困难，尿道口经常开在冠状沟。

2) Bracka 手术：取游离包皮或者口腔黏膜片预铺尿道板。如果包皮充裕，最好取包皮。如果阴茎局部没有修复材料，可以取口腔黏膜。口腔内创面不用缝合，自己可以愈合。将游离移植物去掉脂肪，阴茎腹侧一定要切开阴茎头，将游离移植物固定在尿道口至舟状窝之间，形成光滑的尿道板。创面加压包扎。6~12 个月后行二期尿道板卷管手术。优点是尿道表面光滑，排尿通畅。尿道口和阴茎头成形满意。缺点是如果游离移植物坏死，对再次手术带来很大困难。

3) 第Ⅰ期部分尿道成形的手术（部分重建尿道）：以部分横裁包皮岛状皮瓣管状尿道成形术（部分 Duckett）为主。对于尿道缺失长，包皮不能完全替代的病例可以运用。岛状皮瓣代尿道远端经阴茎头下隧道戳出，成形正位尿道口和阴茎头，皮管近端固定在阴茎体做局部尿道造瘘。6~12 个月后做近端尿道造瘘修补。部分 Duckett 手术近年被国内广大医师采用，其要点是横裁包皮岛状皮瓣管状做尿道成形术，但是不与原尿道口完全吻合，而是做局部造瘘。这样保证尿道口正位，减少尿道狭窄、尿道憩室等并发症，二期尿道成形简化。当然，还需要长期随诊证实最终效果。

Ⅱ期成形尿道相对容易。根据尿道床质量和宽度采用新尿道口与阴茎头之间原位皮瓣卷管（Duplay）、纵切卷管（Snodgrass）或 Thiersch 等方式。

完成一期手术需要丰富的经验积累，尤其是 Duckett 手术需要结合自己的经验和每个病人的不同阴茎特点去操作。每年治疗 50 例以上就是有经验的医生，超过 100 例是有丰富经验的医生。我们应用 Duckett 手术已经 30 年，早年治疗的病例复诊，合并阴茎下弯矫正不满意、较大憩室或者射精困难者不多，而且阴茎外观均较满意。

（3）阴茎阴囊转位：重度尿道下裂经常合并阴茎阴囊转位（图 17-0-15），即阴囊部分或者完全转位至阴茎上方。主要是影响外观。矫正方法有两个：①在阴茎阴囊交界处横向剪开皮肤，将双侧阴囊翼向中央对合缝合，做出阴茎阴囊角，矫正转位。该方法对于完全阴茎阴囊转位效果不一定满意。②沿双侧阴囊上缘至阴茎根部做 M 切口，将双侧阴囊翼转移至阴茎根部矫正转位。在做一期岛状包皮瓣尿道成形时尽量不要同时做阴茎阴囊转位，以保护皮瓣血供。

4. 无尿道下裂的先天性阴茎下弯手术　这种病人应该归类于尿道下裂。通常有三种类型。

（1）尿道口正位，但是远端尿道海绵体缺乏，尿道壁薄如纸，大多是因尿道发育不良而导致阴茎下弯：手术时首先尝试保留原有尿道，做阴茎皮肤脱套，观察阴

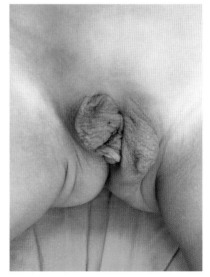

图 17-0-15　重度尿道下裂合并阴茎阴囊转位

茎下弯情况,如果是轻度下弯可先阴茎背侧白膜紧缩矫正下弯。如果下弯矫正不满意或因尿道壁过薄,分离时破裂,可切开膜状尿道做为尿道板使用,切开尿道板两侧、分离阴茎头翼瓣时切至白膜层向上下松解,协助矫正下弯,然后做加盖岛状皮瓣法(onlay)手术或者 TIP 手术。如果下弯严重,需要切断尿道板,做 Duckett 甚至分期尿道成形术。

如果是重度下弯,需要切断发育异常的尿道,矫正阴茎下弯,做阴茎背侧的横裁包皮岛状皮瓣转至腹侧,形成皮管,分别与尿道两断端吻合.也可以切开远端发育不良尿道,按尿道下裂术式,切断尿道板,彻底矫正下弯后,做横裁包皮岛状皮瓣尿道成形术。相对而言笔者愿意选择后一种术式,因为前一种方法有两个尿道吻合口,尿道瘘发生率较高。

(2)尿道口位置正常,远端尿道周围有海绵体,但 Buck 筋膜、皮下肉膜及皮肤异常,引起阴茎下弯:大部分这种病例在阴茎皮肤脱套后可矫正下弯,只个别病例需切断尿道做尿道成形术。

(3)尿道周围海绵体及各层组织均正常,只是阴茎海绵体腹侧白膜短于背侧引起下弯:大部分病例缩短背侧白膜,下弯即可纠正。

上述第二种和第三种情况不易区分。

(三)尿道下裂术后合并症的治疗

尿道下裂治疗困难,出现并发症很正常。尿道下裂治疗最重要的是阴茎外观要满意。尿道下裂术后最常见的合并症包括:尿道瘘、尿道狭窄、尿道憩室样扩张、阴茎外观不满意,而这些并发症处理不难。真正的尿道下裂失败的病例包括:残留严重的阴茎下弯;阴茎局部皮肤不能弥补修复尿道;阴茎海绵体或者阴茎头损伤;阴茎外观不可修复等。

对于前型尿道下裂,目前认为 TIP 术式术后并发症率:首诊病人的远端型:4.5%(与 Mathieu 相当);近端型:12.2%;再手术者:23.3%。

对于重型尿道下裂一期修复,并发症发生更高:TIP 达到 24%;Onlay 手术后 27%;岛状皮瓣卷管术后 61%。

分期手术后并发症,颊黏膜代尿道:Ⅰ期术后 13% 需再次移植,Ⅱ期术后并发症 >1/3。而分期皮瓣尿道成形术后并发症高达 68%。

1. 尿道瘘 尿道瘘是尿道成形术后最多发的合并症。过去认为发生率 15%~30%,切断尿道板做尿道成形的术后尿道瘘发生率更高。发现尿道瘘后不能马上修复,需要局部皮肤瘢痕软化,一般要等待术后 6~12 个月以上,血液供应重建后再行第二次手术修复。而位于阴茎根部、会阴部的小尿道瘘尚有自愈的可能。修补尿道瘘前一定要了解排尿情况。如有尿道狭窄,应先处理。还要明确尿道瘘的位置,尤其对于针眼大的小尿道瘘肉眼难以辨认,可用缝针的针尾试探瘘口,或用手压住近端尿道,自尿道口注水,观察溢水部位,明确尿道瘘位置。

对小尿道瘘修补很容易,只要缝合瘘口,取周围组织覆盖,大部分病人可以治愈。而对大尿道瘘的修复方法根据瘘口的位置、大小、局部皮肤的条件而定,需要丰富的临床经验,其难度超过首诊病人。由于尿道成形术后阴茎皮肤的正常解剖、血运结构已被破坏,适于做岛状皮瓣的病例很少,最常用的方法是就地取材 Duplay、Thiersch、Snodgrass 等方法。

2. 尿道狭窄 一期尿道成形术后狭窄发生率高。狭窄多发生在阴茎头段尿道及阴茎根吻合口处。术后 3 个月之内的早期狭窄可用尿道扩张解决,若无效需手术切开狭窄段尿道造瘘。

3. 尿道憩室样扩张(图 17-0-16)　这种合并症多见于 Duckett 横裁包皮岛状皮瓣管状尿道手术的病例。

其原因有①成形尿道周围组织少:当阴茎皮肤及包皮不充裕,缝合层次少,外周组织感染、坏死时,成形尿道周围支持组织减少,导致局部尿道扩张。②手术形成口径过大的尿道:有些成形尿道扭曲造成局部节段性狭窄,引起近端尿道扩张。③继发于尿道狭窄:由于尿道狭窄造成近端的尿道扩张,有的形成憩室状扩张。

对继发于尿道狭窄的小的尿道扩张,在解除狭窄后,大部分可好转。而大的憩室状尿道扩张应先消除原因,然后裁剪憩室样扩张的尿道壁,成形尿道。

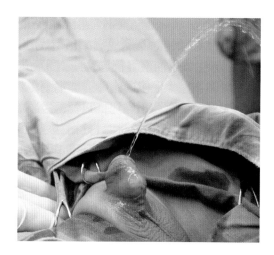

图 17-0-16　尿道下裂术后憩室样扩张

(四) 与手术有关的因素

1. 手术年龄　只要麻醉保证安全,阴茎局部条件好,即可早期手术。被接受的年龄在 6~18 个月之间。小儿 3 岁之内阴茎增长幅度很小,而且早期治疗可减少患儿的心理负担。如果病人年龄过大,特别是青春期后阴茎明显发育,由于修复尿道的阴茎皮肤相对少,手术操作困难,局部容易感染,影响手术效果。

2. 出血控制方法　由于阴茎的血管丰富,尿道下裂修复手术易出血。首先熟悉阴茎局部解剖、准确地掌握手术操作层次是减少术中出血的关键。手术前可以向阴茎皮肤内注射 1∶100 000 的肾上腺素,同时要准确掌握浓度、注意病人血压变化。术中应用双极电凝止血。在切开阴茎头时可在阴茎根部用导尿管做止血带,每 10~15 分钟放松 1 次。

3. 麻醉　麻醉方法很多,目前应用比较多的是气管插管全麻,或者喉罩静脉麻醉。阻滞麻醉例如腰麻和硬膜外穿刺麻醉减少。骶管阻滞麻醉更多地用于手术后镇痛。也有文章提出骶管麻醉影响阴茎局部伤口血供,但是没有大数据文献支持。

4. 手术器械、缝线　由于尿道下裂修复是精细的手术,一定使用整形外科的器械。必备的有小持针器、整形镊、眼科剪等。应配有针样双极电凝器,超频针型电刀,可放大 2.5~3.5 倍的手术显微镜等,可减少出血。手术操作更清晰。对于缝线,最常用的是 6-0 或者 7-0 合成吸收线。

5. 切口敷料　使用敷料的目的是固定阴茎,减少水肿,防止出血,保护切口。敷料并不能防止皮肤坏死及尿道瘘发生,因而不直接影响手术效果。敷料种类主要有吸水纱布、化学合成胶布、各种生物膜等。选择时以操作方便、患儿感觉舒适为标准。

6. 尿液引流方法　只要是做尿道成形的病例应引流尿液,不做尿道成形如 MAGPI、单纯阴茎下弯矫正等手术可不置管引流。也曾经有人报道保留尿道板的前型尿道下裂修复不放引流管取得良好效果,但更多的医师还是主张置管引流。引流方法:近年来随着手术经验积累、导尿管改进,膀胱造瘘引流逐渐减少。目前主要用两种引流管:质量良好的 Foley 双腔气囊导尿管,以及喂养管。各有利弊,前者固定好,不易脱落,但是拔除时气囊很容易损伤尿道口。后者对尿道损伤小,但是容易脱落或者引流效果不佳。引流管可接无菌袋,如有条件,导尿管直接开放于尿布上。二者的感染率无差异。导尿管保留 7~10 天不等，也有人主张延迟到手术后 4 周拔管，度过成形尿道水肿期，减少尿道狭窄。需要注意合并前列腺囊时插导尿管较困难，一般是用手术探针引导紧贴尿道前壁将导尿管插入膀胱。

7. **术后用药**　为减轻疼痛，可于术后给骶管麻醉，并给口服止痛药。为防止、减轻膀胱刺激症状，应给予解痉药。对青春期后的患儿，为防止阴茎勃起引起渗血、疼痛，应给予雌激素。术后常规用抗生素。

8. **切口护理**　术后 5~7 天左右切口局部无出血倾向，可打开阴茎敷料。切口暴露，也可以用烤灯、药物涂抹等方法，以利其干燥愈合。

七、随访与心理治疗

尿道下裂修复注重病人的长期效果，对他们应做长期随访。了解有无合并症、排尿异常、阴茎外观是否满意。远期了解患者青春期后的第二性征发育、婚后性生活及生育等情况。让患者及家长了解大部分尿道下裂只是一种外生殖器畸形，治预后与正常男性一样。成功的尿道下裂修复使术后阴茎外观接近正常，是消除患儿心理负担的最好方法。

（杨　洋　张潍平）

参 考 文 献

［1］黄澄如.实用小儿泌尿外科学［M］.北京：人民卫生出版社，2006.
［2］TEKGÜL S，DOGAN H S，KOCVARAANKARA R，et al. Hypospadias，EAU Guidelines on Paediatric Urology［J］.European Association of Urology，2017，40（5）：21-26.
［3］李振武，张潍平，孙宁，等.国内医院尿道下裂治疗现状调查［J］.中华小儿外科杂志，2016，37（6）：453-458.
［4］SNODGRASS W，BUSH N.Primary hypospadias repair techniques：A review of the evidence［J］.Urol Ann，2016，17（3）：403-408
［5］唐耘熳，陈绍基，毛宇，等.尿道板重建卷管尿道成形术在复杂尿道下裂矫治中的应用［J］.中华小儿外科杂志，2015，36（3）：182-186.
［6］WARREN T. SNODGRASS，MD，NICOL CORBIN BUSH. Hypospadias. Campbell-Walsh Urology，11th Edition［M］.Elsevier，2015. 3399-3429.
［7］ALSHAFEI A，CASCIO S，BOLAND F，O'SHEA N，HICKEY A，QUINN F. Comparing the outcomes of tubularized incised plate urethroplasty and dorsal inlay graft urethroplasty in children with hypospadias：a systematic review and meta-analysis［J］. J Pediatr Urol，2020，16（2）：154-161.
［8］ABOSENA W，TALAB S S，HANNA M K. Recurrent chordee in 59 adolescents and young adults following childhood hypospadias repair［J］.J Pediatr Urol，2020，16（2）：162.e1-162.e5.
［9］POHL H G，RANA S，SPRAGUE B M，BEAMER M，RUSHTON H G. Discrepant Rates of Hypospadias Surgical Complications：A Comparison of U.S. News & World Report and Pediatric Health Information System Data and Published Literature［J］.J Urol，2020，203（3）：616-623.
［10］倪鑫，孙宁，王维林.张金哲小儿外科学［M］.4 版.北京：人民卫生出版社，2020.

第十八章

阴 茎 异 常

第一节 包茎与嵌顿包茎

一、包茎

包茎(phimosis)指包皮口狭小,包皮不能翻转显露阴茎头。分先天性及后天性两种。(图18-1-1)

先天性包茎可见于每一个正常新生儿及婴幼儿。小儿出生时包皮与阴茎头之间粘连,数月后粘连逐渐吸收,包皮与阴茎头分离。至3~4岁时由于阴茎及阴茎头生长,包皮可自行向上退缩,外翻包皮可显露阴茎头。包皮过长是小儿的正常现象,并非病理性。小儿11~15岁时,有2/3的包皮可完全上翻。17岁之后,仅有1%左右有包茎。有时包皮口小若针孔,以致发生排尿困难。有包茎的小儿,由于分泌物积留于包皮下,经常刺激黏膜,可造成阴茎头包皮炎。

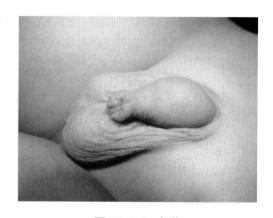

图 18-1-1　包茎

后天性包茎原因多继发于阴茎头包皮炎及包皮和阴茎头的损伤,另外一些继发于干燥性闭塞性龟头炎(balanitis xerotica obliterans,BXO),总体发生率约0.8%~1.5%。急性阴茎头包皮炎,反复感染,包皮口逐渐有瘢痕而失去弹性,包皮口有瘢痕性挛缩形成,失去皮肤的弹性和扩张能力,包皮不能向上退缩,并常伴有尿道口狭窄。这种包茎不会自愈。

(一)临床症状

包皮口狭小者有尿线细,排尿费力。排尿时包皮鼓起,尿液积留于包皮囊内,刺激包皮及阴茎头,使其产生分泌物及表皮脱落,形成包皮垢,严重者可引起包皮和阴茎头溃疡或结石形成。包皮垢呈乳白色豆腐渣样,有的如黄豆大小,堆积于阴茎头的冠状沟处,隔着包皮可见略呈白色的小肿块,常被家长误认为肿瘤而就诊。包皮垢较多时可诱发包皮炎,急性发作时阴茎头及包皮潮湿红肿,有脓性分泌物,小儿疼痛不安。

(二) 治疗

对于婴幼儿期的先天性包茎,如果无排尿困难、包皮感染等症状,不必治疗。对于有症状者可先将包皮反复试行上翻,以便扩大包皮口。手法要轻柔,不可过分急于把包皮退缩上去。当阴茎头露出后,清洁包皮垢,涂抗生素药膏或液体石蜡使其润滑,然后将包皮复原,否则会造成嵌顿包茎。此外,也可以局部应用皮质类固醇类药物(如艾洛松,倍他米松等),有助于包皮上翻,阴茎头显露,总体有效率在 80%~90%。大部分小儿经此种方法治疗,随年龄增长,均可治愈,只有少数需行包皮环切术。

后天性包茎患儿由于其包皮口呈纤维狭窄环,需行包皮环切术。

对包皮环切术的适应证说法不一,有些国家及地区因宗教或民族习惯,生后常规做包皮环切。有学者认为包皮环切可降低阴茎癌的发病率。但亦有文献指出常规做包皮环切的以色列,与包皮环切术不普及,而生活水平高的北欧国家,这两种癌的发病率均很低,无显著差异。但包皮环切术可以降低泌尿系感染尤其是包皮感染、阴茎头炎等。

包皮环切术的适应证为:①包皮口有纤维性狭窄环;②反复发作阴茎头包皮炎。这两者为绝对适应证。对于 5 岁以后包皮口狭窄,包皮不能退缩而显露阴茎头者需要根据病人具体情况及家长要求而定。对于阴茎头包皮炎患儿,每日局部温水或 3% 硼酸溶液坐浴,待炎症消退后,先试行手法分离包皮,局部清洁治疗,无效时考虑做包皮环切术。炎症难以控制时,应做包皮背侧切开以利引流。

另外,对于合并有尿道下裂,阴茎下弯,帽状包皮,隐匿性阴茎,蹼状阴茎等外生殖器畸形或异常的患儿不能简单的进行包皮环切术。

(三) 包皮环切术

麻醉 依患儿年龄可选择阴茎根阻滞麻醉或全身麻醉。手术步骤①在注射局部麻醉前可用记号笔沿平行于冠状沟水平远端 0.8cm 做一个环形包皮外板切口标记。②按此标记切开包皮外板,结扎阴茎背浅动、静脉血管。③用止血钳扩大包皮口,沿背侧正中剪开包皮内板,分离包皮与阴茎头间的粘连。使阴茎头完全外露。④沿冠状沟下方 1cm 环形切开包皮内板,切除多余的包皮内外板,腹侧包皮系带处勿保留过多,以免术后臃肿。⑤充分止血后,用 5-0 或 6-0 可吸收线,间断缝合包皮内外板。

包皮环切手术后并发症发生率约 0.2%~5%。出血是最常见的并发症。所以术中应注意止血。如果切除包皮过少,可能有包皮口瘢痕狭窄,需要再次手术。而切除包皮过多,可能有阴茎下弯,勃起痛等。此时可应用皮质类固醇类药物松解瘢痕,如无效果需要再次手术。另外,还有阴茎外观不对称,皮桥形成,尿道口狭窄等,严重者术中损伤尿道,需再次手术修复。

二、嵌顿包茎

嵌顿包茎(paraphimosis)是指当包皮卡顿在阴茎头下方,不能上翻包裹阴茎头。如未及时复位,狭窄包皮环将阻塞静脉及淋巴循环而引起水肿,严重者可导致阴茎头缺血坏死。

(一) 临床表现

水肿的包皮上缘可见到狭窄环,阴茎头呈暗紫色肿大。患儿疼痛剧烈,哭闹不止,可有排尿困难。时间过长,嵌顿包皮及阴茎头可发生环死、脱落。

(二)治疗

嵌顿包茎应尽早就诊,大部分病儿可手法复位。手法复位方法有两种:①在阴茎冠状沟处涂石蜡油后,紧握阴茎头并逐渐加压,用两个拇指压挤阴茎头,两手的示指和中指把包皮退下来,使之复位。②左手握住阴茎体,右手拇指压迫阴茎头,左手把包皮从阴茎体上退下来,同时右手指把阴茎头推入包皮囊中。

有时可加用粗针头多处穿刺包皮,挤出水液,或者采用冷敷等方法也有助于复位。复位后应择期做包皮环切手术。若手法复位失败,应做包皮背侧切开术。手术方法:先将有槽探子插入狭窄环内,然后把环切断,以保证不损阴茎体。手术要点是要切断狭窄环,否则不会奏效。待组织水肿消散后,做包皮环切术。如嵌顿包皮已破溃或情况允许,可急诊做包皮环切术。

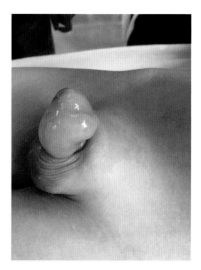

图 18-1-2   嵌顿包茎

(屈彦超)

第二节   阴茎阴囊转位

阴茎阴囊转位(penoscrotal transposition)指阴囊位于阴茎上方,又称为阴囊分裂、阴茎前阴囊(图 18-2-1)。

(一)病因

阴茎阴囊转位与胚胎发育时生殖结节发育异常有关,胚胎第六周时如生殖结节异位或阴唇阴囊隆起向下移位不全可能会引阴茎阴囊转位。约90%的患儿合并有尿道下裂、阴茎下弯、肾发育不良、肾发育不全、骶尾部发育异常等先天畸形。同时,对于合并重度尿道下裂的患儿,应注意其染色体的发育状况。对于完全性阴茎阴囊转位,阴囊正常时,75%患者有尿路异常,此时应行肾超声及排尿性膀胱尿道造影检查。

(二)临床表现

该病诊断,一望便知。分为完全性和部分性,以部分性更常见。完全性阴茎阴囊转位是指阴囊完全处于阴茎上方,反之则为部分性。对于合并重度尿道下裂的患儿,应注意其染色体的情况。对于完全性阴茎阴囊转位,阴囊正常时,75%患者有尿路异常,此时应行肾超声及排尿性膀胱尿道造影检查。

(三)治疗

阴茎阴囊转位一般不影响阴茎发育及将来的性功能,只是外观异常。对于较严重或家长、病儿要求的阴茎阴囊转位可手术治疗。当阴茎阴囊转位合并严重的尿道下裂时,修复尿道下裂采用 Duckett+Duplay 尿道成形术。为了保护皮瓣血运,多在术后6个月修复阴茎阴

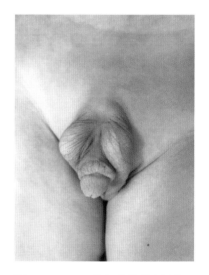

图 18-2-1   阴茎阴囊转位(尿道下裂术后)

囊转位。如果阴茎是正常的,可在患儿6~12个月大时完成阴茎阴囊转位的修复手术。

　　目前最常使用的阴囊成形术依旧是"M"术式,手术效果满意。于阴茎根两侧阴囊边缘做"M"形切口,深达阴囊肉膜,松解阴囊皮肤及肉膜并将其转移到阴茎后方。阴茎两侧切口对合缝合,转移到阴茎后方的两侧阴囊壁向中央对合缝合。使阴茎恢复前位,阴囊恢复后位,缝合肉膜层及皮肤层。尿道内置导尿管入膀胱引流,包扎敷料。

（田　军）

第三节　阴茎阴囊融合

　　阴茎阴囊融合又名蹼状阴茎(webbed penis),指阴囊中缝皮肤与阴茎腹侧皮肤相融合,使阴茎与阴囊未完全分离(图18-3-1)。

　　(一) 临床表现

　　阴茎阴囊融合多是先天性异常,部分继发于包皮环切术后或其他手术切除阴茎腹侧皮肤过多所致。很多病人随年龄增长逐渐好转。大多数无尿道发育异常。约3.5%的尿道下裂并发本畸形。轻度病变一般不影响阴茎发育及将来的性功能。

　　(二) 治疗

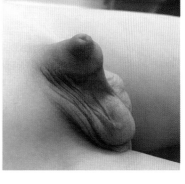

图 18-3-1　蹼状阴茎外观

　　在阴茎阴囊之间的蹼状皮肤上做横切纵缝,可满意矫正外形。也可做 V-Y、W 等成形手术。个别重度阴茎阴囊融合需要阴茎皮肤脱套后用背侧皮肤转至腹侧修补创面(图18-3-2,图18-3-3)。

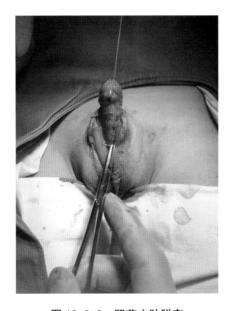

图 18-3-2　阴茎皮肤脱套

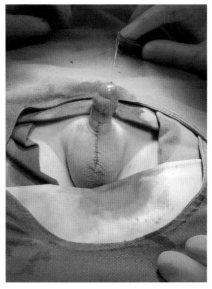

图 18-3-3　蹼状阴茎术后外观

（屈彦超）

第四节   隐 匿 阴 茎

隐匿阴茎(concealed penis)也叫隐藏阴茎或埋藏阴茎(buried penis),指阴茎隐匿于耻骨前皮下脂肪层内,阴茎外观短小。

(一) 临床表现

肥胖儿下腹部尤其耻骨前脂肪堆积时,阴茎可呈隐匿形。包皮似一鸟嘴包住阴茎,与阴茎体不附着,背侧短、腹侧长,内板多、外板少(图18-4-1)。将阴茎周围皮肤后推,可显示正常阴茎。一些患儿在包皮环切术或阴茎手术后因包皮瘢痕狭窄可造成继发的束缚阴茎(trapped penis),此种情况多见于新生儿期包皮环切术后,尤其是一些合并有疝气或鞘膜积液造成阴囊皮肤异常的患儿。查体时应注意有无尿道上裂。如果并发阴茎头型尿道上裂,则相当于阴茎头部背侧可触及一浅沟。此外,还需与小阴茎相鉴别。

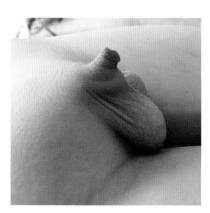

图 18-4-1   隐匿阴茎外观

(二) 治疗

对隐匿阴茎的治疗及手术年龄有很大争议。如能上翻包皮暴露阴茎头,可不必手术。大多数隐匿阴茎随年龄增长逐渐好转,成人泌尿外科报道的隐匿阴茎极少见。手术只适应于那些反复包皮感染;有排尿困难;年龄较大、包皮口狭小而上翻包皮困难者。

隐匿阴茎手术方法较多,也在不断出现新的改良术式,但手术目的应明确:扩大包皮口,暴露阴茎头。应注意不要做简单的包皮环切术,以免阴茎皮肤减少。术者可根据患儿具体情况和对手术方法的熟练程度选择合适的手术方法。

(屈彦超)

第五节   阴 茎 扭 转

阴茎扭转(penile torsion)指阴茎头偏离中线,向一侧扭转,多呈逆时针方向(图18-5-1)。

(一) 临床表现

本症多因做包皮环切或外翻包皮时被发现。许多病人阴茎腹侧中线扭向一侧。阴茎发育正常,有的合并尿道下裂或包皮呈帽状分布异常。

(二) 治疗

阴茎扭转按阴茎头偏离中线的角度分为三类:①小于60°;②60°~90°;③大于90°。有些病人的阴茎体及尿道海绵体根部的方向可以正常,而阴茎头扭转却大于90°。

第一类病人如果不影响阴茎的外观及功能,可不必治疗。部分二、三类病人需要手术矫治。即在冠状沟上

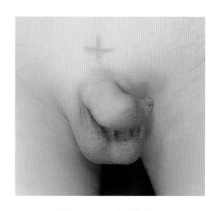

图 18-5-1   阴茎扭转

方环形切开阴茎皮肤,将皮肤分离脱套至阴茎根部,矫正扭转以中线为准,缝合阴茎皮肤。大多数阴茎扭转经过阴茎皮肤脱套可解决。但对阴茎扭转大于 90° 的病例效果不佳。有的需要暴露并松解阴茎根部海绵体,切除引起扭转的纤维索带。若仍不满意,可用不可吸收线将扭转对侧的阴茎海绵体白膜与耻骨联合固定,以达到整形目的。

(屈彦超)

第六节　重 复 阴 茎

重复阴茎(diphallia)是一种少见的畸形,发生率约 1：500 万。重复阴茎多位于正常阴茎的一侧,大小可从一个小的附属体到大如正常的阴茎。大部分有重复尿道及独立的海绵体组织。通常两个重复阴茎的位置是并列的(图 18-6-1),有些病例是每个阴茎只有一个阴茎海绵体和一个尿道(重复阴茎海绵体)。并发畸形很常见,包括:尿道上裂、尿道下裂、膀胱外翻、重复尿道、隐睾、重复膀胱、耻骨联合分离、肾发育不良、肛门直肠畸形,及心血管畸形。

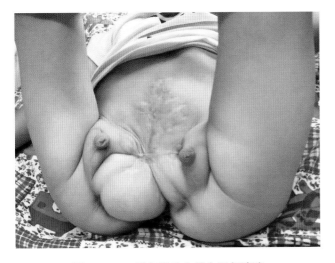

图 18-6-1　重复阴茎合并有重复膀胱

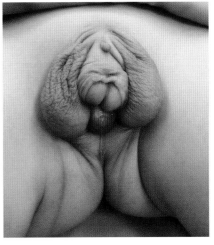

图 18-6-2　重复阴茎海绵体,合并尿道下裂

治疗:切除发育相对不良的阴茎海绵体及尿道,对发育较好的阴茎施成形术。同时根据临床表现发现,治疗其他并发畸形。

(屈彦超)

第七节　小 阴 茎

小阴茎(micropenis)指外观正常的阴茎体的长度小于正常同龄儿阴茎长度平均值 2.5 个标准差以上的阴茎,具有正常的解剖结构(图 18-7-1)。

小阴茎的长度与直径比值是正常的。有的病儿可合并有阴茎海绵体发育不良,尿道下裂,阴囊小,睾丸小并伴睾丸下降不全等。蹼状阴茎和隐匿阴茎看起来与小阴茎相似,但通过体检可发现有正常的阴茎体。

一、阴茎长度测量

阴茎长度测量标准应严格规范。用手提阴茎头尽量拉直,使其长度相当于阴茎充分勃起的长度,用尺子测量从耻骨联合至阴茎顶端的距离为阴茎长度。

对于肥胖儿应尽量推挤脂肪及周围组织,准确测量。国、内外正常阴茎长度参考值略有差别,见表18-7-1,表18-7-2。

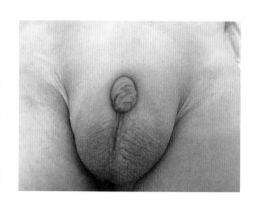

图 18-7-1 小阴茎

表 18-7-1 国外正常阴茎长度参考值/cm

年龄	平均值 ± 标准差	低于 2.5 个标准差界值
新生儿(30 周)	2.5+0.4	1.5
新生儿(34 周)	3.0+0.4	2.0
0~5 个月	3.9+0.8	1.9
6~12 个月	4.3+0.8	2.3
1~2 岁	4.7+0.8	2.6
2~3 岁	5.1+0.9	2.9
3~4 岁	5.5+0.9	3.3
4~5 岁	5.7+0.9	3.5
5~6 岁	6.0+0.9	3.8
6~7 岁	6.1+0.9	3.9
7~8 岁	6.2+1.0	3.7
8~9 岁	6.3+1.0	3.8
9~10 岁	6.3+1.0	3.8
10~11 岁	6.4+1.1	3.7
成人	13.3+1.6	9.3

表 18-7-2 国内正常阴茎长度参考值

年龄 /岁	平均值 ± 标准差/cm	年龄 /岁	平均值 ± 标准差/cm
~1	3.72 ± 0.56	~6	4.10 ± 0.53
~2	3.75 ± 0.52	~7	4.13 ± 0.51
~3	3.77 ± 0.45	~8	4.20 ± 0.47
~4	4.02 ± 0.58	~10	4.24 ± 0.43
~5	4.08 ± 0.58	~12	4.57 ± 0.48

二、阴茎正常发育

正常男性外生殖器的分化在妊娠的 12 周完成,小阴茎是由妊娠 14 周后发生的激素异常引起的。阴茎发育分三个阶段;第一阶段为生殖结节期,阴茎于会阴部类似小丘;第二阶段为阴茎体期,阴茎拉长呈圆筒状,尿道沟延伸至阴茎头;第三阶段于妊娠第 3 个月,尿道发育完成。胚胎第 4 个月后,阴茎逐渐增长。阴茎的发育受激素的调控。胎盘产生绒毛膜促性腺激素(HCG)及下丘脑分泌促性腺激素释放激素(GnRH),刺激垂体前叶的促性腺细胞合成并分泌两种促性腺激素即促黄体生成素(LH)及促卵泡激素(FSH)。HCG、LH 及 FSH 刺激睾丸间质细胞(Leydig 细胞)产生睾酮(T),睾酮在 5a 还原酶作用下转化为双氢睾酮(DHT),DHT 刺激阴茎发育。上述的任何一个环节出现障碍,均可影响阴茎发育。

三、小阴茎病因

睾酮的产生和利用的异常不仅导致小阴茎的发生,而且常常导致尿道下裂。妊娠 14 周后的激素异常导致了小阴茎的发生。其最常见的病因是促性腺激素分泌不足的性腺功能减退症、促性腺激素分泌过多的性腺功能减退症(原发性睾丸功能衰竭)及特发性因素。

(一) 促性腺激素分泌不足的性腺功能减退

促性腺激素分泌不足的性腺功能减退(hypogonadotropic hypogonadism)最为常见,其表现有:

1. 脑组织结构异常 无脑畸形患儿无下丘脑分泌功能,即使脑垂体发育正常,由于无促性腺激素释放激素,致使睾酮分泌少,造成小阴茎。先天性脑垂体不发育,及部分胼胝体发育不良导致的下丘脑功能障碍,枕部脑膨出伴运动失调的小脑畸形等脑中线发育异常,均因性腺激素分泌不足而引起小阴茎。此外还导致其他系统的多发畸形。

2. 无脑组织异常的先天性促性腺激素释放激素缺乏 此类原因引起的小阴茎比前者多见,具体病因不清,多为综合征,如 Kallm ann(生殖器—嗅觉发育不良)、Prader-Willi、Lawrence-Moon-Biedl 综合征等,多伴发多发畸形,据研究与染色体、基因异常有关。还有因内分泌、生化代谢异常导致的促性腺激素释放激素、促黄体生成素等缺乏症。

(二) 促性腺激素分泌过多的性腺功能减退

促性腺激素分泌过多的性腺功能减退(hypergonadotropic hypogonadism)病儿的下丘脑、垂体分泌功能均正常,只是在妊娠后期睾丸出现退行性变而致睾酮分泌减少,通过负反馈途径而致促性腺激素分泌过多。HCG 刺激后血清睾酮水平不升高常常被用来鉴定这类疾病。引起小阴茎的原因主要在睾丸本身,如先天性睾丸缺如、睾丸下降不全等。有的病儿睾丸正常,但其黄体生成激素受体异常,以致不能分泌足量睾酮。部分雄激素不敏感可由于雄激素受体活性降低或受体本身的异常造成小阴茎,此外需注意有无性别异常。

(三) 原发性小阴茎

除上述原因外,还有少部分病儿下丘脑-垂体-睾丸轴激素分泌正常,但有小阴茎畸形,到了青春期又多能增长。病因不清楚,推测有可能是胚胎后期促性腺激素刺激延迟、一过性睾酮分泌异常,如 Klinefelter 综合征(47,XXY)、多 X 综合征(48,XXXY 及 49,XXXXY)、多染色体(69,XXY 三倍体)畸形。

四、诊断与实验室检查

(一) 病史

询问有无家族遗传病史,尤其是尿道下裂、隐睾、不育症,此外嗅觉不灵、早期听力语言障碍、视力差等常是与小阴茎有关的综合征的一部分症状。另外要注意母亲孕期情况。

(二) 体格检查

注意有无与染色体、脑发育异常有关的体征,如小脑畸形、眼距宽、耳廓位置低、小嘴、高腭弓,手足有无并指(趾)、多指(趾)等。检查外生殖器,测量阴茎长度,阴囊发育,睾丸位置、质地、大小。

(三) 影像学检查

有条件者应把磁共振成像作为常规检查。主要检查脑部有无下丘脑、垂体畸形。对有颅面部异常者应注意视神经交叉、第四脑室及胼胝体有无异常。

(四) 常规检查染色体核型和 Y 基因性别决定区(SRY)

染色体核型和 Y 基因性别决定区(sex-determining region Y gene,SRY)检查可以进一步帮助小阴茎患儿明确性别,为后续的治疗提供理论依据。

(五) 脑垂体前叶筛查试验

小阴茎病儿生后有可能因脑垂体发育不良而致促肾上腺皮质激素及生长素分泌降低,从而引起暂时性低血糖惊厥。虽不常见,一旦发生有生命危险。所以应常规做血糖、钾、钠测定,或做与生长素有关的激素检查及甲状腺功能测定。

(六) 促性腺激素检查

正常男孩生后有暂时性睾酮、LH、FSH 快速增高,8 周时达高峰,6 个月后下降。血清睾酮高于 3.5nmol/L 属正常。对 LH、FSH 高而睾酮低者应怀疑原发性睾丸功能低下,可用人绒毛膜促性腺激素(HCG)刺激试验来证实。方法:隔日肌内注射 HCG(每次 500IU),共 5 次,最后 1 次注射后 24~28 小时之间查血清睾酮,如低于 3.5nmol/L,则睾丸功能不佳。如睾酮、LH、FSH 均低,应怀疑促性腺激素分泌不足的性腺功能减退。先做 HCG 刺激试验以鉴定睾丸功能,然后做促性腺激素释放激素刺激试验以鉴定脑垂体前叶功能。方法:肌内注射促性腺激素释放激素(2.5μg/kg),分别于 30、60、90、120 分钟后取血测 LH、FSH,如正常,则证明垂体前叶分泌功能正常。但有时脑垂体解剖结构无异常,其功能却不佳,这是由于垂体长期处于低刺激状态,腺体内酶底物匮缺所致。此时可在 2 小时内用泵作脉冲式皮下注射促性腺激素(2.5μg/kg),持续 10 天,有可能使这种脑垂体功能恢复。由于实际应用困难及 LH 的反应值范围很广,所以在临床上,多数小儿内分泌医师认为如脑垂体前叶解剖正常,其他内分泌功能也正常,则考虑小阴茎的原因在于下丘脑。

正常 6 个月~14 岁的小儿血清 LH、FSH、睾酮值较低。对这个年龄组的小阴茎患者,如 FSH、LH 浓度轻度增高时(LH 大于 6IU/L),有些是无性腺患儿。需要 HCG 刺激试验来证实,隔日肌内注射 HCG 1 000~1 500IU/次,共 7 次。最后 1 次于注射后 48 小时测睾酮值,如大于 7nmol/L,可认为睾丸功能正常,否则需再做一次 HCG 试验以排除由于促性腺激素分泌不足所造成的酶底物匮缺而带来的假象。即使是阴性反应,也只能反映 Leydig 细胞的功能,而不能除外有发育不全的睾丸组织。如睾丸功能正常,则需做脑垂体前叶功能测定,包括:GH、PRL、FSH、LH、TSH、ACTH、生长素、T_4、肾上腺皮质激素及促性腺激素释放激素刺激试验,该年龄组可用皮下或喷鼻给药。通过上述方法来确定是脑垂体前叶还是下丘脑分泌功能异常。虽然临床应用困难,但随着实验室技术的改进,诊断准确率将逐步提高。

对大于 14 岁的患者,检查手段同上,须注意区别下丘脑功能异常及青春期延迟带来的激素水平不足。

对雄性激素不敏感的诊断 如果通过检查证明激素分泌并无异常,要考虑是否为对雄性激素不敏感而造成小阴茎。这种患儿较少见。在青少年期,可发现 FSH、LH、睾酮增高,而阴茎不增长,对这种病儿可从外生殖器皮肤取活检培养,做成纤维细胞激素受体检查,或分析雄激素受体基因有无突变。

(七) 腹腔镜

主要是对未触及睾丸的患者做探查,取活检,如睾丸位于内环上方而且发育好,可经腹腔镜钳夹精索血管以建立侧支循环,待 6 个月后做 Fowler-Stephens 睾丸固定术。

五、治疗

对小阴茎患儿的治疗,应根据病因及具体情况决定治疗方案。

(一) 内分泌治疗

(1) 促性腺激素分泌不足的性腺功能减退:最常见的治疗是用与 FSH、LH 有类似功能的 HCG 治疗。首次疗程即 HCG 刺激试验,作为检查及治疗。若效果不明显,可用第 2 个疗程:每 5 天肌内注射一次 500IU 的 HCG,共 3 个月,疗程中间及完成后各复查一次。对于下丘脑功能异常的患儿,给促性腺激素释放激素(如 LHRH)直接替代效果良好。为了更加有效,给药应类似下丘脑分泌促性腺激素释放激素生理性脉冲式地释放一样,每 2 小时给增加量,每次 25ng/kg,通过喷鼻或皮下注射给药。临床上经常见到的是经内分泌治疗睾酮值上升,但阴茎不长大。

(2) 性腺功能异常:如单纯睾丸分泌睾酮异常,用睾酮替代疗法。可外用睾酮霜或肌内注射睾酮,每 3 周 1 次,每次 25mg,共 4 次。治疗后阴茎、阴囊均可增长,有时有阴毛出现,皮肤色素沉淀,甚至有部分患儿出现嗓音改变,停药后多可自行恢复。虽然长期治疗会增进骨骼成熟,但短期治疗并不会影响身高。

(3) 如确定为单纯因生长激素低造成小阴茎,则补充生长激素可获满意效果。Levy 和 Husman (1996) 提议单独使用生长激素对单一性生长激素缺乏症的小阴茎患儿进行治疗,在一组研究中他们对 8 例患儿进行治疗,7 例患儿达到了正常成年男性牵拉的阴茎长度,但其平均值却比正常平均值低 1.73 个标准差。Bin-Abbas 等 (1999) 报道对 5 个患有多种垂体激素缺乏症的患儿使用生长激素和睾酮联合治疗,其阴茎牵拉长度只比正常平均值低 0.56 个标准差。

(二) 手术治疗

(1) 1 岁以内合并睾丸下降不全病儿在内分泌治疗无效后尽早做睾丸固定术。1 岁以上患儿应行睾丸固定术后再进行内分泌治疗。

(2) 对于激素治疗无效,尤其是用睾酮及双氢睾酮替代疗法无效的病儿,性别的重新认定是一个选择,但存在争议。过去性别重新认定较为推崇,但现在受到质疑,因为缺乏长期的数据来鉴定这一类患儿变成女性的价值和风险,导致该类治疗方式趋向保守。Husmann (2004) 报道了 20 例患有小阴茎且对性激素的刺激反应低下的患儿按照男性抚养,成年后

90%为小阴茎,但所有人均有男性特征。5个人因害怕被排斥而接受心理咨询,8个人没有两性活动。

(三)随访

对小阴茎患者应长期随诊至成年,观察了解阴茎发育、性行为及生育能力。在一个重要的长期回顾性研究中,Reilly and Woodhouse(1989)报道了一组20例在婴儿期就诊断为小阴茎的患者,几乎所有患者在儿童期即接受了雄激素治疗,但没有一位患者成年后阴茎在正常范围内,在青春期前患儿组,所有的儿童都能站立小便,患儿父母认为患儿是正常的,对阴茎外观也满意,但是对其在成年后阴茎长度和功能表示担忧,12个成年组患者均具有正常的男性特征,9个患者具有性能力。Lee and Houk(2004)在一项对22个出生时就患有小阴茎的成年男性的研究中有着相同的发现。以上这些研究表明尽管这些小阴茎患者最终阴茎长度可能不会达到正常大小,但是他们有正常的男性特征,而且大多数会有正常的性功能。

(陈　超)

参 考 文 献

[1] 张潍平.阴茎阴囊转位//黄澄如,孙宁,张潍平主编.实用小儿泌尿外科学.北京:人民卫生出版社,2006,359-361.

[2] FAHMY M A B,SHENNAWYh A A A E,EDRESS A M. Spectrum of penoscrotal positional anomalies in children. International Journal of Surgery. 2014,12:983-988.

[3] MANJUNATH K N,VENKATESH M S. M-Plasty for Correction of Incomplete Penoscrotal Transposition. World J Plast Surg,2014,3(2):138-141.

第十九章

隐睾与附睾畸形

第一节　隐　睾

　　隐睾(cryptorchidism),指睾丸未能按照正常发育过程从腰部腹膜后下降至阴囊。隐睾可分为可触及睾丸和不可触及睾丸,可触及睾丸包括睾丸下降不全(undescended testis)和异位睾丸(ectopic testis)。不可触及睾丸包括腹内型异位睾丸(intra-abdominal ectopic testis)、睾丸下降不全、窥视睾丸(peeping testes)、睾丸缺如(absent testes)、睾丸发育不全(testicular dysgenesis)和睾丸萎缩(testicular atrophy),后者也称为睾丸消失(vanishing testis)。睾丸下降不全是指睾丸位于其下降的正常途径上,但未能降至阴囊,常伴有腹膜鞘突未闭。异位睾丸指睾丸已经完成它在腹股沟管的下降过程,但未能降至阴囊,而位于腹股沟、会阴、大腿根部等腹股沟外环以外的皮下,最常见的部位是腹股沟皮下深筋膜。

　　Scorer 和 Farrington 在 19 世纪 50 年代后期进行隐睾发病率调查,按严格标准,即新生儿出生后立即检查,如阴囊内扪及不到睾丸,不能就诊断为隐睾,需 3 月之后进行复查,如仍不能扪及到睾丸者,才诊断为隐睾。如为早产儿,出生后阴囊内扪及不到睾丸,则按预产期过后 3 个月再进行复查。Scorer 等(1964)报道新生儿期隐睾的发病率为 4.3%,到 1 岁时隐睾发病率下降到 0.96%。Ghirri 等(2002)调查 1978—1998 年期间出生的 10 703 例新生儿,其中早产儿(妊娠期少于 37 周)1 387 例,足月儿 9 343 例,共有 737 例隐睾,总的发病率为6.9%;但早产儿的发病率 10 倍于足月儿,分别为 30.1% 和 3.4%。按预产期后 12 个月复查,前 10 年(1978—1987 年间)出生者,隐睾发病率下降为早产儿 7.31%,足月儿 1.53%;后 10年(1988—1997 年间)出生者,早产儿与足月儿的隐睾发病率分别为 3.13% 和 1.22%。出生体重 <1 500g 的极低出生体重儿,其隐睾的发生率高达 60% 到 70%。早产儿生后睾丸会继续下降,至生后 12 周再检查,其隐睾的发生率明显下降,接近足月儿水平。一般认为隐睾的发病率在生长发育中可继续下降,但至 6 月龄(校正胎龄)之后,继续下降的机会明显减少。有些儿童在初诊时阴囊内扪及不到睾丸,但以后在同一位医师随访或由另一位医师检查时又可在阴囊内扪及睾丸,强化了隐睾可以自行下降的认识。实际上,这些儿童在初诊时极大可能就是回缩睾丸。

一、睾丸发育的胚胎学

人胚胎第 4 周时,位于卵黄囊后壁近尿囊处有许多源于内胚层的大圆形细胞,称为原始生殖细胞(primordial germ cell)。第 5 周,左、右中肾嵴内侧的表面上皮下方间充质细胞增殖,形成一对纵行的生殖腺嵴。原始生殖细胞于第 6 周陆续向生殖腺嵴迁移,约在 1 周内迁移完成,原始生殖细胞进入初级性索内。这时还不能区分是睾丸还是卵巢,统称为原始生殖腺。

原始生殖腺有向卵巢方向分化的自然趋势。若原始生殖细胞及生殖腺嵴细胞膜表面均具有组织相容性 Y 抗原(histocompatibility Y antigen,H-Y 抗原)时,原始生殖腺才向睾丸方向发育。一般情况下,性染色体为 XY 的体细胞胞膜上有 H-Y 抗原,而性染色体为 XX 的体细胞胞膜上则无 H-Y 抗原;故具有 Y 性染色体的体细胞,对未分化生殖腺向睾丸方向分化起决定性作用。目前认为,编码 H-Y 抗原的基因位于 Y 染色体的短臂近着丝点的部位。人胚第 7 周,在 H-Y 抗原的影响下,初级性索增殖,并与表面上皮分离,向生殖腺嵴深部生长,分化为细长弯曲的襻状生精小管,其末端下相互连接形成睾丸网。第 8 周时,表面上皮下方的间充形成一层白膜,分散在生精小管之间的间充质细胞分化为睾丸间质细胞,并分泌雄激素。在人胚 14~18 周,间质细胞占睾丸体积一半以上,随后数目迅疾下降。胚胎时期的生精小管为实心细胞索,内含两类细胞,即由初级性索分化来的支持细胞和原始生殖细胞分化的精原细胞。生精小管的这种结构状态持续至青春期前。

睾丸如何从腰部腹膜后的原始部移位、下降,最终定位在阴囊底部,至今,仍然是一个谜。自从 1786 年 John Hunter 首先报道有关隐睾的研究以来,200 多年来提出了很多理论来解释睾丸下降的原因和机制。目前,多数学者认为睾丸的下降过程包括两个阶段:经腹移行阶段和经腹股沟到阴囊阶段。两个阶段受不同的激素调节。动物研究显示睾丸经腹下降阶段主要受胰岛素样激素 3(insulin like hormone 3,INSL3)影响;而从腹股沟下降到阴囊阶段主要受雄激素、降钙素基因相关肽等的影响。有关睾丸下降的研究,大量的文献都是以动物,特别是啮齿类动物作为实验对象。人类和大型哺乳动物的睾丸下降与啮齿类动物明显不同,譬如人类睾丸下降的两个阶段都在出生前完成,而小鼠睾丸经腹股沟下降至阴囊都在出生后;但是要进行大哺乳类动物的胎仔发育研究,则有许多困难和限制。Cleland 早在 1856 年就提出,睾丸下降应首先在人胎研究,以避免动物实验的错误类推。然而,文献中有关人胎解剖的资料却很少,况且,人胎的尸体解剖学研究,也不能确定引起睾丸下降的动力事实。一些早期学者估计,妊娠 28~35 周的胎儿睾丸经腹股沟管下降。曾观察到 26 周时,睾丸进入腹股沟管内,至 28 周左右通过外环,35 周达阴囊底部。一组胎儿尸检报道,75% 的睾丸于妊娠 24~28 周之间通过腹股沟管。Weil 等指出,睾丸通过腹股沟管的过程很快,可能发生在几天之内。Heyns 在妊娠 23~31 周的 156 例胎儿尸检中,仅发现 4 例(2.6%)睾丸在腹股沟管内,证实睾丸通过腹股沟管是非常迅速的过程。但从外环降至阴囊底部则需 3~4 周以上,而且通常于出生后 12 周内完成。至于睾丸如何通过腹股沟管,又如何从外环部进入阴囊底部,至今尚缺乏有说服力的论证。

二、睾丸下降的理论

(一) 睾丸引带的牵拉

睾丸引带是 Hunter 首次描述睾丸未降时所命名的,其作用为引导睾丸离开腹部进入阴囊,但引带的结构与成分并未阐明。18世纪强调引带是柔软的胶冻样物质。之后,又有人认为是纤维肌肉,具有一个非横纹肌核而外层为横纹肌结构,近端附着于睾丸和附睾,其末端呈带状,附着于阴囊底的,是为主要分支;另有部分引带附着于耻骨结节、会阴部或股内侧部,称为相应的分支。Heyns检查178例人胎和婴儿的尸检中发现,睾丸引带牢固地附着于腹股沟管。少数通过外环的睾丸,也无肉眼可辨认的睾丸引带向阴囊或其他任何部位伸延。曲金龙对14具17~28周胎龄的死胎进行尸检,也有类似的发现,即睾丸引带只附着耻骨联合,即使胎龄增大,睾丸引带末端也不附着于阴囊底部,就无从谈起引带将睾丸牵入阴囊。

(二)腹内压

一些早期学者认为腹内的压力导致睾丸下降。其他学者也相信,呼吸、哭闹时的腹肌收缩及出生时产道的压迫产生动力使睾丸下降。但Hunter指出,在胎儿能呼吸之前,睾丸已在阴囊内。有些学者认为肝、小肠和大肠的发育以及大肠内胎粪的积聚使腹内压升高,从而将睾丸推入阴囊内。腹壁缺损的婴儿隐睾发生率高,被认为是支持腹内压论的证据。最典型的例证就是梨状腹综合征(即腹壁肌肉发育不全、不足或缺如,伴有上尿路扩张和双侧隐睾)。然而也有实验不支持腹内压的作用。实验者将幼鼠的腹壁肌肉切除,使其失去产生腹压的条件,但是,幼鼠的睾丸仍可降入阴囊中。

(三)附睾发育与睾丸下降

临床所见的隐睾伴有附睾畸形或附睾与睾丸分离者的比例甚高,似乎支持附睾发育与睾丸下降之间有着密切的关系。然而,临床遇到一些附睾或/和输精管缺如者,其睾丸却位于阴囊内。

(四)重力作用

Hunter曾提及直立位(即重力)可能对睾丸下降起一定作用。一些其他学者随后提出了睾丸重量有助下降的理论。然而,Curling指出,以胎儿宫内的常见位置,重力作用方向与睾丸下降通道恰恰相反。

(五)内分泌因素

下丘脑-垂体-睾丸轴失衡、睾丸分化异常、雄激素、抗Müller管激素、INSL3缺乏或不敏感均可引起隐睾。Engle(1932)给10例青春期前的猴子注射垂体前叶提取液或孕妇尿液,其中2只出现睾丸从腹股沟管进入阴囊。自此之后,对隐睾的内分泌调控机制进行了大量研究,甚至有的学者断言,隐睾不是先天性畸形,而是一种内分泌疾患。支持者列举大量隐睾病儿的血清有关性激素检测结果,揭示隐睾病儿血清LH水平明显低于对照组。对隐睾病儿给予HCG或LHRH治疗,有一部分的隐睾降入阴囊。然而,内分泌缺陷不能解释所见的双侧隐睾者远远少于单侧者,以两侧睾丸或精索的雄激素受体不相等也难圆其说。给予外源性激素治疗隐睾的效果也不如预想得满意。对于内分泌缺陷导致睾丸不降,其间关系尚无满意的解释;同样,对于激素治疗有效的隐睾,也无法阐明其促使睾丸下降的机制。

环境内分泌干扰物(environmental endocrine disruptors,EEDs),也称为环境内分泌干扰因子,或者环境激素(environmental hormone):指环境中存在的能干扰人类或动物内分泌系统诸环节并导致异常效应的物质,可通过呼吸道、口、皮肤等多种途径进入机体,导致人和动物生殖器发育障碍、行为异常、生殖能力下降。EEDs主要包括杀虫剂、除草剂、杀菌剂、塑化剂、表面活化剂、有机金属、卤代杂环烃、植物雌激素等。既往研究表明,EEDs在细胞水平上作用主要通过四种途径:模仿内源性激素、拮抗内源性激素、破坏内源性激素的生成和代谢、破坏内源性激素受体的生成和代谢。儿童对环境内分泌干扰物的暴露主要分为两个阶段:一是在宫内发育过程中通过母体的暴露,二是出生以后的暴露。已有研究表明父母暴露于EEDs与儿子患有隐睾症存在一定关联。然而,EEDs如何影响机体,这种干扰如何遗传给下一代,甚至几代,已成为近年来医学研究的热点。有学者发现宫内暴露EEDs会影响胎儿的发育编程或基因组印记,不仅会影响胎儿的生长发育,并可能产生持续永久的结构功能改变,导致将来一系列成年期疾病的发生。这种基因核苷酸序列不发生改变的情况下,基因表达的可遗传修饰(包括DNA甲基化、组蛋白乙酰化、基因组印记等),能更好阐释EEDs所致的跨代遗传损害。因此,寻找特异的表观遗传标志用于环境相关疾病的早期诊断,并用于指导何时进行干预和如何进行干预,将是医学研究的方向。

三、隐睾的病因

由于睾丸正常下降的机制还不清楚,隐睾的发生单在某一个环节上出了故障,或是多种因素的综合作用也就无法明确。目前,仍无一种理论能够说明所有隐睾的病因,认为隐睾的病因与内分泌、遗传和物理机械等多因素有关。

四、隐睾的病理

(一) 大体检查

未降入阴囊内的睾丸常有不同程度的发育不全,体积明显小于健侧,质地松软。少数睾丸缺如者,仅见精索血管残端。

隐睾患侧可伴有附睾和输精管畸形(参阅附睾畸形)。

(二) 组织学检查

生殖细胞的发育过程是:原始生殖细胞在出生前后转变为生殖母细胞(或称性原细胞)(gonocyte),生殖母细胞在出生后迁移到曲细精管基膜,转化为精原干细胞(spermatogonia stem cell,SSCs)。一部分SSCs自我更新,维持SSCs的数量不变;另一部分SSCs进行分化→Ad型精原细胞→Ap型精原细胞→B型精原细胞→初级精母细胞→次级精母细胞→精子细胞→精子。

正常男孩出生后60~90天的睾酮峰波,促使生殖母细胞发育为Ad型精原细胞。这个过程大约在婴儿3~6个月时完成(有学者称为小青春期,minipuberty)。在3~4岁时形成初级精原细胞,之后处于一段时间的静止期;直到10岁又重新激活,开始分化形成精子细胞。隐睾患儿生后60~90天LH和FSH潮涌受挫,胎儿型间质细胞数目减少,不能形成睾酮峰波,从而导致生殖母细胞不能转变成Ad型精原细胞,其组织学标志是:①1岁以后仍持续出现生殖母细胞;②Ad型精原细胞减少。可见,隐睾的组织学检查主要表现为生殖细胞发育障碍,其次是间质细胞数量的减少。但即使是双侧隐睾,仍有适量的雄激素产生,可维持男性第二性征的发育,也很少影响成年后的性行为。

隐睾曲细精管的平均直径较正常者小,曲细精管周围胶原组织增生。

隐睾组织学改变的程度,也和隐睾所处的位置有关。位置越高,病理损害越严重;越接近阴囊部位,病理损害就越轻微。隐睾的病理改变也随着年龄的增长而逐渐加重。成人的隐睾,其曲细精管退行性变,几乎看不到正常精子。

五、隐睾的临床表现

隐睾可发生于单侧或双侧，单侧明显多于双侧。单侧隐睾中，右侧的发生率略高于左侧。

隐睾侧阴囊扁平，双侧者阴囊发育较差。触诊时阴囊空虚无睾丸。经仔细检查，约80%隐睾可在体表扪及，最多位于腹股沟部。睾丸体积较对侧略小，不能推入阴囊。挤压睾丸，患儿有胀痛感。如果能将扪及的睾丸逐渐推入阴囊内，松手之后，睾丸又缩回腹股沟部，称为滑动睾丸(gliding testis)，仍应属于隐睾。如松手之后睾丸能在阴囊内停留，则非隐睾，称为回缩睾丸(retracted testis)。约20%的隐睾在触诊时难以扪及，但这并不意味着患侧没有睾丸。扪不到的隐睾在手术探查中，约80%以上可在腹股沟管或内环附近被发现；而其余不足20%，虽经广泛探查，仍然找不到睾丸。若一侧找不到睾丸，称为单睾症(monorchism)或单侧睾丸缺如，发生率约占隐睾的3%~5%，约5 000个男性中有1例。如双侧隐睾经探查均未能发现睾丸，称无睾畸形(anorchidism)，约20 000个男性中有1例。

隐睾由于生精细胞发育受到障碍，最直接的后果，就是对生育能力的影响。单侧隐睾成年后，生育能力会受到一定程度的影响，如为双侧，则有严重生育障碍。

六、隐睾的并发症

(一) 嵌顿性腹股沟斜疝(又名钳闭性腹股沟斜疝)

当隐睾伴有鞘状突管未闭时，若肠管疝入，发生嵌顿者并不少见，而且容易引起肠坏死，也可能压迫精索血管，使睾丸进一步萎缩，严重者导致睾丸梗死。

(二) 隐睾扭转

未降睾丸发生扭转的概率较阴囊内睾丸高21~53倍。隐睾扭转一般表现为患侧腹股沟部疼痛性肿块。颇似腹股沟疝嵌顿，但无明显胃肠道病状。右侧腹内隐睾扭转，其症状和体征颇似急性阑尾炎，在小儿急腹症中，应予鉴别；如阴囊内有正常睾丸即可除外该侧隐睾扭转。

(三) 睾丸损伤

由于隐睾处在腹股沟管内或耻骨结节附近，比较表浅、固定。不如正常睾丸位于阴囊内受到阴囊的缓冲保护，容易受到外力的直接损伤。

(四) 隐睾恶变

隐睾恶变成睾丸肿瘤，比正常位置睾丸高18~40倍。高位隐睾，特别是腹内隐睾，其恶变发生率比低位隐睾高6倍。隐睾恶变年龄多在30岁之后，6岁以前行睾丸固定，术后发生恶变者比7岁以后手术的低得多。一组2 000例隐睾术中活检，发现6%有原位癌。

七、隐睾的并存症状

1. 鞘突未闭。
2. 附睾畸形。
3. 先天性尿道下裂。
4. 脐疝。
5. 智力迟钝。
6. 梨状腹综合征。

八、隐睾的诊断

隐睾的诊断并不难。但应注意阴囊内扪及不到睾丸者并非就是隐睾,特别要注意除外回缩睾丸。回缩睾丸多发生在提睾肌反射比较活跃的婴幼儿。在以隐睾就诊的小儿中,经仔细检查,发现为回缩睾丸者,各家报道不一,约50%~80%。检查前应消除小儿的紧张情绪,诊室和检查者的手都应是暖和的,以免寒冷刺激引起提睾肌收缩而使睾丸回缩。除平卧位检查外,还可以让小儿坐着,两大腿外展外旋,即所谓的 cross legged 位,或采取蹲踞位,进行检查。处于这样的体位,通常不会有提睾肌反射,如为回缩睾丸,不需检查者的手法,睾丸即能自己下降。此时,可用拇指和示指轻轻夹住睾丸,将其牵入阴囊内。松手后,睾丸仍可停留在阴囊内。对于较大的儿童,可在腹股沟部压迫股动脉片刻,或在腹股沟韧带以下的大腿内侧用指尖轻轻抚摩,回缩睾丸都会自行下降至阴囊内。必要时,可局部热敷或温水浴,回缩睾丸也可降至阴囊内。更重要的是,应反复多次或多位医师共同检查。经过反复仔细检查,患侧仍不能扪及睾丸者,还应检查股部、耻骨联合部、会阴部,以除外异位睾丸。已如前述,约80%的隐睾可在体表扪及。

对于不能扪及的隐睾,术前可通过一些特殊检查,判断患侧有无睾丸及隐睾所处的位置。无损伤性检查,如超声检查、CT检查、磁共振检查。超声可检出腹股沟部睾丸及睾丸横过异位(图 19-1-1),后者即两个睾丸在同一侧,都有各自的精索及输精管,位于睾丸下降经路的任何部位,从内环口到阴囊。

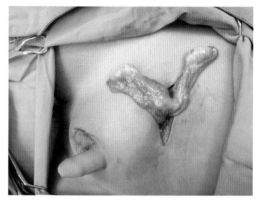

图 19-1-1　睾丸横过异位
术中见双侧睾丸均位于右侧。

单侧未扪及睾丸,同时对侧睾丸增大,常提示睾丸缺如或萎缩。Hurwitz 等报道对单侧扪不到睾丸的青春期前患儿,仔细测量对侧阴囊内睾丸的容积或长度,如容积大于 2ml 或长径大于 2cm 者视为增生。Hurwitz 组中的 16 例对侧睾丸增生超过 2cm 者 14 例(87.5%)为单侧睾丸缺如,2 例(12.5%)为腹内隐睾。另 15 例对侧睾丸测量为 1.8~2.0cm 者 14 例(93%)为单侧睾丸缺如,1 例为卵睾。25 例对侧睾丸测量小于 1.8cm 者,13 例(52%)有睾丸,11 例为腹内隐睾,2 例为腹股沟隐睾。其结论是一侧扪及不到睾丸者,如其对侧睾丸长径大于 1.8cm 或更大,对预测单侧睾丸缺如的正确率约 90%。这不失为一种简易的临床检查方法,但不是特异性表现,不能因此拒绝外科手术探查。

腹腔镜技术已广泛用于腹内隐睾诊断和治疗。不能扪及的隐睾,用腹腔镜检查时临床可有三种发现:①在腹股沟内环以上看到精索血管和输精管盲端,缺乏睾丸;②正常精索进入腹股沟管内环;③腹内睾丸。对于未扪及的隐睾,手术是确诊的唯一手段,腹腔镜探查作为首选方式。

关于隐睾的分类,本应是隐睾研究领域中的一个重要问题。因为只有统一了分类,才能对隐睾的诊断、治疗以及疗效的评定有一个客观的标准。所见文献有的按体表检查进行分类;有的按体表检查初步分类,再根据手术所见进行修正;有的则根据组织学改变进行分类。

至今尚无统一的能被广泛接受的标准;而且不少文献都将回缩睾丸也列为隐睾的一种类型,显然是不够稳妥。

诊断隐睾,特别是双侧隐睾时,注意评估患儿内分泌、性发育情况。双侧未扪及睾丸,或者有任何提示性分化异常的情况(如伴有尿道下裂),务必尽早进行内分泌和遗传学检查。

九、隐睾的治疗

隐睾一经诊断,就应适时进行治疗。

目前认为,应从新生儿开始对隐睾进行监测,因此,应与产科医务人员密切配合。新生儿时期睾丸相对大于其他各年龄组,而且尚无提睾反射。如果发现新生儿阴囊内无睾丸,即应考虑隐睾,并嘱家长于相关专科就诊进行随访。生后 6 月龄(校正胎龄),如睾丸仍未下降,则自行下降的机会已经很小,不可再盲目等待。目前推荐隐睾治疗的时机:从 6 月龄(校正胎龄)开始治疗,最好在 12 月龄前;不迟于 18 月龄前完成。

隐睾治疗的目的:①将睾丸恢复正常位置;②避免患儿心理和精神上的创伤;③恶变趋向容易被及时发现;④可能改善生育能力。

(一) 手术治疗

1. 睾丸固定术　推荐在全身麻醉下进行。在腹股沟韧带上方做一与之平行的斜切口,或做下腹横切口,更为美观。长约 2~5cm。切开皮肤及皮下组织后,即应开始寻找睾丸。不少隐睾位于皮下深筋膜与腹外斜肌腱膜之间,应注意此处有无异位睾丸。如果睾丸不在皮下深筋膜与腹外斜肌腱膜之间,则应该找到外环口,切开腹外斜肌腱膜,并注意保护其深侧的髂腹股沟神经。大多数隐睾即位于腹股沟管内。在腹股沟管内的睾丸,绝大多数都有鞘膜包裹。鞘膜囊远端,大多附着在耻骨结节,可用血管钳将其分离、夹住、切断、结扎。分离提睾肌,显露精索。在精索的前内侧,切开鞘突(或疝囊)的前壁,将睾丸牵出鞘膜腔,观察并记录睾丸的大小以及与附睾的关系。之后将睾丸还纳入鞘膜腔内。从精索表面游离鞘突(或疝囊)后壁。游离鞘突(或疝囊)至内环口以上。横断鞘突(或疝囊)予以高位结扎或缝扎。切开腹内斜肌和腹横肌约 2~3cm。助手将睾丸向下牵引。术者提起已结扎的鞘突(或疝囊),继续在腹膜后游离。将睾丸试着向阴囊方向牵引,如精索已有足够长度,则不必再作腹膜后广泛游离。如精索长度不够,用深弯拉钩伸进精索与后腹膜之间,而助手应将睾丸轻轻向下牵引,术者在直视下钝性加锐性游离精索周围的膜状组织。精索周围的腹膜后组织一般都较疏松,比较容易游离。必要时可用示指探入后腹膜,一方面可以轻柔推动精索周围组织,一方面也可以探知游离的高度。如已探及肾脏下极,则表示精索全长几乎都得到游离。经此游离后,大多数睾丸均可无张力地牵引至阴囊底部。手指经创口探入阴囊,扩张阴囊袋。以探入阴囊内手指为指示,于患侧阴囊中下部作一横形 2cm 左右皮肤切口。用蚊式钳在皮肤肉膜层与精索外筋膜之间作潜行分离,其范围以能容纳睾丸为度。用长弯钳夹住少许精索外筋膜,并将之向腹股沟创口顶出。用力戳破或用剪刀剪开鞘膜外阴囊壁,并将长弯钳伸出创口。理顺精索血管的轴向,轻轻地将睾丸经腹壁下血管背侧牵出。用伸出创口的长弯钳夹住睾丸鞘膜下极,将其拉出阴囊部切口。再次仔细观察精索血管走向,防止精索血管出现扭转。将精索远端筋膜与精索外筋膜之间缝合 1~2 针。将睾丸纳入阴囊皮肤肉膜层与精索外筋膜之间腔隙。缝合阴囊皮肤。手术转回腹股沟部。先修补腹横筋膜,再修补此前被剪开的腹内斜肌和腹横肌。最后分别缝合腹外斜肌腱膜、皮下和皮肤(图 19-1-2~图 19-1-5)。

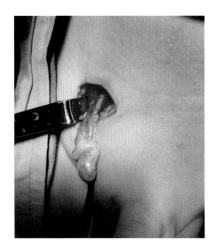

图 19-1-2　游离精索

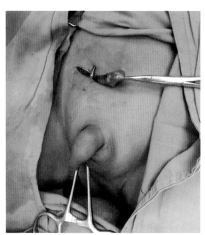

图 19-1-3　分离隧道

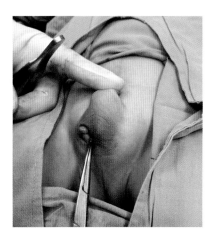

图 19-1-4　固定睾丸

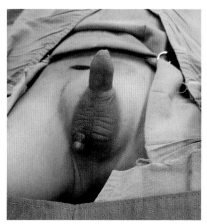

图 19-1-5　睾丸固定后状态

　　术中必须对精索进行充分的游离。对输精管与精索血管之间结缔组织尽量避免离断，以保持其间的血管交通支，更忌讳将输精管周围组织完全剥光。有实验表明，广泛剥离输精管周围组织损伤了输精管神经，致输精管蠕动发生紊乱，影响精子的正常输送。如输精管与鞘突（或疝囊）后壁粘连较紧，不必勉强分离。宁可旷置该部分疝囊后壁，任其与输精管相连。在固定睾丸时，切忌对睾丸本身以任何缝线作穿过牵引。经广泛游离后精索长度仍不能完成一期睾丸固定者，切记不可再行精索血管切断的 Fowler-Stephens 手术。更为明智的选择是将睾丸固定尽可能低的位置，或加用硅胶薄膜包裹已经游离的精索睾丸，缝合创口，等待再行二期睾丸固定术。

　　在手术探查中，若腹股沟管内未能找到睾丸，如发现有精索血管盲端，则提示该侧没有睾丸，不必再作广泛的探查；如只发现输精管盲端或附睾，应考虑输精管或附睾可能与睾丸完全分离，必须继续在腹膜后探查，直至睾丸原始发育的部位。睾丸原始发育虽为腹膜后器官，但不少高位隐睾都位于腹膜腔内，精索周围有腹膜包围，形成系膜；或睾丸与附近的腹膜粘连不能下降，探查时应加以注意。

经阴囊单切口睾丸固定术：睾丸固定术的标准术式为经腹股沟和阴囊双切口。Bianchi等1989年报道了经阴囊高位单切口行睾丸固定术；1999年Russinko等报道了经阴囊皮纹切口的改良Bianchi术。Bianchi手术的适应证为低位隐睾，即术前能够在外环口至阴囊间扪及睾丸，精索相对较松弛。Bianchi术式的优点是操作简单，创伤小，较美观。缺点是术中无法对鞘突高位结扎，对于术后是否增加腹股沟斜疝或者鞘膜积液，以及术后睾丸回缩等问题尚存在一定争议。

2. 腹腔镜手术 诊断性腹腔镜检查是诊断不能扪及隐睾的金标准。对于不能扪及的隐睾，手术前先行腹腔镜检查，可以迅速明辨隐睾的位置，从而缩短手术探查的时间。如在腹内见血管盲端，则提示该侧睾丸缺如，从而避免了盲目的手术探查。

腹腔镜睾丸固定术已成为治疗小儿不能扪及隐睾的首选。Jordam等（1992）开始以腹腔镜治疗小儿隐睾。随着腹腔镜技术和器械的进步，腹腔镜睾丸固定术已经积累了比较丰富的经验。

3. 分期睾丸固定术或再次睾丸固定术 第一次手术时不能将睾丸固定在阴囊内，而权宜地将睾丸固定在腹股沟皮下环附近者；或第一次手术虽将睾丸固定在阴囊内，而后睾丸又缩回到腹股沟部者，都应考虑再次手术，将睾丸固定在阴囊内。Redman指出，第二次手术时得以成功者，多是由于第一次手术时精索游离得不够充分，腹膜后间隙没有进行广泛解剖。但也不可否认，少数病例的精索血管太短，虽经充分游离至其起始部，隐睾仍无法牵到阴囊内；另外，任何时候都不能要求任何一位施行隐睾固定的外科医师都能做到对精索的充分游离。因此，第一次手术时不能将睾丸固定在阴囊内，或第一次睾丸固定术后睾丸回缩至腹股沟部者，仍有必要再次行睾丸固定术。第二次手术应在第一次手术后6~12个月进行。第二次手术操作与第一次大致相同，只是更困难，因此手术必须小心谨慎。第二次手术各例的局部解剖情况不尽相同，无法规范操作过程。有的睾丸与周围组织紧密粘连，有的则是精索部瘢痕严重，有的粘成一团，有的则比较疏松。经原切口切除瘢痕，进入皮下后应仔细探查。寻找粘连最轻的部位作为突破口。逆行也好，顺行也好，在分离时尽可能将精索、睾丸和周围的瘢痕整块游离，切不可在瘢痕组织中去寻找精索，分离血管。在腹股沟部分精索游离之后，再按前述方法进行腹膜后解剖以高位游离精索。有一部分病例可能将睾丸纳入阴囊内。

4. 精索动静脉切断术或称长袢输精管法，Fowler-Stephens（F-S）手术 1903年Bevan即认识到高位隐睾之所以游离困难，是因为受到睾丸血管的约束。提出将睾丸血管予以切断，而睾丸可经输精管动脉获得血供。至1929年，其本人和其他学者都发现睾丸萎缩是这种手术常见的后遗症。30年后，Fowler和Stephens对腹内睾丸的血供作了详细的描绘，为精索血管切断术奠定了解剖学基础。遗憾的是Fowler-Stephens方法的效果并不确切。这可能是设计本身的缺陷，也可能有操作不当的原因。对准备行精索血管切断者，则不宜对精索作广泛的游离。只在精索血管最上段稍加分离之后，用无损伤血管钳暂时夹住，切开睾丸白膜作出血试验。如睾丸血管不出血或5分钟内出血停止，为阴性，表明睾丸血供不足，不宜行精索血管切断。如持续流出鲜血达5分钟以上，为阳性，表示侧支循环血供丰富，可在该处切断精索血管。将被切断的精索连同睾丸和输精管整块向下游离，不可再在精索血管与输精管之间进行任何分离，尽量保留其间的血管交通支。其他步骤与一般的睾丸固定术相同。

5. **分期 Fowler-Stephens(F-S)手术**　为了尽量减少侧支循环的破坏,并让侧支循环的血供得到充分代偿,1984 年 Ransley 等提出,在第一期手术时,只是尽可能地高位切断精索血管,而不试图对精索作任何游离。待 6 个月之后,二期手术游离精索。1991 年 Bloom 等通过腹腔镜对精索血管加以钳夹,6 个月之后,再次进行切断血管并完成睾丸固定术。

6. **睾丸移植**

(1) 自体睾丸移植:随着显微外科的日益发展,20 世纪 60 年代开始即有微血管吻合应用于睾丸移植的报道。Hodges(1964)开始设计一精索内动脉移植的动物实验。认为矫正隐睾时,如睾丸不能被无张力地置入阴囊,主要是精索内动脉过短。因此,他将精索内动脉连同一小块腹主动脉一起切下,移植于腹主动脉的远端。手术本身是成功的。但是因为要暴露几乎全长的腹主动脉,手术范围过于广泛,具有离断血管本身的风险,未能被临床推广采用。MacMahon(1976)借助手术显微镜,将狗的精索动静脉切断并分别与腹壁下动静脉进行吻合,使睾丸无张力地固定在阴囊内,实验成功,并应用于临床。同年 Silber 报道为 1 例 prune-belly 综合征患儿进行腹内隐睾移植,术后随访睾丸无萎缩。之后,Janecka(1979)、Wachsman(1980)、Martin(1980)等都有临床病例报道。

(2) 同种睾丸移植:对于无睾或两侧睾丸发育极差者,虽可依赖外源性雄激素补充,以维持男性第二性征的发育;但绝不会有生育能力。Attaran(1966)曾做过无血缘关系的同种睾丸移植,即使是同胎狗,也没有取得手术的近期成功。Hamache(1975)曾为 1 例 27 岁经组织学证实为先天性无睾患者移植胎睾。术后 4~12 个月,临床及实验室检查,提示移植睾丸成活。Silber(1978)报道为一对 30 岁同卵孪生兄弟行同种睾丸移植。其一(供体)双侧阴囊内有正常睾丸,并已生育了三个健康子女;而另一(受者)经手术探查为双侧无睾,必须依赖外源性睾酮维持青春期发育。接受同种睾丸移植后 2 小时,体内睾酮即升至正常水平;精子密度也逐渐上升至正常水平。至 230 天,曾达到 1 800 万/ml,活动者占 50%。1 年之后,其妻生育一健康男婴。该例同种睾丸移植的成功,得益于同卵孪生的血缘关系。1993 年,詹炳炎等报道,1984—1990 年间共行 34 例同种睾丸移植,随访 0.5~4 年,成功率为 85.9%。其中已婚者,2 例已各生育 1 个小孩。同年稍后,赵高贤等也报道 11 例同种睾丸移植。同种睾丸移植之后,性激素水平可较快得到提高,有助于第二性征的发育并恢复性生活能力。就目前有限的资料看,对精子生成的效果,还不满意。

7. **睾丸切除术**　对于腹内高位隐睾经充分游离精索后,仍然不能完成一期睾丸固定,而没有条件进行其他手术方法,或该侧睾丸发育极差,并无保留的实际意义者,特别是成年人隐睾,其对侧睾丸正常位于阴囊内者,可将该睾丸切除。

(二) 激素治疗

因成功率低、缺乏远期疗效证据以及治疗副作用,应用激素治疗诱导睾丸下降未被推广。激素治疗的理论基础建立在下丘脑-垂体-性腺轴(HPG 轴)激素的不足导致隐睾的理论上,故生后补充相应的激素能诱导睾丸引带的继续迁移,进而将睾丸牵引至阴囊。经过数年的研究和尝试,分别给予睾酮(testosterone,T)、人绒毛膜促性腺激素(human chorionic gonadotropin,hCG)、促黄体生成素释放激素(luteinizing hormone-releasing hormone,LHRH)治疗隐睾。直接给予睾酮治疗隐睾,因导致性早熟等严重的副反应已在数年前摒弃。治疗之前,应反复检查并采取一定的措施以除外回缩睾丸。治疗时机应在生后 6~10 个月之间。

1. 绒促性素(hCG)刺激 Leydig 细胞以增高血浆睾酮浓度而促进睾丸下降。

用法:100IU/kg,肌内注射,每周 2 次,共 3~4 周。

2. 促黄体生成素释放激素(LHRH)或称促性腺激素释放激素(GNRH)。

适应证:垂体分泌 GNRH 不正常,表现为 LH 基础值降低。给予 GNRH 以提高 LH 值。

用法:每侧鼻孔喷入 100mg,每天 6 次,持续 3~4 周。

3. LHRH+HCG　据报道,如果在 LHRH 治疗后再加用 HCG,每周 1 次,每次 1 500IU 连续 3 周,睾丸的下降率会有明显增加。

十、隐睾治疗的效果

治疗隐睾的目的在于减轻或阻止睾丸组织的进一步退变,改善或恢复生育能力。但是,这个预后受到诸多因素的影响。

关于睾丸下降机制的研究大多是以动物模型为对象,而对隐睾治疗的效果则必须以隐睾病例为对象。文献中虽有众多的临床报道,但是,无论是激素治疗或是手术治疗,能有严格的对照并提供充分的实验室资料,诸如精液分析,睾丸活体组织检查等客观依据者,却为数不多。特别是未降睾丸本身是否存在某些缺陷或其他有关因素,目前还知之甚少,因此无法控制。

十一、影响预后判断的因素

(一) 诊断标准

阴囊内扪及不到睾丸固然是隐睾的一种表现,但阴囊内扪及不到睾丸并非就是隐睾。将回缩睾丸诊断为隐睾是一种最常见的错误。究竟有多少回缩睾丸被当作隐睾,很难准确评估。一般认为,在 10% 左右。Hadziselimovic 一组 660 例初诊为隐睾者,经反复检查,其中 33% 以上为回缩睾丸。Browne(1949)曾指出,被介绍到他的诊所去治疗的隐睾者,将近 80% 病例是回缩睾丸。误诊率高低,与医师的专业训练水平直接有关。但是,即使很有经验的专科医师,有时也会发生这种错误。

如果将回缩睾丸当作隐睾治疗,其效果当然是比较满意的。

(二) 隐睾的解剖位置

隐睾所处的位置越高,其病理损害越严重;位置越是靠近阴囊,其病理损害就越轻。

(三) 附睾异常

文献报道隐睾伴有附睾异常的解剖类型各异,其产生的影响差别极大。睾丸所产生的精子,必须通过附睾才能进一步成熟并获得能量。如果附睾头不与睾丸附着,或附睾体或附睾尾有狭窄,甚至闭塞,都将影响精子的成熟或输送,即使睾丸经手术固定在阴囊内,睾丸组织发育正常,也无法将正常精子输出而影响生育能力。附睾畸形可能是对称性,即使是降入阴囊内的睾丸,也可能有某种程度的异常。

(四) 评估方法不慎密

众多的隐睾术后随访报道中,只是凭临床检查如睾丸固定后的位置、大小、质地等,作为治疗效果的判断,极少附有隐睾术后的组织学证据或精液分析的结果。即使有睾丸组织学证据,也无法确证输精道有无梗阻;即使有精液分析的结果,对于双侧隐睾可有一定的参考价值,对于单侧隐睾,其意义并不能表明患侧睾丸的功能。

许多经激素治疗的报道,对隐睾的诊断,治疗对象的选择,所用药物和剂量均无对照,对治疗效果的判断也缺乏统一标准。在激素治疗的文献中,对疗效判断所用的术语比较混乱,如有的用"成功",有的用"有效",有的用"下降",有的用"改善"等。况且在整个过程中均是由一已完成,这样就难免有片面性和主观性。因此,对激素治疗的效果评价悬殊极大。

(五) 手术时年龄的影响

随着研究的深入,隐睾手术时机经过了一个演变历程,从最初推荐治疗年龄为 10~15 岁;到目前比较一致倾向于隐睾应在 6~18 个月即行隐睾复位固定术。诸多文献中,极少将治疗划分为各个不同年龄组进行随访。2 岁以前手术治疗的随访,更是少之又少。Taskinen 等(1996)随访一组病例的精液分析:39 例单侧隐睾的精子密度、形态和活动率与手术时的年龄无明显相关;39 例中,精子密度正常者 35 例,占 90%;而 17 例于 4 岁前进行手术治疗者,全部正常。12 例双侧隐睾者,2 例严重少精,3 例无精;其中 4 岁前手术治疗的 5 例,精子密度正常,4 岁后手术治疗 7 例,仅 1 例精子密度正常。Taskinen 认为,要保护正常精液质量,必须在 4 岁前进行手术治疗。

Vinardi 等对 57 例手术时平均年龄 5.4 岁进行随访(随访时平均年龄 19 岁)。随访项目包括睾丸容积、LH、FSH、T 值和精液分析。经线性回归分析,FSH 与睾丸容积,精子密度,精子活动度和正常形态精子数量呈负相关;而睾丸容积则与之呈正相关。提示手术时曲细精管已有损伤。

(六) 手术并发症

手术对睾丸、精索血管、输精管血管和神经的损伤,均可影响睾丸,导致睾丸进一步萎缩或精子输送障碍。

第二节　附 睾 畸 形

第 1 例附睾畸形的报道发表于 1851 年。早年文献中,附睾、输精管畸形极为少见。截至 1949 年,Michelson 等收集世界文献中的附睾、输精管畸形异常者只有 74 例。20 世纪 70 年代开始,就有许多文献报道,并认为附睾畸形并不少见,尤其常见于隐睾的并发畸形。

一、附睾畸形的病因

睾丸由性腺嵴发育,曲细精管汇集在睾门,形成睾网。胎睾形成之后,支持细胞分泌苗勒管抑制物质(MIS),抑制苗勒管衍变为子宫、输卵管和阴道。间质细胞分泌睾酮,诱发中肾管发育成附睾、输精管、精囊和射精管。大约在胚胎第 12~13 周时,附睾与睾丸联合,完成男性内生殖器官的发育。

如果胚胎发育在关键时间停滞或延缓,可能造成附睾与睾丸附着异常。在胚胎早期,性腺和中肾管均从胸主动脉的外侧支接受血供,以后睾丸血供来自精索内动脉,而输精管则由髂内动脉供血。在发育阶段,如果发生血管意外,可能出现附睾缺如或输精管节段性闭塞或缺如。

二、附睾畸形的发生率

由于对附睾畸形的定义不明确,各家报道的发生率差别极大,并发于隐睾的附睾畸形为

19%（Belloli 等），36%（Marshall 等），71%（Elder）。

三、附睾畸形的形态分类

Scorrer 和 Farrington（1971）最早提出一个附睾畸形分类法。以后许多学者都根据自己的手术所见提出一些修改意见。Belloli 等（1994）对 456 例共 522 个隐睾手术的观察，并以 50 例成人尸体解剖和 96 例小儿腹股沟疝或鞘膜积液的手术观察作为对照，提出对附睾畸形分成两类：第一类，正常的单纯变异；第二类，输精道完全性不连接。

一些学者也曾对正常下降的睾丸进行观察，附睾畸形的发生率明显低于隐睾者，而且病变也轻微得多，大多数只能算作正常的变异。Elder 等发现腹股沟斜疝和鞘膜积液术中所见的附睾畸形的发生率为 31%，而隐睾为 62%（$P<0.01$）。对照组中，包括成人 50 例尸体解剖，均未发现输精道不连接畸形。

鉴于附睾的正常与变异之间难以界定，如见到一种形态就补充一种类型，那未免过于繁琐，根据睾丸与附睾之间的解剖关系以及其生理功能的考虑，将隐睾的睾丸附睾异常分为两类。

1. 梗阻型　包括附睾头缺如（图 19-2-1），或附睾头与睾丸分离（图 19-2-2~图 19-2-6），或输精管任何部位闭锁、中断或缺如。此种类型，如睾丸缺如或发育不良，则无生精功能；如附睾头缺如或附睾头与睾丸分离，即使睾丸有生精功能，精子也不能进入附睾并进一步成熟；如输精管任何部位有闭锁、中断或缺如，即使有正常精子，也不能顺利通过而发挥生殖功能。

2. 非梗阻型　包括附睾头、尾与睾丸相连而附睾体与睾丸分离，无论其间距离多远；以及附睾头与睾丸相连，而附睾体或附睾尾与睾丸分离，无论其附睾体或附睾尾有多长。这类

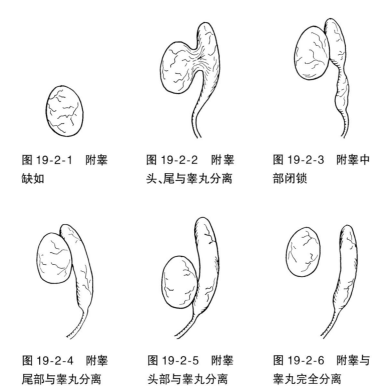

图 19-2-1　附睾
缺如

图 19-2-2　附睾
头、尾与睾丸分离

图 19-2-3　附睾中
部闭锁

图 19-2-4　附睾
尾部与睾丸分离

图 19-2-5　附睾
头部与睾丸分离

图 19-2-6　附睾与
睾丸完全分离

异常,睾丸有生精功能,且精子能进入附睾能进一步成熟,并能无阻地进入输精管而有生殖功能。

四、异常附睾组织学检查

陶文芳等对异常附睾进行组织学检查,光镜见附睾输出小管减少,间质纤维组织增生,上皮细胞发育不良;染色质深染,粗大,胞浆少;固有膜增厚,环形肌发育较差,肌细胞被纤维组织代替。电镜所见,附睾上皮细胞幼稚,核大而圆,核质淡,异染色质少,胞浆不丰富;线粒体,内质网和溶酶体少;基底膜增厚,肌细胞发育差,肌丝少。附睾组织学改变 2 岁以前还不明显,2 岁以后逐渐加重。附睾畸形内环境的改变,使精子成熟过程受到不同程度的障碍。Gill 等也观察到伴有附睾畸形的隐睾,其睾丸组织也有一定程度的损害,约 31% 的精细胞减少,1% 无精细胞。

五、附睾畸形的临床意义

(一) 对生育能力的影响

生精过程在曲细精管内完成,但精子必须在附睾内进一步成熟并获得能量,才具有致孕能力。如果附睾与睾丸分离,精子无从进入附睾。有些畸形虽与睾丸有某些程度的连接,但异常附睾本身也有一些内环境的改变,对精子的进一步成熟有一定程度的障碍。并发于隐睾的附睾畸形,虽然各家的异常标准不完全一致,但其各组中与腹股沟斜疝、鞘膜积液手术中所见或尸体解剖资料比较,其结论都是一致的,即并存于隐睾的附睾畸形明显高于腹股沟斜疝或鞘膜积液,而且畸形程度也严重得多。未降睾丸本身即有一定病理损害而影响生育能力;若病侧有附睾附着异常,即便隐睾经复位固定后有正常精子发生,但其结果仍然是生育能力受到障碍。因此,对隐睾患侧生殖功能的评估,应持谨慎的态度。

(二) 并发睾丸扭转

附睾与睾丸附着异常,特别是附睾与睾丸完全分离,其间仅有少许睾丸系膜相连,该处常是发生睾丸扭转的部位。

(三) 附睾及输精管的医源性损伤

有些附睾明显延长或输精管袢进入腹股沟管内。在疝修补术或鞘膜积液手术中,如不经意,容易造成附睾或输精管的医源性损伤。

六、附睾畸形的治疗

对非梗阻型的附睾畸形,无需治疗。对梗阻型,有人报道对附睾头与睾丸分离的畸形以显微外科行睾网吻合术。

(吴盛德　魏光辉　何大维　陆　鹏)

参 考 文 献

［1］BAKER L A,DOCIMO S G,SURER I,et al. A multi-institutional analysis of laparoscopic orchidopexy［J］. BJU Int,2001,87(6):484-489.

［2］CHANG B,PALMER L S,FRANCO I. Laparoscopic orchidopexy:a review of a large clinical series［J］. BJU

Int,2001,87(6):490-493.

[3] ESPOSITO C,VALLONE G,SAVANELLI A,et al. Long-term outcome of laparoscopic Fowler-Stephens orchiopexy in boys with intra-abdominal testis [J]. J Urol,2009,181(4):1851-1856.

[4] FORESTA C,ZUCCARELLO D,GAROLLA A,et al. Role of hormones,genes,and environment in human cryptorchidism [J]. Endocr Rev,2008,29(5):560-580.

[5] HUTSON J M,SOUTHWELL B R,Li R,et al. The regulation of testicular descent and the effects of cryptorchidism [J]. Endocr Rev,2013,34(5):725-752.

[6] VIRTANEN H E and J Toppari. Epidemiology and pathogenesis of cryptorchidism [J]. Hum Reprod Update,2008,14(1):49-58.

第二十章

阴囊异常及病变

第一节 鞘膜积液

睾丸鞘膜囊内含有少量浆液,使睾丸在鞘膜囊内有一定的滑动范围。若鞘膜囊内液体积聚过多,即成鞘膜积液(hydrocele)。在精索部位的鞘突未完全闭塞的残留部分,也可积聚液体,即形成精索鞘膜积液。

一、胚胎学

胚胎发育的早期,下腹部腹膜向腹股沟管内突出形成一盲管,其沿腹股沟管伸延至阴囊底部,称为鞘突。在鞘突形成时,睾丸也紧贴鞘突背侧,经腹股沟管进入阴囊。鞘突的背侧覆盖精索及睾丸的大部分。正常情况下,鞘突在胎儿出生前先从腹股沟内环处闭塞,然后,近睾丸端的鞘突也开始闭塞。闭塞过程由两端向中间延续,使精索部鞘突完全闭塞,形成纤维索,仅睾丸部留有间隙,成为睾丸鞘膜囊。睾丸鞘膜囊与腹腔之间互不相通。

鞘突的闭塞过程可能出现异常,使睾丸鞘膜囊与腹腔之间在某个水平上有不同程度的相通,从而出现液体积聚,即为临床所见的鞘膜积液。

二、鞘膜积液的病理

鞘突周径一般 2mm 左右,位于精索前内侧,菲薄,半透明,有时可见鞘突内有积液。有些鞘突很细,可如一号丝线粗细,如不仔细解剖辨认,容易忽略。有些鞘突周径可达 5mm 或更粗。如鞘突较粗,肠管进入鞘突,即称腹股沟斜疝。

三、鞘膜积液的分类

根据鞘突闭合异常的部位情况,鞘膜积液大体上分为三个类型:

1. 睾丸鞘膜积液 单纯的睾丸鞘膜积液是由于液体在鞘膜囊内积聚形成,鞘突多已闭合,常见于新生儿,且多为双侧鞘膜积液,腹股沟管大多没有积液。所有婴幼儿和儿童的睾丸鞘膜积液都是因为持续未闭或闭合延迟的鞘突引起。

2. **交通性鞘膜积液**　整个鞘突均未闭合,腹腔内液体可经鞘突自由流入睾丸鞘膜腔,表现为随活动出现囊肿大小变化。睾丸鞘膜腔与腹腔之间有粗细不等的鞘突相通。

3. **精索鞘膜积液**　精索部鞘突未闭或分节段闭合,导致精索小腔性积液,伴或不伴与腹腔相通,多数近睾丸部的鞘突已闭合。

由于未闭鞘突的部位,鞘突的粗细,鞘膜囊内积液的张力等情况的不同组合,在上述基本类型的基础上,又可衍变出许多不同的病理类型。

四、鞘膜积液的临床表现

鞘膜积液可见于小儿各个年龄期,绝大多数为男孩,表现为腹股沟或阴囊一侧或两侧出现包块(图20-1-1),由于鞘突一般比较细小,因此包块没有明显的大小变化。如果未闭鞘突直径较粗,一夜平卧后,晨起可见包块有所缩小。女孩偶有鞘膜积液,称为Nück囊肿。新生儿出现鞘膜积液相当常见,多为双侧睾丸鞘膜积液,2岁内基本会消退。

五、鞘膜积液的诊断

患侧阴囊或腹股沟部出现肿块,边界清楚。肿

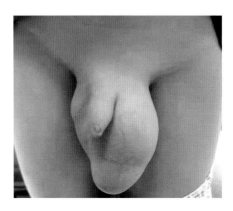

图 20-1-1　鞘膜积液临床表现
阴囊包块。

块呈囊性,透光试验阳性。部分病例经反复挤压后,其张力可以降低,体积缩小,如肿块只限于精索部位,其体积一般较小,似指头大,呈卵圆形,于肿块下方,可清楚地扪及睾丸。牵拉睾丸,肿块可随之移动。睾丸鞘膜积液之肿块,悬垂于阴囊底部,呈椭圆形或圆柱形。如肿块张力较高,一般扪不到睾丸;如肿块张力不高,可扪及睾丸在肿块之中。

少数病例鞘膜积液肿块向腹膜后突起,可于髂窝或下腹部扪及囊性肿块。

此外,鞘膜积液可能继发于附睾炎、睾丸炎、睾丸扭转、睾丸破裂、睾丸血肿或肿瘤等,有必要进行多普勒超声检查进一步排除这些原因。

六、鞘膜积液的治疗

鞘膜积液如体积不大,张力不高,可不急于手术治疗,特别是2岁以内婴幼儿,尚有自行消退的机会。如果张力较高,可能影响睾丸血液循环,导致睾丸萎缩,手术治疗不受年龄限制。

常规开放手术:沿腹股沟方向作斜形切口,或沿下腹壁皮肤皱褶作一横切口,切口一般2~3cm即可。切开皮肤,在切口下方的皮下组织内常有腹壁浅血管,可先分离结扎,尽量避免切断血管后出血才去结扎,以保持手术野干净。分离皮下组织后,切开外环,或在外环的上方切开腹外斜肌腱膜以保持外环的完整性。一般在切开腹外斜肌腱膜时,即可见囊性肿物,此即为精索鞘膜囊肿或未闭鞘突,用血管钳夹住。连同其背侧的精索一起提出手术野,仔细辨认无误后,将囊肿或未闭鞘突从精索表面分离;如囊肿或鞘突较粗,可先切开其前壁,从鞘突后壁分离精索;如鞘突较细,直接将精索从囊壁上推并不困难。游离鞘突直至内环高度,结扎鞘突,囊肿内积液可采用囊肿去顶或用针头经手术创口或阴囊皮肤穿刺排出,一

般不需要完全切除远端囊肿。如果怀疑睾丸没有完全位于阴囊内,可行阴囊切口做睾丸固定。检查无出血后,重建外环或缝合腹外斜肌腱膜,并逐层缝合皮下和皮肤。

关于是否对有腹股沟疝或交通性鞘膜积液患儿的无症状侧腹股沟管进行探查,目前仍存在争议。Rowe 等分析了 1 965 例单侧腹股沟疝婴幼儿和儿童,在进行对侧腹股沟探查时发现未闭鞘突的发病率为 46%,其中小于 2 个月龄者为 63%,2~16 岁者为 41%。对侧探查的概率会随病人年龄、执行机构而不同。Wiener 等通过调查美国儿科学会外科部门发现,年龄大于 2 岁男孩行对侧腹股沟开放性探查者达 65%,4 岁以上女孩为 84%。临床上,对于任何过去或现有的对侧腹股沟或阴囊异常都可作为手术时进行对侧探查评估的指征。但是必须考虑探查带来的不良后果,比如输精管、精索血管的损伤等。

近年来,腹腔镜的广泛应用,逐渐替代了开放探查无症状腹股沟管的手术,因为它可以不必担心损伤输精管或血管,一旦发现异常,亦可腹腔镜下行鞘突结扎术治疗。如患儿家属对症状描述模糊,怀疑对侧存在问题者,可选用腹腔镜探查及手术。有学者总结腹腔镜下鞘突结扎治疗鞘膜积液的总体复发率约 1.2%,发现对侧异常约 19.6%,与国外文献报道发病率相当。

尽管有其他方法用于治疗小儿鞘膜积液,但手术治疗的效果最为安全可靠,复发率也极低。

婴幼儿的睾丸鞘膜积液禁忌单纯穿刺排液,因可能导致感染,尤其对于鞘突未闭者导致腹腔感染。对于交通性鞘膜积液、精索鞘膜积液均需腹股沟切口处理未闭鞘突,并远端囊肿切除或去顶,所以单纯穿刺排液并不能治愈鞘膜积液。

Tanyel 等进行鞘膜囊测压与腹腔测压对比,发现鞘膜囊内压力较腹腔内压力高,因之认为,大多数小儿的鞘膜积液不能以腹腔液体经未闭鞘突流入鞘膜囊来解释。但 Tanyel 的测压是在全麻状态下进行的,小儿哭闹,咳嗽或其他用力可使腹腔压增高的因素均被排除,与小儿日常生活状况有所差别。

第二节　急性附睾炎

儿童时期的急性附睾炎(acute epididymitis)早先被认为比较罕见,但近年一些报道显示,其在小儿阴囊急症中所占的比例,有逐渐增高的趋势。

一、急性附睾炎的发病率

1984 年 Gislason 报道 5 年间见过 25 例。1985 年,Anderson 等报道 113 例阴囊疼痛中,诊断为急性附睾炎占 15%,1984 年 Knight 等报道 395 例阴囊急症中,急性附睾炎占 18%;1995 年 Lewis 等报道 238 例阴囊急症中,急性附睾炎占 35%;1998 年 Kadish 报道 90 例阴囊急症,64 例诊断为急性附睾炎,占 71%。Lee LK 等统计美国 2010—2015 年 17 000 例诊断阴囊急症的男童中,附睾炎和/或睾丸炎占到 60.3%,睾丸扭转 21.7%、睾丸附件扭转 17.9%。有文献报道附睾炎儿童发病率约 1.2/1 000。

二、急性附睾炎的发病年龄

绝大部分病例发生于 8~12 岁儿童;极少发生于 6 岁以下的学龄前儿童。

三、急性附睾炎的病因

(一) 非特异性感染

小儿急性附睾炎多为非特异性感染。其发生机制尚不清楚,可能与下列因素有关。

1. 全身性感染经血行播散,或盆腔脏器感染经淋巴系统逆行扩散　有报道一些病例在附睾炎发病前,曾患上呼吸道感染,脑膜炎或流感嗜血杆菌感染等。

2. 外界细菌直接被带入　如不洁导尿或导尿管留置时间过长。但有学者报道进行间歇性清洁导尿的患者,发生附睾炎的概率反而较低。

3. 直接外伤或不适当器械检查所致的损伤。

4. 某些泌尿系先天性解剖异常　如尿道狭窄,后尿道瓣膜症,肛门直肠闭锁伴有直肠尿道瘘。解剖异常可引起尿道精道反流。

(二) 特异性感染

1. **病毒**　流行性腮腺炎病毒、风疹病毒、柯萨奇病毒、埃可病毒、淋巴细胞性脉络丛脑膜炎病毒、人类细小病毒均可引起附睾炎。

2. **细菌感染**　布鲁氏菌、结核分枝杆菌等。

3. **性传播微生物**　淋病奈瑟球菌、支原体、衣原体等。

(三) 其他

Bennett 及其同事证实附睾炎的发生与尿路感染和未做包皮环切术的阴茎相关。

四、急性附睾炎的临床表现

(一) 症状

小儿急性附睾炎发病较急,三分之一会在 12 小时内出现症状。

1. **阴囊肿痛**　一般并不严重。主要表现为患侧阴囊肿胀、疼痛,但常可涉及对侧。严重者整个阴囊及会阴部呈弥漫性红肿。

2. **发热**　约 11%~19% 病例有发热表现。

3. **胃肠道症状**　如恶心、呕吐,一般多出现在睾丸扭转或睾丸附件扭转者中。

4. **泌尿系症状**　易出现排尿困难,其他如尿频、尿急、尿痛、遗尿。极少表现有脓尿者。

(二) 体征

1. 附睾肿大　早期病例可扪及附睾肿胀,触痛明显。

2. 阴囊一侧红肿　病程较长者,整个阴囊呈弥漫性红肿。

3. 抬高阴囊,疼痛可缓解。

4. 提睾肌反射存在　如果阴囊肿胀严重可能会难以引出提睾反射。

五、急性附睾炎的辅助检查

1. **尿常规检查及尿液培养**　多数附睾炎患者尿液是无菌的,40%~90% 的附睾炎病人尿培养结果也是阴性的。故尿液分析正常并不能排除附睾炎。

2. **彩色多普勒超声检查**　可见到附睾部血流增加,睾丸血流正常或略有增加。有报道称急性附睾炎的彩色多普勒超声检查,敏感性可达 63.6%~100%,而特异性也可达 97%~100%。超声检查可减少阴囊探查患者的数量。但超声检查也存在局限性,观察到动脉血流并不能完全除外早期的睾丸扭转。Kalfa 报道了 208 例睾丸扭转的患儿,有 24% 睾丸血流正常或增多,可能与影像科医生的经验相关。

3. **动态增强减影磁共振成像检查** 准确率和特异性与彩色多普勒超声检查相近。

4. **泌尿系统影像学检查** 青春期前的男孩,急性附睾炎有潜在的泌尿生殖系统异常的发生率为 25%~27.6%,Siegel 的报道高达 47%,排尿期膀胱尿道造影可能发现尿道狭窄、输尿管异位至精囊腺、泌尿生殖道反流。所以对于青春期前尿培养阳性的患儿应当进行肾脏、膀胱的超声及排尿期膀胱尿道造影检查。

5. **活体组织检查** 如为探查病例,切取附睾组织病理检查,均显示急性炎性改变。

六、急性附睾炎的诊断

小儿急性附睾炎以阴囊急症为表现,而有类似表现的还有睾丸扭转和睾丸附件扭转,应注意加以鉴别。一般而言,急性附睾炎起病较急,发病至就诊时间较短,但不如睾丸扭转突然发病。此外,阴囊红肿比较弥漫,提睾肌反射存在,彩色多普勒超声检查附睾部位血流增加,睾丸血流存在而有别于睾丸扭转。

脓尿、细菌尿、尿培养阳性均是附睾炎有力的证据。

七、急性附睾炎的治疗

(一) 非手术治疗

制动尤为重要,卧床 1~3 天可缩短阴囊疼痛、肿胀的病程;其他包括抬高阴囊,局部理疗,非甾体抗炎药可帮助炎症消退。

明确或怀疑有尿路感染者,应迅速积极给予肠外抗生素治疗,并避免经尿路的仪器操作。

对于特异性感染如淋病性或结核性,可根据特殊方案进行。

(二) 手术治疗

适应证包括:①急性附睾炎与睾丸扭转难以鉴别时,如无彩色多普勒超声辅助检查,应及早进行阴囊探查,以免增加睾丸缺血的危险;②药物不能控制的急性附睾炎,附睾明显肿胀,包膜过于紧张时,压迫附睾导致疼痛不能缓解或加重者。手术切开附睾包膜予以减压即可,不可贸然行病变附睾的切除。

八、急性附睾炎的预后

小儿急性附睾炎的预后较之成人患者要好得多。经非手术治疗 7~10 天,症状缓解,疼痛消失。但需 4 周或更长时间后,附睾方可恢复正常大小与质地。很少后遗长期疼痛或睾丸萎缩。经手术切开附睾包膜减压后,不仅可以减轻疼痛,而且可以缩短病程。

第三节 睾 丸 扭 转

睾丸扭转(Testicular Torsion)可以发生在任何年龄。在 1840 年 Delasiauve 第一个报道 1 例隐睾病人发生睾丸扭转,1881 年 Lanton 报道第一例正常睾丸发生扭转。1897 年 Taylar 报道第一例新生儿睾丸扭转。在 25 岁以下的男性中,睾丸扭转发病率约为 1/4 000,新生儿期和青春期为两个发病高峰年龄。大约 65% 的病例发生在 12~18 岁的男孩。青春期发病率的增加,被认为是继发于青春期睾丸发育而重量增加。

一、睾丸扭转的病因

睾丸扭转的病因尚不清楚。睾丸解剖异常可能是一个因素,睾丸、附睾与筋膜和肌肉覆盖物之间缺少正常的固定组织。但有许多扭转睾丸并无解剖异常。睾丸扭转可发生在外伤、体育运动时,但更多的是自发性扭转,常发生在青少年早晨醒来时,原因可能是提睾肌的突然收缩,导致精索盘旋,睾丸上升发生扭转。

二、睾丸扭转的病理类型

根据扭转发生的部位,将睾丸扭转分为两种类型。

(一)鞘膜外型

也称精索扭转,扭转度数多在 360° 以上。扭转方向,左侧多为逆时针,右侧多为顺时针(图 20-3-1A)。

(二)鞘膜内型

也就是所谓的睾丸扭转,正常的睾丸与附睾紧贴,大部分被鞘膜脏层所包裹,其背侧为裸部,直接附着在阴囊壁,使睾丸在阴囊的位置相对固定。某些睾丸在阴囊内被鞘膜完全包裹,仅睾丸附睾上端与精索末端连接,其余部分完全游离于鞘膜腔内,容易发生扭转(图 20-3-1B)。

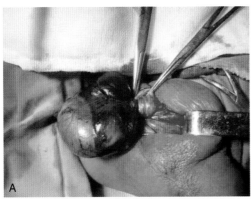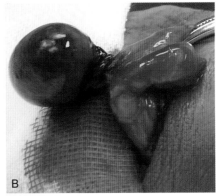

图 20-3-1 睾丸扭转类型
A.鞘膜外型睾丸扭转;B.鞘膜内型睾丸扭转。

正常附睾头与睾丸上部紧贴形成一个整体。某些附睾头与睾丸完全分离,其间仅有膜状组织相连,扭转即发生在异常悬吊的附睾与睾丸之间。

三、睾丸扭转的病理生理

睾丸对缺血的耐受性极差,睾丸扭转精索血管闭塞后 4 小时即可发生睾丸实质不可逆性的缺血损害。动物实验结果:睾丸缺血 6 小时,生精功能消失,部分内分泌功能损害,缺血 10 小时,生精和内分泌功能即完全被破坏。

当然,睾丸扭转后是否缺血坏死也与扭转程度密切相关。扭转90°,持续7天才发生睾丸坏死;180°,3~4天发生睾丸坏死;360°,12~24小时发生睾丸坏死;如果扭转720°,2小时后即发生睾丸坏死。

文献报道,睾丸扭转后4~6小时内解除扭转,睾丸可恢复100%的生存能力;12小时后解除扭转,睾丸可恢复20%的生存能力;睾丸扭转24小时后即使解除扭转,睾丸也失去了生机。

四、睾丸扭转的临床表现

睾丸扭转典型表现为急性发作的严重的阴囊疼痛,持续时间通常在12小时以内。以缓慢发作者占16%,疼痛局限在阴囊内者约占1/3,多数伴有向腹部或腹股沟部放射,近90%的患者可能伴有恶心和呕吐。隐睾发生扭转,其疼痛部位多在腹股沟部;腹内隐睾扭转,疼痛表现在下腹部。如为右侧腹内隐睾扭转,症状和体征颇似急性阑尾炎。多无明显的发热或排尿异常。

五、睾丸扭转的体格检查

可发现受累睾丸在阴囊上方较正常高位,或处于横位(图20-3-2)。如怀疑睾丸扭转,初次体检时,应尝试手法复位。Kiesling提出复位应从两个方位进行,一边从睾丸尾侧向顶侧旋转,一边从内侧向外侧旋转。如初次不成功可从相反方向尝试。一旦复位成功,患者瞬间疼痛减轻,精索变长,睾丸回落入阴囊。即使经过临床上成功的手法复位,手术探查也是必要的,因为部分扭转经常出现,必须进行睾丸固定以防止再次发作。

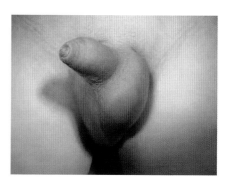

图20-3-2　睾丸扭转体格检查可见受累睾丸在阴囊上方较正常高位,伴阴囊红肿

六、睾丸扭转的诊断

除症状外,主要根据局部检查,局部检查则依病程长短有明显差别。睾丸扭转早期,阴囊尚未明显肿胀,可较清楚扪及睾丸位置有所抬高,纵轴由原来的斜向位转为水平位;病程较长者,阴囊壁红肿,触痛明显,就难以判明阴囊内容物的位置。

如扭转发生在精索部,腹股沟区扪诊,可发现精索增粗,也有明显触痛。如为腹内隐睾扭转,下腹部可有触痛,如为右侧腹内隐睾扭转,右下腹压痛,甚至有肌紧张,应与急性阑尾炎鉴别。

提睾肌反射消失通常提示睾丸扭转,Rabinowitz曾历时7年对245名男性患儿研究提出提睾反射消失与精索扭转关联性是100%。但应注意6个月内的男童也有可能提睾发射无法引出。血常规白细胞计数和分类,一般并不增高。

在一个前瞻性研究中,评估了338名患有阴囊急症的儿童,推导了以下用于睾丸扭转的临床评分系统:恶心或呕吐(1分)、睾丸肿大(2分)、触诊睾丸变硬(2分)、睾丸位置抬高(1分)、提睾反射消失(1分)。评分≥5分诊断为睾丸扭转,敏感性为76%,特异性为100%,阳性预测值为100%(患病率为15%)。评分≤2分排除睾丸扭转,敏感性为100%,特异性为82%,

阴性预测值为 100%。尽管上述评分系统对睾丸扭转有较高的阴性预测价值,但仍需进一步验证,才能在没有超声确诊的情况下常规排除睾丸扭转。

七、睾丸扭转的辅助检查

(一) 彩色多普勒超声检查

在睾丸扭转的诊断中,具有重要意义。两侧比较检查,患侧睾丸明显肿胀,动脉血供信号减少或消失。敏感性及特异性均超过 90%,但仍依赖于操作者的判断。值得注意的是,在一些大的鞘膜积液、脓肿、血肿或阴囊疝的患者中也可见睾丸灌注减少。

(二) 放射性同位素扫描

静脉注入 5~20 毫居里"锝-99m 标记物",第一分钟为血管显影期,后 5~10 分钟为睾丸实质显影期。将 β-闪烁照相机对准阴囊和睾丸。每 5 秒钟摄照一次。睾丸扭转表现为血管期减少,实质期减退或消失,并出现晕环反应;同位素扫描对睾丸扭转术前诊断和鉴别诊断,准确率约 80%~100%,但阴囊壁的充血可能会引起假的血流征象,造成假阴性或假阳性。此外,放射性同位素扫描需要几个小时的时间才能完成,导致不能及时进行手术。

睾丸扭转在小儿阴囊急症诊断中是最值得重视的,延误治疗将增加睾丸坏死的危险。如无彩色超声辅助检查,不必在鉴别诊断上浪费时间。如疑为隐睾扭转,其症状与体征颇似急性阑尾炎,无论是怀疑嵌顿性疝或急性阑尾炎,如在患侧阴囊内扪不到睾丸,就应高度怀疑隐睾扭转。

八、睾丸扭转的治疗

对于怀疑睾丸扭转,应积极进行手术探查。阴囊内睾丸扭转者,可作患侧阴囊横切口,切开鞘膜囊,可见鞘膜囊内有血性渗液。将扭转睾丸复位,应仔细观察睾丸有无活力,先热敷,如睾丸由原来暗紫色逐渐转淡红色(图 20-3-3);提示扭转睾丸可能尚有活力,应予保留,行睾丸固定术,即切除大部分壁层鞘膜,以其残留边缘与阴囊壁缝合固定。但大体观察并不太可靠。此时可作睾丸组织出血试验,即在睾丸表面作一切口深达髓质,观察创口是否有鲜红的动脉出血达 10 分钟以上。Arda 等观察结果分为Ⅲ级。Ⅰ级,充分出血,即在切取活体检查标本时创口出血或渗血(图 20-3-3);Ⅱ级,不充分出血,即睾丸被切开后并无立即出血,但在 10 分钟以内开始出血;Ⅲ级,不出血,即 10 分钟之内无出血或渗血(图 20-3-4)。该

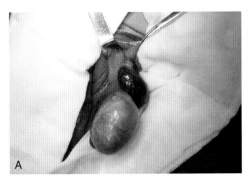
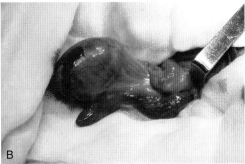

图 20-3-3　复位扭转睾丸,睾丸由暗紫色(A),逐渐转淡红色(B)睾丸组织出血试验结果为充分出血,行睾丸固定术

组 16 例Ⅲ级者均行睾丸切除,对Ⅱ级和Ⅰ级者
行睾丸固定术。术后进行随访,并以睾丸活体检
查作为参考标准,该作者计算出血试验敏感性为
100%,特异性为 78%;阳性预测价值 83%,阴性
预测价值 100%。而术前彩色多普勒超声检查的
敏感性、特异性、阳性预测价值和阴性预测价值
分别为 78%、80%、78% 和 80%。

　　如保留活力可疑的睾丸,有人认为可能会
由于血-睾屏障的破坏,使患儿置于精原细胞受
自身免疫的危险而产生交感性病变,但这一推论
的可靠性还不确定。一项关于睾丸扭转的青春
期前男孩的研究没有发现生育力降低或抗精子

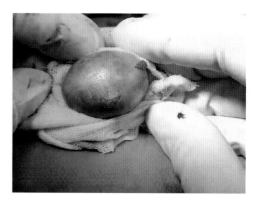

图 20-3-4　复位扭转睾丸,睾丸组织出血试验
结果为不出血,行患侧睾丸切除术

抗体的证据,而且生育力问题仍然存在争议。多数泌尿外科医生还是会保留活力可疑的
睾丸。

　　由于睾丸解剖异常可能是对称性的,因此,必须在手术的同时或延期行对侧睾丸探查,
尤其对扭转睾丸已经坏死切除,其对侧无论有无异常均应作预防性睾丸固定术。如同时手
术,可选用阴囊正中切口,以便暴露两侧结构。

九、间歇性睾丸扭转

　　其特征是间歇突然发作的急性睾丸疼痛和阴囊肿胀,具有快速消退(几秒到几分钟)
和没有症状的长间隔,所有阴囊疼痛和/或肿胀而没有其他可识别的原因应该考虑间歇性
睾丸扭转的诊断。一旦高度怀疑,应行阴囊探查,因为这部分患儿通常存在睾丸的解剖
异常。

第四节　睾丸附件扭转

　　睾丸附件为中肾旁管残留物。1761 年 Morgagni 首先描述了睾丸附件。根据附件所在
的部位,将附件分为四种:①睾丸附件,一般位于睾丸上极;②附睾附件,位于附睾头部;③输
精管附件,或称迷生输精管,位于附睾体和附睾尾之间;④旁睾(paradidymis),位于精索远端
附近。

　　这些附件都是中肾旁管或中肾管发育过程中的残留结构。据报道,在 100 例尸体解剖
中,发现有附件者高达 92%,绝大多数为睾丸附件。一般只有一个附件,其直径 0.1~1.0cm。
偶见有多个附件。临床所见之附件扭转绝大多数为睾丸附件。发病年龄以 7~12 岁为高峰。
在青春期由于激素作用睾丸附件变大,容易围绕其细小的脉管蒂发生扭转。一般右侧较为
多见,未见有双侧同时发生扭转,但见有一侧两个附件均已扭转环死。

一、睾丸附件扭转的病因

　　附件出现率高达92%,而发生附件扭转者毕竟少数。为何发生附件扭转,机制尚不清楚,
可能与突然、剧烈的体位变动有关。本院大量病例中,能追询出发病诱因者,为数不多。

二、睾丸附件扭转的病理

鞘膜有不同程度充血增厚。鞘膜囊内可有渗液，为清亮、浑浊或血性，量不等；个别可有稀薄脓液。附件多已发黑坏死；镜检可见到出血、坏死，溶解或结构辨认不清。附睾可有充血肿胀，而睾丸一般并无明显改变（图20-4-1）。

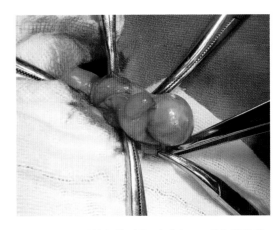

图20-4-1　附件扭转肿胀，尚未坏死，附睾稍肿胀，睾丸无明显改变

三、睾丸附件扭转的临床表现

个体差异大，睾丸附件扭转后，一般都出现患侧阴囊疼痛，并逐渐红肿。疼痛程度不一，以隐痛为主，可有阵发性加剧，但几乎都能忍受，不过正常活动受到一定限制。睾丸附件扭转很少伴有全身症状。

四、睾丸附件扭转的诊断

早期病例阴囊尚未明显红肿者，可能摸到睾丸上极痛性小结节，透过阴囊皮肤可见该处有一暗蓝色斑点（约10%~23%会出现），透光试验亦可见到该处透光度减低，而显示小片状暗影。随着病程进展，阴囊红肿逐渐加剧，阴囊内容物触痛明显。精索一般不肿胀，腹股沟区无压痛。

五、睾丸附件扭转的鉴别诊断

在小儿阴囊急症中，睾丸附件扭转、睾丸扭转和急性附睾炎这三者之间临床表现颇为相似。彩色多普勒超声检查，如睾丸血供正常，大致可以排除睾丸扭转，至于睾丸附件扭转和急性附睾炎之间，有时比较难以鉴别。

六、睾丸附件扭转的治疗

在小儿阴囊急症中，经检查除外睾丸扭转之外，对疑为睾丸附件扭转者通常非手术治疗可使大多数患者得到缓解。当怀疑睾丸扭转需行急诊探查，或炎症无法自然消退时需延期手术，行根治性附件切除。

（一）手术治疗

手术经阴囊切口。右手捏住患侧睾丸，尽量将阴囊皮绷紧，于其中部稍上方作一横切口，并逐层切开，不作潜行分离。当切开鞘膜时，可有少许渗液或渗血喷出，将睾丸轻轻挤出切口，即可见到扭转坏死的睾丸附件。用细丝线结扎其底部，切除坏死附件。有时附件极小，而且隐蔽在肿胀的附睾与睾丸连接的窦沟内，应仔细搜查。少数扭转附件为附睾附件。手术中也比较容易发现并加以处理。还纳睾丸进入鞘膜囊内，并逐层缝合鞘膜，鞘膜外组织和皮肤，创口不必引流。切除坏死附件之后，临床症状立即缓解或消失，阴囊红肿也逐渐消退。

（二）非手术治疗

睾丸附件系胚胎发育的残余结构，不具任何生理功能，扭转坏死之后，也不构成严重后患,可以行相应的对症处理。不过等待坏死附件自溶和被吸收,其临床症状可持续较长一段时间。睾丸附件扭转坏死之后,可以引起鞘膜囊内无菌性炎症反应。严重者出现渗液增加鞘膜囊内压力,可压迫附睾血供,并引起附睾的继发性炎症,从而影响功能。

(李振武　田　军)

参 考 文 献

［1］黄澄如.实用小儿泌尿外科学［M］.北京:人民卫生出版社,2006:394-405.

［2］杨晓东,吴杨,向波,等.腹腔镜辅助下鞘突高位结扎术治疗儿童鞘膜积液 327 例［J］.临床小儿外科杂志,2015(3):223-225.

［3］LEE L K,MONUTEAUX M C,HUDGINS J D,et al. Variation in the evaluation of testicular conditions across United States pediatric emergency departments. Am J Emerg Med,2018,36(2):208-212.

［4］SOMEKH E,GORENSTEIN A,SEROUR F. Acute epididymitis in boys:evidence of a post-infectious etiology. J Urol,2004,171(1):391-394;discussion 394.

第二十一章

精索静脉曲张

精索静脉曲张(varicocele,VC)是指精索静脉回流受阻引起血液淤滞,导致蔓状静脉丛伸长、扩张和迂曲。

一、发病率

儿童期发病率随年龄的增长而升高。据文献统计,精索静脉曲张可出现于任何年龄段,青春期前儿童的发生率为 0%~11%,而青春期后期(17~19 岁)的发生率波动于 9%~26%,平均约 15%,与成年男性的发生率相似。20% 的青少年会出现生育问题。

二、解剖与病因

来自睾丸及附睾的若干细小静脉共同汇集形成蔓状静脉丛,其中大部分静脉上行通过腹股沟管,在腹环处汇合成一条,称精索内静脉。左侧精索内静脉于第一腰椎下缘呈直角注入左肾静脉;右侧则平第二腰椎以锐角汇入下腔静脉,其中约有 5%~10% 直接进入右肾静脉。蔓状静脉丛的小部血流组成精索外静脉,引流入腹壁下静脉。另外,输精管及阴囊回流的静脉血,分别汇入髂内、外静脉和股静脉。上述各静脉之间存在着相互连接的交通支。

基于精索静脉的解剖特点,如出现静脉壁平滑肌或弹力纤维薄弱、提睾肌发育不全、精索内静脉瓣缺如或闭合不全,以及受站立姿势的影响,可导致精索静脉回流受阻而发病,通常称为原发性精索静脉曲张。该症有 78%~93% 发生于左侧,双侧者不足 20%,单纯右侧患病者少见。左侧发病率高与下列因素有关:①左精索内静脉呈直角注入左肾静脉,易增加血流阻力;②左精索内静脉下段位于乙状结肠后面,受其压迫;③左肾静脉通过腹主动脉和肠系膜上动脉之间,形成近端钳夹现象(proximal nutcracker phenomenon);④右髂总动脉压迫左髂总静脉,使左输精管静脉回流受阻,即远端钳夹现象(distal nutcracker phenomenon)。

临床上少见继发性精索静脉曲张,如腹膜后肿瘤、肾肿瘤、巨大肾积水、异位血管等压迫所引起精索静脉曲张,也称为症状性精索静脉曲张。

三、临床表现

精索静脉曲张在儿童期多无临床症状,常被忽视,多在查体时发现。少数患儿可发现患侧阴囊胀大(图21-0-1),在洗温水浴时更明显。严重者感觉阴囊坠胀隐痛,运动及站立过久则症状加重。查体可见双侧阴囊不对称,患侧低于健侧。皮肤浅表显露浅蓝色扩张迂曲的蔓状血管丛。触诊时曲张的静脉似蚯蚓团块。平卧位或轻按压曲张静脉可缩小或消失,站立时复现。对轻度或可疑者因局部体征不明显,可采用Valsalva试验检查,即患儿站立位时,嘱其闭住口鼻、作深吸气及检查者用手按压其腹部以增加腹压,则可显现隐匿的曲张静脉。触诊时还应注意患侧睾丸的大小和质地,一般患侧睾丸较对侧小且质软。

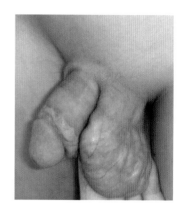

图21-0-1　左侧精索静脉曲张

四、诊断与分级

(一) 精索静脉曲张一般分为亚临床型和临床型两类

1. 亚临床型是指查体未能发现精索静脉曲张,经B超等检查发现的轻微的精索静脉曲张。

2. 临床型可分为三级:

Ⅰ级:触诊不明显,但Valsalva试验可出现。

Ⅱ级:外观无明显异常,触诊扪及扩张的静脉。

Ⅲ级:曲张静脉如成团蚯蚓,触诊及视诊时均极明显。

(二) 精索静脉曲张B超诊断标准

平静呼吸时精索内静脉最大直径(DR)≥1.8mm,Valsalva试验阳性,即Valsalva试验时B超探及血液反流信号且反流持续时间(TR)≥1s。

根据B超检查结果可将精索静脉曲张分为4级:

0级(亚临床型):触诊阴性而超声检查发现精索内静脉有反流,DR 1.8~2.1mm,TR 0.8~2.0s。

Ⅰ级:触诊阳性且超声检查DR 2.2~2.7mm,TR 2.0~4.0s。

Ⅱ级:触诊阳性且超声检查DR 2.8~3.1mm,TR 4.0~6.0s。

Ⅲ级:触诊阳性且超声检查DR>3.1mm,TR>6.0s。

(三) 精索内静脉造影

精索内静脉造影是在局麻下经股静脉插管至精索内静脉内,造影结果可分为三级:

轻度:造影剂在精索内静脉内逆流长度达5cm。

中度:造影剂逆流至第4~5腰椎水平。

重度:造影剂逆流至阴囊内。

由于此检查属于有创检查,技术要求较高,从而限制了其临床应用。精索内静脉造影有助于减少高位结扎手术的失败率和分析手术失败的原因。

五、治疗

对于青少年精索静脉曲张患者的手术时机及手术适应证尚存在争议。Kass 等研究发现,青春期精索静脉曲张的严重程度与睾丸萎缩程度是密切相关的。Ⅰ度曲张一般不会影响睾丸的正常生长发育;Ⅱ度曲张可以使部分患者出现患侧睾丸变小变软,并随着时间的进展而加重;Ⅲ度曲张不仅患侧睾丸发育较差,还可以影响到对侧睾丸发育,精液分析结果也较差。Lenzi 等研究表明,精索静脉曲张早期治疗与不治疗相比,2~8 年后精液分析结果明显好转。Lemack 等发现,手术治疗使绝大多数(89%)的青春期患者的睾丸生长获得改善。

但是,有学者持相反的见解。有学者认为,对所有精索静脉曲张和睾丸发育不良的青少年患者进行治疗只会造成过度医疗与资源浪费。Decastro 等认为,单纯精索静脉曲张并不是引起不育的首要原因。Paduch 等认为很多睾丸萎缩系数大于 15%~20% 的青少年精索静脉曲张患者通过随访后发现,睾丸仍有“追赶性”生长。Johannes 等总结了他人关于精索静脉曲张手术治疗的 7 篇文献,结果发现,治疗组患者配偶的怀孕率为 21.71%,而对照组为 19.31%,两组的结果无显著性差异。

对于手术时机,Kristin 等认为,青少年精索静脉曲张初始治疗至少需要进行 1 年的严密临床观察,再决定是否手术治疗。美国生殖医学学会建议,如睾丸体积差异在短时间内持续增加才考虑手术治疗。欧洲小儿泌尿外科指南将以下几项作为治疗该病的相对指征及次要指征。相对指征为:①睾丸体积小(比正常体积小 2ml 或小于正常体积的 20%)(睾丸容积的计算公式为:睾丸容积(ml)= 睾丸长度(mm)× 宽度(mm)× 厚度(mm)×0.521);②存在其他影响生育能力的睾丸异常;③明确的双侧病变。次要手术指征为:①精液分析异常;②睾丸质地变软;③睾丸疼痛或不适;④情绪焦虑;⑤有家族史;⑥阴囊不对称。

目前治疗精索静脉曲张的常用手术方法有:开放手术、腹腔镜手术、显微镜手术、精索静脉介入栓塞术等方式(表 21-0-1 常用手术方法及并发症)。每种手术方式均有各自的特点,近年来研究表明,显微外科精索静脉结扎术因并发症少、复发率低的优势,被认为是 VC 手术的最佳方式,但术者需接受显微外科技术培训。尽管其他疗法复发率略高且易在术后形成鞘膜积液,但仍被视为可选择的方法。

表 21-0-1　常用手术方法及并发症

治疗方法	复发率/%	并发症及发生率
开放手术		
经阴囊路径	—	睾丸萎缩,睾丸动脉损伤及睾丸坏死,阴囊血肿,手术后阴囊淋巴积液
经腹股沟路径	13.3	漏扎属支
精索静脉高位结扎术	29.0	鞘膜积液发生率:5%~10%
腹腔镜精索静脉结扎术	3.0~7.0	睾丸静脉、淋巴管损伤,肠道血管及神经损伤,肺动脉栓塞,腹膜炎,出血,手术后右肩痛(腹腔积气过程中膈肌牵拉),腹膜积气,伤口感染
经腹股沟及腹股沟下显微精索静脉结扎术	0.8~4.0	手术后鞘膜积液、动脉损伤,阴囊血肿

续表

治疗方法	复发率/%	并发症及发生率
介入治疗		
顺行硬化治疗	9.0	睾丸萎缩,阴囊血肿,附睾炎,左侧阴囊皮肤红疹;并发症发生率为 0.3%~2.2%
逆行硬化治疗	9.8	造影剂副作用,腰痛,持续性静脉炎,血管穿孔

（一）开放手术

开放手术途径主要有两种,即经腹股沟管精索内静脉高位结扎术和经腹膜后精索内静脉高位结扎术。

1. 经腹股沟管精索内静脉高位结扎术（Ivanissevich 术式） 因手术位置较表浅,术野暴露好,解剖变异较小,局部麻醉等方面的优势而被广泛采用。手术缺点是:静脉分支及伴行动脉分支较多,淋巴管丰富,如果损伤,可能引起术后睾丸萎缩,而且复发率较高（13.3%）。因此,目前已不作为首选手术方案。

2. 经腹膜后精索内静脉高位结扎术 主要有 Palomo 手术和改良的 Palomo 手术。Palomo 手术同时结扎精索静脉内淋巴管,术后复发率较低,但是术后容易出现鞘膜积液、阴囊水肿及无菌性附睾炎。而改良后的 Palomo 手术仅结扎精索内动静脉,防止了淋巴回流障碍,减少了鞘膜积液的发生,而且改良术式切口上移,可以避免损伤腹壁下动、静脉。

（二）腹腔镜手术

腹腔镜手术具有效果可靠、损伤小、并发症少、可同时行双侧手术等优点,因此一般认为腹腔镜手术主要适用于双侧高位结扎术、肥胖、有腹股沟手术史及开放手术术后复发的患者。当然,腹腔镜手术也可能造成一些腹腔内并发症,如肠管、膀胱及腹腔内血管损伤。此外,手术需要全身麻醉,受到设备、费用及术者水平的限制,在基层医院较难推广。

（三）显微镜手术

主要优点在于能够结扎除输精管静脉外的所有引流静脉,保留动脉、淋巴管及神经。精索内动脉保护确切,睾丸萎缩发生率明显减低;术中可有效保护淋巴管,术后阴囊水肿、鞘膜积液少见;术后复发率最低。其缺点为手术医师需经过专门的显微外科手术培训;手术需配备专业的手术显微镜,前期投入较大。

（四）精索静脉介入栓塞术

介入放射科学的发展为精索静脉曲张的手术带来了新的手术方式。精索静脉栓塞硬化疗法分逆行和顺行两种方法,由于确切地保护了淋巴管和睾丸动脉,使术后睾丸萎缩、鞘膜积液等并发症的概率大大降低。但是该术式技术要求较高,术者要有做导管造影经验,学习曲线长,且需要特定放射设备,术中医生须长时间暴露于放射线。另外,并非所有患者均能行栓塞治疗,因有些患者精索静脉开口与肾静脉较近且开口较细,导管无法进入,侧支静脉注入硬化剂危险较大可能栓塞肾静脉或肾段静脉。且受制于费用及操作技术,介入手术在我国仍未广泛开展。

六、术后并发症

(一) 阴囊水肿或睾丸鞘膜积液

是术后最常见的并发症,发生率为 3%~40%。根据国内外研究,淋巴管损伤与阴囊水肿有关。与精索内静脉伴行的淋巴管在手术过程中受损,导致淋巴液外渗,而静脉已被结扎,回流受阻,严重者可发生睾丸鞘膜积液。

(二) 睾丸萎缩

Palomo 手术难以避免睾丸动脉损伤,引起睾丸血供减少,发生缺血性萎缩。但是大多数学者认为,在精索内动脉、输精管动脉及提睾肌动脉三者之间存在丰富的吻合支,睾丸动脉误扎后,也可以保证充足的血供。睾丸萎缩的发生率约为 0.2%。

(三) 神经损伤

经腹股沟手术容易损伤髂腹股沟神经、生殖股神经、精索上及精索下神经。腹腔镜手术主要容易造成生殖股神经的损伤,发生率为 2%~9%,一般术后 0~10 天出现(平均 3 天),表现为大腿前内侧及切口前外侧暂时麻木。其余几条神经损伤主要在显微镜下手术中较容易损伤,有文献报道上述神经损伤有可能导致生精细胞的凋亡。

(四) 其他并发症

急性附睾炎、网膜及阴囊气肿、睾丸追赶式发育、腹股沟疝、下肢静脉曲张等。

(李　宁)

参 考 文 献

[1] MASSON P,BRANNIGAN R E. The varicocele [J]. Urol Clin North Am,2014,41(1):129-144.

[2] OWEN R C,MCCORMICK B J,FIGLER B D,et al. A review of varicocele repair for pain [J]. Transl Androl Urol,2017,6(Suppl 1):S20-S29.

[3] MCGARRY P,ALRABEEAH K,JARVI K,et al. Is varicocelectomy beneficial in men previously deemed subfertile but with normal semen parameters based on the new guidelines? A retrospective study [J]. Urology,2015,85(2):357-362.

[4] SILAY M S,HOEN L,QUADACKAERS J,et al. Treatment of Varicocele in Children and Adolescents: A Systematic Review and Meta-analysis from the European Association of Urology/European Society for Paediatric Urology Guidelines Panel [J]. Euro urol,2019 03;75(3):448-461.

[5] 黄健,王建业,孔垂泽,等.2019 版中国泌尿外科和男科疾病诊断治疗指南[M].2020,737-741.

第二十二章

梨状腹综合征

梨状腹综合征（prune belly syndrome，PBS）又称 Eagle-Barrett 征、三联综合征（triad syndromes，TS）及间质发育异常综合征。主要包括三个病理方面畸形：腹壁肌肉缺陷或缺如，输尿管、膀胱及尿道的各种畸形（主要是显著扩张），双侧睾丸未降。Frolich 于 1839 年最先报道了此病腹壁的特征性改变。Parker 于 1895 年首先完整地报道了本综合征。其后，1901 年 Osler 报道一例类似该病表现的 6 岁男孩，并命名为"梨状腹综合征"，此后就延续此名称。其他并发畸形有骨骼肌肉系统、呼吸道、胃肠道及心血管系统的异常。在活产儿中的发病率为 1∶40 000~1∶29 000，95% 见于男性患儿。女性患儿多不伴有性腺发育异常，故女性是否真有 PBS 尚有疑问。双胞胎、母亲生产年龄过早时发病率较高。因产前诊断的广泛开展，目前此病发病率呈下降趋势。

一、梨状腹综合征的病因及发病机制

本征确定病因虽有争议，但主要有 4 个理论。

1. 妊娠早期曾有严重膀胱出口梗阻，造成膀胱、输尿管扩张，肾积水，以及腹壁肌肉萎缩等不可逆性损害后梗阻解除。实际上绝大多数 PBS 患儿出生时没有解剖上的尿路梗阻。

2. 中胚层的原发缺损（包括输尿管、膀胱、尿道、前列腺及睾丸引带）。

3. 原发性尿路缺损导致的输尿管扩张及婴儿腹水。

4. 卵黄囊缺损。

截至目前，尚没有一个理论得到广泛认同，还有不少理论介于以上 4 种理论之间。

二、梨状腹综合征的临床表现

（一）泌尿生殖系统异常

1. **肾脏**　50% 的病例存在不同程度的肾脏发育异常。肾脏畸形程度是决定小儿能否存活的主要因素，死产及新生儿期死亡中的 20% 是源于肾发育不良及肺发育不全。另有 30% 患儿于生后 2 年内发生尿路感染或肾功能不全或两者兼有。

此病肾脏集合系统表现为较严重的扩张，但扩张程度与肾脏发育不良的严重程度无关。

而且即使肾盂和输尿管扩张严重,肾盏的形态多为正常。部分病人可伴有原发性或继发性的肾盂输尿管交界部狭窄,但非梗阻性肾积水是其主要特征。

2. **输尿管**　通常有特征性的扩张、迂曲及伸长,尤以输尿管远端为重。近端输尿管组织学检查多提示尚有较多正常形态的平滑肌细胞,但远端输尿管往往平滑肌细胞缺失、纤维结缔组织增生。Gearhart等人研究显示有膀胱输尿管反流患儿的输尿管壁中,胶原纤维/平滑肌细胞的数值较正常人高。超微结构病理检测显示,患者输尿管平滑肌细胞内细密肌原纤维较正常人减少。平滑肌细胞数量少,且缺乏肌原纤维,致使收缩力降低。当输尿管蠕动波向下传导时,又被胶原蛋白结构所阻隔,从而导致尿液潴留在扩张的输尿管节段,而不是向下进入膀胱。但即便影像学检查提示病变严重,一般来说患者尿路引流是通畅的,没有机械性梗阻。

3. **膀胱**　容积大、壁光滑,有不规则增厚但没有小梁形成。常有脐尿管残留或憩室样扩张。排尿时,扩张的膀胱颈可开口于扩大的尿道前列腺部。若有上述的膀胱形态,则膀胱对充盈度的感觉降低,容积大而收缩差,排尿压降低而排空不全。约50%患者能在正常排空压力下自然排尿,其尿流率正常,残余尿量亦很少。

4. **前列腺及后尿道**　前列腺部发育不全,导致前列腺部尿道扩张,且患者膜部尿道细,故VCUG检查与后尿道瓣膜症相似。实际上,本征罕有合并后尿道瓣膜症者,大多数患儿也无明显尿路梗阻。膜部尿道的相对狭窄,可构成不平衡排尿,有的患儿经尿道内切开有明显效果。少数患儿膜部尿道完全闭锁,造成上尿路损害。

组织学检查示前列腺上皮不发育,几乎没有前列腺细胞成分。

前列腺发育不良被认为是PBS患者射精困难的原因之一。患者的输精管和精囊通常是闭锁的,多伴有睾丸附睾分离,且由于膀胱颈功能障碍,患者的射精功能会进行性减退。

5. **前尿道**　多数正常,也可有巨尿道或闭锁。

6. **睾丸**　典型的表现为双侧腹腔内隐睾(髂血管处),由于精索短,故行睾丸固定术困难。有组织学检查提示患者睾丸发育不良,精原细胞数目减少、间质细胞增生。睾丸组织学异常、输精管结构缺损以及前列腺异常共同导致PBS患者不育。

(二)泌尿生殖系以外的畸形

75%患者存在泌尿生殖系外的病变,除了明显的腹壁肌肉缺失,常合并循环、呼吸、运动系统的异常。

1. **腹壁**　腹壁缺损是患者最具特征性的体征(图22-0-1)。下腹部及腹内侧是最常受累的部位。由于腹壁三层肌肉均发育不全,其范围可从轻到重,或面积从小到大。新生儿腹壁呈现典型皱褶样,腹腔内脏器可通过薄弱的腹壁显现出来。随着年龄增长,逐渐表现为大腹便便,仰卧后不易起坐,故患儿走路晚,但切口愈合不受影响,切口感染及切口疝少见。少有并发症也不影响日常活动,主要是

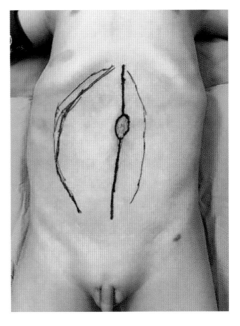

图22-0-1　梨状腹腹壁

外观问题。腹直肌的下部分发育不良,但血供及神经分布正常。因为腹直肌不相称,故肚脐位置高。也因下腹壁缺少支持,影响有效的咳嗽机制,故易患呼吸道感染。

2. 循环系统异常　10% 的患儿存在循环系统的异常,如动脉导管未闭、房间隔缺损、室间隔缺损及法洛四联症等。

3. 呼吸系统异常　任何年龄段的 PBS 患者可出现呼吸困难。肾发育不良或严重的膀胱出口梗阻可致羊水过少,从而引起肺发育不良,且可能导致新生儿死亡。患者通常因反复发作的呼吸系统疾病而罹患慢性支气管炎,因此急性呼吸系统疾病或麻醉操作易使患者出现呼吸功能不全。另有部分患者因运动系统异常(如脊柱侧弯、胸廓异常等)而继发呼吸系统疾病。

4. 消化系统异常　至少 30% 患者可伴有消化系统异常,以肠旋转不良、肠扭转、肠闭锁以及肠道狭窄多见。由于正常腹压缺失,本症患者可能终生伴有便秘,并可导致获得性巨结肠。

5. 运动系统异常　运动系统异常发生率仅次于泌尿系统和腹壁肌肉发育不良,约30%~45%。多为单侧病变,如膝内翻、马蹄内翻足、髋发育不良、先天性脊柱侧弯等。羊水过少可能是引起运动系统异常的主要原因。

三、梨状腹综合征的诊断及治疗

(一) 产前诊断及处理

产前超声对泌尿系统畸形的诊断有重要意义。孕 4~6 个月即可发现胎儿肾积水。PBS 患者产前检查与后尿道瓣膜等下尿路梗阻疾病的表现相似。通过产前超声,最早在孕11~14 周就可以明确诊断 PBS,但肾盂输尿管积水、膀胱膨隆以及腹围异常的典型表现直到孕 30 周也难以明显见到。胎儿早期的腹水可能与 PBS 相关。

大部分 PBS 患者没有明确的泌尿系梗阻,且胎儿期肾积水的严重程度与出生后的肾功能无关。除了少数合并尿道闭锁、羊水过少的罕见病例,目前尚无证据表明产前干预能明确地改善患者的肾脏功能。部分学者建议终止妊娠。但因为无法在胎儿期明确肾积水的病因,也无法预测生后的肾功能,所以目前尚无法判断这一观点正确与否。

(二) 新生儿期

无论产前检查是否怀疑 PBS,产后一旦发现异常的腹壁表现即可提示诊断为 PBS。

对新生儿的评估应由新生儿专家、肾病专家及泌尿外科专家、心内科专家、骨科专家等共同完成。首先除外影响生命的心、肺问题,可以行胸片检查除外常见的肺部并发症,如气胸、纵隔积液及肺发育不良等。腹壁薄而松弛,易于检查腹腔内及腹膜后脏器。用手压膀胱引出逼尿肌反射,观察排尿情况。注意有无合并酸中毒及电解质紊乱。因生后早期的肌酐水平反映的是母体的肾功能状况,故需于生后数日或数周行肌酐水平检测以评估患者的肾脏功能。新生儿处于稳定期后需完善泌尿系超声明确尿路扩张程度、肾实质厚度、以及尿路排空情况。如肾功能不良需行排尿性膀胱尿道造影评估膀胱出口及排空情况、行 DMSA 肾扫描了解肾瘢痕情况。需要注意的是,预防尿潴留引起的泌尿系感染非常重要。在没有阴茎器质病变的前提下,推荐行包皮环切术减少泌尿系感染的概率。同时,行 VCUG 前需预防性使用抗生素。约70%患者存在膀胱输尿管反流。为减少泌尿系感染的概率,对肾功能正常、自行排尿通畅的患者应避免早期 VCUG 检查。

根据病情严重程度可分为三组：

1. 肾发育不良、羊水严重过少、肺发育不良及运动系统异常。包括死产或产后不久死于羊水少。严重肾发育不良者可有尿道闭锁及脐尿管瘘，Potter 面容。少数病例如有机会存活，唯一的治疗方法是引流尿路如膀胱造口，肾盂、输尿管造瘘。

2. 重度或单侧肾功能不全、中到重度尿路扩张。多数病儿排尿通畅，可有生长、发育迟滞及腹膨隆。

此类患者治疗方法存在争议。部分学者主张待胎肺成熟、3月龄后可行尿路重建手术，以减少尿潴留、消除反流或梗阻，包括输尿管裁剪、输尿管再植等，同期修复腹壁并行睾丸固定术。另有学者认为随年龄增长，输尿管可自发性修复改善积水扩张的状态，且有部分肾盂输尿管严重积水的病例不经任何治疗能生存数十年，故主张保守治疗为主，药物控制感染并严密监测。目前达成的共识是，此类患者如存在顽固性的泌尿系感染以及肾盂输尿管积水进行性加重致肾功能损害，则推荐开展尿路重建手术。需定期监测泌尿系超声，了解尿路扩张情况，同时监测肾功能情况。睾丸固定术应及早施行，生后6个月左右可考虑行经腹双侧睾丸固定术，可与其他腹部手术同时完成，如不需行其他手术，亦可通过腹腔镜完成。如一期睾丸无法下降，可行分期手术。腹壁修复手术可同期完成，有助于改善膀胱排尿、排便功能，并减少对患者的心理影响。

3. 相对轻症、尿潴留轻、肾实质较好，大部分患者属于此类。尿路需重建的范围少，但如有尿路感染，则上尿路可受损。这组患儿需长期随访。需用抗感染药物预防泌尿系感染，如新生儿期用阿莫西林，其后可用呋喃妥因。睾丸固定术可延期至行尿路重建术时或6月龄时进行。

（三）儿童期

积极预防并治疗泌尿系感染、监测肾脏功能。另外需注意膀胱引流问题，如小儿排尿力弱并有残余尿，需行尿动力学检查。有些病例用内镜做伪瓣膜内切开可能减少膀胱出口阻力。裁剪输尿管做抗反流输尿管再植，由于输尿管及膀胱条件差，效果常不满意。膀胱排空不全行清洁间歇导尿，因为小儿尿道感觉正常，常不易执行，必要时可考虑可控性尿路改流术。

四、梨状腹综合征的预后

婴儿期血肌酐的最低值对评估患儿的远期肾功能非常有价值。如最低值低于 0.7mg/dl，除非后期出现肾盂肾炎，则该患儿在儿童期的肾功能将保持稳定。婴儿期如有轻度肾功能受损，30% 的患者日后可因反流性肾病、慢性肾盂肾炎导致肾功能不全，需接受肾移植术。多数病儿因膀胱排空不好需行清洁间歇导尿。患者可正常出现第二性征，但生育能力低下，早期成功接受睾丸固定术的患者可利用生殖技术实现生育。总的来说，随着医疗水平的发展，PBS 患者的生活质量有了很大的改善，治疗的关键是个体化，并对泌尿系统进行长期监测。

（王冠男　宋宏程）

参 考 文 献

［1］BUKOWSKI T P，PERLMUTTER A D. Reduction cystoplasty in the prune belly syndrome［J］. J Urol 1994,

152:2113-2116.

[2] SRIKANT M S,FORD E G,ISAACS H JR,et al. Metacystic microcolon intestinal hypoperistalsis syndrome: late sequelae and possible pathogenosis [J]. J Pediatr Surg 1993,28:957-959.

[3] TONNI G,IDA V,ALESSANDRO V,et al. Prune-belly syndrome:case series and review of the literature regarding early prenatal diagnosis,epidemiology,genetic factors,treatment,and prognosis [J]. Fetal & Pediatric Pathology,2013,31:13-24.

第二十三章

性别发育异常

性别发育异常/差异（disorders/differences of sex developemt，DSD）是一种先天性染色体、性腺和表型性别的发育异常或不匹配。性别发育异常是一个非常复杂的疾病，包含一系列先天的代谢异常和畸形，主要表现为外生殖器的异常。在过去的几十年里，对于性别发育异常的认识有了惊人的进步。分子生物学和遗传学的飞速发展使人们对性别分化及性别发育异常的发生机制有了更精准的认识。国际上许多大型 DSD 注册机构的建立，如 DSD 转化研究网络（DSD-translational research network，DSD-TRN），国际 DSD 注册机构（International DSD，I-DSD）也使性别发育异常的研究有了很大的进展。对于性别发育异常的命名也有了很大的转变，更尊重患者的感受，原来两性畸形（intersex disorders）的称呼被摒弃，由性别发育异常所替代。关于性别发育异常实际的发病率数据有限，估计的人群发病率大约为 1/4 500。

所有的性别发育异常要尽早诊断，模糊外生殖器的新生儿可能存在潜在的需要紧急处理的疾病，如合并肾上腺代谢异常的先天性肾上腺皮质增生症。即使不存在需要紧急处理的风险，对于每个模糊外生殖器的新生儿也应该尽早诊断，并且尽可能精确诊断，对于类固醇合成障碍酶缺陷者可以尽早替代治疗，也可以帮助选择合适的抚养性别。DSD 患儿应该在有经验的中心，联合多学科小组（包括新生儿医生、儿童内分泌医生、儿童泌尿医生、儿童心理医生、遗传医生、放射科医生）治疗，并且可以转至成人继续治疗。

尽管对性腺分化认识有了很大进展，诊断的精确性也明显提高，但是并没有使临床对性别发育异常的处理有很大改变。生殖器手术仍然是目前性别发育异常处理中最具争议的干预措施。在缺乏严格临床对照试验来提供有效数据（包括：手术后生殖器外观、性别选择、社会心理认知或性功能，以及在儿童时手术的成人患者是否满意）的情况下，临床医生和父母仍然处于巨大的困境之中。

第一节　正常性别分化

根据 Jost 原理，正常性分化是三个动态序贯的过程：受精时染色体性别的建立决定了未分化性腺分化为睾丸还是卵巢；随后，性腺的内分泌功能决定了内外生殖器的分化。因此，性别发育是一个不同但互补过程的结果,基因型、表型和性别决定的形成,这个高度有序过程的任何一个步骤受到干扰都会导致异常的性别分化。

一、染色体性别

胚胎性别发育的第一个步骤始于染色体的组成。染色体性别遵从孟德尔遗传规律,每个子代接受每个亲代的一个染色体。卵母细胞包含一个 X 染色体,精母细胞包含一个 Y 染色体。XY 受精卵通常发育为男性表型的胎儿,XX 受精卵通常发育为女性胎儿。Y 染色体的性别决定区(sex-determining region Y gene,SRY)启动睾丸发育。非整倍体性染色体可以导致不同的性别发育异常个体。性染色体嵌合体是由于受精后性染色体增多或减少。嵌合发生于一个个体存在不同来源的细胞。

二、性腺分化

在胚胎发育的前 6 周,46,XX 和 46,XY 胚胎的生殖嵴,生殖细胞和外生殖器都具有双向分化潜能。在性别决定相关基因的影响下,具有双向分化潜能的生殖嵴分化为卵巢或睾丸,生殖细胞分化为卵母细胞或精母细胞,原始生殖细胞在孕 3 周的次级卵黄囊后壁可以识别出。胚胎第 5 周时生殖细胞从卵黄囊的背侧壁通过系膜迁移到尿生殖嵴的腹内侧面,这个过程依赖于趋化因子及细胞黏附分子的作用。在胚胎第 6 周时总共有 1 000~2 000 个原始生殖细胞到达性腺始基。

双向性腺的形成需要转录因子如 NR5A1(nuclear receptor subfamily 5,group A,member 1)基因编码的孤核受体-类固醇因子 1(steroid factor-1,SF1)、WT1(涉及性腺分化和形成的重要转录因子,在肾脏发育及肿瘤抑制中也发挥重要作用)和 X 染色体上的剂量敏感性逆转-肾上腺发育不全先天关键区 DAX1 [也称为 NR0B1(nuclear receptor subfamily 0,group B,member 1),一个关键的肾上腺、性腺和下丘脑垂体发育的核受体]的作用。随后性腺的发育依赖于是否存在 Y 染色体。位于 Y 染色体短臂远端的人 SRY 基因和小鼠 SRY 基因是哺乳动物进化过程中高度保守的基因。SRY 位于 Y 染色体上很小区域,可以诱导人类和小鼠睾丸的分化。随着分子生物学研究的进展,发现一系列转录因子以时间及剂量依赖的方式导致睾丸的发育。生殖细胞转化为精母细胞还是卵母细胞源于性腺的上皮部分,也就是睾丸及卵巢"索"的分化。SRY 启动了诱导未分化性腺向睾丸分化的级联基因开关,促进睾丸的分化。原来认为有 SRY,双向性腺就会发育为睾丸,但是 SRY 单独存在不足以导致性腺发育。SRY 蛋白作为转录因子,通过结合蛋白导致蛋白折叠,促进蛋白-蛋白相互作用,激活下游基因的表达。获得一定阈值的 SRY 相关 HMG 盒子包含 SOX9(SRY-related HMG box containing-9)是睾丸形成的必要步骤。SRY 蛋白作为一个转录因子,与 DNA 结合,诱导 SOX9 生成,达到一定阈值后,从 SRY、SF1、SOX9 获得正反馈,三者通过 SOX9 的人睾丸特异增强子(human testis specific enhancerh,hTES)的启动子上调 SOX9 表达。如果未能及时达到 SOX9 需要的阈值,则不能发生正反馈,继而卵巢分化。在这个过程中,严格的时间顺序,激活和抑制之间持续的平衡和基因产物准确的剂量都是必需的,任何一个微小的改变都可能导致严重的后果。

原来认为卵巢发育是完全被动的过程,但是分子生物学研究提示很多基因参与了卵巢的发育,包括 WNT4、FOXL12 和 RAPO1,目前具体机制还不清楚。与睾丸不同,卵巢的发育和功能依赖于生殖细胞的存在,卵巢形成需要 DAX1(由 X 染色体编码的孤核受体)的表达。早期颗粒细胞产生的无翼型 MMVT 整合位点家族 4(Wingless type MMVT integration site family 4,WNT4)可以上调 DAX1 的表达。卵巢分化潜在的候选基因可能位于 Xp-21 的 DSS 关键区,当重复拷贝时,促进男性向女性的性逆转。

由于尿生殖嵴与未来的肾脏及肾上腺邻,和性腺发育相关的 WT1、SF1 和 DAX1 基因任何一个突变不仅仅导致性腺发育不全,还常常合并肾脏(存在 WT1 突变的德尼-德拉什综合征、弗雷泽综合征、WAGR 综合征)或肾上腺(存在 SF1 或 DAX1 突变的先天肾上腺发育不良)病理改变。

三、性腺的形成及其功能

(一) 睾丸的形成及其功能

在胚胎 6~7 周,睾丸索形成时支持细胞开始分化,睾丸索形成基底膜或血睾屏障,精母细胞和支持细胞位于一侧,成纤维细胞位于另一侧。位于睾丸索的生成类固醇的间叶细胞代表未来的间质细胞,在孕 8 周~9 周开始分化,持续增加至孕 12~14 周达稳定水平,至孕 24 周开始下降,出生时睾丸仅包含少量间质细胞,直至青春期间质细胞增生。胎睾的内分泌功能源于孕 7~8 周支持细胞分泌中肾旁管抑制物质(Müllerian inhibiting substance, MIS)。MIS 是男性分化必需的二个激素之一,在局部发挥作用使中肾旁管退化。MIS 是转化生长因子-β(TGF-β)家族的一员,是已经能被克隆的人类基因,位于 19 号染色体上。对于 MIS 作用的分子机制仍然不清楚。MIS 介导的中肾旁管退化的标志是在上皮细胞周围形成一个结缔组织环,因此间质细胞可能是 MIS 作用的最初靶标。在大约孕 9 周间质细胞形成不久后,胎睾分泌睾酮。血清和睾丸中的睾酮在孕 13 周达高峰,然后下降,胎睾睾酮合成的限速酶为 3β-羟类固醇脱氢酶,该酶在胎儿睾丸中的浓度是卵巢中的 50 倍。雄激素最初是由间质细胞自行合成,但是依赖于胎盘分泌的人绒毛膜促性腺激素(human chorionic gonadotropin,HCG)的分泌,孕晚期,随着 HCG 浓度的下降,雄激素由胎儿脑垂体分泌的促黄体激素(luteinizing hormone,LH)控制。

1973 年 Jost 及其同事明确指出雄激素对于中肾管、生殖结节、尿生殖窦的男性化是必需的。睾丸分泌的睾酮通过被动扩散进入靶组织,胎睾邻近的中肾管也可以通过胞饮作用摄取睾酮。局部组织的雄激素水平对于中肾管的发育至关重要,仅仅通过外周循环提供的睾酮不能使中肾管发育。在一些细胞,如生殖结节内的睾酮通过细胞内的 5α-还原酶转化为双氢睾酮(dihydrotestosterone,DHT),然后睾酮或 DHT 与细胞高亲和力的受体蛋白结合,结合后的复合体进入细胞核,与 DNA 上的受体结合部位结合,导致新的 mRNA 和蛋白的合成。雄激素受体为高亲和力受体,介导所有雄激素依赖组织中睾酮和 DHT 的作用。在雄激素受体病变中,睾酮的生成是正常的,但是激素不能进入细胞核与 DNA 发生作用。雄激素受体不同程度的缺陷导致基因型男性患者不同表型。此外,有女性性腺者,由于在她们的外生殖器组织中有雄激素受体,因此外源性雄激素也可以导致男性化。由于 DHT 与雄激素受体的亲和力和稳定性远远大于睾酮,因此,有 5α-还原酶的组织(如前列腺、尿生殖窦、外生殖器)在性分化时,DHT 是有活力的雄激素。

(二) 卵巢的形成及其功能

在没有 SRY 存在时,原始性腺发育为卵巢。目前尚无直接导致卵巢发育的基因被识别。

但是至少一个 X 染色体位点的重复拷贝是卵巢分化所必需的(可能解释了 45,XO 特纳综合征为何存在卵巢发育不良)。孕 8 周后,卵巢开始合成雌激素,限速酶为芳香酶,在胎儿卵巢中的表达明显高于胎儿睾丸。雌激素对于女性外生殖器的分化不是必需的,但是可以干扰男性外生殖器的分化。雌激素可以阻断 MIS 对中肾旁管的作用,母亲产前应用雌激素治疗可以合并男性生殖道发育异常。与主要作为胎儿内分泌器官的睾丸不同,卵巢具有外分泌活性。胚胎期的卵巢,生殖细胞发生强烈的有丝分裂(先于减数分裂前期),并且在这个过程中消耗了所有的有丝分裂潜能,在孕 20 周时达到 2 000 万个细胞。成对 X 染色体可以保证颗粒层细胞分化进入到颗粒保护层中,挽救 30% 的生殖细胞(大约 200 万个)。生殖细胞在孕 7 个月进入减数分裂前期,保持休止状态,直至青春期。

(三) 条纹性腺和卵睾

除了卵巢和睾丸,性别发育异常还可以有另两种性腺:条纹性腺和卵睾。条纹性腺包含卵巢基质,但是没有卵泡。卵睾包含有卵泡的卵巢和有曲细精管的睾丸组织,可以呈二叶状排列(占 80%),也可以一种组织位于中心,另一种组织在外周呈蛋壳样包绕(20%)。

四、内外生殖管道的发育

(一) 男性

在孕 8 周前,尿生殖管道在男性和女性胎儿是相同的,同时有中肾管(沃尔夫管)和中肾旁管(米勒管,副中肾管)。在这个阶段男性和女性外生殖器胚基是无法区分的。中肾管是中肾的分泌管道,当肾脏功能被后肾替代时,中肾管合并到生殖系统。中肾旁管来源于生殖嵴和中肾之间的被覆体腔的裂隙,并向尾端生长。未分化的外生殖器是邻近体腔腹侧部分的生殖膜,腹侧被生殖结节,侧方被生殖褶或阴唇阴囊膨大所包绕。海绵体和龟头分化之后,生殖结节延长形成阴茎体,腹侧形成尿道沟。在无雄激素作用的情况下,XX 胎儿的外生殖器会保留这些结构,发育为女性外生殖器外观。

男性分化的第一步骤为中肾旁管退化,开始于孕 7~8 周。睾丸存在与否影响中肾旁管的解剖。人类中肾旁管在孕 10 周左右完全退化。第二个男性内生殖管道的分化是中肾管融合到生殖系统,中肾旁管退化后中肾管变得很明显,邻近睾丸的管道发育为附睾、输精管,孕 30 周远端的管道和尿生殖窦结合发育为精囊。尿生殖窦的男性化的标志是前列腺发育,阴道退化。在孕 11~13 周,前列腺芽在中肾管尾端附近发育,在成对的中肾管和尿生殖窦交界处形成前列腺囊。

生殖器的男性化开始于孕 10 周,生殖结节和肛门距离增加,循环系统来源的雄激素在局部转化为 DHT,促进外生殖器的男性化,生殖结节增厚延长形成阴茎,尿道褶在尿道沟表面从后向前融合,形成尿道,同时,生殖膨大在后方融合形成阴囊。阴茎的发育完成于孕 12~13 周,直至孕 16 周阴茎和阴蒂的大小相似。在胎睾分泌雄激素的作用下,阴茎从孕 20 周至足月继续生长发育,孕晚期睾丸下降。

中肾旁管退化是睾丸分化之后原始支持细胞分泌的抗米勒管激素(anti-Müllerian hormone,AMH)作用的结果。中肾管的分化是邻近性腺扩散来的雄激素作用的结果。而外生殖器男性化是体循环来源的睾酮在局部转化为 DHT 作用的结果。

(二) 女性

在大约孕 10 周,由于卵巢不分泌睾酮,中肾管退化,并且卵巢不分泌 MIS,因此,中肾旁管发育为输卵管,子宫和近端 2/3 阴道,远端 1/3 阴道来源于尿生殖窦。成对中肾旁管和尿生殖窦交接处在窦阴道球水平向会阴延伸导致尿道和阴道的分隔。

女性外生殖器的分化不需要任何分泌的刺激。由于循环中无睾酮,外生殖器维持孕 6 周时的形态。生殖结节仅仅轻度发育形成阴蒂,外侧生殖膨大形成大阴唇,邻近的生殖褶形成小阴唇,尿道开口于会阴。

理解各种两性状态需要记住的最关键的两点是:内生殖管道的发育依赖于同侧性腺,外生殖器的发育依赖于睾酮和 DHT 的存在。在局部组织中存在的 5α-还原酶的作用下,睾酮转化为 DHT。如果为卵巢或条纹性腺,内生殖管道向女性发展,形成子宫和输卵管;如果存在睾丸,内生殖管道向男性发展,形成附睾,输精管及精囊。如果存在 DHT,生殖结节发育为阴茎,如果没有 DHT 或很低,生殖结节发育为阴蒂。

五、性心理分化

作为性分化过程的一部分,大脑性分化也是双向性,生殖器性分化(孕期头两个月)要早于大脑性分化(孕期后半部分),这两个过程可能各自独立。男性比女性睾酮水平高的两个关键时期是孕中期和生后头 3 个月,在这两个阶段,睾酮联合类固醇受体功能的改变对大脑产生固定的影响,并形成通路,青春期升高的睾酮激活并重新组织这个通路。因此,性心理发育是一个复杂和长期的过程,受很多因素影响,如大脑结构,产前及生后激素及遗传的影响,出生后环境和社会心理经历,社会和家庭环境。人类被认为具有双向性行为,表现为以下几个方面:①性别认定,认为自己是男性还是女性;②性别身份,行为、态度及人格特征表现为男性,还是女性;③性取向,面对性刺激的反应,选择性伴侣(异性,同性,双性)。④认知差异。人类的性别认定是一个复杂的未很好理解的现象,并且其机制是受多因素影响。越来越多的证据表明产前激素及遗传因素对性心理发育的影响。支持产前性心理分化的学者质疑了既往所坚信的儿童出生时为中性,可以被后天环境影响的理论。对"先天的"还是"培养的"的理论的进一步理解对于正确处理 DSD 患者至关重要。尽管大脑男性化通常和身体男性化是一致的,但也可存在不一致,如大脑雄激素印记的缺陷或失败可能可以解释健康男性同性恋。循环中高水平的雄激素也可能导致了 CAH 女性不同程度的雄激素印记。生理上正常的人也可存在"性焦虑"提示了外生殖器男性化程度可能并不能完全反映大脑男性化程度。最近研究提出,性焦虑(gender dysphoria,GD)可能为性激素的异常影响了大脑和行为,而没有影响生殖器。因此,广义上来讲,DSD 可以定义为染色体、性腺、表型或性心理的不一致。

第二节 性别分化异常

一、命名及分类

随着对性别发育异常分子遗传学病因了解的进展,DSD 的命名及分类有了很大的革新。以前的一些命名是对患者的贬低,并且给医生也带来混淆。2006 年芝加哥会议达成共识,使性别畸形的命名标准化(表 23-2-1),提出传统的两性畸形,真两性畸形和假两性畸形以及任何类似表达均必须摒弃,"真两性畸形"被"卵睾 DSD"所取代,既往称有双侧卵巢的男性化 46,XX 女性为"女性假两性畸形",现在被"46,XX DSD"所取代,既往称男性化不足 46,XY 男性为"男性假两性畸形"现在被"46,XY DSD"所替代。但是目前这个命名系统也未被患者团体,特别是倡导团体广泛接受。最近报道 85% 的 CAH 患者和其看护者认为将 CAH 作为 DSD 对这些患者有负面影响,都支持将典型 CAH 从 DSD 中移除,将 CAH 归到肾上腺功能不足或作为一个独立的分类。

表 23-2-1 性别发育异常原来的命名与更正的命名

原来的命名	更正的命名
两性畸形	性别发育异常
男性假两性畸形 男性化不足的 XY 男性	46,XY DSD
女性假两性畸形 男性化的 XX 女性	46,XX DSD
真两性畸形	卵睾 DSD
XX 男性或 XX 性逆转	46,XX 睾丸 DSD
XY 性逆转	46,XY 完全性腺发育不全

DSD:性别发育异常。

目前的分类系统一个是 2006 年芝加哥会议达成的共识,该分类根据患者的染色体核型分为三大类(表 23-2-2),将异常的染色体和正常染色体分开,分为 46,XX DSD,46,XY DSD 和性染色体 DSD(嵌合体,主要为 45,X/46,XY)三大类,进一步根据具体病因机制做出特异诊断(如性腺结构/功能,雄激素通路,受体等),这次将不能归类的严重生殖器畸形,如阴茎发育不全,泄殖腔外翻,以及小阴茎归到 46,XY DSD 中。另一个是 Campbell Urology 中提出的分类(表 23-2-3),在现代命名的基础上强调了性腺病理,保留了对异常性腺病理的描述性命名,分为性腺分化异常、卵睾 DSD、46,XX DSD、46,XY DSD 和未分类。同样,在每个分类中,根据发病机制细分。

表 23-2-2 2006 年芝加哥会议提出的 DSD 分型

46,XX DSD
性腺(卵巢)发育异常
　卵睾 DSD
　46,XX 男性(睾丸 DSD)
　单纯性腺发育不全
雄激素过量
　胎儿原因:CAH(21-,11-羟化酶缺乏最常见,3β-羟类固醇脱氢酶 2 缺乏)
　母体原因:妊娠黄体瘤、外源性药物
　胎盘原因:芳香酶缺乏,P450 氧化还原酶(POR)缺乏
　其他原因:泄殖腔外翻、阴道闭锁、MURCS(Müllerian duct aplasia,renal aplasia,and cervicothoracic somite dysplasia,中肾旁管、肾、颈胸体节异常),其他罕见的综合征

续表

46,XY DSD

性腺（睾丸）发育异常

　　完全性腺发育不全（Swyer 综合征，又称 46,XY 女性）

　　部分性腺发育不全

　　双侧睾丸消失或退化综合征

　　卵睾 DSD

雄激素合成或作用缺陷

雄激素合成缺陷

　　17,20-裂解酶缺乏

　　17β-羟类固醇氧化还原酶（3 型）缺乏

　　男性 CAH（胆固醇侧链裂解酶 StAR 缺乏、细胞色素 P450 氧化还原酶 POR 缺乏、3β-羟固醇脱氢酶缺乏、17α-羟化酶缺乏）

雄激素受体和受体后缺陷：

　　完全雄激素不敏感综合征

　　部分雄激素不敏感综合征

　　轻度雄激素不敏感综合征

睾酮在外周组织中代谢异常：5α-还原酶缺乏

Leydig 细胞发育不良（LH 受体缺陷）

MIS 合成、分泌或对其反应异常：米勒管永存综合征其他：重度尿道下裂、泄殖腔外翻

性染色体 DSD

45,X（特纳综合征和变异体）

47,XYY（克兰费尔特综合征和变异体）

45,X/46,XY（混合性腺发育不良，卵睾 DSD）

46,XX/46,XY（嵌合体，卵睾 DSD）

DSD：性别发育异常；CAH：先天性肾上腺皮质增生症。

表 23-2-3　异常性别分化（Campbell-Walsh urology 分类）

1. 性腺分化异常

曲细精管发育不全

克兰费尔特综合征

46,XX 男性

性腺发育不全综合征

　　特纳综合征

　　单纯性腺发育不全

　　混合性腺发育不全

　　部分性腺发育不全（发育障碍性男性假两性畸形）

　　双睾丸消失，睾丸退化综合征

2. 卵睾 DSD（真两性畸形）

3. 46,XX DSD（男性化女性）

先天肾上腺皮质增生症（21-羟化酶，11β-羟化酶，3β-羟化类固醇脱氢酶缺乏）

母亲雄激素

续表

4. 46,XY DSD（男性化不足男性）

间质细胞发育不良,无反应

睾酮合成异常

影响皮质醇和睾酮合成的先天性肾上腺皮质增生的各种变异

　StAR 缺乏（先天脂肪性肾上腺增生）

　细胞色素 P450 氧化还原酶缺乏

　3β-羟化类固醇脱氢酶缺乏

　17β-羟化酶缺乏

睾酮合成障碍

　17,20-裂解酶缺乏

　17β-羟化类固醇氧化还原酶缺乏

雄激素依赖的靶组织异常

　雄激素受体和受体后缺陷

　完全雄激素不敏感综合征

　部分雄激素不敏感综合征

　轻度雄激素不敏感综合征

外周组织雄激素代谢障碍

　5α-还原酶缺乏

　米勒管抑制物质合成、分泌、或反应障碍

　米勒管永存综合征

5. 未分类型（非激素非染色体 DSD）

女性:Mayer-Rokitansky-Küster-Hauser 综合征

DSD:性别发育异常;StAR:类固醇合成急性调节蛋白。

二、性分化和发育异常

（一）性腺分化异常

1. 克兰费尔特综合征（Klinefelter syndrome）及其变异　1942 年 Klinefelter,Reifenstein 和 Albright 描述了一个综合征,特点为类无睾症状态,男性女乳,无精,促性腺激素水平增高,睾丸小且硬。至 1959 年,发现这些患者染色体为 47,XYY。克兰费尔特综合征代表了最常见的一个性分化异常。定义为男性至少有一条 Y 染色体和两条 X 染色体。典型的 47,XYY 是减数分裂时不分离所致。发生率为 1/600 男活婴。但是这种表型也见于 48,XXYY、49,XXXYY。嵌合型 46,XY/47,XYY 表现为经典 47,XYY 中较轻的表型。可能由于表型差异大,很多克兰费尔特综合征被漏诊,在一个丹麦的研究中,其诊断率为 25%。

47,XYY 的成人,有曲细精管退化和透明变性,睾丸小且硬,长度小于 3.5cm,血清睾酮偏低,促性腺激素水平升高,雌二醇高,雌二醇和睾酮比值增高导致乳房发育,通常青春期乳腺发育很明显。大多数患者无精,有精子者提示为 46,XY/47,XYY 嵌合体。雄激素生成的减少可能阻碍正常第二性征的发育。肌肉发育差,脂肪分布更女性化。存在阴毛和腋毛,但是面部毛发稀疏。患者由于下肢比例异常,身高高于人群平均值,甚至儿童期即存在。男性女乳很明显,因此患乳腺癌风险是正常男性的八倍。克兰费尔特综合征患者有发生间质和支持细胞恶性肿瘤的风险,但是睾丸生殖细胞肿瘤（testicular germ cell tumor,TGCT）不高,可能由于睾丸中缺乏生殖细胞,此外还有发生纵隔/胸腺 GCT 风险。还有研究表明这些患者存在语言能力下降和大脑额叶决策功能的受限。

生育功能:经典克兰费尔特综合征睾丸小,曲细精管变性,因此几乎所有患者均无精,但是通过睾丸精子提取术(testicular sperm extraction,TESE)或微-TESE 技术结合细胞内精子注射技术(intracystoplasmic sperm injection,ICSI)也有致孕可能,取精子成功率可达40%~66%。一些嵌合型(46,XY/47,XYY)精液分析有精子。由于正常胚胎率低(克兰费尔特综合征患儿为 54%,正常对照为 77%),一些专家建议联合 ICSI 和移植前诊断技术。由于克兰费尔特综合征患者在青春期精子逐渐耗尽,因此有人建议早取精子,甚至于青春期前取精子,但是此做法仍存争议,处于研究阶段。

克兰费尔特综合征的治疗:包括选择性的雄激素替代治疗提高性欲,及必要时乳腺整形,青春期后监测睾丸肿瘤、乳腺癌及性腺外肿瘤的发生。

2. 46,XX 男性　46,XX 男性在男性中发生率为 1/20 000,可能与克兰费尔特综合征密切相关。46,XX 男性最初是由 de la Chappelle 及其同事在 1964 年提出的,特点为有两条 X 染色体,缺乏正常 Y 染色体,睾丸发育。大多为散发病例,也有家族病例的报道。表型从正常男性到模糊外生殖器,但大多数为正常男性外生殖器,10% 有尿道下裂,都没有生育能力。在不育成人中,2% 为 XX 男性。

46,XX 男性有两种类型:SRY 阳性(90%),SRY 阴性(10%)。SRY 阳性者很少有外生殖器畸形,但是有克兰费尔特综合征的表型,包括性腺功能减退,乳房发育,无精和曲细精管透明变性,青春期激素水平改变(低睾酮,FSH 和 LH 升高)。青春期男孩常常因乳房发育就诊。与克兰费尔特综合征不同的是这些患者身材矮小(平均身高 168cm),但是骨骼比例正常。SRY 阴性者常常有模糊外生殖器(如小阴茎、尿道下裂、隐睾、多发畸形)。这些患者发生乳腺肿瘤和睾丸肿瘤的风险也增高。

关于性逆转机制有三个解释,最常见的是 Y 染色体物质(包括 SRY)异位到 X 染色体;也可以由于常染色体或 X 染色体基因突变,导致睾丸分化;或者没有检测到导致性逆转的携带 Y 染色体细胞的嵌合体。

生育功能:睾丸与经典克兰费尔特综合征患者相似,无精,不育,由于没有生殖细胞,典型的患者不能通过人类辅助生殖技术生育。

46,XX 男性的治疗同克兰费尔特综合征,选择性应用雄激素替代,乳腺整形,青春期后监测肿瘤发生。

3. 性腺发育不全综合征

(1) 特纳综合征(Turner syndrome):1938 年 Henry Turner 描述了性幼稚,蹼状颈,肘外翻同时存在的个体。随后,发现该综合征存在性腺发育不良。直至 1959 年,Ford 认识到该综合征是由于缺少一条 X 染色体。随后染色体研究发现特纳综合征的特点是仅有一条有功能的 X 染色体,其他性染色体缺失或不正常,也可以有嵌合体。45,X 核型的特纳综合征有四个典型特征:女性表型,身材矮小,缺乏第二性征,各种身体异常。特纳综合征的临床表现差别很大,但是表现型的严重程度和核型无相关性。对于有淋巴水肿的新生儿或者身材矮小原发性闭经的年轻女性要考虑是否有特纳综合征。位于 X 和 Y 染色体假常染色体区的矮小同源盒基因(short staure homeobox gene,SHOX)的缺失可能是该综合征身材矮小的原因。

特纳综合征的发生率为新生婴儿的 1/2 500。一半的患者所有细胞都为 45,X 核型,

12%~20% 的患者有等臂 X 染色体(复制 X 染色体的一个臂,而另一个臂消失),30%~40% 的患者为嵌合体,其中大多数为 45,X/46,XX(10%~15%),2%~5% 为 45,X/46,XY。存在 Y 染色体物质的特纳综合征患者有潜在男性化及发生性腺母细胞瘤的风险。

　　特纳综合征可以通过产前超声所见(颈部透明带增厚、淋巴水肿、囊性水瘤、主动脉缩窄,肾脏异常)或胎儿异常核型而诊断。受累胎儿常常自然流产。然而产前诊断的 45,X 胎儿与生后诊断者预后相似,大约 90% 产前偶然发现的 45,X/46,XX 或 45,X/46,XY 胎儿出生后表现为正常的男性或女性表型。这个确认偏倚对于该综合征患儿的产前咨询有一定意义。

　　由于特纳综合征患者存在正常围绕生殖细胞为卵母细胞提供保护层的滤泡细胞不足,因此卵母细胞因凋亡而消耗速度过快,出生时卵巢中几乎没有卵母细胞,而成为条纹性腺,典型的条纹性腺为白色纤维样结构,2~3cm 长,0.5cm 宽,位于阔韧带上(图 23-2-1)。组织学上,条纹性腺包含交错排列的致密纤维基质,没有卵母细胞。雌激素、雄激素水平均下降,LH、FSH 升高。大多数患者无第二性征发育,阴毛腋毛少。外生殖器、阴道和中肾旁管分化很好,乳腺小。特纳综合征是原发闭经的主要原因,通常因无青春期发育而诊断。30% 患者有自发青春期发育。

　　典型特纳综合征的先天畸形包括:身材矮小、桶状胸、乳头间距增宽、蹼颈、出生时外周水肿、第四掌骨短、指甲发育不良、多痣、主动脉缩窄、二叶主动脉瓣、肾畸形。在发育的关键

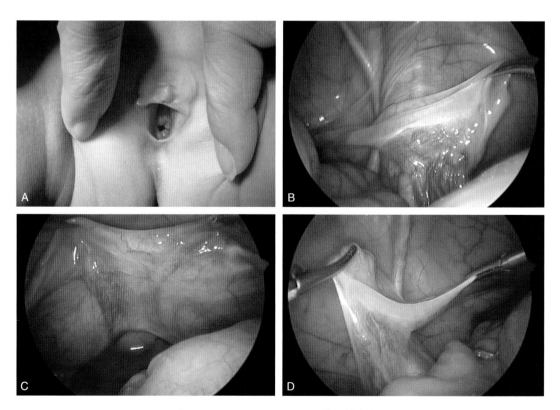

图 23-2-1　45,X/45,Xmar 特纳综合征

A. 完全女性外生殖器,外阴可见尿道开口和阴道开口;B. 腹腔镜探查右侧条纹性腺;C. 盆腔可见子宫;D. 左侧条纹性腺。

时期出现淋巴水肿(可能继发于胚胎淋巴管道开放失败),导致生长力的不平衡可以解释大多数相关畸形。33%~60%的患者有肾脏结构或位置的异常,常常发生于45,XO核型的患者,其中10%为马蹄肾,20%为重复肾或肾发育不全,15%为肾旋转不良,90%的患者有多发肾动脉异常。对45,XO特纳综合征患者神经解剖影像研究发现顶叶和颞叶解剖及后颅窝形态存在异常,和某种神经生理及认知缺陷有关。

生育功能:由于卵巢早衰,90%~95%特纳综合征患者不育。10%特纳综合征患者可以自发青春期,2%~5%可以自然怀孕(其中50%活胎产),通常为嵌合型特纳综合征,特别是有正常46,XX,47,XXX细胞株,或远端Xp缺失的患者。到目前为止,报道超过160例特纳综合征自然怀孕的孕妇。对于大多数为真正条纹性腺的患者,捐赠卵子怀孕率高(40%~50%),但是流产、死胎及胎儿畸形发生率高。由于特纳综合征年轻女性巢早衰风险非常高,早期保存卵母细胞可有助于远期生育功能的保存。成熟卵母细胞冷冻保存技术有了很大进展,但是染色体畸形风险及卵母细胞保存效率尚不清楚,需要进一步研究。不考虑怀孕方法,这些女性在受孕前后需要进一步筛查和咨询,因为她们有很高发生并发症的风险(2%),包括主动脉夹层,主动脉破裂,高血压,子痫和产前子痫。

患肿瘤风险:评价特纳综合征患者最重要的一点是识别Y染色质物质或45,X/46,XY嵌合体,有Y染色体物质者发生性腺母细胞瘤(gonadoblastoma,GB)和睾丸原位癌(testicular carcinoma in-situ,TCIS)的风险为12%。50%~60%的患者,GB合并无性细胞瘤或其他生殖细胞肿瘤,有时合并男性化。对有Y染色体物质及Y嵌合体的患者需预防性切除条纹性腺。经典45,XO患者的条纹性腺不需要切除。一些出生时为正常性腺,通过凋亡逐渐退化为双侧条纹性腺的45,XO特纳综合征患者,3%~39%有Y染色体物质,需要通过全基因型分析确定恶变风险。性腺母细胞瘤发生年龄各异,报道最早有10个月发生者,因此建议及时切除有Y染色体物质的性腺,可以腔镜辅助切除。2008年英国的一项研究表明特纳综合征患者发育到成人的过程中膀胱和尿道癌的发生率增高。

目前对于特纳综合征的治疗包括通过FISH或PCR技术寻找Y染色体物质,如果存在,可预防性性腺切除,超声筛查肾脏和心脏畸形。儿童可以应用生长激素达到成人身高。通常在12~15岁时应用外源激素替代诱导青春期,并维持女性内分泌状态。对这些患者长期内科治疗,包括监测心脏,处理糖不耐受,骨质疏松和辅助生殖也取得了很大进展。

(2) 46,XX单纯性腺发育不全:46,XX单纯性腺发育不全的特点为正常女性表型,有正常的中肾旁管结构,无中肾管结构,正常身高,双侧条纹性腺,性幼稚,46,XX核型。血清促性腺激素水平升高。由于这些患者没有特纳综合征的身体异常,仅仅有性腺发育不全,因此被一些学者称为"单纯"。

有报道46,XX性腺发育不全家族发病为常染色体隐性遗传,提示除了X染色体的基因,可能还存在常染色体基因涉及卵巢的维持。

处理:雌激素和孕激素周期性替代。由于这些患者身高正常,因此不需要应用生长激素,这些患者也没有Y染色体物质,不需要性腺切除。

(3) 混合性腺发育不全(mixed gonadal dysgenesis,MGD):混合性腺发育不全的术语是1963年Soval新创的,依据性腺的形态特点而命名。1975年Zah和其同事报道了超过100例45,X/46,XY核型患者,72例为混合性腺发育不全,一侧为条纹性腺,另一侧为睾丸。

典型混合性腺发育不全患者为45,X/46,XY核型(可能为有丝分裂时细胞分裂后期延迟导致),模糊及不对称外生殖器,持续存在的中肾旁管结构,一侧为睾丸,睾丸常常为腹腔型,对侧为条纹性腺。在46,XY核型的散发病例和有模糊外生殖器的家族病例也有混合性腺发育不全,这些患者的45,XO细胞系比例太低,可能被遗漏或未检测到。

混合性腺发育不全表型各异,从女性表型的特纳综合征,到模糊外生殖器,到正常男性表型。新生儿期间,混合性腺发育不全是继先天肾上腺皮质增生(congenital adrenal hyperplasia,CAH)之后第二个模糊外生殖器最常见的病因。大多数患者有不同程度的阴茎发育,有一个伴有阴唇阴囊融合的尿生殖窦,未降睾丸。这些患者通常有正常或部分发育的子宫,条纹性腺侧有输卵管。一半的患者有特纳综合征躯体特征和身材矮小,与嵌合体包含XO细胞系一致。生殖道造影可以显示持续存在的中肾旁管结构。

内生殖器的不对称反映了局部睾酮促进中肾管发育及MIS导致中肾旁管退化的机制。生殖管道的发育与性腺的分化是相关的:条纹性腺常常合并同侧中肾旁管结构(子宫、输卵管),另一侧根据发育不良睾丸的活性,中肾旁管被完全或部分抑制,可以有输精管(图23-2-2,图23-2-3)。许多混合性腺发育不全患者有严重模糊外生殖器,反映了宫内生成的睾酮不足以促进外生殖器的完全分化。矛盾的是,发育不良睾丸对促性腺激素有很好的反应,HCG刺激后睾丸分泌功能正常,大多数患者可以自发青春期,不需要额外雄激素治疗。但是胎儿睾丸内分泌功能延迟或不足,组织学上睾丸透明变性,缺乏生殖细胞成分,仅有支持细胞,或/和间质细胞增生,因此不育。

患肿瘤风险:混合性腺发育不全发生性腺肿瘤(性腺母细胞瘤,无性细胞瘤)的风险增加,发生率大约为15%~35%。性腺母细胞瘤最常见,为低度恶性潜能肿瘤。45,X/46,XY嵌合体患者发育不良睾丸和条纹性腺都可以发生生殖细胞肿瘤,但是前者发生肿瘤的风险更高。混合性腺发育不全患者发生肾母细胞瘤的风险也增高。Rajfer(1981)报道了10例性别发育异常和肾母细胞瘤患者中50%为混合性腺发育不全。1967年Denys和同事描述了一个同时存在XX/XY嵌合体、肾病、生殖器畸形和肾母细胞瘤的患儿。Drash和同事1970年又报道了二例这样的患者。该综合征可能与尿生殖嵴(肾脏和性腺共同的胚胎原基)存在一个遗传或致畸性缺陷有关,目前已经证实该综合征与WT1突变有关。德尼-德拉什综合征(Denys-Drash syndrome)包括肾病(特点为早期发生蛋白尿和高血压,大多数患者有进展性肾衰,肾脏病理表现为弥漫的局灶性系膜硬化,由于可能存在该综合征的不完全型,因此肾病是该综合征最基本的一条)、肾母细胞瘤(可在肾病诊断前、后或与之同时发生,多为组织预后好型,该综合征双侧肾母细胞瘤发病率高)、生殖器畸形(包括模糊外生殖器、尿道下裂和隐睾)。大多德尼-德拉什综合征患者有混合性腺发育不全,性腺肿瘤发生率高达40%。德尼-德拉什综合征常常合并的一个发现是肾盏变钝,但是无梗阻。由于该综合征高死亡率,Jadresic(1990)提出通过预防性双侧肾脏切除改善这些患儿的预后。

弗雷泽综合征(Fraser syndrome)是由于WT1基因外显子9可变剪切位点突变导致的相关异常,表现与德尼-德拉什综合征类似,但是有明确的不同,由局灶性节段性肾小球硬化导致的肾病发生晚,进展到肾衰更缓慢,没有患肾母细胞瘤的倾向。弗雷泽综合征发生性腺母细胞瘤比德尼-德拉什综合征更常见,发生性腺肿瘤的风险高达60%,应尽早切除性腺。弗雷泽综合征的46,XX个体可以有正常的性腺发育,但是会有肾衰,这种患者可能被漏诊。因此女孩有类固醇抵抗性肾病综合征,原发闭经和青春期延迟者需要考虑是否有弗雷泽综合征。

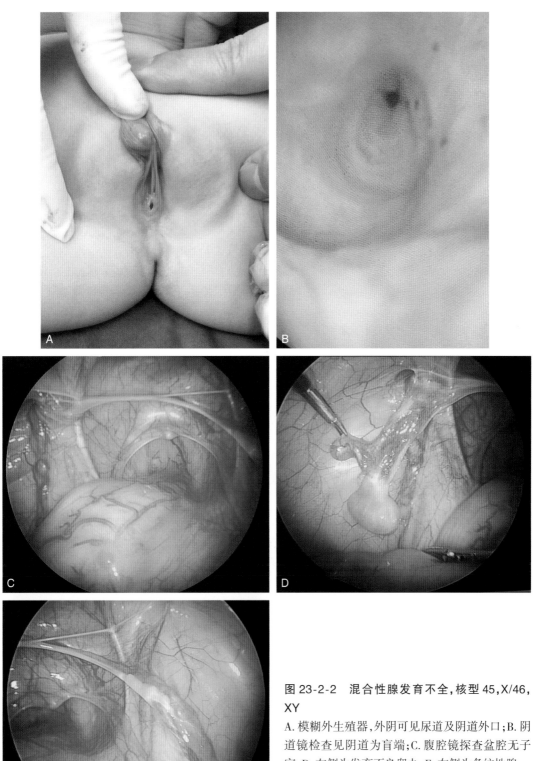

图 23-2-2　混合性腺发育不全,核型 45,X/46,XY

A. 模糊外生殖器,外阴可见尿道及阴道外口;B. 阴道镜检查见阴道为盲端;C. 腹腔镜探查盆腔无子宫;D. 左侧为发育不良睾丸;E. 右侧为条纹性腺。

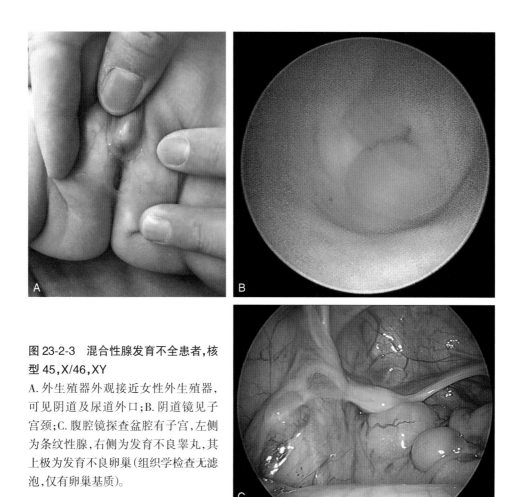

图 23-2-3　混合性腺发育不全患者,核型 45,X/46,XY

A.外生殖器外观接近女性外生殖器,可见阴道及尿道外口;B.阴道镜见子宫颈;C.腹腔镜探查盆腔有子宫,左侧为条纹性腺,右侧为发育不良睾丸,其上极为发育不良卵巢(组织学检查无滤泡,仅有卵巢基质)。

　　产前诊断的普及改变了对 45,X/46,XY 的认识,产前筛查到的 45,X/46,XY 胎儿出生后 90%~95% 外生殖器表型正常,大约 25% 有性腺组织学的异常,只有一小部分性腺发育不良者有模糊外生殖器,因此,一些性腺功能异常的男性可能为 45,X/46,XY 嵌合体。此外,产前咨询对于 45,X/46,XY 嵌合体患者也很困难,血或者成纤维细胞中 45,X/46,XY 细胞系的比例与表型无相关性,因此,不仅要关注产前诊断病例中 10% 出生后可能有异常的风险,并且产前诊断出的 45,X/46,XY 男性表型患者性腺功能如何也需要确定。

　　生育功能:不论选择男性还是女性,通常不育。有报道 1 例无精患者成功取精。

　　混合性腺发育不全的治疗包括:性别认定,适当的性腺切除,对肾母细胞瘤的筛查。如果在新生儿期诊断,性别认定依赖于潜在的性腺和外生殖器的功能。既往 2/3 患者选择男性性别认定,对于混合性腺发育不全潜在生育能力并不是考虑的主要因素,主要依据生殖器的解剖结构。大脑的雄激素印记可能与外生殖器男性化程度密切相关,因此外生殖器男性化程度可以作为临床性别认定的依据。如果患者合并特纳综合征的特征及身高低于第五百分位数,可以应用生长激素。如果选择男性性别,行睾丸下降固定术,需要在严密监测性腺肿瘤发生(定期体检及超声检查)及预防性性腺切除加雄激素替代之间选择。

　　(4) 部分性腺发育不全:1967 年 Federman 提出"发育不良男性假两性畸形",与混合性腺发育不全密切相关,患者有两个发育不良的睾丸,而不是一个发育不良睾丸和一个条纹性腺。其他人提出"部分性腺发育不全"的术语,以区分混合及完全性腺发育不全。典型患者的核型为45,X/46,XY 或46,XY。依据性腺产生睾酮的多少决定外生殖器异常的程度,通常存在中肾旁管,依据发育不全性腺产生 MIS 的多少决定中肾旁管结构发育的程度(图23-2-4,图23-2-5)。组织学上,发育不全性腺由不成熟的发育不良曲细精管和持续存在类似于条纹性腺的基质组成。

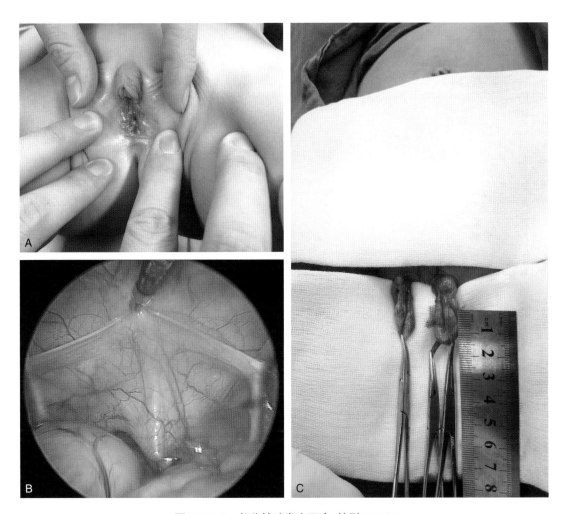

图 23-2-4　部分性腺发育不全,核型 46,XY
A. 外生殖器接近女性,外阴可见尿道开口和阴道开口;B. 腹腔镜探查盆腔无子宫;C. 双腹股沟发育不良睾丸。

　　肿瘤发生风险:部分性腺发育不全患者性腺恶变风险增高,有报道 40 岁时患者发生性腺母细胞瘤和无性细胞瘤的概率为 46%,并且这些患者也有发生德尼-德拉什综合征的风险。

　　部分性腺发育不全的处理:性别认定和性腺恶变监测与和混合性腺发育不全的处理原则相似。有报道 NR5A1 突变的部分性腺发育不全有青春期发生自发男性化,一些出生时严重男性化不足患者不明原因青春期后恢复睾酮分泌,因此不能预测成人后男性化程度。

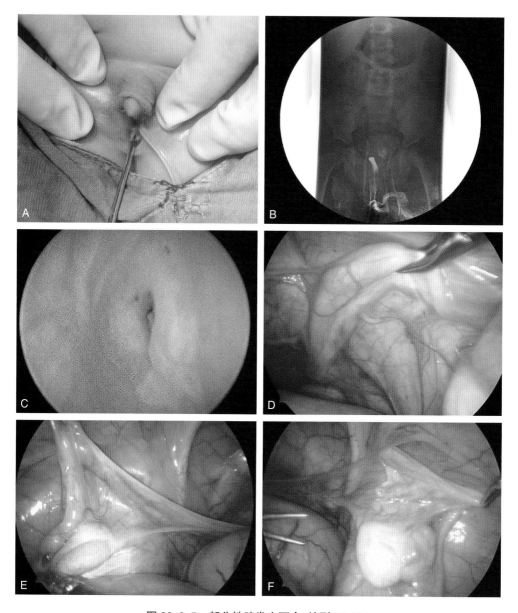

图 23-2-5   部分性腺发育不全,核型 46,XY

A. 模糊外生殖器,外阴可见尿道开口和阴道开口;B. 阴道造影见子宫颈。C. 阴道镜见发育不良子宫颈;D. 腹腔镜探查盆腔见半角子宫;E. 左侧腹腔型隐睾;F. 右侧腹腔型隐睾。

(5) 46,XY 完全(单纯)性腺发育不全(Swyer 综合征):特点为正常女性外生殖器,有发育很好的中肾旁管结构,双侧条纹性腺,核型为 46,XY。由于缺乏睾丸决定因子,不存在模糊外生殖器的问题,主要问题是性幼稚。46,XY 完全性腺发育不全可能是由于 SRY 基因异常而失去功能,或者 SRY 下游决定 SRY 蛋白功能的基因缺失。在任何一种情况下,由于睾丸决定因子的缺失使卵巢分化。到目前为止,10%~15% 的患者是由于 SRY 基因突变导致 46,XY 完全性腺发育不全。也有报道 46,XY 完全性腺发育不全存在 DHH(desert hedgehog)基因突变,提示 DHH 可能也是性腺分化的重要基因。对一组 46,XY 完全性腺发育不全个体的研究识别出 9p24 包含性逆转基因。

大多数患者是由于青春期延迟或闭经就诊,通常没有乳腺发育。血清促性腺水平异常升高,血清中 LH 过高可以使部分患者雄激素增高导致阴蒂肥大。

条纹性腺的组织学与特纳综合征相似,为卵巢基质的纤维结缔组织,没有卵泡。也有一些存在变异,基质增生更明显,或罕见有保存完整的原始卵泡。卵巢组织学的这些变异被认为支持在子宫内有卵巢发育的假设,这个过程与特纳综合征条纹性腺发生过程类似。

46,XY 单纯或完全性腺发育不全的患者发生生殖细胞肿瘤风险高,30 岁时风险达 35%。性腺母细胞瘤最常见,并且常常为双侧,其他肿瘤包括胚胎癌、内胚窦瘤、绒毛膜癌、不成熟畸胎瘤,发生这些高度恶性肿瘤的患者少于 10%。

处理:切除条纹性腺,周期性雌孕激素替代治疗。

(6) 胚胎睾丸退化及双侧睾丸消失综合征:特点为 46,XY 核型,无睾丸,但是有证据表明在胚胎的某一时间点存在有功能的睾丸。一些人认为二者是同义的,另一些学者,包括 Migeon 及其同事认为胚胎睾丸退化指睾丸消失发生在孕早期,合并模糊外生殖器,而双侧睾丸消失综合征指男性生殖管道和外生殖器性分化完成之后,在宫内发生睾丸消失。

病因不清,宫内睾丸退化可由于基因突变,致畸剂,或双侧睾丸扭转。Marcantonio 及其同事认为胚胎睾丸退化代表了一个 46,XY 性腺发育不全的变异,他们注意到一组无睾丸的患者,存在间质细胞和支持细胞功能不一致,提示这些患者的性腺组织在睾丸退化发生前存在内源性异常,而且有几个胚胎睾丸退化患者来自于一个家庭,提示存在遗传因素,遗传模式涉及 X 染色体。

二个综合征的表型广泛。大多数严重型胚胎睾丸退化综合征表现为 46,XY 女性表型,无睾丸,无内生殖器。这种情况是由于睾丸在孕 60~70 天消失,此时已经有 MIS 升高,但是睾酮还未升高,因此发育为性幼稚的女性表型,并且没有内生殖管道。中间表型的 46,XY 患者无性腺,有内生殖管道,为模糊外生殖器,是消失睾丸导致雄激素部分升高的结果。最后,双侧睾丸消失综合征患者表现为无性腺的 46,XY 男性表型,有发育很好的中肾管,但是空阴囊,无前列腺,有小阴茎。这代表了在男性外生殖器解剖发育完成后睾丸消失。诊断依据:46,XY 核型,阉割水平的睾酮,LH、FSH 升高,MIS 检测不到,无中肾旁管结构。手术探查双侧睾丸消失综合征患者,常常有始基精索结构,末端组织学检测无可辨认的睾丸组织,通常有萎缩的附睾残余(图 23-2-6)。

处理:根据临床表型,性幼稚女性表型者青春期给予雌激素替代治疗,需要阴道扩张或阴道成形。男性表型者需要雄激素诱导青春期及长期替代治疗。在合适时间给予替代治疗,可以有正常的青春期发育和正常的第二性征,包括阴茎长度和正常骨成熟。阴囊内可以放置睾丸假体改善外观和心理。对于合并模糊外生殖器的睾丸退化综合征患者需要个体化评估后选择合适的性别认定。

(二) 卵睾性别发育异常

卵睾 DSD 指个体同时有发育很好曲细精管的睾丸组织和具有原始卵泡的卵巢组织。外生殖器和内生殖管道呈男性和女性之间的不同程度,大多数患者为模糊外生殖器,不同程度男性化,75% 按男性抚养。按男性抚养者,80% 有尿道下裂和阴茎腹曲。按女性抚养者,2/3 有阴蒂肥大。实际上,所有患者都有尿生殖窦,大多数有子宫。卵巢在正常位置,常常在左侧,睾丸或卵睾可以在睾丸下降途径中的任何一个位置,睾丸和卵睾常常在右侧。在腹股

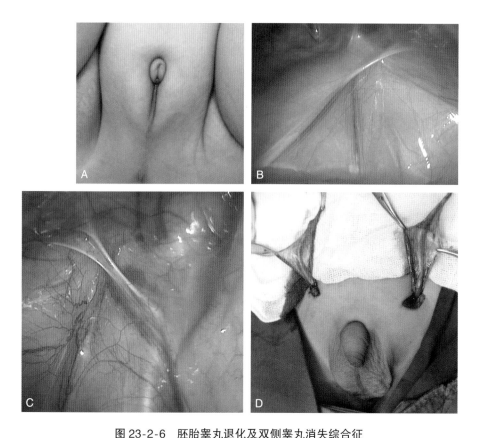

图 23-2-6　胚胎睾丸退化及双侧睾丸消失综合征

A. 46,XY 小阴茎合并双阴囊空虚;B. 腹腔镜探查左精索血管和输精管进入内环;C. 右精索血管和输精管进入内环;D. 另一患者,正常男性外生殖器外观合并双阴囊空虚,双侧腹股沟探查,精索为盲端。

沟管或阴唇阴囊触及的性腺 60% 为卵睾,触诊性腺两极硬度不一致时需要考虑是否为卵睾。一个南非大样本卵睾 DSD 患者研究提示性腺发育有三种模式:混合型(中央为基质,卵巢和睾丸组织混合在一起);分隔型(上极为卵巢,下极为覆盖卵巢组织的睾丸);两极型(睾丸和卵巢组织严格分布在两极)。

大约 60% 卵睾 DSD 染色体为 46,XX,大多数 46,XX 患者 SRY 基因为阴性;33% 为嵌合体(46,XX/46,XY;46,XX/47,XYY);7% 为 46,XY。嵌合体被认为是由于受精卵和其极体融合,或两个细胞核融合,或二次受精。也有人认为卵睾 DSD 是由于嵌合的 Y 细胞系被隐藏。卵睾组织中检测到 SRY 还提示存在体细胞嵌合。另一些研究表明卵睾 DSD 患者存在 Y-特异性 DNA 区的异质性,支持 46,XX 卵睾 DSD 非 Y 染色体相关机制,如常染色体或涉及性别决定的 X-连锁基因突变。Berkovitz 和同事提示 46,XY 卵睾 DSD 可能是部分性别发育不全的一种形式,依据此理论,睾丸决定因子的部分缺陷导致睾丸和卵巢发育,这也支持在一些发育不良睾丸中有卵巢基质。

卵睾 DSD 外生殖器分化各异,内生殖管道分化也不同,与同侧性腺的功能有关。输卵管总是在有卵巢的一侧,输精管总是邻近睾丸,2/3 卵睾 DSD 患者的性腺为卵睾,其中 2/3 有输卵管,另 1/3 有输精管或两种结构都有(图 23-2-7,图 23-2-8)。基础或 HCG 刺激后血

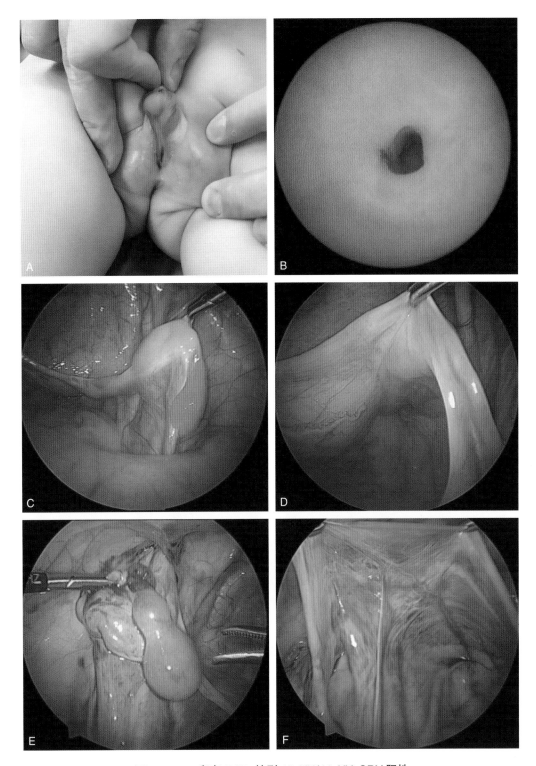

图 23-2-7　卵睾 DSD,核型 46,XX/46,XY,SRY 阳性

A. 模糊外生殖器;B. 阴道镜见发育不良子宫颈,阴道和尿道共同管 1cm;C. 腹腔镜探查见卵巢及输卵管;D. 盆腔见子宫;E. 左侧卵睾,头端为睾丸,尾端为卵巢,中间为卵泡。F. 左侧输精管

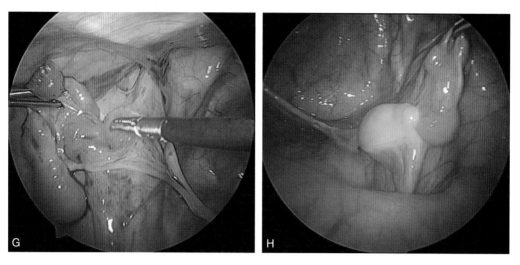

图 23-2-7（续）
G. 左侧输卵管；H. 右侧卵巢及输卵管。

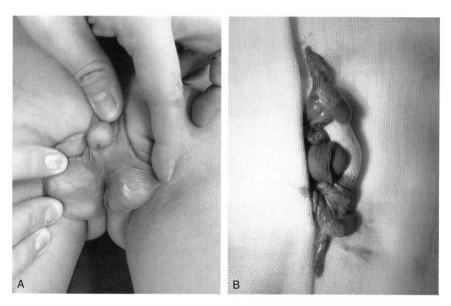

图 23-2-8　卵睾 DSD，核型 46，XX，SRY 阴性
A. 模糊外生殖器，阴道和尿道共同管 1cm；B. 手术探查双侧为卵睾。

浆睾酮水平增高提示存在间质细胞，另外重要的一点是有子宫。诊断卵睾 DSD 卵巢必须有卵泡，仅有卵巢基质不能确定诊断。随着发育，卵巢组织可以正常发育，因此有怀孕的报道，但是睾丸部分常常不成熟，罕见有精子生成。

　　生育功能：卵睾的卵巢组织发育得更正常一些，而睾丸组织常常发育不良，很少有正常的生殖细胞，罕见有精子。如果内生殖器正常，按女性抚养有生育可能。按男性抚养，通过取精和细胞内精子注射技术有成功生育的报道。

　　恶性肿瘤发生风险：卵睾 DSD 有 Y 染色体物质者发生性腺肿瘤（性腺母细胞瘤和无性

细胞瘤)的风险为 2%~3%,如果保留睾丸组织需要密切监测恶变。46,XX 卵睾 DSD 恶变风险低。

对于卵睾 DSD 处理:最重要的是性别决定,依据外生殖器、内生殖管道和性腺潜在的功能,腔镜或剖腹探查所见。如果按女性抚养,所有睾丸和中肾管结构都需要切除,如果是卵睾,需要切除睾丸部分,术后可以做 HCG 刺激实验确定睾丸组织切除是否完全。对于睾丸和卵巢分界不清者,建议切除性腺。保留的卵巢组织在青春期可能有正常的卵巢功能,尽管可能需要激素治疗替代。对于按女性抚养者也需要监测性腺发生肿瘤的风险。如果选择男性性别,切除所有卵巢和中肾旁管结构,由于性腺恶变风险高,并且没有生育可能,需要考虑青春期性腺切除激素替代,如果保留性腺,至少需要长期超声监测性腺恶变风险。对于阴囊内的发育不良性腺建议青春期活检,如果有睾丸原位癌(testicular carcinoma in situ,TCIS),冷冻精子,低剂量放疗。无论选择哪种性别,青春期根据残余性腺组织的功能确定是否需要激素替代。

(三) 46,XX DSD(女性男性化)

46,XX DSD 是指有卵巢的 46,XX 个体性别表型发育异常,表现为部分男性化,外生殖器模糊。目前为止,新生儿模糊外生殖器最常见的原因为 CAH,也是女性男性化最常见的原因。二个罕见的 46,XX DSD 原因为母亲摄取雄激素及母亲患男性化肿瘤。

1. 先天性肾上腺皮质增生症　CAH 是涉及皮质醇合成的先天代谢障碍。所有 CAH 均为单基因常染色体隐性遗传。胆固醇从线粒体外膜转运到内膜被限速酶类固醇合成急性调节蛋白(Steroidogenic acute regulatory protein,StAR)调节,胆固醇到达线粒体内之后转化为孕烯醇酮的慢性调节是由类固醇合成酶所决定,特别是细胞色素 P450 侧链裂解酶(P450 side-chain cleavage,P450scc),然后孕烯醇酮进入滑面内质网,被其内不同的酶和辅助因子转化为不同的类固醇。在肾上腺皮质球状带 17α 羟化酶转化孕烯醇酮为醛固酮,在肾上腺束状带 17α 羟化酶转化孕烯醇酮为皮质醇,在网状带 17,20 裂解酶导致脱氢表雄酮(dehydroepiandrosterone,DHEA)和睾酮的生成。皮质醇合成通路的五个酶任何一个出现缺陷都可能导致 CAH(胆固醇侧链裂解酶、3β-羟类固醇脱氢酶、21-,17-,11-羟化酶)。CAH 最常见的原因为涉及糖皮质激素合成的两个终端酶的缺陷(21-或 11-羟化酶),两个酶任何一个出现缺陷均可导致氢化可的松合成障碍,代偿性促肾上腺皮质激素(adrenocoticotropic hormone,ACTH)分泌增多,缺陷酶近端的类固醇合成增高,继发睾酮合成升高,46,XX 和 46,XY 胎儿均可受累。

(1) 21-羟化酶缺失:95% 的 CAH 为 21-羟化酶缺失,发生率为出生婴儿的 1/5 000~1/15 000(美国和欧洲)。临床上,患者分为三种类型:①失盐型:终生醛固酮及皮质醇均生成不足,有男性化(占 75%,酶活性 <2%);②单纯男性化:仅有男性化,无失盐(占 25%,酶活性比失盐型增加 1%~2%);③非经典型患者:没有男性化和失盐(酶功能部分缺乏,为正常酶功能的 20%~50%)。随着分子遗传学的发展,已经鉴定出 95%CAH 突变的基因。该疾病临床表现多样,代表了特异的可识别基因导致不同程度的酶缺陷。

21-羟化酶基因(CYP21A2)位于染色体 6P21.3,在人白细胞抗原(human leukocyte antigen,HLA)复合物Ⅲ型近着丝粒附近,以常染色体隐性方式遗传,已经报道了大约 100 个不同的 CYP21 突变。

经典失盐型及单纯男性化的女性患者,由于类固醇合成障碍始于孕 10 周,即外生殖形成的阶段,因此,出生后有不同程度的男性化,表现为阴蒂肥大和不同程度的阴唇阴囊皱褶的后方融合,阴蒂有时显著增大看起来类似合并尿道下裂的阴茎。完全男性化者表现为双侧隐睾的正常男性表型,尿道外口可开在类似于阴茎的龟头上。严重男性化常常发生于失盐型的新生儿,但并不总是这样。此外,阴道和尿道开口于共同的尿生殖窦,阴道开口于尿道后壁的不同部位,但是不会高于相当于男性尿道精阜的位置(图 23-2-9)。阴道尿道汇合部位和外生殖器男性化程度无关。Prader(1958)对 CAH 女性外生殖器男性化程度做了分类(图 23-2-10)。这些患者的中肾旁管结构通常是正常的,但是最近有研究表明上尿路异常的发生率增高。

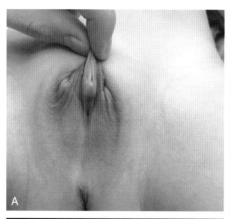

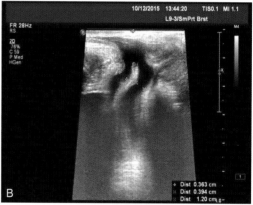

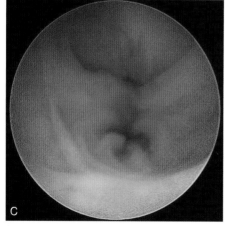

图 23-2-9　女性 46,XX CAH

A. 外生殖器见阴蒂肥大,尿道阴道共同开口于会阴,Prader3,双阴唇空虚;B. 超声见阴道和尿道汇合处距离皮肤 1.2cm;C. 膀胱镜见阴道尿道汇合。

　　CAH 失盐型的男性和女性,在出生后几周即出现症状,表现为体重不增,进行性体重下降,脱水。在严重受累的新生儿,肾上腺危象可以发生在生后 10~21 天,呕吐严重,有时会误诊为幽门狭窄,特别是在男孩,出生后体征不明显,一些病例仅表现为生殖器色素沉着,阴茎比正常大,容易延误诊断及治疗。未及时治疗,会迅速因高钾、脱水、休克导致死亡。对于男婴,特别有水电解质异常者,和反流或尿路梗阻导致的尿脓毒症类似,需要排除。出生后未治疗的女性,会有进展性男性化,骨骺早闭,成人后身材矮小。即使内生殖器为女性,除非有足够的类固醇治疗抑制产生过多的雄激素,不会有乳腺发育和月经。

　　没有失盐的男性患者主要表现为同性性早熟,出生时正常,但是在 2 年~3 年内发生性

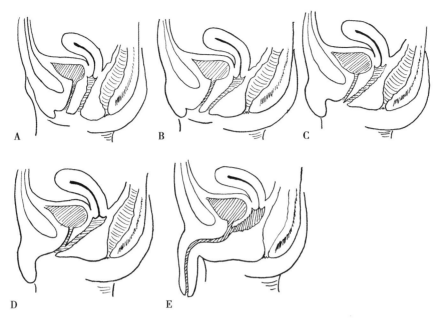

图 23-2-10　Prader Ⅰ-Ⅴ分级

A. Ⅰ级：女性外生殖器合并阴蒂肥大；B. Ⅱ级：阴蒂肥大合并部分阴唇融合，形成漏斗形尿生殖窦；C. Ⅲ级：阴蒂似阴茎，阴唇阴囊完全融合，尿生殖窦共同开口于会阴；D. Ⅳ级：阴囊完全融合，尿生殖窦开口于阴茎根部；E. Ⅴ级：正常男性。

及身体早熟的迹象，尽管睾丸为正常大小，但是阴茎阴囊长大，出现前列腺，伴随耻骨上阴毛生长，痤疮及声音变低，肌肉发达，骨龄超前。在非失盐型患者，常常遗漏，直至儿童后期出现雄激素增多的表现，如身高加速增长及过早出现耻骨毛发。在非失盐型男性，二个主要的远期表现为身材矮小和不育，占 20%~40%，会出现骨骺早闭，除非早期给予药物治疗。因此，新生儿筛查至关重要。

经典型 21-羟化酶缺乏患者，血浆孕酮和 17-羟孕酮（17-hydroxyprogesterone，17-OHP）显著升高，尿中 17-酮类固醇和孕三醇也升高。目前，检测血清 17-OHP 水平仍然是筛查新生儿 21-羟化酶缺失的初始方法。盆腔超声可以通过显示中肾旁管结构确定诊断。一些人建议在生化检测结果回报之前，通过超声寻找新生儿异常增大或"脑回样"的肾上腺，可以作为早期诊断 CAH 的方法。

21-羟化酶导致的非经典型 CAH，代表了一个缓慢的晚发类型，出生时女性患者没有男性化。因 21-羟化酶部分缺乏及发病时间不同，临床表现各异。这些患者皮质醇和醛固酮生成正常，不需要糖皮质及盐皮质激素替代治疗，但是肾上腺生成的皮质醇不足以抑制 ACTH 的过度分泌，导致雄激素过多症。外生殖器正常，17-OHP 水平正常。New 和 Wilson 发现非经典型 21-羟化酶缺乏是人类最常见的常染色体隐性遗传病，发病率为 1/100，女性主要表现为多毛，月经少，男性模式的秃顶，多囊卵巢。男性表现为少精，低生育力，有报道通过糖皮质激素治疗不育。对于非经典型 CAH 通常需要低剂量的糖皮质激素治疗。

（2）11β-羟化酶缺乏：5% CAH 患者为 11β-羟化酶缺乏，与 21-羟化酶不同，11β-羟化酶为非 HLA 关联，是由于位于 8 号染色体长臂的 CYP11B1 基因突变导致，到目前为止已经发现超过 50 个突变导致该酶失活。分为经典型和轻型。和 21-羟化酶类似，非经典型发病晚，在儿童或青春期出现雄激素过多的症状及体征。严重的经典类型有高血压，是继发于血清去氧皮质酮(deoxycorticosterone,DOC)水平增高，生后几年内出现。尽管大多数患者血压高，但是也有患者血压正常或仅为间断性高血压。在重型有显著的男性化,同 21-羟化酶缺乏。在晚发类型中,轻度男性化可以发生在青春期前及青春期后。因失盐不是一个主要的临床表现,因此肾上腺危象罕见,但是在应激或刚刚开始替代治疗时糖皮质激素的缺乏可以导致低血糖和休克。11β-羟化酶缺乏可以通过检测血浆 11-脱氧皮质醇和 DOC 升高诊断。尿中 17-酮类固醇和 17-羟基皮质醇也升高。治疗同 21-羟化酶缺乏,糖皮质激素治疗。

(3) 3β-羟类固醇脱氢酶缺乏(3β-hydroxysteroid dehydrogenase deficiency,3β-HSD):导致 CAH 男性化最不常见的酶缺乏为 3β-羟类固醇脱氢酶,为常染色体隐性遗传。该酶缺乏导致肾上腺和性腺中类固醇合成的早期步骤受影响,3β-羟类固醇不能合成为酮类固醇,因此,重型有醛固酮、性激素和皮质醇合成障碍。在生化和临床表现上各异。该酶缺乏常合并失盐及钾潴留,受累女性轻度男性化(轻度阴蒂肥大,阴唇融合)。当女婴出现轻度模糊外生殖器合并失盐症状时要考虑该病。有非失盐轻型和晚发类型报道,但是非经典型很罕见。诊断基于血清羟基孕烯醇酮和脱氢表雄酮升高。盆腔超声检测到中肾旁管结构可以进一步确定诊断。治疗同 21-羟化酶缺乏。

(4) 新生儿筛查及诊断:新生儿筛查是为了检测疾病,特别是当疾病发生率大于 1:15 000 时,新生儿筛查用于避免由于未早期诊断及治疗导致患儿病情加重及病死的发生。2009 年以来,美国所有 50 个州及另外 20 个国家常规筛查新生儿 CAH。新生儿筛查显著缩短了确诊时间,降低了病死率。生后 2~7 天检测血 17-OPH。早产儿、患病儿、应激状态及出生 36 小时内的足月儿容易出现假阳性结果。内分泌协会临床指南小组(2010)提出二步法筛查,先行免疫分析,得到阳性结果再经液相色谱/串联质谱评价(liquid chromatography followed by tandem mass spectrometry,LC-MS/MS)。

儿童有雄激素过高表现时,应该检测早晨基础 17-OHP。对于非典型 CAH 成人,因不育、闭经、或高雄激素症状就诊时,检测卵泡期早晨 17-OHP 水平(排卵后 17-OHP 会升高)。如果基础 17-OHP 为 200ng/dl~1 000ng/dl,再做促皮质素刺激实验(250μg cosyntropin 静脉),检测 17-OHP 和 δ4-雄烯二酮基础及 60 分钟水平。刺激实验用于诊断非典型 CAH。在刺激实验结果不确定以及需要遗传咨询的病例需要基因检测。全基因组扫描(whole genome sequencing,WGS)可以提供诊断及鉴别诊断、特异的治疗、遗传咨询,但是其应用受到费用高、对偶然发现的处理、数据储存、效率、现行条令的限制。基因诊断有助于产前咨询,可以根据父母基因型确定子女患病风险,预测为何种临床类型。基因型和表型存在一定相关性,一些学者建议严重突变的基因型可以积极产前治疗,轻型可以不启动产前治疗,新生儿非严重基因型者还可以改良治疗方案减少副作用。

(5) 产前检测及治疗:CAH 为常染色体隐性遗传,可以产前诊断及治疗。由于外生殖器男性化仅仅见于女孩,因此只有 1/8 的胎儿会受益于产前治疗(1/4 胎儿受累,1/2 可能为男性)。产前诊断高风险胎儿最初是孕 16~17 周检测羊水中 17-羟孕酮,目前是孕 9~11 周通过绒毛膜绒毛活检做 HLA 基因分型或 DNA 基因分析进行诊断。通常是确定怀孕后,不能迟于孕 9 周(外生殖器开始发育的时间)开始治疗,当确定胎儿性别及基因诊断后再继续治疗或停止治疗。2011 年美国各医疗协会开始接受应用从母亲血中提取胎儿游离 DNA(cell

free DNA,cfDNA)的非损伤技术,qPCR 检测 SRY 确定胎儿性别,可以避免对男性胎儿的治疗,再通过测序分析比较胎儿和父母及先证者 CYP21A2 位点连锁的单核苷酸多肽(single nucleotide polymorphisms,SNPs)确定诊断。该技术可以在孕 6 周检测,避免不必要的治疗。此外,胚胎植入前基因诊断(preimplantation genetic diagnosis,PGD)可以作为夫妇希望避免临床终止妊娠唯一的方法,对于有 CAH 风险的夫妇,可以在胚胎植入前确定基因型,不仅可以确定性别,还能区分胚胎是否患病。

产前治疗的目的是消除或减少出生后行女性外生殖器整形手术的需求。产前地塞米松治疗 CAH 的有效率大约为 85%,一些新生儿完全没有男性化,提示治疗完全成功,但是也有其他病例仍然存在轻度男性化。治疗失败主要是开始治疗的时间晚,以及过早停止治疗或者治疗的依从性不好。母亲应用地塞米松 20μg/(kg·d)(根据怀孕前体重),每天三次,最大剂量 1.5mg/d,地塞米松可以跨胎盘完全进入胎儿血循环,抑制胎儿垂体分泌 ACTH,从而抑制胎儿外生殖器的男性化,但是需要孕早期监测母亲妊娠糖尿病。产前治疗也存在很多争议,尽管地塞米松治疗阻止雄激素对患病女性外生殖器和大脑的作用毋庸置疑,但是孕期地塞米松治疗对于未受累胎儿、患儿及母亲的远期影响也还不明确。有一项研究表明产前治疗 CAH 没有认知和发育运动障碍,但是其他研究提出对语言工作记忆有潜在损害。目前,美国和欧洲将地塞米松产前治疗 CAH 作为适应证以外用法,美国 FDA 将地塞米松列为 B 等级药物,孕期应用的安全性尚未建立。内分泌协会临床指南小组建议产前治疗 CAH 必须作为实验性治疗,而且必须在特殊中心,实行的方案需要伦理审查委员会(Institutional Review Board,IRB)已经通过。

(6)生后治疗:儿童期及青春期皮质醇治疗达到的目标:补充足够的激素,抑制垂体分泌 ACTH、肾上腺分泌雄激素和临床的男性化,防止异常快速的身体发育和骨化,允许性腺正常发育,矫正水盐失衡或高血压。基因型可以预测需要的糖皮质激素量,但是需要根据每个患者的骨龄、线性生长,24 小时分泌的酮类固醇和临床糖皮质激素缺乏或过多的证据调整用量。儿童,给予氢化可的松片剂口服[10~20mg/(m²·d),分 2~3 次],此剂量为超生理剂量,儿童和青少年正常水平大约为 6~7mg/(m²·d)。氢化可的松半衰期短,对生长的抑制作用最小,适于青春期前及青春期儿童。为了使患儿达到最优化的成人身高,可以应用生长激素联合黄体激素释放激素(luteinizing hormone-releasing hormone,LHRH)类似物治疗。接近或已经完成线性生长时,可以用长效的强的松或地塞米松单独治疗,或联合氢化可的松治疗。同时避免过量治疗导致库欣综合征和生长抑制。对于肾上腺抑制很好,但仍然有高水平雄激素症状者,可以加用雄激素拮抗剂治疗。对于非典型的男性患者,有骨龄快速进展从而影响成人后身高,以及青春期出现过度男性化者,可以给予治疗,对一些病例的治疗可以防止肾上腺残余肿瘤,保留生育功能。通过监测血清 17-OHP、雄烯二酮和睾丸酮水平评价治疗效果,建议 17-OHP 控制在 <1 000ng/dl,试图将 17-OHP 完全控制在正常范围会导致治疗过度。在应激状态,如发热性疾病(体温 >38.5℃)、胃肠炎伴有脱水、全麻手术和大的创伤,需要用 2-3 倍平时氢化可的松剂量,依据应激的程度给药,一般为 50~100mg/(m²·d)。紧急情况需要注射氢化可的松(新生儿 25mg,儿童 50mg<40kg,100mg>40kg)。但是对于非典型 CAH 患者一般不需要应激剂量治疗,除非有肾上腺功能不足或医源性抑制。对于临床上表现出显著失盐症状,血浆肾素水平增高,醛固酮检测不到的失盐型 CAH,还要增加盐的摄入,给予盐皮质激素替代治疗,9α-醋酸氟氢可的松,0.1 ~0.2mg/d,新生儿需要口服氯化钠片

(1~2g/d),对盐皮质激素的需求会随着时间逐渐减少,需要监测,以防过度抑制血浆肾素活性(plasma rennin activity,PRA)。得到很好治疗的男性可以获得远期生育功能,女性可以有女性化,月经和生育功能。

(7) 其他治疗:预防性双侧肾上腺切除,需要该治疗者罕见,临床上双侧肾上腺切除通常用于失盐型男性化严重的女性,药物治疗失败,糖皮质激素治疗不能使雄激素达正常水平,或需要的类固醇剂量使患者出现并发症,如库欣综合征、生长缓慢、肥胖、不育(40%),维持肾上腺抑制比预防肾上腺危象更难。但是,在手术前需要考虑如果患者依从性不好带来的风险。对于25% 21-羟化酶完全缺失者,既不产生皮质醇,也不生成醛固酮,肾上腺切除可能是一个实用的选择。总体上说,这些患者为CYP21基因无效等位基因的纯合子或复合杂合子。大多数患者行双侧肾上腺切除后有一个很好的生活质量。此方法一个理论上的缺陷是如果有一天可以通过基因治疗,将有功能的CYP21基因导入肾上腺皮质组织,肾上腺切除患者将不是候选人。

(8) 肿瘤风险及CAH相关肿瘤:46,XX DSD的CAH患者无Y染色体物质,因此无患肿瘤高风险。男性经典型CAH需要监测睾丸肾上腺残余肿瘤(testicular adrenal rest tumors,TARTs),86%的CAH男性有超声可见的TARTs,10~12岁时28%的男孩有TARTs,16岁时75%的男孩有TARTs。72%肾上腺残余肿瘤为双侧。肿瘤直径小于2cm。通常和治疗方案不适宜有关,给予合适的糖皮质激素治疗后,肿瘤通常会减小(图23-2-11)。如果治疗反应不明显,应该做睾丸活检,和间质细胞肿瘤相鉴别,间质细胞肿瘤常表现为单侧睾丸增大。作为不育的一个潜在原因,青春期时应每年做超声检查睾丸。成人CAH肾上腺良性肿瘤也比较常见,特别见于糖皮质激素治疗不足的患者。成人肾上腺皮质癌罕见,有2例儿童CAH患该病的报道。目前尚无足够数据建议常规筛查肾上腺肿瘤。46,XX CAH患者发生卵巢肾上腺残余肿瘤罕见,文献仅报道3例,因此不需要卵巢活检或切除。

(9) 生育功能:女性CAH生育能力下降,并且与疾病严重程度相关。失盐型及11β-羟化酶缺乏者多不育,单纯男性化及非经典型CAH多能生育。历史文献记载的失盐型CAH怀孕率为0%~10%,单纯男性化CAH怀孕率为33%~50%,非经典型怀孕率为65%~91%。Bidet报道95例非经典型CAH,怀孕率为90.5%,并且大多数怀孕者(59%)未行特殊治疗及激素治疗,这些患者为雄激素增高症状非常轻者。仅1例11β-羟化酶缺乏女性怀孕成功的报道,1例17α-羟化酶缺乏女性外源激素刺激卵巢后冷冻保存胚胎的报道,无女性3β-HSD缺乏者怀孕报道。不育是继发于不排卵或滤泡发育停止。男性CAH30%不育,和肾上腺残余结节有关,可以通过阴囊超声诊断。这些结节存在于25%~30%CAH男性,是由于ACTH刺激导致的肾上腺残余增生,当合并不育时,需要定期超声监测阴囊,强化糖皮质醇抑制,必要时行保留睾丸的肿瘤切除术。经典型CAH生育力下降,由于睾丸肾上腺残余及高水平的睾酮抑制了下丘脑-垂体-性腺轴,可以合并小睾丸,精子数量下降。Falhamma研究中报道30例21-羟化酶缺乏的成年男性,和年龄匹配的对照组比较,生育概率下降一半。46,XY的经典型先天性脂肪性肾上腺增生(congenital lipoid adrenal hyperplasia,CLAH)为完全性逆转,表现为正常女性外生殖器和失盐。非经典型有各种表型,有正常青春期发育及生育功能。3β-HSD缺乏目前有1例生育报道。目前尚无细胞色素P450氧化还原酶(POR)缺乏46,XY男性生育报道,但是可能存在偏倚,轻型病例没有诊断出来。

(10) 产前雄激素对大脑印记的影响:最近大量研究表明产前高水平雄激素与男性化

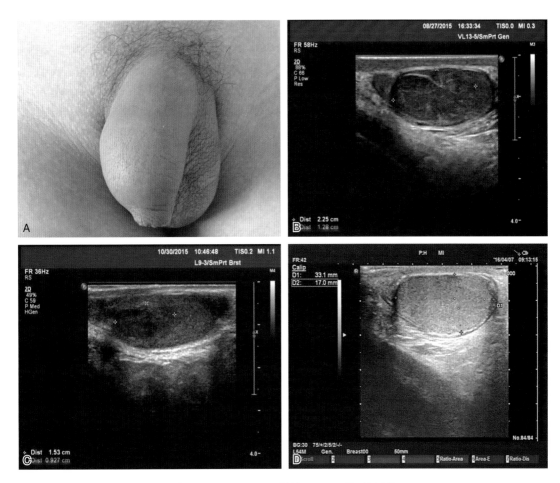

图 23-2-11　46,XY 男性 CAH,7 岁,性早熟

A. 外生殖器外观,已经有阴毛发育,阴茎牵拉长度 12cm;B. 超声见右睾丸内肾上腺残余肿瘤;C. 糖皮质激素治疗一个月后肿瘤明显缩小;D. 治疗半年后肿瘤消失

的行为相关,而不是男性性别认定有关。目前为止社会心理证据支持婴儿期诊断的男性化 CAH 患者维持女性性别认定,当然,需要长期的适宜的心理支持。

2. **继发于母亲应用雄激素或孕酮及母亲患肿瘤的 46,XX DSD(男性化女性)**　由于母亲应用合成的孕激素或雄激素导致女性胎儿男性化很罕见。任何雄激素或孕激素药剂对胎儿发育影响的程度都和药物的功能、强度、摄入剂量及持续时间有关。偶尔,母亲的卵巢或肾上腺肿瘤对女性胎儿有男性化的作用,通常这些肿瘤对母亲有男性化的作用,但是对胎儿作用不明显。导致胎儿男性化的卵巢肿瘤包括卵巢含睾丸母细胞瘤、卵巢门细胞瘤、卵巢肾上腺残余瘤、卵巢基质细胞瘤、妊娠黄体瘤、Krukenberg 瘤。罕见的母亲肾上腺肿瘤,如肾上腺皮质癌和腺瘤也可以导致女性胎儿男性化。

3. **芳香酶缺乏**　芳香酶缺乏是一个更罕见的经胎盘转运过多雄激素给胎儿的原因,为常染色体遗传疾病。通常是单个碱基对的改变导致 CYP19A1 基因氨基酸替代或提前终止密码子。芳香酶位于胎盘、卵巢或睾丸,以及很多性腺外组织内,转化雄激素为雌激素,通过调节雌激素的生成在生殖功能中发挥重要作用。芳香酶基因突变可以导致孕期女性胎儿及母亲男性化,大多数病例,母亲在孕晚期男性化,胎儿由于胎盘内的脱氢表雄酮不能转化为雌激素,随后转化为雄激素导致阴蒂肥大。但是母亲男性化在产后会自然消退,再次妊娠又会出现。诊断:可以通过检测产前母亲血液中的雄激素异常增高,雌激素很低或检测不到。生产后,可以检测新生儿血激素水平,但是出生 2 天后即降至正常,需要分子学检测。

任何外源性雄激素对女性胎儿产生影响时,生后内分泌是正常的,只需要外生殖器整形。

(四) 46,XY DSD(男性化不足男性)

46,XY DSD 指 46,XY 个体有分化很好的睾丸,但是表现出不同程度的女性化表型。这些患者男性性分化障碍是由于在发育的必要阶段睾丸分泌睾酮不足,靶组织对雄激素反应异常,或 MIS 生成或作用障碍。

1. 间质细胞发育不良[黄体生成素(luteinizing hormone,LH)受体异常] 间质细胞发育不良为常染色体隐性遗传,仅表达于男性。1976 年 Berthezene 及其同事首次报道。该疾病从间质细胞缺失到 LH 受体异常,单纯型表现为 46,XY 核型男性,正常女性外生殖器,通常可以在腹股沟或阴唇触及睾丸,无中肾旁管结构,有一个短阴道。睾酮水平低,LH 水平升高,HCG 刺激后睾酮无升高是该病的特征性表现。由于已经发现很多 LH 受体基因的失活突变,因此可以得出 LH 受体等位基因的活性和间质细胞发育不良表型之间的相关性。该病的不完全型可以表现为有正常男性表型的原发性腺功能减退。睾丸组织学表现为无间质细胞,支持细胞正常。通常无精不育。最近,Bakircioglu 报道一例患者经 HCG 刺激后成功恢复生精,通过体外受精(in vitro fertilization,IVF)成功生育。

诊断:典型病例为性幼稚,无第二性征发育或体检时发现睾丸。鉴别诊断包括雄激素不敏感综合征或雄激素合成终末缺陷。

2. 睾酮合成障碍 胆固醇转化为睾丸的五个酶任何一个出现缺陷都可导致胚胎发育期男性胎儿不完全(或没有)男性化。前三个酶(胆固醇侧链裂解酶、3β-羟化类固醇脱氢酶、17β-羟化酶)在肾上腺和睾丸中均存在,因此,这些酶缺陷可以导致糖皮质激素、盐皮质激素及睾酮合成障碍。这五个酶缺陷均以常染色体隐性方式遗传。

(1) 类固醇生成急性调节蛋白(steroidogenic acute regulatory protein,StAR)缺乏,又名胆固醇侧链裂解酶缺乏:性腺和肾上腺中类固醇生成的第一步是胆固醇转化为孕烯醇酮,仅由胆固醇侧链裂解酶 450SCC(原来称为 20,22 碳链裂解酶)介导,该酶缺陷最初是由 Prader 和 Gurtner 在 1955 年提出的,被认为导致了罕见的先天类脂性肾上腺增生。然而,越来越多的证据表明该病的病因是胆固醇转运的缺陷而不是酶缺陷,胆固醇从线粒体外膜转运到内膜(胆固醇侧链裂解复合物位于此处)由限速酶 StAR 调节。

受累个体表现为女性或模糊外生殖器,盲端阴道,腹腔内/腹股沟/阴唇睾丸,无中肾旁管结构,支持细胞有功能,中肾管存在,但是为始基状态。也可以有各种表型,部分男性化,甚至正常男性外生殖器。严重的 StAR 突变表现为典型的先天性脂肪性肾上腺增生。新生儿常常在出生后几周因严重的肾上腺功能不足和失盐而就诊,也有延迟就诊者。完全女性外生殖器新生儿如果存在皮质醇及醛固酮缺乏表现时(低钠、高钾、代谢性酸中毒)需要考虑 StAR 缺乏,腹部 CT 可以显示增大,充满脂肪的肾上腺。治疗同 21-羟化酶缺乏,如果选择女性,行性腺切除。由于睾酮合成从来都不显著,因此大脑印记不是性别决定的主要因素。

(2) 细胞 P450 氧化还原酶(cytochrome P450 oxidoreductase,POR)缺乏:"P450"的意思是

色素 450(Pigment 450),是一组蛋白家族,吸收 450nm 光波。细胞 P450 为氧化还原酶。POR 是一个膜结合的黄素蛋白,在从烟酰胺腺嘌呤二核苷酸(nicotinamide adenine dinucleotide phosphate,NADPH)到 P450 酶的电子转运中发挥中心作用,是所有微粒体 P450 酶的辅助因子,包括 17-羟化酶、17,20-裂解酶、21-羟化酶和芳香酶。最初 POR 缺乏的报道见于一个有 P450 缺陷、模糊外生殖器和 Antley-Bixler 综合征(Antley-Bixler syndrome,ABS)的患者。目前认为 POR 缺乏是一个单独代谢异常,21-羟化酶和 17-羟化酶的联合缺陷是由 POR 缺乏导致的一个单独畸形,而 ABS 是类固醇代谢障碍导致的临床症状。POR 缺乏影响肾上腺和性腺类固醇激素的合成,表型谱各异,对雄激素和雌激素具有双重靶向作用,可导致 46,XY 男性和 46,XX 女性出生后模糊外生殖器。需要 DNA 测序诊断。

(3) 3β-羟类固醇脱氢酶缺乏:3β-羟类固醇脱氢酶催化 3β-羟类固醇(孕烯醇酮、17-羟孕烯醇酮和脱氢表雄酮)为三个酮类固醇(孕酮,17-羟孕酮和雄烯二酮)。Bongiovanni 在 1962 年首次报道。患者由于睾酮合成障碍表现出不同程度的不完全男性化,失盐型合并肾上腺功能不足导致的醛固酮和皮质醇合成障碍。由于皮质醇和醛固酮的缺乏,出生后不久可以出现失盐危象。涉及类固醇合成有两个同工酶,Ⅰ 型和 Ⅱ 型 3β-羟类固醇脱氢酶,这两个酶分别由 HSD3B1(type Ⅰ 3β-hydroxysteroid dehydrogenase)和 HSD3B2(type Ⅱ 3β-hydroxysteroid dehydrogenase)基因编码,位于 1P11-13。经典的 3β-羟类固醇脱氢酶缺乏源于失活突变,已经识别出 37 个 HSD3B2 基因突变。受累男性患者表现为外生殖器不完全男性化,小阴茎,尿道下裂合并阴唇阴囊融合,共同尿生殖窦和盲端阴道。睾丸常常位于阴囊内,中肾管发育正常。和其他睾酮合成障碍相同,支持细胞功能正常,无中肾旁管结构。对于有模糊外生殖器及肾上腺功能不足的 46,XY 男性患者应考虑此病。内分泌检查提示 3β-羟类固醇增高确定诊断。该病的处理同 21-羟化酶缺乏。

(4) 17α-羟化酶缺乏(17α-hydroxylase deficiency,17α-OHD):在肾上腺和性腺类固醇生成过程中,17α-羟化酶催化孕烯醇酮和孕酮为 17α-羟孕烯醇酮和 17-羟孕酮。1970 年 New 报道了第一例该酶缺陷导致的男性假两性畸形的病例。涉及这个酶的基因位于 10 号染色体。受累个体通常为女性外生殖器表型,无或轻度男性化,17α-羟化酶活性缺陷导致皮质醇生成障碍,引起 ACTH 分泌增高,导致肾上腺内 DOC、皮质类固醇、18-羟皮质类固醇增高、水钠潴留、高血压和低血钾。受累个体表现从有盲端阴道的女性外生殖器到会阴型尿道下裂的男性。对于有高血压的男性化不足男性应考虑此病。内分泌检查提示血清孕酮、DOC、皮质酮、18-羟皮质酮和 ACTH 增高。

由于皮质酮生成增多代偿了皮质醇的缺乏,因此 17α-OHD 患者临床上没有糖皮质激素缺乏的表现,也罕见肾上腺危象发生。糖皮质激素替代治疗有可能诱导肾上腺轴抑制,但是,糖皮质激素治疗可以降低 DOC 的生成,使血压和血钾正常,因此,可以给予部分糖皮质激素替代治疗,辅助盐皮质激素受体拮抗剂和抗高血压治疗。性别决定可以依据外生殖器表型。17α-OHD 患者无生育报道。睾酮生成不足使雄激素印记对于这些患者并不重要。

(5) 17,20-裂解酶缺乏:17,20-裂解酶和 17α 羟化酶相关,二者基因都位于 10 号染色体上。一些患者基因缺陷导致二者的生物活性均缺乏,一些仅有 17,20-裂解酶功能不足。17,20 裂解酶缺乏的患者皮质醇和 ACTH 正常,醛固酮正常,无高血压。睾酮合成异常使患者主要表现为出生时模糊外生殖器而不是完全女性表型,外生殖器男性化不足程度各异。青春期睾酮分泌仍然低。诊断:对于男性化不足男性,无中肾旁管结构,无糖皮质激素及盐皮质激素合成异常者怀疑此病。青春期时无第二性征发育,促性腺激素水平增高,青春期前可以做 HCG 及 ACTH 刺激实验确定诊断。单纯 17,20 裂解酶缺乏无生育报道,患者有睾丸萎缩及生精停止。治疗:包括外生殖器重建,青春期性激素替代。

(6) 17β- 羟类固醇脱氢酶(17β-hydroxysteroid dehydrogenase,17β-HSD) 缺乏:又名 17β-酮氧化还原酶缺乏(17β-Hydroxysteroid Oxidoreductase Deficiency)。17β-HSD 是睾酮生物合成的最后一个酶,转化雄烯二酮为睾酮,脱氢表雄酮(DHEA)为雄烯二醇,雌酮为雌二醇。Saez 及其同事在 1971 年首先描述该病。临床上,与 5α 还原酶缺陷类似,青春期会发生男性化。出生时,表现为正常女性表型,没有明显男性化,因此常常选择女性性别。然而,患者有发育很好的睾丸,位于腹腔内或腹股沟管或阴唇,无中肾旁管结构,中肾管也发育很好,可能是由于胚胎发育期产生的少量睾酮或雄烯二酮的作用(图 23-2-12)。也有极罕见轻型 17β-HSD 缺乏导致的小阴茎和双侧隐睾。胎儿缺乏男性化的原因可能是有由于胎儿缺乏性腺外将雄烯二酮转化为睾酮的能力,但是少量的睾酮有足够的旁分泌功能促进中肾管的发育,因此,患儿虽然无外生殖器男性化,但是有附睾及输精管的发育。青春期时出现阴茎生长(阴蒂可达 5cm~8cm)及男性第二性征的发育,包括肌肉增加,阴毛、腋毛、体毛和面部毛发呈男性分布,可以发生男性女乳,睾丸可以触及。青春期男性化的原因可能由于雄烯二酮通过性腺外组织或睾丸间质细胞中的 17β-HSD5 转化为睾酮;或者由于残余 17β-HSD3 功能导致的 LH 水平增高,部分克服了睾酮生物合成障碍,使睾丸分泌睾酮增高。

该病有特征性的激素变化,青春期前患者血浆雄烯二酮和雌酮可能不升高。青春期,雄烯二酮升高至正常的 10 倍~15 倍,血浆睾酮在正常低值。血清 LH、FSH 也显著升高,是

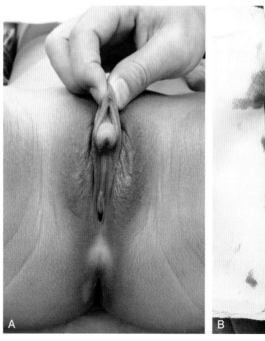
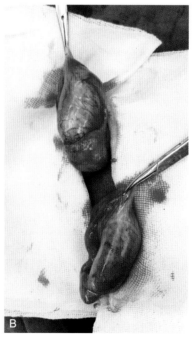

图 23-2-12　17β-HSD3 缺乏,14 岁,社会性别为女性,基因检测为 HSD17B3 突变(等位基因分别遗传自父亲和母亲)

A.生时为女性外生殖器外观,青春期发生男性化;B.双侧腹股沟睾丸。

正常的 4 倍~6 倍。已经鉴定出 5 个 17β-HSD 同工酶,其中Ⅲ型 17β-羟类固醇脱氢酶同工酶催化雄烯二酮为睾酮,位于 9q22 的Ⅲ型 17β-羟类固醇脱氢酶基因(17β-hydroxysteroid dehydrogenase type Ⅲ,HSD17B3)突变导致男性化不足。Ⅲ型同工酶在宫内早期表达,与性分化关键时期睾酮的生物合成有关。

诊断:罕见在新生儿期诊断,在婴儿期或儿童期行疝修补手术时发现睾丸可以怀疑该病。小青春期的新生儿睾酮/雄烯二酮(testosterone-to-androstenedione ratio, A/T)升高或大于 6 个月至青春期前患者 HCG 刺激后 A/T<0.8 提示诊断,并且可以与雄激素受体不敏感相鉴别,但是确诊需要 HSD17B3 基因突变分析。处理:主要是性别决定。既往早期阶段,常常选择维持女性的抚养性别,行性腺切除,女性外生殖器重建。如果直至青春期才确定诊断,发生明显男性化,一些家庭会选择男性性别,行睾丸固定,男性外生殖器重建,然而通常有阴茎小和不育,一些人建议儿童期给予肌内注射睾酮使阴茎变大,但是远期内源性雄激素的水平是足够的。Cohen-Kettenis 的综述总结出按女性抚养者有 36%-64% 会有性别角色的改变。对这种现象有两种可能的假设来解释:①子宫内雄烯二酮转化为雌酮对大脑有潜在的男性印记;②有可能大脑中 17β-HSD 的活性并无缺陷,通过将雄烯二酮转化为睾酮或雌酮起作用。

17β-HSD 缺乏患者无精子及不育,被认为继发于隐睾异常发育及睾丸内睾酮水平低。

(7) 睾酮合成障碍患者患肿瘤风险:睾酮合成障碍患者的性腺恶变风险低(<1%~15%)。对于 46,XY 男性化不足患者,基于预防性切除的性腺活检分析,总体生殖细胞肿瘤发生率大约为 2.3%,但是对于 46,XY DSD 睾酮合成障碍完全女性外生殖器患者仍然建议儿童期切除睾丸以防恶变。性别发育异常共识中报道 17β-HSD3 缺乏患者肿瘤发生率高达 28%,但是该数据基于 7 例 17β-HSD3 缺乏患者,其中 2 例出现了睾丸肿瘤。从所有文献报道的 40 例 17β-HSD3 缺乏患者睾丸病理组织学分析,17β-HSD3 缺乏患者发生生殖细胞肿瘤的概率为 5%,因此,对于选择男性性别的 17β-HSD3 缺乏患者保留睾丸维持男性社会性别应该是相对安全的,除非手术无法将睾丸放入阴囊内。

3. 5α-还原酶缺乏　5α-还原酶是一个微粒体酶,催化睾酮为 DHT,以常染色体隐性方式遗传,纯合突变比复合杂合突变多见,仅男性受累患病。目前,有两个 5α-还原酶基因被克隆,编码不同的同工酶,5α-还原酶 1 型(5α-reductase type1,SRD5A1)基因位于 5 号染色体,编码 1 型同工酶,在前列腺和外生殖器低水平表达;5α-还原酶 2 型基因(5α-reductase type2,SRD5A2)位于 2 号染色体,编码 2 型同工酶,在前列腺和外生殖器高表达。男性的男性化不足是由于 2 型同工酶基因突变所导致。至少已经鉴定出 68 个突变。新生儿外生殖器表现为各异,从正常女性,到模糊外生殖器(最常见),到阴茎阴囊型尿道下裂,到罕见的小阴茎等。典型病例表现为阴茎小,类似正常或增大的阴蒂,阴道和尿道汇合为尿生殖窦,有阴唇阴囊融合,前列腺发育不良,阴道短呈盲端。睾丸和附睾位于腹腔、腹股沟或阴唇,输精管终止于盲端阴道。无中肾旁管结构(图 23-2-13)。和部分雄激素不敏感综合征及 17β-HSD3 缺乏不同,青春期乳腺发育罕见。该病也说明了睾酮和 DHT 在正常发育中的作用,尽管 DHT 对于宫内正常外生殖器的发育是至关重要的,但是单纯睾酮对于中肾管发育是足够的。青春期发生部分男性化,肌肉增加,男性体态,阴茎长大,出现勃起。但是没有前列腺增大和发际线后退。Maimoun 报道有罕见的女性表型怀疑为 CAIS 的 5α-还原酶缺乏患者。

内分泌检测患者有血清平均睾酮水平增高，但是 DHT 下降，HCG 刺激后 T/DHT 可高于 20：1，但是 T/DHT 诊断的可行性不足。生殖器成纤维细胞培养显示 5α-还原酶缺乏或消失。事实上，该疾病酶生化上的异常表现为异质性，从酶和睾酮的亲和力下降，到和 NADPH 的亲和力下降，到 pH 活性的改变。最终需要基因测序确定诊断。青春期发生男性化是由于雄激素受体以低亲和力和高水平的睾酮结合，或者由于 1 型 5α-还原酶活性在青春期增加，导致产生足够发生男性化的 DHT。

生育功能：5α 还原酶缺乏患者可以因为隐睾，阴茎短小，前列腺发育不良，精囊发育不良以及睾丸内 DHT 缺乏导致不育，大多数不能自然生育。但是辅助生殖技术效果很好。有报道即使

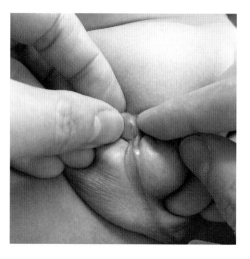

图 23-2-13　46,XY DSD,5α- 还原酶缺乏患者,基因检测为 SRD5A2 突变,阴茎阴囊型尿道下裂

5α 还原酶缺乏严重型患者，通过睾丸取精、子宫内受精、细胞内精液注射及体外受精可以成功受孕。

处理：5α-还原酶缺乏患者有很强烈的性别认定逆转的倾向，发生率为 12%~50%，特别是儿童期没有行睾丸切除及诊断晚者，发生女向男性别转化更为常见。性别转化与突变类型及 T/DHT 比值无关。青春期性别转换原因：①可能是由于睾酮发挥男性大脑印记或者 5α-还原酶 1 型同工酶对大脑产生一些影响；②社会文化及环境因素影响（家庭的压力）；③外生殖器外观影响自身形象以及随后的性别认定；其中雄激素暴露在性别认定上起了更重要的作用。总之，这些患者青春期男性化的改变，加上儿童期男性化外观及行为，强化了已经存在的性别不适感。早期诊断者建议按男性抚养，选择男性者，手术矫正隐睾和尿道下裂。选择男性性别者的生活质量好于选择女性性别者。虽然青春期通常不需要激素替代，但是男性化程度通常不满意，可以短疗程高剂量雄激素治疗，以增加阴茎长度，增加体毛，但是有损害精子生成的可能。可以肌注睾酮或外用 DHT，DHT 比睾酮更有优势，活性高，缺乏促进骨骼成熟的作用及不能芳香化为雌激素，无男性女乳。即使治疗，大多数阴茎长度也达不到正常，所有患者最终阴茎长度比正常均值小二个标准差（standard deviation,SD）。对于一些女性表型的患者或阴茎特别小者，可以选择女性性别，生后第一年可以行阴道成形，女性外生殖器整形，以提供正常外生殖器外观，减轻父母焦虑。尽早切除性腺，至少青春期前必须切除性腺以防发生男性化。预期青春期（11~12 岁）开始雌激素替代。因无子宫故不需要孕激素替代治疗。

4. 雄激素受体和受体后缺陷　雄激素受体功能异常代表了最常见的可确定病因的 46,XY DSD 或男性化不足。这些患者典型表现为 46,XY 核型，有睾丸，表型从完全女性外生殖器（完全雄激素不敏感）到模糊外生殖器（部分雄激素不敏感），到表型正常的不育男性。尽管临床表现不同，但病理生理是相似的。

（1）完全（重度）雄激素不敏感综合征（complete androgen insensitive syndrome,CAIS）：为 46,XY 核型，完全女性外生殖器，双侧隐睾，无中肾旁管结构,1950 年 Wilkins 首先提出

该综合征的临床表现为雄激素抵抗的结果。发生率为 1/20 000~1/60 000,为 X-连锁遗传。雄激素受体一旦被睾酮或 DHT 激活后,调节其他特异基因的转录,导致下游基因合成新的 mRNA 和蛋白。雄激素受体基因定位于 Xq11-12,横跨 90kb,包含 8 个外显子。90% 的 CAIS 是由于雄激素受体(androgen receptor, AR)基因突变所致。完全雄激素受体不敏感患者有正常女性表型,但无腋毛和阴毛,乳腺的发育及体型为女性,阴道短为盲端。原来曾认为宫内对睾酮作用的抵抗阻止了中肾管的稳定性,但是,有报道完全雄激素不敏感有残余中肾管结构,在 42% 的病例,筛查附睾旁区域有发育很好的附睾和/或输精管。突变受体残余功能可以刺激中肾管发育,因此,应该称为严重雄激素不敏感而不是完全雄激素不敏感。由于胎儿睾丸分泌 MIS,因此无中肾旁管结构。睾丸可以位于阴唇、腹股沟管或腹腔。

患者很少在新生儿期诊断,除非产前羊水穿刺核型为 46,XY,而表型为女性。随着产前诊断的提高,该病变得更常见。通常是由于原发闭经或腹股沟疝手术时发现睾丸而诊断。50% 完全雄激素不敏感患者有腹股沟疝,反过来,1%~2% 腹股沟疝女孩为 46,XY 核型和完全雄激素不敏感综合征,因此,女孩行腹股沟疝手术时可以谨慎地选择行阴道镜检查确定是否有子宫颈,或经疝囊内镜检查是否腹腔内有睾丸。组织学检查提示睾丸没有或有不完全精子生成,间质细胞正常或增生,类似于不成熟的隐睾。内分泌检查提示新生儿期正常男性睾酮、DHT 和促性腺激素水平。青春期,促性腺激素水平增高,导致血清雌二醇水平增高,导致女性化和乳腺发育。

突变受体的异常包括①正常受体数量明显下降;②和受体无结合;③受体质量异常(不耐热或不稳定);④其他"受体-阳性"形式,包括类固醇受体复合物解离增加,雄激素受体上调缺陷,和配体结合力下降,配体在细胞核滞留障碍;⑤辅助调节蛋白缺乏。总体上,受体缺陷的严重性和表型的严重性一致。

青春期后患者通过临床和内分泌检查考虑该诊断,包括闭经、无阴毛、腹股沟疝囊内有睾丸。进一步通过 46,XY 核型,正常男性雄激素及促性腺激素水平,盆腔超声无中肾旁管结构,阴道检查为无子宫颈的盲端阴道,确定诊断。青春期前患者需要做 HCG 刺激实验。可以通过 PCR 检测外周血雄激素受体基因。鉴定出的雄激素受体基因分子水平的改变不能预测受累个体的表型,除非受体完全缺失,见于 1% 的患者。

生育功能:CAIS 患者睾丸病理和隐睾相似,睾丸发育严重异常,男性生育潜能极低。虽然在年轻个体检测到精细胞,但是目前尚无生育报道。

患肿瘤风险:原来认为 CAIS 恶变率为 9%~22%,最近报道青春期前为 0.8%~2%,仅仅比隐睾稍高,成年女性风险达 15%(0~22%)。最常见的肿瘤为精原细胞瘤、性腺母细胞瘤,小管内生殖细胞瘤和支持细胞瘤。青春期前恶变率很低(唯一 1 例关于青春期前 GCT 报道是一名 17 个月女孩患腹腔睾丸发生转移的卵黄囊瘤),青春期后如果睾丸仍然位于腹腔,则恶变率增高。CAIS 女性尽管有一些前列腺组织,但是发生前列腺癌风险低。

完全雄激素不敏感综合征的处理:CAIS 治疗最大的一个进展是延迟性腺切除至青春期,由于睾丸可以产生雌二醇,促进乳腺发育和骨生长,因此大多数学者建议保留睾丸在原位直至青春期完成,这样既可允许自发青春期,还可以让患者自己决定如何处理性腺。保留睾丸组织需要考虑的是睾丸恶变的可能。总体上来说,青春期后切除性腺是安全的。由于潜在的恶变风险,青春期后仍然建议切除性腺。延迟睾丸切除例外的情况是睾丸可触及或腹股沟疝内发现睾丸,但是也有学者建议儿童行腹股沟疝手术发现睾丸时可以将其固定到内环水平或放回腹腔,而不行睾丸切除术。非常重要的一点是如果决定保留睾丸,一定要明确诊断为完全雄激素不敏感综合征,而不是部分雄激素不敏感,如果为部分雄激素不敏感,青春期会发生男性化。对于青春期后保留睾丸者建议每年影像检查监测性腺恶变(根据睾丸位置应用超声或 MRI),检查肿瘤标志物(AFP、β-HCG、LDH、非吸烟者选择性检查 PLAP)和内分泌激素水平(LH、FSH、睾酮、抑制素 B),如果监测结果可疑,需要腔镜辅助下性腺活检。还有几例报道 CAIS 女性患者切除睾丸后活力下降,由于处理 CAIS 患者的复杂性,有人提出对每一个患者都要个体化从全局考虑。睾丸切除后,周期性雌孕激素替代,尽管有内源或外源性雌激素,CAIS 女性有骨质疏松的风险,目前还不清楚是否需要更高剂量的雌激素或需要雄激素治疗。大多数患者可以通过扩张术治疗短阴道,也有报道患者有正常长度的阴道,不需要扩张或手术即可获得满意的性交。有些患者需要行阴道成形术。目前,所有研究均支持完全雄激素不敏感选择女性性别,与大脑雄激素抵抗是相符的。目前还没有CAIS 患者按女性抚养发生重新男性性别认定的病例。但是,不管怎样,和年龄相适应的心理咨询是处理雄激素不敏感综合征非常重要的一个组成部分。

(2) 部分雄激素不敏感综合征(partial androgen insensitive syndrome, PAIS):PAIS 为 X-连锁,不完全男性化,主要表现为不同程度的模糊外生殖器,甚至在一个家庭里也表现为不同表型,从尿道下裂假阴道到男性女乳和无精症。典型表型为男性合并会阴型尿道下裂、隐睾、始基中肾管结构、男性乳房增大和不育(图 23-2-14)。鉴别诊断包括 5α 还原酶缺乏和 17β 羟类固醇脱氢酶缺乏。部分雄激素不敏感综合征内分泌表现和 CAIS 相似。青春期乳房发育,阴茎稍微增大,但是仍然小。

目前为止,已经超过 800 个雄激素受体基因突变被发现,PAIS 受体缺陷有两种类型:①正常功能的受体数量下降;②受体数量正常,但是结合能力下降。诊断 PAIS 很困难。新生儿 46,XY 核型,伴有模糊外生殖器,超声提示无中肾旁管结构,内分泌检查为正常男性睾酮和促性腺激素水平,T/DHT 比值正常,可以提示诊断。HCG 刺激实验及 PCR 检测血清雄激素受体基因可以明确诊断。X-连锁模糊外生殖器家族史也有助于诊断。婴儿早期短疗程注射雄激素评估雄激素反应可以辅助性别认定。

生育功能:一些按男性抚养的 PAIS 患者有生育可能(自然怀孕或高剂量睾酮治疗后辅助生殖),但是生育力低,睾丸病理为典型隐睾表现。

患肿瘤风险:PAIS 性腺肿瘤发生风险比 CAIS 高,达 15%,隐睾未治疗者患 GCT 风险高达 50%,但是也有报道 PAIS 性腺恶变风险并不高于单纯未降睾丸,而 PAIS 阴囊内睾丸患肿瘤风险未知。发生男性乳腺癌的风险也增高。PAIS 女性患者尽管有前列腺组织,但是发生前列腺癌风险不高,可能与睾丸切除有关。但是男性和正常人群一样,需要监测前列腺癌的发生。

治疗:依据外生殖器男性化程度要个体化处理。选择女性性别者行性腺切除,女性外生殖器成形,青春期雌孕激素替代,监测乳腺癌的发生。选择男性性别的大多数患者需要睾丸固定,乳腺整形及生殖器重建,但是阴茎小,超生理剂量应用睾酮仍然不满意。保留睾丸者需要每个月自检睾丸。Szafran 提出应用高容量分析(high content analysis, HCA)方法研究生殖器成纤维细胞单一细胞水平雄激素受体功能,可以帮助个体化治疗。在考虑性别认定时,重要的一点是要认识到受体缺陷除了影响外生殖器,也影响大脑睾酮受体。PAIS 表型差异大,甚至在同一家庭表型各异,因此性别认定不能依赖于鉴定出的雄激素受体基因。一个对

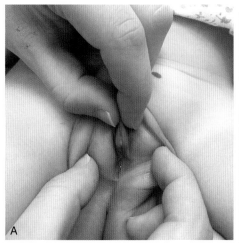
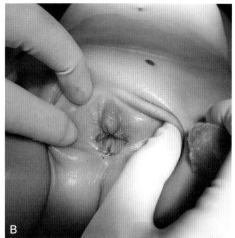
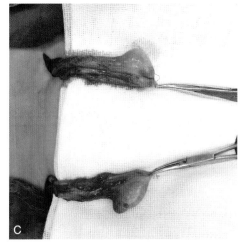

图 23-2-14　PAIS 患者

A. 女性外生殖器外观,小阴唇粘连;B. 小阴唇粘连分离后,外阴可见尿道及阴道外口;

C. 双腹股沟隐睾合并腹股沟疝。

11 例 PAIS 的研究(5 例按女性抚养,6 例按男性抚养)表明抚养性别和成人后的性别身份是一致的,提示在胎儿大脑雄激素印记不足的情况下,抚养性别可能对性别决定起主导作用。但是这种观点并未被证明总是对的,Migeon 及其同事对 14 例 PAIS 患者研究表明不论最后的性别状态,23% 患者对新生儿期的性别认定不满意。目前对于 PAIS 长期随访数据有限,对 PAIS 性别认定的建议是允许将外生殖器男性化程度作为性别认定的指导依据,由于缺乏更精确的标志物,这是目前评估雄激素大脑印记最好的方法。

(3) 轻度雄激素不敏感综合征(mild androgen insensitive syndrome,MAIS):该病是在研究男性不育因素时发现的一个相对新的分类。该综合征男性可以为正常表型,或有轻度尿道下裂修复病史,但是出现无精或严重少精。血清睾酮和 LH 水平正常或轻度升高。这些提示了正常男性但不育可能是轻度雄激素不敏感的临床表现。

5. **米勒管永存综合征**(persistent Müllerian duct syndrome,PMDS)　又名腹股沟子宫疝,最初由 Nilson 在 1939 年使用。该病特点为 46,XY 核型,有正常男性外生殖器,但是存在中肾旁管结构。典型患者为单侧或双侧隐睾,存在双侧输卵管、子宫,上段阴道引流到前列腺囊内。常常在行腹股沟疝修补或睾丸固定术时发现中肾旁管结构而诊断(图 23-2-15)。Clarnette 及同事(1997)提出三个分类:①大多数(60%~70%)为双侧腹腔型隐睾,位于类似于

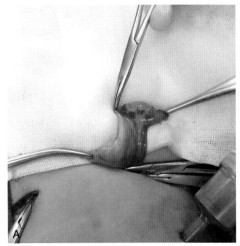
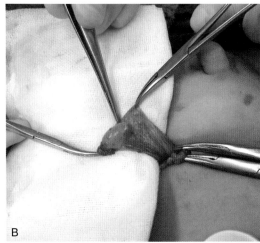
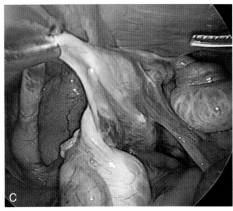

图 23-2-15　PMDS 患者
A. 双侧隐睾,左侧合并腹股沟疝,术中发现子宫;
B. 左侧睾丸;C. 另一患者,右腹股沟隐睾,左腹腔
型隐睾,术中见左睾丸横过异位,盆腔有子宫及
阴道。

卵巢的位置;②一小部分(20%~30%)在疝囊或阴囊内发现睾丸,合并对侧腹股沟疝(典型表现为腹股沟子宫疝);③10% 为双侧睾丸、输卵管和子宫位于同一疝囊内(是睾丸横过异位的结果)。PMDS 是睾丸横过异位最重要的病因,发生于 30%~50% 患者中。

　　MIS 基因 1986 年被克隆,位于 19 号染色体短臂上。PMDS 是一个遗传异质性疾病,一些患者有 19p13 上的 MIS 基因缺陷,一些有 12q13 上的Ⅱ型受体基因缺陷。可以散发,也可以 X-连锁(或常染色体显性,限性)遗传。

　　生育功能:PMDS 患者存在长期隐睾导致的生殖细胞成熟异常,曲细精管萎缩,间质纤维化和严重的间质细胞发育不良,生精细胞从精原细胞成熟为初级精母细胞障碍,此外,还有附睾和输精管异常导致的梗阻性无精。PMDS 患者常常需要辅助生殖技术(assited reproduction technique,ART)。

　　恶变风险:PMDS 患者性腺恶变风险同腹腔型未降睾丸。残余中肾旁管结构也有恶变风险,3%~8%。一篇文献回顾了 200 例 PMDS 患者,11 例发生恶变,包括鳞状细胞癌、透明细胞癌、透明细胞腺癌、乳头状囊腺癌、腺癌。

　　治疗:所有患者均为男性表型,男性性别认定。需要行睾丸固定术,如果精索短,需要 Fowler-Stephen 手术或睾丸自体移植。由于输精管常进入子宫壁,和子宫及近端阴道关系密切,既往建议保留必要的中肾旁管结构以避免损伤输精管。由于残余中肾旁管恶变风险,目前建议行腔镜辅助中肾旁管残余结构切除。可以咨询患者意见切除中肾旁管残余或长期监测恶变。

(五) 未分类:女性先天无子宫无阴道(Mayer-Rokitansky-Kuster-Hauser,MRKH)综合征

MRKH综合征是一个罕见的中肾旁管不发育导致的先天无子宫无阴道综合征,由于窦阴道球的未发育,因此未形成阴道板。发生率为出生女婴的1/4 000~1/5 000。特点:46,XX核型,正常女性外观及正常第二性征,仅有一个浅的阴道盲端,可以合并不同程度的子宫、阴道和输卵管缺失或发育不良。很多患者是由于原发闭经就诊,该综合征为导致原发性闭经的第二常见原因,仅次于性腺发育不全。患者还可以有不育或性交困难。1/3患者有上尿路异常,包括肾不发育、盆腔肾和马蹄肾。胚胎发育早期中肾和副中肾结构紧密相邻被认为是MRKH综合征常常合并肾脏畸形的原因。16%的MRKH患者还合并心脏畸形,10%~20%有骨骼畸形。Duncan第一个认识到颈椎异常融合合并无阴道,提出MURCS用来描述中肾旁管不发育、肾不发育和颈胸体节发育不良联合畸形。MURCS被认为是由于胚胎第4周中胚层发育分化时发生了广泛发育异常。经典型MRKH患者有对称的解剖结构,有子宫残余,没有子宫和阴道,有正常的卵巢和输卵管,卵巢功能正常。10%的患者为非经典型MRKH综合征,存在不对称的残余子宫和/或单侧或双侧输卵管发育不全,可存在有内膜组织或不同发育程度有经血的子宫,导致周期性腹痛。其他器官合并畸形绝大多数发生于非经典型MRKH。超声和MRI检查可以更精确地确定中肾旁管解剖结构,区分经典型和非经典型MRKH。

治疗:局部扩张或手术建立新阴道。通过逐渐扩张局部阴道浅凹形成新阴道,88%患者阴道可达7cm,美国妇产科医师学会建议将扩张作为一线治疗方案,因为扩张成功率与手术相近。手术包括全厚皮瓣移植及肠代阴道。半子宫必须切除,子宫颈发育不良患者应行子宫切除,中线子宫结构应该用激素抑制,而不是再造阴道与子宫相连,因为没有子宫颈作为屏障,会导致致命的上行性感染。

三、性腺恶变风险评估及监测

诊断DSD后要考虑肿瘤发生的风险及治疗。生殖细胞的发育是一个复杂的过程,需要时间、空间、遗传的共同调节。每一步骤都可能出现生殖细胞发育异常。DSD有发生睾丸原位癌和生殖细胞肿瘤的风险,包括精原细胞瘤、非精原细胞瘤、性腺母细胞瘤和无性细胞瘤。其他需要考虑的肿瘤还包括幼年型颗粒细胞瘤(juvenile granulosa cell tumor,JGCT)和先天性肾上腺皮质增生肿瘤。JGCT是性索基质瘤,罕见,可发生于性染色体嵌合体及模糊外生殖器的新生儿,为良性肿瘤,可行肿瘤切除术。"CAH肿瘤"临床上可表现为睾丸或睾丸旁肿物(肾上腺残余),为良性肿瘤,常常为多灶,容易误诊为间质细胞瘤,可以通过类固醇治疗而消退。

(一) 癌前病变

生殖细胞肿瘤(germ cell tumors,GCTs)癌前病变包括原位生殖细胞肿瘤(germ cell neoplasia in situ,GCNIS)或小管内生殖细胞肿瘤(intratubular germ cell neoplasia,ITGCN)和GB。50%原位癌5年内进展为侵袭病变,100%10年进展为侵袭性病变,但是对AIS的随访研究发现只有很少数AIS性腺进展到侵袭性病变,质疑了上述观点。CIS仅发生于分化很

好包含曲细精管的睾丸组织,各种男性化不足综合征,因性腺分化很好,仅发生 CIS,不发生 GB。GB 主要见于未分化的性腺组织以及原始性腺索,几乎都发生在有 Y 染色体物质的发育不良性腺,可以在出生时存在或以后出现,仅 50% 会发展为恶性肿瘤。对于 GD,如果有一些睾丸分化也可以发生 CIS。GB 包含生殖细胞、基质以及未成熟支持细胞,可以有钙化。80%GB 为女性表型,20% 为男性表型,常常合并尿道下裂和双侧隐睾,常见于青春期后患者。单纯 GB 不是恶性肿瘤,不发生转移,但是可以转化为恶性的生殖细胞瘤或精原细胞瘤,侵及性腺基质在女性导致无性细胞瘤,男性导致精原细胞瘤。许多遗传疾病可以有性腺发育的延迟,包括 DSD 和非-DSD 综合征,如 21-三体,生殖母细胞长期的不成熟状态增加发生肿瘤的风险。

(二) 肿瘤发生风险

评估患肿瘤的风险包括几个方面:①基因组结构:Y 染色体性腺母细胞瘤易感区的存在(gonadoblastoma susceptibility region on the Y chromosome,GBY),位于 Yp,与恶性生殖细胞的增殖有关,GBY 区的睾丸特异蛋白(testis-specific protein on Y,TSPY)为 GB 发生主要候选基因,位于 Yp 近着丝粒区,和位于 Yp 远端的 SRY 基因距离很远,作用机制还不完全清楚,但是在生理条件下,TSPY 和生殖细胞有丝分裂有关,是 DSD 性腺的原癌基因;②持续存在多能生殖细胞(生殖母细胞):残存的生殖细胞保持其多能状态,表达标志物八聚物-结合转录因子(octamer-binding transcription factor OCT3/4),编码 POU5F1 蛋白。生殖母细胞通常定植于睾丸小管腔内,被支持细胞及一些雄激素信号驱动,迁移到基底膜,失去多能性而成熟为精原细胞,不再表达胚胎标志物,如 c-KIT 和 OCT3/4。没有 SRY 基因,生殖母细胞发育为卵母细胞,停留在减速分裂期,也不再表达 OCT3/4。出生后激素缺陷和/或细胞环境都可以导致生殖细胞成熟延迟(表达 OCT3/4),但是这些细胞中的大多数一旦和小管基底膜接触成熟或发生凋亡也不再表达 OCT3/4。生殖母细胞与基底膜接触后不再下调 OCT3/4 的表达被认为获得了(前)恶变的特点。生理情况下 OCT3/4 在胎儿期和生后头三个月的睾丸生殖细胞中表达,生后 1 年内,组织学上无法分辨 GCNIS/GB 和发育延迟的生殖母细胞。③性腺解剖位置;④性腺分化程度及男性化水平。生殖细胞肿瘤常常见于高度未分化性腺组织,睾丸化的程度在一定程度上反映了患者外生殖器男性化的表型,侵袭性病变与睾酮暴露程度成反比;⑤内分泌环境以及 DSD 合并综合征。25%DSD 合并其他先天畸形,包括一些综合征,如 TSPY 阳性的 DSD 患者合并 WT1 突变(弗雷泽或德尼-德拉什综合征)GCNIS/GB 风险达 50%。未降睾丸的恶变风险,不考虑是否为 DSD,为正常人群的 2.75~8 倍。性腺发育不良 DSD 总体上发生肿瘤风险为 15%~33%。肿瘤发生的最高风险(15%~60%)见于 46,XY 性腺发育不全;最低风险(<5%)见于 CAIS 和卵睾 DSD。在一些罕见情况,如 17β-HSD3 缺乏,间质细胞发育不良和 5α-还原酶缺乏,如果选择性别与抚养性别一致为女性时,常常早期行性腺切除,因为这些情况发生生殖细胞肿瘤风险的数据有限。

GCT 肿瘤风险分层:GCT 的风险是预防性切除的性腺或活检获得的 GCNIS/GB 结果推测来的,对于 GCNIS/GB 转化为恶性肿瘤的概率并不清楚。TSPY 阳性并伴有 WT1 突变(弗雷泽或德尼-德拉什综合征)的 GCNIS/GB 风险为 50%。其他性腺发育不全的风险为 12%~40%,这些风险为终生风险(见表 23-2-4)。但是数据大多来源于出生至 25 岁的患者,真实的病程并不清楚。性腺发育不全可以继发于性腺发育的任何一个步骤的缺陷,包括性别决定、性别分化或染色体非整倍体(45,X,45,X/46,XY)。没有 Y 物质的 CAIS,特纳综合征以及卵睾(同时存在完全分化的卵巢和睾丸组织)GCT 风险低。包含 Y 物质,特别是 TSPY 区的特纳综合征患者发生 GCNIS/GBGCT 的风险为 12%~40%。应该注意,表现为 CAIS 表型,但是伴有与残余雄激素受体活性的 PAIS 一致基因型者 GCT 风险高。AIS 突变严重性和 GCT 的风险相关,继发于生殖细胞缺失的 AR 功能的完全丧失使 GCT 的风险下降,对于 CAIS 个体青春期前恶变率为 0.8%~2%,成年后达 15%(0%~22%)。和 CAIS 相比,部分雄激素不敏感个体有存活的生殖细胞,因此 GCT 风险增高。由于 AIS 患者少,并且很多病例在儿童期预防性切除了性腺,因此 AIS 成人睾丸生殖细胞肿瘤发生的数据和原位性腺的自然病程数据很少。根据最近关于青春期后/成人 AIS 的研究(有分子遗传学诊断和性腺病理描述),成人 AIS 患者 GCNIS 发生率为 11/117(9.4%),其中 CAIS 为 10/102(9.8%),PAIS 为 1/15(6.6%),另外,这些患者在性腺切除时均没有侵袭性 TGCT 的发生,这些数据不支持 PAIS 有很高的恶变风险。睾酮合成障碍患者 GCT 风险并不增高。对于选择男性性别的儿童,将睾丸放入阴囊内可以降低恶变风险。和腹腔内睾丸相比,阴囊内睾丸患者风险降低。没有 TSPY 的 46,XX DSD 患者 GCT 风险不增高,指南建议检测非显著女性外生殖器患者 Y 物质,需要注意的是,没有 TSPY 的 46,XX 个体也可以有卵巢生殖细胞肿瘤(OGCT),提示发生 GCT 不是一定要有 TSPY。继发于 CYP21A 突变的 46,XX CAH 有发生非-GCT 肿瘤(特别是良性肾上腺残余瘤)的风险,没有发生 GCNIS/GB 的报道。有二例个案报道,一例 17 岁 46,XX 患者,CYP17A1 突变功能丧失,条纹性腺发生 GCNIS/GB,另一例为 17 岁 46,XX 17α 羟化酶/17,20 裂解酶缺乏患者发生恶性 GCT。DSD 患者性腺发生肿瘤的风险和治疗建议(见表 23-2-5),本表结果依赖于有限的研究及有限的患者数量,如 PAIS 和 17β-HSD 缺乏少见,因此由于数据不足,尚无准确的肿瘤发生率。随着可靠数据的增多,该风险模型可能会被更正。

表 23-2-4　不同类型 DSD 终生 GCNIS/GB 风险

DSD 类型	终生 GCNIS/GB 风险 %
TSPY 阳性伴有 WT1 突变	40-60
TSPY 阳性性腺发育不全	12-40
PAIS	15-20
CAIS	0.8-15
卵睾	2.6

GCNIS:原位生殖细胞肿瘤;GB:性腺母细胞瘤;TSPY:Y 染色体的睾丸特异蛋白;PAIS:部分雄激素不敏感综合征;CAIS:完全雄激素不敏感综合征。

表 23-2-5　DSD 患者发生 GCT 风险总体发生率和治疗建议

风险	病情	风险/%	建议治疗	研究文献数	患者例数
高风险	GD[a],(Y+)[b],腹腔内性腺	15~35	性腺切除[c]	12	>350
	弗雷泽综合征	60	性腺切除	1	15
	德尼-德拉什综合征(Y+)[b]	40	性腺切除[c]	1	5
	PAIS(非阴囊性腺)	50	性腺切除	3	80

续表

风险	病情	风险/%	建议治疗	研究文献数	患者例数
中等风险	特纳综合征（Y+）[b]	12	性腺切除	11	43
	17-βHSD3 缺乏	15~28?	密切随访/活检?	2	7
低风险	CAIS（阴囊内性腺）	0.8~2	活检[d] 和???	3	120
	卵睾 DSD	2.6~3	切除睾丸组织?	3	426
	特纳综合征（Y-）	1	不需治疗	11	557
未知	5α-还原酶缺乏	?	未解决	1	3
	间质细胞发育不良	?	未解决	1	2
	GD（Y+）[b]，阴囊内	?	活检[d]，如果有 CIS：放疗?	0	0
	PAIS，阴囊内性腺	?	活检[d]，如果有 CIS：放疗?	0	0

　　GD[a]：性腺发育不全（包括 46,XY,45,X/46,XY，混合、部分、完全性腺发育不全）；[b]GBY 区阳性，包括 TSPY 基因；[c] 在诊断时；[d] 在青春期，需要检查 30 个曲细精管，诊断依赖于 OCT3/4 免疫组化染色；PAIS：部分雄激素不敏感综合征；CAIS：完全雄激素不敏感综合征；CIS：原位癌。

（三）肿瘤标志物

　　目前没有非损伤监测方法，而临床常用的超声及 MRI 对于监测腹腔性腺早期恶变是不可信的。目前肿瘤标志物除了 HCG 和 AFP，还包括 OCT3/4、TSPY 和 WT-1。OCT3/4 为核转录因子，在人类胚胎和干细胞中表达，是 CIS、GB、GCT 的病理标志物，成熟细胞中无 OCT3/4 表达。由于 OCT3/4 还是一个胚胎标志物，可以在孕晚期及生后早期检测到，DSD 患者 6 个月后外观正常的生殖细胞也可表达 OCT3/4，为成熟延迟的表现。为区分成熟延迟还是癌前病变，可以检测 SCF，SCF 为 KIT 的配体（KIT ligant，KITLG），为早期生殖细胞恶变的一个特异性标志物，仅在性腺 ITGCN 或 GB 中可以检测到。DSD 患者 GB 风险在于 GBY 区的存在，而 TSPY 为该区的候选基因，TSPY 激活并表达可导致 CIS/GB 的发生。

（四）DSD 性腺外肿瘤倾向

　　克兰费尔特综合征（47,XYY）有合并纵隔 GCT 的风险，可能由于生殖细胞没有正确迁移到生殖嵴，或者没有凋亡。和性腺 GCT 不同，可能由于高表达 TP53，纵隔 GCT 对铂类耐药，存活率仅仅 50%，大约 8% 纵隔 GCT 患者有克兰费尔特综合征。另外克兰费尔特综合征发生肿瘤风险可能与增多的 X 染色体有关，和 46,XY 男性相比，发生乳腺癌的风险为 19~58 倍。

　　没有 TSPY 的特纳综合征发生非-GCT 风险增高，发生一些特殊的罕见肿瘤风险增高，包括 CNS、眼、膀胱/尿道肿瘤。

　　没有染色体异常的 DSD，继发于 MRKH 或 PMDS 患者有发生子宫平滑肌瘤的风险（限于个案报道）。一篇文献回顾了 200 例 PMDS 患者，11 例发生中肾旁管结构恶变。

（五）恶变风险性腺的随访

　　没有可信并且特异的方法检测有恶变风险性腺恶变的发生。建议 DSD 阴囊内睾丸自青春期开始后每月自检。阴囊内或腹股沟性腺可通过超声检查，建议从青春后期开始每年超声随访性腺,尽管不能通过超声诊断 CIS,但是可以检测到睾丸实质回声不规则及微结石的存在(但是二者对于 CIS 并不特异)。也有罕见病例,超声尚未发现 GCC 微小病灶时已经发生转移。不建议应用超声、MRI 或 CT 监测位于腹腔的发育不良性腺。

如果预计发生 GCC 的风险增高,需要额外的检查详细分析风险。包括活检,规范取活检的部位和大小。如果 OCT3/4 为阴性,表明无风险(假定活检组织代表了整个性腺)。如果 OCT3/4 阳性,再检测 KITLG,根据检测结果确定是否将性腺保留及是否需要密切随访。一些文献建议男性表型的 XY 部分性腺发育不全患者在青春前活检一次,可以与睾丸固定术同时进行,在青春期后(17 岁~25 岁时)再次活检,OCT3/4 和 TSPY 免疫组化染色,鉴别恶变风险。McCann-Crosby 等不建议对 XY 部分性腺发育不全阴囊内外观正常的睾丸行性腺活检,而是建议常规自检(弱推荐)。性腺活检时需强调的一点是,活检时很容易遗漏性腺肿瘤,对于排除小的肿瘤,性腺活检是不可靠的。XY 部分性腺发育不全患者一次活检为正常,再次活检可能发现癌前病变。

目前对于这些患者风险评估仍然不完善,并且缺乏非损伤性标志物。最近有研究表明靶向血清 miRNA 检测(targeted serum miRNA,TSmiR),如通过检测 miR-371-3/367 诊断和随访 TGCT,敏感性达 98%,明显优于传统检测手段,改良的扩增靶向血清 miRNA 检测(如 ampTSmiR),已经准备商品化。但是,目前初步研究表明,GCNIS 病变并不向循环血中分泌特殊的 miRNA 群。此外,还有全基因组关联研究,基于 SNP 的筛查检测进行风险分层还在研究之中。

四、DSD 患者生育功能及决策

DSD 儿童及青少年由于性腺及生殖道发育异常、为降低恶变风险行预防性性腺切除,进展性性腺衰竭以及激素替代治疗,而面临着未来生育功能的挑战。有早期性腺功能衰竭及性腺切除的患者在儿童时期可能是保留生育功能的唯一时期。一些患儿可以通过冷冻性腺组织保留生育功能。患者生育相关的决定更为复杂,与父母的选择,潜在的性腺类型及性别认定的不一致,辅助生殖技术的不确定性有关。克兰费尔特综合征、特纳综合征、CAH、PAIS、5α-还原酶缺乏、卵睾 DSD 都有生育报道。

第三节　性别发育异常的诊断

既往对于外阴表现有性别异常的婴儿,应及早做出病因的诊断,目的有二:①正确性别的确立;②检查出有无内分泌疾病,尤以有盐丢失类型,因为对小儿有一定危险。

一、病史

询问详细的家族史和母孕史。父母是否为近亲结婚;家族中有不育,闭经,多毛可能提示家族两性状态;家族中不能解释的新生儿死亡,提示可能为 CAH;很大一部分 DSD 患者有遗传因素,通过家族病史可提示为常染色体隐性遗传疾病,如类固醇生物合成缺陷;X-连锁遗传疾病,如雄激素不敏感综合征;母孕期暴露史,包括口服外源性激素,避孕药,辅助生殖技术的应用;母亲异常男性化或库欣综合征面容,提示可能为母亲因素导致的 46,XX DSD;早产和胎盘功能不良和胎儿发育迟缓病史可能与男性的男性化不足有关。

二、体格检查

重点检查外生殖器以及内分泌疾病的特殊体征,包括牵拉阴茎长度、直径;会阴处开口的数量、各自开口的位置、形状和色素沉着情况;阴唇融合的情况;肛门的位置,是否有前移;外生殖器男性化程度可依据外生殖器男性化评分或 Prader 分级评估;外生殖器不对称也是一个重要的体征,卵睾 DSD 和混合性腺发育不良通常表现为单侧外生殖器的男性化。检查外生殖器后需要对性腺进行触诊,仔细检查阴囊、阴唇、腹股沟,确定性腺是否存在,如果存在,确定性腺的大小、质地、硬度以及是否对称;肛诊有无触及子宫,但是青春期前女性子宫很小,正常子宫触诊也可能为阴性。DSD 体格检查可以从完全正常的女性外生殖器到完全正常的男性外生殖器,即使是同一疾病,外生殖器表型也可以有很大差别,主要取决于性腺及其功能,以及雄激素发挥作用的各个通路是否正常。此外,要做人体测量,检查面部、肢体、手指和脚趾,脊椎异常合并 Antlery-Bixler 综合征提示 POR 缺乏,躯干发育异常提示 SOX9突变。青春期患儿需要测量血压,评价乳腺发育,阴毛分布。查体体征对诊断的提示:①双侧性腺均不可触及可以为任何一个类型的 DSD,46,XX DSD 最常见,其次为 45,X/46,XYDSD;②一侧性腺可以扪及高度提示为睾丸,少见的情况为卵睾,可以排除 46,XX DSD(因卵巢和条索性腺位于腹腔,不下降);③双侧性腺可以触及,提示 46,XY DSD,多为部分雄激素不敏感或雄激素合成缺陷,罕见的情况为卵睾 DSD;④与其他畸形同时存在的生殖器畸形常为性腺发育不全;⑤阴茎发育很好,提示宫内曾经有相当水平的睾酮存在;⑥直肠指检触诊有子宫,提示中肾旁管结构的存在;⑦皮肤色素沉着提示 3β-羟固醇氧化还原酶缺乏导致的CAH;⑧年长儿身材矮小提示为 XO 染色体系 DSD;⑨蹼颈、盾胸、两耳低位、两乳头距宽提示特纳综合征。

新生儿发现如下情况应该进一步评估是否为 DSD:明显男性:有严重尿道下裂阴囊对裂;尿道下裂合并睾丸未降;足月男婴双侧睾丸不可触及。明显女性:不同程度的阴蒂肥大,性腺可触及;会阴只有一个开口;模糊外生殖器。

三、实验室检查

(一) 确定细胞染色体核型及 SRY 基因
(二) 生化检查

1. 新生儿模糊外生殖器出生后立即行血清学检测排除失盐型 CAH,早期检测血清电解质(失盐型 CAH 生后 4 天内血清电解质通常正常)、睾酮及 DHT(睾酮在生后 7~14 天水平低,然后逐渐升高直至 2~3 个月)、雄烯二酮、促性腺激素水平(包括 ACTH、皮质醇、FSH、LH)。血清 17-羟孕酮要在生后 3~4 天以后测量以排除 21-羟化酶缺乏,因为生产的应激状态会导致患儿生后 1~2 天该值生理性升高。检测尿液肾上腺类固醇。生后 6 周~3 个月下丘脑-垂体-性腺轴睾丸激活状态,如果 LH 及睾酮水平 <12ng/dl 及 0.42nmol/L,表明睾丸功能衰竭。

2. 抗中肾旁管激素(anti-Müllerian hormone,AMH)和抑制素 B 由功能性支持细胞产生,可以用于判断是否存在功能性睾丸组织。低 AMH 不能确定为睾丸功能不足,可见于新生儿期,低促性腺性腺功能减退,或米勒管永存综合征(低 AMH,正常抑制素 B)。

(三) 刺激试验

1. **HCG 刺激实验**　下丘脑-垂体-性腺轴活跃期过后,需要 HCG 刺激实验确定间质细胞功能,正常反应为刺激后睾酮 >10nmol/L,或 288ng/dl。如果 <2nmoL/L 或 60ng/dL,为反应不足。也可以通过 HCG 刺激试验评价是否为 5α-还原酶缺乏(刺激后 T/DHT 比值升高);睾酮合成障碍(缺乏对 HCG 刺激的反应);雄激素不敏感(对 HCG 反应正常);17β-羟类固醇氧化还原酶(3 型)缺乏(睾酮/雄烯二酮 <0.8)。但是,利用上述比值确定睾酮合成异常的原因敏感性和特异性不足。睾酮不升高,LH、FSH 升高提示睾丸功能衰竭或无睾丸。评价雄激素不敏感阴茎的生长反应可以应用外源性长效雄激素,25~50mg/次,每 4 周一次,连 3 个月,评价阴茎大小,如果阴茎对雄激素无反应,性别决定需谨慎考虑。

2. ACTH 兴奋实验　判断肾上腺皮质功能状态。

3. GnRH 刺激试验　为性腺轴功能试验之一,用于检查垂体储备功能。

(四) 分子遗传学诊断

一些 DSD 最终需要基因检测确定诊断,高通量的下一代测序(next-generation sequencing,NGS)技术,染色体微阵列技术(chromosomal microarray,CMA)、全外显子组测序(whole-exome sequencing,WES)、全基因组测序(whole-genome sequencing,WGS)技术的进展,可以快速诊断大多数病例。但是对于部分雄激素不敏感综合征,突变基因与表型无相关性。早期基因诊断有助于性别认定,以及治疗方案的选择,如 17β-HSD3 及 5α 还原酶缺乏。另外,一些性腺发育异常患者就诊时没有特殊生化表现,如 NR5A1 和 WT1 突变,但是可以合并其他器官系统异常,早期基因诊断有助于早期监测。早期分子诊断还可以预测远期生育功能,有助于青春期时计划性保留生育可能。过去遗传检测通常是为了进一步确定生化检验结果,由于目前分子遗传检测手段的发展,生化检测应该用于分子遗传学检测后的功能检测以及长期监测。

四、影像学检查

(一) 超声

评估肾脏、肾上腺、盆腔、腹股沟、会阴及肛门区,评估外生殖器解剖,明确性腺性质及位置,明确是否有子宫、阴道。如果超声发现性腺内有囊肿,通常为卵睾;条纹性腺很难检测到。肾上腺超声确定肾上腺结构,是否有肾上腺皮质增生;超声和体检检查到不对称的解剖结构是一个重要的发现,如果核型为 XY,可提示混合性腺发育不全;如果为 XX,提示为卵睾 DSD。

(二) 生殖道造影

评价尿生殖窦,包括尿道和阴道汇合的部位,并确定是否存在子宫颈。

(三) CT

对盆腔结构的分辨率低,不是评价 DSD 最好的选择,一般用于评价合并恶性肿瘤,如肾母细胞瘤,或对生殖细胞肿瘤进行分期,或性别认定手术后并发症或肿瘤切除后的评估。

(四) 盆腔 MRI

辨别盆腔解剖结构,对不可触及睾丸检测的敏感性为 86%,特异性为 79%,准确性为 85%。检测 DSD 患者子宫的敏感性为 93%,检测阴道的敏感性为 95%。对盆腔结构检测的敏感性同超声。

(五) 神经影像

最近的研究表明功能磁共振影像(functional magnetic resonance imaging,fMRI)和正电子

放射层扫描（positron emission tomography，PET）可以评估双态性别的大脑结构。对 DSD 患者基于性行为的大脑神经解剖的研究可能有助于识别临床特征，给予更合适的处理。

五、诊断性探查手术

当基于上述结果仍然不能确诊时，可行腹腔镜探查及性腺活检辅助诊断。对于 DSD 患者不常规行性腺活检，只有当组织学信息对于明确诊断必须时行性腺活检。活检需要沿性腺长轴纵向深部取材。混合性腺发育不全的条纹性腺可以依据冰冻结果诊断，其他情况需要等石蜡切片结果。只有获得最后的病理结果及性别认定后，才能决定做性腺或生殖器官的切除。

六、DSD 患儿的产前评价

根据美国放射学会、美国妇产科学会和放射医师超声协会，在有医学指征时对胎儿外生殖器行影像学评价，并且需要在孕中、晚期多次超声检查。随着检查者经验的增加，孕 14 周后孕期超声对外生殖器评价的可信性提高。孕早期对胎儿性别的预测一直很困难，一些学者通过测量生殖结节的角度及顶臀长（crown-rump length，CRL）预测性别。CRL>65mm，预测性别的成功率 >95%；CRL>75mm，预测性别成功率接近 100%。孕中期可以通过横断面观察外生殖器的形态。孕晚期可以在阴囊内看到睾丸。如果产前超声没有见到典型的男性或女性外生殖器，或超声所见和核型不一致，要怀疑为模糊外生殖器，在这种情况下，需要对胎儿做详细的检查，检测可能存在的合并畸形。依据超声结果和孕周，可以重复做超声及 MRI，MRI 可以显示正常的男性和女性外生殖器，对于评价阴茎的长度优于超声。一些病例超声提示模糊外生殖器，可以采用胎儿游离细胞 DNA 检测技术（cell-free fetal DNA，cffDNA）做基因学诊断。

第四节　性别发育异常治疗

DSD 患者存在下面情况需要就诊于专科诊治中心：①考虑切除发育良好男性阴茎的任何情况；②46,XY 核型，睾丸有功能（除外 PAIS 或 LH-受体缺陷）的情况下，考虑选择女性性别；③46,XX 患者考虑选择男性性别；④任何外生殖器模糊伴有卵巢及睾丸发育或发育不良性腺功能不清楚；⑤儿童或青少年期要求改变性别，或者出现性交叉特征（女性出现男性化，男性出现女性化）。

一、性别认定

DSD 性别认定的主要目标是使性别认定与选定的性别保持一致，避免增加性焦虑的风险。获得确定诊断后，关于性别认定要和患儿家庭做全面的客观的讨论，包括正常性功能的潜能，生育能力，性腺恶变风险，各种潜在的选择，并给予建议。要告知父母，对于大多数 DSD 目前缺乏关于性别认定的高质量长期社会心理随访数据。

1. **DSD 患者性别决定的总体原则**　要培养患儿幼年时以及成年后的幸福感；支持患者自我决定性别的权利；尊重家庭，父母-患儿的亲子关系。

2. **性别决定是要考虑以下几个方面**　诊断时年龄、生育潜能、阴茎大小、是否存在有功能的阴道、内分泌功能、性腺恶变倾向、产前雄激素暴露、总体外观、社会心理幸福感和稳定的性别认定、社会风俗习惯和父母意愿。在做性别决定时也要考虑性别认定后个体预后数据及生活质量。

3. 合适的性别决定要达到的目标　获得生殖潜能,有好的性功能,采取最少的医疗干预,获得总体符合性别的外观,获得稳定的性别身份,具备良好健康的社会心理。

4. 不同类型 DSD 性别认定建议

(1) 46,XX DSD 性别认定:男性化的 46,XX DSD,如果有卵巢和内生殖器,通常选择女性性别认定,但是完全男性化的 CAH,男性性别认定虽然有一定风险,也可以考虑,但是要考虑生育功能的保留问题,可以保留性腺组织,直至确定了性别身份。CAH 胎儿宫内高水平雄激素不仅导致外生殖器不同程度男性化,也可能使大脑和以后的行为发生一定的男性化。社会心理评估表明 CAH 女性在儿童期有典型的异性行为模式。但是对成年女性性别相关行为评估表明,非典型 CAH 很少有性别转变征象,而单纯男性化 CAH 有中等程度的性别转变,失盐型受累最重。CAH 女性成年后双性或同性性取向与胎儿期雄激素水平及基因型的严重程度有关。尽管有强烈证据表明 40.9% 患者有典型男性行为,但是大多数(95%)选择女性性别的 46,XX CAH 患者最后发展为女性性别认定。因此,新生儿期诊断的患者尽管有显著的男性化性别相关行为,大多数选择女性性别认定,并且没有性别焦虑。目前性心理证据也支持新生儿期诊断的男性化 CAH 患者选择女性性别,并且将适当的心理支持作为长期随访的一部分。延迟诊断的患者性别认定困难,需要多学科谨慎评估。有诊断晚而成功选择男性性别的 46,XX CAH 病例报道,因此,有人提出对于完全男性外生殖器,循环中的雄激素可能对大脑产生男性化印记,如果患者有男性性心理及性取向,可以考虑选择男性性别认定,在性别决定的过程中,这些患者所处的文化环境和父母的支持也有很重要的作用。对于这些患者一些人建议推迟青春期,延迟手术,让患者自己决定选择性别。如果有必要,可以冷冻卵子。研究表明对于 CAH 患者,人际关系和个人处理不同性关系的能力对性满意度的影响大于生殖器解剖结构。

(2) 46,XY DSD 的性别认定:既往对于男性化不足的 46,XY DSD 常常倾向于女性性别认定,主要观点是即使存在睾丸分化,但是阴茎尺寸不足以发挥男性性功能和维持性心理健康,并且认为环境因素可以克服先天因素(如宫内雄激素暴露)。系列回顾性研究表明既往观点常常低估了先天因素所发挥的作用,性满意度生活质量的调查数据提示选择女性性别满意度低。在重新认识到许多因素影响性和性别发育后,2005 年共识提出对于睾丸有功能的 46,XY DSD 不应建议选择女性性别认定。此外,睾酮刺激实验,阴茎的长度和形态,尿道口的位置,阴唇阴囊融合的程度,存在一个或两个睾丸及位置,核型及是否存在 Y 染色体,个性以及父母的支持和对认定性别的认可均不能预测最终结果。

1) 出生时为典型女性外生殖器者:①46,XY 完全性腺发育不全:为典型女性心理发育,如果按女性抚养,通过赠卵可以生育,不需外生殖器整形手术,不管选择何种性别都需要青春期激素替代;②CAIS:大脑无雄激素化,典型的女性性别认定、性行为及性取向。外生殖器不需整形手术,性腺切除后需激素替代治疗;③5α-还原酶缺乏:由于出生时为女性外生殖器外观,大多按女性抚养,青春期发生男性化,使 56%~63% 患者性别身份从女性转为男性,由于选择男性性别有生育可能,所以通常建议选择男性性别认定。尽管外生殖器对雄激素有反应,经药物或手术治疗后成人外生殖器仍然达不到典型男性外观。如果保留睾丸,青春期通常不需要激素替代。只要成年后阴茎长度达到 6cm,大多数选择男性性别认定的 5α-还原酶缺乏患者有满意的性功能。虽然 5α-还原酶缺乏患者多选择男性性别认定,选择女性性别者也报道有满意的性活动;如果按女性抚养,可以保留性腺,应用 LHRH 类似物延迟青春期,使患儿有机会参与性别的选择及是否切除性腺。④17β-羟类固醇氧化还原酶(3 型)缺乏:目前尚不清楚酶缺乏的严重程度和性别认定的相关性,并且也不清楚为何一部分患者发生性别身份的改变,而另一部分患者没有发生。除了生物学因素,社会因素及后天学习对于性别认定及性别身份也有重要意义。目前为止,对于男性性别认定的支持数据不如 5α 还原酶缺乏强烈,并且 17β-HSD3 有 5% 风险发生生殖细胞肿瘤,并且至今无生育的报道,因此,在合适的情况下也可以选择女性性别。如果一直按女性抚养,青春期前诊断,可以选择女性性别切除睾丸,或者阻断青春期直至患者自己做出决定。如果保留睾丸需要监测恶变。17β-HSD3 缺乏者无论选择男性女性都有性不满意。

2) 出生时为模糊外生殖器:①PAIS:青春期可表现为各种不完全男性化,由于目前的证据尚不能提供一个清晰的指南指导选择何种性别,因此新生儿性别认定仍然是一个挑战。如果可能,不可逆的干预最好推迟至患者本人可以参与决定。PAIS 模糊外生殖器者,无论选择男性还是女性,和 CAIS、CAH 及 Swyer 相比,抚养性别与性别认定不一致的报道增多。PAIS 按女性抚养者的性别焦虑比按男性抚养者高(20% vs 7%)。但是大多数 PAIS 患者性别身份和性别认定是一致的。PAIS 患者对生殖器重建及性生活质量不满意很常见。PAIS 患者如果阴茎对睾酮的反应好可以选择男性,如果睾酮治疗无效,可以选择女性。和其他 DSD 相比,社会因素对这部分人群性别认定的影响更大,可能与模糊外生殖器导致父母更多的焦虑和压力,进而影响父母-子女关系,患者的心理社会功能,影响患者对疾病的理解和随后性别认定的发育。②单纯小阴茎:对小阴茎的研究表明所有患者都为男性认定,并且有成功的性关系,尽管睾酮治疗后成人阴茎长度比正常成人明显短,但是功能足够;③混合性腺发育不全:左右侧性腺,甚至同一性腺的发育及组织学都有很大差异,表型差异也很大,选择性别时需要考虑产前雄激素暴露、内生殖管道解剖、性腺功能、青春期后的阴茎发育以及性腺位置。没有哪种选择会非常满意,成人后身高矮,生育力低,未来性别身份的不确定性都使混合性腺发育不全患者性别决定异常困难。如果选择女性性别,推迟手术直至个体性别身份建立。家庭的支持在性别决定中起重要作用。所有按男性抚养的患者都有强烈的男性性别认定,但是按女性抚养者对性别角色的适应性差;④卵睾 DSD:性别选择依赖于诊断时年龄及解剖分化,如果很早诊断,可以选择男性或女性,性别认定要考虑生育潜能以及生殖器的发育,最终要和选择的性别一致。选择男性性别者对其社会性别及性生活的满意度更高;⑤非激素/非染色体 DSD:主要指 46,XY 泄殖腔外翻,无阴茎,或严重小阴茎。过去多选择女性,但是,随访结果很失望,选择女性性别者有很高转为男性性别的比例(33% 存在性焦虑),因此,最近很多学者更支持选择男性性别。

新生儿出生时不同国家性别注册政策不同,可以延迟性别注册直至诊断明确。对于新生儿,性别认定不能仅仅依据出生时外生殖器外观,因为外生殖器男性化程度不一定和大脑的男性化程度相关。最近对于 46,XY DSD 新生儿选择女性性别下降,这个改变是受 46,XY DSD 患者长期随访结果以及阴茎重建手术技术改进所影响。DSD 协作组应该权衡生殖器外观、临床可做出的选择(生育能力)、风俗习惯、父母意愿及支持。最近有学者提出性别认定应个体化,依据性心理的发育和社会环境,而外生殖器的解剖不能决定性别认定。

对于诊断明确的患儿,可以依据预后的数据,建议认定的性别。患儿及家庭在不同发育阶段需要规律的心理支持和性别相关咨询。当患儿或家庭出现和性别不典型行为相关的焦虑时需要对患儿行心理评估。如果选择保守治疗,保留性腺,并且通过促性腺激素释放激素类似物(gonadotropin-releasing hormone analogues,GnRHa)暂时阻断青春期男性化,直至可以做出性别认定。但是何时患儿有能力做出这种不可逆的决定尚不清楚。当 DSD 患者出现 GD,并且没有可预测的明确性别认定时,根据内分泌协会的指南,可以考虑给予 GnRHa,给患儿及家庭一些时间重新考虑确定性别。同理,当出生时的性别认定与建议的性别认定不一致时,需要早期心理评估,并且可以考虑给予 GnRHa。当存在严重及持续的 GD,并且渴望相反的性别身份和/或者早期发生异性性行为时,可以考虑转换性别。总之,DSD 的处理需要个体化。

由于性别认定通常在青春期后才会稳定,而决定性别认定的因素又很复杂,在患者没有能力做出性别认定前的一些手术可能导致不可逆的改变,因此目前急需对性别认定结果及预测性别认定因素的研究,以指导抚养性别的选择。

5. 性别决定的时间 理论上讲,一旦获得全面的诊断,即可行性别认定。需要告知家长或早或晚做性别认定的利弊。尽管目前对性别认定的建议很清楚,但是仍然存在争议,争议的焦点为是否推迟手术直至患者可以参与选择和决定。虽然这种方法很理性,但是考虑到文化规范,很难施行,因此并没有在共识中建议。目前也尚无证据表明儿童期 DSD 未治疗存在对个体发育、父母、社会的影响及名誉受损的风险。性别认定最大的障碍是新生儿无法表达他们的性心理倾向,如果可以预测婴儿未来的性别倾向,就可以解决 DSD 个体早期性别认定问题。

6. 性别的重新认定 有一小部分 DSD 患者会在青春期或之后感到需要改变认定的性别,因此,不应认为认定的性别是不可改变的。性别的重新认定通常是患者启动的,必须系统评估,谨慎为之。对于 DSD 患者不典型行为比正常人群更常见,因此,这种行为本身不应该认为是需要重新性别认定的指征。另外,暂时一个阶段对于个体性别的不确定在 DSD 患者很常见,也不能作为重新认定性别的指征。一个对 46,XY DSD 成人随访表明有 1/3 患者经历过性别焦虑,但是最终对认定的性别是满意的。儿童时的性焦虑并不持续至成人期,在发育过程中,性别认定也是波动的。

二、非手术治疗

1. 内科治疗 诊断 CAH 的新生儿需要观察 2 周,因为在生后 1 周之后失盐的症状才会表现出来,CAH 患儿首先需要在小儿内分泌科进行系统治疗,有水电解质紊乱的新生儿 CAH 需即刻矫治水电解质失调。

2. 激素替代治疗 对于没有内源性激素生成以及保留的性腺功能不足以启动青春期及维持第二性征者,青春期需激素替代治疗,保证性别特异的生理发育及成熟、心理发育及成熟、青春期的快速生长和骨密度的增长。对于 DSD 个体青春期诱导,男性常常在 12 岁,女性在 11 岁,以低剂量开始,3 年内逐渐达到成人剂量,以避免骨骼过快成熟降低可获得成人身高的潜能。

(1) 选择男性性别的 DSD:对于小阴茎的新生儿,可以给予 25mg 睾酮(庚酸或环戊丙酸睾酮)肌注,每月一次,连续 3 次,青春期前可以再给一次短疗程的睾酮 25~50mg 每月一次,连续 3 次,特别是对于有性焦虑及站立排尿困难的儿童。男性青春期的诱导始于 12 岁,逐渐增加剂量,可以口服,肌注或皮肤应用。肌注睾酮,每月 50mg,每 6 个月~12 个月增加 50mg,直至达每月 250mg,改为应用长效十一酸睾酮每 12 周 1 000mg。对于 PAIS 患者选择男性性别者,需要应用超生理剂量睾酮(相同年龄 5 倍剂量)诱导青春期。为预防男性女乳可以加芳香酶抑制剂。对于 5α 还原酶缺乏患者可以局部应用 DHT 促进男性化。

(2) 选择女性性别的 DSD:在预期青春期(11~12 岁)开始小剂量雌激素治疗模拟正常青春期,对于身材矮小者,可以 12 岁开始,以最大化成人后身高,乳腺完全发育之后给予成人剂量雌激素维持。可以口服 17β 雌二醇,0.25mg/d,每 6 个月增加剂量直至达成人剂量 2mg/d。有子宫者,如果雌激素已经达成人剂量或者已经有月经初潮,加用孕激素(月经周期的最后 7 天给予甲羟孕酮,10mg/d)。

3. **心理治疗**   从新生儿至成人期,给予规律的性心理及社会心理支持可以使 DSD 患者获得很好的远期效果。

三、手术治疗

手术前需要对患儿进行心理评估,和家长进行详细的、无倾向性的谈话。交代和疾病相关的性功能、生育能力以及性腺恶变的风险,手术治疗与观察的利与弊,患儿可能存在的社会心理问题,性别选择的相关利弊,选择不同性别后生殖器整形手术的术式,近远期并发症,近远期需要接受的内分泌治疗和心理治疗,以及目前 DSD 治疗现状。最后在行外生殖器整形手术前需经伦理道德委员会批准同意。

1. **手术治疗达到的目的**   恢复生殖器功能可以完成成人后性交;如果可能,利于未来的生育功能;降低和泌尿生殖道异常相关的泌尿系风险,如泌尿系感染,潜在的上尿路损害和尿失禁;避免尿液、血液在阴道和子宫聚集;避免按女性抚养个体青春期发生男性化及男性个体乳腺发育;降低性腺肿瘤发生的风险;培养"独特个体"及"社会身份";避免不典型生殖器解剖带来的耻辱;响应患者父母渴望以可能的最好状态抚养孩子的愿望。

2. **手术时间**   一旦确定了患儿的认定性别,可以择期行手术治疗矫正生殖器畸形,关于手术时间争议的核心是在不知道个体最终性别身份的情况下做性别认定。主张早期手术者提出早期手术技术简单,并且可以避免因为模糊外生殖器使患儿及父母面对社会议论和心理压力,避免青春期实施生殖器手术给患儿带来的心理创伤。其他人基于人权完全知情的原则主张晚期手术者,让患者足够大后自己选择,而不是其父母做出决定。最近,更多的学者质疑对患儿施行非医疗必须的,并且将影响患儿未来性功能和/或生殖能力的不可逆手术,特别是由父母决定而患儿无能力参与决定的手术。

3. **女性外生殖器整形手术**   包括阴蒂成形、大小阴唇成形和阴道成形。目前的争议仍然集中在手术时间以及分期还是一期手术。阴蒂成形手术时间:大多数学者主张早期手术,并且内分泌协会临床指南建议 Prader≥3 行外生殖器重建手术。阴道成形时间也仍存争议,由于儿童时期阴道没有功能,一些人根据尿道阴道汇合部位决定手术时间。对于低位汇合,一期行阴蒂、阴道和阴唇成形已经是标准化操作。大多数学者建议对于小的、合流位置高的阴道可以延迟手术。目前争论的结果通常是两种方法:①新生儿期做简单手术,如阴蒂、阴唇成形,青春期后做大手术(阴道成形);②新生儿期做大手术(阴蒂、阴唇、阴道一期成形),青春期后做简单的阴道外口成形。主张延迟手术者认为一期手术阴道狭窄发生率高,但也有人发现青春期后手术阴道狭窄发生率高于婴儿期手术。主张一期手术者认为可以用阴蒂体多余的皮肤做重建手术;另外母亲雌激素的作用使新生儿阴道组织厚,弹性好,游离阴道非常容易。主张青春期做阴道成形的优点是可以征得患者本人同意,青春期雌激素有利于组织愈合,并且随着阴道的生长及扩张,手术效果好。Lawson-Wilkins 儿童内分泌协会(Lawson-Wilkins pediatric endocrine society,LWPES)及欧洲儿童内分泌协会(european society for pediatric endocrinology,ESPE)建议高位合流的患儿生后 2 个月~6 个月手术,不建议在 12 个月至青春期之间手术。2013 年第四届国际尿道下裂和 DSD 协会世界大会代表投票:78%的外科医生赞同 2 岁前手术,大多数人建议一期行阴蒂、阴道、阴唇成形术。一些研究认为早期接受外生殖器手术的女孩外观满意度高,生活质量好,并且性焦虑发生率低。尽管少数关于远期结果的报道提示延迟手术更好,但是大多数学者仍然建议早手术,特别是 CAH 患者。对于存在不同程度男性化的 46,XX CAH 患者,治疗规范主张早期手术(<2 岁),包括阴蒂成形、阴唇成形和阴道成形。对于严重男性化女性,在完善内科治疗前提下,在生后 3 个月~6 个月行女性外生殖器整形手术。目前,仍然没有阴道成形手术时间的统一意见,也没有关于性功能的保留、性心理健康及系统长期随访评估结果的足够数据证明早手术还是晚手术好。

　　4. 男性外生殖器整形手术　术式及治疗原则同尿道下裂(见尿道下裂章节)。

　　5. 性腺的外科处理　由于预测的性腺恶变风险并不能直接对应具体患者,需要性腺病理活检。标准的活检通常需要取 3mm×3mm×2mm,并且建议纵向切取深部组织,以避免遗漏性腺深部组织成分。腹腔性腺需要移出腹腔,放到腹股沟,最好是阴囊内,可以监测恶变,如果不能移出腹腔,需要切除性腺。关于睾丸切除的时间(青春期前还是青春期后)仍存争议,依赖于预期恶变的风险。由于肿瘤多发生在青春期后,一些人主张延迟手术,但是前提是性腺可以安全监测。对于治疗合并的腹股沟疝或存在性腺相关心理问题时主张青春期前手术。青春期开始后可能出现与选择性别不一致的男性化或女性化者,需要青春期前切除性腺。对于 CGD 或 PGD,如果腹腔内性腺不能下降至易于监测的部位时需要切除。CAIS 恶变风险低,青春期后延迟切除性腺已经被广泛接受,但是有一些成年女性不同意切除性腺,则需要将腹腔性腺放置在一个更表浅的位置。睾酮合成障碍性腺恶变风险低(<1%~15%),但是对于 46,XY DSD 睾酮合成障碍完全女性外生殖器选择女性性别者仍然建议儿童期切除睾丸以防恶变。对于任何切除未成年人性腺手术,除非有健康风险,如发育不良性腺的恶变风险,或者通过治疗也不可能有生育功能,应该慎重。

　　性腺切除指征:①(早期)GCC;②(预期)性腺分泌激素有相反作用;③患者自检或影像监测性腺恶变的依从性差,患者要求切除性腺;④存在 Y 染色体物质的条纹性腺(特纳综合征、46,XY 完全性腺发育不全、混合性腺发育不全)。

　　性腺切除的利弊:对于性腺切除的决定应该个体化,并考虑到心理社会因素。目前还没有被广泛接受可以用于临床决定的程序化风险因素,包括年龄、性腺位置、TSPY 阳性检测结果、外生殖器表型。随着越来越多 DSD 病因相关基因的识别,可能会有恶性 GCT 筛查和预防的基因特异性诊断方法。预防性性腺切除的利弊分析需要考虑可以选择的筛查手段的成功率以及早期治疗的策略。对于保留性腺的 DSD 患者,影像学监测腹腔内性腺 GCT 是不可靠的。替代的方法包括将性腺放置在活检时腔镜套管的部位或腹股沟,便于检查。对于恶性 GCT 治疗结果数据少。睾丸 GCT 相对少(终生风险为 0.4%),睾丸癌的十年生存率超过

95%。高生存率可能源于 GCT 的原始分化状态和对铂类治疗的敏感性。卵巢 GCT 更少见(终生风险为 0.07%),铂类治疗高生存率(5 年生存率为 95%)。

四、对父母及患儿的教育与沟通

由于性别发育的复杂性以及分享信息的敏感性,与 DSD 患者及父母的沟通面临很多挑战,对 DSD 的处理已经从过去医生做决定的模式转变为与患者及家长分享医疗信息,让患者及父母主动参与选择的模式。对患者教育及患者与父母支持团体关系的关注,可以在一些病例延迟早期手术,等待患儿的发展直至患儿自己做出选择。对于医学信息的公开教育是必要和有效的,鼓励父母在早期和患儿谈论他们独特的发育过程,他们小时候是什么样,以后会如何发育,这些谈论应该是随意的简洁的,并且随时接受患儿的提问,并且要告诉孩子,有很多方式可以成为父母,身体和生殖器官有不同的尺寸和形状,而 DSD 仅仅是他们作为个体的一小部分。早期公开的谈论 DSD 可以降低患儿在青春期时或生活中发现自己和同辈不同时所面临的巨大震惊。

沟通原则:①使对 DSD 的认知正常化:和患者及家人沟通的第一目标是让他们认识到 DSD 并不少见。可以简单地说"我们定期的会看到这样的患者,并且知道如何处理这样的问题",这可以给新生儿的父母及患儿或青少年很大的安慰。②引导出患者或其父母关注的问题/认真聆听:和父母或患儿共同回顾他们对患者或自身的情况知道多少,压力最大的问题或顾虑是什么。此过程可以了解父母/患者的健康教育水平,确定对患者的教育过程是针对他们最担心的问题。可以应用一些针对 DSD 人群的心理社会评价工具和儿童行为列表。③对性别发育过程的教育:对于大多数病例,在还没有谈论到患者的临床表现及诊断时,小组成员先解释性别发育的过程,这个做法是为了让患者知道 DSD 并不少见,并且为下一步的讨论奠定基础。要强调男性和女性生殖器来源于同一胚胎细胞,逐步解释男性和女性内外生殖器分化的各个变化,并且指出有很多原因可以导致这个发育过程被干扰,从而导致发育的异常和性器官的异常。④公开分享医疗信息:治疗小组要在和患者家庭见面前讨论已有的数据,保证对分享信息理解的一致性,并且做出下一步的诊断及治疗计划。和患者家长共同回顾已有的发现及数据,包括遗传检测结果、内外生殖器、激素功能和生育相关的问题、性功能以及需要进一步检查或观察的不确定的问题。还要包括心理社会问题,要关注社会、情感、认知的发展,涉及性取向和性别认定的问题。结束时给患者/家庭一份讨论的总结,以及需要进一步检查的项目以及有问题时的就诊联系方式。对 DSD 相关信息的公开和教育是必需的,有的个体喜欢立即被告知详细的医学信息和决定,而有一些人喜欢在获得诊断后的一段时间内接受教育和做出决定。依据个体喜好进行教育。⑤反复巩固对疾病的理解:由于理解复杂的医学信息很困难,患者父母/患儿常常因为焦虑忘记细节。常规询问患儿/父母上次讨论记住了什么,描述一下患儿/自己的诊断。这个过程可以揭示是否存在混淆和错误的理解。通过重复医学教育逐步引出患者/父母对问题的理解,提出他们特别关注的问题。⑥构建沟通的剧本:父母和患者都存在如何和他人谈论 DSD 的困难。因此,和患者/父母共同参与确定他们如何与他人谈论,预测会遇到的问题,以及遇到问题后应该如何反应,即策划一个"剧本",会减轻他们的焦虑。在新生儿出生时,父母会寻求如何和家人及朋友沟通,要根据家庭和患儿的情况确定沟通的策略。孩子长大后,一些家长认为应该与患儿分享这些信息,另一些人则担心告诉孩子过多病情会对孩子未来的生活产生不良的影响。

给家长提供一个简单的"剧本"用于沟通会使他们很放松。为儿童和青少年提供一个"剧本"也很重要,每个 DSD 患儿由于身体及发育和他人的不同,使他们高度关注别人对他们的看法以及是否被他人接受。另外由于看病导致缺课,性发育与他人不同,最后涉及生育上的限制或差异,所有这些问题都是患儿需要面对和回答的,因此非常有必要和每个青少年讨论他们想和谁分享这些信息,想分享什么信息,然后排练他们应该怎样说。⑦告知并联系支持团体和/或患者与患者之间的沟通。

总之,与患者/父母的沟通遵循 Pols(2013)提出,Lundberg(2017)支持的"什么(what)""如何(how)""现在(now)"教育模式,即面对患者面临的不熟悉及无法预测的情况,解释他们的情况是什么,应该如何在医学上做出反应以及对家人朋友如何做出解释,增强他们谈论及处理 DSD 时的信心。与患者/父母公开且清晰地谈论医学知识、医学信息,不断帮助他们消化理解这些信息,告知他们需要学习处理的医学需求(如给予的药物治疗、预约的检查等),最后关注他们如何讨论,和谁讨论 DSD 相关问题,并确保他们获得了支持。

第五节　性别畸形的外科治疗

一、女性外生殖器整形

(一) 手术目的

切除多余的勃起组织,保留阴蒂的性敏感,提供正常阴道开口,利于月经流出、性交及生育,预防反复泌尿系感染。

(二) 阴蒂成形技术

阴蒂为性器官,因此阴蒂成形时要尽力提供很好的外观,并保留正常的阴蒂神经支配以保证性功能。阴蒂成形技术发生了很大的变革。最初人们认为阴蒂对于正常性反应不是必要的,因此致力于切除所有的阴蒂组织,避免出现勃起痛,随着对阴蒂重要性的认识,开始有报道保留所有阴蒂组织和神经,将阴蒂隐藏在皮下脂肪内。Schimid 在 1961 年首次提出阴蒂海绵体短缩,保留阴蒂头及神经血管组织。Kogan 在 1983 年提出白膜下切除阴蒂海绵体勃起组织,更好保留血管神经。Baskin 在 1999 年提出于阴蒂海绵体腹侧切口,而不是侧方切口,这样不仅保留了背侧主要的血管神经束,也保留了侧方扇形的神经分支。Pippi Salle 在 2007 年报道了保留勃起组织的手术,将两个阴蒂海绵体分开放在两侧大阴唇脂肪内,保留性敏感性以及以后性别改变的可能。目前,主流的阴蒂重建手术是切除部分勃起组织,保留全部或部分阴蒂头,既美观,又尽量保留了阴蒂功能(图 23-5-1)。2007 年 Poppas 提出了一个保留全部血管神经的技术,即在腹侧海绵体白膜下切除部分勃起组织行阴蒂成形。

(三) 阴道成形技术

阴道成形技术的演变与前述类似,所有的修复技术都基于几个标志性的报道。几乎每个阴道修复技术都基于最初由 Lattimer 提出,Fortunoff 及其同事 1964 年描述的后方会阴皮瓣技术。后来宽广基底的 Fortunoff 瓣改良为更美观的 Ω 瓣(Jenak 2001 年,Freitas-Filho 2003 年)。1969 年 Hendren 和 Crawford 报道了用于高位合流的 Pull-through 技术,这种将阴道合流位置作为选择何种类型阴道成形术的决定性因素仍然是目前所有阴道成形技术的基础。1983 年,Hendren 和 Donahoe 提出早期一期重建阴道和阴蒂的手术。尽管单独分离阴

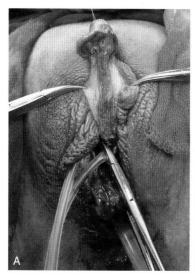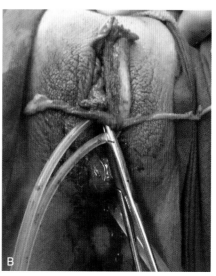

图 23-5-1　阴蒂重建手术

A.阴蒂分叉处阻断,于阴茎海绵体腹侧纵向切开 buck 筋膜;B.游离出二条海绵体。

道的 pull-through 阴道成形技术是一个很大的进展,但是最初这种技术常常导致会阴部一个单独分离的阴道开口,缺乏黏膜的覆盖,并且技术要求很高。1989 年 Passerini-Glazel 应用背侧劈开游离的尿生殖窦技术使外阴更美观,并且卷管折向阴道时可以覆盖阴道分离的部位,减少尿道阴道瘘的发生。1994 年 Passerini-Glazel 应用该皮瓣形成阴道前壁。1990 年 Gonalez 和 Fernandes 应用包皮重建阴道前庭和前壁。1997 年 Alberto Pena 提出整体游离技术(total urogenital mobilization,TUM),即泄殖腔修复时环形切开尿生殖窦整体游离至会阴。Rink 及同事报道行 pull-through 手术时用游离的尿生殖窦覆盖前庭或取 Passerini 皮瓣覆盖阴道前壁。尿生殖窦还可以作为类似 Passerini 皮瓣替代后方会阴皮瓣。尿生殖窦游离技术可以修复几乎所有的尿生殖窦畸形,可以使中位汇合不需要单独分离尿道和阴道而达到会阴部。对于高位汇合仍然需要 pull-through 技术分离阴道和尿道。目前为止,TUM 手术术后外观效果好,无尿失禁问题,但是尚无长期随访数据结果。有人提出向近端整体游离尿生殖窦有损伤括约肌及神经的风险,导致压力性尿失禁和阴道变短,因此 Rink2006 年提出部分游离尿生殖窦(partial urogenital mobilization,PUM)技术,即环形游离尿生殖窦停止在耻骨韧带水平。目前阴道成形主要包括以下技术:

1. Cut-back 阴道成形　现在很少应用,仅适于单纯阴唇融合,Escala Aguirre 2009 年提出该技术可以用于 Prader1 和 2 的患者。

2. 会阴皮瓣阴道成形　主要用于低位合流,切开阴道和尿生殖窦的后壁,保留前壁,不改变合流位置,仅仅是扩大外口。由于会导致轻型尿道下裂、阴道排尿、感染、甚至尿失禁,不适合高位合流患者。

3. Pull-through 阴道成形　可用于任何合流,但常常用于高位汇合,将阴道和尿生殖窦分开,尿生殖窦用于重建尿道,游离的阴道牵拉至会阴,但是常常需要联合皮瓣技术。该方法技术要求高,尿道很难从阴道分离。容易导致尿道阴道瘘、阴道狭窄和损伤尿道括约肌功能。

4. **PUM**　这种方法可以利用尿生殖窦改善外阴外观,并且避免在耻骨后方过度游离,可用于大多数患者。

5. **TUM**　通常不需要单独游离阴道,手术时间缩短70%,更美观,尿道阴道瘘发生风险降低。目前此方法可以用于很多畸形,包括尿生殖窦畸形、女性外翻畸形、阴茎发育不全。TUM作为一种单独的阴道成形技术可以使阴道外口缝合在会阴,但是可能导致阴道外口环形狭窄,可能仍然需要联合会阴皮瓣及pull-though方法。

6. **完全阴道替代**　用于无阴道及始基阴道者。

7. **阴道扩张术**　对于会阴有盲端阴道的患者,在患者决定开始性活动时,可以通过阴道扩张技术获得足够的性功能。如果阴道扩张不成功,可以行阴道替代手术。

(四) 阴唇成形

阴唇成形技术也在不断改进。CAH及DSD患者通常无小阴唇,大阴唇位于新阴道开口的上方。劈开阴茎背侧皮肤做小阴唇,大阴唇通过Y-V成形下移,建立一个正常的外阴形态,阴道位于阴唇之间。

(五) 乳腺整形

对于选择女性性别者,青春期或青春期后可以通过应用激素或假体使乳腺变大。

(六) 女性外生殖器修复

首先确定患者代谢稳定,特别是CAH患儿。CAH围手术期需要应激剂量激素替代。术前会阴外用雌激素1~2个月。大多数患者一般灌肠即可。术前应用广谱抗生素。全麻后先做内镜检查,阴道内放入Fogarty导管,膀胱内放入Foley尿管。

1. **尿道阴道低位汇合**　大多数DSD或尿生殖窦手术患者是低位汇合,可以行皮瓣阴道成形术。于包皮内外板交界处切口,保留所有的包皮内板(因其敏感性仅次于龟头),尿道板二侧做平行切口,共同开口处环形切开,会阴设计Ω形会阴皮瓣。大阴唇做Y型切口。包皮脱套,保留腹侧尿道板完整,腹侧游离至海绵体分叉水平,背侧游离至耻骨,阴蒂根部放置止血带或将分叉海绵体向耻骨方向压迫止血,在海绵体腹侧从龟头到海绵体分叉处纵向切开buck筋膜,暴露海绵体组织,从海绵体白膜中剔除海绵体组织,保留完整的血管神经,保留分叉处远端海绵体组织2~3cm,结扎近端的勃起组织。缩小龟头的手术还有争论,如果做,可以在腹侧中线部位楔形切除龟头并成形。将龟头缝合在海绵体残端。阴蒂成形后做皮瓣阴道成形,切开Ω形会阴皮瓣,游离皮瓣下脂肪,暴露尿生殖窦,切取的皮瓣要足够长,做到无张力吻合,皮瓣还要足够宽以提供正常阴道外口的口径,另外,皮瓣不能过于臃肿以免导致阴道开口有梗阻样组织。将生殖窦和阴道后壁与直肠分离,从中线切开尿生殖窦的后壁,向近端达阴道后壁,阴道远端1/3通常狭窄,因此向后壁切开直至管径正常处。可以将会阴皮瓣翻转至阴道后壁,与之缝合。然后行小阴唇及大阴唇成形,将阴蒂包皮背侧纵切,转移到尿道板两侧,与保留的尿道板及阴道侧方吻合,阴唇阴囊行Y-V整形,下移拉长,形成大阴唇(图23-5-2)。

2. **高位合流**　大多数学者认为将阴道与尿生殖窦完全分离的pull-through阴道成形技术是治疗高位合流最好的方法。Braga建议当尿生殖窦超过3cm时做pull-through手术,幸运的是这种情况仅见于5%CAH的患者,高位合流更多见于单纯尿生殖窦畸形。严重男性化的CAH患者看似为高位合流,但只是共同通道向远端延伸,很少有尿道变短。pull-through技术常常导致一个孤立的阴道外口,并且缺乏黏膜覆盖,技术难度高,将阴道前壁和尿道及

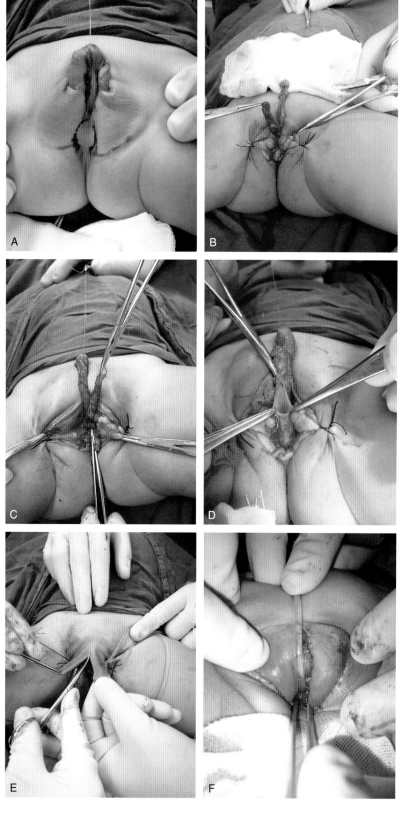

图 23-5-2   女性外生殖器整形（低位合流）
A. 切口；B. 包皮脱套，于阴蒂腹侧切口游离出海绵体；C. 于海绵体分叉远端 2cm 结扎切断海绵体；D. 游离尿生殖窦，并于腹侧切开至阴道口径正常处，成形阴道；E. 纵向切开背侧包皮成形小阴唇；F. 外阴可见阴道口及尿道。

膀胱颈分离时没有明显的分离平面,操作必须特别小心以避免损伤尿道及括约肌,同时术野不好暴露,容易导致不好的结果,如发生阴道狭窄、阴道尿道瘘、憩室、远端阴道残留。很多学者报道了一些改善术野暴露的方法,如前矢状入路经肛门直肠途径分离直肠前壁(anterior sagittal transanorectal approach,ASTRA),可以为分离阴道提供很好的暴露,适合于非常高位的阴道合流。Rink 和同事 1997 年报道了俯卧位经中线后入路,牵拉而不是切开直肠可以获得很好的暴露。采用内镜留置 Fogarty 和 Foley 尿管,如果有阴蒂肥大可以先取仰卧位,然后俯卧位,会阴部 Ω 切口同前,在生殖窦/阴道和直肠之间游离,随着向近端游离,直肠很容易被牵开器牵开,不需要分离直肠即暴露整个尿生殖窦。于后面正中切开尿生殖窦直至正常口径的阴道,此时,拉钩放入阴道内上提,很容易暴露尿道阴道汇合处的阴道前壁,可以将阴道和尿道于直视下分离开,此处非常薄弱,分离时要偏向阴道侧,越向近端游离越容易。尿生殖窦可以卷管成形尿道,缝合 2~3 层。将阴道前壁向下方游离接近会阴。pull-through 技术阴道常常达不到会阴,需要皮瓣辅助,可以用包皮、臀部皮瓣或侧方皮瓣,患儿需要再改为仰卧位,将后方会阴皮瓣和阴道吻合。Passerini-Glazel 用生殖器组织做皮瓣,优于皮肤皮瓣,不容易发生狭窄及生长毛发。最后做阴唇成形,技术同前。如果用了多处皮瓣,术后大腿需要捆绑在一起,以防止皮瓣张力过高。

3. **整体游离技术** 先用内镜评估汇合位置,并经内镜留置 Fogarty 管在阴道,Foley 尿管在膀胱,直肠内放置海绵或凡士林纱布。先做阴蒂成形术,环形切开尿生殖窦外口,将尿生殖窦和海绵体分离,最初游离到海绵体分叉处,行阴蒂成形同前。在尿生殖窦后方中线处游离,直到腹膜反折处,然后继续在耻骨后向近端游离尿生殖窦,将尿生殖窦和耻骨之间无血管的韧带切断,整个尿生殖窦就很容易拖至会阴。此时,阴道内很容易触及 Fogarty 球囊,将阴道后壁切开,将阴道缝合至会阴或嵌入皮瓣扩大阴道外口。可以在腹侧切开游离出的尿生殖窦,用于做前庭(图 23-5-3)。如果阴道位置仍然很高,可以用 pull-though 方法将阴道前壁和尿道及膀胱颈分开(俯卧位容易操作),尿道上的开口关闭两层。可以在背侧劈开尿生殖窦,向腹侧翻转修补阴道前壁,利用会阴皮瓣修复阴道后壁。

二、男性外生殖器整形

包括阴茎下弯的矫正、尿道重建、阴囊成形、睾丸固定、睾丸假体植入、阴茎重建。关于尿道下裂手术前是否及何时应用雄激素,以及应用的途径尚无指南,对于阴茎很小,特别是弯曲严重,龟头特别小的患儿可以考虑应用,对于小阴茎,先用睾酮治疗还可以确定阴茎是否对睾酮有反应。对于尿道重建,应用正确的组织和选择正确的操作是减少并发症的关键。决策开始时要对尿道口的位置、阴茎的大小、弯曲程度,以及尿道腹侧覆盖皮肤的质量进行正确的评估。如果尿道板健康,有相当好的厚度和血供,可以沿中线纵行切开(也可能不需要纵切)后卷管(TIP/Snodgrass);如果尿道板过于狭窄,可采用 onlay 或 Mathieu 尿道成形;如果为严重的尿道下裂,如阴囊型和会阴型,或脱套后阴茎腹曲仍然大于 30 度,需切断尿道板,采取 Duckett 或 Duckett+duplay 或 Koyanagi 或采用分期手术。尿道下裂具体术式可参考尿道下裂一章。阴茎重建术是针对严重小阴茎或先天无阴茎,建议青春期或青春期后手术。对于性腺缺如或切除者,可以考虑植入睾丸假体,通常在青春期或之后放置成人大小假体,常常需要预先扩张阴囊,如果放置二个假体常常需要分期。腹股沟途径比阴囊途径并发症少。

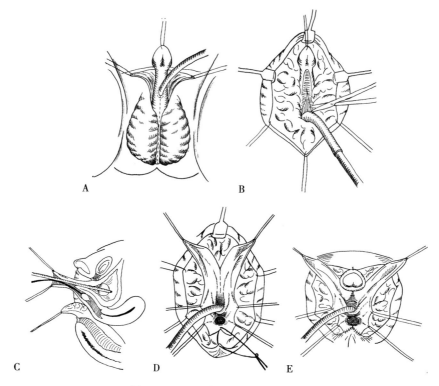

图 23-5-3 尿生殖窦整体游离手术

A. 女性外生殖器成形切口,经尿生殖窦共用管道留置 Foley 管入膀胱引流;B. 游离皮肤及皮下暴露尿生殖窦;C. 尿生殖窦整体向近端游离达耻骨下位置(尿生殖窦游离止于耻骨韧带,Foley 管头端位于膀胱,Fogarty 管头端位于阴道);D. 将游离的尿生殖窦腹侧切开显露尿道口和阴道口;E. 尿生殖窦管道背侧壁中央纵行剪开,形成前庭黏膜,Ω 皮瓣和阴道口后壁吻合。

对于选择男性性别者,儿童期可以保留无症状的中肾旁管残余,如果残余中肾旁管导致一些临床症状,如排尿困难、泌尿系感染(urinary tract infection,UTI)、周期性腹痛以及结石形成等,可以行腔镜辅助或开放手术切除。由于输精管紧邻阴道和子宫壁,尽管输精管末端常常是闭锁的,也需要小心切除,避免损伤输精管。中肾旁管残余恶变率为 3%~8%,在过去的 50 年,一共有大约 200 例 PMDS 报道,其中 11 例发生残余中肾旁管恶变,年龄从 4 岁~68 岁,作者建议 PMDS 患者预防性切除中肾旁管结构。

如果选择男性性别,青春期发生男性乳腺发育者,需要考虑行乳房切除术。

三、性腺切除

性别选择后,需要切除与选择性别不一致的性腺。此外,需要切除存在 Y 染色体物质的条纹性腺(特纳综合征、46,XY 完全性腺发育不全、混合性腺发育不全),以防止性腺恶变的发生。按女性抚养的雄激素合成障碍的患者必须在青春期前切除睾丸,以防止发生男性化。对于完全雄激素不敏感的患者,由于睾丸可产生雌二醇,而雌二醇可导致女性化表型的转变,可保留睾丸在原位直至青春期结束以利于骨骼及乳腺的发育。如果是卵睾,切除与选择性别不一致的性腺部分,需要术中冰冻确认完全切除,术后可以做 HCG/HMG 刺激实验确定睾丸或卵巢组织切除完全。对于睾丸和卵巢分界不清者,建议切除整个性腺。位于阴囊的发育不良睾丸有恶变的风险,因此建议在青春期时行睾丸活检,如果存在原位癌或小管内生殖细胞瘤,建议保留精子后行低剂量放疗。

第六节　性别发育异常术后处理及近远期随访

关于 DSD 手术的文献很多,但是数据有限,并且基本都是回顾性研究,每个研究中患者数量少,应用的手术技术过时或未说明应用何种技术,或者有些文献仅仅将阴道口开放,生殖器为女性外观作为手术成功的标准。手术成功的标准必须包括:正常的性感觉、润滑、性满意、可达到性高潮,并且性交无不适。目前的报道外生殖器外观和早期的功能结果都很好,但是缺乏远期随访结果,而远期结果更重要。男性外生殖器重建手术相关的近远期并发症及随访参见尿道下裂相关章节。

一、术后处理

对于 CAH,术后治疗除了必须补充类固醇外,一般术后 2~3 天就可拔除尿道内留置的导管。如局部水肿重,则导尿管可多保留数日。如成形阴道内有留置的凡士林油纱条,应于术后 24 小时取出,以免组织浸渍,利于引流分泌物。

预防局部水肿可用外阴加压包扎,应于术后拔除导尿管的同时,予以解除(术后 2~3 天)。术后 1 周内局部用求偶素霜,每日 2 次。术后最初数周,宜经常用导管式扩张器轻柔地探扩阴道,以防阴道狭窄。

二、术后近期并发症

除了出血、感染,还包括阴蒂头坏死、皮瓣坏死、切口裂开和手术体位导致的下肢神经损伤。为防止切口裂开,术后可以固定下肢,减少外展,术后 4~6 周避免骑跨体位。

三、感染性并发症

CAH 患者不管是否手术治疗,发生 UTI 风险无明显差异。术后阴道狭窄是阴道成形术后常见并发症,严重阴道狭窄还可以导致阴道子宫积血,导致 UTI。

四、外观满意度

多数研究表明大部分患者术后外生殖器外观很好,59%~94% 患者对外观满意。Lean 发现行一期手术者 94% 对外观满意。

五、排尿功能

生殖道重建后尿失禁与解剖异常及手术技术有关。根据文献报道,生殖道重建手术不影响排尿功能,TUM 过度游离膀胱颈,并切开耻骨膀胱韧带有可能影响尿控。但是目前关于 TUM 和 PUM 手术结果都是术后早期结果,这些方法技术上容易,外生殖器美观,但是功能结果还不清楚。术后出现压力性尿失禁或括约肌失神经的机制还不清楚,大多数学者目前还未发现因 TUM 导致的尿失禁,在能获得远期结果之前,要慎重应用这些技术。

六、阴道成形术后相关问题

19 世纪 60~70 年代文献报道需要再次做阴道成形手术的概率达 75%,由于技术方法的陈旧(如采用 cut-back 阴道成形术),术后会有阴道显露不好,或有瘢痕,远端阴道常常是狭窄的。但是应用目前的技术可以使正常口径的阴道达到会阴,阴道狭窄及需要再次手术的概率明显下降。1985 年后接受手术的文献,阴道狭窄概率为 6%~57%,再次阴道成形的概率为 3%~36%。是否需要再次手术与应用的阴道成形技术、需要手术的范围以及外科医生经验有关。皮瓣阴道成形和 pull-through 阴道成形再次手术率高。阴道狭窄后如果需要再次手术,在接近青春期时再手术成功率高。尽管多数学者认为青春期后阴道手术效果好,但是尚无数据支持该假设。Lean 及同事认为在 2 岁前还是 2 岁后做阴道成形手术无差别。2013 年荷兰关于 DSD 的一个横断面研究表明阴道合流位置和接受手术的次数可能比何时手术更能决定预后,多次手术影响性功能及性满意度。

七、阴蒂成形术后相关问题

阴蒂成形技术有了很大进步,目前的技术是依据阴蒂的神经解剖保留阴蒂神经血管。对于最新的技术尚无远期随访结果报道,但是有一些相对新的远期结果报道。Eart 和同事通过阴蒂成形术后外阴诱发电位检查,观察到现代的阴蒂成形技术保留了阴蒂背部的神经血管束。Mino 及同事报道阴蒂成形术后 59% 外观正常,20% 存在阴蒂过大、7% 存在阴蒂大、7% 存在阴蒂过小、7% 存在阴蒂消失,此外阴蒂冷、热及振动感觉也明显下降。Gnordenstrom 注意到几乎所有阴蒂成形术后阴蒂感觉均受到影响。此外,患者最初男性化程度也影响阴蒂敏感度。但是,单纯评估手术后的阴蒂感觉不能确定阴蒂是否正常,还应该研究性敏感和性高潮。

八、性功能及性满意度

阴蒂功能直接影响性活动及性满意度。CAH 手术患者与未手术及正常对照组比较,阴蒂感觉下降,行阴蒂切除者感觉丧失最显著,阴蒂短缩者感觉下降各异,有 1/3 患者感觉正常,与未手术者相比手术者有性交频率下降,插入困难,无性高潮,总体性功能与阴蒂敏感障碍相关,而阴蒂缩短的程度和神经保留程度决定了阴蒂敏感性,并且与成人后性功能及性满意度有关。2007 年 Poppas 提出保留神经的腹侧阴蒂成形术,对该术式近远期随访显示,阴蒂触觉和振动觉高于小阴唇及大腿内侧,可以获得性高潮。Nordenskjjold 及其同事比较了 CAH 手术和正常对照组结果,提出二组在获得性高潮的能力上没有区别,但是不管是否手术,CAH 患者对外生殖器的满意度都下降,CAH 患者总体满意度与突变类型及手术本身有关。Nordenstrom 提出 CAH 女性外生殖器成形术后总体性功能及满意度同对照组(除了严重的失盐型患者),但是外生殖器外观结果与性取向无关。2/3CAH 患者对手术治疗、生殖器外观及生殖器功能满意,满意度与高性唤醒有关。多因素分析表明性活动和性满意是由满意的外观、功能及性别认定所决定的。

在一个研究中 46,XY DSD 部分男性化选择女性性别者,接近一半对性功能不满意(如阴蒂性唤醒和总体性生活),很大一部分有女性性伴侣。另一个研究表明 46,XY DSD 个体性生活有障碍,存在性功能障碍和不满意。PAIS对性功能不满意很常见,并且无论选择男性还是女性结果相似。有报道CAIS女性存在性功能障碍。5α-还原酶缺乏男性患者给予高剂量雄激素治疗可以提高勃起反应,改善男性化,有报道选择女性性别者通过阴道扩张可获得满意性活动。有报道17β-HSD3缺乏46,XY选择女性有满意性功能,但是信息不全无法得出可靠结论。选择男性性别的个例报道也称有满意的性功能,尽管有文献报道由于阴茎小性功能不满意。

九、生活质量和心理健康

心理健康和幸福感是生活质量(the quality of life,QoL)的重要组成部分。DSD患者的心理及行为问题比正常对照组多。发育障碍,手术及医疗干预的负面影响,焦虑对认知的影响进一步影响患儿对疾病的理解,均影响患儿的生活质量。另外,有人推测激素的作用可能导致DSD患者生物学的脆弱。如CAH女性雄激素增高有更高精神问题风险,CAIS患者性腺切除之后活力下降。

Engberg对28例CAIS和完全性腺发育不全患者同对照组做横断面比较研究,结果表明DSD患者至少存在一个心理问题,最常见的为抑郁和焦虑,明显高于对照组(OR5.1,95%CI 1.7-14.9)。但是也有研究表明CAIS女性性别认定、性别行为和总体生活质量与其他女性无差别。Fagerholm报道CAH和AIS大多数女性患者心理健康、生活质量(quality of life,QoL)及健康相关的生活质量(health-related QoL,HRQoL)正常,虽然少数患者存在精神心理问题,治疗时间晚、手术结果不好或痛苦的回忆可能与不好的结果有关。儿童时期做过生殖器整形手术的女性开始性交的时间晚,患者更希望生后早期手术。心理支持和高水平的手术对于女性DSD患者(CAH和AIS)远期预后很重要。还有报道CAIS患者和其他类型DSD及正常对照女性相比有更好的QoL评分和更少的抑郁症状。

Selveindran(2017)随访了23例(6~18岁)非CAH的DSD患者,结果表明与对照组相比,总体生活质量评分下降,选择女性社会性别者评分更低。多个报道表明XY-女性组的满意度低于XY-男性组。但是Callens和同事认为女性化外生殖器手术不能改善或妨碍性心理结局,特别是对于严重男性化的患者。

PAIS无论选择男性还是女性均存在一定的心理问题(与家人相处困难,沮丧,滥用药品等)。5α-还原酶缺乏和17β-HSD3选择女性性别者均观察到临床苦恼,是由于选择女性性别,实施的女性化手术或者二者均存在还不清楚。

Kleinemeier观察了DSD对青春期患者(13~16岁)心理幸福感及性发育的影响,观察到DSD女性青春期性活动少,特别是女孩需要激素诱导青春期者,有羞耻感和压力,也同时影响心理上的幸福感;但是男性DSD患者青春期性活动没有减少,虽然男孩DSD患者有更多的负面身体形象。总体上DSD患者青春期没有明显的心理障碍,但是需要支持以对抗羞耻感和压力。Gupta报道60例按男性抚养的DSD青少年和年轻人,大多数对其性别认定满意,虽然都有阴茎长度不足,并且对此不满意。另外,很多研究表明父母的态度对患儿的健康和幸福有显著的影响。每个患者及家庭对诊断的反应和成人后总体生活质量有关。父母的支持、社会对患者及家庭的支持、长期持续的心理咨询和对疾病无保留的告知会有助于DSD患者获得良好预后。睾丸有一定功能的DSD远期预后和生活质量与很多因素有关,特别是父母的承诺和支持、父母对患儿所处状况的反应、手术治疗、药物和心理支持,以及周围环境的支持。

DSD 患者存在心理健康问题,特别是女性 DSD 患者,应该筛查心理精神问题,给予心理支持。

十、性焦虑和性别认定

人类可以观察到的两个可测量的最大性别差异为性别认定和性别取向。许多学者认为二者和性染色体及宫内分泌的性激素水平有关。关于 CAH 的研究表明非异性性行为与疾病的严重程度有关,即和宫内雄激素暴露水平相关。从生物学上讲,宫内雄激素暴露对 XX 女性影响更大的是性幻想,而不是直接改变性取向。46,XX CAH 选择男性性别者成人后有 12% 存在性别焦虑,选择女性性别者有 5% 存在性别焦虑(高于美国成人平均 0.3% 性转换的水平)。但是,目前的数据表明我们仍然没有完全理解 CAH 个体性别认定的决定因素,严格地从生物学角度看,对于 XX 个体,雄激素暴露可能使个体性别认定的不满意情况超过人群平均水平。新生儿期 CAH 筛查可以尽早性别认定,明显降低了重新性别认定的需求,但是仍然有一些 CAH 患者存在性别焦虑和性别认定问题。

大多数 5α 还原酶缺乏患者青春期后发生性别认定的转换,并且是世界范围内的,因此可以排除特殊社会风俗的影响,这说明了尽管 DHT 不足以导致典型的男性外生殖器,但是,睾酮对大脑的影响已经建立,并且影响男性性别身份及最终的性别认定。Costa2012 年对 30 例 5α 还原酶缺乏患者(28 例社会性别为女)的远期随访表明,其中 14 例转为男性别,余 14 例维持了女性性别身份(其中 3 例儿童期切除了睾丸,剩余 11 例尽管由于没有切除睾丸青春期发生了男性化,也仍然维持了女性性别);在该作者单中心的观察中大多数患者对治疗效果(外生殖器外观和性活动)满意,尽管一些男性患者由于阴茎小性交困难,但是阴茎长度与不满意的性活动无关;虽然阴茎小是男性患者的主要问题,但是男性社会适应性比女性患者好。

对于 CAIS 女性(手术选择女性性别),几乎所有人都是异性性取向(选择男性伴侣),但是最新研究表明,CAIS 个体性别认定和性别取向并不很清楚,非异性性取向和性焦虑比目前报道的数据高。最近,对大脑神经功能的一个研究表明 CAIS 女性大脑功能与正常女性相似,该研究进一步表明大脑对雄激素的反应,而不是 Y 染色体,是性取向主要驱动因素。但是越来越多的文献和病例报道表明 CAIS 女性存在性别焦虑和跨性别感觉,可能与社会因素及最初的医疗决定有关。因此,尽管雄激素在 DSD 患者性行为和性别认定中起重要作用,但是同时要考虑社会环境因素。

(杨　屹)

参 考 文 献

[1] 黄澄如,孙宁,张潍平.实用小儿泌尿外科学[M].北京:人民卫生出版社,2006.
[2] DIAMOND D A,YU R N. Disorders of sexual development:etiology,evaluation,and medical management [M].// WEIN A J,KAVOUSSI L R,NOVICK A C,PARTIN A W,PETERS C A. Campbell-Walsh urology.11th ed. Philadelphia,PA:WB Saumders,2016,3469-3497.
[3] OSTRER H. Disorders of sex development(DSDs):an update[J]. J Clin Endocrinol Metab 2014,99(5):1503-1509.

［4］ SIMPSON J L,RECHITSKY S. Preimplantation diagnosis and other modern methods for prenatal diagnosis［J］.
　　 J Steroid Biochem Mol Biol. 2017,165（Pt A）:124-130.

［5］ FARIKULLAH J,EHTISHAM S,NAPPO S,et al. Persistent Müllerian duct syndrome:lessons learned from
　　 managing a series of eight patients over a 10-year period and review of literature regarding malignant risk from
　　 the Müllerian remnants ［J］. BJU Int,2012,110（11 Pt C）:e1084-1089.

［6］ RINK R C,FACS F. Surgical Management of Disorders of Sex Development and Cloacal and Anorectal
　　 Malformations ［M］. // WEIN A J,KAVOUSSI L R,NOVICK A C,PARTIN A W,PETERS C A.
　　 Campbell-Walsh urology.11th ed. Philadelphia,PA:WB Saumders,2016,3498-3520. e3

［7］ ENGBERG H,STRANDQVIST A,NORDESTROM A,et al. Increased psychiatric morbidity in women with
　　 complete androgen insensitivity syndrome or complete gonadal dysgenesis ［J］. J Psychosom Res,2017. 101:
　　 122-127.

［8］ BRUNNER F,FLIEGNER M,KRUPP K,et al. Gender role,gender identity and sexual orientation in CAIS
　　 （"XY-women"）compared with subfertile and infertile 46,XX women ［J］. J Sex Res,2016,53（1）:109-124.

［9］ MSELVEINDRAN N,SYEDZAKARIA S Z,JALALUDIN M Y,et al. Quality of life in children with disorders
　　 of sex development ［J］. Horm Res Paediatr,2017,88（5）:324-330.

［10］ MCCAULEY E. Challenges in educating patients and parents about differences in sex development ［J］. Am J
　　 Med Genet C Semin Med Genet,2017,175（2）:293-299.

［11］ BAKULA D M,MULLINS A J,SHARKEY C M,et al. Gender identity outcomes in children with
　　 disorders/differences of sex development:Predictive factors ［J］. Semin Perinatol,2017,41（4）:214-217.

［12］ COOLS M,LOOIJENGA L. Update on the pathophysiology and risk factors for the development of malignant
　　 testicular germ cell tumors in complete androgen insensitivity syndrome ［J］. Sex Dev,2017,11（4）:175-181.

［13］ JOHNSON EK,ROSOKLIJA I,FINLAYSON C,et al. Attitudes towards "disorders of sex development"
　　 nomenclature among affected individuals ［J］. J Pediatr Urol,2017,13（6）:608.e1-608.e8.

第二十四章

女性生殖系畸形及外阴疾病

第一节　女性生殖系胚胎发生

女性生殖系统的胚胎发生包括生殖腺—卵巢，生殖管道—输卵管、子宫、阴道以及外生殖器等部分。它是按照一定的顺序渐次进行的，过程及机制极其复杂，至今尚有许多不明之处。

一、卵巢的发生和分化

生殖腺由生殖腺嵴的表面上皮、间充质和原始生殖细胞共同形成。胚胎发育到第 5 周时，尿生殖腺嵴出现体腔上皮的增厚区，称表面上皮或生殖上皮。

（一）未分化性腺的发生

胚胎第 5 周时，表面上皮在转化生长因子 β（transforming growth factor β，TGFβ）的作用下，向生殖腺嵴下方的间充质生出许多指状的上皮细胞索，即初级性索（primary sex cord）。胚胎第 19~22 天时，位于卵黄囊壁内胚层细胞间出现许多大而圆的原始生殖细胞（primordial germ cell，PGC）。胚胎褶卷，卵黄囊的一部分被包入胚胎体内，胚胎第 25 天时，这些原始生殖细胞以变形运动的方式通过肠系膜，于胚胎第 6 周时迁移到生殖嵴深部的间充质内，加入初级性索内。女性的卵原细胞和男性的精原细胞皆由原始生殖细胞分化而来。

（二）卵巢的发生

生殖腺的分化由 Y 性别决定区（sex-determining region of Y，SRY）基因决定，SRY 基因是定位于 Y 染色体短臂的 DNA 片段。SRY 基因编码的蛋白称睾丸决定因子（testes-determining factor，TDF），是由 220 个氨基酸组成的非组蛋白，包含一个高保守的 DNA 结合区。

胚胎第 10 周后，性染色体为 XX 的胚胎的未分化性腺向卵巢分化。X 染色体剂量敏感性性反转基因（dosage-sensitive sex reversal on the X chromosome，DSS）在卵巢生成中起重要作用。卵巢发生过程是初级性索向深部生长，在该处形成卵巢网，随后初级性索与卵巢网退化，被血管和基质取代，成为卵巢髓质。此后，生殖腺表面上皮又一次向深层间充质内长出许多含有原始生殖细胞的增厚的上皮索,称次级性索(secondary sex cord)。随着次级性索的生长发育,皮质部分逐渐增大,在次级性索中的原始生殖细胞分化为卵原细胞,卵原细胞进一步分裂增殖,分化为初级卵母细胞。约在胚胎第16周时,次级性索开始断裂,分成许多孤立的细胞团,每个细胞团包绕一个或多个卵原细胞,称为原始卵泡。原始卵泡中央是一个初级卵母细胞,周围是一层由次级性索细胞分化形成小而扁平的卵泡细胞。卵泡细胞之间的间充质构成卵巢基质。足月胎儿的卵巢内约有100~400万个原始卵泡,在母体促性腺激素的刺激下,少部分原始卵泡可在出生前发育成初级卵泡,但很快就退化了,大多数的原始卵泡在青春期前仍保持静止状态。

（三）卵巢的下降

卵巢最初位于后腹壁的上方,随着生殖腺的增大,逐渐突向腹腔,与后腹壁之间的联系变成了系膜,以卵巢系膜的形式悬在腹腔中。其尾端的生殖系膜形成引带,卵巢的引带连接卵巢尾端至大阴唇,在胚胎迅速增长时引带并不相应延长,从而使生殖腺逐渐下降。第18周时,卵巢停留在骨盆缘稍下方,附着在输卵管与子宫相连处,自此以上形成卵巢固有韧带,以下形成子宫圆韧带。

二、生殖管道的发生

（一）性未分化的生殖管道

胚胎第6周时,无论男性或女性胚胎都发生一对中肾管和一对中肾旁管,又称米勒管,这两对管道分别发育成男性、女性的生殖管道。左右中肾旁管起源于左右中肾管外侧的体腔上皮的凹陷部分,凹陷部分的边缘相互靠拢,合并成中肾旁管。中肾旁管漏斗形的头端开口于腹腔,下端为盲端。中肾旁管位于中肾管外侧,与其平行向胚胎尾端延伸,当两管到达盆部时中肾旁管横过中肾管的腹侧,在中线处紧密靠拢,合成Y型的子宫阴道原基。这管状结构的尾侧端突入尿生殖窦的背侧壁,在其诱导下,末端的中胚层组织增生,在尿生殖窦背侧壁内面产生一小隆起,称窦结节(sinus tubercle),又称米勒结节(Müllerian tubercle)。中肾管开口于窦结节的两侧。

（二）女性生殖管道的分化

在睾丸间质细胞产生的雄激素刺激下,中肾管发育成男性生殖管道,同时睾丸支持细胞产生的中肾旁管抑制物则抑制中肾旁管的发育。如性腺分化为卵巢,因缺乏雄激素的作用和中肾旁管抑制物的作用,中肾管逐渐退化,中肾旁管继续发育。中肾旁管的发育可分为三段:头段发育成输卵管;左右中段合并成一个管道,管壁增厚,管腔加大,形成子宫体和子宫底,子宫内膜的基质和子宫肌膜来源于邻近的间充质;尾段形成子宫颈和阴道穹窿部。胎儿时期,子宫颈比子宫体大得多,儿童期的子宫颈是子宫体的2倍,青春期子宫体增大。

阴道上皮来自尿生殖窦的内胚层,阴道的结缔组织与肌肉组织来自于子宫阴道原基。在胚胎第9周时,尿生殖窦背侧壁长出的窦结节,伸入子宫阴道原基的尾端。窦结节的内胚层细胞随即形成一实心的上皮板,即阴道板(vaginal plate)。至胚胎11周左右,板的尾端中心上皮部分碎裂,开始出现腔隙,并继续延长加宽,第20周左右阴道板变成管状,其周围的上皮即为阴道上皮。直至胎儿后期,阴道腔与尿生殖窦腔之间仍被一薄组织膜(即处女膜)隔开。处女膜一般于围生期出现裂孔。

三、外生殖器的发生

(一) 性未分化期

胚胎发育到第5周初,泄殖腔膜头侧的中胚层生长形成生殖结节(genital tubercle),伸长后称初阴(phallus)。第6周时,泄殖腔膜被尿囊直肠隔分成尿生殖窦膜和肛膜,尿生殖窦膜两侧间充质增生,形成两条隆起,内侧的较小,称尿生殖褶(urogenital ridge)。在形成尿生殖褶的同时,褶的两侧又各出现一个膨大,称阴唇阴囊隆起(labioscrotal swelling)。以后两褶之间的尿生殖窦膜破裂,形成尿生殖孔(urogenital opening)。到胚胎第7~8周以后,由于生殖腺的分化,这些外生殖器原基开始向男性或女性方向演变。

(二) 女性外生殖器的发育

女性外生殖器的分化较男性稍迟。无雄激素时,未分化的外生殖器向女性化发展。胚胎第9-12周,生殖结节稍延长形成阴蒂,左右尿生殖褶未合并的部分形成小阴唇。左右阴唇隆起后方并合,形成阴唇后联合,而前方并合形成阴阜,左右阴唇阴囊隆起大部分不合并,形成大阴唇。

第二节   先天性阴道缺如或发育不全

先天性阴道缺如或发育不全多伴子宫缺如和发育不全,原因在于中肾旁管的子宫阴道原基或阴道板发育不全,故又称之为中肾旁管发育不全。窦结节未形成阴道板或阴道板未形成管腔,均可导致阴道闭锁。

先天性近端阴道缺如或发育不全的患者,第二性征、染色体核型(46,XX)以及激素(黄体生成素和卵泡雌激素)水平多正常,常以青春期后原发性闭经就诊。体检可发现患者无阴道,或阴道浅而短,剖腹探查或腹腔镜检查可见正常卵巢和输卵管,但子宫多呈双角残迹状。极少数患者子宫发育正常,仅阴道缺如,临床上表现为周期性腹痛。

先天性阴道缺如或发育不全常伴发泌尿系畸形,包括肾发育不全、异位肾、融合肾、马蹄肾、肾重复畸形、肾盂输尿管连接部狭窄及输尿管膨出等,另外也常伴发骨骼及肛门直肠畸形,Mayer-Rokitansky-Kuster-Hauser 综合征(MRKH syndrome),是一组包括中肾旁管衍生结构、肾脏和骨骼系统发育畸形的疾病,在染色体为46XX 的女性中发生的比例为1/5 000。因此诊断为阴道发育不全的患儿要做好上述相关各系统的详细检查。

MRKH 综合征需与睾丸女性化综合征鉴别,因为后者也无子宫,阴道亦短浅,但其颊黏膜涂片性染色质阴性,在阴囊(大阴唇)部位有时可触及睾丸。

治疗上主要是应用皮肤或肠管进行阴道再造手术。Mcindoe 最早推广利用皮肤代替阴道的方法,在直肠与尿道之间游离一条管道,将移植断层皮片卷管来成型阴道,此术式术后阴道狭窄发生率高,术后需要进行反复的阴道扩张,有报道称应用全厚皮瓣可减少阴道狭窄的发生。除皮肤外,截取部分结肠或小肠,将其与会阴部皮肤吻合的手术方法也获得了满意的结果,肠道分泌的黏液起到润滑的作用,这可能对性交更有帮助,相对 Mcindoe 手术而言,发生阴道挛缩的机会更少,其缺点为长期的阴道分泌物,需要经常使用会阴垫,需要每日清洗黏液,另外由于肠道柱状上皮的保护作用较阴道鳞状上皮的保护作用弱,所以产生经血液传播的病原体(如 HIV,乙肝等)感染的概率会提高。因为移植物有发生尖锐湿疣和柱状上皮癌的报道,所以需要每年定期检查阴道情况。

　　手术时间一般选择于性生活开始前,因太早重建阴道,无论是采用皮瓣还是肠管均面临再造材料的挛缩问题。有子宫者,手术应于月经来临前完成。

第三节　先天性阴道梗阻性疾病

一、阴道横膈

　　阴道横膈是一种罕见的先天性畸形,发生率约 1/84 000,被认为是泌尿生殖窦和中肾旁管融合失败或者趋化失败(或者两者兼有)所造成的。许多病人有闭经和扩张的阴道上段。阴道横膈可发生在阴道的任何位置,以阴道中段和上 1/3 多见。研究显示 46% 可发生在阴道上段,40% 发生在阴道中段,14% 发生在阴道下段。该横膈通常不足 1cm 厚,而且经常有一个小环或者偏心小孔,但仍会出现明显梗阻和感染征象。

　　超声以及 MRI 可确定诊断,并确定梗阻位置及厚度。手术治疗的方式有多种。方法包括简单的切口,手术切除横膈直到横膈上下黏膜的横断边缘对应的阴道壁的部分。用于阴道黏膜修复的“Z”形整形术,以及进行皮肤移植等。但因组织挛缩,易造成阴道狭窄。

二、阴道闭锁及处女膜闭锁

(一) 病因

　　1. **生殖道畸形**　当泌尿生殖窦未形成阴道下段(远端)时则发生阴道闭锁。在胚胎发育的过程中,米勒结节内的上皮细胞板退化停止则形成处女膜闭锁。如果中肾旁管始终停留于充实期不再发育,则形成阴道闭锁。

　　2. **子宫腺体分泌异常增多**　这是由于母体性激素通过胎盘血循环进入胎儿体内,刺激胎儿的子宫腺体造成分泌亢进。分泌亢进可持续至出生后数周之久。

(二) 病理

　　若积液仅限于阴道内,则可致其极度扩张,扩大到正常人的 3~5 倍,子宫体似一顶小帽戴在膨胀的阴道上端。

　　当积液浸入子宫腔内时,阴道与子宫呈哑铃状扩张。由于生殖道的极度扩张,可使其突入腹腔,故易被误认为下腹部肿物而行剖腹探查术。阴道内积液的性质和颜色有的类似于蛋白样透明黏液,有的类似乳汁或奶油状,有时混有积血则呈咖啡样。个别病例继发感染变成脓液状,并有恶臭。显微镜下可见子宫颈腺体受性激素刺激而超量分泌黏液,阴道内上皮细胞有角化现象。

(三) 临床症状及诊断

　　主要症状是阴道口与外阴阴唇的外突和下腹部肿块,可伴有压迫综合征。

　　在尿道外口下方、小阴唇之间有膜向外膨出,时呈淡青紫色(图 24-3-1),哭闹或增加腹压时可触及囊性感,未见阴道开口。但多数患儿出生时症状并不明显,直到月经初潮时才出现,或是无月经来潮,下腹部出现周期性胀痛或盆腔内胀感和不适感。

　　腹部肿块呈圆形或者椭圆形,表面光滑,较为固定,位于耻骨上,伸入盆腔,上缘及两侧缘边界清楚,质地坚韧,有时有实质感。因肿块与膀胱在同一部位,常被误以为是充盈的膀脱，但是导尿后肿物仍存在。

严重的阴道积液可压迫尿道引起急性尿潴留，向后压迫直肠出现排便困难。有时甚至可压迫下腔静脉引起回流障碍，肢体水肿、淤血。也可引起肾积水及输尿管积水等，从而出现泌尿系感染。新生儿偶见发生呼吸困难。

诊断：主要根据临床症状以及阴唇间隆突部位诊断性穿刺可证实诊断。X线检查腹部平片可显示下腹部致密影。B超检查对诊断有价值。另外需注意有无合并其他畸形。

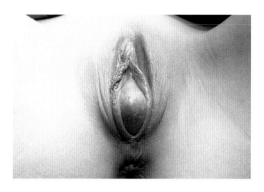

图 24-3-1　处女膜闭锁，阴道口黏膜向外膨出，积液呈淡青紫色

（四）治疗

用小针头穿刺阴道开口处的膜状隔，吸出液体而确立诊断后，于针头处做纵向小切口，并用血管钳扩大切口，吸尽积液，为了避免感染，可于手术后用 1∶5 000 呋喃西林溶液或 1∶10 000 新洁尔灭溶液冲洗阴道，一日一次，持续 1 周。

对于阴道完全闭锁或者仅有处女膜闭锁但尿道和直肠之间的距离甚短者，单纯外阴部实施手术切开，极易损伤尿道或直肠，故宜做腹会阴联合手术，在膀胱后壁的下面，切开隆起的阴道前壁，用 Kelly 钳缓慢向下插入，同时在阴道口查看 Kelly 钳的方向，这样可正确探知隔膜的位置，从而安全地施行切开手术，或用示指插入亦可达到此目的。

第四节　双子宫及双阴道

双子宫是由子宫形成时中肾旁管合并不全，以及中肾旁管部分或全部未合并引起的，以双角子宫和双子宫伴双阴道较为多见。

一、双角子宫

子宫底和子宫体裂为两个子宫角，轻者仅是子宫底裂为两角，或者子宫底和子宫体的一部分裂为两角，重者子宫底和子宫体全部裂为两角，形成两个子宫腔。另一种情况是两侧中肾旁管发育不对称，一侧发育成单角子宫并有功能，另一侧中肾旁管发育不良呈始基子宫或残角子宫。残角子宫可无宫腔，或有腔或子宫内膜，但子宫颈闭塞，青春期后因积血发现。罕有残角子宫的宫腔有一间隙通入另侧单角子宫宫腔而出现妊娠的情况，这时患者可出现宫外孕情况并发生子宫破裂。

二、双子宫并双阴道

包括两个独立的子宫腔和子宫颈，是由于在发育过程中成对中肾旁管结构的共同内侧壁吸收失败引起的。常伴有泄殖腔畸形。大多数有足够的生殖功能，不需要手术治疗。如果在以后的生活中，病人有性交困难，经阴道分娩困难或需要使用两块卫生巾，应手术切除阴道隔膜。

三、纵隔子宫

由于中肾旁管合并不全致中肾旁管的隔膜没有消失而形成纵隔。可以是完全性或者部分性纵隔。

四、弓形子宫

表现为子宫底及体部稍增宽,宫底中线处略凸向子宫腔。这样子宫的中肾旁管已合并,对功能毫无影响。

五、双阴道

双阴道即为完全阴道纵隔,由于窦阴道球发育形成两个阴道板,两板合并不全,在形成阴道腔时留有一纵形的隔膜所致。双阴道常与双子宫并存。

双子宫及双阴道的患儿多无症状,直至青春期月经初潮后因出现周期性腹痛,体检发现肿块,或者婚后不孕、流产就诊时才被发现。一些双子宫畸形患者仅单侧子宫出口处闭锁或梗阻,这些患者仍可有正常月经,并伴经期腹痛,或者由于闭锁侧形成子宫阴道积液、积血,形成的肿块推挤对侧阴道壁,而误诊为阴道周围肿瘤。单侧中肾旁管发育畸形的患儿一般都有同侧肾发育不良或者异位。

由于腔道造影、内镜、超声、CT等诊断技术广泛用于临床,因此梗阻性生殖道畸形的诊断并不困难。

第五节　卵巢畸形

先天性卵巢缺如或卵巢发育不全在性别畸形章节中叙述,本处仅介绍有关卵巢解剖异常的内容。

一、额外卵巢

患儿除有正常位置的卵巢外,存在额外的卵巢组织,其部位可在腹膜后、乙状结肠系膜以及盆腔等处。这些额外卵巢是由于胚胎发生的重复而形成的。

二、副卵巢

副卵巢是一种罕见畸形,多小于1cm,常位于正常位置卵巢附近的阔韧带中,如子宫角等处,可与正常卵巢相连,有时看似由正常卵巢分化而来。常常是单个,很小,易被误认为是淋巴结。副卵巢亦有正常功能,无特殊表现。

三、卵巢异位

卵巢发生于后腹壁,位置较高,正常情况下胚胎期卵巢要降入盆腔,如果卵巢下降停顿则形成卵巢异位。由于可发生于胚胎的不同时期,卵巢可异位于肝下、肾下极下缘等处;可单侧,或双侧异位。这种畸形常伴有卵巢发育不全及其他表现。如卵巢发育和功能正常则无特殊表现。还有一种异位呈现卵巢下降过度,异位于子宫直肠窝,偶降入腹股沟区,与腹股沟斜疝并存。

第六节 泄殖腔与尿生殖窦畸形

一、胚胎发生

妊娠第 4 周,泌尿道、生殖道与消化道为一共同开口的腔隙,即泄殖腔。以后随着中胚层向下生长,形成尿直肠隔,于第 6 周(胎儿 16mm 期)完成。此时泄殖腔分为腹侧与背侧二部分。腹侧部分成为尿生殖窦,最终形成膀胱、尿道与阴道。背侧部分成为直肠。当泄殖腔分隔完毕,位于会阴的泄殖腔膜破裂,形成两个开口。如尿直肠隔发育停顿,则造成近端尿道、上 2/3 阴道、直肠均进入一共同腔道,会阴只有一个开口,即为泄殖腔畸形,或称为一穴肛。尿生殖窦发育在泄殖腔分隔完毕以后,男性与女性略有不同。在雄激素作用下,男性的尿生殖褶在中线融合形成尿道,从中肾管发育而来的精囊、射精管开口于尿道精阜。而女性的尿生殖褶则形成小阴唇。一对中肾旁管融合形成窦结节及子宫阴道原基。子宫阴道原基发育成女性内生殖系统及阴道上部。窦结节向下延伸发育成尿道与阴道下部,并在尿生殖褶之间形成两个分别开口的腔隙,即尿道与阴道开口。如果窦结节在向前庭下降发育的过程中发生停顿,则使尿道与阴道形成共同开口,产生尿生殖窦畸形。女性假两性畸形(先天性肾上腺皮质增生症)可因胚胎期受雄激素的影响,使尿生殖褶过度融合而形成尿生殖窦畸形。

二、泄殖腔畸形

(一)概述

女性泄殖腔畸形是一非常少见的疾病,发生率约为 1/40 000~1/50 000。直肠、阴道、膀胱均通过一个共同通道开口于会阴。女婴出生后,如果在会阴部仅有一个开口,则可诊断为泄殖腔畸形。根据 Peña 的总结有六种类型:

Ⅰ型:典型泄殖腔畸形:尿道、阴道和直肠汇合于泄殖腔管近段,泄殖腔管长约 2~3cm,阴道大小正常,外括约肌复合体发育和位置正常,泄殖腔管开口于正常尿道的部位,会阴体较正常小。

Ⅱ型:高位泄殖腔畸形:泄殖腔开口小,会阴短,管长约 3~7cm,阴道极小,脱出成形极为困难。盆腔狭窄,骶骨短,盆底肌及外括约肌发育差。

Ⅲ型:指直肠开口位置高,在阴道后壁的顶部。

Ⅳ型:指低位泄殖腔畸形,泄殖腔管长 0.5~1.5cm,表现为直肠低位阴道瘘合并女性尿道下裂。

Ⅴ型:指泄殖腔畸形合并阴道积液,泄殖腔管为常见型。

Ⅵ型:指泄殖腔畸形合并双子宫双阴道。

畸形严重程度视泌尿道、生殖道与消化道在腔内开口位置的高低而定。三者可汇合于低位,也可汇合在膀胱颈部甚至膀胱三角区。开口位置愈高,病变愈严重。

(二)临床表现

出生婴儿常表现为明显腹胀,甚至因腹胀导致呼吸困难。腹部常可扪及肿块,积聚尿液的子宫或阴道常挤压膀胱向前移位,使膀胱颈部成角而引起排尿障碍,这是宫内慢性下尿路梗阻造成肾积水的常见原因。患儿会阴部外观常不一致,最常见者表现为会阴扁平状,无明显的阴道、直肠和尿道开口,阴蒂较正常新生儿大,小阴唇发育差,泄殖腔开口于阴蒂下方,甚至可延伸到其顶端,像一个狭窄的尿道。有些病儿的阴蒂、阴唇和阴道入口看上去似乎正常,但探针仅可探及一个开口,即泄殖腔开口,而在正常肛门开口的部位仅可发现一个凹迹而无孔穴。

　　泄殖腔畸形影像学检查首选胸、腹部平片和腹、盆腔的超声检查。腹部平片可看到下腹部、盆腔有一大的圆形肿块,甚至表现出有气液平面的囊性肿块,系积尿扩张的子宫和阴道,并混有从结肠瘘管来的气体。腹部超声可以看到扩大的膀胱、阴道和直肠,另外包括肾积水在内,上尿路畸形的检出率可达 1/3 左右。

　　影像学诊断还应包括腰骶椎磁共振成像(MRI)检查,以观察是否合并脊髓栓系、盆腔及盆壁的解剖结构异常。静脉尿路造影可了解上尿路的情况。泄殖腔注入造影剂可看到膀胱、子宫、阴道或直肠瘘道。如已施行结肠造瘘术,远端结肠造影可清晰显示直肠、阴道和尿生殖窦畸形的相互解剖关系。也可通过膀胱镜对泄殖腔内所有开口注入造影剂进行检查。如果泄殖腔开口过小,可向后切开少许,以利膀胱镜插入或通过导管对膀胱或阴道减压。

　　此类患者常合并多种畸形。其中上尿路畸形约占 75%,包括肾发育不全、马蹄肾、重复肾、输尿管重复畸形及异位开口等。此外还可同时合并子宫阴道重复畸形,心血管、呼吸系统及上消化道畸形等。

(三) 治疗

　　治疗主要针对梗阻的消化道和泌尿生殖道。对泄殖腔畸形进行重建的一个重要原则是要将直肠、阴道和尿道的修复重建作为一个整体同时进行。合适的重建手术时间多为出生后 6~12 个月,待泄殖腔及相关畸形都明确后进行手术设计。手术包括 4 个步骤:①胃肠道减压;②泌尿生殖道减压;③相关泌尿系畸形的纠正修复;④泄殖腔畸形的修复。待新生儿一般情况稳定后,可行结肠造瘘,结肠造瘘使胃肠道减压的同时防止粪便进入泄殖腔道。Hendren 建议做右半结肠造瘘,留下足够的左半结肠,便于直肠下拖,并可能用于阴道重建。但大段左半结肠与尿道相通,反流的尿液又会经过肠黏膜进行吸收,导致高氯性酸中毒。所以这里有一个肠段长度的取舍问题,Peña 则建议理想的结肠造瘘应在左侧降结肠(比较固定)并且瘘口间隔开,既能保留足够的结肠可以下拖到会阴部,也可以避免结肠造瘘肠管外翻脱出。

　　在进行结肠造瘘的同时,进行内镜检查,以明确泄殖腔畸形的解剖特征,也可以对阴道、膀胱进行减压,并清洁远端结肠内的粪便和黏液。

　　如果经上述处理后,尿液排入阴道和直肠,仍导致腹胀和酸中毒,则要进一步处理。对泄殖腔道较细的,要进行切开,以助排尿。如尿液仍进入阴道,要进行清洁间歇导尿,如不解决问题,可做膀胱造口术。

　　根治手术方法采用 Pena 的后矢状入路手术。手术要点包括:于骶骨下方正中至泄殖腔做一矢状切口,注意正确从中线进入。术中用电刺激器确认肛门外括约肌中心及近端提肛肌、括约肌复合体的位置,保证正确切开及对合。扩张的直肠做裁剪以适合穿过括约肌复合体与外括约肌。阴道与直肠分别游离足够长度以保证无张力引出。此手术方法优点为暴露充分,直视下按正常解剖结构恢复直肠、阴道、尿道的关系,对外括约肌及括约肌复合体损伤小并使直肠准确通过诸肌。术后肛门失禁发生率减少。由于畸形程度不同,常在最终纠正解剖异常后仍可能有大便失禁、尿失禁、神经源性膀胱和膀胱输尿管反流。

Peña 通过对泄殖腔畸形大量病例的治疗,总结出很多宝贵的经验,对小儿外科医生和小儿泌尿科医生有很好的启示和指导作用。可以将泄殖腔畸形分为两组,依据共同管道的长短来推测治疗的难易。A 组病人的共同管道小于 3cm,大概占所有病例的 62%,伴随其他畸形的概率小,手术难度小,大概 3 个小时完成手术,住院 2 天,术后并发症少。B 组病例的共同管道长于 3cm,占 38% 左右,伴随畸形概率高,局部解剖复杂,手术操作难度更大,时间更长,往往需要多种手术,手术时间可长达 6~12 小时,而功能方面的预后却明显低于 A 组。根据 Peña 总结的 339 例(1982—2003 年)经后矢状入路修复泄殖腔畸形的报道,111 例需要接受肠造瘘手术的患者共同管道的平均长度约为 4.7cm,而那些不用肠造瘘的平均长度为 2.3cm。

Peña 在 1996 年第 27 届美国小儿外科协会年会上最早介绍了里程碑式的手术概念,尿生殖窦整体移动(Total Urogenital Mobilization,TUM)在治疗泄殖腔畸形中的应用。此技巧出现之前手术时要先把直肠从尿生殖窦上分离出来,然后将阴道和尿道分离以利于将尿道和阴道牵引降至会阴部,同时利用原共同管道组织建立新的尿道。关键是分离尿道与阴道极为费时费力,需要专注、耐心和精细操作。但是新方法 TUM 有意识地将尿道和阴道作为一个整体单位一起拖降到会阴部,大大降低了操作难度,节省 50%-70% 的总体手术时间。因为总体血供保护的好,尿道和阴道狭窄的并发症几乎消除,外观也更加符合自然生理表现。患儿尿控的结果和之前复杂手术类似,自主排尿尿控可达 58%,其余 42% 的病例采用 CIC 可以保持会阴部干燥。

如果阴道非常短,可以采用直肠、结肠或小肠替代。对于个别极端病例,两侧半个阴道与膀胱颈相连,甚至直肠也开口在膀胱颈。分离后,病人没有膀胱颈,这时是否值得重建膀胱颈对手术医生来说是个考验。如果彻底关闭膀胱颈,则最终需要扩大膀胱、输尿管再植、尿流改道,同时建立 Mitrofanoff 通道。

泄殖腔病人手术前了解有无膀胱输尿管反流非常重要。总体上反流的发生率高达 51%。膀胱排空障碍合并反流后果严重,病人频繁发作泌尿系感染,可造成肾脏损害。Peña 339 例报道病例中 5 例出生时即出现肾衰。如果属于开腹病例,则需要利用这次宝贵机会再植输尿管抗反流。如果病人泄殖腔共同管道短,不需开腹手术即可治疗畸形,则再植输尿管方可以后进行。

对于仅 1cm 共同管道的泄殖腔病例,纠正直肠畸形后往往不需要 TUM,仅阴道成形或出口成形,遗留轻微女性尿道下裂,不影响临床治疗效果。

因为有可能存在许多潜在的问题,泄殖腔病人治疗后必须进行长期随访。要注意是否存在便秘,若有要积极治疗,便秘可以导致溢出性污粪。还要注意泌尿系感染问题。对于那些接受尿流改道治疗的病例,要监测代谢有无问题,要评价肾功能,有无结石生成和继发反流等。术后患儿要密切随访妇产科方面的问题。到青春期时,相当多病人经血无法顺利排出。Peña 主张尽早检查有无米勒氏系统的狭窄。可以通过插管冲洗输卵管来确定米勒系统是否是开放的。可利用第一次手术开腹的机会就尽早检查,或者是二次手术关闭肠造瘘时进行。经 Peña 观察仅少数 A 组病例成年后能怀孕生产。另一个注意的方向是新生儿是否存在扩张的阴道和阴道积液。如果存在就一定要在做肠造瘘时插管到阴道或双阴道内减压,进而防止阴道积脓等并发症的出现。对于新生儿存在双侧或单侧肾积水时,必须除外阴道积液,才可以考虑进行肾造瘘或输尿管造瘘手术。阴道积液可以导致输尿管梗阻,阴道引流可能是缓解婴儿肾积水的全部措施。

三、泌尿生殖窦畸形

(一) 概述

一般而言,女性(46,XX)尿道与阴道相互会合开口于同一腔隙并在会阴只有一个共同开口,而直肠肛门发育正常,则称为尿生殖窦畸形。本畸形是由于中肾旁管的融合发生障碍而导致,因为中肾旁管形成窦结节及子宫阴道原基,窦结节的下降发育停顿造成尿生殖窦畸形,它发生于尿生殖膈形成以后。尿生殖窦畸形可伴发其他泌尿生殖系统的异常,如尿失禁、双角子宫、阴道重复畸形等。

临床上泌尿生殖窦畸形常见于女性假两性畸形(先天性肾上腺皮质增生症,CAH),是因胚胎期尿生殖褶过度融合造成。不论病儿的男性化程度如何,其性别均为女性,具有子宫、卵巢及近端 2/3 的阴道,无睾丸。因男性化程度不同,病儿阴蒂肥大的程度及尿生殖窦融合形式也不尽相同。Prader 早在 1958 年就对 CAH 女孩外生殖器男性化的程度做了分类并且被广为认可。CAH 女孩外生殖器男性化不同程度表现形式的分类,已经被一些作者应用于对性别异常状态的通常描述中。其他疾病,如真两性畸形、混合性腺发育不全症也可有尿生殖窦畸形。上述疾病的诊断,包括染色体及内分泌的检查可见性别畸形章。

(二) 临床表现

在病史上要注意母亲于孕期有无可能形成雄激素的药物或食物的摄入史。家庭内是否有新生儿死亡史或外生殖器畸形,青春期发育异常,水电解质平衡紊乱的患者。体格检查时要注意患儿的全身状况,有无脱水,有无高血压,这两者都提示存在 CAH 的可能。腹部要注意有无耻骨上肿块,用以排除扩大的膀胱或积水的阴道和子宫。外阴部要注意阴蒂(或阴茎)的大小和质地,与周围结构的关系,大阴唇处可否触及性腺,会阴部开口的数目以及位置等。用小指做直肠指检可以明确有无子宫颈。

做造影和内镜检查,以明确解剖特点、窦道长度、阴道汇合于尿道的部位、该部位至膀胱颈的距离、阴道的数目、膀胱的情况等。造影时,可将一 Foley 导尿管插入共同管道,充起气囊,堵住开口,再逆行注入造影剂,进行正位、侧位和斜位观察。也可将导尿管插入膀胱,做排尿性膀胱尿道造影。内镜检查可直接观察畸形的解剖情况,常在重建手术前进行。超声可以明确子宫、阴道和性腺的部位、结构,也可以检出泌尿系畸形。个别病例要用腹腔镜做性腺活检才能确定诊断。Rink 指出不论尿道和生殖道怎么汇合,其汇合部位与膀胱颈的关系比共同管道的长度在外科治疗中更加关键。

(三) 手术治疗

对于尿生殖窦畸形的手术时机,至今仍存在很大的争议,尤其是涉及性别取向问题时,到底是由父母来决定还是留待患儿长大后再考虑,直接与早期还是晚期手术相关联。庆幸的是,外科技术的发展使得许多病儿无需考虑性别转换问题。

女性外生殖器成形术包括三个部分①阴蒂成形术;②阴道成形术;③阴唇成形术。从 20 世纪 90 年代以来,尽管仍有争议,趋势是早期进行上述三部分重建手术。国外提倡阴蒂整形应尽早于新生儿期进行,1995 年,DeJong 和 Boemers 报道在 1~3 周的新生儿中进行阴蒂重建,但在国内,由于各地对 CAH 的认识以及性别畸形诊断水平的差异,多在儿童期手术。我们对 <1 岁的婴儿,因 CAH 进行阴蒂整形的也只是个例。阴道整形的时机,争议很大。一种观点认为阴蒂整形、阴道整形和阴唇整形应在低龄时一期完成,因母亲雌激素刺激导致的阴道和阴道周围组织的增厚和扩张,使得新生儿阴道的游离非常容易,另外,组织不会形成瘢痕。相反的观点认为早期手术在阴道汇入点高的患儿中会产生阴道狭窄,需要进行阴道扩张或再次手术。

阴蒂整形术至今已有较大的发展,其关键是保存阴蒂头正常的神经支配,并有接近正常的外观。Kogan(1983 年)报道的白膜下海绵体勃起组织切除在国外是应用比较多的手术方法,我们的经验提示,该方法使阴蒂头的血供和神经支配都能得到很好的保留,手术也比较简单,创伤小。

阴道成形方法的选择主要根据阴道汇入尿道的部位来决定,主要有 4 种方式:

1. **后切开(cut-back)阴道成形**　主要用于阴唇融合,但汇合点很低的尿生殖窦畸形。

2. **皮瓣法阴道成形**　1964 年由 Fortunoff 首先提出,用于阴道汇入点低,即尿生殖窦短的患儿,将尿生殖窦的后壁切开至阴道,再将会阴部的一片倒"V"型皮瓣插入切开处,使阴道的开口扩大。有报道称在阴道汇入点高的患儿中应用会阴皮瓣可导致尿道下裂,阴道积尿、尿路感染和尿失禁。

3. **阴道拖下成形(pull-through)**　1969 年由 Hendren 和 Crawford 首先进行。主要用于阴道汇合点高,在尿道括约肌的上方近膀胱颈的患儿。其基本要求是将阴道完全与尿生殖窦断开,将尿生殖窦用作尿道,再将阴道游离后拖至会阴部。部分阴道汇合点位置在中位的患儿也可用。如阴道游离困难,常需用皮瓣或肠段来代替远端的阴道。

4. **完全阴道替代**　主要用于阴道缺如或发育不良的患儿。

如前所提到,Peña 将整个尿生殖窦视作一个整体,沿其周围进行游离,将其拖至会阴部。对阴道汇入点位置居中位的患儿比较适用,无需做阴道离断。如阴道汇合点位置很高,采用这一方法,可使阴道离断再拖下的难度减少,这方法称为尿生殖窦整体游离术(total urogenital mobilization,TUM)。Peña 认为这一术式可以做到外形美观,窦道形成的危险减少,阴道狭窄的机会也小。很多医生在尿生殖窦畸形的治疗中采用了这一术式,取得了较好的效果。对于会合点高位的病人,术者往往担心游离过程中会损伤尿道括约肌,导致尿失禁等尿控问题出现。Jesus 在 2017 年报道一组相对比较严重的尿生殖窦畸形病例(2008—2014 年),共 8 例病人,其中 6 例是 CAH,2 例是混合性腺发育不全。手术时平均年龄 51 个月 ±51.5 个月,TUM 术后平均随访 20 个月 ±(6~56)个月,短期除一例伤口有裂开外,均取得较好的效果,外观家属和医生均较满意,没有尿失禁发生。Jesus 明确指出手术经会阴,患儿截石位即可,不必转换俯卧位。不需要采用阴道下拖成形,但需要将尿道和阴道分离适当距离。TUM 需要将尿生殖共用管道游离至耻骨联合上缘,必然会涉及耻骨尿道韧带(pubourethral ligament)的处理。Jesus 认为自己是第一位明确报道术中完全截断耻骨尿道韧带的医生。其他 TUM 式报道在描述手术细节时有意或无意地避开了怎样(完全或部分)在何水平截断此韧带。Jesus 引用 Steiner 对男性尿道韧带的详细解剖描述,获得理论支持。作者认为尿生殖窦畸形(Prader Ⅲ~Ⅴ型)类似于严重男性尿道下裂的尿道。耻骨尿道韧带包括 3 部分,前面的部分使得下垂的尿道和耻骨联合前面相关联,包括来自于阴茎悬韧带的纤维、尿生殖膈下筋膜的筋膜反折,还有长收肌的肌肉筋膜的小片段。换句话说这部分韧带位于膜部尿道的前方与尿道括约肌无关,因此切开此韧带不会损伤括约肌。而耻骨韧带的中间部分不明显,包括弧形和横向的韧带,与膜部尿道和尿道括约肌的远端关联。耻骨尿道韧带的后部分呈现金字塔型,包括腹横筋膜的中部反折和全部的耻骨前列腺韧带。这部分韧带与外括约的横纹肌部分附着。只有在耻骨尿道韧带中部和后部被切开的情况下尿道括约肌才有可能受损。如下表,Jesus 总结了目前国际上关于尿控随访的研究(见表 24-6-1),结果乐观。他指出 TUM 技术的先进性在于:①单一经会阴入路完成手术,大多数小儿泌尿外科医生熟悉;②使利用尿生殖窦组织建立阴道前庭或尿道壁成为可能;③操作不复杂,大多数病例不需要分离阴道和尿道/膀胱颈;④不需切开直肠,减少了操作风险;⑤不用切开肛门括约肌,理论上减少大便失禁的风险。

表 24-6-1　研究接受 TUM 或 PUM 治疗的性别异常病例的尿控的代表文献

作者	诊断	手术	结果
Braga et al.	CAH	10 例 TUM	100% 尿控
Kryger and González	9 例 CAH	13 例 TUM	100% 尿控
	2 例混合性腺发育不全		
	1 例性腺发育不全(特纳氏综合征)		
	1 例卵睾性发育异常		
Gosalbez et al.	CAH	7 例 TUM	100% 尿控
Bailez et al.	CAH	55 例 TUM	100% 尿控
Camanni et al.	CAH	6 例 TUM	100% 尿控
Palmer et al.	14 例 CAH	10 例 TUM	100% 尿控
		4 例 PUM	

　　出于对 TUM 术后远期并发症仍然缺乏大宗病例报道的事实考虑,以及手术解剖分离尿生殖窦带来的技术挑战,这个领域的专家 Rink 等人通过限制对近端共同管道深入解剖分离,以简化手术操作并最小化远期可能的并发症。他提出要在耻骨尿道韧带远侧分离共同管道。优点是减少损伤尿道括约肌和阴蒂神经的机会,同时仍能达到游离尿生殖窦进行修复的手术目标。Rink 指出手术前主要需进行膀胱镜检查,在膀胱和阴道内分别置管指引(膀胱内留置 Foley 管而阴道内留置 Fogarty 管),病人要从胸部到脚全面消毒备皮,以利于需要时术中翻身。PUM 手术步骤简单介绍如下(图 24-6-1):首先"Ω"型的皮瓣在尿生殖窦下缘会阴部建立,从窦口向下和后部沿中线切开皮肤,分离窦和直肠,则完整的尿生殖窦和阴道后部暴露出来。然后在上面和前面分离前壁尿生殖窦,使其与增大的阴蒂体分离,到达耻骨并停止于耻骨尿道韧带水平。此时可以触及 Fogarty 管球囊,则阴道汇合处被明确。在球囊上打开阴道,多数患儿此时阴道轻松达到会阴部,只需敞开缝合固定,后壁则使用"Ω"型皮瓣扩大成形。术者可利用尿生殖窦组织建立具有黏膜边缘的前庭,游离的尿生殖窦组织腹侧切开,成形前庭的黏膜边缘,切开的阴道后壁和会阴部"Ω"型皮瓣缝合。或者术者将尿生殖窦侧方劈开,然后向后方转移扩大阴道后壁,这一步骤能减少用于会阴部缝合的"Ω"型皮瓣的皮肤用量。对于极少数病人,阴道仍然很难达到会阴部,则利用 PUM 术式很容易进一步向深部分离,解剖分割耻骨尿道韧带,转为 TUM 术式。一小部分病人可能需要分开阴道和尿道远端,进行阴道下拖成形。游离的窦组织可以按照 Passerini 术式成形阴道前壁。

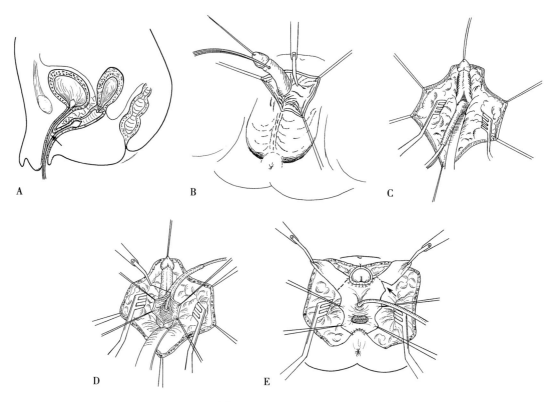

图 24-6-1 PUM 手术

A. 低位和中位尿道和阴道汇合更适合 PUM;B. 按照虚线切开,显露阴蒂和尿生殖窦;C. 分离尿生殖窦和阴蒂到耻骨水平,依据 Fogarty 管明确汇合处;D. 在 Fogarty 管球囊上方切开阴道后壁向近端直至正常的管径处,在耻骨平面下方彻底分离尿生殖窦前壁和阴蒂海绵体,使得尿生殖窦远端可移动,准备延虚线切开共用管道腹侧;E. 正位固定尿道口在短缩后的阴蒂头下方,利用共用管道背侧切开后形成的组织瓣和阴蒂头部的包皮缝合,Ω 形皮瓣和阴道后壁缝合,并进一步成形会阴部。

Rink 在 2006 年报道一组病例,15/22(68%)采用 PUM 术式取得满意的结果,平均手术年龄 16 个月,其中最小 4 个月,最大 81 个月。Rink 强调耻骨尿道韧带,与弓状腱和提肛肌一起在控尿中发挥非常关键的作用。所以当病情允许,应尽量减少对膀胱颈,尿道近端和阴道两侧相连组织的破坏。

对未经治疗就同时有尿失禁的病例,可考虑用部分阴道前壁进行尿道延长。在这种情况下,周围组织游离往往非常有限,Hendren 介绍了一种臀部转移皮瓣的方法,来治疗该种类型的尿生殖窦畸形。Pena 也曾用后矢状位经直肠入路的方法治疗尿生殖窦畸形,认为具有暴露好,直视下尿道与阴道分离容易,手术效果好的优点,但术前需先行结肠造瘘。

第七节 阴唇间肿块

阴唇间肿块主要是指位于大阴唇之间区域的肿块,大部分是良性的,并不常见。绝大多数肿块来自尿道或阴道。新生儿和幼儿的唇间肿物需要注意肿块位置、外观,以及和尿道及阴道的关系,故有时要做腹部和盆腔的超声检查,甚至还需通过插尿管或者膀胱镜来明确诊断。

第八节　小阴唇粘连

　　小阴唇粘连是指两小阴唇的内侧在中线相互黏着,一般在小阴唇黏着的前方和阴蒂下方中间有一小孔,尿液可自此孔排出(图 24-8-1)。好发于 3 个月~7 岁的女孩。新生儿期罕见报道,考虑可能与母体雌激素的保护作用有关。多数学者认为是局部炎症和雌激素不足所致,亦有学者认为是因阴唇皱襞变异和生殖窦发育不良的结果。

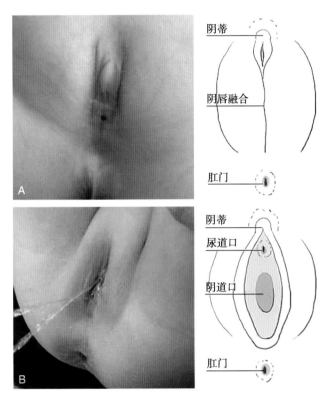

图 24-8-1　小阴唇粘连
A. 不能显露阴道口,家长误以为无阴道;B. 尿线异常。

　　患儿一般无排尿困难,常因尿线异常或者外阴异常被母亲发现。有的误以为阴道缺如或者对性别怀疑来就诊。
　　一般无需手术治疗。只需用蚊氏钳的钳尖小心地插入阴蒂下方的小孔,将钳子向下轻柔地分开,暴露尿道口和阴道口,然后涂以红霉素眼膏或磺胺软膏,持续 3 天即可,操作仅需1~2 分钟完成。

第九节　尿道黏膜脱垂

　　尿道黏膜脱垂指尿道外口水平的尿道黏膜的环形外翻。尿道黏膜脱垂可为部分性或者完全性,部分性黏膜脱垂主要涉及尿道后壁。前者稍多见,大多发生于婴幼儿和 8~12 岁女孩。完全性尿道黏膜脱垂较为罕见。

病因：引起尿道黏膜脱垂的原因较多，包括雌激素过少，远端尿道的内层纵向和外层环形肌的不正常连接以及间断性增加腹压。也有学者提出与局部创伤、尿道膀胱炎症有关。

临床表现：主要是尿道口环形红色肿物，中央有一小孔，尿液自此排出。肿物触之易出血，合并感染时，局部可以出现糜烂、溃疡，表面有脓苔等。发生嵌顿时，脱垂的尿道黏膜急骤增大、水肿、青紫并伴有疼痛。

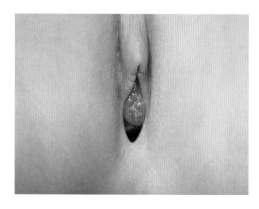

图 24-9-1 尿道黏膜脱垂

诊断及鉴别诊断：尿道口脱出的环形红色肿物，中央有腔隙，导尿管自此可以插入膀胱，导出尿液即可诊断。诊断需与下列疾病鉴别：①异位输尿管膨出：本症在手法复位后可用膀胱镜检查，膀胱造影和静脉尿路造影等法加以证实。如为尿道黏膜脱垂，肿块一般呈环状脱出，其中央有孔，可插入 8F 导尿管至膀胱内，而异位输尿管膨出，开口不在中央位而偏居一侧；②尿道息肉：位于尿道黏膜中央空隙处；③尿道肉阜：多发于尿道后壁；④尿道肿瘤：在小儿罕见，大多是膀胱葡萄状肉瘤的延伸或脱出，极易脱落。病理切片检查可明确诊断。

治疗方法包括观察等待、局部用类固醇和手术切除等。症状轻微可采用保守治疗。采取卧床休息、温水坐浴后手法复位。局部有感染者可局部外用抗生素。有部分报道称局部外用雌激素可以取得较好的疗效。许多手术修复的方法也被提出。环状切除多余的黏膜后把正常的尿道缝合至前庭是一种选择，此外其他手术方法比如经尿道插入导尿管上结扎脱垂的黏膜待其自然坏死或者冷冻治疗，目前尚不被提倡。

第十节　尿道旁腺囊肿

在新生儿中尿道旁腺囊肿是指尿道周围的腺体扩张，它恰好位于尿道口内。这些腺体类似于男性的前列腺腺体，数目约 6~30 个，最大的腺体称为 Skene 周边腺。新生儿期这些腺体偶尔会对产妇雌激素和分泌的黏液物质做出反应，导致囊肿形成。此病主要特征是由于囊肿的存在使尿道口位置下移，导致泌尿系统偏离正常位置。如囊肿大，可将尿道口推至偏离中线，并可导致尿线散开和阴道前壁外翻。囊肿常光滑、柔软，表面呈白色，可以看见浅表的小血管。如果可以确定尿道口和囊肿是完全分离的，则无需进行进一步的影像学检查即可明确诊断。这些囊肿多是自限性的，常可发生自发性破溃。如果持续存在，影响排尿，可行穿刺处理。

第十一节　先天性膀胱阴道瘘

先天性膀胱阴道瘘罕见。Swinney（1951 年）曾报道一例，在膀胱与阴道之间有一针状小孔相交通，病因不明。临床上经膀胱镜行膀胱颈部后唇切开可并发膀胱阴道瘘。

曾有报道一例 3 岁女孩患本症。主要症状为出生后呈完全性尿失禁。膀胱镜检查发现有正常尿道,于膀胱三角区正中有一0.5cm×0.8cm瘘口与阴道前壁相通,尿液全部由瘘口经阴道流出,膀胱容量极小,后经手术修补成功,但术后随访数年发现膀胱仍不发育并有严重膀胱输尿管反流,可能该病变与膀胱及膀胱三角区发育缺陷有关。病儿又经抗反流输尿管再植手术及膀胱扩大成形术后治愈。

手术修补是治疗本病的唯一方法。置患儿于膀胱截石位,经耻骨上膀胱切口,将瘘口四周的膀胱壁与阴道组织分开,并分别将其各自缝合。可将一探子经阴道口插入帮助辨认瘘口的边缘。必要时将阴道前壁瘘口部顶起以利修补缝合。如果局部组织太薄,必须保证膀胱缝合严密,并用带蒂大网膜片插入两层组织之间以加强修补效果。术后耻骨上膀胱持续引流,双侧输尿管插管引流,病儿取俯卧位,选用适当抗生素,均可保证手术成功。

第十二节　外阴阴道炎

婴幼儿的外阴及阴道黏膜菲薄,且又邻近肛门,易受细菌感染,故外阴阴道炎是婴幼儿常见疾患之一。由于母亲雌激素的影响,女婴出生时外阴与阴道分泌物为酸性,PH值约为5.5。偶因子宫内膜脱落而少量出血,致分泌物带血性。此后不久,随雌激素代谢排泄,外阴阴道上皮变薄,阴道分泌物减少,其酸碱度变为中性或碱性,局部对感染的抵抗力降低。细菌较易侵入阴唇发育较差的女婴,容易发生外阴阴道炎。除了细菌性因素以外,尚有其他特异性病原体感染,分述如下。

一、细菌性外阴阴道炎

下生殖道任何部位的细菌皆可引起外阴阴道炎。涉及的细菌包括溶血性或非溶血性链球菌、葡萄球菌、变形杆菌、大肠杆菌、肺炎双球菌等。有时可出现混合感染。也可有其他诱发因素,如外阴部皮肤擦伤,因不洁内衣的污染或便后清洁不够,使大便中的细菌进入外阴,甚至在腹泻以后造成外阴部感染;阴道内有异物或肠道蛲虫感染;用刺激性的浴皂或溶液造成表皮剥脱均可引致感染发生;有些病例与上呼吸道感染一致,认为可能是葡萄球菌或链球菌由手指带到外阴部。因此,了解病因并针对性地治疗,可获得良好的效果。

细菌性外阴阴道炎的临床症状因程度不同而表现不一。急性症状表现为外阴部疼痛,分泌物增多。尤其当细菌为溶血性链球菌或化脓性葡萄球菌时,也可表现为仅有持续或间歇性的黄色分泌物。外阴部红肿,有时有排尿困难。乳婴可表现烦躁不安及哭闹。用手指在直肠按摩时分泌物可从阴道溢出。可用棉棒拭取阴道分泌物作细菌培养和药敏试验。棉棒拭肛周皮肤作蛲虫卵检查。如临床怀疑有阴道滴虫或白色念珠菌感染时,可作分泌物涂片检查。

外阴阴道炎的急性发作可应用合适的抗生素以及彻底而轻柔的外阴清洁。具体方法:用1:5 000高锰酸钾溶液坐浴,每日2~3次。可用软皂清洗外阴,切忌用刺激性大的肥皂或用力擦洗,轻轻擦干后使外阴皮肤干燥,炉甘石洗剂或适量婴儿润肤粉涂撒于局部。亚急性期,如瘙痒症状明显,可局部应用复方康纳乐霜或氢化可的松软膏。如果阴道炎很快复发,且分泌物有恶臭或呈血性时,需排除阴道异物的可能性。对顽固性、持续性的细菌性外阴阴道炎,除了根据致病细菌的药敏试验,选用适当抗生素以外,还可应用雌激素疗法。因为雌激素可使阴道上皮增厚,分泌物酸性化,从而使局部抗感染能力增强。每晚可于外阴局部涂抹含雌激素软膏,也可口服少量雌激素,但需注意雌激素的副作用,如乳房肿大、子宫出血等。一旦阴道分泌物停止,即可停药。

应告诉家长采用各种方法预防外阴阴道炎的复发。注意力需着重放在外阴部局部清洁及防止大便污染。要指导女孩养成每次便后自前向后揩拭肛门的习惯。经常洗澡并尽量避免使用刺激性浴皂或清洁剂。每天两次更换内裤,并最好选用纯棉制品,因其吸水透气性好。鼓励每天外阴坐浴,宜尽早不穿开裆裤,以减少污染外阴的机会。如有蛲虫感染可口服驱虫药物治疗。

二、真菌性外阴阴道炎

真菌的种类很多,但常见的致病真菌为白色念珠菌属。白色念珠菌致外阴阴道炎可见于新生儿期。孕妇患有此病,则在分娩过程或日后与母亲接触中,使新生儿受到感染。同时,新生儿受母体雌激素影响,阴道分泌物呈酸性,阴道上皮富有糖原,是白色念珠菌生长的有利条件。儿童期此病可见于长期应用抗生素或患糖尿病的小儿。临床表现为外阴黏膜产生白色凝乳状分泌物,周围皮肤充血水肿,可见白色真菌斑块,尤其在阴道内。诊断可由棉拭涂片检查证实。

对长期应用抗生素的病儿,如有可能,治疗首先应停用抗生素。可采用 2% 碳酸氢钠溶液冲洗外阴,或用细软的导尿管冲洗阴道。外阴局部涂制霉菌素软膏。如有阴道炎存在,可同时用制霉菌素溶液(10 万 U/ml)滴入阴道,每日 3 次。对顽固性病例,需注意同时治疗口腔或肠道的念珠菌感染,可选用酮康唑或制霉菌素口服治疗,并要排除儿童糖尿病的可能。

三、滴虫性阴道炎

新生儿期,因受母体影响,雌激素水平较高,易发生滴虫性阴道炎。其感染源多数来自患此病母亲的外阴阴道,也可从母亲的尿液、粪便受到传染。儿童患滴虫性阴道炎极少,这与其雌激素水平低,阴道上皮缺乏糖原,阴道分泌物偏碱性,不利于滴虫生长繁殖有关。在青春前期的女孩偶可见到。典型的临床表现为:有明显的前庭炎及阴道炎,分泌物增多,呈黄色稀薄的糊状或泡沫状。新生儿哭闹不安,有时有发热和尿路感染症状。分泌物涂片找到滴虫可明确诊断。大多数病例,口服甲硝唑片 0.2g 每 8 小时 1 次,连续服用 1 周即可治愈。虽然持续性或复发性感染小儿比成人少见,但仍需注意生活洁具的隔离并与母亲同时治疗。年长少女患此病时,宜同时经阴道局部用甲硝唑,每日 1 次,连续用药 1 周,并注意保持外阴清洁。

四、病毒性外阴炎

任何年龄生殖器官都缺乏对单纯性疱疹的免疫力。新生儿可通过受感染的母亲产道或疱疹患者而感染,感染可为全身性并可产生严重后果。单纯疱疹病毒对外阴的感染可产生特征性小灰色疱疹,以后发展成局部溃疡。治疗主要是作好局部清洁,预防继发性细菌感染。当阴唇有疱疹时,可应用止痛软膏,以减轻局部烧灼样疼痛与不适。局部涂敷冰硼散或青黛散均有一定疗效。有些病人尚有复发倾向。

人乳头瘤病毒感染所致的尖锐湿疣偶见于年长女孩。病毒感染引起生殖器皮肤与黏膜有肉赘样增生,产生单个或多发性乳头状瘤,尤其多见于阴唇内侧。偶然可形成较大的菜花样肿块。外阴炎症或长期受分泌物刺激是导致本病发生的主要原因。麻醉下可对尖锐湿疣烧灼或用液氮冷冻治疗。本病在我国较为罕见。

五、淋球菌性外阴阴道炎

淋病在儿童中极为少见,病原菌为淋病双球菌。此病的非性接触传播途径主要是由受感染的成人携带,并由衣服、毛巾或生活用具等间接接触传播。新生儿则主要是受感染母亲产道直接接触感染。成人人群中淋病发病率的增高,可造成儿童中淋球菌性外阴阴道炎散发病例增加。

临床症状以急性外阴炎、阴道炎为主。阴道出现黄色脓性分泌物,外阴红肿。感染可蔓延到直肠或播散到眼睛,引起淋球菌性结膜炎。偶可累及尿道。前庭大腺炎和输卵管炎在成人是常见的并发症,但儿童则罕见。诊断主要靠分泌物涂片检查及细菌培养分离淋病双球菌。大多数病例对青霉素敏感。一次肌内注射青霉素 G 或普鲁卡因青霉素 240 万 U 即可。几天后阴道细菌培养可呈阴性。但病儿在治疗后的 2 个月内,仍需重复细菌培养,以防复发。在这段时间内,需同时预防或治疗淋球菌性眼结膜炎,并采取适当措施,做好污染物的清洁消毒工作,防止感染播散。对青霉素过敏者,可用菌必治、氟嗪酸等其他药物治疗。

六、坏疽性外阴炎

此病表现为外阴部迅速扩散且有腐烂的感染,男童则表现为阴囊暴发性坏疽,现已罕见。营养极差或极度虚弱的女孩容易发生。局部分泌物中可培养出厌氧菌、链球菌或螺旋体。治疗主要包括改善病儿全身状况,应用合适的抗生素,局部切开引流及清创。

七、阴道淋巴漏

本病是腹腔内淋巴系统异常发育的结果,很罕见。临床表现为外阴与阴道有持续性或间歇性乳糜样液体。腹膜后功能不全的大淋巴管使引流到乳糜池的淋巴液产生反流。通常,此病常伴有外生殖器部位或股部淋巴瘤或皮下淋巴血管瘤。阴道淋巴漏丧失的乳糜液一般不会影响患儿的营养状况。病因诊断主要靠淋巴管造影。治疗是手术结扎位于腹膜后和盆腔内功能不全的淋巴管。

（林德富　梁海燕　李明磊）

参 考 文 献

［1］BLASCHKO S D,CUNHA G R,BASKIN L S. Molecular mechanisms of external genitalia development［J］. Differentiation 2012;84:261-268.

［2］RINK R C. Surgical Management of Disorders of Sex Development and Cloacal and Anorectal Malformations［M］.Campbell-Walsh urology,vol. 4 Philadelphia;2016. p.3498-3520.

［3］BAILEZ M M,CUENCA E S,DIBENDETTO V. Urinary continence following repair of intermediate and high urogenital sinus in CAH. Experience with 55 cases［J］. Front Pediatr 2014;2:67.

［4］PALMER B W,TROJAN B,GRIFFIN K,et al. Total and partial urogenital mobilization:focus on urinary continence［J］.Urology,2012;187:1422-1426.

［5］LEVITT M A,PENA A. Cloacal malformations:lessons learned from 490 cases［J］. Semin Pediatr Surg 2010;19:128-138.

第二十五章

先天性肛门直肠畸形和
尾端退化综合征

先天性肛门直肠畸形（congenital anorectal malformation, ARM）是小儿消化系统常见先天性疾病,居消化系统畸形首位。本病常合并泌尿生殖系瘘管,与其他系统的畸形,需手术治疗。1835 年 Amusset 成功地完成了第 1 例会阴肛门成形术;19 世纪 50 年代一些作者报道了结肠造瘘的应用,打开了成功处理高位 ARM 的大门;1953 年 Stephens 提出经骶会阴肛门成形术,强调保护耻骨直肠肌的重要性,且注意避免尿道损伤;20 世纪 80 年代 Peña 应用的后矢状入路手术是现代治疗 ARM 的一个里程碑,现已被世界各地广泛采用。近年来,随着微创技术的深入发展,腹腔镜技术被应用于高位 ARM 的治疗逐渐增多。

第一节　先天性肛门直肠畸形的发病率

ARM 的发病率为 1/1 500~1/5 000,我国的发病率为 2.81/10 000。男性发病率高于女性,男性占 53%~64%,女性占 36%~47%。低位 ARM 较高位 ARM 更常见,占 53%~60%,高位 ARM 中男性发病率是女性发病率的两倍。男性 ARM 患者多伴有直肠尿道瘘,女性则多伴有直肠生殖道瘘。

第二节　先天性肛门直肠畸形的病因学

ARM 确切病因仍不清楚,目前认为 ARM 的发病可能是遗传因素和环境因素共同作用的结果。

一、遗传因素

流行病学和动物实验研究表明,遗传因素是导致 ARM 的发病重要因素。在 ARM 患者中具有家族史者占 1%~9%。有明确家族史患者的后代发病率明显增高,约为 25%。多数学者认为 ARM 为隐性多基因遗传疾病。Lerone 等总结以往文献做出推测:①ARM 合并骶骨发育不良的人类致病基因可能定位于 7 号染色体长臂;②ARM 合并尿道畸形的人类致病基因可能定位于 X 染色体。到目前为止,只有少数包含有 ARM 表现的综合征的致病基因得到定位,如 Fraser 综合征的致病基因为 EYA1,Currarino 三联症的致病基因为 HLXB9,Townes-Brocks 综合征的致病基因为 SALL1,Opitz G/BBB 综合征的致病基因为 MID1,McKusick-Kaufman 综合征的致病基因为 MKKS。关于 ARM 相关基因的研究结果显示,HOX 基因家族、Sonic hedgehog(SHH)、Fibroblast growth factor 10(FGF10)、Bone morphogenetic protein 4(BMP4)等基因与 ARM 的发生关系密切,并已被动物实验和临床研究所证实。

二、环境因素

ARM 的发生可能与妊娠期,特别是在妊娠早期(孕 4~12 周),受到某些致畸因素如病毒、药物、化学物质等的作用有关。如怀孕期间母亲摄入反应停或者口服避孕药可引起骨骼、泌尿生殖及消化等多系统的畸形,这类药物为叶酸抑制剂或直接导致叶酸缺乏。国内外先后有研究者给妊娠中期的大鼠吸入三氯甲烷,或经胃管注入乙烯硫脲,或向腹腔注射全反式维 A 酸,或服用多柔比星等,均可诱导母鼠生产 ARM 鼠仔,且发生率高达 30%~90%,大鼠的 ARM 分型与病理改变和人类极为相似,提示该类药物是导致 ARM 发病的直接原因。

尾端退化综合征和妊娠糖尿病相关,但确切病理机制不明确,可能与低血糖和高血糖、生长因子、抑制因子、酮产物、花生四烯酸代谢的改变、磷酸肌醇更新减少以及氧自由基等因素相关。一些物质如视黄醛可引起动物模型中尾端退化综合征的发病。

第三节　先天性肛门直肠畸形的胚胎学

泄殖腔于胚胎发育第 12~15 天起源于内胚层,其末端被外胚层的上皮细胞膜所封闭,称为泄殖腔膜。胚胎发育第 3 周末,泄殖腔与后肠、尿囊和中肾管相通。于胚胎发育第 4 周开始,泄殖腔在冠状面上被由头向尾方向移行的尿直肠隔分隔。尿直肠隔由两个中胚层中隔系统组成。第一个中隔系统是 Tourneux 折,它是一个由头向尾端移行的壳板,负责形成直至米勒结节的尿直肠隔部分,日后发育为男性精阜。第二个中隔系统是 Rathke 折,当泄殖腔侧壁向内凹陷并向中线方向移行时 Rathke 折形成。Rathke 折是形成靠近泄殖腔膜的尿直肠隔尾端的主要部分。通常到妊娠 7 周,泄殖腔的分隔过程完成,形成前方的尿生殖窦和后方的肛门直肠系统。

此时,在泄殖腔膜周围的中胚层增殖形成后方的肛门结节与前方的生殖褶和生殖结节。这些结构形成的凹陷称为外部的泄殖腔。泄殖腔膜萎缩并且外部的泄殖腔被向尾端延伸的尿直肠隔分开。尿直肠隔的远端形成会阴体。更浅表的外部的泄殖腔部分被向中间移行的中胚层的生殖褶所分隔。肛门结节以后成为肛门括约肌复合体。生殖褶和生殖结节形成尿道和外生殖器。

泌尿生殖系统和腰骶椎发育与泄殖腔分隔和胃肠道的形成同时发生。中肾管从侧面融入泄殖腔并于其上发生输尿管芽。输尿管芽接触后肾胚基,促进后肾培基形成肾脏和集合系统。

泄殖腔分隔的发育异常是大多数 ARM 形成的基础。组成尿直肠隔的 Tourneux 折和 Rathke 折的发育异常可导致高位 ARM 的形成,男性可同时合并直肠尿道瘘,瘘口开口于精阜上方,女性可同时合并直肠与生殖系统间的瘘管。女性中肾旁管发育形成的结构位于直肠和尿道之间,当合并分叉或重复的中肾旁管时,可出现罕见的直肠膀胱瘘。外部的泄殖腔分隔紊乱或肛膜不适当的融合可导致男性的中位或低位及女性低位 ARM。少数 ARM 无合并瘘管。

导致肛门直肠发育异常的因素也可以造成一些结构如中肾管、输尿管芽、后肾胚基、中肾旁管、腰骶椎和下肢的发育异常,这些胚胎结构在发育过程中关系紧密,共同来源于中胚层。泄殖腔分隔的发育异常也可以同时引起骨盆和会阴肌肉的发育异常。中肾管在第 28 体节水平进入尿生殖窦。在胚胎发育第 4~5 周时,第 28 体节区域的损伤可造成泌尿生殖、脊椎畸形及肛门直肠畸形。

高位 ARM 发生在胚胎发育的早期阶段,常合并严重的上尿路畸形与腰骶椎畸形。低位 ARM 发生在胚胎发育的晚期阶段,合并其他畸形的发生率较低。

第四节　先天性肛门直肠畸形的病理分类

ARM 包含多种类型且畸形结构复杂,对这些畸形尤其是少见畸形的分类困难。

1934 年 Ladd 和 Gross 将 ARM 分为:无肛门和直肠闭锁,但肛门或直肠有狭窄;肛门膜性闭锁;无肛,直肠盲端距皮肤有距离,无合并瘘管或合并膀胱、尿道、阴道、前庭或皮肤瘘管;肛门和直肠远端正常,近端直肠闭锁。该分类方法较为复杂,实际应用困难。

1970 年澳大利亚墨尔本的儿外科会议制定了统一的 ARM 国际分类法,根据直肠盲端的位置与耻骨直肠肌的关系、性别与有无瘘管可分为高位、中位与低位 ARM。国际分类法得到了广泛的应用,并替代了 Ladd 和 Gross 的分类法。1984 年在世界小儿外科医师会议上,在上述国际分类法的基础上加以修改简化,定出新的分类方法,即 Wingspread 分类法(表 25-4-1):

表 25-4-1　肛门直肠畸形 Wingspread 分类法

男	女
(一) 高位	(一) 高位
1. 肛门直肠发育不良	1. 肛门直肠发育不良
(1) 伴直肠前列腺尿道瘘	(1) 伴直肠阴道瘘
(2) 无瘘	(2) 无瘘
2. 直肠闭锁	2. 直肠闭锁
(二) 中间位	(二) 中间位
1. 直肠球部尿道瘘	1. 直肠前庭瘘
2. 无瘘的肛门发育不全	2. 直肠阴道瘘
	3. 无瘘的肛门发育不全
(三) 低位	(三) 低位
1. 肛门皮肤瘘	1. 肛门前庭瘘
2. 肛门狭窄	2. 肛门皮肤瘘
	3. 肛门狭窄
(四) 少见畸形	(四) 一穴肛畸形
	(五) 少见畸形

1. **高位畸形**　直肠盲端位于耻骨直肠肌以上。
2. **中位畸形**　直肠盲端位于耻骨直肠肌或其稍下方。
3. **低位畸形**　直肠盲端位于耻骨直肠肌以下。

20 世纪 80 年代后期,随着对 ARM 的深入认识和骶后正中入路肛门直肠成形术的广泛应用,原有的分类方法仍然存在类型较为繁杂,不利于指导外科手术术式的选择等缺点。2005 年 5 月在德国 Krinkenbeck 举行的肛门直肠畸形诊疗会议上,根据 Peña 等的提议,制定了新的分类标准,即 Krinkenbeck 分类法(表 25-4-2),该分类取消了原有的高、中、低位分型,根据瘘管不同进行分类,并增加了少见畸形的分类,其目的是使分类进一步简便、实用,为手术术式的选择提供指导。该分类现在在世界范围内广泛应用。

表 25-4-2　肛门直肠畸形 Krinkenbeck 分类法

主要临床分组	罕见畸形
会阴(皮肤)瘘	球形结肠
直肠尿道瘘	直肠闭锁或狭窄
前列腺部瘘	直肠阴道瘘
尿道球部瘘	"H"瘘
直肠膀胱瘘	其他
前庭瘘	
泄殖腔畸形	
无瘘	
肛门狭窄	

与 Winspread 分类法相对应,上述分类中的会阴瘘、前庭瘘和肛门狭窄属于低位畸形,尿道球部瘘、无瘘和多数直肠阴道瘘属于中位畸形,前列腺部瘘和膀胱颈部瘘为高位畸形。

第五节　合并畸形

ARM 合并畸形的发生率约为 40%~70%。充分认识合并畸形是至关重要的,因为这些畸形可能造成严重并发症,甚至威胁生命。高位 ARM 合并畸形的发生率是低位畸形的两倍。常见的合并畸形可能累及泌尿生殖系统、心脏、消化系统、骨骼肌肉系统和神经系统。

一、泌尿生殖系统畸形

泌尿生殖系统畸形是最常见的合并畸形,在 ARM 中的发生率约为 26%~55%。该类畸形临床表现较为隐蔽,如未及时诊治可引起严重的并发症。高位 ARM 中合并泌尿系统畸形的发生率为 38%~70%,且常可并发多种畸形。尽管低位 ARM 合并泌尿系统畸形的发生率较低,但仍约为 14%~24%。

Hoekstra 等报道的 150 例 ARM 患儿死亡率为 16%,其中 3/4 与泌尿生殖系统畸形有关。Wiener 和 Kiesewetter 等报道的 200 例 ARM 患儿死亡率为 17%,5% 的患儿合并威胁生命的泌尿系统畸形,在长期随访中,1/3 合并泌尿系统畸形的患儿为死亡结局。Belman 和 King 发现 65 例高位 ARM 患儿中 20 例合并上尿路畸形,这些畸形中 80% 可能导致严重的肾功能不全或肾衰竭。

最常见的泌尿系统畸形为膀胱输尿管反流和单侧肾发育不全,其他的常见畸形包括肾发育不良和肾盂输尿管连接部梗阻等。

生殖系统畸形是由外部的泄殖腔,生殖褶和生殖结节形成的发育异常导致的。男性 ARM 患者中,尿道下裂的发生率为 2%~7%,在高位畸形的发生率为 23%。生殖系统畸形包括尿道下裂、尿道上裂、重复尿道、尿道闭锁、小阴茎、重复阴茎、异位阴茎、阴茎缺如、阴囊异常或隐睾(发生率为 18%)。

女性 ARM 中 30%~35% 可伴有阴道或子宫畸形。最常见的阴道畸形为阴道矢状隔膜,其后为阴道发育不全。中肾旁管的不适当融合可以导致各种程度的子宫阴道分隔和重复。

二、脊柱畸形

合并脊柱畸形的发生率为 15%~40%,且更常见于高位 ARM。腰骶椎畸形多发,其中常见的是完全或部分骶骨发育不全、半椎体、隐性脊柱裂、脊髓栓系综合征、脂肪脊髓脊膜膨出和其他的脊髓异常。骶骨畸形可合并腹侧骶神经根缺如或脊髓圆锥发育不良。这些发育异常使 ARM 复杂化,有些在新生儿期就出现症状,有些造成进行性的神经损害,可有尿失禁表现。

三、心脏畸形

合并心脏畸形的发生率为 9%~15%,最常见的心脏畸形是室间隔缺损和法洛四联症,大动脉转位和左心发育不良较为罕见。高位 ARM 合并心脏畸形的发生率更高。

四、其他的胃肠道畸形

(一)食管闭锁和气管食管瘘

食管闭锁和气管食管瘘的发生率约为 10%,在高位 ARM 中更常见。胃肠道畸形中最常见为十二指肠闭锁,发生率为 1%~2%,偶见合并先天性巨结肠。

(二)其他

Duhamel 介绍了尾端退化综合征这一术语,用以描述尾部区域的多发畸形。尾端退化综合征的畸形类型包括 ARM、除性腺外的泌尿生殖系发育异常、腰骶椎畸形和并肢畸形,实验证实尾端退化综合征是尾端区域轴部分在胚胎发育早期阶段破坏造成的。

1972 年 Quan 和 Smith 引用了"VATER"这一缩略词描述多系统畸形的病变。"VATER"代表脊柱缺陷(vertebral defects),肛门闭锁(anal atresia),食管闭锁和气管食管瘘(tracheoesophageal fistula with esophageal atresia)和桡骨的发育不良(radial dysplasia)。后又纳入了肾发育不良(renal dysplasia)。多系统畸形进一步扩展为"VACTERL",包括心脏和肢体缺陷(cardiac and limb defects)。一个患儿如同时存在三个或更多的畸形可以诊断为"VACTERL"。在 Weaver 等的报道中,多于 60% 的患儿可同时合并五种畸形,包括脊柱、肛门直肠、气管食管、肾脏和心血管系统。60%~90% VACTERL 综合征患儿合并上尿路病变,且经常并发生殖系统发育异常。

第六节　先天性肛门直肠畸形的临床表现

大部分患儿为正常出生体重新生儿,仅少数高位 ARM 且合并多发畸形的患儿为低出生体重儿。由于 ARM 包括多种分类,患儿的临床症状与症状出现时间均不一致。新生儿出生后接受会阴部检查时可被发现患病体征:在正常肛门位置绝大多数患儿无肛门开口,部分患儿在正常肛门位置有一小孔或在会阴部有一瘘孔,经孔道可见少量胎粪排出。患儿可能具有低位肠梗阻的临床表现(恶心、呕吐,呕吐物初始含胆汁,后为粪便样物,生后 2~3 日出现腹胀、肠型表现)。如患儿未得到及时的确诊和治疗,病情将日趋严重,最终可导致死亡。如为低位或中位 ARM 合并较大瘘孔,患儿排便未受严重影响的情况下,几周或数月可无明显症状。

一、无瘘组

患儿的正常肛门位置未见瘘孔,但可见肛窝存在,色泽较深,患儿哭吵时局部向外膨出。如果患儿的臀部肌肉较丰满,针刺肛门皮肤可见括约肌收缩,提示低位肛门闭锁。肛门膜性闭锁,在肛门位置有薄膜覆盖,通过薄膜可见到胎便。如正常肛门位置皮肤略凹陷无肛门开口,且该部位无明显的色素沉着,臀部肌肉发育较差,患儿哭吵时局部向外膨出不明显,手指触摸无冲击感,则提示中间位或高位肛门闭锁。

二、有瘘组

(一) 直肠会阴瘘

直肠会阴瘘表现为正常肛门位置无肛门,但有肛窝存在。在男性患儿中,瘘管沿着中缝分布,位于从阴囊后方至肛门之间任何部位,有时可延伸至阴茎部,瘘管呈黑色线条样结构(图 25-6-1)。

在女性患儿中,瘘管分布于阴唇后联合后方至肛门之间中线上,瘘管口可见少量胎便排出(图 25-6-2)。在正常肛门位置可呈现不规则的上皮并有小的开口则提示肛门狭窄。

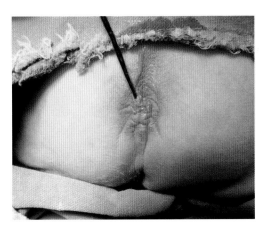 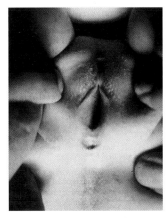

图 25-6-1　男性低位肛门闭锁伴会阴瘘　　图 25-6-2　女性低位肛门闭锁伴会阴瘘

（二）直肠尿道瘘或膀胱瘘

胎便从尿道口排出，尿液分析存在有胎粪成分，显微镜检查存在有鳞状上皮细胞均提示存在直肠尿道瘘或直肠膀胱瘘可能。直肠尿道瘘患儿的胎便不与尿液混合，尿液澄清，而直肠膀胱瘘的尿液内混有胎便，尿液呈绿色，有时可混有气体（图 25-6-3）。

（三）直肠前庭瘘

直肠前庭瘘也称直肠舟状窝瘘，是女性最常见的 ARM 类型，瘘口可分布于处女膜后方至阴唇后联合之间，瘘管多直径较宽，生后数周或数月患儿无排便困难的临床表现，所以该类畸形短期内较难被发现，但会阴部可出现反复红肿表现。在婴儿添加辅食后或者粪便干结时，由于粪便很难通过瘘管，该类畸形才被家长发现（图 25-6-4）。

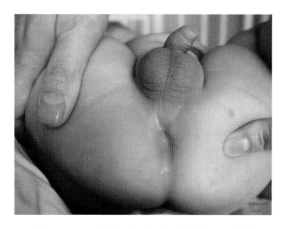

图 25-6-3   中位肛门直肠闭锁伴直肠尿道瘘

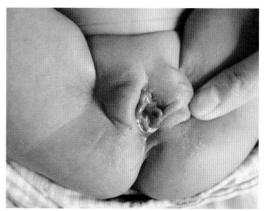

图 25-6-4   低位肛门闭锁伴直肠前庭瘘

查体时可将探针经瘘管口插入，如检查者在后方肛门位置皮下触及探针，则为低位直肠前庭瘘，如探针沿着阴道方向向上行走，在肛门位置不能触及探针，则为中位直肠前庭瘘。

（四）直肠阴道瘘

直肠阴道瘘的临床表现之一为可见粪便从阴道流出，由于瘘管细小，造成排便困难，腹部触诊多可触及硬结的粪块。结肠末端呈现继发性巨结肠表现。稀便从瘘口溢出可导致阴唇及会阴等处红肿。

（五）泄殖腔畸形

部分患儿出生后即出现排便困难表现，也有部分患儿生后数周、数月甚至数年才出现该症状。会阴部查体可见会阴呈扁平状，无明显的阴道、尿道和直肠开口，阴蒂较正常新生儿大，小阴唇发育差，泄殖腔开口于阴蒂下方，甚至可延伸到其顶端，如一狭窄的尿道。部分患儿的阴蒂、阴唇看似正常，但探针仅可及单个泄殖腔开口，正常肛门位置仅见皮肤凹陷（图 25-6-5）。

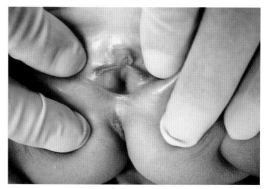

图 25-6-5   泄殖腔畸形

第七节　先天性肛门直肠畸形的诊断

ARM 的临床诊断并不困难,但需要确定肛门直肠畸形的分类,是否存在合并畸形,特别是腰骶椎、骶神经的发育异常,同时应该明确肛提肌和肛门括约肌的收缩能力。

一、X 射线检查

根据检查结果可以判断直肠盲端的位置,直肠盲端与耻骨直肠肌的相互关系,以此作为选择手术方式的依据。

(一) 倒立侧位 X 线片(Wangensteen-Rice 法)

Wangensteen 和 Rice 于 1930 年首先描述了倒立侧位摄片法,根据直肠盲端气体阴影与会阴部皮肤之间的距离判断肛门直肠畸形的类型。该方法至今仍被广泛应用。

操作方法:患儿生后 12 小时以上,采取俯卧位并抬高臀部 5~10 分钟,用手轻柔按摩患儿腹部,使气体充分进入直肠。在患儿的会阴部正常肛门位置表面固定一金属不透光标记物。提起患儿双腿倒置 3 分钟。患儿取侧位且头低足高,检查者持握患儿的踝部,使髋部屈曲 70°。将 X 射线管置于患儿侧方,在患儿吸气时发射 X 射线通过股骨大粗隆完成摄片。

在 X 线片中,通过耻骨联合上缘(P 点)与骶尾关节联合处(C 点)作一连线称为 PC 线,这条连线相当于耻骨直肠肌环后部的位置。从坐骨下缘(I 点)作与 PC 线的平行线称为 I 线。若直肠盲端气体阴影位于 PC 线以上为高位畸形,位于 PC 线与 I 线之间为中位畸形,低于 I 线则为低位畸形。检查结果对于治疗方案选择具有重要意义。

如果检查者未能准确执行检查步骤可能导致结果产生误差:①未到生后 12 小时以上进行摄片,婴儿吞咽的气体尚未达到直肠。②患儿倒置时间过短。③直肠盲端有黏稠胎粪充盈,空气不易到达。④患儿髋部过度伸屈或 X 线射入角度不合适。⑤在患儿呼气时进行曝光摄片。

(二) 腰骶椎正侧位片

ARM 患儿均需进行腰骶椎的评估。腰骶椎正位片用于明确是否存在半椎体,侧位片用于明确椎体的数量。不管 X 线片结果如何,所有患儿进一步接受腰骶椎超声检查。

骶骨比率:骶髂关节底部水平至骶骨尾端水平的距离与髂棘水平至骶髂关节底部水平的距离之比。约有 45% 的 ARM 患儿合并有骶骨发育异常,骶骨发育与排便功能密切相关。在 X 线前后位摄片中,正常的骶骨比率为 0.74,侧位片中比率为 0.77。骶骨比率小于 0.3 提示术后排便控制不良,大于 0.7 多提示预后良好。骶骨比率是判断排便功能预后的一项重要指标。

(三) 瘘管造影

通过造影显示瘘管的走行方向、位置、长度以及与直肠的关系。

(四) 排尿性膀胱尿道造影

造影可以辅助诊断合并畸形如膀胱输尿管反流、神经源性膀胱等,同时可以显示直肠尿道瘘瘘管进入直肠的部位。但如果造影剂浓度过高,通过细小瘘管困难,则瘘管无法显影。

(五) 直肠盲端造影

用腰穿针于正常肛门位置的皮肤凹陷处缓慢进针,边插入边抽吸,如能抽出气体或胎粪则表示针尖已进入直肠盲端,进入针尖的长度即为直肠盲端与会阴皮肤间的距离。通过穿刺针注入造影剂可显示盲端的形态。但此方法目前已很少采用。

（六）阴道造影

了解肛门直肠畸形与阴道间的解剖关系。

二、超声检查

超声检查具有安全简便、测量数据可靠(较 X 线误差小)、重复性好等优点,现已成为 ARM 的常规诊断方法之一。

（一）产前超声检查

孕妇产前超声检查时发现胎儿存在直肠扩张、阴道积液、肾缺如、脊柱畸形如半椎体、骨骼发育异常如桡骨缺如等,均提示产科医生胎儿合并有 ARM 可能。

（二）生后超声检查

①腹部超声检查可以发现泌尿系统如上尿路以及膀胱的异常情况;②会阴部超声检查可根据胎粪图像判断直肠盲端的位置;③脊柱超声检查是先天性椎管闭合不全的筛查方法之一,如果发现异常需要进一步完善 MRI 检查;④心脏超声:发现或除外合并心脏畸形。

三、CT 检查

可用于了解盆底肌群的发育情况。

四、MRI 检查

MRI 具有较高的软组织分辨率,而且胎便是良好的 MRI 自然对比剂,因此能够提示 ARM 患儿盆底肌肉发育情况,直观清晰地显示直肠盲端与盆底肌肉系统。MRI 同时能够一定程度上显示瘘管,将瘘管内、外口位置以及与盆底肌群的间关系清晰地显示出来。依据图像能够准确判断 ARM 分类。对于肛门直肠畸形术后大便失禁的患儿,MRI 可用于确定直肠是否位于肛门外括约肌复合体中。

第八节　先天性肛门直肠畸形的治疗

根据 ARM 的低位、中位和高位分类拟定不同的手术方式。

一、低位先天性肛门直肠畸形

（一）肛门后切术

Denis Brown 于 1951 年首先描述该术式,适用于低位肛门闭锁伴瘘管形成的类型,且男、女性均适用。手术方法为自瘘口向后切开或剪开,缝合剪开处肛门和皮肤,国外也称之 Cut-Back 手术。注意术后成型的新肛门直径不宜过大。此方法简便,术后第 14 天开始扩肛。

（二）会阴肛门成形术

在正常肛门位置作"十字"或"X"形切口,各长 1.5~2cm;切开皮肤及皮下组织,从外括约肌中心处插入血管钳,向上分离寻找到直肠盲端,并紧贴肠壁轻柔分离,充分游离直肠,使直肠与皮肤无张力间断缝合。缝合时注意将皮肤切口 4 个皮瓣尖端插入到盲端十字形切口的间隙中,准确缝合直肠与皮肤边缘。

（三）直肠前庭瘘经会阴肛门成形术（瘘管后移术）:

适用于女性低位直肠前庭瘘。

手术步骤:①切开瘘口周围皮肤,并向后切开皮肤皮下 1.5cm,沿瘘管周围向近端游离瘘管及直肠,分离直肠前壁时注意勿损伤阴道,游离直肠约 2.5cm。②用电刺激确定肛门外括约肌收缩中点,于中点处作“十字”切口,切口各长 1cm,将血管钳插入括约肌收缩中心,将瘘管和直肠从此点拖出切口,切除瘘管,将直肠与十字切口间断缝合。③将直肠前方皮下两侧肌肉间断缝合,成形会阴体。

术中注意充分游离直肠盲端及其周围组织,使直肠盲端拖出到会阴部可无张力缝合,否则伤口裂开,直肠回缩,将造成瘢痕性狭窄。

直肠前庭瘘也可采用肛门成形术切口,在正常肛门位置作“X”形切口,以保存阴唇后联合的完整性。切开皮肤、皮下组织,由后壁及两侧壁开始向近端游离直肠,在充分显露瘘管和直肠盲端以后,用探针插入瘘管内,于瘘管壁上缝支持线,先横断瘘管下壁及侧壁,最后仔细切断上壁,自下而上地将直肠前壁与阴道后壁分开。当直肠前壁与阴道充分游离后,在肛门切口内将瘘管远端贯穿结扎缝合,即将瘘孔闭合,直肠端与“X”形切口间断缝合。

二、中、高位先天性肛门直肠畸形

中位、高位 ARM 在新生儿期的处理是暂时性结肠造瘘。待 1~3 月龄时再行后矢状路肛门直肠成形术。术前接受远端造瘘肠管造影检查,以确定直肠盲端的位置和有无瘘管。

（一）结肠造瘘术

患儿一般出现低位肠梗阻的临床症状,即使合并有细瘘管,也多排便不畅,故需接受紧急结肠造瘘术以建立排便通道,挽救生命;同时结肠造瘘避免粪便污染尿道和将来肛门直肠手术部位。结肠造瘘术虽是新生儿外科中的常用及简单手术,但还需强调以下几个问题。

1. 结肠造瘘的部位　可选择在横结肠右半部或乙状结肠,有作者报道横结肠造瘘术后,由于存在直肠尿道瘘,造瘘远端肠段成为收集尿液的容器,可导致严重的高氯、低钾血症以及代谢性酸中毒。故取左下腹横切口,行乙状结肠近端造瘘术。注意造瘘不应选择乙状结肠远端,以免在后矢状路肛门直肠成形术时影响结肠的游离下拖和导致关瘘的操作困难。

2. 结肠造瘘术中要注意保持结肠造瘘部血供,且游离要充分以保证拖出结肠无张力。近端肠管浆肌层与切口侧腹膜几针间断缝合进行固定,以防止结肠坏死,造瘘口回缩,造瘘口肠管脱垂、狭窄等问题。

3. 结肠造瘘的护理　造瘘口周围皮肤应敷以凡士林纱布或涂抹复方安息香酊,以防糜烂。如因粪便刺激发生皮肤湿疹,可涂氧化锌或鞣酸蛋白软膏。及时清洗造瘘口大便,尽量减少粪便与皮肤的接触。或患儿可取俯卧位,并使造瘘口与床保持一定距离,大便自造瘘口排出后可进入预置的弯盘内。也可使用新生儿结肠造瘘袋。

（二）后矢状肛门直肠成形术（posterior sagittal anorectoplasty,PSARP 或 Peña手术）:

1982 年 Peña 和 De Vries 提出应用 PSARP 手术,利用后矢状切口使结肠和直肠游离得到足够的长度,且在大多数情况下不需进行剖腹手术。修补直肠尿道瘘、直肠阴道瘘或其他肛门直肠畸形术后并发症,均可采用该术式进行处理,并重建肛门。

1. 手术步骤　术前插入导尿管,病人置于俯卧位,臀部抬高。取后矢状正中切口,从骶骨中部延至外括约肌收缩的中部。用电刺激仪确认横纹肌复合体,其为上部由肛提肌,下部由外括约肌构成的复合肌群,在中线将其分离,这样可以避免损伤位于侧方的盆神经。确认肠管并在中线打开,在肠腔内确认瘘管,在直视下精确分离瘘管。在女性患儿中,瘘管上方为直肠和阴道、在男性患儿中为直肠和尿道,应该仔细区分并分离。分离直肠周围纤维鞘,使直肠远端可无张力拉至肛门皮肤,尾状裁剪远端肠管以适合从横纹肌复合体中拖出。把直肠拖到外括约肌收缩的中心部位,与皮肤缝合成形肛门,同时缝合横纹肌复合体。大约10%的病例接受该手术需要联合开腹以游离高位的远端肠管。

2. 术后处理　术后7~10天拔除导尿管,2周开始扩肛,在扩张到满意的程度时关闭肠造瘘。然后,扩张的频率逐渐减少,扩肛时间一般需要持续半年。

后矢状入路的优点为:①手术野暴露良好;②操作在直视下进行;③解剖清晰,可以清楚地分离瘘管,确认其他重要的盆腔结构,避免损伤侧方的盆神经;④组织损伤小。

(三) 腹腔镜辅助下高位肛门直肠畸形成形术

2000年Georgeson等报道了腹腔镜辅助下高位肛门闭锁的肛门直肠成形术,手术避免了开腹进行高位瘘管(膀胱颈部瘘和直肠前列腺部尿道瘘)的修补及后矢状入路切口,保留完整的横纹肌复合体。腹腔镜治疗高位ARM目前分为两种情况:一种为在新生儿期不进行结肠造瘘术,而是接受一期肛门直肠成形术;另一种为在新生儿期进行结肠造瘘术,二期手术时,应用腹腔镜进行腹腔盆腔的直肠游离,再结合会阴部切口或后矢状切口行肛门直肠成形术。

手术操作要点:术前留置导尿管,头低仰卧位,在脐与剑突中点插入气腹针,建立气腹,压力8~12mmHg,然后在气腹针处和两侧腹放置5mm Trocar。首先切开直肠和乙状结肠系膜,分离显露直肠上动脉和乙状结肠动脉,靠近系膜根部结扎离断血管,保留三级血管弓完整。提起直肠,切开返折腹膜,贴近直肠壁向远端分离到直肠逐渐变细。靠近尿道壁处,用缝线结扎切断尿道瘘管。将直肠远端拉入腹腔,把镜头从正中Trocar导入,直视盆底,分离盆底的脂肪组织,显露盆底肌肉。同时在电刺激仪地引导下,经肛门外括约肌的中心前后缘纵行切开皮肤。刺激肌肉的同时,在腹腔镜下可以清晰地看到盆底肌肉的收缩反应,辨认肌肉收缩的中心。从会阴肌肉的中心向盆底游离,在腹腔镜监视下从盆底肌心进入形成盆底隧道,将直肠从隧道中拖出。以6-0可吸收线将直肠与会阴皮肤相缝合。

另有文献报道腹腔镜仅用于腹腔盆腔直肠的游离,其他手术操作同PSARP手术。

三、泄殖腔畸形

泄殖腔畸形的病理改变复杂。该类患儿生后应先行结肠造瘘术。根治术时间应根据患儿状态、畸形复杂程度及术者的经验而定。术前经超声、造影、膀胱尿道镜等检查了解畸形的类型和复杂程度。

Peña手术的操作要点:体位同PSARP手术,术前置尿管。自骶骨中部至一穴肛开口,正中线上切开皮肤、皮下脂肪组织,纵行切开尾骨,分开横纹肌复合体,显露直肠。在中线切开直肠后壁,后壁边缘缝支持线,切口向下延伸至共同管后壁,直视下观察共同管长度。若共

同管长度 <3cm,分离直肠与阴道,手术方法同 PSARP 手术。直肠分离后,尿道和阴道作为一个整体(泌尿生殖窦)游离并拖出至会阴。在阴蒂近端 5mm 处,泌尿生殖窦开口周围放置牵引线。在最后 2 针牵引线和阴蒂间横断泌尿生殖窦,使共同管变为两部分,并与皮肤吻合,这一操作有利于间歇性放置导尿管排尿。将直肠固定于横纹肌复合体内,与肛门皮肤吻合。若共同管长度 >3cm,尿道和阴道作为一个整体游离不利于间歇性导尿,因此阴道与尿道需完全分离。若从骶部切口分离直肠、阴道和尿道困难,需加用剖腹手术。推荐下腹横纹切口,切开膀胱,为保护输尿管,从膀胱切口向双侧输尿管内放置支架管。若输尿管位于共同壁内,需进行输尿管再植入。在分离过程中,同时需检查中肾旁管发育情况。

四、泌尿系统合并畸形

泌尿系统畸形的发生率很高,检查和治疗贯穿于整个外科治疗和随访过程中。泌尿系统可以同时存在功能和解剖结构上的异常。高位 ARM 患儿经常合并膀胱输尿管反流,需要定期评估,接受泌尿系统超声以及排尿性膀胱尿道造影检查,尿动力学检查可以明确下尿路功能情况。在长期随访过程中部分膀胱输尿管反流可有改善甚至消退。如果膀胱输尿管反流伴有反复上尿路感染,上尿路扩张较前进展且肾静态核素扫描检查提示存在新增的肾瘢痕的患儿需要密切随访并进一步处理。

高位 ARM 患儿经常合并神经源性膀胱,大多数表现为排尿期逼尿肌反射亢进,偶尔有逼尿肌反射减退。基于尿动力学检查结果进行神经源性膀胱的治疗。如表现为膀胱排空障碍,应该考虑清洁间歇导尿,减低膀胱压力以及保证膀胱及时排空。应用选择性胆碱能受体阻滞剂治疗逼尿肌过度活动以及改善膀胱顺应性。如果膀胱容量小,胆碱能受体阻滞剂治疗无效,上尿路积水加重,可能需要接受膀胱扩大成形术。

第九节　术后并发症

一、便秘

造成肛门直肠成形术后便秘的原因如下:①高位或中位 ARM 术后,患儿可能存在完全排空直肠困难。临床表现为只排出少量大便,或排便不规律。腹部查体时可触及内含粪便的肠段,直肠指检可触及大的黏稠粪块。粪便淤滞可使近端直肠逐渐扩张,并积存大量粪便。②部分低位 ARM 患儿生前可能存在近端直肠的扩张的情况,局部直肠扩张导致了术后便秘,切除直肠扩张部分可改善便秘。③下拖直肠远端的尾状修剪也可以导致梗阻进而出现排便困难。④肛门口狭窄。⑤手术损伤盆神经。⑥罕见肛门闭锁合并巨结肠。如怀疑巨结肠时,应进行直肠黏膜活检。

治疗方法包括:

(1) 扩肛器扩肛可保持肛门通畅,预防狭窄。

(2) 对肛门外观正常且下拖的肠管位于括约肌复合体中心的患儿,如果出现近端直肠严重扩张的情况,可以切除扩张肠段。

(3) 有大便淤滞的患儿需要盐水灌肠,每日口服矿物油 5~30ml,2~4 次/d,直至粪块消失。缓泻药和每日灌肠可作为常规应用。

二、污粪

污粪是困扰高位 ARM 的主要问题。可能的原因有：①骶骨发育不全或严重脊柱畸形的患儿可能没有自主控制排便的神经；②盆底肌肉薄弱；③根治术后盆腔感染减弱或破坏了肌纤维。纤维化和瘢痕可以使组织缺乏弹性不能扩张和收缩，无法完成正常排便。④操作失误导致下拖的直肠不在括约肌复合体中，肌肉群不能充分压迫成形的直肠。

明确造成污粪的具体原因，首先应该检查肛门口和下拖的直肠是否在括约肌复合体中心。直肠指检肛门自主收缩的强度，肛门、肛周瘢痕形成与纤维化程度和直肠内是否有大便淤滞。通过下消化道造影评估患儿能够控制排便的摄入液体量，在造影直视下观察盆腔肌肉的功能。肛管直肠测压监测肛门括约肌静息压，最大自主收缩压和直肠感觉阈值等指标。污粪与肛门括约肌静息压 <40cmH_2O 和肛门最大自主收缩 <100cmH_2O 有关。

术后肛门出现黏膜脱垂也可引起污粪，需要切除脱垂部分的黏膜。

Templeton 和 O'Neill 提出几项减少污粪的办法：①由于患儿到 10 岁才能完成排便训练，所以不应该对患儿表现失望以及责骂患儿污粪。②培养患儿在饭后，特别是早饭后排便，这样可以使患儿两餐间尽量保持清洁。③避免食用有排泄作用的食物，如李子、干梅子、桃、巧克力、西红柿、坚果和玉米。食用抑制排泄的食物利于排便管理，包括乳酪、花生、黄油、麦麸产品和谷类食品。④及时治疗会阴部皮疹，因为疼痛和肿胀会影响排便控制。⑤抗腹泻药。⑥Bisacodyl（比沙可啶）栓剂 1~2 次/d，间断灌肠 1 次/2~4d。

年龄较大的患儿可以通过生物反馈训练和物理疗法加强对于盆底肌肉的控制。患儿如合并畸形如骶骨发育不全、脊髓脊膜膨出或严重的盆底肌肉发育不良，则不能控制排便。持续污粪并且肛门位置不正常者再次接受手术治疗。特别注意将下拖的直肠置于括约肌复合体、近端的耻骨直肠肌、肛提肌和远端的肛窝中间。

三、吻合口瘘

因下拖直肠远端的血供受损，造成吻合口瘘。瘘可以发生在肠管尾状修剪缝合线处，出现盆腔脓肿瘘管形成。清洁护理伤口，瘘管可以愈合，但是近端瘘关闭后可以再发生。故需造影检查确定瘘管愈合后再关肠瘘。

四、泌尿系统并发症

尿失禁和反复泌尿系感染提示下尿路并发症或有未被发现的泌尿系统畸形。位于原尿瘘处的并发症包括尿道狭窄和尿道憩室。尿道狭窄可能由于尿道损伤、吻合口瘘或局部感染造成，需要进行尿道扩张或狭窄段切除尿道吻合等治疗。不充分的瘘管切除可造成尿道憩室，憩室可能逐渐增大，其内可有结石形成并可能成为慢性感染灶。骶骨发育不良、脊髓栓系或手术时盆腔分离均可造成神经源性膀胱。高位 ARM 术后，女性患儿的严重阴道瘢痕需要接受阴道成形术。

第十节　先天性肛门直肠畸形的预后

ARM 若无合并畸形，术后患儿接近 100% 存活，但高位 ARM 术后较难达到令人满意的排便控制。Adkins 和 Kiesewetter 等报道 51% 患儿的控制排便能力良好,一些患儿由于手术失败需要永久性结肠造瘘。Peña 报道接受 PSARP 的患儿中,高位 ARM 患儿污粪的发生率最高,低位 ARM 患儿无污粪发生;便秘的发生率在高位和低位 ARM 中同样为 50%~75%;合并有骶骨发育不良者提示发生污粪(60%)和尿失禁(60%)可能性极大。

Templeton 和 Ditesheim 报道了高位 ARM 术后相似的结果,其中 51% 的患儿大便控制良好。同时作者发现大便有效控制随时间推移从 33% 增加到 64%,随诊时间从 2.5~9 年至 17~24 年。他们将高位 ARM 患儿的生活质量用以下因素进行量化,包括上学规律(全天、部分时间,或辍学),社会关系(无限制,受限),身体能力(可以参加运动和游泳而 1 小时不上厕所,没有工作限制)。生活质量良好的占 62%~90%。

Rintala 等报道高位 ARM 术后的主要问题是便秘,肛门闭锁并直肠膀胱瘘术后的便秘的发生率为 80%~100%,污裤的发生率为 42%~63%,而绝大部分患儿到达青春期后便秘缓解,长期随访 PSARP 术后约一半的患儿成年后排便功能良好。腹腔镜辅助下肛门直肠成形术后总体病例数较少,随访时间短,长期效果尚需继续随访。

大多数报道低位 ARM 大便控制良好,90%~95% 可控制排便,然而部分患儿有持续污粪。会阴肛门成形术后的患儿如果要取得理想的结果,极大地依赖于外科修复的质量和随访管理,这些患儿一旦出现便秘或大便失禁,患儿的心理可能受到严重影响,增加矫正难度。有研究表明患有低位 ARM 的成人养成正常的排便习惯比较困难,只有 15% 有完全正常的排便习惯;60% 的患者大便控制良好,大便控制一般者 33%,差者 7%;便秘者约占 16%,其中大多数需要定期灌肠;11% 有尿失禁;与合并畸形有关的功能障碍约占 24%,特别是心脏、骨骼和泌尿系统畸形;13% 存在性相关问题,如躲避、害怕性交或肛门口距前庭太近容易造成污染等。

(陈永卫)

参 考 文 献

[1] Peña A. Surgical management of anorectal malformations:A unified concept [J]. Pediatr Surg Int,1988,3(2-3):82-93.

[2] GEPRGESON K E,INGE T H,ALBANESE C T. Laparoscopically assisted anorectal pull-through for high imperforate anus -a new technique [J]. J Pediatr Surg,2000,35(6):927-930.

[3] NAM S H,KIM D Y,KIM S C. Can we expect a favorable outcome after surgical treatment for an anorectal malformation? J Pediatr Surg,2016,51(3):421-424.

[4] VAN DER STEEG H J,BOTDEN S M,SLOOTS C E,et al. Outcome in anorectal malformation type rectovesical fistula:a nationwide cohort study in The Netherlands. J Pediatr Surg,2016,51(8):1229-1233.

[5] BANDI A S,BRADSHAW C J,GIULIANI S. Advances in minimally invasive neonatal colorectal surgery. World J Gastrointest Surg,2016,8(10):670-678.

[6] 张金哲,倪鑫,孙宁,等 . 张金哲小儿外科学[M]. 2 版 . 北京:人民卫生出版社,2020.

第二十六章

神经源性膀胱

第一节 神经源性膀胱概论

一、发展历史

近代史上战争后都有大量腰骶椎外伤士兵因发生排尿异常得不到正确治疗继发肾衰竭而死亡。当时对腰骶椎外伤后肾衰竭的关系并不清楚。第一次世界大战后又出现了大批腰骶椎外伤的退伍军人因肾衰竭而死亡。腰骶椎外伤造成膀胱功能障碍,如果得不到合理治疗,继而发生肾衰竭。19世纪末期,英国学者明确提出了腰骶椎疾病(如脊膜膨出,外伤,脊柱裂等)可影响排尿,排便功能,最后继发肾功能损害。

随着人们对神经损伤引起排尿异常病理生理的深入了解,后来出现了神经源性膀胱(neurogenic bladder,NB)的概念。之后随着尿流动力学的发展和临床应用,人们逐渐认识到支配膀胱和尿道的神经损害可引起逼尿肌和尿道括约肌功能变化,继而引起膀胱顺应性减小和充盈压力增加,最终导致上尿路损伤。NB本质就是一种由神经异常或病变导致排尿功能障碍。

目前下尿路功能障碍最客观的诊断方法是尿流动力学的检查,可以明确膀胱与尿道等下尿路排尿相关组织的功能状态及其协同性。尿流动力学检查包括尿流率测定、残余尿量测定、膀胱压力-容积测定、压力-流率测定、影像尿流动力学和动态尿流动力等,可以用来了解患者储尿及排尿的动态过程,在临床上探究各种排尿异常的发病机制。

尿流动力学的发展已经有100多年历史。早在1897年Rehfisch发明了一种装置用以同步膀胱压力与尿量并记录排尿时间,计算平均尿流率。美国圣路易斯华盛顿大学Rose因1927年撰写了有关"Cystometer"报道,描述了它的构造及临床应用,被认为是膀胱压力测定之父。1971年国际尿控协会(International Continence Society,ICS)成立,使尿流动力学研究和交流有了统一的国际性组织。ICS是由泌尿、妇科、泌尿妇科、康复、护理、神经泌尿、小儿泌尿等多学科专家学者组成的有关尿控与下尿路功能障碍领域基础研究与临床实践的最高国际学术组织,全球会员3 000~5 000余人,分布全球100余国家地区。ICS目标是依托各国研究排尿、排便控制及盆底功能障碍的基础和临床专家来开展国际合作研究,进行全球范围教育,为失禁患者提供医疗服务。在年会或刊物中发布研究结果和提供研究资金以提高研究水平,制定和改良临床标准和指南,以及联系其他相似的学术团体。ICS 年会的影响力不断提高,每年举办一次年会,已经成为全世界尿控领域最具规模和权威性,具有最高水准的国际学术盛会。在 ICS 及其他国际性专业委员会的组织、领导和带领下,全球尿流动力学研究及应用水平有了显著提高,1972 年尿流动力学专业刊 *Neurourology and Urodynamics* 创刊,随后又有多部尿流动力学杂志及专著问世。20 世纪 90 年代以来,我国尿流动力研究临床应用和研究进入快速发展期。我国小儿尿流动力学发展已经和国际接轨。

NB 如不治疗常会逐步恶化产生严重的后果,包括上尿路损害、肾衰竭、甚至患者死亡。现在已经认识到在制定 NB 治疗方案时,无论从近期还是远期的角度,都必须遵循两个原则:①保护上尿路以确保生命安全。通过各种措施来创造一种膀胱尿流动力学安全状态(足够容量、低压储尿、无梗阻完全排空膀胱);②恢复正常储尿和排尿功能,包括治疗尿失禁、恢复可能的控尿,改善患者生活质量。由于认识到膀胱安全容量减少和储尿期压力过高(安全压力和安全容量改变)是造成上尿路损伤的重要机制,随后出现针对降低膀胱压力的治疗方式—间歇性导尿(intermittent catheterization,IC)。IC 最早于 1844 年由 Stromeyer 提出,他推荐可采用定期冲洗的方法将感染尿液从膀胱中导出。

人类应用导尿管排空膀胱的历史可追溯到 20 世纪中叶,1947 年 Guttmamn 发明了无菌性 IC,并用于脊髓损伤患者的治疗,被公认为目前科学的尿路管理方法。IC 能使患者摆脱导尿管,并使膀胱和尿道括约肌周期性扩张、收缩,尿液得以排空,从而使膀胱和尿道维持正常的生理状态,逐渐达到膀胱功能平衡和括约肌残存功能及控制能力恢复,与留置尿管相比 IC 能降低长期留置尿管引起的尿路感染。临床观察表明,早期采用 IC 对脊髓损伤 NB 功能障碍可有效减少残余尿量,减少尿路感染机会,对建立膀胱功能平衡具有重要意义。IC 可分为无菌性 IC(sterile intermittent catheterization,SIC)和清洁性 IC(clean intermittent catheterization,CIC)。SIC 是由护士严格遵守无菌技术完成整个导尿过程,主要针对急性期过后膀胱功能恢复不理想的病人,此期应教会病人及家属掌握导尿操作,便于日后自行SCI。而 CIC 是指在清洁的条件下患者进行自我 IC。1972 年,美国 Lapides 教授首次提倡采用 CIC 治疗脊髓损伤等 NB 病人,后来有研究显示,护士 SIC 与家属或病人自行 CIC 的感染率比较无显著性差异,CIC 便成为了部分或完全性尿潴留患者首选的治疗方案。ICS 发布的指南将 CIC 作为排空膀胱的金标准技术,尤其是当患者主观愿意进行 IC 或是护理人员能提供帮助时更适合选用这项技术。虽然泌尿系统感染是 CIC 最常见的并发症,但是其总体发病率仍较低。每次导尿出现菌尿症的比例为 1%~3%。有研究显示在进行 CIC 的 100 天中,菌尿的发生次数约为 1~4 次。针对这些患者是否需要应用抗生素还存在争议,需要进一步研究。

盆底锻炼(pelvic floor exercises,PFEs)指患者有意识地对以提肛肌为主的盆底肌肉进行自主收缩以便加强控尿能力。Arnold Kegel 在 1948 年第一次提出了盆底肌肉的恢复性锻炼方法,称为 Kegel 锻炼。PFEs 可作为基本锻炼方法或作为其他治疗的辅助锻炼方法。生物反馈(biofeedback)指采用模拟声音或视觉信号来反馈提示正常及异常的盆地肌肉活动状态,以使患者或医生了解盆底锻炼的正确性,从而获得正确的更有效的盆底锻炼。生物反馈本身不是一种治疗方法只是用于辅助 PFEs,加强其治疗手段,反馈可通过监测盆底和腹部的肌电活动来完成,也可通过监测肛门和腹部压力来完成。

电刺激治疗在泌尿外科神经源性膀胱治疗中的应用可以追溯到 1887 年,当时一位丹麦外科医生为了治疗尿潴留,而使用了膀胱内电刺激治疗,此后直到 1954 年由 Boyce 等人进行了 3 例膀胱壁置入设备的电刺激术治疗以诱发膀胱收缩。随后在 1963 年 Habib 开始进行了骶前神经根电刺激术治疗动物实验以及在患者体内试验,并开始了随后的继续性研究。Caldwell 和 Alexander 分别在 1963 年和 1968 年第 1 次使用电刺激治疗了不同的患者,其中 Alexander 使用了阴道和肛门电极刺激肛门括约肌,而 Caldwell 则是采用了埋藏式电极刺激,先后治疗了大便失禁和尿失禁患者。周围神经电刺激的最大临床意义在于其作用结束后和再训练的效果,经过反复电刺激,一些病人可以获得症状完全缓解,有时可以持续许多年。这种刺激作用治疗效果的神经电生理基础还不能完全阐述,但它对中枢神经系统活性的调整作用是肯定的。20 世纪 80 年代末 Schmidt 及 Tanagho 发现骶根刺激能够抑制不良神经反射,此后骶神经根电刺激(sacral nerve stimulation,SNS)及骶神经电调节(sacral neuromodulation,SNM)技术在全球得到广泛而迅猛发展,经多中心临床研究,SNS 治疗急迫性尿失禁,尿频综合征和慢性尿潴留已通过了美国 FDA 批准。骶神经根电刺激是目前电刺激治疗领域研究最多,最具应用前景的一种方法。

NB 如果已经尝试多种保守治疗但无效,或者从长远角度看来,下尿路压力增高会影响上尿路的功能,则需要考虑手术治疗。具体手术方式有:①外括约肌切开术。Ross 等首次应用了尿道外括约肌切开术,他们的目的在于通过降低排空压力来保存上尿路的功能。手术的适应证包括 DSD、UTI、上尿路扩张、自主神经反射异常或 CIC 治疗失败。②膀胱扩大成形术。Cartwright 和 Snow 于 1989 年报道利用患者自身尿路组织进行膀胱扩大的方法,即自体膀胱扩大术。当 CIC 和抗胆碱药物联合治疗无法改善膀胱容量,以及保持储尿时膀胱较低压力时,可能需要行有创治疗。在难治性逼尿肌反射亢进(NDO)、难治性尿失禁和膀胱压力增高所致上尿路功能障碍的患者中,膀胱扩大成形术是一种重要的外科干预措施。③尿失禁的尿流改道手术治疗在侵及肌层的膀胱肿瘤中,回肠代膀胱是标准的尿流改道方案,这种方案也用于 NB 的患者(合并或不合并膀胱切除术),能为患者提供连续的排尿体验,也不会存在异物感。在四肢瘫痪患者或留置导尿 UTI 反复发作的患者中,可以考虑该治疗方案。

NB 患儿给家庭带来沉重的精神和经济负担,消耗有限社会医疗卫生资源,影响出生人口素质,是重大公共卫生问题。而脊髓神经管发育障碍(spinal neural tube defects,SNTDs)又是导致小儿 NB 的主要原因。很多 SNTDs 患儿都会出现脊髓和神经根受累以及损害,而这些脊髓神经的损害往往是造成 NB 的原因,脊髓圆锥被牵拉至低位、终丝粘连、束缚、压迫,使圆锥发生缺血、缺氧、轴突受到损害等,即形成了脊髓栓系综合征,而由此并发 NB 达 90% 以上,因此 SNTDs 的一级预防尤为重要。

叶酸是在 1931 年至 1943 年之间所发现的,由米切尔首次从菠菜叶中提取纯化出来,命名为叶酸,被列在世界卫生组织基本药物标准清单中,是一种有效及安全的预防脊柱裂的药物。大量研究证实,叶酸对孕妇以及胎儿生长发育起着至关重要的作用,如果在怀孕后的前 3 个月内缺乏叶酸,那么可致胎儿 SNTDs,从而增加裂脑儿、无脑儿的发生率,若在孕期增补叶酸可有效预防 SNTDs,预防率可达 50% 至 80%。匈牙利国家卫生研究所 Czeizel EA 等临床随机对照研究报道,叶酸对 SNTDs 初发的预防率达 93%。

二、基本概念的变迁

20 世纪 70 年代以前,习惯上将因神经中枢和周围神经受到损伤引起的排尿功能障碍称为"NB"或"神经膀胱"。但神经病变引发的排尿功能障碍,绝不仅局限于膀胱,尿道也可能发生功能障碍,因此这一概念并不够确切。后来被人称为"神经源性排尿功能障碍(neurogenic voiding dysfunction)",但该术语容易使人忽略储尿期下尿路症状。20 世纪 80 年代,"神经病源性膀胱尿道功能障碍(neuropathic vesicourethral dysfunction)"的概念被提了出来。1999 年 ICS 提出"神经源性下尿路功能障碍(neurogenic lower urinary tract dysfunction)"的概念,即因神经控制异常导致下尿路功能障碍。目前 ICS、欧洲泌尿外科学会(EAU)已制定了关于神经源性下尿路功能障碍名词规范和相关指南。欧洲泌尿外科学会先后于 2006 年、2008 年和 2012 年发布了第一版、第二版和第三版神经源性下尿路功能障碍诊治指南。国际尿失禁咨询委员会(International Consultation on Incontinence,ICI)先后于 1998 年、2002 年、2004 年及 2009 年召开了四次专家会议,并正式出版了咨询报道,其中对神经源性尿失禁诊治指南也做了专门阐述。2006 年美国截瘫退伍军人协会发表了成人脊髓损伤患者膀胱管理指南。中华医学会泌尿外科学分会(CUA)也于 2011 年发布了第一版神经源性膀胱诊断治疗指南,其中 NB 指由于神经控制机制出现紊乱而导致的下尿路功能障碍,通常需在存有神经病变的前提下才能诊断。近年,文献中有关 NB 的概念也有争议。考虑到 NB 的病理生理变化不仅与膀胱有关,也可能与尿道括约肌异常有关,有作者提出 NB 应该称为神经源性逼尿肌括约肌功能障碍(neurogenic detrusor-sphincter dysfunction,NDSD)或称为神经源性排尿功能障碍(neurogenic voiding dysfunction,NVD)。在这些概念没有达成共识之前,本书仍继续用神经源性膀胱(NB)描述本病。

新生儿 NB 发病率约为 0.3%~4.5%。和成人相比,新生儿 NB 具有自身特点,包括病程长、治疗困难、对上尿路危害更大等。由于新生儿正常排尿的规律和许多参数尚未建立或仍有争议,如果判断该群体的排尿异常有时仍有困难。但是,连续多次检测存在残余尿和膀胱形态发生改变就提示膀胱排尿异常。进一步行膀胱压力容积测定基本可以确诊膀胱功能是否异常。临床随访显示脊髓脊膜膨出导致的新生儿 NB 若不经泌尿外科及时合理处理,有 20% 以上的患者将在 2 岁内出现肾损害。近年来,新技术、新方法和尿流动力学检查的普及应用显著降低了 NB 引起上尿路并发症的发生率。有关儿童 NB 功能障碍,至今国际儿童尿控协会(International Children Continence Society,ICCS)还未制定统一的标准和分类。但是,由脑、脊髓和外周神经疾病或损伤引发膀胱储尿和排尿功能障碍被称为 NB 的概念现在仍广泛应用并得到多数专家认同。

三、目前存在的问题及展望

NB 治疗的方向在哪里? 我们需要改进的地方在何处? 在哪里我们需要创新? 这些都是我们需要思考的问题。比如关于 IC,我们需要对照研究,以证明是否此导管或技术比另一种方法好;如何进行精准 IC,即在膀胱安全压力和安全容量过渡到危险压力和危险容量之前进行导尿。既尽最大努力减少 IC 的次数,又保持膀胱始终处于安全容量和安全压力状态,避免上尿路损害。当然创新总是受到人们欢迎,创新的目标是使得 IC 更加简单易行。药物治疗将集中在传入通路方面,肉毒毒素治疗的结果令人鼓舞。虽然骶神经传入后根切断术具有明显缺点,但联合胃底神经前根刺激和后根调节的方法颇具前景,但逼尿肌-括约肌协同失调的问题需要克服。在膀胱组织工程技术领域,希望来自膀胱细胞被种植在生物基质上、进而代替病变的膀胱。总之,无论如何,进一步努力均应该集中在如何避免破坏性手术、改进针对补偿先天性缺陷进行的症状性治疗、开发更多的复原性重建治疗。如在脊髓休克期开始即必须对膀胱施行正确的初始处理、进行恰当的膀胱康复和终生的神经学关注,这仍然是确保 NB 患者享有几乎正常的生活寿命和较高生活质量的关键。目前,NB 治疗仍是世界难题,根治仍非常困难。在治疗方面,仍有许多问题尚未解决。因此,针对 NB 任何有意义的研究、探索性新方法与新技术均应该得到鼓励。只有不断地探索,才能寻找到理想的方法、推进科学的发展。

(文建国 李琦 宋攀)

第二节 神经源性膀胱的病因及相关发病因素

小儿 NB 常见的病因是脊髓神经管闭合缺陷(脊柱裂),为胚胎发育早期神经管发育不全所致。此外,脑瘫、脑膜炎、中枢和周围神经系统损伤及盆腔手术(如巨结肠、高位肛门直肠畸形和骶尾部畸胎瘤等)等均可损害支配膀胱尿道神经引起 NB。外伤和肿瘤造成的脊髓损伤引起的 NB 较少见,严重的肛门直肠畸形常伴发 NB。NB 临床症状表现不一,大约有 15%的患儿出生时没有任何神经功能异常表现。有脊柱裂的新生儿出生时神经功能表现正常者有三分之一风险在青春期发生逼尿肌括约肌协同障碍或去神经支配。大部分 NB 患者出生时上尿路是正常的,以后 60% 的患者会因为感染,膀胱改变或者反流发展成上尿路损害。

一、脊髓神经管发育障碍和脊髓发育不良

脊髓神经管发育障碍(spinal neural tube defects,SNTDs)又称为脊髓神经管闭合不全、椎管闭合不全、先天性脊柱裂。是由于早期胚胎发育过程中神经管闭合不全所引起的中枢神经系统畸形,是危害最重且发生最多的一种出生缺陷性疾病。临床上常见病例是脊柱裂和脑膨出。其受累的部分包括脊髓、神经根、脊膜、脊椎和外被的肌肉、脂肪和皮肤,而最易累及的节段是腰骶段,其次是胸腰段。脊髓发育不良是小儿 NB 最主要的病因,发病率占出生存活婴儿的 1%~2%,排在非致命性中枢神经系统畸形病类之首。

(一)脊髓神经管发育障碍的病因

神经管闭合不全发生于胚胎第 3、4 周,是由于母亲受精和妊娠时叶酸等 B 族维生素缺乏,神经板在自上而下地卷成神经管的过程中发生异常所致。叶酸等缺乏的原因包括母亲膳食中营养性缺乏和病儿及其父母多种基因异常所导致的叶酸/同型半胱氨酸循环代谢障碍。流行病学调查发现 SNTDs 在低经济社会阶层和不发达国家及地区人群发病率较高;生物化学研究发现,与对照组相比病儿母亲孕期和非孕期血中同型半胱氨酸增高、血液和红细胞内叶酸(以及部分人血中的维生素 B2、B6)水平较低,均支持营养缺乏学说。而其血液和红细胞内叶酸、同型半胱氨酸等仍属正常范围下限以内,其发病率在不同的种族有显著差异(如黑种人很少发病等),且患者的子女和同胞发病率明显增高等则支持与多基因遗传有关。目前认为神经管缺陷为多种环境因素和多基因遗传相互作用所致。由于检出染色体畸变、单基因遗传和有外源药物或毒物致病者不到全部病儿的

10%,故而研究重点集中于参与叶酸和同型半胱氨酸代谢的各种酶和与叶酸传输有关的受体的编码基因上,以及这些酶的活性与其催化的生物化学反应方面。叶酸为一碳单位体内传递供体,通过叶酸和同型半胱氨酸代谢参与胞浆和多种细胞器内的 100 余种生物化学反应,其中包括核酸的合成和蛋白质、DNA 及脂类的甲基化反应。迄今发现 MTHFR（5,1:0-methylenetetrahydrofolate reductase,甲基四氢叶酸还原酶)677CT 及 1298AC、MTR（5-methyltetrahydrofolate-homocysteine methyltransferase,甲基四氢叶酸/同型半胱氨酸甲基转移酶)2756AG,MTRR（5-methyltetrahydrofolate-homocysteine methyltransferase reductase,甲基四氢叶酸/同型半胱氨酸甲基转移酶还原酶)66AG 基因突变与神经管闭合不全发病有关。

(二) 脊髓发育不良的病理解剖和病理生理改变

脊髓神经管发育障碍在传统上分为显性脊柱裂、隐性脊柱裂和骶骨发育不全三类。三类中的许多病儿可能出现脊髓和/或神经根受累和损害(亦称脊髓神经损害),称之为脊髓发育不良(myelodysplasia)。而脊髓发育不良引起脊髓神经损害是造成病儿 NB、肛肠和下肢功能障碍及畸形的原因,导致病儿难治性的终身残疾,并给病儿、家庭和社会带来了沉重的心理和经济负担。以往的观点认为其脊髓神经损害的机制是胚胎先天发育缺陷。但是,近年来发现它是一个先天发生、后天进行性发展、加重的动态病理生理学过程,它贯穿于病儿的整个生长期。表现为原来无神经损害表现者出现了进行性加重的神经受损症状,原来有轻度神经损害者进行性加重或原来仅有膀胱功能障碍者出现了肛肠和下肢功能障碍及畸形。造成进行性神经损害的病理解剖学原因不是脊椎裂和脊膜膨出本身,而是这些病儿还存在着更重要的椎管内病变。此类病变包括脊髓和神经根与椎管间的粘连(多为先天发育异常,亦可为脊膜修补术后粘连)、终丝增粗紧张、椎管内占位病变如脂肪瘤(椎管内脂肪瘤或椎管内外脂肪瘤相连)、皮样或表皮样囊肿、脊髓纵裂、神经肠囊肿等。这些病变在显性和隐性脊柱裂的病儿可单独或合并存在,也可与骶骨发育不全并存。

上述病变导致的脊髓神经损害的机制是:①脊髓栓系,脊髓被终丝病变(终丝增粗、缩短和终丝纤维化或脂肪瘤)、先天性的或为脊膜修补手术所致粘连(脊髓粘连于椎管、膨出的脊膜、椎管内脂肪瘤、囊肿及纤维瘢痕)或纵裂脊髓间的隔障所拴紧、黏连、固定于低位(第 3 腰椎水平以下),使其正常的头向运动(后述)不能完成,从而使脊髓末段被逐渐拉长、变细而受损;②脊髓压迫,椎管内脂肪瘤、囊肿的缓慢生长所致;③神经根粘连,先天性的或为脊膜修补手术所致的神经根粘连可引起神经根扭曲、生长发育障碍和生物电活动的传导阻滞;④单纯性骶髓或(和)神经根缺如、发育畸形导致的脊髓神经损害在脊髓发育不良病儿中很少,这是一种次要的和静态的机制。

有的脊髓先天发育畸形(如双干脊髓)并不出现脊髓神经损害。现在认为脊髓发育不良出现的脊髓空洞(或积水),小脑下陷畸形、部分性疝形成所致的脑积水为其继发病变,国外的报道和我们的经验均证实在施行脊髓松解等手术后可明显减轻或消退。

(三) 神经管畸形的分类

由于胚胎发育时神经管闭合过程受到影响即产生胎儿脑或脊髓发育异常,便会形成颅脑或脊柱的畸形,称之为神经管畸形(deformity of neural tube,DNT)。DNT 是一组具有多种不同临床表型的先天畸形,主要包括无脑畸形、脑膨出及脊柱裂等。诊断 DNT 主要依靠其相关部位的解剖异常和临床表现。无脑畸形(anencephalia)、颅裂(cranioschisis)、隐性脊柱裂(bifida occulta)等都有其特征性的解剖异常和局部特征性外观。有些病变较轻,外观异常不明显或仅有皮肤颜色和毛发等轻微改变。但是,现代影像学的发展如 B 超和 MRI 等的应用,均可非常容易发现相关病变。

现将常见几种 DNT 分述如下:

1. 无脑畸形为脑全部或大部缺如　头颅缺损从顶部开始,可延伸到其与枕骨大孔的任何部位。几乎都伴有母体羊水过多。患儿因颅骨穹窿缺如造成面部特殊外貌,呈非常奇特的"蛙状脸",其前颅窝缩短和眼眶变浅,使眼球向前突出,下颌紧贴胸骨,口半张开,耳廓很厚,前突出于头的两侧。有时伴有身体其他部位畸形,如腭裂、颈部脊柱裂、胸腔狭小、上下肢比例失调、胫骨和拇指缺如等。

2. 颅裂和脊柱裂　颅裂与脊柱裂的性质相同,一般都发生于中线,但少数可沿着任何一个骨缝发展,颅骨 X 线片可以显示颅裂与颅骨缝以及主要颅内静脉窦的关系。基底较大的肿物往往包含脑组织,CT 及 MRI 可显示囊内容物。单纯脑膜膨出经过切除后可以治愈,但有重度神经症状者预后差。脊柱裂的缺损大都在后侧,后侧脊柱裂可分为隐性脊柱裂、脊柱裂伴有脑脊膜膨出、脊柱裂伴有脊髓脑脊膜膨出、脊柱裂伴其他畸形等。

(1) 颅裂纯属先天颅骨发育异常:很少见,其发生率仅为脊柱裂的 1/10 或更少。常表现为脑膜膨出与脑膜脑膨出,并可见颅内其他结构的改变及畸形。多发生于枕骨,其次是额骨,也可发生于面部,在鼻骨附近,甚至从鼻孔脱出。常发生智力低下、惊厥、脑积水、失明及运动障碍等并发症。颅骨裂可能是隐性的,但很少见。颅裂也可能并发脑膜膨出(meningocele)或脑膜脑膨出(meningoencephalocele)。

(2) 隐性脊柱裂(spina bifida occulta,SBO):只有脊椎管缺损,脊髓本身多正常,没有明显的神经系统症状,对健康没有明显影响。这一类畸形很多见。本病与遗尿或其他泌尿道疾病是否相关仍有争议,需要大样本多中心研究和更多的循证医学证据来确定。隐性脊柱裂缺损部位的皮肤上面常有一些异常现象,如一撮毛、小窝、痣、色素沉着、皮下脂肪增厚等。缺损上面可能有先天性囊肿或脂肪瘤。通过正位 X 线检查或 MRI 可以确诊。

(3) 脊柱裂伴有脑脊膜膨出(meningocele):较多发生在腰骶部,在脊柱缺损部位有囊状物。肿物为圆形,可能长得很大,里面只有脑脊膜和脑脊液,没有脊髓及其他神经组织。单纯脑脊膜膨出的病儿没有瘫痪或其他神经系统症状。囊壁外面如为正常皮肤,肿物很少继发感染。如囊壁很薄或已破溃,则往往形成脑脊液漏或合并感染。

(4) 脊柱裂伴有脊髓脊膜膨出(meningomyelocele):多发生于腰骶部,肿物为圆形(图26-2-1),可能大如橘子,里面除脑脊膜和脑脊液之外,还有神经组织。外面盖有很薄的皮肤,在中心区可能只盖有半透明的脑脊膜。在新生儿,有时只有肉芽组织,很容易有溃疡形成。脊髓组织进入肿物的上部,神经纤维广泛分布于肿物,然后由其下部又回到椎管内的脊髓部分。发育不良的脊髓、神经、脊髓膜、椎骨肌肉常和皮肤连在一起。有些患儿脊髓突出处既无包膜,又无皮肤覆盖,呈脊髓外翻畸形。这类病人几乎都有下肢瘫痪和大小便失禁,有些病人并发脑积水。骶部脊髓脑脊膜膨出发生在腰骶丛出口之下,下肢就没有瘫痪,但大小便仍失禁,新生儿啼哭时可见滴尿,在男婴则不能正常排尿。

(5) 脊柱裂伴其他畸形:包括①脊髓内积水:多发生于胸椎部、胸腰部或腰骶部,很多液体积留在脊髓中央管,囊内只有萎缩的脊髓组织;②无脊髓:脊髓未发育常伴有无脑畸形,出生后即很快死亡;③皮样囊肿、脂瘤或畸胎瘤组织:可能侵入硬脑膜或脊髓。

神经系统症状与脊髓及脊神经受累程度有关,较常见的神经系统症状为下肢瘫痪、大小

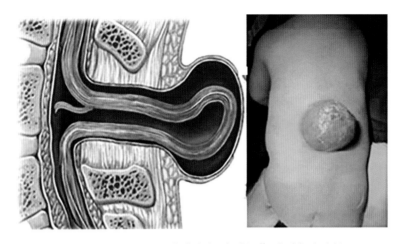

图 26-2-1　腰部脊髓脊膜膨出，囊壁很薄，皮肤轻度溃烂

便失禁等。如病变部位在腰骶部，出现下肢迟缓性瘫痪和肌肉萎缩，感觉和腱反射消失。下肢多表现温度较低、青紫和水肿，容易发生营养性溃疡，甚至坏疽。常有肌肉挛缩，有时有髋关节脱位，下肢常表现马蹄足畸形。常有大小便失禁。有些轻型病例，神经系统症状可能很轻微。随着病儿年龄增大神经系统症状常有加重现象。这与椎管增长比脊髓快，对脊髓和脊神经牵扯逐渐加大有关。脊膜膨出与脊髓脊膜膨出诊断是依据患儿出生后即发现背部中线有膨胀性包块，并随着年龄增长而扩大，以及相应的神经损害症状。

　　临床诊断常需要腰骶部正位片，一般可以清晰显示腰骶部脊柱裂包括隐匿性脊柱裂。磁共振成像（MRI）能够清楚地显示脊柱裂、脊髓的上述病理解剖学改变和椎管内病变。尿流肛肠动力学和下肢、盆底（包括尿道和肛门外括约肌）肌电图检查能够对这些病儿进行动态观察，并能在尚无脊髓神经受损临床症状时发现其亚临床表现。如疑有脊髓纵裂或脑积水，加行 CT 检查则更能明确诊断。脊髓 B 超检查仅适用于椎板尚未骨化的新生儿。

　　如果发现有上述椎管内病变和脊髓病理解剖学改变，有进行性脊髓神经损害加重的临床或亚临床表现时，应该施行脊髓手术治疗，松解粘连、固定的脊髓末段和神经根，切断病变的终丝、切除脂肪瘤或囊肿等占位病变，防止脊髓神经损害的进一步加重，同时做脊膜修补。如果没有椎管内病变和脊髓病理解剖学改变，仅有脊背部中线病变和脊柱裂，则治疗目的仅有美容和防止脊膜破裂及椎管内感染的价值：切除椎管外病变、修补脊膜，但也应注意防止脊髓和神经根继发粘连。

（四）隐性脊柱裂

　　隐性脊柱裂（SBO）常发生于腰骶部，尤以第 5 腰椎和第 1、2 骶椎为多见。约 25% 出生存活小儿存在隐性脊椎裂，成年人亦可达 4%。但其中绝大多数没有重要的临床意义，病儿生活完全正常。有研究提示有 SBO 儿童更容易患遗尿症，成人后膀胱功能也容易出现 OAB 或残余尿增多。少数 SBO 病人伴有神经损害的表现这是由于脊髓或马尾神经受损所致，即有脊髓发育不良。此类病儿和显性脊柱裂一样是由椎管内和脊髓病变所致，如椎管内脂肪瘤或脂肪脊膜膨出（lipomeningocele）、脊髓栓系症（tethered spinalcord），脊髓纵裂（diastematomyelia）和皮样或表皮样囊肿。还有一些很少见的畸形如神经肠囊肿（neuroentericcyst）、硬脊膜内或硬脊膜外囊肿和双干脊髓等。双干脊髓通常无特殊症状，可在脊髓手术时发现,本身无须特别治疗。

1. SBO 的临床表现　SBO 临床表现确定于是否合并脊髓发育不良,临床表现差异很大,从无明显神经功能损害到广泛的下运动神经元去神经支配,甚至是上运动神经无功能丧失。可以完全无临床症状,也可以仅表现排尿异常。如伴有脊髓发育不良,患儿通常在 2 岁以前神经损害症状不明显,以后随着年龄增大,在年长儿时期因出现逐渐进行性加重的下肢畸形、运动障碍和大小便功能障碍来求治(多在小儿开始自己行走和能够控制大小便之后)。小儿单纯独立行走或大小便功能控制延缓并不能提示脊髓有结构性异常,而功能障碍确有逐渐加重的趋势或者已正常建立的技能又丧失,则常提示有神经损害。

SBO 虽然不像显性脊柱裂那么容易发现,但有临床意义。SBO 病人约 75%~90% 有沿背部中线分布的皮肤病变,如局部多毛、毛细血管瘤、色素沉着、脂肪瘤或局部脂肪异常积聚、窦道和皮肤凹陷(图 26-2-2)等。这些病变常能直接提示脊柱裂和神经损害的存在,因此在做物理学和影像学检查时不要仅注意这些局限于皮肤的病变,也要考虑可能存在脊柱裂和脊髓发育不良。

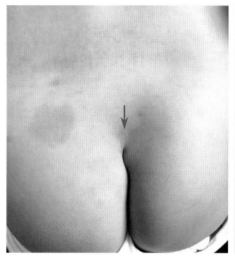
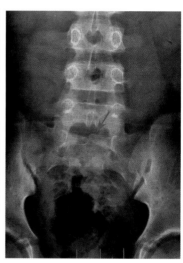

图 26-2-2　臀沟不规则提示可能存在脊柱裂

多毛区常在后背正中胸或腰骶段,多呈菱形分布,毛发粗而长,亦可为细软的绒毛。有时家长仅以毛发不雅观求医,毛细血管瘤在小儿多见,但若局限于脊柱表面皮肤并有脂肪瘤等其他皮肤病损,即使没有症状亦应进一步检查。脊柱表面的先天性皮下脂肪瘤多位于骶部,出生时可能很小,待变大时方来就医。

先天性脊柱侧弯或驼背的病儿总是合并有脊柱畸形,如半椎体、蝴蝶椎、脊椎分节不全等。其中一些合并神经损害的病人亦常有隐性脊柱裂和脊髓发育不良的病损,如脊髓纵裂等。

2. SBO 的分类和病理学　SBO 可分为如下几个类型,但它们可单独或合并存在。

(1) 脂肪瘤和脂肪脊膜膨出:25% 的隐性脊柱裂可见有脊柱浅面的皮下脂肪瘤,特点是脂肪瘤基底大、扁平,覆盖着全厚层的皮肤,表面光滑,质软,可有凹陷或分叶,多发生在腰骶部。这种脂肪瘤常和脊膜膨出并存而被称为脂肪脊膜膨出。但外表异常的脂肪积聚不仅局限于皮下,常常深入硬脊膜与马尾和脊髓圆锥相连。也有一些病儿仅有椎管内脂肪瘤,在脊髓神经损害未出现以前难以发现。这类异常可能是胚胎发育期间中胚层成分渗入或异常退化的结果,是小儿第二位常见的先天性脊柱畸形和 NB 的病因。大多数病儿早期没有任何症状,骨科和神经科检查均正常,但随年龄增长逐渐出现进行性神经损害的表现才引起重视。造成脊髓和神经根损害的机制是脂肪瘤增大对神经组织的压迫和脊髓圆锥和神经根与脂肪瘤粘连引起脊髓栓系。神经损害的程度和类型并不完全由脂肪瘤的大小所决定,而主要和其对脊髓和神经根的浸润范围及与脊髓、神经根的黏连程度有关。

(2) 脊髓纵裂:是指受累的脊髓节段或马尾在矢状面上被纵行的隔障分为对称或不对称的两半。每一半均有各自完整的硬脊膜包被或两半与其隔障一起存在于一个硬脊膜鞘内。这种脊髓裂可以是完全性的,亦可以是部分性的,仅裂至中央导水管。隔障可来自椎体背面,亦可来自椎板的腹侧或贯通整个椎管。隔障多为骨性的,亦可为软骨或纤维组织。多为一个隔障,少数可有两个。正常的神经根自裂开的脊髓分出,亦常见到异常的神经根与隔障的脊膜袖套粘连。纵裂处的神经纤维和其他纤维一样穿过硬脊膜,但是可与周围的骨和肌肉组织粘连,同时由于隔障的固定使脊髓在椎管内的活动受限,头向移动无法完成,随小儿生长出现脊髓栓系综合征。

脊髓纵裂发病男女比例为 1:4。胸段病变常有脊柱侧弯,合并显性脊柱裂和椎管内皮样囊肿等椎管内病变者亦常见。脊髓纵裂常在小儿生长过程中出现神经损害症状引起家长注意而求医。

(3) 脊髓栓系综合征与终丝栓系症:正常 3 个月胎儿脊髓与椎管等长,其后由于椎体生长速度快于脊髓和脊髓头端的固定,使脊髓产生头向移位。到胎儿 6 个月时,脊髓圆锥升到骶椎上端,新生儿的脊髓圆锥到达第 3 腰椎水平,至成人上升时到达第 12 胸椎或第 1 腰椎水平。脊髓尾端最后形成粗约 1mm,长 24~25cm 的穿过骶管的终丝,固定于第 2 尾椎上,因此,任何原因导致脊髓头向运动受阻,脊髓圆锥被固定或栓系在低度位而引起脊髓或神经根缺血性损害,产生进行性神经受损症状者,即称为脊髓栓系综合征。

脊髓栓系综合征的原因多属先天性的,椎管内脂肪瘤、皮样表皮样囊肿、脂肪脊膜膨出、脊髓纵裂均可引起脊髓栓系综合征。而显性脊柱裂脊膜修补手术后遗留有上述病变或因发生神经根、脊髓与硬膜和蛛网膜粘连而产生脊髓栓系综合征者亦不少见。亦可为脊膜修补、椎管内和脊髓手术所导致的继发黏连引起。狭义的脊髓栓系综合征又称为终丝栓系症,用来特指没有明显脂肪瘤、皮样表皮样囊肿、脂肪脊膜膨出、脊髓纵裂等病变的而由终丝病变和脊髓与椎管的纤维粘连导致的脊髓栓系。

脊髓栓系综合征的病理特点为圆锥位于低位(第 3 腰椎以下),栓系点以上的脊髓变细,脊髓失去正常的生理弯曲而变直,腰骶段神经根从近水平位甚至低位倒翻向上进入相应的神经孔。圆锥可为脂肪瘤黏连、包绕、浸润,或脊髓与脂肪瘤、囊肿、膨出脊膜和椎管瘢痕相粘连。可有正常或不正常的终丝。如为终丝病变所致则终丝紧张、粗短、脂肪变性或纤维化(直径大于 2mm),脊髓末段呈逐渐变细的带鱼尾状。

后背正中皮肤体征存在者仅为脊髓栓系综合征病儿的 45%。临床症状可表现为背痛、单纯腿痛、脊柱、下肢和足部畸形、肌无力或有感觉丧失、大小便功能障碍等,并进行性加重。

(4) 椎管内皮样或表皮样囊肿和先天性潜毛窦或皮肤窦:可发生于脑脊髓纵轴上任何一点,但多见于腰骶椎表面。窦道的皮肤开口很小且隐蔽,不易发现。窦道头向行走通入椎管内甚至脊髓内,由于内容物积聚膨大而压迫神经组织。内容物含皮脂、毛发和甲质素者称皮样囊肿,仅含甲质素称为表皮样囊肿,在同一窦道上可有两个或数个囊肿,其间以线状的囊管连接。近头侧的皮肤窦道合并神经损害的可能性大,而骶尾部者则可能性小。

窦道口常有或多或少的皮肤分泌物,少数可有脑脊液渗出。窦口周围往往有其他皮肤病变并存,而窦道进入椎管的相应部位多有隐性脊椎裂。窦口难以确定时可在可疑的皮肤凹陷处用手指加压上下活动皮肤,不能被推移活动处即为窦口处。有的在皮下可触及由囊肿形成的肿块或纤维条索。不少病例在窦口处发生感染,或反复发作脊膜炎,而这种炎症亦加重了神经组织的进一步损害。

有些病例则没有潜毛窦,而由皮下的皮样或表皮样囊肿通过囊管进入椎管内甚至脊髓内,与皮样或表皮样囊肿相连。还有的则仅有椎管内或脊髓内皮样或表皮样囊肿,因而也更难为家长和医师发现。

(5) 椎管内肠源性囊肿:又称神经肠囊肿,是胚胎期中内胚层组织向背侧穿过中胚层到达神经板,逐渐在椎管内形成囊肿。多发于颈、胸段,可位于椎管内或脊髓内。有的甚至穿过椎管和脊髓到达背侧。半数病例尚存在纵隔内肠源性囊肿,并常和脊髓脊膜膨出、脊髓纵裂等同时存在。囊肿内衬肠道或呼吸道上皮,其临床症状各异,主要是缓慢发展的脊髓压迫症状。发病者多为5岁以上小儿,男性较多。

(6) 先天性硬脊膜内或硬脊膜外囊肿:这是两种临床表现和病理改变相似的脊膜发育异常。在小儿常在因前述显性和隐性脊柱裂做 MRI 或脊髓手术时发现合并存在硬脊膜(内或外)囊肿。而单纯性者常见于胸段或上腰段,多于青少年期因程度不同的进行性高位截瘫就诊。囊肿常为单发,少数为多发。硬脊膜内囊肿多数为蛛网膜囊肿,少数可含有硬脊膜成分;硬脊膜外囊肿可为硬脊膜憩室,或为穿过硬脊膜裂口的蛛网膜囊样突出。两者囊液均为脑脊液,囊肿可与神经根脊膜套相连,有时可包裹数条神经根。一般单纯性者发现时体积较大且较长,可达十余厘米。病儿可伴有脊柱侧凸或后凸,在 X 线片上尚可见到病变部位椎弓间距增宽等骨质改变。MRI 可显示病变及其大小、部位、对脊髓的压迫程度等,从而确定诊断。治疗方法是经椎板切开途径切除囊肿,效果较好,很少遗留需要进一步处理的 NB 等后遗症。

3. 隐性脊柱裂的诊断与评价　对隐性脊柱裂病儿行 X 线检查时多发现为多脊椎脊性裂。椎管内有明显占位性病变(如脂肪瘤、皮样囊肿、肠源性囊肿)则可见椎弓根增宽。在脊髓纵裂的病儿可见受累椎间隙变窄,骨性隔障影及两侧椎弓根距离增大,椎体矢状前后径缩短。CT 和椎管内造影有明确诊断、定位和确定病变范围的价值,但最为准确可靠的检查手段是磁共振成像(MRI),而对于 4~6 月龄以下的病儿,因椎体尚未骨化,应用 B 超可显示椎管内影像有助于诊断。

一般地,对每一有低位脊椎异常及表面皮肤病损的病儿均经行尿流/肛肠动力学和下肢、盆底肌电图检查,可早期发现低位脊髓功能有无损害。在婴儿和新生儿期评价此类病儿时,大多数泌尿学检查均完全正常。但尿流动力学检查则可发现大约 1/3 岁以下年龄病儿下尿路功能异常。年幼儿中绝大多数表现为上运动神经元性病变:逼尿肌反射亢进,或(和)骶反射亢进及个别表现有轻度逼尿肌括约肌协同失调。下运动神经元性损害者(括约肌去神经和逼尿肌无反射)仅占 10%。而在所有 3 岁以上未手术或延误诊断的年长儿中,上运动神经元性损害和下运动神经元性损害以差不多的概率出现,而以两者同时出现最常见,同时表现有下肢功能障碍的神经学征象。

4. **治疗与术后监测**　有脊髓发育不良的隐性脊柱裂应予积极的脊髓手术治疗,以防止出现脊髓及神经根进行性损害,即使在诊断明确时仍无明显神经损害症状。而出现了进行性神经损害症状时,更宜及早手术解除脊髓压迫及栓系、粘连以防止神经损害随病儿生长进一步加重,促使病儿神经损害减轻甚至恢复正常。在婴儿期手术的病儿,60% 病儿术前的异常尿流动力学表现术后逐渐变为正常,30% 改善,10% 进一步加重。而在年长儿手术则预后较差,恢复正常、改善和不进一步加重(稳定)者均占 27%,加重者占 19%,仍有不到 5% 年幼儿期施行手术者在以后数年中仍可能出现继发性脊髓栓系。在婴幼儿时期施行手术者最好按照显性脊柱裂的方法进行术后监测和 NB 的早期处理,直到学龄前对病儿进行全面的评价和治疗。

(五) 显性脊柱裂

显性脊椎裂通常被称为脊膜膨出,为脊髓神经管发育障碍的最常见病种,其中 90% 的病儿有脊髓发育不良,是 NB 的主要原因。脊膜膨出绝大多数出现在脊柱的背侧,但也可发生腹侧脊膜膨出。

1. **病理解剖改变**　显性脊柱裂经典的病理解剖学改变可以出现如下三类情况。

(1) 单纯脊膜膨出(meningocele):单纯脊膜自椎板裂隙处膨出,包括硬脊膜、蛛网膜和脑脊液,但不含有脊髓和神经根,所以出现神经损害的可能性最小。

(2) 脊髓脊膜膨出(myelomeningocele):神经根或脊髓组织与脊膜一起膨出,是临床上最常见的一类,其发病率比单纯脊膜膨出高 7 倍,且总伴有不同程度的神经损害。轻者仅仅有轻度肌力减退和括约肌收缩无力;重者则在病损水平以下有完全性感觉丧失和运动瘫痪,大小便失禁,下肢和足部的畸形。严重者常合并小脑下陷畸形(Amold-Chiari syndrome),显示逐步加重的脑积水征象。

(3) 脊髓裂(myeloschisis):亦称脊髓膨出或脊髓外露,表现为椎管和脊膜均裂开,该段脊髓仍处于神经板状态而暴露于外界。胸段病变还可见上、下中央导水管在病变处裂开,并见脑脊液经裂隙和脊髓周围外溢,暴露部的脊髓表面富有血管,很像肉芽组织。日久可为肉芽组织和周围长入的菲薄上皮所覆盖。此型虽少见但神经损害严重,预后差。

但是,根据目前对脊髓神经管发育障碍和脊髓发育不良的病理解剖学和病理生理学认识,上述经典的病理学描述显然已落后,也不符合临床客观实际。显性脊柱裂对病儿的危害除了膨出的脊膜破裂、椎管内感染以外,更为重要的是脊髓发育不良所致的脊髓神经损害。而后者出现的根本原因在于存在椎管内病变和这些病变导致的脊髓和神经根的病理解剖与病理生理学改变,而不是脊膜膨出和脊椎裂本身。

2. **显性脊柱裂的诊断与防治**　对于显性脊柱裂病儿的评价手段包括病变局部的检查和骨科学、神经病学检查。显性脊柱裂脊髓神经损害的临床症状常在 3 岁以前出现。X 线脊柱平片可显示脊柱异常的部位、范围和椎板裂隙的宽度。由于这类疾病存在脊背部中线部位的囊性包块,很容易被发现,诊断不难。但更为重要的是做 MRI、CT 等影像学检查以发现椎管内和脊髓病变。尿流/肛肠动力学和肌电图检查可早期发现脊髓神经损害的客观依据和程度。如果显性脊柱裂病儿在基层医院仅做了脊膜修补手术,也应该进一步做上述检查明确有无椎管内和脊髓病变及进行性脊髓神经损害。

以往外科手术修补脊膜是唯一的治疗方法。现在主张尽可能早期行一期脊髓手术和脊膜修补术。适应证是有上述椎管内病变和脊髓病理解剖学改变者和有进行性脊髓神经损害加重的临床或亚临床表现者。已做脊膜修补术者也应该再作脊髓手术治疗。如果病儿太小、体质太差、病变严重又有脊膜穿孔的危险,则先行脊膜修补术,然后再择期行脊髓手术。脊髓手术最小的具体年龄尚无统一的标准。然而,国外的报道和我们的经验表明:在婴儿期(甚至新生儿期)一期手术并未明显增加病儿的死亡和并发症的危险。

显性脊柱裂的预防手段除了妊娠早期补充叶酸外,对高危妊娠者应用 B 超和羊膜穿刺作产前检查可进一步减少此病患儿的出生数量。

3. 显性脊柱裂的术后监测及早期处理　因为显性脊柱裂通常在婴儿期和新生儿期即能发现并进行脊膜修补和脊髓手术,而对病儿的下尿路功能等的全面评价和 NB 的治疗常在学龄前期施行,因而在此数年间,如有条件对病儿进行必要的监测有重要意义。一是通过监测预测已患 NB 的小儿的上尿路状况,以便进行早期处理以预防上尿路损害;二是可发现早期未能发现病儿有进行性脊髓神经损害的表现,从而进行影像检查以确定脊髓的病理解剖学异常,及早行脊髓外科手术治疗,使神经损害不再加重甚至恢复。一旦病儿显性脊柱裂的诊断确定,应尽早测量残余尿量,行尿液分析、尿培养、血清肌酐测定,尿流动力学检查、IVP 或泌尿系 B 超及核素扫描及 VCUG。这些检查可在手术前和手术后早期开始施行。

显性脊椎裂新生儿时期的尿流动力学结果显示:57% 的病儿有逼尿肌收缩,逼尿肌无反射者 43%,其中 25% 的病儿膀胱顺应性好,18% 顺应性差。尿道外括约肌肌电测定:47% 的病儿有完整的骶反射孤存在,无下运动神经元损害的表现;24% 有部分性下运动神经元病变;29% 为完全性下运动神经元性病变。

结合逼尿肌收缩和外括约肌活动情况,将病儿分为三类:逼尿肌外括约肌协同调节、逼尿肌外括约肌协同失调及完全性去神经者。协同调节者没有上尿路损害的风险,只需每年进行一次 IVP 检查、B 超和尿流动力学研究。但此类中的有 22% 转变为不协调。协调失调者应每半年测量残余尿、IVP(或 B 超)、VCUG(或放射性核素)直到 5 岁左右,以及早发现上尿路积水、膀胱输尿管反流及膀胱排空障碍。每年应做尿流动力学检查 1 次,以确定有无进行性去神经支配。对于完全性失神经者只需每年 1 次做泌尿系统超声和残余尿量测定。但如果外括约肌出现长期去神经后发生纤维化,亦可引起排空障碍、尿道压升高,残余尿量增加,导致上尿路损害。

对于完全失神经型和逼尿肌外括约肌协同型的病儿,早期处理主要是进行观察和监测,以发现进行性神经损害症状或转变为协同失调型,而逼尿肌外括肌协同失调者较易导致上尿路损害,故需进行积极的早期处理。逼尿肌压高于 40cmH$_2$O 及排尿压超过 80~100cmH$_2$O 时,应施行间歇性导尿,或同时给予抗胆碱制剂。近年来由于 CIC 及合并应用抗胆碱药物,使此组病儿的上尿路损害发生率降至 8%~10%。如果施行这些措施后,膀胱反射亢进或高强力状态未改善,则须行耻骨上膀胱皮肤造瘘以引流尿液(婴幼儿),或行神经性膀胱的外科治疗。

(六) 骶骨发育不全

骶骨发育不全是一种少见的先天性异常,是指两个或两个以上的骶椎部分或全部缺失,尾骨亦同时缺如。如果腰椎亦被累及则称为尾侧退化综合征(caudalregression syndrome)。骶骨发育不全也可合并其他畸形(如先天性肛门直肠闭锁)。这种脊髓神经管发育障碍的临床重要性在于它都同时有一个以上末端脊髓节段及其神经根缺失(故又称为脊髓缺失),因而是一种特殊的脊髓发育不良。

如果在新生儿体检时仔细检查骶部,多数病儿能够确诊。然而,相当多的病儿被漏诊,直到大便或小便功能障碍出现进行检查时。骶骨发育不全的小儿表现为双臀扁平,臀沟消失。直肠指诊可初步确定有骶骨的缺失。腰骶椎 X 线平片能够确定椎体缺失的数目和范围。患有糖尿病的母亲有 1% 机会有骶骨发育不全的子女,而在骶骨发育不全的病儿中,母亲为胰岛素依赖型糖尿病病儿的达 16%,其机制未明。

骶骨发育不全引起的神经损害和大小便功能障碍的程度和类型差异很大,难以预料,与受累椎体的数量、水平没有相关关系。即可表现为逼尿肌无反射和外括约肌完全去神经(完全性下运动神经元损害)或逼尿肌反射低下和部分性外括约肌去神经(部分性下运动神经元损害),又可产生逼尿肌反射亢进和外括约肌失调(上运动神经元损害),而部分病儿则没有明显的神经损害,膀胱尿道及肛肠功能正常。75% 的病儿马鞍区皮肤感觉完全正常,出现下肢和足畸形者约占半数。骶骨发育不全可与椎管内脂肪瘤、囊性病变、脊膜膨出、脊髓纵裂等同时存在。

骶骨发育不全时脊髓圆锥通常突然中止、与异常椎体相应的神经根可能缺如或扭曲;已发育的神经根常包埋在纤维组织内而被固定和压迫。以后出现脊髓头向运动受阻,进一步损伤神经组织。而缺损最高平面以上的脊髓和神经根一般是正常的。MRI 等影像学检查可发现脊髓尾端平齐,失去正常的圆锥形态,还能显示合并存在的其他椎管内病变。尿流动力学和肌电图检查可发现下尿路和下肢、盆底神经损害类型和程度,为骶骨发育不全的监测、早期处理、脊髓手术和 NB 的治疗提供依据。

骶骨发育不全本身没有或不需要特殊的处理,但常因谬断延误而未能对所引起的膀胱尿道功能障碍进行检查、监测和治疗导致严重的肾功能损害。如能早期发现和诊断,应该按照显性脊柱裂的方法进行术后监测和 NB 的早期处理,直到学龄前对病儿进行全面的评价和治疗。如果发现病儿合并有其他前述的椎管内病变和进行性脊髓神经损害,也有施行脊髓手术的适应证。

二、大脑性瘫痪

大脑性瘫痪(简称脑瘫)是一种非进展性大脑紊乱性疾病。脑瘫患者中发生 NB 十分常见。1/4 脑瘫患儿存在膀胱功能障碍问题。合并 NB 的脑瘫患儿会有一种或多种排尿功能障碍存在,其中遗尿发生率高达 28%~86% 在脑瘫五个类型中,最常见者为痉挛型(占60%~70%)。然而,多数脑瘫病儿主要是一个矫形学问题。

虽然脑瘫病儿达到完全尿不失禁的年龄比正常儿晚一些,但多数能够发育为正常的排尿控制。而部分病儿则出现膀胱尿道功能障碍,一些病儿由于严重的智力障碍以至不能达到大小便控制。需要进行评价和治疗的是那些有足够智力进行大小便功能训练而到童年晚期或青春早期仍未达到完全排尿控制的小儿。

脑瘫病儿出现的膀胱尿道功能障碍多数为上运动神经元性损害,表现为逼尿肌反射亢进、排尿期逼尿肌外括约肌协同失调及骶反射亢进,但能自主排尿。另一部分病儿则同时伴有下运动神经元性损害,出现逼尿肌反射低下或无反射,和/或外括约肌去神经,少数病儿仅有不完全性下运动神经元损害。

对于脑瘫所致 NB,处理上主要是应用抗胆碱药物消除其无抑制收缩并经常观察残余尿量。如果出现膀胱排空不完全,就可能需要施行间歇性导尿。

三、脊髓损伤

创伤、血管性病变、先天性发育异常、医源性及药物等原因均可能造成脊髓损害,几乎所有脊髓损伤性病变都可以影响膀胱尿道功能。不同节段、不同程度的脊髓损伤会导致不同类型下尿路功能障碍,在损伤后不同时间段临床表现也有所不同。脊髓损伤是 NB 的少见病因。多半为交通事故所致,亦见于脊柱侧凸或后凸矫形手术、椎管内手术及心血管手术术后。脊髓损伤后所出现下尿路功能障碍及排便困难多同时有下肢感觉丧失及瘫痪。脊柱 X 线平片上不一定有骨折或脱位征象,而 MRI、脊髓造影和 CT 检查则能显示受损水平以下的脊髓肿胀、血肿等。

损伤后如果立即出现尿潴留,可行短期的留置导尿。但如果可能,则尽早施行间歇性导尿。病儿能够自主排尿后,仍需在每次排尿后插入导尿管以监测残余尿量。当残余量小于膀胱容量 10% 以下时可考虑减少导尿次数甚至停止导尿。如果损伤后 3 周下尿路功能仍未改善,就应考虑行尿流动力学检查,以确定这种下尿路功能障碍是脊髓休克的结果还是脊髓或神经根的永久性损害。

脊髓休克时肌电测定和尿流动力学检查显示正常运动单位动作电位,但无纤颤电位,骶反射丧失,外括约肌不松弛,膀胱排空障碍,逼尿肌无反射。脊髓休克引起的下尿路功能障碍最终将随着脊髓水肿的消退而完全消失。但通常是下肢的感觉和运动功能首先恢复,而下尿路和肛肠功能障碍常常在此之后相当长的时间内仍然持续存在。

大多数永久性脊髓损害为上运动神经元性损害,表现为逼尿肌反射亢进和逼尿肌尿道括约肌协同失调。这可引起膀胱流出梗阻,从而产生残余尿、尿路感染、高压性膀胱输尿管反流,反流性肾病和肾衰竭。早期行尿流动力学检查明确这种流出梗阻并进行适当的处理能够预防这些并发症的发生。当 IVP 和 VCUG 出现反流和肾瘢痕表现时,上尿路已遭受一定损害。当病儿的永久性脊髓损害在骶髓或神经根时,则表现为下运动神经元损害,逼尿肌无反射和外括约肌去神经、内括约肌功能不全。这类损害一般对上尿路危害性较小。脊髓损伤分为创伤性脊髓损伤和非创伤性脊髓损伤两种。

(一) 创伤性脊髓损伤

创伤性脊髓损伤(TSCI)引起的膀胱功能障碍以骶髓为界又可划分为上运动神经元功能障碍和下运动神经元功能障碍。儿童脊柱外伤较为少见。多由交通事故引起,其次为跌落伤、运动损伤及医源性或产伤等。儿童椎体关节面解剖特点使其易于发生前后半脱位。脊髓损伤平面越高,逼尿肌过度活动(DO)、逼尿肌-外括约肌协同失调(DESD)和逼尿肌-膀胱颈协同失调(DBND)的发生率越高。

9%~16% 的脊髓损伤患者为脊髓中央损伤综合征(CCS),为一种不完全脊髓损伤。老年人中 CCS 的比例更高,42% 的 CCS 患者伴有 NB。临床上 TSCI 合并脑损伤的发病率在近 50 年来明显增加,故需要特别注意是否脊髓和脑同时损伤,以便合理地对其导致的 NB 进行诊断和治疗。

(二) 非外伤性脊髓损伤

非外伤性脊髓损伤的发病率难以统计,有的学者估计与外伤性脊髓损伤近似,主要是因脊柱、脊髓的病变(肿瘤、结核、畸形等)所引起。常见原因有:①脊髓栓系综合征:脊髓栓系综合征(TCS)是由于椎体和脊髓的生长速度的不同,以及脊髓周围的纤维化造成,多见于儿童及部分经过神经外科手术的成人。56% 的脊髓栓系患者存在下尿路功能障碍,患者逼尿肌收缩可以表现为减弱,也有可表现为 DO。脊髓栓系可导致尿流动力学发生不同类型的异常改变,脊髓圆锥位置与尿流动力学表现的类型及上尿路损害不相关,上尿路损害与否及损害程度与 DO、DSD、逼尿肌压力以及患儿年龄密切相关;②脊柱肿瘤:约 20% 脊柱转移瘤的患者合并有脊髓损伤,进而导致 NB。在一项大规模调查中发现,22% 的肾癌脊髓转移的患者伴有 NB;③遗传性痉挛性截瘫:77.6% 遗传性痉挛性截瘫(HSP)患者会发生 NB;④尾部退化综合征。

尾部回归综合征(CRS)为脊柱末端发育障碍,可同时伴有神经性膀胱、肾发育不良、外生殖器畸形、肛肠畸形、无足并肢畸形及足畸形等。确诊为 CRS 患者中 61% 伴有 NB,20% 的 CRS 患者只靠一个肾脏维持。

四、先天性肛门直肠闭锁

先天性肛门直肠闭锁症又称无肛门症。该病是常见的先天性消化道畸形,占新生儿 1/1 500~1/5 000,男多于女。常合并其他畸形,约占 41.6%。病因不清,婴儿出生后即肛门、肛管、直肠下端闭锁,外观看不见肛门在何位置。

先天性肛门直肠闭锁可伴发椎体和脊髓先天性畸形。有时它们是 VATER 综合征,即脊椎、肛门、气管、食管及肾脏多发畸形(vertebrae,anus,trachea,esophagusandrenalsyndrome)的组成部分。伴发的椎体和脊髓疾病常为隐性脊椎裂和神经管闭合不全性疾病,可造成多种类型的 NB,因而在先天性肛门直肠闭锁的病儿应注意有无这类疾病,必要时行 MRI 及尿流动力学等检查以确定诊断。

先天性肛门直肠闭锁常需要行肛门成形手术,容易造成神经损伤(或盆底肌损伤)而产生膀胱尿道的下运动神经元性损害,特别是高位闭锁及多次手术时容易发生。但近年来由于后矢状入路肛门成形术(Pena 手术)的应用,自主神经纤维受损的机会已大为减少。如果肛门成形术后出现大小便失禁,或到了学龄期大小便仍不能控制,就应该行尿流动力学检查确定是否存在 NB。如果仅有大便失禁常为肛门括约肌肌原性损伤和先天发育异常所致。

五、外周神经系统因素

(一) 糖尿病

糖尿病是最常见的一种代谢性疾病,小儿糖尿病是由于胰岛素分泌不足所引起的内分泌代谢疾病,以碳水化合物、蛋白质及脂肪代谢紊乱为主,引起空腹及餐后高血糖及尿糖。糖尿病膀胱(diabetic cystopathy,DCP)又称糖尿病 NB(diabetic neurogenic bladder,DNB)。DCP 作为糖尿病引起的泌尿系统并发症,发病率高,占糖尿病患者的 25%~85%,其具体机制尚不清楚,一般认为主要与糖尿病外周神经病变在膀胱的表现,以及肌源性异常(即逼尿肌功能损害)等因素有关。糖尿病病程在 10 年以上时,糖尿病膀胱的患病率会明显增高。随着 2 型糖尿病自主神经神经病变严重程度的增加,发生 DCP 概率也越来越高。

(二) 其他不常见的周围神经病变

1. **卟啉症** 高达 12% 的卟啉症患者可发生膀胱扩张。
2. **结节病** 也称肉样瘤病,也可因周围神经病变导致 NB,但罕见。

六、感染性疾病

(一) 获得性免疫缺陷综合征

获得性免疫缺陷综合征(acquired immune deficiency syndrome,AIDS)引起神经系统病变的发生率很高,感染 HIV 的单核细胞可通过血脑屏障进入中枢神经系统,直接损害大脑、脊髓和周围神经,当神经病变累及支配膀胱尿道的中枢和/或周围神经系统时,也会导致相应的排尿异常。受累神经部位不同,排尿功能障碍的表现亦有所不同。经过抗病毒、抗感染、抗胆碱药物治疗后,AIDS 患者的排尿功能可有所改善。

(二) 急性感染性多发性神经根炎

急性感染性多发性神经根炎,又称吉兰-巴雷综合征(Guillain-Barré syndrome,GBS)。是由于病毒或接种疫苗引起细胞免疫和体液免疫介导的自发、多发性炎性脱髓鞘周围神经病,一般神经系统症状较为严重,而下尿路症状相对较轻。排尿异常的患者多为运动麻痹性膀胱,此类患者均有大量的残余尿,急性期患者通常需留置导尿管。GBS 患者 NB 的患病率从 25% 到 80% 以上不等,但在大多数情况下其发病率是递减的。

(三) 带状疱疹

带状疱疹病毒可侵犯腰骶神经,除可造成相应神经支配部位皮肤簇集水泡外,还可导致盆丛及阴部神经受损,进而影响膀胱及尿道功能,此症导致的排尿异常多为暂时性。出现在腰骶部和生殖器的疱疹患者神经源性下尿路功能障碍的发生率高达 28%,就带状疱疹患者整体而言,NB 的发病率是 4%。

(四) 人 T 淋巴细胞病毒

人 T 淋巴细胞病毒(HTLV)可合并脊髓病(HAM),以 I 型 T 淋巴细胞病毒(HTLV-I)居多,II 型 T 淋巴细胞病毒(HTLV-II)感染比较少见。HTLV 感染合并 HAM 的患者尿流动力学检测证实存在逼尿肌过度活动(DO)及逼尿肌括约肌协同失调(DSD)。

(五) 莱姆病

莱姆病(lyme disease)是由蜱传播博氏疏螺旋体(borrelia burgdorferi)感染引起的一种全身性疾病。Chancellor 等对 7 名合并有下尿路症状的莱姆病患者进行分析,在尿流动力检查中,5 例患者出现 DO、2 例逼尿肌不收缩,无 DSD。

(六) 脊髓灰质炎

脊髓灰质炎(poliomyelitis)患者多因逼尿肌不收缩而有尿潴留症状,通常可随疾病的恢复而恢复。脊髓灰质炎患者中存在下尿路症状者高达 93%,但只有很少的一部分患者因出现逼尿肌收缩力减弱或不收缩需要导尿治疗。脊髓灰质炎后综合征(post-poliomyelitis syndrome,PPS)的发生率在女性和男性患者中分别高达 87% 和 74%。在女性患者中尿失禁发生率大于 70%,但重度尿失禁多出现于 PPS 患者中;男性患者多表现为排尿后滴沥或急迫性尿失禁,有 PPS 症状者其下尿路症状也更为严重。

(七) 梅毒(syphilis)

随着医疗水平的发展,神经梅毒的发生率已经非常少见。约有 10% 梅毒患者会出现神经梅毒(脊髓痨),腰骶部的脊髓背侧或脊髓根部受累导致的脊髓脊膜炎会导致膀胱尿道功能障碍。III 期梅毒患者存在膀胱顺应性降低、DO、DSD 和残余尿增加等病理生理改变。这也提示 III 期梅毒可能因上运动神经元损伤而产生相应的下尿路功能障碍。

(八) 结核病(tuberculosis)

脊柱可以发生结核性病变,尤以儿童的脊柱结核则更加严重和危险。发生截瘫的患者均有膀胱和肠道功能异常,无截瘫的患者也部分存在膀胱和肠道功能异常。行手术治疗的患者,术后膀胱和肠道的功能异常仍占较大比例。

(文建国　李　琦　宋　攀)

第三节　神经源性膀胱病理生理变化与分类

小儿 NB 临床症状复杂,轻者可以没有临床症状,重者尿潴留和肾脏功能衰竭。这提示NB 有复杂的病理生理变化。随着尿流动力学的发展,NB 的病理生理机制有了长足的了解,但是,仍有很多无法解释的病理现象,例如,NB 的膀胱输尿管反流的机制仍没有满意的答案。无论如何,要正确理解小儿 NB 的病理生理机制,首先要从了解正常小儿排尿控制的发育过程开始。

一、小儿排尿生理

小儿排尿控制能力是一个逐渐发展的过程。随着小儿年龄的增长和发育成熟,尤其是在出生后的开始几年,其逼尿肌和括约肌功能会发生持续的变化。排尿是一系列复杂的生理过程,膀胱和尿道是紧密相连的统一体,依靠其协同作用,完成随意排尿的功能。排尿过程不是简单的机械学和动力学的综合。研究显示新生儿中枢神经、周围神经及膀胱尿道及盆底的肌肉结构,已经开始参与排尿控制活动。

胎儿膀胱发育过程研究不多。目前知道膀胱发育早期为管状,几乎无储尿功能,以后逐渐发育成囊状。孕 12 周时胎尿开始形成,此时 B 超可显示其膀胱,但仅有少量尿液充盈。随着孕周增加和胎尿逐渐增加,膀胱容量也逐渐增加。出生后随着生长发育,正常儿童充盈期逼尿肌对充盈体积适应性不断增加,膀胱顺应性增大,膀胱内压力保持不变的能力逐渐增强,膀胱容量不断增大。研究表明一定年龄时的最大膀胱容量可以准确估算,并可用月龄或年龄计算出来。最大膀胱容量男女无显著性差异。婴儿膀胱容量随年龄增加的公式为:膀胱容量(ml)=38+2.5×年龄(月)。对于一两岁以后的儿童一定年龄膀胱容量可用 Koff 公式表示:膀胱容量(ml)=[年龄(年)+2]×30。

妊娠后期胎儿每天排尿约 30 次,出生后 2~4 周平均每小时排尿 1 次,随着小儿生长发育,排尿次数逐渐减少。通过把尿和如厕训练,小儿第一次有意识的自主排尿通常发生在 1 至 2 岁时,3 岁的儿童通常能够控制尿道外括约肌,4 岁儿童多能像成人一样控制排尿和保持白天和夜间均无尿失禁。其中新生儿期是胎儿从膀胱期相性收缩到小儿有意识控尿的重要发育期。哺乳动物出生后大脑与膀胱控制发育有关的突触联系和神经通路已经存在,如发育成熟的新生儿排尿期总是有某种觉醒迹象发生,而在安静睡眠状态下则很少发生排尿。膀胱控制的发育延迟可引起原发性遗尿、逼尿肌不稳定、功能性排尿异常和尿路感染。

正常小儿的膀胱多数是稳定的,但也可出现逼尿肌过度活跃,多为控制排尿的神经尚未发育成熟导致的生理性改变。可刺激引起,也可自发;可表现为典型的逼尿肌无抑制收缩波,也可表现为剧烈的无抑制收缩诱发排尿。但正常儿童逼尿肌过度活跃多发生膀胱的充盈后期接近于排尿时,在 8 岁以下小儿发生率为 11.5%。而尿道的闭合功能是良好的,一般不会发生漏尿。此外,正常小儿排尿后一般无残余尿,但是年龄越小,排尿过程越容易受到外界的干扰,导致不完全排尿,产生残余尿。因此,测定小儿有无残余尿一般需要测定2次以上,尽可能减少假阳性的结果。

二、膀胱和尿道的神经支配

正常排尿过程在大脑皮质控制和周围神经支配下通过膀胱和尿道括约肌的互相协调而完成。排尿中枢包括高级排尿(延髓、脑桥、中脑、丘脑、小脑及大脑皮质)和低级排尿中枢(脊髓2~4节段)。

周围神经支配膀胱和尿道平滑肌的植物性神经有副交感神经及交感神经,而支配尿道外括约肌的阴部神经,属躯体神经。两种周围神经都含有感觉神经纤维和运动神经纤维。

副交感神经的节前纤维,起自脊髓骶2~4节段灰质的中间外侧核,并从脊髓前根离去,组成盆神经,经下腹下丛、膀胱丛,在膀胱附近或壁内的神经节内交换神经元,节后神经纤维分布于膀胱和尿道的平滑肌。来自脊髓骶2~4节段的前根运动纤维,经盆神经分布于尿道外括约肌、提肛肌、坐骨海绵体肌、球海绵体肌。

交感神经的节前纤维,起自脊髓胸11~腰2节段,经相应的交感于神经节后,下行至第5腰椎前,形成腹下神经丛,再向下延伸分为左右两支腹下神经抵达膀胱丛,最后分布在膀胱、尿道及其他盆腔脏器。尿道外括约肌的感觉由盆神经及阴部神经的感觉纤维传入脊髓中枢。

人体正常排尿功能有赖于下尿路交感、副交感神经、体神经的解剖及功能的完整和协调,及骶髓上中枢对下位中枢的易化与抑制协调。骶髓损伤时高级神经中枢与低级神经中枢失去联系,出现逼尿肌-括约肌协同失调,表现为尿失禁和尿潴留等病理状态。电刺激治疗便是在此神经解剖学基础上开展的,通过会阴部电刺激激活盆底和尿道内括约肌运动神经,阴部神经传入支和三个伴随的中枢作用形成进一步反射:下腹部至膀胱的抑制性纤维活化,膀胱骨盆流出道的中枢抑制和中枢对膀胱传入神经通路的抑制。这些反射在静息时不激活,同时也可防止性交时膀胱收缩。直肠以相同的方式通过其到达直肠区域的骨盆神经传入支的反射抑制膀胱,这些反射可以抑制排便期膀胱收缩。因此,通过会阴部神经电刺激,不论是连续还是间断都可能维持膀胱抑制状态,达到治疗效果。

三、病理机制

NB的类型很多,先天性脊柱裂、骶骨发育不良、脑瘫等是常见原因。先天性脊柱裂患者常因暴露或突出脊膜囊内的脊髓和神经根受到损伤,或因粘连等原因引起脊髓牵拉导致支配下尿路和下肢的神经不同程度损害。但是,暴露或突出脊膜囊内的脊髓和神经根在出生前是否已经受到损伤,损伤机制以及这种损伤能否可逆或预防,目前尚不清楚。骶椎发育不良患儿中90%发展为NB,且神经损害类型及程度与骶椎异常或缺失水平无关,其导致神经损害的机制仍需进行详细研究。脑瘫患儿出现下尿路症状多因上位中枢障碍,但是多数该类患儿在发育过程中最终可以获得完全控尿,仅有部分出现持续性下尿路症状,其机制目前也不清楚。

常见神经损害分为骶髓上、骶髓、骶髓下、周围自主神经及肌肉病变5类。①骶髓上病变又称上运动神经元病变,病变部位在S_{1-2}以上水平,膀胱多表现为逼尿肌过度活动,而感觉存在,逼尿肌和括约肌之间仍协调。如脑瘫,一种小儿最常见的先天性或围生期发生的脑运动中枢伤残性综合征,常发生于出生前到出生后 1 个月以内,其缺血出血性损害导致血管神经发育不完善、不同程度的大脑皮质萎缩、萎缩性脑叶硬化,中枢发育障碍或延迟而出现排尿功能障碍。②骶髓病变时膀胱也多表现为逼尿肌过度活动,且发生逼尿肌括约肌不协调(detrusor sphincter dyssynergia,DSD),而感觉功能与神经损害的程度有关,可部分或完全丧失,如骶骨发育不良,近年来发现它是一个先天发生、后天进行性发展、加重的动态病理生理学过程,它贯穿于病儿整个生长期。引起脊髓神经损害是造成病儿 NB、肛肠和下肢功能障碍及畸形的原因,能导致患儿难治性的终身残疾。③骶髓下病变又称下运动神经元病变,病变部位在 S_{1-2} 水平或以下,多表现为逼尿肌无收缩和感觉缺失;④周围自主神经病变多表现为膀胱感觉不全,导致残余尿(postvoidingresidual,PVR)增加,最后失代偿,逼尿肌完全瘫痪。⑤肌肉病变,多变现为逼尿肌和括约肌自身病变导致功能障碍。随着患儿病情的进展,晚期病人因长期的逼尿肌括约肌协同失调和膀胱高压,使膀胱肌肉肥厚,膀胱小梁形成及膀胱壁纤维组织增生,造成膀胱输尿管反流,以致出现上尿路扩张和肾脏损害。

　　NB 早期病理生理改变轻重不一,晚期可出现膀胱壁肥厚、纤维组织增生、膀胱输尿管反流(vesicoureteralreflux,VUR)及肾脏损害。无张力膀胱或括约肌去神经化的患儿膀胱压力低下,即使膀胱完全排空,也可能出现 VUR。肾脏损害是逼尿肌收缩和尿道括约肌松弛配合失调的结果。逼尿肌和括约肌的配合失调导致膀胱输出道功能性梗阻,造成膀胱内压力升高、膀胱肌肉肥厚和小梁形成、膀胱输尿管反流及上尿路功能受损,且通常伴有感染。约30% 的脊髓脊膜膨出新生儿出现膀胱输尿管反流。继发于 NB 的反流,其后果远较原发反流者严重。保护肾功能,防止上尿路损害是 NB 患儿治疗的关键,而上尿路损害的发生不能完全依靠神经学检查或脊柱裂影像学表现准确预测。因此,每例患儿均应积极地进行尿流动力学检查。

　　NB 可表现出多种类型的排尿功能障碍,总的来说可分为两种:贮尿障碍(尿失禁)和排空障碍。尿失禁可因括约肌部分或全部去神经化、膀胱高反射或膀胱顺应性低下、慢性尿潴留、或上述因素的综合所致。尿失禁可由不同因素引起,包括:①真性括约肌受损,而膀胱功能正常;②膀胱容量过小需要频繁排尿不能满足正常的社会活动需求;③无张力的过大膀胱产生充盈性尿失禁。如在骶髓上中枢神经系统受损时,正常高级中枢对骶反射弧的抑制作用减弱或消失,自发或诱发(咳嗽、哭闹、屏气用力、喷嚏、牵拉气囊导管等动作)出现病儿主观意志所不能抑制的逼尿肌收缩,导致不自主的排尿。若同时累及交感神经、副交感神经和体神经的骶髓或神经根损害,除引起内括约肌功能不全或丧失,外括约肌部分性或完全性失神经外,同时还导致逼尿肌反射低下或无反射。这些病儿在临床上可表现为尿失禁,亦可表现为尿潴留。尿失禁并非一种机制所引起,因而许多患儿临床上表现为混合型尿失禁,如逼尿肌反射亢进和尿道括约肌功能不全同时存在者。部分尿失禁患儿表现为夜间睡眠中无意识排尿,即遗尿,俗称"尿床"。近年来研究发现该类患儿大多数功能性膀胱容量小和逼尿肌反射亢进,唤醒阈高,与脑干功能障碍有关。

　　排空障碍常见于逼尿肌反射低下或无反射者,因骶髓、马尾或盆神经损害累及副交感神经传出纤维导致逼尿肌能力反应差或不收缩引起。骶髓以上中枢神经损害时,出现逼尿肌收缩时尿道括约肌不能协调松弛,或括约肌发生持续性痉挛亦可引起排空障碍。尿道外括约肌长期处于失神经状态则发生萎缩和纤维化导致膀胱流出梗阻,尿道压增高,亦导致排空障碍。长期的膀胱出口阻力过高,膀胱慢性扩张,逼尿肌出现代偿性肥厚,最后失代偿出现肌源性衰竭,逼尿肌收缩力下降,也会导致排空障碍。

　　排空障碍者膀胱排空不完全、残余尿多、尿潴留引起细菌大量滋生,为造成感染的主要因素,而且由于常需要用导尿管引流尿液,使尿路感染的机会大大增加。如同时有膀胱输尿管反流则可引起上尿路的感染。感染为尿路结石形成创造了有利条件,细菌产生的尿素酶分解尿液中的尿素而产生氨,使尿液碱化,尿中磷酸盐及尿酸铵等处于相对过饱的状态,发生沉积形成感染性结石,细菌、感染产物及坏死组织亦可形成结石核心。结石可损伤尿路黏膜导致出血、感染。当结石阻塞肾盂输尿管连接处或输尿管时,可引起急性完全性梗阻或慢性不完全性梗阻。在有梗阻时更易发生感染或加重感染,感染与梗阻又可促使结石迅速长大或再形成结石,二者互为因果。梗阻及时解除后,可无肾脏损害,慢性不完全性梗阻导致肾积水,使肾实质逐渐受损而影响肾功能。

　　长时间膀胱排空障碍、膀胱内压增高及膀胱本身的病理改变而使膀胱输尿管连接处抗反流结构功能不全而导致反流的主要机制。膀胱排空障碍是引起泌尿系感染的重要原因,泌尿系感染会使膀胱内压增加,降低顺应性,使膀胱输尿管连接部抗反流功能降低,易诱发反流。膀胱输尿管反流进一步发展引起反流性肾病,肾盂扩张积水、肾瘢痕形成、肾皮质变薄,肾功能不全,最终造成肾衰竭。

　　在神经性疾病的患者中常常出现性功能障碍,患儿长大后是否会影响生育功能受到家长的广泛关注。女性患者由于阴道疼痛、干燥或者阴道感觉过敏导致性欲减退或性无能。男性可能由于阴茎感觉改变引起勃起功能障碍,由于感觉变化常会引起射精紊乱(过早或推迟射精),或膀胱颈功能障碍(逆行性射精)。如完全性脊髓损伤患者交感神经传出兴奋中断,常会有射精异常。这些情况都会影响患者的生育功能,造成不孕不育。

四、盆底肌损害与下尿路功能障碍

　　近年来许多研究发现膀胱和后尿道的功能与相邻的盆底肌密切相关。人体经支配的横纹肌出现失神经状态要比自主神经支配的平滑肌失神经状态对功能的影响更严重。一些引起 NB 的亦多影响相应或相邻的骨骼肌,因而有必要了解盆底肌在贮尿和排尿生理活动中的几个重要作用。

　　(一) 维持下尿路的贮尿功能

　　盆底肌在贮尿过程中有下述 3 个方面的作用:

　　1. 膀胱的良好顺应性除了和平滑肌特性有关外,亦依赖盆底肌的作用。观察证明在膀胱充盈过程中,盆底肌也随膀胱内尿液增加逐渐收缩,将膀胱托出小骨盆而使其不受盆腔狭窄骨性结构和盆腔内脏压迫。

　　2. 正常尿道关闭压的维持除了依赖尿道平滑肌及周围弹力纤维组织结构处,解剖学上已证实尿道膜部以上后尿道位于盆底肌以上,而这部尿道由于盆底肌的支持使其直接承受腹腔和盆腔压力的影响而形成类似食管高压区的括约肌作用。

　　3. 逼尿肌三层平滑肌纤维交错延伸之后尿道和外括约肌部分,形成不完全性的襻状结构。

　　(二) 参与排尿功能的完成

　　排尿活动首先是盆底肌有意识的松弛,然后才是逼尿肌的收缩和膀胱颈口开放与尿道括约肌松弛,这也可以从 X 线造影的连续显像摄录加以证实。

由于盆底肌在下尿路贮尿和排尿过程中有重要作用,任何原因的盆底肌损害都能直接影响贮尿和排空功能。而小儿 NB 病儿几乎都有不同程度的盆底肌支配神经受损,使盆底肌主动收缩能力下降,其结果是:①随着膀胱的逐渐充盈,盆底肌收缩无力(瘫痪),膀胱仍处于盆腔内而膨胀受限,膀胱内压急剧增高,膀胱颈在充盈期就呈漏斗状下突,呈现排尿状态;②膀胱失去盆底肌支持,在用力或咳嗽等动作时腹压突然增高,盆底肌此时失去反射性收缩的能力而随腹压增大下移,进一步加重膀胱漏斗状形成,膀胱内压升高,导致不能自主抑制的排尿;③盆底肌支持功能丧失,盆腔段后尿道高压区括约作用丧失,尿道压下降,出现尿失禁。

因盆底肌瘫痪下降,膀胱直肠凹深度加大,一旦膀胱充盈,膀胱体如此,就改变了膀胱尿道之间的正常角度,导致排尿困难、尿潴留和充盈性尿失禁。

五、尿流动力学分类

小儿 NB 的临床症状与神经系统损伤水平和程度的关系有时很难确定,凡怀疑患有或已确诊的 NB 都需要定期行尿流动力学检查。尿流动力学检查分型能够比较客观反映该病的病理生理并对临床确定具体的治疗方案有指导意义。

Krane 和 Siroky 根据尿流动力学检查所确定的尿道括约肌功能和逼尿肌活动的关系,提出了以下分类方法:

(1) 逼尿肌反射亢进或反射正常:①括约肌协调正常;②外括约肌协同失调;③内括约肌协同失调。

(2) 逼尿肌反射低下或无反射:①括约肌协调正常;②外括约肌痉挛;③外括约肌失神经;④内括约肌痉挛。

(文建国　郭　曦)

第四节　神经源性膀胱尿道功能障碍的临床表现与体征

NB(neurogenic bladder,NB)是一类由神经病变或损害引起的膀胱和/或尿道的功能障碍性疾病,常同时伴有膀胱尿道功能的协调性失常。NB 产生复杂的排尿症状,轻者,仅表现为尿频、尿急和排尿不畅;重者,表现为尿失禁、尿潴留;更严重者,引起膀胱输尿管反流,引起肾功能损害的各种临床表现。正常的排尿活动离不开神经的参与,主要由脊髓反射中枢及交感、副交感、体神经共同参与,任何与排尿有关的神经受到损害后,都会引起相应的排尿异常症状。根据尿流动力学检查,逼尿肌和尿道功能分别被分为两类:①反射亢进;②反射低下或无反射。不同的尿流动力学表现也会产生不同的临床症状。此外,引起 NB 的病因多种多样,临床表现亦各不相同。小儿 NB 的病因大多数为先天性脊髓和椎管病变,如脊髓发育不良、神经管闭合不全及骶骨发育不全等。临床表现以尿失禁或排尿困难(尿潴留)和遗尿多见,常伴有脊柱及表面皮肤受损、神经源性肛肠功能障碍、下肢畸形及步态异常的四联征等。

一、神经源性膀胱的临床症状

(一)尿失禁

尿失禁主要表现为白天尿湿裤子和/或夜间尿床,是大多数 NB 病儿就诊的主要原因。病儿可表现为各种类型的尿失禁,但常为混合性尿失禁和急迫性尿失禁。

1. **急迫性尿失禁**　病儿有突发强烈的排尿感,但不能随意地抑制排尿反射(逼尿肌收缩和尿道内外括约肌松弛)而出现尿床或湿裤。同时病儿亦不能有意识地收缩外括约肌以终止漏尿,多伴有尿频、尿急。病儿可无诱因地发生尿失禁,亦可在咳嗽、哭闹、屏气用力等动作时出现漏尿,但这些动作过后漏尿仍存在。急迫性尿失禁的漏尿量一般比压力性尿失禁者大。

2. **压力性尿失禁**　当病儿有咳嗽、哭闹、喷嚏及屏气用力等动作时出现不自主的漏尿,但病儿能够通过有意识的收缩尿道外括约肌终止这种漏尿。单纯的压力性尿失禁在 NB 的病儿并不多见。

3. **反射性尿失禁**　病儿无排尿要求或膀胱充盈感,也没有膀胱收缩感觉,可在无排尿意识的情况下排出少量尿液。此类病儿残余尿量多少取决于括约肌的收缩状态。单纯性反射性尿失禁在小儿 NB 病例中很少见到。

4. **真性尿失禁**　不管有无腹压增高动作,病儿总是在持续不断的漏尿而完全没有控制能力,不能有意识地开始和中断排尿。病儿排尿不成线,呈尿滴沥状态,残余尿量少。仰卧位时漏尿可减轻,而在立位或行走时则加重。

5. **混合性尿失禁及其他尿失禁**　有上述两种以上类型尿失禁种表现,为 NB 病儿最多见的尿失禁类型。

（二）排尿困难（尿潴留）

尿潴留为 NB 病儿的常见症状,就诊主诉常为尿失禁,但是进一步问诊就会发现患者表现为排尿困难、费力、尿流无力、耻骨上膀胱涨满,尿失禁为充溢性尿失禁。排尿困难与 NB 排空障碍患儿的逼尿肌反射低下或无反射、膀胱感觉减退或丧失有关。充盈性尿失禁是一种因膀胱过分膨胀而出现的假性尿失禁,呈持续性尿滴沥状态,亦可于咳嗽和哭闹等腹压增高的动作时漏尿或使漏尿加剧。但此类病儿的漏尿是因膀胱的涨满而溢出的,有大量残余尿和尿潴留表现,不难识别。尿潴留者易并发反复尿道感染和膀胱输尿管反流。

（三）便秘和大便失禁

NB 病儿常伴有神经源性肛肠功能障碍,表现为便秘和排便困难:粪便阻塞、积聚于肛管直肠内,病儿屏气用力增加腹压时可见盆底下凸,停止用力后盆底立即回升,粪团在肛管直肠内上下活动但难以排出,但平时不排便时又有粪液溢出(充盈性大便失禁),导致肛门污粪。依病儿病情不同可表现为从偶尔污粪到经常污粪甚至持续性污粪不等。这些病儿在粪便充盈时膨胀感觉常减退或丧失,便意迟钝或无便意,甚至不能发动排便动作。这与习惯性便秘的临床表现不同。

（四）下肢畸形及功能障碍

常见下肢和足部双侧发育不对称、畸形、步态异常、跛行。下肢畸形以膝关节以下为多见(特别是足部),如高足弓或槌状趾、单侧或双下肢或足萎缩,伴相应的去神经改变和顽固性溃疡。

（五）其他症状

NB 病儿易并发反复尿路感染及膀胱输尿管反流,特别是排空障碍者。而尿路感染和膀胱输尿管反流常同时存在;表现为一些非特异性症状(发热、嗜睡、无力、厌食、恶心、呕吐)及膀胱刺激症状(尿频、尿急、尿痛)、腰痛、腹痛、腹部包块、生长障碍及高血压等,但这些症状一般不如普通尿路感染明显或根本无症状。晚期病例则可发生反流性肾病而出现肾衰竭的各种表现。

二、神经源性膀胱的临床体征

对 NB 的病儿除做系统的全身检查外,要重点检查病儿的会阴部、背部、下肢及腹部以发现其阳性体征。

(一)湿裤及肛门污粪

NB 病儿常发现有尿裤,会阴部潮湿及肛门污粪,严重者可有会阴部湿疹(图 26-4-1),全身有刺鼻的粪臭味,卫生条件差者更为显著。有排便困难和便秘者常能扪及肛管直肠内积存有较多粪便。

(二)骶髓反射及肛门外括约肌张力异常

骶髓反射包括球海绵体肌反射和肛门皮肤反射。男孩通过轻柔地挤压阴茎头引诱出海绵体反射,或者女孩刺激阴蒂并同时感觉肛门括约肌收缩(通过在直肠中放入的手指来感觉),用这种方法来评估 S_{2-4} 反射弧的完整性。肛门皮肤反射的检查则是直接通过搔抓肛门附近色素沉着区域的皮肤来观察肛门周围肌肉的反射性收缩情况。肛门外

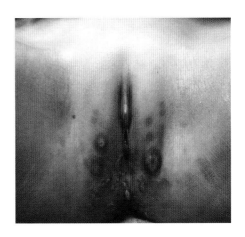

图 26-4-1 神经源性膀胱患儿会阴部湿疹(碘伏消毒后)

括约肌张力仅通过简单的肛门指诊即能测知。NB 的病儿常出现骶反射和肛门外括约肌张力亢进(上运动神经元性病变)、减退(部分下运动神经元性病变)或丧失(完全性下运动神经元性病变)。

(三)腹部包块

排尿困难或尿潴留者在腹部检查时可发现耻骨上包块(膀胱胀满),导尿后可消失。腰部或腹部包块者可提示病儿有肾积水和膀胱输尿管反流。

(四)会阴部皮肤感觉减退或丧失

会阴部或马鞍区皮肤浅感觉减退或丧失亦是 NB 病儿常见的体征之一。

(五)背部中线的包块或手术瘢痕

腰骶部神经管畸形常表现为脊髓脊膜膨出,检查可见腰骶部相应部位的脊突消失、脊膜膨出,形成包块(图 26-4-2)或曾经做过脊髓脊膜膨出修补手术局部遗留有瘢痕、局部多毛、色素沉着、皮肤凹陷及漏窦等。

(六)下肢不对称畸形及功能障碍

病儿可表现为双下肢(特别是小腿)粗细和长度不等,部分肌群萎缩、腱反射亢进、减弱或消失,Babinski 征可能阳性、但更常见者为足部非对称性畸形(如高弓足、仰趾足、马蹄内翻足、爪形足等)和

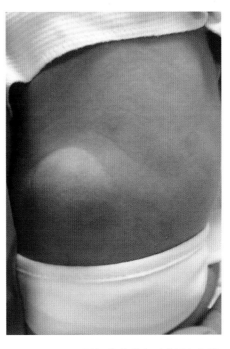

图 26-4-2 腰骶部脊膜膨出形成局部包块

步态异常,如宽底步态(broad-base gait)等。有的亦可伴发瘫痪性髋关节脱位。

(文建国　花朝阳)

第五节　神经源性膀胱相关辅助检查

一、实验室检查

凡诊为或疑有 NB 病儿,均应行血、尿常规检查、尿细菌培养和药物敏感实验,以便确定病儿是否并发尿路感染,肾脏损害及指导抗生素的应用。除尿液分析外,进行有关血生化检查(包括血尿素氮、肌酐、内生肌酐清除率及血钾、钠、氯和二氧化碳结合力)有助于发现是否存在肾脏功能损害及其损害的程度,必要时可行尿比重检查。对于营养不良,发育迟缓的病儿,还应做血浆蛋白等检查以确定营养不良的程度。

二、影像学检查

(一) 超声检查

B 超检查是 NB 的主要辅助检查手段之一,具有无创伤检查的优点,还方便于随访,有助于 NB 及其并发症的诊断和鉴别诊断。逼尿肌反射亢进伴括约肌协同失调者表现为膀胱壁增厚(充盈期末厚度 >3mm,排空期末 >5mm);小梁形成,为逼尿肌代偿性收缩以对抗功能性流出梗阻而产生。此外,B 超能发现膀胱形态变化、膀胱颈口开闭状态及测定残余尿量等。胎儿及新生儿棘突椎板未完全骨化,所以 B 超能清楚显示胎儿及新生儿脊柱区各结构,是新生儿脊髓拴系早期诊断的首选方法。

(二) X 线平片

脊柱 X 线平片可发现脊柱畸形(如脊柱侧弯)、脊椎裂(包括隐性脊柱裂等)、骶骨发育不全等骨骼畸形。通常脊髓和神经受损的平面较脊柱畸形的部位更近尾侧,偶尔可能相反。但仅根据脊髓和脊柱异常的平面很难确定神经损害的类型及程度。泌尿系 X 线平片有助于发现有无并发泌尿系结石。

(三) 磁共振尿路成像技术和放射性核素肾脏扫描

这些检查多在 1 岁以上儿童进行。用于显示肾盂输尿管迂曲扩张状态、评估肾脏功能、肾脏瘢痕化及肾盂输尿管排泄情况。MRI 能清晰显示中枢神经系统病变情况,如脊柱和脊髓的畸形和损伤程度,以及脊髓发育情况包括脊髓圆锥的位置等。放射性核素检查对于肾功能严重受损,而静脉肾盂造影不显影的病人很有价值,可选择锝-99m-二乙三胺五乙酸(^{99m}Tc-DTPA)伽马摄像或 ECT 了解双肾及分肾功能及受损的程度,有无上尿路积水、梗阻,发现膀胱输尿管反流及肾瘢痕,并可测量残余尿量。

(四) 静脉肾盂造影(IVP)

IVP 检查是 NB 病儿的一项基本评价方法之一,可显示双侧肾脏形态,及合并畸形,并能了解肾功能及每侧肾脏受损的程度,及有无上尿路结石等;NB 并发上尿路积水,可发现输尿管扩张、迂曲、肾盂扩张变钝。这种上尿路积水可以是膀胱压力增高所致肾盂、输尿管积水,亦可能是膀胱输尿管反流所致,早期则需进一步行排尿性膀胱尿道造影或放射性核素扫描进行鉴别和确诊。晚期并发反流性肾病、肾瘢痕化者可表现为肾盏变形、覆盖于该肾盏上的肾实质变薄。

（五）膀胱尿道造影（排尿造影）

排尿期膀胱尿道造影（voiding cysto urethrography，VCUG）是一种评价下尿路功能、病理生理及形态改变的动态放射学检查技术。能清晰显示 VUR 及反流程度（图 26-5-1），典型 NB 膀胱形态呈"圣诞树"样改变,膀胱长轴变垂直、壁增厚及憩室形成。能进行影像尿流动力学检查者就不再单独做膀胱尿道造影。方法是用造影剂(15% 泛影葡胺)充盈膀胱后,在荧光屏上动态观察膀胱尿道的充盈和排空情况,可准确地显示膀胱输尿管反流及程度,并摄取一定投照体位的 X 线片。单纯的随机摄片而未在透视下观察有可能得出错误的结论。进行此项检查需要一台可以进行连续摄片、有电视屏的 X 线机,最好还有立体摄片功能,因为 VCUG 最符合生理的检查体位是男性立位、女性坐位。在坐位时应有一个可以透过 X 线的座架以观察尿道。病儿仰卧位、髋部和膝部屈曲贴紧检查台也能进行满意的检查。不论体位如何,更重要的是作斜位和侧位投照,因为膀胱基底的前部处于近侧尿道的下方,如作前后位投照,则此部分分辨不清。男性球部尿道处的正常 S 形弯曲亦是在斜位时最易观察。

正常膀胱充盈后的造影影像:膀胱膨胀均匀,边缘光滑。膀胱基底下缘平坦,位于耻骨联合或其上方,直立体位、屏气用力及咳嗽并不能使其进一步下降,亦无造影剂漏出,而是向下向后旋转,使尿道内口位于膀胱最低处的前方,但膀胱颈无漏斗状改变。后尿道角是指侧位片上后尿道轴线与地平面垂线相交的夹角,正常为 5°~10°,但增至 35° 以下时仍不会引起任何临床症状。后尿道膀胱角则是指侧位片上后尿道轴线与平行于膀胱基底的线相交的夹角,正常为小于 90° 的锐角。排尿期,膀胱颈逐渐开放呈漏斗状,至排尿末期完全开放。如令病儿有意识地中断排尿,则外括约肌收缩,尿流在尿道膜部中断,膜部近侧的造影剂经膀胱颈返回膀胱,膀胱基底部重新恢复平坦。

膀胱壁憩室和小梁形成、增厚、粗糙常由下尿路慢性梗阻所致,严重时呈圣诞树样膀胱(图 26-5-1)。这些变化最常见于 NB 的逼尿肌反射亢进和/或逼尿肌内外括约肌协同失调或痉挛者,亦可见于尿道狭窄,尿道瓣膜等器质性梗阻疾病、下尿路功能性疾患(如不稳定性膀胱、非神经源性神经性膀胱等)以及慢性膀胱炎等,而不是 NB 独有的征象。这些下尿路梗阻性疾病均可因膀胱流出道梗阻,内压增高导致膀胱输尿管反流(图 26-5-2),这在膀胱充盈后(特别是排尿期)能清楚地看到而确诊;此外这类患病的病儿在排尿期后的摄片上常看到明显的残余尿。

在排尿的全过程中膀胱颈不能开放、不能形成漏斗状,则提示有逼尿肌内括约肌协同失调或内括约肌痉挛;而逼尿肌外括约肌协同失调或痉挛的动态放射学特征是排尿时后尿道扩张而在尿道膜部突然变窄。在充盈期,逼尿肌反射低下或无反射伴括约肌协同失调(或痉挛)者由于排空障碍常表现为大容量而圆滑的膀胱影像。

如在充盈期内,病儿屏气用力或咳嗽时膀胱有漏斗状改变和漏尿,提示有急迫性和/或压力性尿失禁。但两者的动态影像表现是不同的:单纯性急迫性尿失禁者在咳嗽或屏气用力并不立刻出现尿失禁,而是延迟一定的时间后方才漏尿,或者咳嗽时漏尿,咳嗽完后仍然尿失禁直到排空为止,病儿不能主动终止排尿;单纯性压力性尿失禁者则咳嗽(或屏气用力)和漏尿同时出现,咳嗽完后漏尿亦停止,病儿常能够主动终止排尿。单纯性压力性尿失禁还表现为充盈期立体正位片膀胱位于耻骨联合以下(膀胱脱垂)和侧位片后尿道角大于 35°(尿道脱垂)、后尿道膀胱角度为钝角(膀胱颈脱垂),三者常同时出现。应注意,充盈期膀胱颈漏

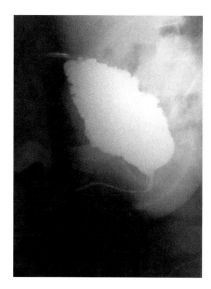
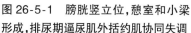

图 26-5-1   膀胱竖立位,憩室和小梁形成,排尿期逼尿肌外括约肌协同失调

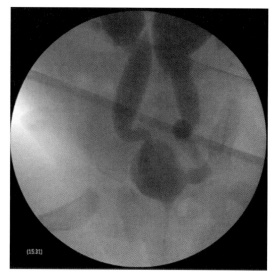

图 26-5-2   膀胱尿道造影示双侧膀胱输尿管反流

斗状改变是尿失禁的共同征象,而不是 NB 特有的。此外还可以发现一些尿失禁和尿潴留的隐匿性病因,如尿道瓣膜、尿道阴道漏、尿道憩室等,有助于 NB 的鉴别诊断。

（六）膀胱尿道镜检查

膀胱尿道镜检查可直接观察膀胱、膀胱颈和后尿道瓣膜的情况,对于膀胱小梁增生、膀胱憩室形成、膀胱输尿管反流及膀胱颈的功能都可直接发现和确诊;同时亦有助于 NB 的鉴别诊断。但病儿不易合作,需在全身麻醉下施行且创伤大,一般不作为常规检查项目。

三、尿流动力学检查

NB 临床症状与神经系统损伤水平和程度的关系有时很难确定。凡怀疑患有或已确诊的 NB 都需要定期行尿流动力学检查(urodynamic study,UDS)。早期行 UDS 有助于尽早制定精确的治疗方案。文献报道术前根据 UDS 检查结果选择的手术方式,术后患儿效果更好。UDS 包括无创检查(主要有排尿日记、尿流率测定、B 超测定残余尿和表面电极记录括约肌或盆底肌的肌电活动等)和有创检查(包括膀胱测压、压力流率测定、影像尿流动力学检查和动态尿流动力学检查等)。

（一）非侵入性尿流动力学检查

1. 排尿日记(voiding diary,VD)   又称频率尿量表(frequency volume chart,F-V chart),指在一定时间内(至少 24 小时)采用特定的表格连续记录自然状态下的排尿相关数据,包括每次排尿时间、尿量及其他参数等。VD 是一项特殊的尿流动力学检查项目,可简单、客观、无创地评估各种排尿异常症状的严重程度,有助于制定治疗计划和随访治疗效果。由于儿童和青少年排尿异常多为功能性障碍,进行 VD 检查尤为重要,但很多临床医生对排尿日记了解和重视不够,这是不可小视的疏忽。

在 NB 病儿中,排尿日记也称为导尿日记。NB 病儿在导尿过程中可以有效的记录其导尿时间、日间导尿频率、24h 尿量、最大导尿量、夜间导尿量、夜间导尿次数及漏尿情况等重要参数,对 NB 患儿疗效评估与及时更改治疗方案起到及其重要的作用。

2. **尿流率测定(urine flow measurement,UFM)**　是排尿功能障碍常用的筛查方法,尿流率是单位时间内通过尿道排出的尿量,是一种无创伤地测定膀胱和尿道功能的尿流动力学检查适用于门诊病儿的初步检查。其主要的测定指标为尿液总量、最大尿流率、平均尿流率、排尿时间及达到最大尿流率时间,但最有意义的参数是最大尿流率。正常人尿流曲线为一"钟型"尿流曲线,其上升支陡然升高,下降支则省略缓慢,达到最大尿流率的时间小于整个排尿时间的 1/3,排尿时间前 1/3 的排尿量应达膀胱容量的 45% 以上。5 岁以上儿童最大尿流率正常参考值:男童 11~39ml/s,女童 12~39ml/s。对能排尿的患儿常规进行尿流率和 B 超测定残余尿量,为了避免误差,一般测定 2~3 次。最大尿流率和尿流曲线的形状是判断膀胱尿道功能的主要依据。尿流率测定的结果由逼尿肌收缩能力、尿道阻力、腹压及膀胱出口是否梗阻等共同决定。NB 病儿常见的异常尿流曲线有:①逼尿肌尿道括约肌协同失调:曲线呈现多次停顿,排尿时间延长,曲线变化不一,波形变化亦较快。机制是逼尿肌收缩而开始排尿时,外括约肌呈收缩状态,出现尿流梗阻,尿流率下降;但随后外括约肌又松弛,故尿流率又上升至最大值。②逼尿肌收缩无力:此类病儿不能一次排空尿液而呈现多次逼尿肌收缩。虽然其尿流为持续性的,但排尿时间延长、最大尿流率降低,与平均尿流率近似,为一种不规则,但压力缓慢的曲线。

3. **残余尿量和漏尿压测定**　残余尿量是病儿排尿后插入导尿管所测得的膀胱内尿量,正常小儿的残余尿量为其膀胱容量的 10% 以下。贮尿障碍者残余尿量小或正常,而排空障碍者残余尿量大。

漏点压的测定方法是用 F5~F8 号的细导尿管经尿道插入膀胱,以慢速注入生理盐水直至尿道外口漏尿,观察此时的膀胱内压。若静息状态下超过 $40cmH_2O$,则提示上尿路处于危险状态,可能已经出现或正在出现继发性病变。用于排空障碍病儿的监测,提示治疗的紧迫性。因为 20 世纪 80 年代以来均证实肾盂内压和膀胱内压超过时,不论有否膀胱输尿管反流,肾乳头形态就出现改变,并有肾内反流,继而肾实质破坏。如合并感染和膀胱输尿管反流则肾实质破坏更为迅速和更严重。

4. **排尿方式的观察**　观察小儿排尿方式是研究 1 岁以内小儿下尿路功能的重要方法,包括持续观察婴儿的活动、睡眠情况、排尿模式、排尿量(通过称尿垫计算)、排尿后测量 PVR 量,也可同时监测脑电图了解脑电活动和排尿的关系。婴幼儿由于神经肌肉系统发育尚不成熟,常出现间断排尿方式,即 10min 内 2 次或 2 次以上排尿。大约 60% 的早产婴儿会有此种排尿方式。随着生长发育,排尿方式逐渐接近成人。足月儿每次排尿量较早产儿多,但间断排尿方式较少。

(二) 微创尿流动力学检查

微创尿流动力学检查(minimal invasive urodynamic study,MIUDS)指需要在膀胱、尿道和直肠内留置测压管进行的 UDS。过去曾叫有创 UDS(invasive urodynamic study)。是决定 NB 分型的主要方法。MIUD 主要包括膀胱压力容积测定(cystometrogram,CMG)、影像尿流动力学(vedio urodynamic study,VUD)、括约肌 EMG、同步膀胱尿道测压、动态尿流动力检查动态尿流动力检查(ambulatory urodynamic monitoring,AUM)等。

1. **膀胱测压(cystometrogram,CMG)**　是测定膀胱内压力和容积之间关系的检查方法。正常膀胱排尿周期的压力容积曲线分为充盈期(含 T1,T2 和 T3 三个阶段)和排尿期两个时相。正常年长儿膀胱感觉正常、顺应性好,膀胱容量随年龄增加而增大;在充盈期内无自发的逼尿肌无抑制性收缩,同时逼尿肌能够对各种诱发实验(如咳嗽等增加腹压动作、改变体位、快速灌注、牵拉气囊导管等)起反应性收缩,但这种收缩能够被人的意志所抑制,膀胱内压始终低于 15cmH$_2$O(1.47kPa)。此种正常膀胱称为稳定性膀胱。年长儿及以上年龄段的正常儿均具有这种随意志抑制膀胱收缩的能力。膀胱充盈期的压力称为充盈压,正常为 0~15cmH$_2$O(0~1.47kPa),而排尿期的压力则为排尿压。正常人排尿期的膀胱内压和尿道内压相等:男童为 60~90cmH$_2$O,女童为 50~80cmH$_2$O。正常小儿膀胱容量为(年龄 +2)×30ml。

逼尿肌反射亢进:表现为充盈期内膀胱逼尿肌出现自发或诱发的不能为意志所抑制的收缩,其波幅大于 15cmH$_2$O(图 26-5-3);膀胱感觉过敏,初感觉较早出现,不能忍受太多液体灌注,少量液体灌入即可引起下腹胀痛不适,膀胱容量小,顺应性差(膀胱壁本身对腔内液体增多不能做适应性扩张以保持膀胱内压小于 15cmH$_2$O)。膀胱的正常顺应性是指随 P_{det} 改变膀胱容量相应改变,其计算方法是容量增加值(△V)除以相应的 P_{det} 增加值(△P_{det})。通过膀胱测压也可直观的观察膀胱的顺应性,从而间接判断膀胱功能的状况。逼尿肌反射亢进常为上运动神经元性病变的表现。同时亦应注意与功能性和肌源性病变相鉴别。

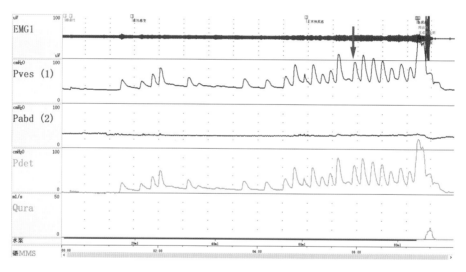

图 26-5-3　膀胱测压示逼尿肌反射亢进(箭头)

逼尿肌反射低下和无反射:为下运动神经元性病变的表现。膀胱测压呈低平曲线,残留尿量多,膀胱容量大,膀胱感觉减退或丧失。如膀胱容量大、初感觉出现延迟、感觉减退而顺应性正常,逼尿肌在充盈期对各种诱发试验仅有轻微反应性收缩者为部分性神经损害(逼尿肌反射低下)的表现。应注意与膀胱出口梗阻、慢性尿潴留引起的膀胱损害相鉴别。如膀胱容量显著增加,膀胱本体感觉和痛、温等浅感觉全部丧失,逼尿肌对各种诱发试验无反应性收缩者为完全性神经损害(逼尿肌无反射)的表现。

2. 尿道压力描记　是膀胱静止状态时测量和记录尿道全长各段的压力的方法。实际上这种所谓压力是应用灌注法或微型传感器法所测量的尿道内各点对牵张产生的被动阻力。它有尿道平滑肌、弹力纤维和尿道外括约肌所产生。

正常小儿膀胱充盈压为 0~15cmH$_2$O,退入尿道后尿道压力逐渐升高,到膀胱颈部升高

至 $20\sim40cmH_2O$,性别差异很小;女童的最大尿道闭合压位于尿道中部,为 $60\sim70cmH_2O$;男童的最大尿道闭合压位于尿道膜部,为 $80\sim100cmH_2O$。最大尿道闭合压是最大尿道压与膀胱充盈压之间的差值,是维持正常排尿的主要因素。无论何时,尿道闭合压降至零均出现排尿或尿失禁。尿道功能长度是指近侧尿道内尿道压高于膀胱充盈压(即闭合压为零以上时)的一段尿道的长度。女性尿道的功能长度与其解剖长度近似,成人长 $3\sim5cm$,平均 $3.5cm$;新生儿女性功能尿道长度仅 $1cm$;男性尿道功能长度小于其解剖长度,成人长 $5\sim7cm$,平均 $6cm$,新生儿男性 $2\sim3cm$。小儿尿道长度随着年龄逐渐增长。

尿道压升高,曲线延长,见于尿道外括约肌协同失调或痉挛、尿道梗阻、狭窄,并可根据高压区的位置初步推断尿道梗阻的部位。尿道括约肌功能不全的病儿,最大尿道压及最大尿道闭合压都低于正常,功能长度缩短。此类病儿平时尿道压仍高于膀胱内压,但在咳嗽、哭闹时腹压增高导致膀胱内压高于尿道压,尿道闭合压降至零以下出现压力性尿失禁。完全性尿失禁的病儿则尿道闭合压始终在零以下,也没有功能长度。而单纯性急迫性尿失禁通常尿道压力无异常表现。

3. 尿道外括约肌肌电图测定 常与膀胱测压、尿道压力描记同时检查,它是通过一定的电极将尿道括约肌(或以肛门括约肌代表)的肌电信号记录下来以了解下尿路贮尿和排空过程中尿道括约肌活动的方法。所用电极通常有针形电极(为标准的肌电图同心电极)和表面电极(常用肛门塞电极)两种。

正常尿道外括约肌肌电波在膀胱空虚时最大振幅从 $100mV$ 至数千 mV(平均 $500\sim600mV$),每个电波间距为 $1\sim20ms$。当挤压病儿阴茎或阴蒂头时、牵拉气囊导尿管、咳嗽、掌压膀胱区及作屏气动作、有意识地收缩括约肌时,肌电活动显著增加,表现为全干涉型肌电图像。若无此种变化时,则为外括约肌去神经、无反射活动的表现。随着膀胱的逐渐充盈,外括约肌肌电活动逐渐增强,至膀胱开始收缩时达到高峰;排尿开始后,尿道外括约肌松弛,肌电活动消失,随后数秒内膀胱收缩出现直到排尿结束,下一充盈期开始,外括约肌肌电收缩肌电活动再次出现。在排尿期中,令病儿做终止排尿动作时,则外括约肌肌电活动出现,此为外括约肌主动收缩引起。如膀胱在排尿期内不能作随意性的外括约肌收缩,则为外括约肌无抑制性松弛(uninhibited relaxation)。如在排尿期未见外括约肌肌电活动消失(或反而增强),亦不能主动作外括约肌放松,则为逼尿肌尿道外括约肌协同失调的肌电特征,它与另一种少见充盈期的逼尿肌外括约肌协同失调的表现和意义都不相同。

完全性下运动神经元性损害时,因累及脊髓前角细胞或轴突,外括约肌处于完全去神经状态,运动单位无任何随意性或反射性肌电活动。但在损伤后的第 1、2 周至两年内,可见到自发的肌电活动,如正向锐波、多相电位和肌纤维颤动电位。在损伤的第 1、2 周内无此种自发性肌电活动;在损伤两年后因长期去神经状态,肌肉逐渐萎缩,此种自发性电位亦消失。

不完全性下运动神经元性损害时,运动单位放电速度减慢,有功能的运动单位数目减少(同损害的范围成正比),反射性和随意性肌电活动可能正常、减弱或缺如(这取决于病变的复杂程度)。一般地,每个动作电位的振幅和持续时间增加,可有上述自发性电活动。

上运动神经元性损害时,每个运动单元的动作电位正常,运动单位的肌电活动正常或增强,节段性反射完整(反射性肌电活动的全干涉肌电图像存在)而随意性控制(随意性肌电活动)丧失,即有排尿期逼尿肌外括约肌协同失调和外括约肌无抑制性松弛出现。

骶髓反射测定:通过测定骶髓反射时间检验骶髓反射弧的完整性,以发现轻微或早期的神经损害,对下尿路功能障碍是神经源性的还是功能性的进行鉴别。方法是以一定的脉冲(1Hz/ms 的方波)刺激阴茎或阴蒂背神经末梢(阴茎或阴蒂头,亦可刺激肛周围皮肤和尿道黏膜),经骶髓反射弧使括约肌(肛门外括约肌、尿道外括约肌或球海绵体肌)收缩,通过电极记录其肌电活动。阴极则置于腹股沟或大腿皮下。正常反射时间为 30~50ms,平均 35ms,感觉阈值为 25V,最高反射阈值为 50~60V。骶髓和周围神经病变时感觉增高,反射时间延长。

4. **同步膀胱尿道测压**　此种方法是在膀胱充盈过程中同时观察膀胱压力和尿道压力的一种尿流动力学检查方法。此种方法较肌电图描记尿道压力更加精确。同步膀胱尿道压力测定可以同时检测逼尿肌和括约肌的活动情况及是否存在逼尿肌括约肌协同失调,常用方法有连续膀胱尿道同步测压和定点膀胱尿道同步测压。连续膀胱尿道同步测压指在膀胱和尿道同时放置测压管,膀胱测压过程中同时连续记录膀胱和尿道压力变化,而定点膀胱尿道同步测压指在充盈至一定容量时,把尿道压力测定孔退至尿道测压部位,记录咳嗽等增加腹压后尿道压力的变化情况。该检查可同步了解逼尿肌和括约肌功能状态,可用于精准评估括约肌逼尿肌协同情况,鉴别评估出口梗阻的功能性因素。

同步膀胱尿道测压时,嘱患儿适度憋尿后,在常规进行尿流率及 B 超残余尿测定后,患儿膀胱置入 7 号三腔测压管,直肠置入腹压测压管。患儿取仰卧位,先常规进行静态尿道压力描记,以确定最大尿道压所在位置,37℃生理盐水进行灌注膀胱(以每分钟预计膀胱容量的 10%)和尿道灌注(2-3mL/min),同步进行充盈期膀胱压和尿道压记录(图 26-5-4),电脑自动计算出充盈期尿道闭合压。嘱患者尽量放松,如有排尿感觉及时示意。整个充盈过程中,定时提醒患者咳嗽,以保证测压过程中各压力传导正常。在同步记录压力的同时,并标注尿失禁的时间点。观察患者充盈过程中漏尿出现情况。尿道闭合压为尿道压与膀胱压的差值。为了顺利完成尿流动力学检查及获得满意的检查结果,可允许患儿在检查期间玩玩具或观看动画片等;插管时如果患儿怕疼可考虑使用局麻药如利多卡因软膏等;为确保结果的可重复性,进行 2 次压力容积测定。

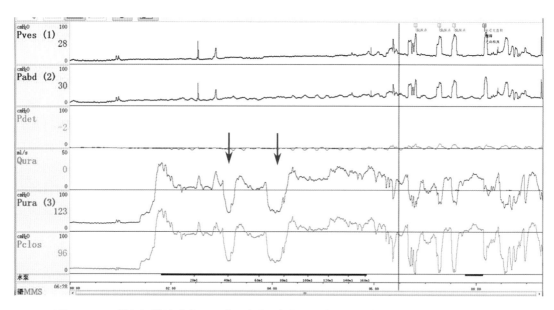

图 26-5-4　神经源性膀胱患儿尿道不稳定,膀胱充盈过程中尿道闭合压力突然降低(箭头)

5. **动态尿流动力学**(ambulatory urodynamic monitoring,AUM)　指膀胱自然充盈状态下长时间检测尿流动力学参数及其变化,弥补了 CMG 人工充盈膀胱的不足。AUM 检查时患儿可自由活动,由于灌注速率和途径的不同,一般 AUM 测量充盈期膀胱容量比 CMG 测量时增加,而压力相比 CMG 却减小。AUM 在检查尿失禁和 NB 方面较 CMG 更为准确,也更易发现 BOO。

6. **影像尿流动力学**(video urodynamic study,VUD)　把 CMG、PFS 和影像学检查结合起来检查膀胱尿道的功能及其对上尿路的影响,除了具备 CMG 和 PFS 的功能外还可以显示膀胱尿道形态变化及是否有 VUR(图 26-5-5),明显提高了下尿路排尿异常诊断的准确性。增加影像记录功能可以在尿道漏尿或膀胱输尿管反流时测定准确的逼尿肌压力及显示充盈期、排尿期膀胱和膀胱颈的整体形状和轮廓。其影像可清楚显示 NB 病儿是否存在膀胱输尿管反流,为 IC 提供参考。此技术对一些较复杂和难以诊断的病例进行研究和确诊,其准确率可达 90%,是 NB 患儿检查的金标准。但因设备复杂,费用昂贵,目前在国内外仅在某些研究中心应用。

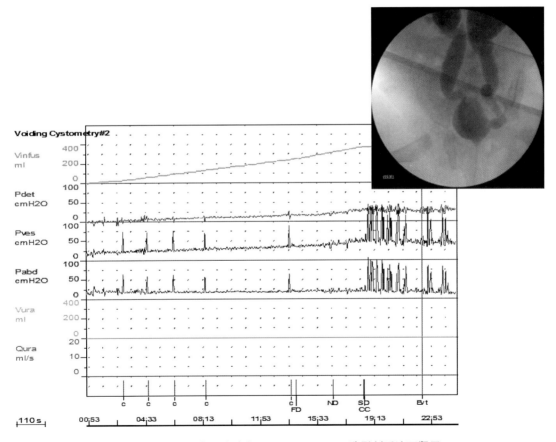

图 26-5-5　影像尿流动力示 P_{det}=11cmH$_2$O,造影剂反流至肾盂

根据尿流动力学检查(主要依靠 VUD)把 NB 膀胱和尿道括约肌功能分类如下(图 26-5-5):①膀胱功能亢进(overactivity bladder,OAB),指膀胱充盈过程中逼尿肌出现不自主收缩、膀胱最大容量减少和顺应性降低。神经源性逼尿肌过度活动过去称为逼尿肌反射

亢进(detrusor hyperreflexia)。临床出现尿频、尿急、偶见尿失禁。②膀胱功能低下或无收缩(underactivity bladder,UAB),指逼尿肌在排尿时收缩力减弱或无收缩,膀胱最大容量可增加或减少,PVR 增加;临床表现为排尿困难或充盈性尿失禁等。③尿道括约肌功能亢进(urethral sphincter hyperactivity),指排尿时括约肌不能松弛或收缩增强,表现为 DSD 等;临床表现尿流率中断,排尿困难和 PVR 增加。④尿道括约肌功能低下或瘫痪(intrinsic sphincter deficiency,ISD),指膀胱充盈期括约肌松弛或不能关闭,尿道压降低;临床出现尿频、尿急和尿失禁等症状。膀胱充盈过程中尿道压力突然下降的现象被称为尿道不稳定(urethral instability,URI)。⑤膀胱和尿道功能异常同时存在,指膀胱功能亢进伴尿道括约肌功能亢进或低下或膀胱功能低下伴尿道括约肌功能亢进或低下;临床可见各种相应的排尿异常症状。⑥膀胱和尿道功能一方正常,另一方出现上述各种异常。

在个别 NB 的患儿,尿流动力学检查可以出现逼尿肌和括约肌功能均正常的情况。故根据膀胱尿道功能将神经源性膀胱尿流动力学检查进行分型(图 26-5-6)。

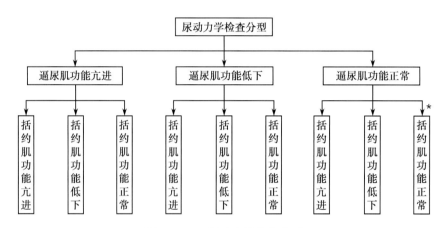

图 26-5-6   尿动力学检查分型

四、神经源性膀胱的盆底肌功能的评价

如前所述,NB 的病儿不仅有膀胱、尿道及外括约肌的损害,还常有盆底肌功能不全的存在,因而对本病的全面评价尚应包括对其盆底功能的检查,这有益于指导治疗方案的制定。

(一) 耻肛尾(PAC)三角的测定

测量耻骨联合上缘、肛门和尾骨尖所形成的三角,其 A 角可提示肛门和盆底的位置关系。盆底肌功能障碍(盆底肌瘫痪或发育不全)时 A 角变锐,功能不全越严重则 A 角越呈锐角,盆底向下膨突越明显。正常小儿随年龄增长盆底肌发育逐渐完善,A 角愈来愈钝。首都医科大学附属北京儿童医院资料:正常 3~11 岁儿童的 A 角均值为 95.7° ±28.18°,两组有显著的统计学差异($P<0.01$)。因此,A 角的测定值可作为盆底肌状态的评价指标。

(二) 排尿性膀胱尿道造影(VCUG)评价

盆底肌功能不全者,显示充盈期膀胱颈位于闭孔最高点联线之下及膀胱突入膀胱直肠凹或子宫直肠凹内等。

（三）会阴体抬高试验

充盈膀胱至溢尿时,若用手指抬高会阴体(但不压迫尿道)使溢尿停止为阳性,提示盆底肌功能不全,而且可估计盆底肌悬吊术的术后效果。

（文建国　花朝阳）

第六节　神经源性膀胱的诊断和鉴别诊断

一、神经源性膀胱的诊断

NB 的诊断主要依靠病史、临床表现、体征、影像学和尿流动力学检查。早期诊断是成功治疗的关键。许多患儿在明显的神经症状出现以前已经发生了排尿异常。排尿症状常先于其他体征出现。对大多数 NB 的病儿,确定诊断并不困难,但更为重要的是确定 NB 尿道功能障碍的具体类型以及有何并发症,这对于 NB 治疗方法的选择和预后都有重要意义。

（一）病史采集和体格检查

病史询问中应注意病儿先天性中枢和周围神经系统病史,脊柱、骨盆外伤史,脊髓、盆腔手术史;还应注意病儿尿失禁或尿潴留开始出现的年龄,有无尿意、膀胱膨胀等感觉的减退及有无随病儿年龄增长进行性加重的神经损害症状等;其他应询问的重要信息包括:病儿母亲是否为胰岛素依赖性糖尿病患者,分娩时有无困难及产程长短,小儿生后的评分,有无窒息、发绀、惊厥、病理性黄疸及其他异常。重点了解是否有先天性的神经系统疾病如脊柱裂等、既往脊髓和盆腔手术史、排尿异常症状出现的年龄,及其缓解或加重情况。如果排尿异常反复治疗失败,提示有神经损害的因素存在。便秘和大便失禁等常伴随 NB 存在。大多数 NB 的病儿有明确的先天性脊髓和椎管病史,表现为尿失禁或尿潴留、骶髓反射和马鞍区皮肤感觉异常、脊柱及其表面皮肤病损,且常常伴有神经源性肛肠功能障碍和下肢神经源性损害及畸形,诊断不难确定。而少数病儿的病因为隐匿性神经损害,不易与非 NB 尿道功能障碍相鉴别,诊断较困难。此时可通过详细的询问病史和全面细致的体格检查来获得必要的诊断线索,然后配合一定的特殊检查手段以求确定诊断。

体格检查时应行细致的背部检查以发现脊髓发育不良、神经管闭合不全等疾病的证据。在会阴部及肛门的检查中发现骶髓反射、肛门外括约肌张力、会阴部感觉皮肤异常,肛门污粪;下肢检查中发现双侧不对称性畸形及功能障碍亦能提供这类疾病存在的线索。此外,病儿眼手不协调、额头隆突、头围扩大、全家右利手而病儿左利手等亦有可能提示小儿患有轻微的中枢神经系统病变。

重点检查内容:

1. 耻骨上包块　导尿后包块消失,提示有尿潴留和排尿困难。

2. 背部和腰骶部相关检查　中线是否有脂肪瘤、异常毛发分布、皮肤凹陷、瘘管、窦道、血管瘤或色素痣等。腰骶部包块、皮肤异常或手术瘢痕:提示有脊膜膨出或曾行脊膜膨出修补术。

3. 骶髓反射、肛门外括约肌张力和会阴部皮肤感觉出现异常。

4. 神经病变体征　要注意检查与神经相关的感觉和神经反射是否异常。特别注意检查生殖系统、会阴部和肛门括约肌的神经反射,注意脊柱畸形、异常步态等。

5. 下肢畸形和功能障碍　出现下肢和足部畸形、双下肢不对称、下肢或足萎缩等相应的去神经改变。

6. 肛门直肠畸形　先天性肛门直肠畸形与脊髓和泌尿生殖器畸形常合并存在。由于合并脊髓损伤或者肛门重建术中的医源性损伤,肛门直肠畸形患儿常出现 NB。先天性肛门直肠畸形患者应做尿流动力学检查了解是否有 NB 存在。新生儿 NB 可能无临床症状,随着年龄增大可能出现膀胱功能或肠道功能改变。

7. 认知障碍　骶髓上病变如脑瘫、脑膜炎等引起的新生儿 NB 则可能会出现认知方面障碍的表现。

（二）辅助检查

对考虑有 NB 时,尿流动力学检查对于明确诊断和确定 NB 的具体功能障碍类型都是必不可少的手段。如怀疑 NB 的病因为隐匿性神经管闭合不全类疾病时,行 CT 或 MRI 可明确诊断,其中最有价值的诊断方法是磁共振成像（MRI）。

（三）神经源性膀胱的类型

根据病儿的病史和体格检查,可对 NB 的类型作出初步的估计,可以确定是贮尿障碍还是排空障碍,是上运动神经元性病变还是下运动神经元性病变,有无盆底肌功能不全。但是要准确的回答这些问题并确定病儿膀胱尿道功能障碍更具体的类型（如逼尿肌过度活动、活动低下（包括无收缩）,逼尿肌括约肌协同失调,内括约肌功能不全、功能完全丧失,内外括约肌痉挛,外括约肌部分性或完全性去神经）主要依靠下尿路尿流动力学检查及排尿性膀胱尿道造影、B 超检查等。非侵入性尿流动力学检查如尿流率（uroflowmetry）和排尿后残余尿（residual urine）的测定,操作简便,能够对患者膀胱排尿功能进行初步评估。尽管尿流率测定对潜在的功能障碍没有特异性,但仍经常被用于监测排尿功能障碍,并能筛选出需进一步实施详细尿流动力学检查的患者。进一步的尿流动力学检查为有明确诊断及需要进行观察和专门治疗的患者提供了客观的检查方法。明确 NB 的类型对于病儿治疗方法的选择是必不可少的。

（四）并发症

NB 有多种并发症,如尿路感染、尿路结石、膀胱输尿管反流、反流性肾病、肾盂输尿管积水、肾盂肾炎等。这些并发症有时使上尿路处于高危状态,可能比 NB 功能本身更需要及早预防和治疗,以防止出现严重的上尿路损害及肾衰竭。

1. **尿路感染**　尿路感染为 NB 最常见的并发症,膀胱排空不完全、残余尿多、尿潴留为造成感染的主要因素,若合并膀胱输尿管反流会引发上尿路感染。可行血常规、尿常规、尿细菌培养等检查进行诊断。

2. **尿路结石**　尿路结石在 NB 患儿也比较常见,大多为感染性结石。结石多见于膀胱,其次肾盂和输尿管,尿路感染、尿潴留、梗阻及上皮细胞脱落等为结石形成创造了有利条件。可行 X 线平片、B 超和静脉肾盂造影、膀胱造影等检查进行确诊。

3. **膀胱输尿管反流**　膀胱输尿管反流在 NB 中发生率为 10%~40%,通常为可逆性,当排尿情况改善,残余尿减少,膀胱压力减低时有自行好转的可能。长时间的膀胱排空障碍、膀胱内压增高及膀胱本身的病理改变而使膀胱输尿管连接处抗反流结构功能不全是导致其发生的机制,可根据排泄性尿路造影进行准确地诊断和分级。

4. **反流性肾病膀胱**　输尿管反流和复发性尿路感染是反流性肾病的主要原因,特别是合并尿路感染的持续性高压反流和双侧性反流对上尿路的危害更严重。其病理特征为肾表面的不规则粗大瘢痕、受累肾盏杵状肥大和扩张变形、受累皮质萎陷退缩、膀胱输尿管反流。可通过尿液分析、血生化检查（如肌酐、尿素氮等）、静脉肾盂造影或放射性核素扫描进行诊断。

5. 肾盂输尿管积水　肾盂输尿管积水在 NB 患儿中并不少见,常见于排空障碍和逼尿肌顺应性差者,特别是逼尿肌反射亢进伴尿道括约肌协同失调者。其发生机制有二:一是尿潴留,膀胱因内压高引起上尿路流出梗阻,输尿管肾盂扩张迂曲形成积水;二是膀胱输尿管交界处抗反流结构破坏,造成膀胱输尿管反流而引起肾盂输尿管积水。B 超、静脉肾盂造影、放射性核素等可明确诊断。

此外,NB 常合并存在神经源性肛肠功能障碍、下肢畸形。主要依靠临床表现进行诊断,必要时可分别进行肛肠动力学检查、排粪性肛肠造影及下肢肌电测定,以便进行相应的治疗。

二、神经源性膀胱的鉴别诊断

NB 表现多样,与许多疾病的临床表现有相似之处,在诊断中需与下列引起排尿异常的疾病进行鉴别。这些疾病可分为器质性和功能性疾病两类。

(一) 器质性疾病

引起膀胱尿道功能障碍的器质性疾病多为先天性泌尿畸形,根据临床表现可分为贮尿障碍和排空障碍两类,应与相应的 NB 相鉴别。贮尿障碍者,如膀胱外翻、尿道上裂、输尿管开口异位、尿生殖窦畸形、先天性尿道过短、膀胱阴道瘘及尿道括约肌损伤等;排空障碍者,如尿道瓣膜、尿道狭窄、输尿管囊肿及包皮口狭窄等。但根据病儿的病史体格检查及进行必要的特殊检查(如 IVP、VCUG 及 B 超)鉴别并不困难。

易与 NB 贮尿障碍混淆的器质性病变是与泌尿系先天性畸形和膀胱输尿管反流相关的尿路感染。膀胱黏膜和肌层的炎症反应导致膀胱感觉过敏和逼尿肌不稳定(继发性不稳定膀胱),表现为尿频、尿急、急迫性尿失禁和尿痛、遗尿等。甚至感染控制后这些症状仍持续存在。由于排尿时的疼痛和不适,病儿企图阻止排尿而收缩尿道外括约肌,导致外括约肌间歇性收缩和松弛(表现为间歇性排尿)、逼尿肌外括约肌协同失调和流出梗阻。排尿期外括约肌的间歇性收缩和松弛使正常尿流的层流变成湍流,寄生于尿道外口和远侧尿道的细菌不断带至近侧尿道和膀胱,而每次括约肌的收缩和停止排尿又将带有细菌的近侧尿道的尿液挤回膀胱;加之膀胱流出梗阻所造成的残余尿又为细菌繁殖提供了有利的条件,因而造成病儿反复的泌尿系感染。

该类患儿尿细菌培养阳性。尿流动力学表现为膀胱容量低、充盈压升高。在达到膀胱容量时病儿有不能控制的排尿急迫感,有时不能抑制排尿。B 超显示膀胱壁增厚。放射学检查上尿路正常和程度不同小梁增生的小容量膀胱。VCUG 示排尿期后尿道间歇性扩张,后括约肌区出现均匀性狭窄。这些病儿除了没有外括约肌去神经表现外,亦没有其他任何神经系统受损的证据。对于此类病儿除进行有效的抗菌治疗外,应同时应用解痉药或抗胆碱制剂及改善病儿的排尿形式。

最后应注意,上述需要鉴别的疾病常可以同时存在脊柱裂等神经损害的病变,此时要考虑同时存在 NB 的可能。

(二) 功能性疾病

随着对于膀胱尿道生理学认识的深化和尿流动力学等特殊检查方法的应用,一些下尿路功能性疾病逐渐为人们所了解。这些疾病病儿的下尿路既没有神经性损害,又没有器质性病变。这类疾病发病原因通常是神经系统成熟的延迟或发育退化,都有很高的自愈率和相对良性的发展过程。虽然其临床表现多种多样,但也像 NB 一样能够分为贮尿障碍和排空障碍两类,每类中又能够分成几个相对特异的和能够认别的疾病。了解这些功能疾病临床特征有助于和 NB 及下尿路器质性疾病的鉴别。

1. 非神经源性神经性膀胱　非神经源性神经性膀胱(non-neurogenic neurogenic bladder)是一种与 NB 临床表现类似,但没有明显神经病变的排尿功能障碍。目前认为它是一种获得性的和功能性的综合征,又叫 Hinman 综合征(Hinman syndrome)或心理性 NB(psychological neurogenic bladder)。多认为是由于不良的排尿习惯、心理或精神等非神经病变因素所致。典型的临床表现是在大小便训练期(1~9 岁)及以后发生特征性的综合征。第一是病儿表现为白天和夜间都存在尿失禁(可为充盈性尿失禁,亦可为急迫性尿失禁或压力性尿失禁);尿滴沥、尿床、湿裤、尿急、尿流无力、尿潴留、排尿困难等,通常排成泡尿次数减少到每天 1 至 2 次;其次是病儿有明显的排便功能障碍,表现为大便失禁、污粪或小量遗便、慢性便秘、粪便梗塞、排便次数减少(每数日甚至每周才大便 1 次);第三是所有病儿都有反复发作的尿路感染。此外,病儿常有精神抑郁和孤僻;有造成精神紧张的社会史(父母酗酒、粗暴、离异等),及遭受肉体和精神惩罚的历史;亦有许多病儿承受了多种手术(如输尿管再植术、膀胱颈成形术及尿流改道术等)以纠正膀胱输尿管反流和改善膀胱排空,但效果很差。

体格检查包括身高、体重、智力等生长发育指标以及腹部和生殖器的检查等。筛选性的神经系统检查包括外周神经反射、会阴部感觉、肛门括约肌张力、观察患儿的步态、腰骶椎的望诊和触诊,以排除脊椎裂畸形和神经系统疾病。

排泄性膀胱尿道造影可见膀胱呈垂直状,不规则形,严重者膀胱壁小梁形成,憩室以及典型的宝塔形膀胱,动态观察可见逼尿肌收缩异常,逼尿肌和尿道括约肌间的协同关系异常,剩余尿量增加等。半数病儿有持续性的外括约肌区尿道狭窄(但无器质性梗阻的表现)和严重(Ⅲ~Ⅴ)膀胱输尿管反流。X 线平片及 MRI 示脊柱及脊髓正常。尿流动力学检查:尿流率常为间歇性低尿流曲线;有大量残余尿,膀胱容量增大。有时表现膀胱挛缩,容量减下,顺应性差。可有逼尿肌无抑制性收缩,充盈压及排尿压均增高,以及排尿期逼尿肌外括约肌协同失调。肌电图示外括约肌正常的运动单位动作电位。

目前,关于非神经源性神经性膀胱的治疗方法尚未完全统一。较多研究者建议非神经源性神经性膀胱的治疗应尽可能的参照 NB 进行治疗。如间歇性导尿,给予抗胆碱药物消除逼尿肌无抑制性收缩,应用拟胆碱药物、哌唑嗪和地西泮增强膀胱收缩力、降低膀胱颈和外括约肌区尿道阻力,抗生素治疗尿路感染,行抗反流术、膀胱再训练及生物反馈疗法等。但应该强调个体化的治疗原则,早期识别和正确治疗,预防上尿路损害的发生。对于临床症状和膀胱继发改变较轻的患者,不必完全按照 NB 的常规治疗方案进行治疗,以保守治疗为主,非 NB 无神经损害,治疗效果和预后一般较好;对于临床症状较重甚至出现上尿路明显改变者,尽可能参照 NB 的治疗方法来治疗。

2. 遗尿症　遗尿症是儿童常见的泌尿系统疾病,是尿失禁的一种特殊类型,其定义为应当达到排尿自主控制年龄的儿童(男孩 6 岁,女孩 5 岁)发生不自主的逼尿肌收缩而产生夜间和/或白天不适当的排尿。多数病儿临床表现为单纯性夜间:从偶有夜晚尿床到一周数次甚至每晚都尿床不等。少数病儿表现为白天遗尿或日夜均遗尿:白天尿频、湿裤、尿急,和/或夜间尿床,可伴有行为异常和污粪。遗尿症有很高的自愈率(5~19岁年龄自愈率为14%~16%),特别是单纯夜间遗尿者。一般至4岁时仅20%有遗尿,10岁时5%有遗尿,有少数患者遗尿症状持续到成年期。B超、IVP、VCUG检查泌尿系统无异常发现(但很少有必要做此类检查);部分病儿尿流动力学检查可有逼尿肌无抑制性收缩;尿液分析浓缩能力正常,尿内无菌(伴尿路感染者除外)。据文献报道应用丙咪嗪、去氨加压素及抗胆碱药治疗有较好的疗效。心理治疗、膀胱训练及条件反射疗法亦有效。

3. **不稳定性膀胱**　　不稳定膀胱(unstable bladder)是逼尿肌功能亢进的一种,国际尿控协会(ICS)将其定义为在膀胱充盈期间,逼尿肌自主的或诱发的、无抑制性收缩波。它是小儿尿失禁的常见原因之一,其发病机制目前有多种学说(胆碱能神经超敏学说、逼尿肌肾上腺受体变化学说等),尚无定论。临床表现为尿频、尿急、急迫性尿失禁、夜间遗尿、会阴部或耻骨上疼痛,病儿会蹲坐位,用一足跟抵住会阴部压迫漏尿,以阻止漏尿或交叉双腿夹住会阴部以抑制尿失禁的发生(图26-6-1)。常见的并发症为尿路感染和轻度膀胱输尿管反流。超声波检查示膀胱壁增厚,但膀胱排空完全、肾脏正常。排尿性膀胱尿道造影示膀胱正常影像或轻度小梁增生,可有轻度膀胱输尿管反流。尿流动力学检查示自发或诱发的逼尿肌无抑制性收缩或伴有逼尿肌尿道外括约肌协同失调、可有膀胱容量降低及尿流率增加,通常无残余尿。不稳定性膀胱的预后良好,大多数病儿随年龄增长而自愈。可给予抗胆碱药物治疗,必要时防止感染和治疗便秘等。

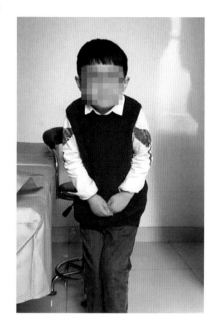

图 26-6-1　患儿,6 岁,急迫性尿失禁表现出特殊的夹腿动作。

4. **懒惰膀胱综合征(lazy bladder syndrome)**　　懒惰膀胱综合征在女孩中多见。病儿排尿次数少,通常每日仅早晨和夜间各排1次尿,可伴有排便功能障碍(便秘和小量污粪)。其常见的并发症为反复的尿路感染,有时是它的第一个临床表现。此综合征的病因仍不清楚,但许多病儿在婴儿期有正常形式的排尿,但是在大小便训练期以后学会了长时间的忍尿。一部分病儿可能是模仿父母的大小便习惯,不经常排尿和排便。有时能注意到病儿过分地注意整洁。通常,这类病儿每次排尿仅排出部分尿液以减轻膀胱内压,并不完全排空膀胱。排尿次数少和膀胱排空不完全使膀胱容量持续增加和尿意减弱,逐渐发展为无下尿路梗阻的慢性尿潴留,表现为充盈性或压力性尿失禁,并易于发生尿路感染。VCUG表现为大容量,膀胱壁光滑,可有明显的残余尿,但无膀胱输尿管反流。IVP及B超检查上尿路无异常发现。尿流动力学检查结果显示膀胱容量增大,膀胱顺应性高及明显的残余尿。逼尿肌收缩可正常,亦可为非持续性收缩(无效收缩)或无收缩。尿流率可呈间歇性曲线,但每次排尿最大尿流率均正常。尿道外括约肌肌电活动在整个膀胱排尿周期正常,对骶反射有正常应答。治疗主要是通过膀胱再训练和拟胆碱药物改变病儿的排尿习惯。必要时应用间歇性导尿排空膀胱使逼尿肌恢复排空能力。此外,应积极防治尿路感染和排便功能障碍。

5. 小儿膀胱过度活动症(overactive bladder,OAB)　小儿膀胱过度活动症是一种以尿急症状为特征的症候群,常伴有尿频和遗尿症状,可伴或不伴有急迫性尿失禁,不包括有急性尿路感染或其他形式的膀胱尿道局部病变所致的症状。其病因目前尚不明确,主要与非神经源性因素所致储尿期逼尿肌异常收缩、膀胱感觉过敏、尿道及盆底肌功能异常、精神行为异常等有关。儿童 OAB 诊断方法包括病史询问、典型的体征、细菌学、细胞学及超声、CT、MRI 等检查。了解患儿家族史对诊断和预后评估都有着积极的意义。影像尿流动力学检查是诊断 OAB 的金标准,可表现为逼尿肌过度活动和或逼尿肌括约肌协同失调。OAB 患儿经典治疗原则为首先进行行为治疗,如调整生活方式、膀胱训练、盆地肌训练、生物反馈治疗等。无效后选择一线药物治疗,如抗毒蕈碱药物,对于手术治疗应该慎重选择。

(文建国　郭　曦)

第七节　神经源性膀胱的治疗

治疗 NB 的原则主要是保护上尿路功能,预防反流和肾积水、防止发生肾盂肾炎和慢性肾衰竭;其次是改善排尿障碍症状以减轻患者生活上的痛苦。治疗的具体措施是采用各种非手术或手术方法减少残余尿量,残余尿量被消除或减至很少(50ml)之后可减少尿路并发症。治疗 NB 以降低小儿储尿期和排尿期膀胱内压力,保护肾脏功能为治疗目的,并尽可能地使膀胱在低压足够容量条件下具备控尿和自主有效排尿功能。在治疗原发病的同时,结合临床症状,神经系统和影像学检查,综合小儿尿流动力学检查结果,对小儿 NB 进行分类。依据患儿膀胱括约肌功能障碍类型进行针对性的治疗。同时无论有无泌尿系症状,尿流动力学检查结果异常程度,都应对小儿 NB 长期进行神经系统评估和尿流动力学监测,准确了解患儿膀胱括约肌功能状态,才能有效防止上尿路损害。其治疗原则是:①预防上尿路损害,保护肾功能;②处理反流和降低膀胱压力;③提倡应用 IC;④尿失禁的治疗个体化;⑤处理并发症。

NB 具体治疗方案根据尿流动力异常分类制定,其详细诊断和治疗流程图 26-7-1 和图26-7-2。

一、保守治疗

(一) 清洁间歇性导尿(clean intermittent catheterization,CIC)

间歇性导尿术是由 Guttmann 于 20 世纪 40 年代末首次提出,1972 年 Lapides 等提出清洁间歇性导尿术的概念,经过 40 多年发展,CIC 如今被国际尿控协会(International Continence Society,ICS)作为排空膀胱的首要方法。造成 NB 患儿上尿路损害的重要原因是膀胱内的持续高压,CIC 通过定期引流尿液来降低膀胱内压力,使膀胱内容量不超过安全容量,预防上尿路损害。

对于需要长期在家自行导尿或缺乏无菌操作人员和设备的地方,CIC 不失为一种有用的替代疗法。其适应证、禁忌证、注意事项与无菌 IC 术相同。临床医师向家长介绍 NB 的解剖学知识及病理生理改变,并教会其正确的 CIC 方法,对于学龄前患儿由家长帮助孩子进行导尿,由于 CIC 需要长期进行,当达到学龄期时家长在辅助孩子导尿的同时也要指导患儿

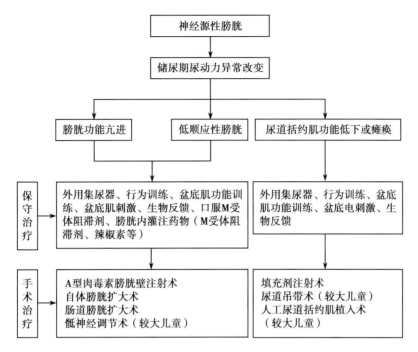

图 26-7-1　储尿期尿流动力异常分类及治疗流程图

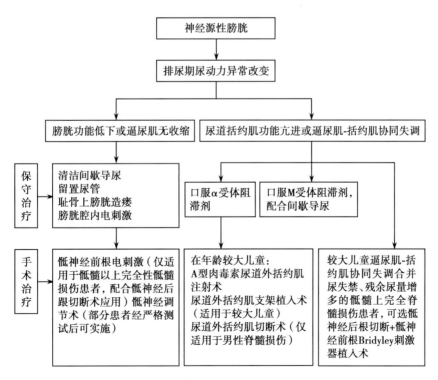

图 26-7-2　排尿期尿流动力异常分类及治疗流程图

逐渐了解 CIC 及操作步骤，以便患儿日后在学校能自行操作。指导患儿家长记录导尿日记，如记录饮水量及饮水次数(包括一切液体的摄入)，每次导尿时间及间隔时间，每次导尿量及有无漏尿等。据尿量适当调整饮水量并防止泌尿系感染，导尿次数一般为每天 4-6 次。每 3 个月行非侵入性尿流动力学检查(包括尿流率检查，导尿日记，残余尿量检测等)了解患儿膀胱容量及残余尿量变化，每 1 年行影像尿流动力学检查。根据饮水量和每次导尿量，调整导尿间隔时间，如果导尿量超过膀胱安全容量，就要缩短导尿间隔，在膀胱达到安全容量前导尿。导管可使用一次性消毒导尿管或普通导尿管。使用后者则每次用后及时洗净晾干(置于水中煮沸 20 分钟后晾干更好)，置于干净容器内，每根使用时间不超过 1 周。每次导尿前需用肥皂和清水洗净双手和冲洗阴部。男孩需用少许润滑剂如液状石蜡等(女孩则可用可不用)。如患儿自己导尿则更为方便。男孩操作很简单，女孩则需借助镜子于坐位自行导尿：以左手分开阴唇，右手从尿道外口插入导尿管。一般应用此法 48% 的患儿尿培养无细菌生长，即使有尿路感染者症状亦很轻微。

有文献发现膀胱顺应性可显著影响 CIC 疗效和膀胱功能发育，正常膀胱顺应性患儿，CIC 多可改善膀胱功能，并发症发生率较低；然而，对于低顺应性患儿，随着 CIC 时间增加膀胱功能可能会恶化，需要严密监测和及时干预。研究显示，NB 患儿应早期应用 CIC，尤其在 1 岁之前进行，CIC 的早期应用很大程度上能阻止或延缓疾病的进展，改善尿流动力学参数，保护肾功能，提高患儿的生活质量。婴儿期即开始 CIC 治疗具有很多优点：父母和患儿接受常规 CIC 较儿童长大后更容易；有助于膀胱保持良好顺应性，并随着年龄增加而提高，以及保持适度膀胱壁厚度；肾积水和反流发生率小于 10%；不需要额外处理，50% 以上的患儿即可获得控尿；相对未进行 CIC 患儿，需要手术治疗者从 60% 降至 16%。对于符合 CIC 条件的 NB 患儿，小儿泌尿外科医师应建议患儿尽早导尿，告知患儿家长进行 CIC 的必要性，训练患儿家长掌握操作流程，同时定期行尿流动力学检查，监测膀胱功能，调整导尿间隔和次数。CIC 联合应用抗胆碱药物的指征是低顺应性膀胱或反射亢进性膀胱(膀胱过度活动)或膀胱逼尿肌-括约肌协同失调。

(二) 留置导尿术

其适应证为：①重症病人和身体虚弱不能自理者；②上尿路损害或有膀胱输尿管反流者；③不宜采用其他疗法的完全性尿失禁女童；④无法施行间歇性导尿者。留置导尿需注意：①严格要求的无菌操作；②使用抑菌剂及维生素 C；③加强尿管的护理，经常清除尿道外口的脓性分泌物；④防治并发症，如尿路感染、结石、血尿及膀胱痉挛等；⑤保持导尿管通畅；⑥最好用硅橡胶导尿管，并使用与患儿尿道口相适应的最小型号。研究显示 CIC 联合睡眠时留置导尿可使膀胱持续处于低压状态，减少膀胱的纤维化，增加膀胱顺应性和最大容量，降低肾积水、膀胱输尿管反流等上尿路损害的风险。现在单独使用留置导尿术已经很少用到，逐渐被 CIC 取代。

(三) Kegel 训练

目的是通过主动训练促进和加强盆底肌肉(特别是耻骨尾骨肌)的收缩能力和张力，从而提高患儿抗尿失禁的能力。应用于盆底肌功能减弱和部分性瘫痪的患儿，教会患儿作耻骨尾骨肌收缩的方法，即类似于中止排尿(收缩尿道外括约肌)和阻止排便(提肛)的动作。建议每次维持收缩 3 秒钟后放松，重复 10 次为一组，每日 3 组以上，根据个人状况可收缩 10 秒或/和逐渐增加到 25 次为一组。对于逼尿肌外括约肌协同失调者，则指导其学会放松会阴,在不用力的情况下维持尿流的连续性。通过观察尿流,患儿可正确地学会这一方法。

(四) 膀胱训练

主要有以下两种治疗方法:①延迟排尿,即主动延迟排尿间隔时间,达到增加膀胱尿意容量、减少排尿次数、抑制膀胱收缩的目的。适用于:尿频、尿急、尿失禁或有逼尿肌不稳定、膀胱尿意容量小但膀胱实际容量正常(如麻醉后膀胱容量正常),无明确的器质性下尿路功能障碍(如膀胱出口梗阻等)。对有严重低顺应性膀胱、器质性膀胱容量减少及有明确的器质性下尿路功能障碍者禁用。②定时排尿,即按既定的排尿间隔时间表进行排尿,达到控制膀胱容量、或减少尿失禁的发生、或预防膀胱高压对上尿路损害的目的。适应于:膀胱感觉功能障碍,膀胱尿意容量巨大;严重的低顺应性膀胱,尤其是伴有膀胱感觉功能受损害时。应注意的是:低顺应性膀胱者应根据膀胱测压结果,以逼尿肌压力小于 $40cmH_2O$ 时膀胱容量作为排尿量参考值制定排尿时间,并定期随访膀胱压力变化,调整排尿间隔时间;对有残余尿或有输尿管反流者可在第一次排尿间隔数分钟后做第二次排尿(二次排尿法)。

(五) 生物反馈技术

生物反馈(biofeedback)是指应用计算机控制的反馈治疗仪,将体内的某些生理过程记录下来并加以放大转换,从而使一般无法利用的信息为病人所利用的一种行为控制机制。应用具有器官特异性的反馈方法,可以使患儿以一种完全主动的和直接的方式改变膀胱的不随意功能。经过持续的训练,患儿能够学会将机体的某些功能部分地纳入意识控制之下,而机体的这些功能原来是不受或极少受意识控制的。仪器可以记录,放大和可视化这些身体功能,然后在不需要仪器的情况下实现对这些功能的控制,尿流动力学和肌电图就可以给我们提供这些信息并加以训练,例如通过膀胱压力容积测定的反馈可以训练急迫性尿失禁患儿抑制其逼尿肌收缩;通过肌电图的反馈可训练压力性尿失禁患儿增加其膀胱出口的阻力。而在外括约肌痉挛或协同失调的病人,可以训练其消除外括约肌的习惯性收缩。具体方法:将一肛门塞电极置入病儿肛管中,首先令患儿观看正常盆底肌肌电图形和压力曲线,并向患儿讲述正常排便生理及生物反馈的基本原理,争取主动配合。训练中指导患儿学会收缩和放松盆底肌,学会之后,进行反复练习。应用膀胱内压或肌电图反馈强化或单独进行此种训练时,配备视听装置则效果更好。如令病儿注意听代表盆底肌肌电信号的声音,并要求其以此种声音作为生物反馈信号使其外括约肌松弛几分钟。经过反复练习可使患儿完全排尿而无出口梗阻。生物反馈技术适用于上运动神经元损害、轻度和部分下运动神经元损害引起的储尿、排空功能障碍及肛肠功能障碍者,单独使用和配合术后训练都有明显疗效;对无神经损害的各种功能性大小便和盆底功能障碍性疾病疗效最好,可达到治愈。对完全性下运动神经元损害、智力障碍以及年龄太小不能配合者效果不明显或无效。生物反馈训练虽然目前应用经验尚少,机制尚不明确,需要特殊设备,但疗效确切、无痛苦,符合微创医学发展方向,能最大限度恢复盆底肌功能,提高患儿生活质量,已成为一种较有发展前途的重要疗法。

(六) 电刺激治疗

成人 NB 电刺激有 20 多年历史,儿童 NB 应用电刺激治疗的报道较少。Bower 报道应用表面电极代替肛门塞电极对急迫性尿失禁患儿在家里进行经皮神经调节治疗,73% 的患者尿失禁可以改善,有近半数(7/15)达到完全控尿。但经皮神经调节治疗主要应用于神经系统正常的急迫性尿失禁患儿,在小儿神经源性逼尿肌过度活跃中类似研究较少。

　　骶神经刺激(sacral nerve stimulation,SNS)技术因可调节排尿系统兴奋和抑制之间关系,可对尿潴留和急迫性尿失禁两种截然相反的排尿功能障碍疾病进行治疗。目前成人采用SNS技术单侧选择性刺激骶3神经根可增强尿道外括约肌的关闭能力和抑制逼尿肌无抑制收缩,改善膀胱储尿和排尿功能,有效率达50%;我国学者近年对脊柱裂所致的排尿功能障碍进行了SNS研究,有较好的疗效。

（七）Crede手法与Valsaval动作

　　对逼尿肌无反射或反射低下的患儿适用,但禁用于有膀胱输尿管反流者。胸髓病变者往往因无力收缩腹肌,仅适合Crede手法;腰髓病变者因膈肌和腹肌功能正常,应用Valsalva动作可使膀胱充分地排空;骶中枢以下病变者可应用Crede手法或/和Valsalva动作促进排空;而骶上中枢病变者应用此两种辅助排尿方法可引起盆底肌肉的反射性收缩,反而可能加重尿路梗阻。

　　1. Crede手法　欲排尿时取端坐位,用一手或两手四指压迫耻骨上区甚至压至耻骨后(可同时配合Valsalva动作),使膀胱体受到压迫,膀胱内压升高,膀胱颈和外括约肌开放。持续压迫后即出现排尿。反复应用此法直至膀胱排空完全。

　　2. Valsalva动作　用力吸气后关闭声门,增加肺内压(进气),同时收缩腹肌,使腹内压增加,压迫膀胱至出现排尿。可应用多次直到完全排空为止。

（八）扳机点排尿法(triggering roilet)

　　应用于不能采用下腹部加压和腹部进气进行辅助排尿的骶上神经病变引起的排尿困难。可采用挤压阴茎(或阴蒂)头、用手轻叩或轻压耻骨上区、摩擦腰骶部或大腿内侧皮肤、用手指伸入肛门进行刺激或扩张肛门等方法来诱发膀胱出现反射性排尿。在试用上述方法时可能会找到一个最易达到诱发膀胱收缩、括约肌松弛而引起排尿的刺激部位(扳机点)。应用扳机点排尿法有时能使膀胱完全排空,但有时还需药物或手术方法降低膀胱出口阻力才能排空膀胱。

（九）外部集尿装置

　　对于无自行迅速收集和处理尿液行为能力(如智力障碍、年龄太小不能配合治疗)的完全性尿失禁和急迫性尿失禁者,如无明显的排空障碍可采用尿道外集尿装置保持清洁卫生,如外部尿管和储尿套。应注意经常更换,防止睡眠时滑脱,避免外阴皮肤溃烂、尿道梗阻和感染。对男童此方法有一定价值,而女性则很少有效。

二、药物治疗

　　NB药物治疗是以膀胱、尿道的神经支配、自主神经受体分布及药物对膀胱、尿道平滑肌或横纹肌作用的临床证据为基础。影响膀胱尿道功能的介质有多种,主要是乙酰胆碱、去甲肾上腺素、组胺、前列腺素、5-羟色胺、多巴胺和激肽。药物的作用就是通过阻滞、增强或模拟上述一种或数种介质来实现的。

　　膀胱和尿道受交感和副交感神经支配,而尿道外括约肌和盆底肌则受体神经支配。交感神经节后纤维为肾上腺素能纤维,释放的主要神经介质为去甲肾上腺素。而膀胱和后尿道则含有两种肾上腺素能受体:α和β受体,去甲肾上腺素对这两种受体都起兴奋作用,其净效应与区域内的受体优势有关。α受体主要分布于三角区、膀胱颈和后尿道近侧部分,而β受体则在膀胱底和膀胱体占优势。α受体兴奋可产生平滑肌收缩,增加膀胱颈和后尿道的阻力;β受体兴奋则引起逼尿肌松弛,这允许膀胱容量扩大而不明显增强膀胱壁的张力。因而交感神经在排尿周期的充盈期起主要作用,便于尿液的贮存,故充盈期便被称为交感期。

副交感神经节后纤维为胆碱能纤维,释放的主要神经介质是乙酰胆碱。这种介质引起兴奋的受体位于整个膀胱和小范围的后尿道。至于膀胱尿道内的胆碱能受体是 M(毒蕈碱型)还是 N(烟碱)型,抑或两者都存在,尚有争议。胆碱能受体兴奋产生逼尿肌收缩,同时反射性地抑制交感神经系统使去甲肾上腺素释放减少。如此就降低了肾上腺能效应,引起三角区、膀胱颈和后尿道平滑肌松弛。加之逼尿肌 β 受体兴奋停止,提高了副交感兴奋产生的收缩力。其净效应是逼尿肌持续性收缩直到膀胱完全排空。膀胱收缩之前,体神经冲动沿阴部神经到达尿道外括约肌使其松弛,这样就通过减少尿流阻力而增强了排尿作用。因为副交感神经是排尿周期中排尿期的支配性力量,所以排尿期又被称为副交感期。

(一) 药物治疗原则

随着尿流动力学的发展和进步,临床可以更准确地对 NB 患儿进行膀胱括约肌功能障碍诊断,尤其是可以更准确地了解膀胱充盈期逼尿肌稳定性和排尿期逼尿肌和尿道外括约肌之间协同性,这不仅有益于准确描述 NB 类型而且对其个体化治疗具有指导意义。新的和较为有效的药物的发现,使我们现在有可能更合理、更有效地进行药物治疗。因而在用药上按照下述几种情况进行选择:

1. 逼尿肌反射亢进可选用下列药物降低或消除膀胱逼尿肌的无抑制性收缩:

(1) 抗胆碱能制剂:如羟丁宁、酒石酸托特罗定、普鲁苯辛、格隆溴铵、东莨菪碱。

(2) 直接松弛平滑肌并有抗胆碱作用的制剂:如盐酸奥昔布宁。

(3) 平滑肌松弛剂:如黄酮派酯、双环维林。

(4) 多突触抑制剂:如肼双二乙胺三嗪。

2. 逼尿肌无反射或反射低下选用拟胆碱药　如氨基甲酰甲基胆碱(氯贝胆碱)以兴奋胆碱能受体,增强逼尿肌收缩力。但是需联合应用酚苄明。

3. 外括约肌协同失调或痉挛治疗的目　是降低外括约肌的张力,可使用多突触抑制剂,如地西泮及肼双二乙胺三嗪。

4. 外括约肌去神经　目前仍没有可供临床应用的药物来增加推动神经支配的骨骼肌的张力。

5. 内括约肌协同失调或痉挛治疗的目的　是松弛膀胱颈和后尿道平滑肌,使尿道阻力下降,可选用 α 肾上腺素能阻滞剂:酚苄明、哌唑嗪。

6. 内括约肌功能不全治疗的目的　是使膀胱颈和后尿道平滑肌收缩力增强提高尿道阻力。可选用:①α 肾上腺素能药物:麻黄碱、苯丙醇胺、丙咪嗪;②β 肾上腺素能受体阻滞剂,如普萘洛尔。

(二) 根据尿流动力学分类的药物选择

1. 逼尿肌反射亢进伴尿道外括约肌协同失调通常治疗上主要针对外括约肌协同失调,选用多突触抑制剂(地西泮或肼双二乙胺三嗪)或骨骼肌松弛剂。亦可针对逼尿肌反射亢进,应用抗胆碱能制剂如托特罗定、或平滑肌松弛剂黄酮哌酯。或者针对二者同时进行处理,选择上述两类药联合用药。

2. 逼尿肌反射亢进伴尿道内括约肌协同失调治疗主要是针对内括约肌协同失调,应用

α肾上腺素能受体阻滞剂,如单用酚苄明或哌唑嗪,亦可同时处理逼尿肌反射亢进,联合应用抗胆碱能制剂(或平滑肌松弛剂)和α肾上腺素能受体阻滞剂(如普鲁苯辛加酚苄明)。

3. 逼尿肌无反射(或反射低下)伴内括约肌痉挛逼尿肌无反射型的NB不管伴有还是不伴有尿道内括约肌痉挛,都应联合应用拟胆碱药和α肾上腺素能受体阻滞剂。特别是联合应用氯贝胆碱和酚苄明,可达到加强逼尿肌收缩和同时降低膀胱流出阻力的目的。单用氯贝胆碱效果不满意,因为拟胆碱制剂在增强逼尿肌收缩的同时亦增加膀胱颈和后尿道平滑肌的收缩,不利于膀胱排空。加用α肾上腺能受体阻滞剂酚苄明后,膀胱流出阻力得以有效地降低而又不改变增强了的膀胱收缩力,因而是一种较好的联合用药方法。

4. 逼尿肌无反射(或反射低下)伴外括约肌痉挛药物治疗的主要目标是消除尿道外括约肌痉挛,应用多突触抑制剂,如地西泮和肼双二乙胺三嗪或骨骼肌松弛剂。

5. 逼尿肌无反射伴尿道外括约肌去神经主要是选用拟胆碱药来加强逼尿肌收缩,改善膀胱排空,减少残余尿量,但对于尿道阻力降低所引起的尿失禁无效。

（三）常用药物

用于治疗NB的药物种类繁多,大部分有肯定或较好的疗效,有些则疗效较差或有较大的副作用,还有的则疗效不肯定或仍有争议。现简要介绍部分药物。

1. 拟胆碱药　①新斯的明(neostigmine):可逆性的抑制胆碱酯酶的活性,减少乙酰胆碱的破坏,兴奋M、N胆碱能受体而发挥拟胆碱作用;还可促进运动神经末梢释放乙酰胆碱和直接作用于骨骼肌的N_2受体。故对骨骼肌的作用最强,对内脏平滑肌的作用次之(可使逼尿肌张力和收缩力增加),因穿透力差对眼睛和心脏的作用较弱。口服吸收少,不易通过血脑屏障,无中枢作用。适用于逼尿肌反射低下或无反射者。使用剂量:肌肉或皮下注射为每次0.5~1.0mg/岁;口服每次1.0mg/岁,3次/d。禁忌证为药物过敏、下尿路和胃肠道机械性梗阻者。不良反应主要由超剂量应用所致,表现为毒蕈碱样作用(可用阿托品对抗)和烟碱样作用。本药副作用较大,效果不明显,临床较少使用。②氨基甲酰甲基胆碱(bathanechol):又称为氯贝胆碱(urecholine),可促进副交感神经节后纤维末梢的乙酰胆碱释放,兴奋M胆碱能受体,增强逼尿肌张力及收缩力。其烟碱性作用轻微。适用于逼尿肌反射低下或无反射者。口服剂量:每次0.7~0.8mg/kg,3~4次/d。禁忌证为下尿路和胃肠道机械性梗阻、癫痫、近期做过胃肠手术者、哮喘。不良反应有恶心、呕吐、腹泻、心率减慢、高血压、头痛及视力模糊等。但常用剂量下并不经常发生,亦无严重后果,应用乙胺太林可使症状迅速消失。本药副作用较大,效果不明显,临床较少使用。

2. 抗胆碱药　①盐酸奥昔布宁(oxybutynin):具有对胆碱能受体的抑制作用和对逼尿肌的强有力的直接松弛作用,但对骨骼肌的神经运动终板和自主神经节无阻滞作用。适用于逼尿肌反射亢进者。禁忌证为青光眼、下尿路及胃肠梗阻先天性巨结肠及重症肌无力者。不良反应有口干、视力模糊、发热等。但在正常剂量范围内不出现明显的副作用。②普鲁苯辛(propantheline):为四季胺类合成药,能对乙酰胆碱的传递产生抑制作用及干扰神经末梢的乙酰胆碱释放,从而抑制逼尿肌收缩和消除逼尿肌反射亢进故适用于逼尿肌反射亢进者。禁忌证为青光眼、哮喘及虹膜粘连。不良反应有口干、视力模糊、便秘、烦躁、欣快感等。但常用剂量下不易发生。③酒石酸托特罗定(tolterodine tartrate):商品名为舍尼亭,为竞争性M胆碱受体阻滞剂。动物实验提示对膀胱具有较高的选择性。适用于逼尿肌反射亢进者。禁用于尿潴留、青光眼、胃滞纳、重症肌无力和巨结肠病儿。

三、外科治疗

目前,NB 外科治疗的效果仍不理想。治疗的目的是实现并维持一个摆脱导尿管、又可以控制排尿的状态,即平衡性膀胱。平衡性膀胱应符合下列条件:①有足够的膀胱容量,能够恒定地起到贮尿作用;②无持续性膀胱输尿管反流;③残余尿量至少要小于膀胱容量的1/3。

外科治疗的方法很多,但基本上是改善贮尿功能,改善排空功能、加强盆底肌、尿流改道术四大类。其中每类中可包括多种手术方法,而每种手术或处理方法通常是针对某一种或数种特异的膀胱尿道功能障碍所设计的,因而均有其适用范围和局限性,必须根据每个病儿的具体病情选择其中的一种或数种方法应用之,方能取得较为满意的疗效。由于外科处理方法种类繁多,本章不能做逐一的详细描述,仅就较常用的方法进行简要的介绍,同时亦介绍一些国内外新的手术方法。手术最好在病儿 5 岁左右施行,并于上学前完成。此时期病儿能较好的耐受手术和配合术后训练及康复治疗,而治疗太晚又影响病儿上学和融入社会生活,引起心理障碍。外科治疗的适应证为药物、导尿等保守治疗无效或效果较差者,以及出现了需要手术治疗的并发症等。

(一)改善储尿功能

1. **膀胱扩大术**　适用于逼尿肌反射亢进的病儿以及高张力性膀胱、挛缩膀胱者。包括膀胱壁肌层纵行切开术,回肠、回盲肠膀胱扩大术,胃壁膀胱扩大术及回肠或结肠浆肌层膀胱扩大术。主要机制是扩大膀胱容量,减低逼尿肌无抑制性收缩,因而增加了每次尿量,减少了排尿次数。早期行膀胱扩张是保证良好疗效的关键。术后应配合 CIC 治疗。

膀胱扩大术的术式有多种,主要是以胃肠道为材料。但无论何种术式,目前不再推荐使用完整胃肠段行膀胱扩大,应将其纵行剪开,再折叠缝合成肠片与膀胱吻合,即所谓非管化原则。如此既消除了肠蠕动及其导致的内压升高,又节约胃肠道,符合低内压、高容量(正常膀胱的生理特性)的要求。非管化的优点已经被物理学和数学模型证实,更有动物实验和大量临床研究提供的有力证据。

因应用肠道行膀胱扩大术的各种设计中肠道本身肌层的收缩能力不足以导致膀胱的有效排空,同时因有肠黏膜易于引起尿路感染、结石、黏液尿,尿路梗阻和水电解质紊乱及酸碱平衡失调,并有黏膜恶变的风险。近年在实验医学和临床方面做了很多工作以寻求避免这些弊病,提出了胃壁膀胱扩大术和肠浆肌层膀胱扩大术。

肠段膀胱扩大术为一经典的膀胱扩大手术,可用末段回肠、回盲肠、结肠为材料。但 NB 的病儿往往同时有神经性肛肠,选用结肠时应注意有无扩张,一般应避免使用乙状结肠。手术要点(以回肠帽状吻合术为例)根据所需增加的膀胱容量游离一段带血管蒂的末段回肠,于其对系膜缘剪开,折叠缝合成帽状肠片,纵行切开膀胱顶部,然后将肠片与膀胱缝合。于原膀胱壁作膀胱造瘘引流。

肠浆肌层膀胱扩大术由 Shoemaker 于 20 世纪 50 年代首先提出。以后一些作者的动物实验证明:由于去除了消化道黏膜,避免了胃肠道膀胱扩大术的前述弊端,膀胱内能够通过再生覆盖一层移行上皮。

2. **消除逼尿肌异常收缩如阴部神经或骶神经根切断术**　适用于逼尿肌反射亢进者,可消除逼尿肌的无抑制性收缩、增加膀胱容量,但同时也减低膀胱颈和后尿道的流出阻力。由于有很高的大小便失禁的发生率及将来可能出现阳痿等问题,已很少有人使用。还有人应用选择性骶神经根切断术,即选择性切断 S_3 神经根,能够维持对大小便的控制,但使用者不多,需进一步观察和积累经验。

3. 增加出口阻力 适用于尿道括约肌功能不全或功能完全丧失的病儿(表现为压力性尿失禁或完全性尿失禁),经药物治疗无效或不能有效地提高尿道阻力维持小便控制者。如果外括约肌尚有足够的神经支配,使尿道保持一定的阻力,在腹压增高时仍有反应性阻力增加者,则手术效果更好。如同时有逼尿肌反射亢进,膀胱容量小,则应同时行膀胱扩大术。

此类手术可分为:

(1) 膀胱颈手术包括肌瓣围绕膀胱颈的手术(如用提肛肌、会阴肌和股薄肌等)、膀胱颈延长术、膀胱颈悬吊术及膀胱颈重建术(如 Young-Dees-Leadbetter 手术)。

膀胱颈悬吊术利用肌肉或各种膜吊带悬吊膀胱颈的手术方法有 20 种之多,而在小儿较多应用锥状肌(Goebell)或腹直肌(Hans)膀胱颈悬吊术。要点是游离两条锥状肌或两侧腹直肌近中线部分的肌肉,保留肌肉耻骨附着处的完整和神经血管供应,分离膀胱颈周围,将两侧肌肉在膀胱颈缝合在一起以提高膀胱颈。

膀胱颈延长术(Tonagho 膀胱前壁管形瓣手术) 耻骨上横切口显露膀胱前壁、膀胱颈和近端尿道,在膀胱颈前上方切下一与膀胱相连的矩形逼尿肌瓣并缝合成管状,于膀胱和尿道交界处横断而不损伤其支持结构。在男孩可见精囊和输精管壶腹部。膀胱三角横行缝合并与壁瓣管成形,再把缝制成的壁瓣管与原尿道断端对端吻合。然后放置导尿管及膀胱造瘘管并缝合膀胱壁。

(2) 后尿道手术包括尿道外括约肌电刺激和人工括约肌装置。这类手术后有时需配合使用 CIC,使膀胱有效排空。

(二) 改善排尿功能

1. 增强膀胱逼尿肌的收缩与反射能力应用于逼尿肌反射低下或无反射型 NB 的病儿。包括肠浆肌层包绕膀胱术和腹直肌转位术。

(1) 单层肠浆肌层包绕膀胱术:基本方法是应用一段带血管蒂的回肠或结肠,去除肠黏膜后,于对系膜缘剪开浆肌层,然后将其包绕缝合于膀胱外面。这样不但加强了膀胱逼尿肌,亦带来了与膀胱较类似的神经支配,使病儿有可能恢复逼尿肌的收缩能力并重建排尿反射。动物实验证明:肠浆肌层的神经末梢能够长入去神经的逼尿肌内,实验动物全部恢复了正常的排尿能力。临床观察部分病儿效果满意,另一些则效果不佳,这可能与逼尿肌纤维瘢痕化有关。

(2) 腹直肌转位术:治疗的主要原理是将腹直肌转位于膀胱侧后方,利用其收缩向前挤压及腹肌牵拉前鞘向后压迫作用来增强排尿能力;同时膀胱位置前移改变了膀胱尿道后角,而有利于排尿。手术要点是于近耻骨结节处两腹直肌内侧 2/3 切断并游离腹直肌后鞘,将断端缝合于膀胱颈的侧后壁,使膀胱大部分置于腹直肌及后鞘之前、前鞘之后的间隙中。

2. 降低出口阻力这类手术虽然有很多方法,但膀胱出口阻力是排尿控制机制所必需的,尿道内外括约肌痉挛或协同失调最好通过药物等非手术疗法加以纠正。这类手术包括:①膀胱颈手术,如膀胱颈切开术和 Y-V 成形术;②后尿道手术,如内括约肌切开术、尿道扩张术。现在由于 CIC 的效果优良,此类手术临床上已很少使用。

(1) 膀胱颈切开术:于 1945 年问世后曾被普遍采用。有不少治疗结果良好的报道,但也有很多结果并不理想。对逼尿肌外括约肌协同失调者效果很差,故对于无反射性 NB 的病儿膀胱颈不能合适地开放但又无明显地外括约肌痉挛者有手术指征。再结合腹部用力或 Crede 法排尿可能获得满意的排空效果。操作方法多主张在膀胱颈的 5 点、7 点或 12 点处切开,若发现前列腺区域有任何隆起组织,亦应切除之。

(2) 膀胱颈 Y-V 成形术:此手术应用于 NB 排空障碍时,常与其他手术同时进行,如纠正膀胱输尿管反流,取出膀胱结石等,或对完全性尿失禁的病儿行人工尿道括约肌移植时,同时做此手术等。一般要求能达到在保持尿不失禁的情况下改善膀胱排空作用。此手术有可能损害近端括约肌机制,但一般很轻微。操作的基本原则是经腹部正中切口暴露膀胱颈和后尿道,充盈膀胱后,在后尿道和膀胱颈交界处以上作 Y 形切口,其 V 形作于膀胱壁上,长约 2cm,I 形切口作于后尿道上,需切至深层,然后作 V 形缝合。

(三) 加强盆底肌的功能

利用双侧髂腰肌转移悬吊会阴体以加强或替代盆底肌的功能谓之盆底肌悬吊术,应用于治疗 NB 和神经源性肛肠的病儿。此种手术是 20 世纪 80 年代由首都医科大学附属北京儿童医院首先提出,其临床根据是 NB 和肛肠的病儿常存在有部分或完全性的盆底肌瘫痪,影响排尿排便功能。手术要点是从双侧股骨小转子上的止点切断髂腰肌腱,将髂腰肌远段拖入盆腔内并将其双侧止点缝合于膀胱直肠窝或子宫直肠窝的会阴体上,悬吊会阴体以提高盆底肌。此手术在治疗伴有盆底肌瘫痪的各类 NB 时,一般要配合其他手术联合应用。它对于改善膀胱的贮尿和排空功能有肯定的效果,对于神经源性肛肠引起的大便失禁或排便困难则有显著的改善。

(四) 尿流改道术

由于间歇性导尿技术的应用及药物和手术疗法的进步,永久性尿流改道术在 NB 的病儿目前已很少应用。但为了保护和挽救受损害的上尿路、控制感染和防止结石形成,解决难以克服的尿失禁等,施行暂时甚至永久性的尿流改道和重建仍然是必要的和最终的手段。

尿流改道术手术有多种,常用者有:①耻骨上膀胱造瘘术;②输尿管腹壁造瘘术或尿管造瘘术;③肾造瘘术;④Bricker 回肠膀胱术;⑤可控性原位新膀胱术(回肠或结肠代膀胱)。其中前三种手术一般只作为暂时性转流措施。应当指出:上尿路扩张时选用肾盂输尿管作持续性引流比应用各种肠道引流要理想的多,如果输尿管无动力则不宜将引流作于肾盂以下水平。

回肠输尿管尿液转流手术以往长期被用来做永久性转流,一直认为是较为理想的手术方法。但此手术的根本缺点是尿液不能控制,需应用集尿袋。因而一些作者设计了各种回肠(或回盲肠)可控制代膀胱术,其中最为推崇的是考克(Kock)袋,即为一种利用回肠作成双乳头的抗失禁代膀胱方法。其抗尿失禁成功率高达 96%,并发症不多见,术后病儿自行导尿亦较方便。

(五) 神经吻合治疗神经源性膀胱

利用神经吻合技术治疗 NB 文献有很多报道,但是手术效果仍有争议,需要进一步研究。该手术原理为采用切断一侧腰 5 前根并将其与控制膀胱逼尿肌的骶 2 和/或骶 3 前根吻合,保持腰 5 后根完整无损。称为"体神经-中枢神经-自主神经反射弧"或者"皮肤-中枢神经-膀胱反射通道"。通过刺激腰 5 后根支配的相应皮肤区,神经冲动从腰 5 后根传入。经脊髓初级排尿中枢换元,继而激发腰 5 前角神经元发出动作电位,由腰 5 前根传到膀胱引起逼尿肌收缩,到达可控排尿的目的。

四、并发症的治疗

NB 有多种并发症,而妥善的预防和处理并发症对于降低病儿死亡率、提高生存质量非常重要。常见为尿路感染、膀胱输尿管反流、肾盂积水及结石形成等。

(一) 尿路感染

尿路感染是 NB 病儿中最常见的并发症。排空障碍者膀胱排空不完全、残余尿多、尿潴留为造成感染的主要因素,而且由于常需要用导尿管引流尿液,使尿路感染的机会大大增加。如同时有膀胱输尿管反流则可引起上尿路的感染。对于无症状性菌尿及症状轻微的尿路感染施行清洁性间歇性自家导尿可使尿路感染率下降至 30.5%~55.5%,而应用无菌性间歇性导尿则可降至 10% 左右。可同时采用适当的药物治疗,如应用大剂量的维生素 C 及口服氯化铵等使尿液呈酸性、给予乌洛托品等抑制细菌等。对于有明显感染症状者则给予有效的抗菌药物并进行间歇性导尿。对于严重下尿路感染者亦可插入一双腔导尿管,用抗生素液行膀胱冲洗。

(二) 膀胱输尿管反流

膀胱输尿管反流为 NB 常见的并发症之一,多发生于逼尿肌反射亢进,外括约肌协同失调及其他排空障碍者。其发病率在新生儿仅为 3%~5%(脊髓发育不良),以后如未做治疗则发病率随病儿年龄增长,到 5 岁时 30%~40% 的病儿将出现膀胱输尿管反流。造成反流的机制是长时间的膀胱排空障碍、膀胱内压增高及膀胱本身的病理改变而使膀胱输尿管连接处抗反流结构功能不全。

能自主排尿或完全性下运动神经元性损害而膀胱出口阻力很小或无阻力能完全排空膀胱者,如果反流在Ⅲ度以下,治疗主要是应用抗菌药物预防复发性尿路感染;反流在Ⅳ度以上的重度反流者,还应行间歇性导尿完全排空膀胱。不能自行完全排空膀胱者,无论膀胱输尿管反流程度如何,均应行间歇性导尿完全排空膀胱及防治尿路感染。对于逼尿肌反射亢进或过度活跃者,应给予抗胆碱药物降低膀胱内压。但膀胱输尿管反流者应避免应用 Crede 等辅助排尿方法,特别是外括约肌协同失调者。否则,由于外括约肌反射性收缩、排尿压升高而加重反流及肾脏损害。经过上述处理后许多病儿(30%~55%)的反流消失。

如果反流严重,间歇性导尿和抗胆碱药物亦不能改善上尿路引流,或者病儿父母不能施行间歇性导尿,则需要行膀胱造瘘术持续性引流膀胱。如果:①在适当的抗生素治疗和正确地施行间歇性导尿后尿路感染症状仍不消失、反复发作;②有效排空膀胱和降低膀胱内压(IC 或膀胱造瘘及抗胆碱药物)后肾盂输尿管积水持续存在(持续性或不可逆性反流);③重度反流有膀胱输尿管连接处解剖学异常;④反流到青春期仍持续存在,就应施行抗反流手术。此外,对于任何施行增加膀胱流出阻力手术(包括尿道括约肌植入)的病儿应在手术前或手术时施行抗反流手术。NB 引起的继发性膀胱输尿管反流在手术方法上与原发性反流没有什么不同,各种膀胱输尿管再植手术均可选择应用。而且只要手术后采取适当措施充分引流膀胱,其抗反流手术成功率亦与原发性反流相近(达 90%~95%)。但若术后没有有效下尿路引流,则手术失败率高达 50% 以上。NB 功能障碍出现反流绝大部分是由膀胱内压过高、残余尿过多、膀胱容量太小、顺应性不好、严重的尿路感染引起。抗反流手术在大部分病例中将不是唯一的解决方法,因为它并不会降低膀胱内压,改善顺应性和容量。因此,这个手术大部分都与其他手术联合使用。

(三) 上尿路积水

上尿路积水在 NB 病儿中并不少见,但尚无确切的发病率统计。见于排空障碍和逼尿肌顺应性差者,特别是逼尿肌反射亢进伴尿道括约肌协同失调者。而无排空障碍,逼尿肌顺应性好,逼尿肌外括约肌协调(排除上尿路疾病)者罕有发生。形成上尿路积水的机制有二:一是尿潴留,膀胱因内压高引起上尿路流出梗阻,输尿管肾盂扩张迂曲形成积水;二是膀胱输尿管交界处抗反流结构破坏,造成膀胱输尿管反流而引起肾盂输尿管积水。上尿路流出梗阻所致肾盂输尿管积水不伴肾盂肾炎,肾脏损害较小,但如果排空障碍和膀胱内高压长期不解除,则可损害抗反流机制,发展成为膀胱输尿管反流。进行间歇性导尿(或留置导尿)引流膀胱,即可使这种上尿路积水得以纠正。同时对于病儿的排空障碍、逼尿肌反射亢进等应做相应治疗,以去除引起尿潴留和膀胱内压升高的原因。

(四) 反流性肾病

反流性肾病的主要原因是膀胱输尿管反流和复发性尿路感染,特别是存在尿路感染的持续性高压反流和双侧性反流对上尿路的危害更严重。反流性肾病的主要病理改变是肾内反流、肾盂肾炎、肾盂扩张积水、肾瘢痕形成、肾皮质变薄,最终造成肾衰竭。这是 NB 病儿死亡的主要原因。因而,反流性肾病的处理重点是治疗膀胱输尿管反流和复发性尿路感染。有肾盂肾炎或肾积水的无功能肾,尤其是该无功能肾引起高血压时,最终都应被切除。

(五) 尿路结石

结石形成在 NB 病儿中亦常见,一般为感染性结石(磷酸氨结石)。尿潴留、尿路感染、梗阻及上皮细胞脱落等为结石形成创造了有利条件。结石多见于膀胱,甚至为肾盂和输尿管,可根据具体情况行体外碎石或手术取出。治疗尿路感染和排空障碍是预防尿路结石的主要手段。

(六) 神经源性下肢畸形及功能障碍

脊髓神经性损害所致下肢特别是足的不对畸形及功能障碍亦是 NB 病儿常见的伴发疾病。和 NB 及神经源性肛肠一样,如果功能障碍和畸形及仍在逐渐加重,应考虑原发病因疾病的处理问题。如果畸形和功能已稳定,则应依具体情况考虑做肌腱移植、肌腱延长等矫形手术,以改善下肢功能。

(七) 神经源性肛门直肠功能障碍

NB 病儿常同时伴有肛门直肠功能障碍。多数病儿由于失神经后肛提肌瘫痪,在排便时不能收缩肛提肌及固定肛管,亦不能使肛管缩短和增粗,而引起排便困难;同时由于盆底肌瘫痪,排便时腹压增加时盆底不能抬高反而下移,使膀胱直肠陷凹或子宫直肠陷凹变大加深,充满粪便的直肠容易凸入陷凹内形成直肠膨出(rectocele),进一步加重排便困难。这种排便困难(便秘、充溢性大便失禁、污便)通过行双侧髂腰肌转移悬吊盆底肌加强术、Malone 手术(阑尾腹壁造口)加术后灌肠和/或生物反馈治疗可获明显改善。少数病儿以外括约肌失神经为主,引起外括约肌松弛,大便不能存留而失禁者,可行股薄肌或臀大肌-外括约重建术。

(文建国　李延伟)

参 考 文 献

［1］CARR M C. Neuropathic bladder in the neonate［J］.Clin Perinatol,2014,41(3):725-33.

［2］CHANG Y H,SIU J J,HSIAO P J,et al . Review of underactive bladder［J］. J Formos Med Assoc,2017,29. pii:S0929-6646(17)30367-4.

［3］GINSBERG D. The epidemiology and pathophysiology of neurogenic bladder［J］. Am J Manag Care,2013,19(10):191-6.

［4］WEN J G,YANG L,XING L,et al. A study on voiding pattern of newborns with hypoxic ischemic encephalopathy［J］.Urology,2012,80(1):196 199.

［5］AUSTIN P F,BAUER S B,BOWER W,et al. The standardization of terminology of lower urinary tract function in children and adolescents:update report from the standardization committee of the International Children's Continence Society［J］. Neurourol Urodyn,2016,35(4):471-81.

［6］LIMIN L. Evaluation and management of neurogenic bladder:what is new in china? ［J］. Int J Mol Sci,2015,16(8):18580-18600.

［7］文建国,李云龙,袁继炎,张潍平,陈方等,小儿神经源性膀胱诊断和治疗指南［J］. 中华小儿外科杂志,2015,36(03)163-169.

［8］TUDOR K I,SAKAKIBARA R,PANICKER J N. Neurogenic lower urinary tract dysfunction:evaluation and management［J］. J Neurol,2016,263(12):2555-2564.

［9］STEIN R,ASSION C,BEETZ R,et al. Neurogenic bladder function disorders in patients withmeningomyelocele:S2k guidelines on diagnostics and therapy［J］. Urology A,2015,54(2):239-53.

［10］李延伟,文一博,何翔飞,等 . 早期清洁间歇性导尿在神经源性膀胱患儿中的应用[J]. 中华泌尿外科杂志,2017,38(4):295-298.

［11］LI Y L,WEN J J,WEN Y B,et al. Reconstruction of bladder function and prevention of renal deterioration by means of end-to-side neurorrhaphy in rats with neurogenic bladder［J］. Neurourol Urodyn,2017.

［12］TUITE G F,HOMSY Y,POLSKY E G,et al. Urological outcome of the Xiao procedure in children with myelomeningocele and lipomyelomeningocele undergoing spinal cord detethering. Journal of Urology,2016,196(6):1735-1740.

［13］黄澄如 . 实用小儿泌尿外科学[M]. 北京:人民卫生出版社,2006.

第二十七章

小儿膀胱扩大术及尿流改道

第一节　膀胱扩大术

用一段成形肠管扩大膀胱容量、同时联合清洁间歇导尿（clean intermittent catheterization，CIC），可改善下尿路梗阻或控尿功能障碍所导致的上尿路损害及控尿能力。传统的肠膀胱扩大术（enterocystoplasty）是用一段去管化的小肠或结肠来扩大膀胱。尽管肠膀胱扩大术取得了上尿路功能的改善，但由于将肠（小肠或结肠）管上皮与尿路上皮吻合，在临床上出现不少并发症。为了避免肠膀胱扩大术、胃膀胱扩大术（gastrocystoplasty）、肠浆肌层膀胱扩大术（seromuscular enterocystoplasty）等的副作用，近年有学者尝试用组织工程制作新膀胱用以扩大膀胱，但尚处于试验阶段。

一、膀胱扩大术的适应证及术前评估

（一）适应证

1. 继发于低膀胱顺应性的上尿路损害或危及上尿路。

2. 因膀胱解剖异常或功能不良所导致的尿失禁。

凡做膀胱扩大术的患儿，术前须做全面检查，包括尿动力学检查。一定要患儿及家长充分了解：多数患儿经膀胱扩大术后，并不能正常排尿，而是需要终身 CIC。如患儿不能坚持CIC，需做非可控性尿流改道。各种膀胱扩大术式的优缺点见表27-1-1：

（二）肠膀胱扩大术的目的是增加膀胱容量及降低膀胱内压力，术前评估包括：①评估肾功能；②有无膀胱输尿管反流和/或输尿管扩张；③确定膀胱出口阻力；④有无肠管功能障碍的病史；⑤患者具备完成 CIC 操作的能力；⑥既往是否曾接受尿流改道手术。

鉴于目前尚无合宜的膀胱扩大术用于全部患儿，故应考虑上述因素，选最适用于患儿及其家长的术式。现简述于下：

1. **肾功能**　做膀胱扩大术前，测血清肌酐值、做肾核素扫描，了解肾小球滤过率。若肾功能异常，则收集 24 小时尿量，测肌酐清除率。如患者有慢性肾功能不全，则选择胃膀胱扩大术优于肠膀胱扩大术。前者可以少吸收尿路代谢废物，并减轻电解质紊乱，如代谢性酸中

表 27-1-1   膀胱扩大术,各种术式的优缺点

术式	优点	缺点
肠膀胱扩大术	组织极度顺应性 肠组织易于获取 临床证实有效	异位的上皮 多黏液 感染、结石 高氯血症,代谢性酸中毒 发生恶性肿瘤 自发破裂
胃膀胱扩大术	组织具顺应性,易于做黏膜 下隧道,便于做输尿管再植 黏液少、结石形成少 肾功能不全病人可缓冲酸中毒	血尿、排尿困难、尿痛 低氯、低钾,代谢性碱中毒
膀胱自体扩大术	保留尿路上皮 不用肠管,不进腹腔,避免相关并发症 手术简单,操作少	术前不能预测手术成功
肠浆肌层膀胱扩大术	保存尿路上皮 黏膜后有肌肉支持	对手术技术要求高 术前不能预测手术成功
输尿管膀胱扩大术	保存尿路上皮 黏膜后有肌肉支持 组织具有顺应性 不用肠管,避免相关并发症	能接受的病人有限 手术切口大

毒等。

2. **输尿管反流及扩张**   如输尿管有严重反流,则难以确定膀胱容量及顺应性。若用气囊导管堵住输尿管口,可利于测定,但需在麻醉下进行。虽然肠膀胱扩大术后,输尿管反流有可能自愈,但做重建术时,若存在膀胱低压性反流,需考虑同期做抗反流术。患者有低、中度反流,高膀胱内压,及低膀胱顺应性,可做单纯肠膀胱扩大术,而不做输尿管再植。因膀胱内压降低,反流可能随之好转。

患者有输尿管扩张而无反流,需做低压储尿袋($<40cmH_2O$),有利于动力不良的输尿管将尿送入膀胱。

3. **术前评估膀胱容量和顺应性**   这对患有神经源性膀胱并伴有膀胱颈开放、排出阻力低的病人是困难的。这些病人若术前做尿动力学检查,可用气囊导管堵住膀胱颈,防止漏尿。

4. **既往曾接受尿流改道手术**   一般来说,改道后复道不需要做膀胱扩大术。

5. **肠道功能**   在做肠膀胱扩大术前,需要评估肠道功能,包括便秘和腹泻的病史。肠膀胱扩大术后,肠道功能不良可高达 50%,所以在做膀胱扩大术前,应考虑到这些并发症,并充分向家属交代。

6. **自家导尿**   因为膀胱扩大术后,膀胱多不能完全排空,需终生清洁间歇导尿,故需要做输出道。这对坐轮椅的病人来说尤为重要。临床上绝大多数病人,宁愿选用可导尿的管道,而不用自身的尿道。此外患儿及家属一定要知道定时导尿,可使患儿不失禁并保护肾功能,也需了解可能出现导尿失败,甚至膀胱自发破裂、死亡。

二、肠膀胱扩大术

(一) 小肠

小肠中最常用的是回肠,禁忌证为短肠综合征、炎性肠病、曾接受盆腔和/或腹部放疗及显著肾功能不全。

近段 2/5 小肠是空肠,远段 3/5 是回肠,肠壁外层是浆膜、两层肌肉(外层纵形平滑肌,内层环形平滑肌)、黏膜下层,及黏膜层(由单层柱形上皮构成)。因肌肉及上皮层都很薄,故做黏膜下隧道及可导尿的通道较为困难。

优点:①易于重建及操作;②血供良好;③顺应性好;④与结肠相比,分泌的黏液量中等;⑤与用结肠及胃扩大膀胱相比,代谢并发症低;⑥与使用盲肠扩大膀胱相比,胃肠道并发症少。

缺点:①偶有因肠系膜短,肠管不能拉到盆腔;②用最远段回肠,偶有发生腹泻及维生素 B12 缺乏;③不易做黏膜下隧道;④代谢性酸中毒;⑤肠梗阻;⑥结石形成;⑦产生黏液;⑧尿路感染;⑨发生恶性肿瘤。上述各种危险也可发生于结肠。

(二) 结肠

在 20 世纪 80 年代初,用肠管扩大膀胱更多使用盲肠及乙状结肠。由于肠系膜短,黏液多,构形困难,故多数外科医师喜用回肠。但在个别病例,去管化大肠仍用于单纯膀胱扩大术。结肠可分为 5 个部分①盲肠及阑尾;②升结肠及肝曲;③横结肠;④脾曲及降结肠;⑤乙状结肠。

结肠长 1.4~1.7m,右侧结肠直径大,向乙状结肠方向逐渐减小,乙状结肠不比末段回肠粗。结肠可分为五层:浆膜、外肌层、黏膜下层、黏膜肌层及黏膜。浆膜层是腹膜的一部分,覆盖盲肠、阑尾、横结肠及乙状结肠。外肌层包括完的内环肌及不全性纵形平滑肌。黏膜下层位于外肌层与黏膜肌层之间,该层有血管及淋巴管供应肠管,也是做吻合时最重要的部位。薄的黏膜肌层由环形及纵形平滑肌构成。黏膜层由单层柱状上皮构成。

结肠肌层由纵行平滑肌覆盖,构成结肠带,便于做输尿管再植。阑尾便于做可导尿的通道,且具有瓣膜样结构,使该通道具可控性。

(三) 盲肠及阑尾

盲肠长约 6cm,位于回肠末端进入结肠部位。>90% 的人没有肠系膜,完全被腹膜覆盖。有些病人,如脊柱裂和脑室腹腔引流患者,盲肠可固定于后腹壁,缩短了与腹腔的附着,使盲肠位置更为靠上。

阑尾一般长 2~20cm,平均长 9cm。

(四) 乙状结肠

在脊柱裂患者,乙状结肠常大而冗长,以致活动部位跨越中线位于盲肠前。

(五) 优缺点

回结肠及盲肠曾广泛用于尿路重建,最大优点是管腔大,适于做大容积、顺应性好的储尿袋,改良的回结肠瓣利于做抗反流或可控性结构。最大缺点是肠襻失去回盲瓣后,神经性病变及短肠患者,容易出现腹泻、控便能力降低等表现;且回结肠段容易吸收尿路代谢废物,从而导致高氯血症、代谢性酸中毒;另外盲肠分泌黏液比回肠多,增加术后感染及结石形成机会。

用乙状结肠的优点是肠段冗长,易于操作,肠管可做成 U 形增加顺应性;肌层较厚,易于做输尿管再植术。缺点是乙状结肠直径与回肠相近,不能做成大容量顺应性储尿袋;乙状结肠分泌的黏液较小肠多,易发生感染及并发结石,自发穿孔几率高,高氯血症及代谢性酸中毒也更常见。病人有时须终身使用碱性药,这也可见于盲肠膀胱扩大术(cecocystoplasty)或回肠膀胱扩大术(ileocystoplasty)。

(六) 外科操作技术

术前需行膀胱镜检查,探查除外可能影响手术及术后护理的解剖异常。

通常选腹正中切口,如用胃扩大膀胱,则需将切口从耻骨延长至剑突。亦可使用腹腔镜手术完成操作,切口美观。与膀胱相关的手术操作应在腹腔开放前先行完成,以减少体液丢失。

目前多数学者主张尽可能保留自身膀胱,术中应尽可能地展开膀胱,保留其容积的同时增大与肠管吻合的周径,能防止吻合口缩窄导致肠管扩大、形成憩室样改变。

所选肠管应有足够长的系膜能下拉到达膀胱。肠管的长度由患者年龄、肠管所在的部位及自身膀胱的容量所决定。如果膀胱容量适中,所用肠管容量应小于膀胱自身容量,以避免肠管无抑制收缩产生过高的压力。除非存在其他禁忌,医生需注意避免将膀胱做得过大。

当选取了合适的肠管后,分离肠系膜、截取肠管。膀胱扩大术的目的是获得大容量、低压储尿袋,故须将肠管去管化以防止肠管环形肌肉出现同步收缩、降低肠管收缩压力、提高整体容积及顺应性。将截取的肠管用甲硝唑 + 生理盐水冲洗,打开系膜对侧缘进行去管化处理。将肠管对折缝合,可折叠缝合呈 U 形、S 形或 W 形(图 27-1-1)。肠壁之间用可吸收线连续缝合,注意需将黏膜内翻。

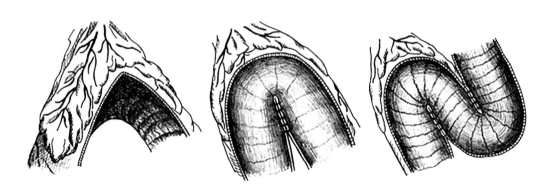

图 27-1-1   去管化回肠构成各种形状

与膀胱的吻合口用可吸收线缝合一层或两层。注意在任何膀胱成形手术中均需避免使用不可吸收线,以预防膀胱结石生成。耻骨上膀胱造瘘管应从原来的膀胱组织穿出,然后再完成所有吻合。靠近肠吻合口的肠系膜窗必须关闭以防止内疝。膀胱外可放置引流,伤口须充分冲洗,然后逐层关腹。

1. 回肠膀胱扩大术(Ileocystoplasty)   回肠膀胱扩大术是否能成功与重建本身有关。为防止形成憩室,可将膀胱劈成两瓣,前起膀胱颈,后达三角区。如膀胱容量小且膀胱壁厚,可做成星形;若需做输尿管再植或膀胱颈成形,则冠状面切口待完成前述手术后再处理。

用回肠扩大膀胱时,被截除的肠管,需距回盲瓣至少 15cm,以免维生素 B_{12}、胆盐吸收不良造成腹泻以及影响盲肠血供。一般截除肠管 20~35cm,但对年长儿或挛缩膀胱患者可能需更长些。

切取回肠前,可适当游离肠系膜,确保肠管能拉到盆腔。脊柱裂患儿因做脑室腹腔引流而有腹腔粘连,故需尤为注意。先截除一段回肠并注入抗生素如生理盐水 100ml+ 甲硝唑或庆大霉素 8 万单位留置。吻合回肠的两断端,恢复肠管的连续性。截除肠管经反复用生理盐水冲洗呈清液,对肠系膜缘切开,做成 U、S 或 W 形。将去管化的肠管与劈开的膀胱用可吸收线做全层吻合。分别从膀胱后壁尖端及膀胱颈尖端开始缝合,至两缝线相汇合。原膀胱腔内留置造瘘管,然后注入生理盐水检查缝合袋是否紧密、不漏水,成形膀胱前方留置引流。

2. **盲肠膀胱扩大术**(cecocystoplasty)　回盲段及盲肠常用来扩大膀胱,单用盲肠者罕见。一般应用约 15~30cm 的末端回肠。可做单纯去管化及重建术。回肠可用来扩大膀胱,代替输尿管或做为可控性导尿通道。回盲肠膀胱扩大术潜在的优势是阑尾的存在。阑尾可用于构建稳定可控的腹壁造瘘口。但是回盲瓣的去除可能会导致术后患儿难治性腹泻及营养吸收不良。

3. **乙状结肠膀胱扩大术**(sigmoid cystoplasty)　乙状结肠易于拉到膀胱来做膀胱扩大术,尤适于做输尿管再植者。20cm 长度的乙状结肠一般足够构成合适的膀胱容量。一定要去管化以防同步高压收缩。

三、胃膀胱扩大术

1956 年,Sinaiko 首次用胃组织作尿流改道,Leong(1972)及 Ong(1975)相继报道在狗和人用胃来扩大膀胱获得成功。后来 Mitchell 等改进 Leong 术式后,开始在儿童患者尝试做胃膀胱扩大术。

(一) 解剖及生理

胃可分为五部分,即小弯、大弯、胃底、胃体及胃窦。胃壁由浆膜、肌层、黏膜下层及上皮构成。肌层包括纵、环、斜平滑肌。胃黏膜含单层高柱状上皮和分泌胃酸的细胞。在黏膜与肌肉之间,即黏膜下层有疏松腺泡组织,故易于将黏膜与肌层分离,利于做抗反流输尿管再植、或可控性的导尿通道。

(二) 优缺点

胃壁厚易操作;因分泌胃酸,故用胃做膀胱扩大术后,减少了氨和氯的再吸收,患者易出现低氯血症、代谢性碱中毒,但这对肾功能不全病人有好处,可缓冲其酸中毒,减少外源碳酸氢盐的补充。酸性尿也可减少菌尿的发生。与肠管相比,黏液分泌少,形成结石机会少。胃膀胱扩大术后,自行排尿的可能性较肠膀胱扩大术高。且可经腹腔镜操作,术后恢复快。

目前,对神经性膀胱的患儿,行胃膀胱扩大术的最大缺点,是术后发生血尿及尿痛、排尿困难综合征(hematuria-dysuria syndrome,HDS)的几率高,并且容量增加及顺应性改进也不如肠膀胱扩大术。

(三) 操作技术

楔形切除一块胃大弯,胃体多胃窦少,长 10~15cm。楔形尖端距胃小弯至少 1cm 以免损伤迷走神经及右胃动静脉。楔形胃组织连同大网膜,穿过肠系膜至腹膜后与膀胱吻合(图 27-1-2)。

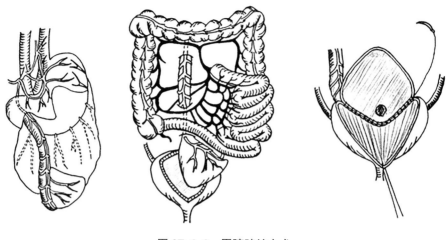

图 27-1-2　胃膀胱扩大术

术后需留置膀胱造瘘及尿道内留置导管。胃管留置 3~5 天。术后近期内应少量多餐。

（四）手术效果

多数作者报道胃膀胱扩大术后,能增加膀胱容量及顺应性。手术前后完善尿动力学检查,胃膀胱扩大术后膀胱容量增加 150%~200%。但无论是容量还是顺应性,胃膀胱扩大术都不如肠膀胱扩大术。

HDS 是指膀胱痛或耻骨上、生殖器部痛,无感染时尿呈咖啡褐色或鲜红色血尿,皮肤刺激或表皮脱落及排尿或导尿时痛。HDS 可发生于 1/3 接受胃膀胱扩大术的患儿。HDS 多见于感觉灵敏的患儿,有些患儿用碱性液冲洗膀胱,可能有效。此外,可并发胃溃疡及穿孔。约 7% 患儿因代谢性碱中毒,需入院治疗。与传统肠膀胱扩大术比较,胃膀胱扩大术后发生菌尿,产生黏液并发结石者均少。

四、术后治疗

1. 静脉用抗生素 8~10 天。

2. 留置胃肠减压管直到肠道功能恢复。

3. 持续引流耻骨上膀胱造瘘管,并留置尿道内导尿管,或所做的可控性导尿道内的尿管。可冲洗膀胱造瘘管以保持通畅,2 周~3 周后夹闭膀胱造瘘管行清洁间歇导尿。

必要时可行膀胱造影了解愈合情况,有无尿外渗。也可用耻骨上造瘘了解清洁导尿后有无残余尿。若病人能熟练做间歇导尿,可拔除膀胱造瘘,日后需每日冲洗膀胱,清除黏液。白天每 2~3 小时导尿 1 次,夜间也须导尿 1 次。数周后根据扩大膀胱的顺应性及储尿量,逐渐延长清洁导尿的间隔时间,但不能超过 4~5 小时 1 次。一般术后 6 个月左右,可每日导尿 4~6 次,能维持不漏尿;若患者拟自行排尿,须待术后 3 个月再开始,并须行检查了解残余尿量。

术后 6 周、6 个月和 1 年均需行超声等影像检查,了解上尿路及膀胱扩大术的效果。术后 1 年内,需监测几次血电解质、尿素氮、肌酐及尿培养检查。之后每年需进行一次超声和血生化检查。另外,国外学者多主张在术后 5 年左右开始,需每年行 1 次膀胱镜检查了解是否有肿瘤发生。目前对膀胱镜检查开始的时间及频率尚无一致结论。

五、回肠膀胱扩大术及结肠膀胱扩大术的疗效及并发症

(一) 对胃肠道的影响

1. 肠功能紊乱 肠膀胱扩大术后偶见肠功能紊乱,切除大段回肠、回盲瓣及大段结肠可发生腹泻。肠膀胱扩大术后发生肠功能不良的病人为 10%~54%。在脊柱裂患者该比例可达 20%,故这类患者应避免用回盲部,且术前需了解患者的排便习惯。

肠膀胱扩大术后发生腹泻可能是渗透性或分泌性。分泌性腹泻可能是因胆盐吸收减少,继之脂肪吸收不良,导致脂肪腹泻。

2. 维生素 B_{12} 缺乏 远段回肠是吸收维生素 B_{12} 的主要部位,切除远段回肠可能会导致维生素 B_{12} 缺乏和巨幼红细胞性贫血。故切除回肠段至少应距回盲瓣 15cm。如需大段回肠重建膀胱,术后应定期测维生素 B_{12} 水平。也可于回肠膀胱扩大术后 3 年内注射维生素 B_{12} 预防。乙状结肠膀胱扩大术后未见有发生维生素 B_{12} 缺乏者。

3. 肠梗阻 膀胱扩大术后肠梗阻很少见,发生率约 3%。术中需精细操作,注意关闭肠系膜以避免引起内疝。

(二) 膀胱容量及顺应性

神经性膀胱患儿术前尿动力学检查常是膀胱容量小,顺应性差,有或无反射亢进,及膀胱不稳定,经膀胱扩大术后多有改善。Kilic 等(1999)报道 30 例儿童做肠膀胱扩大术,11 例用乙状结肠,6 例用回肠,2 例用回盲肠。术后膀胱容量:结肠组 237ml,回肠组 240ml,回盲肠组 250ml。平均顺应性结肠组 20.6ml/cmH$_2$O,回肠组 21.6ml/cmH$_2$O,回盲肠组 25.5ml/cmH$_2$O。该组总结无论是回肠、回盲肠还是结肠膀胱扩大术,均获高容量及相似顺应性。

Pope 等(1998)报道 19/323 例,经肠膀胱扩大术后,因膀胱高压须再次做膀胱扩大术。12/19 例是做结肠膀胱扩大术(占结肠膀胱扩大术 14%),4 例是胃膀胱扩大术(占胃膀胱扩大术的 10%),2 例是做回肠膀胱扩大术,1 例是用盲肠(1%)。该大组病例中结肠膀胱扩大术易有高压储尿。这说明膀胱成形术后须随访膀胱功能及尿动力学检查,因为有些患儿术后未能改进膀胱容量及其顺应性。

总之,大、小肠去管化后,均可用于膀胱成形,以扩大容量及改进顺应性。但大肠去管化后仍有较强的收缩活动,相对而言,回肠持续高压的危险小。故单纯做膀胱扩大术,回肠优于结肠。

(三) 对代谢的影响

小、大肠的功能是吸收食物、水及电解质,如尿储存在肠管内的时间长,就会增加尿内溶质的吸收,从而增加代谢紊乱的机会。一般肾功能正常的病人做肠膀胱扩大术后血清电解质不受影响;肾功能障碍患者,术后易伴有代谢性酸中毒,应选择胃膀胱扩大术。行胃膀胱扩大术后,可能会导致低钾血症、低氯血症、代谢性碱中毒,有时症状危急需急诊治疗,部分患者需接受长期 H2 受体阻滞剂和 H^+-K^+ 泵抑制剂治疗。

(四) 对生长发育的影响

近期一些报道发现,术后对骨生长没有影响,也无矿化障碍,但仍须随访患者是否存在酸中毒,必要时可用碳酸氢盐治疗。另外有研究表明,膀胱扩大术后患者可能出现生长发育延迟,但目前尚无明确的理论依据支持。

（五）产生黏液及结石形成

肠管都产生黏液,尿路黏液易并发感染。小肠产生的黏液较结肠少。用细导管导尿时可致膀胱排空障碍、黏液积聚。回肠膀胱扩大术后,随时间推移,黏液分泌会逐渐减少,可能因回肠绒毛萎缩所致。但结肠上皮一般无上述改变。

肠膀胱扩大术后,结石形成的发生率为 7%~52%,结石成分多为磷酸镁,故术后应每天冲洗扩大的膀胱,以免黏液积聚诱发结石形成。

（六）感染

膀胱扩大术后,若尿液排空不全,可发生症状性尿路感染。需要明确告知患者及家长尽可能正规操作保证导尿操作清洁,另外还需告知其泌尿系感染的临床症状以提高警惕。反复出现的症状性感染需要接受治疗。菌尿症可能会导致感染性结石的形成。

（七）肿瘤

Garnier 等报道 16 名接受肠膀胱扩大成形术患者,年龄中位数为 17 岁(4 个月至 45 岁)。13 例出现恶性肿瘤,平均潜伏期为 20 年。腺癌主要在胃膀胱成形术后发现,而尿路上皮细胞癌通常在结肠膀胱成形术后发现。仅有 3 名患者保持无病状态。发生肿瘤的确切病因不明,可能与输尿管移植于乙状结肠术者相似。大鼠实验证明,应用所有肠段进行扩大膀胱均呈现增生现象,但并没有发现某一部分肠段的危险性明显增高。虽然还不知道肠膀胱扩大术后的肿瘤发生率,但每位患者均应警惕肿瘤生成的潜在危险。目前尚无研究明确肿瘤发生的潜伏期,国外的推荐是术后 5 年左右开始,每年都应做膀胱镜检查。

（八）迟发型自发性膀胱穿孔

肠膀胱扩大术后,自发膀胱穿孔的确切发生率尚不清楚。但大组病例统计中,都至少有一个穿孔患者。这些报道中共有 7 例死于自发膀胱穿孔,其中至少部分病例是因延误诊断造成死亡。故经肠膀胱扩大术后有腹疼的病人应高度怀疑膀胱自发穿孔。

膀胱自发穿孔的原因目前尚不明确,可能是多种因素,因顺应性差、反射活跃导致膀胱反复膨胀及慢性感染,增加膀胱自发破裂的危险性。接受肠膀胱扩大术者,多数是有神经功能障碍的小儿,下腹感觉减低,故临床上可无特异性症状。可有恶心、呕吐、发热、少尿及尿液外渗刺激横膈导致肩痛等表现。

体检可有腹胀,而腹疼及刺激症状只位于感觉丧失以上部位。自发性膀胱破裂与肾盂肾炎可能难于区别,故有上述症状应做 CT 检查。既往是做膀胱造影,用于检查有无造影剂残留于腹腔内。如有破裂,应即刻置管引流,给予广谱抗生素抗感染治疗。但多数患者须即刻手术修复破裂部位。

六、输尿管膀胱扩大术

用输尿管扩大膀胱,患者须是肾功丧失,做肾切除同时,提供肾盂及扩张的输尿管;或肾脏有功能并有扩张、迂曲、冗长的输尿管。下段输尿管可用以扩大膀胱,上段输尿管可再植入膀胱或与另一输尿管吻合以引流肾脏尿液。

输尿管上皮与膀胱上皮有相同的生理特点。输尿管去管化后,仍有收缩能力。临床经验及尿动力学检查证明输尿管顺应性很好。

（一）优缺点

优点:能保留尿路上皮,只要没有影响输尿管血供,切开的输尿管不易皱缩。

（二）外科操作技术

术前须行肠道准备，以便术中不能做输尿管膀胱扩大术时，改做肠膀胱扩大术。如采用输尿管扩大膀胱，须保留输尿管周围组织。尽量保留来自性腺的侧支血管及主肾血管，以保证肾盂及上段输尿管的血供。

手术入路可经腹腔。先切除无功能肾，保留肾盂。游离肾盂及上段输尿管后，将输尿管去管化，并缝成片形。然后打开膀胱，膀胱切口起自同侧输尿管口直达对侧。如是与输尿管吻合时，以免呈沙漏状（图27-1-3）。

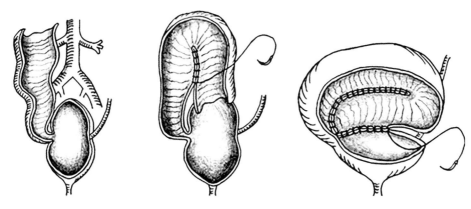

图 27-1-3　输尿管膀胱扩大术

原膀胱内留置造瘘管3周。

（三）手术效果

许多文献报道输尿管膀胱扩大术疗效较好，绝大部分患者上尿路情况稳定或有所好转，且并发症少见，术后膀胱容量并不亚于肠膀胱扩大术，只是难于遇到合适的病例。

七、膀胱自体扩大术

本术式操作过程，即切除大部分膀胱肌肉以扩大膀胱容量、改进顺应性，而不用切开膀胱全层＋补片修补。

实际上相当于切除膀胱顶部肌肉建成大的膀胱憩室，其最大优点是保留了尿路上皮，避免使用肠道上皮及其相关的并发症。缺点是不容易找到合适的病例，且术前尿动力学的检查结果与手术是否能成功无直接关系，术前不好预估手术效果。一般来说适用于膀胱容量接近正常，而顺应性差的患者。但也有些病例膀胱容量小，顺应性差，膀胱自体扩大术却获得成功。

（一）外科操作技术

术前病人须行肠道准备，以便术中不适于做膀胱自体扩大术时，可改为其他术式。用腹膜外凡能斯提尔（Pfannenstiel）切口（即腹部弧形切口，凸面向下，正好在查耻骨联合上方，横切直达筋膜，分离腹直肌，纵切腹膜），游离膀胱。Snow及Cartwright喜在手术过程中做膀胱自体扩大术前、后的尿动力学检查，以便于测得术后膀胱的最大安全容量。

膀胱以水充盈后，用电刀将膀胱肌肉与其下黏膜分离。常从腹侧中线开始，锐钝剥离，避免撕破上皮以免尿外渗。如术后不能使膀胱膨胀，可造成萎缩。膀胱逼尿肌切除越多越好,须切除一半以上。如尿动力学检查膀胱容量及/或顺应性无改善,须切除多余的上皮,改做肠膀胱扩大术。

完成膀胱自体扩大术后,切除已剥离的肌肉,并将残留肌肉边缘固定于腰肌。

术后留置尿道内导管及耻骨后引流,不做膀胱造瘘。术后初期膀胱膨胀是很重要的,这可根据术中尿动力学所测定者,或维持膀胱压力 20~40cmH$_2$O。术后 1~2 周拔除导尿管,拔管前做膀胱造影观察有无尿外渗。

（二）手术效果

本术式的优点是保留原有尿路上皮,且手术操作不进入腹腔。也可同期做输尿管再植及阑尾膀胱造口术（appendicovesicostomy）,若手术失败可再做其他膀胱扩大术。

膀胱自体扩大术的最大缺点是膀胱容量扩增有限且不能长时间维持。动物实验表明,自体扩大部分的面积 12 周左右会减少 50%。由于胶原纤维浸润,该处组织进一步增厚甚至挛缩。目前已有患者远期疗效不理想的报道。

从这一点来讲,该术式仅适用于那些有合适的膀胱容量,仅由于无抑制性收缩导致膀胱顺应性较差的患者。如果仅需扩大膀胱容量,则该术式并不适合。

八、肠浆肌层膀胱扩大术

肠浆肌层膀胱扩大术,是结合膀胱自体扩大术,并覆盖去黏膜的结肠瓣或胃瓣。切除胃、肠黏膜成为浆肌层瓣,覆盖于暴露的膀胱自体扩大的黏膜上。

这类手术的失败可能与:①病人的选择;②术前膀胱的特性;③术后扩大段的炎症反应;④膀胱黏膜与胃、肠浆肌层不结合等,或这些因素的联合有关。目前肠浆肌层膀胱扩大术最好只用于单纯膀胱扩大术,也就是说患者本身膀胱容量相对较大。这类手术还须要积累更多的临床经验。

肠浆肌层膀胱扩大术可用胃及结肠,因为小肠的黏膜及肌层不易分离故回肠不适用。

（一）肠浆肌层膀胱扩大术的优缺点

优点:同膀胱自体扩大术,保留尿路上皮,且其后有肌肉支持。有利于减少瘢痕及纤维化,减少自发穿孔的危险。缺点:操作较复杂、临床经验有限;术后须使扩大的膀胱膨胀。

（二）外科操作技术

先做膀胱自体扩大术,然后用一段胃或肠浆肌层覆盖。本术式最困难的是切除胃或结肠瓣的黏膜,需同时切除黏膜下的黏膜肌层以免肠黏膜再生以致移植瓣挛缩。术后处理与膀胱自体扩大术相同,需使膀胱膨胀,用间歇冲洗或使膨胀达 20cmH$_2$O~30cmH$_2$O,耻骨后放引流。

（三）手术效果

肠浆肌层膀胱扩大术前,无法预测术后效果。Carr 等（1999）报道 13 例浆肌层胃膀胱扩大术,平均随访 50 个月。5 例临床及尿动力学检查均有改进或良好,4 例一般,4 例须再行膀胱扩大术。有些病例用结肠浆肌层膀胱扩大术,一组 3/10 例术后有结肠黏膜再生,故后果待定。

九、组织工程膀胱

目前的研究有两种类型组织工程技术,以引导膀胱再生,即不播种技术（unseeded technology）与播种技术（seeded technology）。但还都在实验动物阶段,且实验动物都是正常膀胱,是否与病态膀胱,如神经性膀胱等不同,也需要作进一步研究。

第二节　尿流改道

过去的几十年,小儿下尿路重建术有很大进步。多数先天性尿路畸形做重建术时,不必做尿流改道。而做永久性尿流改道时,则用可控性储尿袋＋清洁间歇导尿,不必在体外带储尿袋。

一、临时性尿流改道

(一) 带管改道

1. 尿道置管　是最常用、最简单的方法。新生儿后尿道瓣膜症,在瓣膜电灼前,尿道内留置5F或6F导管。大孩子可用6F或8F Foley导管。

留置导尿管的并发症是因放置不合适或留置时间过长,导致尿道损伤、尿道或尿道口炎、尿路感染、尿道狭窄,及膀胱结石等。

2. 经皮耻骨上膀胱穿刺造瘘。

3. 手术切开膀胱造瘘　适用于同期的膀胱开放手术,或既往曾做盆腔手术疑有肠管粘连于膀胱顶部者。

4. 输尿管支架　可做内支架,或一端引出体外,也可经尿道引出。外引流常与手术同期进行,拔管时不必用麻醉。内支架(双J管)的缺点有①管外包壳/结石形成;②感染;③移位;④支架裂成碎片;⑤不舒服/膀胱痉挛;⑥取支架时需用麻醉。

5. 经皮肾穿刺造瘘　小儿经皮肾穿刺造瘘的指征有梗阻、肾/输尿管结石、肾积脓、或作诊断性Whitaker检查(经皮肾盂穿刺灌注测压)。在做肾穿刺造瘘前,有梗阻、感染患儿应先给予广谱抗生素抗感染治疗。

6. 开放肾造瘘

(二) 临时性不带管改道

1. **膀胱造口**　常用于尿道梗阻或膀胱出口梗阻的小婴儿,如后尿道瓣膜症。

2. **输尿管皮肤造口**　用于有输尿管扩张的病例,根据需要做一侧或双侧输尿管皮肤造口。

3. **肾盂皮肤造口**　只适用于肾外形的扩张肾盂。

二、管道式尿流改道

因重建控尿性尿流改道的进步,小儿永久性非可控性尿流改道的指征逐渐下降。数十年前的管道式尿流改道经长期随诊,对肾损害有显著影响。虽然可能对肾有危害,但对不能照顾自己的患儿、恶性肿瘤的患儿做广泛盆腔/腹部放疗或预计生命时间不长的患者,可做非可控性尿流改道。

常选用回肠或结肠做尿路管道。有些医师喜用结肠,因无结肠输尿管反流,故日后肾受损几率低,另外日后若改做可控性尿流改道时,不用再做输尿管吻合。

(一) 回肠膀胱术(ileal conduit)

游离10~15cm回肠,距回盲瓣需>15cm,以避免影响维生素B_{12}及铁的吸收,其远端须能达腹壁,以便做流出道。截除的回肠段近端缝闭,并固定于骶骨隆突。用 Bricker(1950)术式,或 Wallace(1970)术式做输尿管回肠吻合,并将肠段置于腹膜后,远端拉至腹壁外做成乳头状。

(二) 结肠膀胱术 (colon conduit)

与回肠膀胱术相似,结肠膀胱术只是用结肠带做输尿管抗反流再植,也须放支架以防输尿管梗阻。一般多用乙状结肠,患儿需行盆腔放疗或输尿管不够长时也可用横结肠。

(三) 回盲肠膀胱术 (ileocecal conduit)

回盲部的瓣膜可起到抗反流作用,但脊髓脊膜膨出的患儿术后有腹泻及大便失控的危险。

三、可控性尿流改道

可控性尿流改道 (continent urinary diversion, CUD) 是不用原有尿道,用胃肠道做一储尿袋,并通过做成的管道经间歇导尿排空储尿袋。新膀胱 (neobladder) 是用一段胃或肠道接到原有尿路,患者可自己排尿。

(一) 术前评估

小儿可控性尿流改道须达到可控性并保护上尿路两个目标。在外科手术前应先用保守治疗,包括 CIC 及药物。如保守治疗失败,多数患儿可用肠膀胱扩大术及/或重建膀胱颈。只有严重的解剖及神经紊乱才选用 CUD。且患儿智力及上肢能完成自行导尿才能做可控性尿流改道,否则可发生尿路感染、结石形成,甚至储尿袋穿孔或肾功能恶化。

术前须完善血清肌酐及电解质检测评估肾功能。回肠或结肠储尿袋吸收氯及氨,排出钠及碳酸氢盐 (HCO_3^-)。这在肾功能正常的小儿是可以耐受的,但在肾功能不全的小儿则易出现代谢性酸中毒,长期慢性酸中毒有干扰骨生长可能,可能影响小儿长高。如 CUD 后出现代谢性酸中毒须给予碳酸氢盐纠正。

由于初期尿路梗阻,很多小儿经 CUD 后有肾小管功能不良,表现为严重尿浓缩障碍,大量排尿。故术前应测 24 小时尿量。储尿袋须做成低压、保证能容纳 4 小时尿量。

术前也需完善肝功检查,若肝功不良,接合于尿路的大、小肠吸收氨可致高氨血症。

静脉肾盂造影对 CUD 术前用于评估肾功能有帮助,有助于了解输尿管解剖形态及蠕动。若术中裁剪输尿管,再植后易形成瘢痕,以及蠕动功能不良的输尿管常发生梗阻。肾核素扫描更可提供确切肾功能。因不再用原有膀胱及尿道,故逆行膀胱尿道造影帮助不大。如患者曾接受尿流改道,则须做改道的逆行造影检查。

术前也须确定输出道的部位,以利于患者自行导尿。

(二) 可控性尿流改道的原则

理想的储尿袋:①保存上尿路功能;②避免储尿袋—输尿管反流及输尿管梗阻;③避免尿路感染;④如行输尿管乙状结肠吻合,患者需有控尿能力、可自行排尿;其他类型储尿袋均须 CIC。

CUD 须达到:①构成高容量、低压储尿袋;②具抗反流机制;③具可控性,易于导尿。

(三) 建立顺应性储尿袋

储尿袋内压力应 <40cmH_2O,并重新构形,回肠收缩性最小,盲肠居中,而乙状结肠及胃收缩性最强。

（四）选择肠段

肠段的优缺点见表 27-2-1,回肠收缩性低,产生黏液多于胃而少于乙状结肠及盲肠,并随时间推移而减少。

表 27-2-1　各肠段的优缺点

肠段	优点	缺点
回肠	最具顺应性 黏液少	腹泻 维生素 B_{12} 缺乏 肠系膜短 高氯血症,代谢性酸中毒 后侧肌肉支持差
乙状结肠	易游离 易移植 后侧肌肉支持好	收缩性强 顺应性低 黏液 高氯血症,代谢性酸中毒 穿孔的危险
回盲段	瓣膜样能防反流/可控性 容量好 血供好	腹泻 不一定能用 有收缩性
胃	短段/不受放疗影响 黏液少 感染少 易移植 后侧肌肉支持好	低氯血症,代谢性碱中毒 规律收缩 血尿/尿疼

高氯血症、代谢性酸中毒虽然易发生于小、大肠,但似乎用回肠者少。

胃回肠共同做成储尿袋可能优点更多,但手术时间更长,失血更多。

（五）抗反流机制的制作

抗反流机制的制作是指利用管腔内或管腔外隧道技术使输尿管远端在隧道内走行一段,或用套叠技术将输尿管开口做成乳头样,以达到抗反流的目的。

（六）构造可控性机制

乳头式是用肠管套入,建成似括约肌的压迫机制。最常见的并发症是乳头底部出现小瘘、乳头瓣脱出及乳头变短等。该方式较为复杂。Mainz 等学者改用阑尾包埋于盲肠做可控性机制,简便许多(图 27-2-1)。

Mitrofanoff(1980)用黏膜下隧道法,将阑尾移植于神经源性膀胱患儿的原膀胱黏膜下层达到可控性的输出道便于导尿。Mitrofanoff 原理成功的基础是通过手术建立了一个柔软的、直径小的黏膜下层管道。随着储尿囊逐渐填满,升高的膀胱内压通过上皮传递给植入的管道,使其内腔闭合更紧。阑尾是一种理想的天然管道,有研究表明,仅 2cm 的阑尾管道即可实现其可控性。对儿童患者来说,阑尾相对较长且腹壁较薄,活瓣较为可靠。

可取下腹部正中切口或横切口,充分游离盲肠,在阑尾根部切取带有一小段盲肠壁的阑尾,如阑尾较短,可适当多切取一部分盲肠,并将其缝合成管状以延长阑尾长度。充分游离

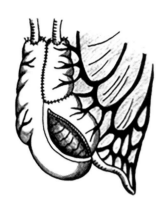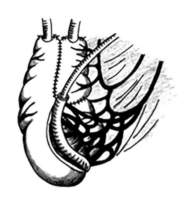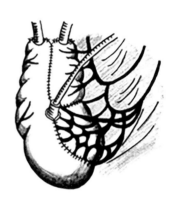

图 27-2-1　Mainz 袋,用阑尾作输出道

阑尾,保证系膜足够长能够与膀胱吻合。根据阑尾的长度、膀胱活动度以及阑尾腹壁造口的位置选择将阑尾植入膀胱的位置。一般常将阑尾远端植入膀胱后外侧壁。阑尾的腹壁开口常选择脐部,以避免术后出现一个小而明显的瘘口而影响美观。将阑尾移于腹壁开口位置时,应保证阑尾处于无张力状态、并注意避免扭转或腹壁压迫闭塞管腔。阑尾的直径较小,需注意避免造瘘口狭窄。为了减少阑尾扭结及导尿困难,应保证导尿通道尽可能短,同时术中需将阑尾及膀胱固定于腹膜上。术中在每一步重建完成后,应反复尝试插管至储尿囊,以确认能够顺利通过,否则需要重新修正之前的操作。

文献报道此术式术后可控性满意,高于 95%。最常见的合并症是输出道梗阻,可达 10%~20%。出口狭窄导致插管困难,在术后早期即可出现,需要重新修建。另外逐渐被人们认识到的并发症是阑尾穿孔、狭窄或坏死。与盲肠的过度牵拉可能相关,发生率低。

如果阑尾在原处被用作可控性泌尿系储尿囊的控制装置,那么储尿囊需要包括右半结肠。

另有很多作者报道用输尿管、裁剪的回肠、结肠或胃、输卵管等做输出道。控尿机制是将输出道做成黏膜下隧道,长度与直径的比例是 5∶1,其后有强有力的肌肉以防反流。最初认为输出道须有肌肉,但膀胱上皮、结肠黏膜及包皮都被成功的应用过。

（七）术后处理

输尿管的支架管留置引流最少 1 周,抗生素须维持到拔除全部导管。如用胃,临时须用 H_2 阻滞剂抑酸。储尿袋用大管径的硅胶管引流 3 周,3 周内每日冲洗储尿袋 3 次,日后减至终身每日冲洗 1 次。当病人及其家长会自行导尿时,则拔除储尿袋的导管。只有能完全排空储尿袋,才能防止感染、形成结石、失禁、穿孔,及维持稳定的肾功能。术后 3 个月行肾、储尿袋的超声、腹部放射线检查,以及血清肌酐、电解质测定。以后每 6 个月检查 1 次,逐渐过度到每年 1 次。也应检测维生素 B_{12} 及身体发育情况。推荐自术后 5 年开始,每年用内腔镜检查储尿袋除外肿瘤。

（八）效果

儿童可控性储尿取得了较好的疗效。可控性尿流改道主要面临的挑战是如何构建一个能可靠控尿且易于插管的输出道。小儿泌尿外科医生最熟悉的控尿机制是活瓣。阑尾使用简单,适用于大多数患儿,控尿良好。如果患儿无阑尾或是阑尾需用于灌肠等治疗,细的肠管是较好的替代材料。乳头瓣是最复杂的控尿机制,学习曲线长,且控尿效果在 85% 左右。

行尿流改道手术后的患儿有较长的预期寿命,并发症的发生率随着随访时间的延长而增加。并发症主要与膀胱扩大术中提到的相似,包括感染、结石、肾积水、自发性穿孔和肿瘤等,另外阑尾输出道梗阻是最主要的并发症。

总之,近年来小儿下尿路重建有显著进步。目前全尿路可完全替代,膀胱可重建为可控性,输尿管也可替代并作成抗反流性,肾脏能作肾移植。把尿直接引流到体外,只作为临时治疗。非可控性尿流改道只用于不会照顾自己的小儿。理想的情况是患者能维持自身的尿路,重建也是希望达到同一目的。若不能达到上述目的,须考虑构建可控性储尿袋。

(王冠男)

参 考 文 献

［1］黄澄如.实用小儿泌尿外科学［M］.2版.北京:人民卫生出版社,2006.

［2］JEDNAK R.The evolution of bladder augmentation:from creating a reservoir to reconstituting an organ［J］. Front Pediatr,2014,2(10):1-10.

［3］TAGHAVI K,O'HAGAN LA,BORTAGARAY J,et al.Complication profile of augmentation cystoplasty in contemporary paediatric urology:a 20-year review［J］.ANZ J Surg,2021,91(5):1005-1010.

［4］GARNIER S,VENDRELL J,BOILLOT B,et al.Malignancy after Augmentation Enterocystoplasty:A Nationwide Study of Natural History,Prognosis and Oncogene Panel Analysis［J］.J Urol,2020,204(1): 136-143.

［5］KEENAN A,WHITTAM B,RINK R,et al.Vitamin B12 deficiency in patients after enterocystoplasty［J］.J Pediatr Urol,2015,11(5):273.e1-e5.

［6］SMOLAR J,SALEMI S,HORST M,et al.Stem Cells in Functional Bladder Engineering［J］.Transfus Med Hemother. 2016,43(5):328-335.

［7］DU K,MULROY EE,WALLIS MC,et al.Enterocystoplasty 30-day outcomes from National Surgical Quality Improvement Program Pediatric 2012［J］.J Pediatr Surg,2015,50(9):1535-1539.

第二十八章

儿童尿路结石

儿童尿路结石发病率低于成人,占尿路结石 2.0%~4.3%,且主要为上尿路结石,近年来儿童结石发病率有逐年增高的趋势,且存在较大的地域差异,中东、南亚和北非地区相对高发,而在发达国家发病率相对较低。国外统计儿童结石发病率约为 0.05%,中国大陆缺少相关流行病学资料。儿童尿路结石以肾结石最为常见,其次为输尿管结石和膀胱结石。儿童尿路结石常与代谢疾病、解剖畸形有关。如胱氨酸尿涉及胱氨酸、鸟氨酸等的输送问题;特发性草酸钙尿是染色体显性遗传性疾病,有阳性家族史。尿路结石发病较早的小婴儿,提示先天性酶的缺乏,如原发性高草酸盐尿症。原发性甲状旁腺功能亢进导致的结石,发病开始时已接近青春期。营养状况、生活方式、地理环境等多种因素又能影响尿路结石的成分及部位。如贫困地区和营养不良儿童易发生以尿酸盐为主要成分的膀胱结石。泰国及我国广西山区,婴儿过早食用糊状大米粥,其中含有较高的草酸盐,加之婴儿摄入水分不足,尿量减少,尿中草酸盐含量增高,易形成以草酸盐为主要成分的膀胱结石。大、中城市儿童摄入过量乳制品及动物蛋白,以致尿钙、尿酸含量增高,易发生肾结石。

一、病因

尿液是一复合性溶液,尿液中离子浓度及 pH 的改变,可使一些难溶解的盐类如草酸盐、磷酸盐、尿酸盐等呈过饱和状态,以晶体形式和胶体形式(如尿中的黏蛋白,葡萄糖氨基聚糖等基质)沉淀聚集而形成结石。儿童尿路结石主要成分为草酸钙、磷酸钙,其次为磷酸镁铵、尿酸、胱氨酸及嘌呤。

如上所述,儿童尿路结石形成与多种因素相关,既有解剖、代谢、感染的原因,又与生活习惯、喂养方式有关,下面介绍几种常见的尿路结石病因:

(一) 高钙尿症

正常人中钙代谢保持相对平衡状态。肾小球滤过的钙约 98%~99% 被肾小管吸收。任何使肾小球钙过滤增加或肾小管钙重吸收减少的原因都会引起高尿钙。引发高尿钙的疾病包括甲状旁腺功能亢进、肾小管酸中毒、海绵肾、维生素 D 过多等。

尿钙与肌酐的比值可以作为高钙尿症的筛选试验。儿童正常尿钙-肌酐比值小于 0.2,

如果比值高于 0.2,应进行 24 小时钙排泄试验。若年龄小于 3 个月,24 小时尿钙排泄量超过 5mg/kg(0.125mmol/kg);或体重小于 60kg,24 小时尿钙排泄量超过 4mg/kg(0.1mmol/kg),可诊断为高钙尿症。

增加液体摄入,稀释尿液,改变饮食习惯是治疗高钙结石的必要方法。噻嗪类利尿剂可用于治疗特发性高钙尿症,其机制是增加肾小管重吸收钙,减少钙的"漏出"。氢氯噻嗪的初始计量为 0.5~1.0mg/(kg·d),在用药 3 个月后可能会出现低钙血症、低钾血症、低枸橼酸血症、高尿酸血症和低镁血症。因此,应定期对上述指标进行监测。

（二）高草酸尿症

正常情况下,肠道很少吸收草酸盐,大部分草酸盐在结肠被细菌分解或随粪便排出体外。肠道草酸盐的吸收量与饮食钙含量成反比,正常人在低钙饮食时,草酸盐吸收增加,尿中草酸盐可增加 1 倍,与此相反,高钙饮食时,钙与肠道内草酸结合成不溶性的草酸钙,而减少草酸的吸收。高草酸尿症是由于饮食摄入增加,肠内过度吸收或代谢异常所致。

原发性高草酸尿症是一种常染色体隐性遗传性疾病,可分为两型（表 28-0-1）。目前对于任何一种类型的高草酸尿尚无有效的治疗办法,所有治疗措施都是姑息性的,所以治疗效果并不满意。大量服用维生素 B6 可以使部分病人尿草酸排泄量明显减低,可能有助于原发性高草酸尿症的治疗。

表 28-0-1　原发性高草酸尿症分型

项目	Ⅰ型（乙醇酸尿）	Ⅱ型（L-甘油酸尿）
缺陷的酶	丙氨酸乙醛酸转氨酶	D-甘油酸脱氢酶
代谢障碍	酶的缺乏导致乙醛酸不能转化为 α-羟-β 酮己二酸,乙醛酸增加,致乙醇酸和草酸生成增多	酶的缺乏导致羟丙酮酸聚集,继而转化成 L-甘油酸和草酸
尿中改变	乙醇酸、草酸增加	L-甘油酸、草酸增加

炎症性肠病、胰腺炎和短肠综合征等消化系统疾病也可以引发高草酸尿的出现。多饮水、低草酸饮食,正常钙质的摄入是治疗肠源性高草酸尿症的原则。草酸含量比较高的食物包括:菠菜、茶叶、咖啡等。而菠菜是唯一能引起正常人高草酸的食物。在高草酸尿患儿中,应减少上述食物的摄入。

（三）低枸橼酸尿症

枸橼酸是一种尿路结石抑制剂。当尿中枸橼酸盐浓度增高时,可以结合离子钙,并可置换其他钙盐中的钙,形成化学性质稳定且溶于水的复合物,从尿液中排出。当尿中枸橼酸盐浓度低或缺乏时,易形成草酸钙和磷酸钙,导致结石的生长和聚集。因此,低尿枸橼酸盐是引发含钙结石的重要原因。在成人中,低枸橼酸尿症是指 24 小时尿液中枸橼酸的排泄量少于 320mg(1.5mmol)。

多种病因可以引起低枸橼酸尿,如代谢性酸中毒、肾小管酸中毒、肠源性高草酸尿、蛋白摄入过多、慢性腹泻、口服噻嗪类利尿剂等。30%~60% 的儿童含钙结石存在低枸橼酸尿。

临床上多应用枸橼酸钾以恢复正常的枸橼酸水平。枸橼酸钾的起始剂量为 1mmol/kg,该药没有明显副作用,但在高钾血症和慢性肾衰竭的情况下,应慎用。

（四）高尿酸尿症

儿童尿酸结石和高尿酸尿少见。当 PH 接近 7 时,尿酸作为尿酸盐存在,是可溶性的。若尿中酸性产物过高,尿 pH<5.8 时,尿酸分解和溶解度显著降低,尿中酸性的尿砂可形成结石。

持续性酸性尿、高尿酸尿和尿量不足是促发尿酸结石形成的三个主要原因。高尿酸尿是形成儿童尿酸结石的主要原因。尿酸每天超过 10mg/kg(0.6mmol/kg) 被认为是高尿酸尿。高嘌呤饮食是高尿酸尿最常见的原因。高嘌呤食物包括动物内脏、海产品、豆角及花生等。多发性骨髓瘤、继发性红细胞增多症、恶性贫血等病也可引发高尿酸尿。

尿酸结石为可透 X 线结石。增加液体摄入、低嘌呤饮食、碱化尿液是治疗尿酸结石的主要手段。一般需将 pH 值保持在 6.0~6.5 之间,以防止尿酸结石的形成。枸橼酸盐制剂是碱化尿液的主要用药。

（五）胱氨酸结石

胱氨酸结石是常染色体隐性遗传病。其特征是肾小管未能重新吸收四种基本氨基酸:胱氨酸、鸟氨酸、赖氨酸和精氨酸,这四种氨基酸中,胱氨酸在尿液中溶解度较差,形成过饱和状态,导致胱氨酸结石的形成。该类结石占儿童尿路结石的 2%~6%。Harris 等分析 29 例患者家谱后认为,胱氨酸尿可分为两型(表 28-0-2)。Ⅰ型多见,只有家族同代成员中尿生化异常,但其父母和子女正常,属于完全隐性遗传;Ⅱ型少见,所有患者及其子女和祖先均有异常的 HarrisⅡ型胱氨酸尿,但不像Ⅰ型患者那样高,为不完全隐性遗传。

表 28-0-2　胱氨酸尿分型

分型	遗传方式	尿			
		胱氨酸	赖氨酸	精氨酸	鸟氨酸
Ⅰ	完全隐性	↑↑↑↑	↑↑↑↑	↑↑↑↑	↑↑↑↑
Ⅱ	不完全隐性	↑↑	↑↑		

胱氨酸结石发病的主要特点是发病年龄较小、结石较大、反复发作、累及双侧、体外碎石不易粉碎或在激光碎石时有硫化物燃烧的气味等。对胱氨酸结石的治疗旨在减少尿中胱氨酸的饱和度,增加其溶解度。治疗包括增加液体摄入和碱化尿液。胱氨酸随 pH 值的增高溶解度增加,故维持尿 pH 在 7.0 以上可以增加胱氨酸的溶解。常用碱化尿液的药物是枸橼酸钾,如果该药效果不佳,可以应用 α-巯丙酰甘氨酸(α-MPG)、D-青霉胺等增加胱氨酸的溶解,减少尿中胱氨酸水平,防止结石形成。

（六）感染性结石

感染性结石指由持续性或复发性尿路感染引起的尿路结石。主要病原体为变形杆菌、克雷伯菌和假单胞菌。病原体产生的尿素酶使尿中尿素分解,致尿铵、碳酸氢离子浓度增加,尿液变为碱性,尿中磷酸镁铵和碳酸钙成分达到饱和状态,结晶析出,从而形成感染性结石。感染性结石占儿童尿路结石的 5%。

感染性结石的治疗原则是彻底清除结石和根治尿路感染,其次是纠正解剖畸形和代谢异常。结石清除对治疗至关重要,因为结石将会导致感染,而抗生素治疗不会有效。

（七）药物性结石

难溶性药物易形成结晶和结石,或者通过代谢作用促使结石形成。临床上常见的相关药物包括：头孢曲松、磺胺类药物、氨苄西林、阿莫西林、甲氨蝶呤、阿昔洛韦、维生素 D、维生素 C、茚地那韦等。

(八) 遗传性结石

可由单基因或多基因突变导致，包括原发性高草酸尿症、胱氨酸尿症、嘌呤代谢缺陷(遗传性高尿酸血症、遗传性高嘌呤尿症、腺嘌呤磷酸核糖转移酶缺乏、Lesch-Nyhan 综合征)，还有导致高钙尿症的 Dent 病、常染色体显性遗传性低钙血症伴高尿钙、家族性低镁血症高钙尿症与肾钙质沉着症、巴特综合征、婴儿高钙血症、低磷性佝偻病伴高钙尿症、假性醛固酮减少症等。

二、理化性质

(一) 化学成分

尿路结石由晶体和基质两部分组成，其中晶体占绝大部分。临床上，尿路结石常以晶体成分命名，如草酸钙结石、尿酸结石等。总的来看，含钙结石(草酸钙和磷酸钙)占70%~80%，其次是磷酸镁铵和尿酸结石。上尿路结石以草酸钙和磷酸钙为主，下尿路结石以尿酸盐和磷酸盐结石为多。基质存在于所有尿路结石中。基质中含有蛋白质(65%)、碳水化合物(15%)、无机盐(10%)，剩余 10% 为水。

(二) 物理性质

结石的形状多种多样，如鹿角形、星形、索条形、枣核形、圆形、椭圆形、珊瑚状、桑椹状、哑铃形和不规则形等。只有在肾盂内才能形成鹿角形结石；在输尿管内则呈索条形；在有下尿路结石梗阻的膀胱内，由于尿潴留，已形成的结石可在膀胱腔内不断滚动，故可形成较大的椭圆形结石；当结石嵌于膀胱颈和后尿道之间时，由于膀胱内部分的结石继续增大，日久可形成哑铃状结石。

不同成分结石的形状与颜色各有其特点，有经验的医师凭借肉眼观察已能对各种尿路结石的成分作出初步评估。

1. **草酸钙或草酸钙和磷酸钙结石**　呈黑褐色或灰色，小的结石表面光滑，大的结石表面粗糙，可呈珊瑚状、桑椹状或棘突状突起，质地硬。
2. **磷酸镁铵和磷酸钙结石**　呈白色或灰白色，表面粗糙，常呈鹿角形，质脆，易碎。
3. **尿酸结石**　呈浅黄色或棕红色，表面平滑，质硬易裂。
4. **胱氨酸结石**　呈浅黄或黄色蜡样，表面光滑或粗糙，质硬。

(三) 结石硬度

结石的硬度从高至低依次为磷灰石→二水草酸钙→一水草酸钙→尿酸→胱氨酸、磷酸氢钙和磷酸镁铵。临床研究发现，虽然胱氨酸结石硬度不高，但体外冲击波碎石效果差，这是由于胱氨酸结石基质含量较高(9%)，且结石致密不均，不分层，没有冲击波作用的界面所致。

三、临床表现

根据结石所在的部位，可分为上尿路结石和下尿路结石。亦可细分为肾结石、输尿管结石、膀胱结石和尿道结石。

肾结石典型症状为疼痛和血尿。婴幼儿表现为哭闹不安、躁动、面色苍白、出冷汗。其他症状如恶心、呕吐、腹胀、便秘等。若合并感染可有尿频、尿急、尿痛和发热;若结石梗阻引起严重肾积水时,患侧腰部或上腹部偏外侧可摸到包块。

90% 输尿管结石患者会出现疼痛,约一半是剧烈绞痛,另一半呈腰部或上腹部钝痛。多数患者伴有胃肠道症状,如恶心、呕吐、腹胀等。一般表现为镜下血尿,部分患者有肉眼血尿。输尿管膀胱壁内段结石可引发尿频、尿急、尿痛。输尿管结石 70% 位于盆腔,15% 位于输尿管中 1/3,输尿管上 1/3 最少。直径小于 0.4cm 的小结石比较容易自行降入膀胱而随尿液排出。

膀胱结石多与膀胱排尿异常、下尿路梗阻、尿液滞留有关。主要症状为尿痛、排尿困难,仰卧时可能得到缓解,站立时排尿剧痛,尿流中断、滴沥,可出现牵拉阴茎的动作。

尿道结石主要症状是排尿时疼痛、排尿困难和泌尿系感染症状。前尿道结石的疼痛常局限于结石嵌顿处,后尿道结石疼痛常放射至阴茎头、会阴或肛门。结石引发梗阻,引起排尿困难,尿线变细、排尿滴沥,甚至出现急性尿潴留。有时出现血尿。合并感染时可出现膀胱刺激症状及脓尿。如结石嵌顿于前尿道,可于阴茎根部或阴囊中线处触及结石。男性尿道结石常见于尿道前列腺部、球部、舟状窝及尿道外口。

四、实验室检查

儿童尿路结石诱因多,结石复发率高,每个尿路结石患儿均应进行完整的代谢评估。代谢评估包括:①病人及其家人的饮食习惯以及是否有相关代谢疾病;②结石成分分析;③血电解质、血尿素氮、肌酐、钙、磷、碱性磷酸酶、尿酸、总蛋白、碳酸盐、白蛋白、甲状旁腺激素(如果有高钙血症)等;④尿常规、尿培养、钙与肌酐的比值;⑤收集 24 小时尿,测量钙、磷、镁、草酸、柠檬酸、蛋白质、肌酐清除率;⑥如果怀疑是胱氨酸结石,应做 24 小时胱氨酸分析。⑦无明确病因的肾结石患儿推荐进行基因检测,尤其是怀疑有遗传因素、低龄且结石负荷较大的患儿及胱氨酸结石。

五、影像学检查

影像学检查的目的在于确定结石位置、大小、密度和尿路解剖学情况。

(一) 泌尿系超声

泌尿系超声无辐射,故被作为首选检查。典型结石声像图表现为强回声光团并伴有典型声影。B 超检查对结石的判断有其独到之处,若结石在平片上不显影,而 B 超检查可探测到结石光团伴声影,多为尿酸结石。

(二) X 线检查

1. **尿路 X 线平片(KUB)**　90% 的尿路结石含有钙盐,在 X 线平片上可显示致密影,故平片在诊断泌尿系结石上有一定价值(图 28-0-1)。在腹平片上显影的结石为"阳性结石"。结石对 X 线的吸收程度决定结石在 X 线平片上的致密度,密度从高至低为草酸钙→磷酸钙→磷酸镁铵和胱氨酸→尿酸和尿酸盐。X 线平片上,以肾和输尿管结石旁的腰椎或膀胱结石旁的髂骨体的密度标准定为"++",草酸钙结石的致密度为"+++~++++";磷酸钙结石为"++~+++";磷酸镁铵和胱氨酸结石为"+~++";尿酸结石则在"+"以下,因其和软组织阴影相近,故 X 线平片上常不显影,称之为"阴性结石"。

2. **静脉肾盂造影(IVU)**　IVU 不仅可以清晰地显示肾脏轮廓、肾盏形态、输尿管走形和两侧肾功能情况,而且能提供结石在肾盏、肾盂或输尿管内的确切位置。在腹平片上不能显

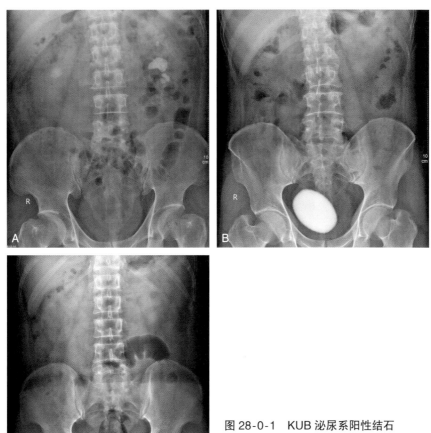

图 28-0-1 KUB 泌尿系阳性结石
A.双肾结石;B.膀胱结石;C.后尿道结石。

影的阴性结石,IVP 片上可呈现充盈缺损(图 28-0-2)。目前国际上在患有尿路结石儿童中很少使用静脉肾盂造影,仅有部分患儿在经皮肾镜或开放性手术前,用此检查了解肾盂肾盏的结构。

3. **逆行肾盂造影** 逆行肾盂造影是在膀胱镜的观察下,将输尿管导管插入输尿管并注入造影剂,使肾盂、肾盏、输尿管充盈,用以观察全尿路情况。本检查的特点是显影清楚,不受肾脏自然分泌功能的影响。但由于该检查痛苦较大,儿童难以配合,多需要在麻醉状态下进行,且易发生逆行性感染,故需慎重选择性应用。

(三) CT 检查

CT 检查是诊断尿路结石最敏感的检查方法(图 28-0-3)。但因其辐射量大,不是儿童结石首选检查方法。CT 检查分辨率高,无论是含钙、磷、镁成分的阳性

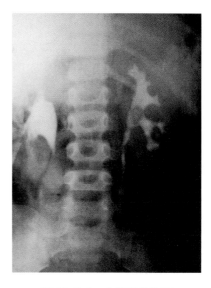

图 28-0-2 左肾阴性结石

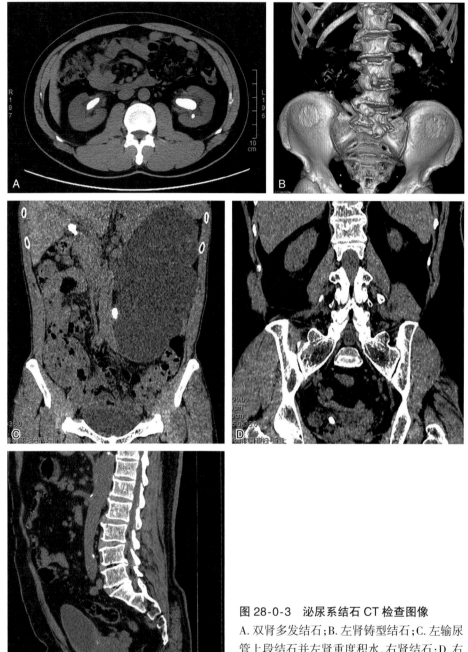

图 28-0-3   泌尿系结石 CT 检查图像
A. 双肾多发结石；B. 左肾铸型结石；C. 左输尿管上段结石并左肾重度积水、右肾结石；D. 右侧输尿管下段结石；E. 前尿道石街。

结石,或是尿酸盐类的结石,都能在 CT 上成像。通过测定结石的 CT 值可粗略评估结石的性质。水的 CT 值为 0HU,空气为 –1 000HU,骨为 +1 000HU。一般来说,尿酸结石 CT 值约为 409~540HU,感染性结石 CT 值约为 651~943HU,草酸钙结石 CT 值约为 651~1 620HU。Demirel 等在 120kV,200mA 条件下,扫描了 87 例尿路结石患者,CT 值分别为 14 例尿酸结石(413 ± 143)HU,19 例感染性结石(614 ± 121)HU,54 例草酸钙结石(812 ± 135)HU。CT 检查还可以判断 X 线检查中发现的充盈缺损(阴性结石、肿瘤、血块)是否属于结石。了解有无肾脏畸形,复杂结石的空间位置关系,以及确定经皮肾通道。

六、治疗

(一) 保守治疗

儿童肾盂肾盏内非鹿角形、无症状静止的结石可以动态观察。输尿管结石直径 <0.4cm,特别是位于输尿管远端者 98% 可自行排出。

1. **大量饮水**　通过大量饮水,可稀释尿液,减少结晶,并可冲刷出微小的结石。可应用利尿剂,以增加尿量。建议至少摄入液体 1 500~2 000ml/(1.73m^2·d),根据尿量调整摄入量,使婴儿尿量 >750ml/d,<5 岁患儿尿量 >1 000ml/d,5~10 岁患儿尿量 >1 500ml/d,>10 岁患儿尿量 >2 000ml/d。

2. **积极治疗肾绞痛**　肾绞痛患者首要任务是止痛、解除肾盂和输尿管痉挛。对于因恶心、呕吐导致脱水的病人,可以建立静脉通道,补充水电解质平衡,同时给予止痛、止吐治疗。常用药物有常用药物为非甾体抗炎镇痛药(nonsteroidal antiinflammatory drugs,NSAIDS)、对乙酰氨基酚和阿片类药物。NSAIDS 镇痛效果优于解痉药物,即便两者联合应用,也不优于 NSAIDS 单药应用。NSAIDS 较阿片类药物也有更好的镇痛效果和更少的不良反应,故可作为首选。

3. **药物排石**　对于 >2 岁儿童的 <10mm 的输尿管结石,可以使用 α 受体阻滞剂辅助排石。但需告知此为非说明书用药和可能出现的药物不良反应。

4. **病因治疗**　饮食控制在结石治疗中有极其重要的作用。草酸钙结石应少吃菠菜、苹果、番茄、土豆、可可、巧克力等高草酸食物;高尿酸尿症避免吃高嘌呤的动物内脏;胱氨酸结石应多食高纤维食物。

药物治疗需要针对结石成分进行。枸橼酸钾可以提高草酸钙结石患者尿 pH 值水平。别嘌呤对尿酸结石有效。胱氨酸结石可应用 α-巯丙酰甘氨酸、D-青霉胺治疗。乙酰异羟戊酸可以减少磷酸镁铵结石在尿路中的饱和状态并延缓结石形成。

可通过调节尿液酸碱度防治结石。碱化尿液,可应用柠檬酸钠,防治胱氨酸和尿酸结石。酸化尿液,可用氯化铵,水解酪蛋白,预防草酸钙、磷酸钙结石复发。

5. **控制泌尿系感染**　泌尿系感染的患儿应根据尿培养结果应用抗生素,可选择的药物有氨苄西林、第一和第二代头孢菌素、氨基糖苷类药物等。上尿路结石的围手术期,或术前 24 小时,也需要应用抗生素,以减少败血症及感染中毒性休克出现的概率。

6. **急症处理**　对于厌食超过 24 小时,持续恶心和呕吐,以及出现难治性疼痛、肾后性肾衰患儿应尽早干预,放置输尿管支架管或肾造瘘,以引流尿液,控制感染。

(二) 体外振波碎石(extracorporeal shock wave lithotripsy,ESWL)

体外振波碎石是治疗儿童肾结石的首选方法。ESWL 是通过 X 线或 B 超对结石进行定位,利用体外冲击波聚焦后击碎体内结石,使结石裂解并排出体外的过程。20世纪80年代开始应用于临床,具有非侵入、安全、有效等特点。1986年ESWL首次在儿童中应用,经过多年临床实践证实,ESWL对儿童及婴幼儿是安全和有效的。儿童应用ESWL共识是:最佳频率为1.0~1.5Hz,60~90次/min。从最低能量开始,逐渐增加,结石粉碎后再递减能量和次数,以刚好达到碎石效果即可。单个部位结石治疗次数不超过2次,治疗间隔14~30天(年龄越小间隔时间越长)。对不能配合治疗的儿童,必须应用镇静药物或麻醉,以避免由于位置移动,造成定位改变。结石大小、位置、成分、解剖决定了EWSL治疗效果。结石直径<1cm,结石排净率为90%;直径1~2cm,结石排净率80%;直径>2cm,排净率60%。EWSL对于肾盂及输尿管上段结石排净率接近90%,而对输尿管下段结石治疗效果欠佳。孤立肾、结石负担较大(鹿角结石、大的输尿管结石)、存在泌尿系梗阻或解剖异常患儿在治疗之前应留置输尿管支架管,以防止结石引发梗阻。尿培养阴性患儿不推荐使用抗生素,但如果尿培养阳性,应积极应用抗生素,控制感染,以利于EWSL安全进行。EWSL常见的并发症是:肾绞痛、短暂肾积水、皮肤瘀斑、"石街"形成(结石过大,粉碎后石屑过多,堆积在输尿管内,形成所谓的"石街")、泌尿系感染、败血症、咳血等。

(三) 经皮肾镜取石术(percutaneous nephrolithotomy,PCNL)

经皮肾镜取石术是建立从皮肤到肾集合系统的手术通道,并放置内腔镜进入肾盏、肾盂甚至输尿管上段,对上尿路疾病进行诊断的一种手术方法。PCNL开始于20世纪40年代。1941年,Rupel和Brown通过开放手术建立的肾造瘘通道取出术后残留结石。1948年,Trattner在开放手术中用内腔镜对肾盂进行了检查。直至1976年,Fernstrom和Johannson采用经皮肾穿刺建立通道后用内腔镜取石成功,PCNL才日益受到重视并不断发展。

PCNL步骤主要包括:在B超或X线引导下经皮肾穿刺、建立皮肾通道、肾镜下取石或碎石、以及放置肾造瘘管引流等。常用穿刺点为11肋间腋后线和肩胛下线之间区域。穿刺肾盏的选择要根据结石和肾盂肾盏的具体情况而定。原则是最好选中、下盏后组。经过中盏的穿刺,可以治疗中盏、肾盂、上下盏、输尿管上段结石;经过下盏的穿刺,可以治疗下盏、肾盂、中上盏结石。

随着科学技术的进步,小口径肾镜及器械的发展,微通道(miniaturised)PCNL(外鞘13Fr或14Fr)、超微通道(ultramini)PCNL(外鞘12Fr),以及微小通道(micro-perc)可视肾镜(all-seeing needle)PCNL(外鞘4.2Fr)在治疗儿童尿路结石中得到良好的效果。经一次PCNL后,结石排净率在86.9%~98.5%。

感染、发热和出血是儿童最常见的并发症。尿外渗、肾集合系统穿孔或撕裂、邻近器官损伤、肾实质损伤、结石未完全取出也是可能出现的并发症。在PCNL术前,要进行尿液培养,并在手术前3~5天预防性应用抗生素,以尽量减少严重感染的发生。出血的发生与结石负担、手术时间、保护鞘粗细等因素相关,但需要输血的患儿比例小于10%。

(四) 输尿管镜取石术(ureteroscopic removal of stones,URS)

根据输尿管镜进入的通道不同,输尿管镜取石术有经尿道逆行输尿管镜取石术(retrograde intrarenal surgery,RIRS)和经皮顺行输尿管镜取石术之分,前者为输尿管镜经尿道膀胱后进入输尿管,主要用于治疗输尿管中下段及部分输尿管上段结石;后者为输尿管镜经肾造瘘口通过肾盂进入输尿管,主要用于治疗输尿管上段结石。根据输尿管镜镜体可曲性分为不可弯曲的输尿管硬镜和可弯曲的输尿管软镜。儿童专用器械和耗材较少,大部分使用成人手术器械和耗材。需要准备合适外径、长度的输尿管硬镜和纤维输尿管镜。低龄儿童尿道和输尿管纤细，特别低龄男性儿童尿道细(F8~F 10)，无法通过电子软镜和输尿管软镜输送鞘(ureteral access sheath,UAS)，需要在导丝引导下使用硬/软镜直接手术。学龄儿童可尝试 F9.5/11 或 F10/12 UAS,>10 岁患儿如尿道与身高条件允许可留置 F11/13 或 F12/14 UAS。

目前采用的碎石设备有钬激光碎石机、气压弹道碎石机、液电碎石机等。常用的钬激光光纤为直径 200μm 及 365μm，前者适用于输尿管软镜、易于弯曲，对水流影响小，视野清晰；后者适用于输尿管硬镜，对于较大结石有优势，且耐用性好。治疗过程中应尽量使结石粉末化，根据具体情况选取低能量高频率(结石粉末化)、或高能量低频率(结石碎片化)的方式进行碎石，低能量高频率会造成手术时间的延长，高能量低频率会增加结石移位的概率。在进行输尿管镜碎石之前应做好相应准备：1. 预期输尿管长度(cm)(Palmer 法,2 个月~18 岁)=年龄 +10;2. 预期膀胱容量(ml)(0~12 岁)=(年龄 ×30)+30;3. 术前预置适合长度的双 J 管，预扩张 >2 周。

在输尿管镜进镜过程中，应使用导丝，并在镜头指引下进行，这样可以尽量避免输尿管损伤出现。手术中应注意灌注液体压力，最好用等张液，并将液体加热至体温，同时做好患儿保温，以防止低钠血症和低体温的出现。约 50% 儿童需要预先放置输尿管支架管，被动扩张输尿管，以获得良好的进镜通道。术后是否留置输尿管支架管，需根据手术持续时间的长短、进镜的次数、输尿管创伤或水肿程度而定。如果留置了输尿管支架管，一般在术后 3~7 天拔除。儿童应用输尿管镜治疗不会明显增加输尿管狭窄及膀胱输尿管反流的发生。手术时长、患儿年龄、经输尿管口扩张或留置输尿管支架，以及结石负担，是手术并发症发生的影响因素，其中手术时长是最关键因素。URS 常见的并发症为置镜失败、输尿管穿孔、狭窄、黏膜下损伤、泌尿系感染和出血，而最严重的并发症为输尿管撕脱。

(五) 开放或腹腔镜/机器人辅助手术取石

绝大多数儿童的结石可以用 ESWL 和腔内镜技术来处理。然而，对于存在先天性泌尿系梗阻、结石巨大的患儿，开放手术是不可避免的。腹腔镜手术可以应用于腔内镜手术失败、肾脏异位、存在 UPJO、肾盏憩室、巨输尿管、或结石巨大的患儿。可以通过常规或机器人辅助的经腹腔或腹膜后腔的方法进行腹腔镜手术。

治疗方法选择上，除了要考虑到结石的大小和位置，还要综合考虑每一种治疗方式的优点和缺点，并结合自身条件，选择最有利于患儿的治疗方法。常用治疗方法的选择见表28-0-3。

表 28-0-3　泌尿系结石常用治疗方法的选择

结石大小和位置	首选治疗方法	次选治疗方法	其他
鹿角形结石	PCNL	开放手术/ESWL	可多种方法联合应用 PCNL 与 ESWL 联合应用是有效的
肾盂内 <10mm	ESWL	RIRS/PCNL/MicroPerc	
肾盂内 10~20mm	ESWL	PCNL/RIRS/MicroPerc/ 开放手术	可多种方法联合应用 ESWL PCNL 与 ESWL 有相同的推荐等级

续表

结石大小和位置	首选治疗方法	次选治疗方法	其他
肾盂 >20mm	PCNL	ESWL/开放手术	与 ESWL 联合应用是有效的
肾下盏 <10mm	ESWL	RIRS/PCNL/MicroPerc	解剖异常会降低 ESWL 后结石清除率
肾下盏 >10mm	PCNL	ESWL/MicroPerc	解剖异常会降低 ESWL 后结石清除率
输尿管上段结石	ESWL	PCNL/URS/开放手术	
输尿管下段结石	URS	EWSL/开放手术	与 ESWL 联合应用是有效的
膀胱结石	膀胱镜		开放手术用于治疗巨大的、或由解剖问题引发的膀胱结石

（李　宁）

参 考 文 献

［1］SKOLARIKOS A,et al. Metabolic evaluation and recurrence prevention for urinary stone patients:EAU guidelines［J］.Eur Urol,2015,67(4):750-763.

［2］TURK C,et al. EAU Guidelines on Diagnosis and Conservative Management of Urolithiasis［J］. Eur Urol, 2016,69(3):468-74.

［3］FERRARO P M,et al. Risk of recurrence of idiopathic calcium kidney stones:analysis of data from the literature［J］. J Nephrol,2017,30(2):227-233.

［4］HU H,et al. Association between Circulating Vitamin D Level and Urolithiasis:A Systematic Review and Meta-Analysis［J］. Nutrients,2017,18,9(3):301.

［5］中华医学会泌尿外科学分会结石学组,中国泌尿系结石联盟,李建兴,叶章群,等.儿童泌尿系结石诊疗中国专家共识［J］.中华泌尿外科杂志,2021,42(2):81-88.

［6］李建兴,胡卫国,杨波等.微创经皮肾镜取石术治疗婴幼儿上尿路结石[J].中华泌尿外科杂志,2009, 30(12):802-804.

［7］李建兴,肖博.儿童肾结石的腔内微创治疗策略(附光盘)[J].现代泌尿外科杂志,2015,20(12): 841-843.

［8］秦泽,吴恭瑾,孙允冀,等.代谢异常与儿童肾结石的相关性研究进展[J].中华小儿外科杂志,2018,39 (7):558-560.

第二十九章

小儿泌尿、生殖系损伤

损伤是小儿致病及致死的主要原因、比其他疾病联合所致死亡数更多,在小儿多发性损伤中,泌尿、生殖系损伤的发生率仅次于神经系统即颅脑损伤,居第 2 位。约半数泌尿、生殖系损伤患儿合并其他脏器损伤。泌尿、生殖系损伤可分为开放性(穿透伤)和闭合性(钝性伤)两大类,小儿多为闭合性损伤。在损伤部位中以肾损伤最多见,尿道损伤次之,输尿管损伤虽很少见,但常因延误诊治,以至失去患肾。在现代社会中造成泌尿、生殖系损伤最多见的是车祸。

受损伤患儿需做全身体格检查,注意腹、腰、会阴及外生殖器有无擦伤或钝伤。如腰部有淤血、需注意有无腹膜后血肿。会阴部呈蝴蝶样淤血表示盆腔或生殖器损伤造成会阴浅筋膜(Colles' fascia)内出血。阴囊或大阴唇水肿、血肿可能因盆腔或外生殖器损伤造成血、尿外渗所致。尿道口或其周围出血说明有泌尿系损伤。阴道或处女膜出血可能有阴道或尿道撕裂伤。腹腔内积血、积尿,可致腹部弥漫性膨隆。腹部触诊有无肿物如肾周血肿、盆腔血肿或胀大的膀胱。腹部弥漫性压痛或反跳痛是腹部损伤后,腹膜炎的表现。腹部听诊检查有无肠鸣音及血管杂音。最后做肛诊可发现盆腔血肿,或检出尿道、前列腺及膀胱位置是否正常。

化验检查需包括尿常规、血红蛋白、红细胞压积测定。有显著血尿说明有泌尿系损伤。如监测血红蛋白、红细胞压积下降说明有持续出血需手术。泌尿、生殖系的任何部位损伤都可出血,但罕有危及生命者。

泌尿系损伤的影像检查宜从下向上,即用逆行尿道造影证明有无尿道损伤。这在男性骨盆骨折,疑有尿道损伤时尤为重要。只有尿道无损伤时,才能插导尿管入膀胱、做膀胱造影除外膀胱损伤。最后做静脉尿路造影了解肾及输尿管情况。近 10 余年来,用 CT 扫描可快速而清晰地检出腹腔内损伤,但它替代不了膀胱造影和尿道造影。如患儿可能有单独肾损伤时,常首选超声检查。超声检查特别是床边超声检查,由于方便快捷、无损伤,便于重复、广泛用于腹部损伤的初步筛查。

患儿有多发损伤时,首先处理中枢神经系损伤、心血管损伤、肺损伤以及腹腔内脏损伤。因为泌尿生殖系损伤罕有危及生命者,故泌尿科医师的任务是恰当处理尿液引流,明确泌尿、生殖系损伤情况,待患儿病情稳定再处理。或患儿接受腹部探查时,如有需要,可同期检查及处理泌尿系损伤。

（宋宏程）

第一节 肾 损 伤

肾损伤(renal trauma)在小儿腹部钝伤中约占 8%~12%,而在小儿泌尿系损伤中最多见,占 50%。小儿肾损伤发病率较成人高的原因有:①小儿肾脏的体积相对较成人大;②10 岁前小儿腰部肌肉较薄弱,肾周筋膜发育差,肾周脂肪薄;③11 肋及 12 肋骨化在 25 岁前未闭合;④腹壁薄弱。上述各点削弱了小儿肾脏对外力的防卫。此外因先天异常导致小儿肾脏增大的概率较成人高,如先天性肾积水、肾肿瘤等,小儿约有 10% 的肾脏异常是因常规检查腹部损伤时才被发现。小儿肾损伤常合并其他器官或泌尿生殖系其他部位损伤。

一、肾损伤的病因

(一) 暴力损伤

闭合性肾损伤中最常见的致伤原因是直接暴力(上腹或腰部肾区受到外力的撞击或腰侧受到挤压)的车祸伤、坠落伤、摔伤及踢伤。部分病人在车祸或坠落时肾区虽然未受直接暴力,但剧烈减速时由于肾蒂相对固定受到牵拉可造成撕裂或损伤痉挛。少见的原因有身体突然猛烈转动,肌肉强烈收缩造成的肾损伤。医源性损伤在小儿极为少见。穿透性肾损伤在国外报道约占小儿肾损伤的 20%,在发达国家小儿闭合性肾损伤是穿透伤的 4 倍~5 倍。国内罕见肾穿透伤。

(二) 病理性肾破裂

小儿原有肾脏疾病,如肾积水、大肾脏(单肾、重肾)、异位肾(缺乏肾周脂肪及筋膜)、蹄铁形肾、肾旋转不全、肾母细胞瘤及巨输尿管症等,即使轻微损伤也可造成肾破裂(图 29-1-1)。

二、肾损伤分级

按 2011 年美国创伤外科协会(American Association for the Surgery of Trauma, AAST)分级标准:

Ⅰ 挫伤镜下或肉眼血尿,泌尿系检查肾挫伤,包膜下血肿,无肾实质损伤。

Ⅱ 血肿局限于腹膜后肾区的肾周,肾实质裂伤深度小于 1.0cm,无尿外渗。

Ⅲ 肾实质裂伤深度超过 1.0cm,无集合系统破裂或尿外渗。

Ⅳ 肾损伤贯穿肾皮质髓质和集合系统,血管损伤肾动、静脉主要分支损伤伴出血。

Ⅴ 肾脏破裂血管损伤 肾门血管撕裂、离断伴肾脏无血灌注。

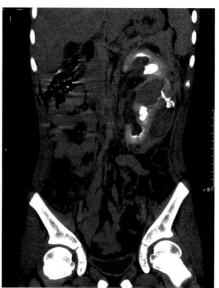

图 29-1-1 肾积水外伤性肾破裂

　　小儿肾动脉内膜缺乏弹力纤维,当钝性外力或急剧减速使肾突然改变位置时,肾动脉内膜易受损伤,导致血栓形成,造成部分或完全性肾动脉阻塞(图 29-1-2)。由于左肾动脉短,又无十二指肠与肝的保护,受伤机会多于右侧。

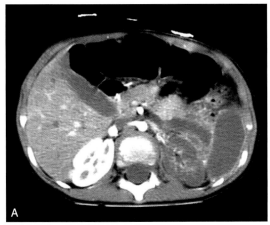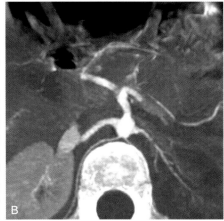

图 29-1-2　A. 增强 CT 左侧肾脏不显影;B. 左侧肾动脉突然中止

　　Ⅰ~Ⅲ度多由一般钝伤所致,Ⅳ~Ⅴ度多由车祸、严重直接暴力挤压造成。按临床治疗需要可分为轻度、中度及重度伤。轻度伤包括肾挫伤及肾被膜下血肿;中度伤包括肾皮质裂伤、肾盏撕裂、肾全层裂伤;重度伤包括肾碎裂伤、肾蒂损伤和肾盂输尿管交界部断裂,肾盂输尿管交界部断裂将在输尿管损伤中讨论。

　　首都医科大学附属北京儿童医院 2011—2014 年共收治 33 例Ⅳ级肾脏损伤,男 23 例,女 10 例,左侧 19 例,右侧 14 例,年龄 2~13 岁,平均年龄 6.5 岁;受伤原因:车祸伤 10 例,高空坠落伤 8 例,行走或奔跑时摔伤 7 例,楼梯滚落伤 4 例,自行驶的三轮车或自行车摔伤 4 例。

三、肾损伤诊断

　　多数肾损伤仅根据外伤史及血尿即可做出初步诊断,但确切情况尚需影像学检查。

　　(一) 病史

　　除家长陈述外,最好能询问患儿本人,有时小儿因恐惧责骂而否认损伤史。婴幼儿由别人看管,不能详述受伤情况。有时阳性体征不多,但肾损伤可能很严重。

　　(二) 临床表现

　　1. 血尿　肾损伤中约 90% 以上病例有肉眼或镜下血尿,是最常见的症状(1 000ml 尿中有 2ml 血可使尿呈红色)。因血块阻塞输尿管可引起肾绞痛,膀胱充满血块可导致尿潴留。重度肾损伤如肾蒂断裂或肾盂输尿管交界部断裂、肾肿瘤损伤破裂或肾盂输尿管交界部梗阻性肾积水损伤时血尿很轻或没有血尿。血尿程度并不能真实反应肾损伤的严重程度。肾损伤中可有 10%~25% 没有血尿。在一组 102 例肾损伤中,轻度损伤的 5.8%,重度损伤的 2.8% 以及肾血管损伤的 64.3% 没有血尿。有时矫正低血压或梗阻解除后才出现血尿。

　　2. 疼痛　腰区局限性疼痛是另一常见症状,多因损伤致肾包膜内压力增高或血、尿外渗造成。有时伴弥漫性腹痛,吸气时胸痛,恶心呕吐,肾区有压痛或叩击痛。严重损伤可有腰部肌肉紧张或强直。合并腹腔脏器损伤者可有腹膜刺激征。

3. **肾区肿块** 肾损伤患儿中约 20% 出现肾区肿块,由肾周血肿或(和)尿外渗所致。有时因肌肉紧张或腹胀(麻痹性肠梗阻)触诊不清楚。肿块大时不仅能摸到而且可看到腰部隆起。局部有皮下淤血或血肿。小儿喜卧于患侧并屈腿以使腰大肌放松减轻疼痛。

4. **休克** 因肾及腹腔神经丛损伤或出血造成低血容量均可发生休克。偶有小儿在玩闹中受伤,迟发休克表现为突然面色灰白、皮肤湿冷、血压降低、脉细速并呈进行性意识丧失。

本组 33 例肾损伤中,失血性休克 3 例,肉眼血尿 19 例,镜下血尿 5 例。17 例合并其他脏器损伤:肺损伤 5 例,肝、脾、胰腺损伤各 3 例,骨盆骨折 2 例,颅骨骨折并颅内出血、肠损伤、肱骨骨折、胸椎骨折和肾上腺挫伤各 1 例。

(三) 实验室检查

尿常规可发现镜下血尿,尿中也可有白细胞及轻度蛋白尿。贫血及红细胞压积降低提示失血,特别是血红细胞压积是衡量循环系统状态的重要指标,血红细胞压积低于 30ml/dl 提示休克;血清肌酐上升可因肾损伤或血容量不足;末梢血液中白细胞上升提示可能并发内脏损伤。

(四) 影像学检查

用以判断肾损伤程度、范围,了解对侧肾功能,制订治疗措施。

1. **CT** 检查前注射大剂量造影剂,行增强连续扫描,可检出 1cm 以上病变,CT 对各型肾损伤的诊断非常敏感。CT 可发现肾裂伤、肾周血肿、尿外渗以及并发的腹内脏器损伤,了解肾脏血液灌注情况,对肾损伤的分类较准确,可指导治疗方法的选择(图 29-1-3)。增强 CT 扫描比静脉尿路造影准确。特别是肾周血肿和尿外渗准确率可达 98%,应为首选。增强 CT 延迟扫描观察患侧输尿管是否显影是判断输尿管有无损伤的无创检查手段,缺点是需患儿生命体征平稳后进行。

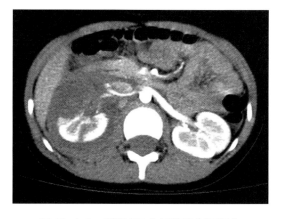

图 29-1-3 增强 CT 右侧肾脏 Ⅳ 级损伤

2. **静脉尿路造影** 通过静脉尿路造影了解肾功能、肾盂肾盏形态及造影剂外溢情况(图 29-1-4),并可发现合并存在的肿块或先天性畸形。

小儿肾损伤合并畸形或肿瘤发生率为 15%~20%。一般静脉尿路造影阳性率为 30%~60%。疑有肾损伤或(和)严重腹部钝伤应进行此项检查。在抢救过程中可经静脉注入造影剂,行腹部 X 线摄片,不仅可显示骨折、软组织密度和异物,而且造影剂的分泌与排泄可明确肾脏的情况,避免手术探查腹部钝伤时遗漏对肾损伤的处理。增强 CT 扫描结束后即刻摄泌尿系 X 线片可获得同样效果。

3. **超声检查** 超声不能了解肾功能,也难于分辨肾挫伤及浅小裂伤,但可辨认肾结构

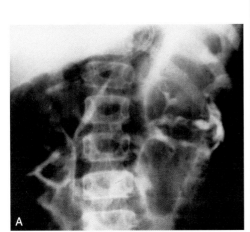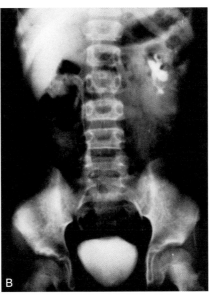

图 29-1-4　A.静脉肾盂造影;B.造影剂外溢

改变及肾内、外血肿。最有诊断价值的是检出尿外渗及局限性肾周尿性囊肿(urinoma),另外在进行保守治疗时,可随时复查监测肾损伤的变化。

4. **放射性核素扫描**　^{99m}Tc-DTPA 静脉注入,检查肾形态与功能,是一种安全无创性方法。如与 CT 相配合,能准确显示肾损伤程度及范围。如血流期肾区无灌注,提示肾蒂撕裂或肾动脉栓塞,如为分支动脉栓塞则表现为楔形缺损;功能期如出现放射性摄取减低提示肾挫伤;放射性范围扩大且不规则提示尿外渗。增强 CT 扫描或(和)放射性核素肾扫描可代替静脉尿路造影。

5. **肾动脉造影**　肾蒂损伤时,小儿可无内出血表现,也可无腹内合并损伤,超声检查可以正常,而增强 CT 扫描患肾无增强或静脉尿路造影不显影,应行肾动脉造影。肾动脉造影可以确诊肾蒂伤,也可显示严重肾裂伤。

6. **平片**　胸腹平片可发现肋骨骨折、血气胸、脊椎骨折。当有尿外渗或肾周血肿时,脊柱凹向患侧,肾影模糊,腰大肌阴影消失。

7. **逆行肾盂造影**　对诊断肾盂输尿管连接部断裂很有意义。输尿管损伤缺乏特异的临床症状和影像学表现,早期诊断困难,50% 以上延误诊断,一旦延误诊断会导致很高的肾切除率,因此对于Ⅳ级肾脏外伤有严重尿外渗的患儿应警惕肾盂输尿管交接部断裂可能。增强 CT 对输尿管损伤的诊断有一定帮助,注入造影剂 5~8 分钟后延迟扫描肾脏中部即肾门处造影剂外渗、患肾位置抬高、且输尿管不能显影应高度怀疑输尿管损伤,但典型影像表现不多见,且外伤早期往往忽略输尿管损伤,导致延误诊断,甚至伤后 3 个月患肾出现萎缩才意识到输尿管损伤。我们认为伤后出现严重的尿外渗、影像不能证实输尿管未损伤的肾脏外伤患者,均需行膀胱镜输尿管逆行造影以明确有无输尿管损伤。本组 9 例患儿有严重尿外渗,影像不能明确输尿管有无损伤,行膀胱镜逆行造影 3 例造影剂顺利进入肾脏,证实输尿管无损伤(图 29-1-5A),5 例插管至肾盂输尿管交接部上行困难,注入造影剂显示盲端(图 29-1-5B)。

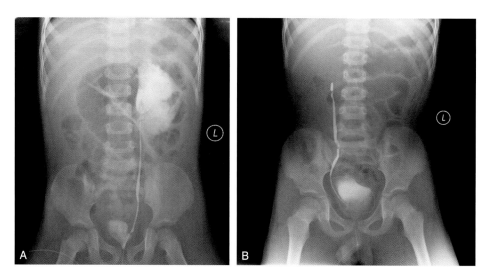

图 29-1-5　A. 逆行造影输尿管可见左侧肾脏显影,造影剂外溢,考虑左侧输尿管未断裂;
B. 逆行造影右侧输尿管为盲端,考虑右侧 PUJ 断裂

四、肾损伤治疗

肾损伤治疗目的是最大限度保存有功能的肾组织。肾脏血运丰富,代偿及修复力强,在出血停止后常可自愈。闭合性肾损伤治疗方法的选择,除根据临床表现和有无合并伤外,主要参考影像方面的检查,以确定损伤程度及范围。

（一）保守治疗

儿童肾脏损伤 I～Ⅲ级仅需保守观察治疗,多无并发症,预后良好。而对Ⅳ级肾损伤,越来越多的学者主张保守治疗,但也有人仍主张积极地手术干预,治疗目前尚存争议。Ⅳ级肾全层裂伤多可保守治疗,肾碎裂伤手术探查肾切除比例较高,有作者认为在患儿没有休克、影像学检查除外肾蒂损伤情况下保守治疗,可以减少住院时间,减少输血量和肾切除率(图 29-1-6)。亦有作者认为肾碎裂伤保守治疗约 50% 发生合并症,包括延期出血、持续性尿外渗及血肿感染。

保守治疗包括:绝对卧床休息直至镜下血尿消失,广谱抗生素预防感染,注意腹部情况尤其腰部肿块有无增大,压痛有无加重,定期行血尿常规及影像学检查,对于Ⅲ级以上肾损伤患儿应于 48～72h 后复查 B 超,视伤情进展程度决定是否行进一步 CT 检查及下次复查时间。

（二）介入治疗

血管造影栓塞目前是非手术治疗持续或延迟出血的首选治疗方法。非手术方式进行治疗的Ⅲ级-Ⅴ级肾损伤患者中,大约 25% 有可能会出现持续性或继发性(迟发性)出血。迟发出血多出现在损伤后 5～14 天,有时会在损伤后 1 个月内发生。

（三）手术治疗

伤情是决定是否需要行手术探查的最主要因素,对于闭合性肾损伤,其需要手术探查的概率往往低于 10%。对于下列情况需要手术探查:①肾探查的绝对适应证包括肾源性血流动力学不稳定、进行性或搏动性腹膜后血肿,以及选择性血管栓塞无法控制的持续性或迟发

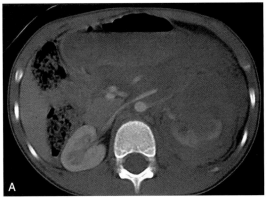
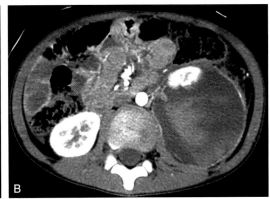
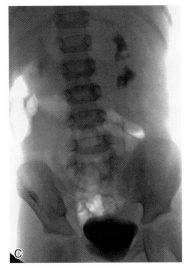

图 29-1-6　A.伤后 3 天左侧肾脏碎裂伤；B.伤后 2 周尿性囊肿增大；C.伤后 1 月尿性囊肿穿刺引流后复查静脉肾盂造影左侧肾脏显影

性出血。②当因其他合并伤需要剖腹探查时，若发现腹膜后血肿或尿性囊肿持续增大应探查肾脏。③开放性肾损伤多需手术探查。④肾盂输尿管交界部断裂。

　　肾损伤的手术治疗包括：切开引流、肾缝合、肾部分切除、血管修复、肾自体移植和肾造瘘术，严重肾碎裂伤或肾蒂伤无法修复而对侧肾正常，可行肾切除术。单纯肾缝合或仅切开引流，可经上腹横切口，腹膜外入路。重度肾损伤或有腹腔内脏合并伤、宜采用经腹切口，上自胸骨剑突，下至脐下正中直切口。在空肠起始部左侧结扎切断肠系膜下静脉，切开后腹膜显露腹主动脉，易于找到左、右肾动脉。先用动脉钳控制伤侧肾动脉，在良好控制出血情况下，再打开肾周筋膜，探查肾损伤情况，进行相应处理。肾上极或下极损伤，不能修补时，可做肾部分切除，应注意保留肾包膜以覆盖肾创面。肾裂伤可用合成可吸收缝线或肠线做间断褥式缝合，多处裂伤在止血缝合后，可用带蒂大网膜包裹肾脏。肾血管损伤，若为肾蒂血管内膜的损伤导致肾血流灌注异常，且缺血时间在 6 小时内，可尝试行肾血管修补术，手术应完全剥脱撕裂的血管内膜并清除血凝块，但因儿童肾蒂血管直径较细，手术难度极大，目前文献报道手术后肾脏功能丢失率接近 100%，仅有个别成功的案例报道。

五、肾损伤并发症

　　外伤性肾损伤的并发症发生率约为 3%~33% 左右，可分为近期及晚期并发症。

尿外渗和尿性囊肿：伤后肾周尿外渗不是手术干预的指征。对于循环稳定的Ⅳ级肾脏损伤在除外上述肾盂输尿管交接部断裂、肾盂输尿管交接部梗阻肾积水破裂的情况下均先行保守治疗，超声和增强 CT 随诊观察病情变化，有报道76%~87% 尿外渗可以自行吸收。对于有症状的尿性囊肿，即尿外渗引起动力性肠梗阻、患侧腹部疼痛、尿性囊肿逐渐增大，超过 20 天持续性尿外渗，为手术干预尿性囊肿引流的指征。目前有经膀胱镜留置输尿管内支架即"D-J"管和经皮肤尿性囊肿造瘘引流两种方法引流尿性囊肿，两种方法各有优缺点。

肾周脓肿：发生率约为 2%~5%，常于伤后 5~7 天出现。常可合并有失活肾碎片、邻近空腔脏器损伤及胰腺损伤等，主要表现为持续发热，结合 CT 可明确诊断。治疗应首选有效抗生素控制感染，若脓肿范围未见减小可行经皮穿刺引流术或脓肿切开引流术。

外伤后高血压：其发生率约为 0.2%~10%，其原因可能与伤后肾实质受压、失活肾脏组织、肾动脉及其分支损伤和动静脉瘘导致肾脏缺血、RAS 系统活性增加有关。可表现为一过性高血压，约占 6%~10%。其诊断主要依靠选择性血管造影和分肾静脉取血查肾素水平。治疗首选内科保守治疗降血压，若保守治疗无效，可考虑肾血管成形术或肾切除术等。

外伤后肾积水：发生率为约 1%~3%，可能与伤后肾周或输尿管周围粘连压迫有关，需根据梗阻程度，分肾功能等情况决定处理方法。

动静脉瘘：外伤后动静脉瘘多见于穿刺伤，主要表现为迟发血尿，可出现肉眼或镜下血尿，其严重程度取决于动静脉瘘大小及位置，治疗主要是通过血管造影明确动静脉瘘位置行选择性血管栓塞术。

假性动脉瘤：多见于开放性损伤，闭合性损伤罕见，主要表现为肉眼血尿、腰痛及肿块等。B 超或 CT 可协助诊断，治疗应行选择性血管栓塞术。

（宋宏程）

第二节　输尿管损伤

输尿管损伤包括输尿管任何部位的损伤。在临床上，输尿管最近端与肾盂连接部的损伤有独特的规律和临床表现，现介绍如下：

一、外伤性肾盂输尿管连接部（pelvi—ureteric junction，PUJ）断裂

主要来自于腹部闭合性创伤。多同时合并其他内脏损伤，易被漏诊，以致失去救治肾脏的机会，甚至危及生命。如能在伤后 3 天内得到及时修复，肾功能多能完全恢复。根据首都医科大学附属北京儿童医院经验，若 PUJ 断裂的诊断和治疗能控制在伤后 2 个月内确诊和实施，患肾的分肾功能仍能一定程度上保留。

（一）病因

腹部钝伤　车祸或自高处坠落等腹部钝伤时，因胸、腰脊柱过度延伸或侧弯，同时肾向上移位而肾盂输尿管连接部相对固定，输尿管受强力过度牵拉而致部分或完全性肾盂输尿管连接部断裂。另外，外力致躯干严重的侧屈使肾脏挤向肋缘或 PUJ 横向挤压椎体横突也是损伤的可能机制。首都医科大学附属北京儿童医院 1993—2014 年共收治 PUJ 断裂损伤 31 例，其中 30 例是腹部钝伤所致，均为交通事故引起的车祸伤，包括三轮车轧伤，车撞伤，车祸摔伤等。目前国内患儿多为步行受伤，而非像西方国家儿童出行多坐于汽车内，故而此类损伤少见。

穿透性开放伤 枪弹伤及刺伤等直接损伤可发生于输尿管的任何部位。罕见于国内儿童。作者组 31 例 PUJ 断裂病例仅有一例刀扎伤。

（二）临床表现

可有血尿，但没有血尿也不能排除输尿管损伤。输尿管断裂后由于输尿管蠕动障碍，可没有血尿表现。Pereira 等综述 77 篇输尿管损伤的文献中 1 021 个输尿管损伤患者，43% 有血尿表现。前述 31 例患儿伤后有尿液分析 20 例，其中肉眼血尿 8 例，镜下血尿 4 例，无血尿 8 例，即血尿的发生率为 60%。腹部肿块（肾旁局限性积尿）、发热、胸腔积尿、尿性腹水等均是尿外渗及感染症状。上述 31 例 PUJ 断裂患儿当中 5 例首诊我院患儿，患侧肾区均有触痛。总体上 29 例伤后肾周出现尿性囊肿、腹部可触及囊性包块。合并伤 26 例，肠破裂 15 例，肝脏裂伤 4 例，肺挫伤 5 例，骨盆骨折 6 例，下肢骨骨折 2 例，腰椎骨折 2 例。伤后曾行剖腹探查、肠修补 15 例，胸腔闭式引流 2 例。

（三）诊断

早期诊断 PUJ 断裂关键在于临床医师对该病的认识。对于腹部钝性外伤、腰椎横向骨折、受伤时有急速减速运动过程等要想到输尿管损伤的可能性，结合辅助检查明确诊断。腹部 B 型超声只能看到肾脏轮廓、肾实质有无损伤，很难辨别输尿管是否损伤，静脉肾盂造影仅有 41% 能看到典型的造影剂外渗，早期诊断有价值的影像检查为螺旋 CT 延迟扫描（注入造影剂 5min~8min 扫描），患侧肾脏中部即肾门处造影剂外溢、同侧输尿管不显影为其表现。延迟扫描可明显提高输尿管显影的阳性率，延迟扫描的时间一般选在注入造影剂 5~8min 后，根据具体情况可延长到 15~20min。注入少量造影剂后（一般先注入 2~5ml）透视或摄片观察输尿管及造影剂外溢情况，防止大量造影剂外溢干扰输尿管的观察。增强 CT 延迟扫描输尿管不显影，应行膀胱镜输尿管逆行造影进一步确诊，但其需要在患儿病情平稳后进行（图 29-2-1A、B）。

逆行插管顺利进入肾盂，造影显示输尿管完整肾脏完整但有造影剂外溢，考虑为肾脏损伤。插管达 PUJ 处上行困难，造影显示输尿管盲端，可证实 PUJ 断裂。插管自输尿管断端进入尿性囊肿，注入造影剂后尿性囊肿显影但肾脏不显影，也考虑为 PUJ 断裂。但要注意一种情况，肾盂破裂肾断裂但 PUJ 完整，逆行插管经过 PUJ 直接自肾盂裂口进入尿性囊肿，造成 PUJ 断裂的假象。因此在逆行插管考虑到达 PUJ 处即注入造影剂摄片观察输尿管及肾盂显影的情况，尽量避免自肾盂或肾实质裂口直接插入尿性囊肿（图 29-2-1C）。

前述 31 例 PUJ 断裂患儿的临床资料显示男 23 例，女 8 例，年龄 1 岁 5 个月至 10 岁 7 个月，平均 6 岁 3 个月，右侧 18 例，左侧 13 例。首诊在首都医科大学附属北京儿童医院的有 5 例，诊断 PUJ 断裂为伤后 5~20 天（平均 12.5 天）。外院转入病人 26 例，诊断 PUJ 断裂在伤后 8 个月、10 个月各 1 例，其余 24 例转入患儿诊断为 PUJ 断裂在伤后 20~90 天，平均 42 天。

（四）治疗

如能及时检出 PUJ 断裂损伤，应即行修复手术。对已被延误诊断的患儿，应对症治疗，包括抗感染及支持疗法，改善一般情况；如不能做修复术，应行经皮肾穿刺造瘘，争取日后进一步诊断及治疗；不能仅做肾周尿性囊肿引流，因仅做局限性积尿引流，输尿管断端逐渐闭锁，引流尿液日渐减少、消失，会被误以为自愈，实际上肾功能丧失，肾萎缩。已经做了肾造瘘的患儿应待伤后半年以上瘢痕软化后行输尿管修复手术。PUJ 断裂超过 2 周后肾周粘连严重修复手术难度大，需要手术医生耐心细心寻找输尿管断端和肾盂。由于 PUJ 断裂，输尿

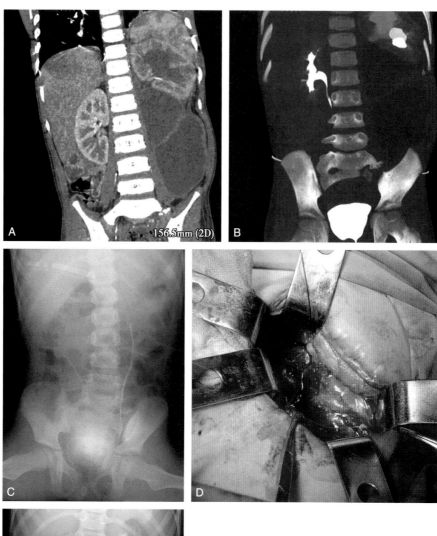

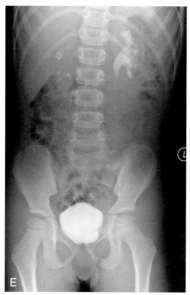

图 29-2-1   5 岁半男孩,车祸多发伤

A. 增强 CT 提示   左侧肾脏上移,下方巨大尿囊;
B. IVP 提示左肾上移,肾积水,输尿管不显影;
C. 左侧输尿管逆行造影提示肾盂输尿管交界部
断裂;D. 手术行左侧肾盂输尿管端端吻合,图右
侧为缝线牵引肾盂断端,左侧缝线牵引输尿管近
端;E. IVP 提示左侧肾盂输尿管通畅,左肾积水
减轻。

管断端和肾脏向相反方向移位,肾盂与输尿管断端会有距离,一般3cm之内可以通过游离肾脏使之下移的方法缩短肾盂与输尿管间的距离,尽量做到无张力吻合(图29-2-1D、E)。作者组3例术后吻合口闭锁患儿,考虑与吻合口张力大有关。如果肾门暴露困难,切除肾下极行肾下盏与输尿管吻合。如果输尿管损伤严重、肾盂与输尿管断端距离超过3cm,无法行肾盂输尿管吻合,可行阑尾或小肠代输尿管。上述31例患儿肾盂输尿管吻合21例,肾下盏与输尿管吻合5例,回肠代输尿管2例,阑尾代输尿管1例。

二、输尿管损伤

除外肾盂输尿管连接部断裂的小儿输尿管损伤不常见,约占泌尿系损伤的1%。小儿输尿管细小,为肌肉和黏膜组织构成的管形器官,外有完整的筋膜,即输尿管鞘。输尿管位于腹膜后间隙,有一定的活动范围,前内侧有腹膜、腹腔内容物和脊柱,后外侧有腰肌群,故不易受损伤。若受伤可能来自于医源性损伤,腹部外伤(闭合性或开放性)。医源性输尿管损伤是腹部和/或盆腔部手术的一种误伤并发症。近年来由于腹腔镜及输尿管镜等微创技术应用于泌尿外科,故泌尿外科手术所致的输尿管损伤有增多之势。总体上成人病例多有报道,儿童少见,若不及时发现,有可能造成患侧肾脏丢失的严重后果。

输尿管损伤可以分为Ⅴ级,Ⅰ级只有血肿;Ⅱ级裂伤<50%输尿管管径圆周;Ⅲ级裂伤>50%输尿管管径圆周;Ⅳ级完全断裂,血供阻断区<2cm;Ⅴ级完全断裂,血供阻断区>2cm。

(一) 病因

医源性损伤主要有:①术中对输尿管与其周边组织的解剖学不熟悉;②术野较深,显露困难,或因肿瘤巨大,局部解剖变异,更因粘连严重以致解剖不清楚而致输尿管部分缝扎或全结扎、切开或切断、裂伤、钳夹致坏死;③手术中出血较多,而盲目钳夹、结扎或电灼;④行腹腔镜手术时,术野未显露清楚就急于手术或手术器械陈旧而致损伤,若使用超声刀及塑料Trocar或有助于减少损伤;⑤输尿管镜手术时可因镜体过大、输尿管痉挛、结石过大而强行取石或反复取石导致输尿管黏膜撕裂或撕脱、输尿管穿孔或假道形成。首都医科大学附属北京儿童医院早年收治的2例医源性损伤患儿,1例为8月女婴因先天生肛门闭锁、直肠阴道瘘做腹会阴肛门成形术。术中误切断左侧输尿管中段,及时发现做输尿管端端吻合治愈。另一例为新生儿肠闭锁,有广泛肠粘连,术中钳夹右输尿管,未予处理,术后6天肠瘘处渗尿。1个月后做静脉尿路造影,右肾已不显影,5年后才予以处理,见右输尿管中段闭锁,右肾萎缩,做了肾切除。江西儿童医院也曾报道4例医源性儿童输尿管损伤病例。其中两例为隐睾手术的并发症,其中一例腹腔镜手术时误伤输尿管,使其中段之远侧出现瘘口与尿性囊肿相通,而另一例则为开放手术输尿管误被缝线贯穿,导致结石和肾积水。除隐睾手术外,另外一例高位直肠肛门闭锁的患儿经腹会阴联合肛门成形术时误将输尿管管壁固定至侧腹膜,致输尿管成钝角畸形,从而出现以上尿路扩张积水。剩余1例为急性肠套叠肠坏死病人行右半结肠切除,误伤右侧中下输尿管,导致以上尿路扩张及局部尿性囊肿形成。实际上小儿输尿管周围脂肪少,在腹膜后操作时,如注意,可以避免损伤输尿管。

穿透性开放伤　枪弹伤及刺伤等直接损伤可发生于输尿管的任何部位。罕见于国内儿童。

(二) 临床表现

可有血尿,但没有血尿也不能排除输尿管损伤。输尿管断裂后由于输尿管蠕动障碍,可没有血尿表现。Pereira 等综述 77 篇输尿管损伤的文献中 1 021 个输尿管损伤患者,43% 有血尿表现。腹部肿块(损伤部位旁局限性积尿)、疼痛、发热、尿性腹水等均是尿外渗及感染症状。若没有及时发现,则损伤部位以上常出现尿路积水。少数病例一侧输尿管被误扎,术后该侧腰部胀痛。被误认为术后切口疼痛而被忽略,在日后作静脉尿路造影时才发现肾脏无功能。正是由于输尿管损伤无特殊症状,故常被延误诊断。

（三）诊断

本病早期常因无典型症状,及时诊断较为困难,除少数能及时发现外,多数于受伤数日或数周后才出现较明显的症状而被发现。因此早期诊断输尿管损伤关键在于临床医师对该病的发生保持警惕。术中若出现清亮液体,或输尿管镜检查中呈现异常影像都提示输尿管损伤。术后可因尿液外漏或继发感染而出现患侧胁腹部疼、腹部肿物、发热、尿性腹水甚至尿胸、血常规白细胞升高、血尿(但不一定都出现)。有些患儿的临床症状可延迟较久才出现,可能与坏死的输尿管壁的脱落需要一定的时间有关。腹部 B 型超声虽然很难直接辨别输尿管是否损伤,但是可发现既往没有出现过的肾及输尿管积水,甚至损伤部位附近的囊性包块。静脉肾盂造影仅有 41% 能看到典型的造影剂外渗,高度怀疑损伤的话可进一步行穿刺肾盂或经肾造瘘的顺行造影(图 29-2-2A、B),进一步还可行经尿道膀胱镜输尿管逆行造影进一步确诊,明确损伤水平(图 29-2-3A)。早期诊断有价值的影像检查为螺旋 CT 延迟扫描(注入造影剂 5min~8min 扫描),根据具体情况可延长到 15~20min。注入造影剂后透视或摄片观察输尿管及造影剂外溢情况。注射造影剂前,CT 检查可发现局限性尿外渗漏所形成的尿性囊肿或游离的尿外渗漏,而在加用造影剂后,尿性囊肿的密度增强,可高达 80~200HU,同时可显示肾积水,大的尿性囊肿内密度不均匀,大都越靠近输尿管损伤处其密度越高。CT 检查时若远端输尿管不显影,常提示输尿管损伤严重或伴有远端输尿管梗阻,而输尿管远端显影则提示输尿管仅有轻度损伤(图 29-2-3B、C)。此外如怀疑术中损伤输尿管,在术后或

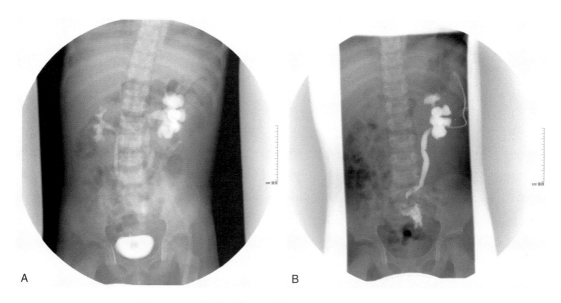

图 29-2-2　男孩 3 岁 7 月时行盆腔神经母细胞瘤切除术

A. 术后 2 个半月因为腹腔积液感染,IVP 提示左肾和左输尿管中上部积水;B. 怀疑输尿管中下段损伤,行左肾造瘘术。术后 5 个月,经肾造瘘管造影提示输尿管髂血管水平损伤,尿外渗。

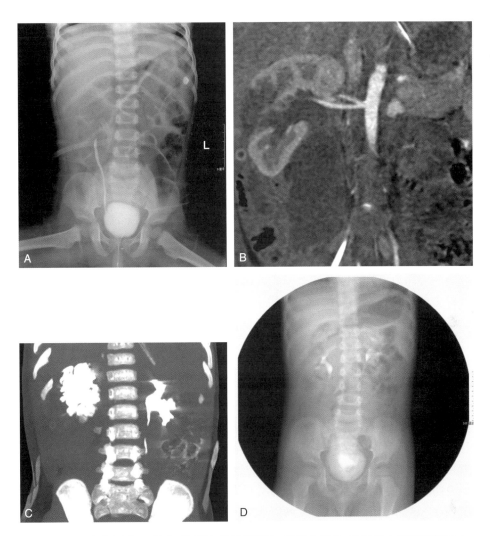

图 29-2-3 1 岁半男孩,刀扎伤,腹部多发脏器损伤,肾脏贯通伤,输尿管上段距离肾盂 1cm 处输尿管断裂

A. 逆行造影提示输尿管近端断裂;B. 增强 CT 三维重建提示肾脏断裂;C. 延迟扫描右侧输尿管不显影;D. 伤后第 28 天行输尿管端端吻合术,术后 1 年 4 个月复查 IVP 提示右肾功能恢复好。

其他损伤后出现腹膜后积液,可经静脉注入靛胭脂,若腹膜后穿刺液有蓝染则说明有尿外渗。

(四) 治疗

若是医源性损伤,原则上宜在术中发现,对损伤者应立即修复。如果对延迟诊断的患儿,则有不同的治疗观点。主张延迟手术者认为手术过早,输尿管周围因尿外渗引起的组织充血、水肿等炎症反应可导致手术失败。宜在至少 3 个月后待局部炎症水肿消退后行手术修复,但应尽早行患侧肾脏造瘘术,引流尿液,以防止肾功能丢失。主张早期手术者则认为早期修复与延迟修复的成功率相似,不会增加术后并发症的发生率(图 29-2-3D)。同时可以减少患儿的身心痛苦及经济负担,因此力争在受伤 8 天内手术。对输尿管黏膜损伤、输尿管穿孔或输尿管假道者(对应 I ~ II 级输尿管损伤)可置入输尿管导管或双 J 管以望达到自行愈合。对盆腔手术损伤下段输尿管者,可行输尿管端端吻合术或输尿管膀胱再植术(膀胱内或膀胱外)。如损伤段长不能做端端吻合,可游离伤侧膀胱,采用腰肌膀胱悬吊术或利用管状膀胱瓣输尿管成形术。也有采用上段输尿管与对侧输尿管做端侧吻合术。若上段输尿管缺损过长,则可将肾脏游离、下移,以利吻合,或肾盏输尿管吻合。如缺损输尿管过多,不能采用上述各术式时,尚可用阑尾或一段游离回肠代输尿管。若发现过晚时患侧肾脏已经萎缩丧失功能,然而对侧肾脏正常,可考虑切除患侧肾脏。

(李明磊)

第三节　膀胱损伤

小儿膀胱是腹腔器官,大部分被腹膜覆盖,当腹部损伤时膀胱受伤机会也多,国外有报道称肾损伤患儿中约 3% 并发膀胱损伤(Bladder trauma)。儿童膀胱充盈时位于骨盆之上,更高的位置增加了受伤的机会。儿童腹壁肌肉未发育完善,膀胱周围的脂肪组织相对较少,外伤发生后的缓冲力下降。因此相对于成人而言,儿童更容易发生膀胱损伤,尤其在膀胱充盈时受到外力的作用会增加膀胱破裂的机会。值得注意的是,80% 的膀胱损伤会合并骨盆骨折,而仅有 5%~10% 的骨盆骨折合并膀胱损伤,故对于骨盆骨折或并存镜下血尿的外伤患者而言,不必要常规行膀胱检查。

一、病因

(一) 腹部钝伤

钝性损伤是儿童膀胱损伤最主要的原因。成人多由骨盆骨折引起,而儿童膀胱位于骨盆上,因此骨盆骨折时很少发生膀胱损伤。一项大规模的前瞻性研究发现,只有 57% 的骨盆骨折患儿合并膀胱损伤,但是成人中 89% 的骨盆骨折合并膀胱损伤。

腹部钝伤(如挤压伤、坠落伤)合并骨盆骨折尤其是耻骨联合或双侧坐骨、耻骨支骨折时,由于膀胱内压突然上升,约 10% 发生膀胱破裂。当下腹部受到钝器暴力时,处于轻度充盈的膀胱更易向腹膜外破裂;若膀胱呈空虚状态,则只发生裂伤而不破裂。如膀胱完全充盈,则常向腹腔内破裂。

腹腔内破裂约占 20%。腹膜外破裂约占 80%。膀胱空虚时受伤机会少。骨盆骨折时膀胱周围韧带可自盆壁撕裂。骨折片可刺破膀胱底部。但更多见膀胱挫伤,一般不造成临床严重后果。

在难产过程中偶可出现新生儿膀胱破裂,则可有尿性腹水。

(二) 膀胱穿透伤、刺伤、枪击伤

均不多见。偶发生于小儿坠落时尖物经直肠、阴道或腹壁刺伤膀胱;小儿自行经尿道放入针、麦秸或体温表等异物后穿透膀胱。

(三) 医源性损伤

做内腔镜检查或电灼时造成膀胱穿孔,或做腹股沟斜疝手术时误将膀胱切开或缝扎。如做小儿腹股沟斜疝疝囊高位结扎术的切口小,暴露不满意,可能误将膀胱提出并按疝囊切开。

(四) 病理性破裂

慢性梗阻性膀胱功能障碍(如神经源性膀胱)合并炎症时可致膀胱破裂。有时可自脐部

流尿,会被误认为脐尿管瘘。

二、诊断

(一) 临床表现

膀胱损伤可以并发其他内脏损伤,因休克或骨折常常被忽略。临床表现为耻骨上区疼痛、无法自行排尿和肉眼血尿(95% 患者会发生血尿)。同时发生骨盆骨折和肉眼血尿的病例中,约有 45% 发生膀胱破裂。患儿可有腹胀、弥漫性腹痛、肌紧张及肠麻痹。膀胱挫伤及小裂伤的主要症状是痛性肉眼或镜下血尿。膀胱破裂口大时常不能排尿,大量血、尿外渗,在腹膜外沿输尿管上行,偶有经腹股沟管、闭孔及坐骨大孔积存于阴囊(大阴唇)、下腹、股部及臀筋膜深面。直肠指诊可触及软、有波动及压痛的肿块。

外渗的血和尿液形成尿性腹水,初期尚可耐受,继之腹胀、呼吸窘迫、严重肠麻痹以及腹膜自行透析导致低钠、高钾及氮质血症,最终发生严重败血症。临床表现既不能分辨并存的内脏损伤也不能区分是腹腔内还是腹膜外破裂。需要指出的是临床症状和膀胱损伤的程度不一定成正比,很多小儿虽有血尿或不能排尿,但无严重的膀胱损伤;反之,有些严重损伤患儿能排出清尿。

(二) 影像学检查

腹部钝性外伤后行膀胱影像学检查的绝对指征:①肉眼血尿合并骨盆骨折;②无法自行排尿。相对指征为尿潴留,会阴部血肿和膀胱扩大术后患者。

当发生腹部穿通伤,考虑存在弹片伤或存在腹腔游离液体时,均需尽快行膀胱影像学检查。

1. **平片**　可检出骨折、耻骨联合分离或异物。

2. **静脉尿路造影**　可检测泌尿系的完整性,发现膀胱移位、充盈缺损及尿外渗。

在一些病例中,诊断膀胱破裂并非易事,需要在膀胱完全充盈和排空的状态下分别行 CT 扫描。膀胱充盈状态下行逆行造影是诊断膀胱破裂最可靠的影像学检查方法。

在严格无菌操作下,用静脉造影剂做排尿性膀胱尿道造影是最重要的检查。膀胱要充盈到最大的耐受容量。摄取排尿前后正位及双侧斜位片。如有腹腔内破裂,则造影剂可外渗至横膈下及肠曲间;如为腹膜外破裂,可见膀胱受盆腔血肿的压迫呈倒泪珠样,常可见膀胱前及其周围尿外渗。可并存腹腔内及腹膜外破裂。如系穿透伤可同时有盲肠或阴道的损伤。

三、治疗

无论何种类型的膀胱外伤,均需要行静脉抗炎,在拔除膀胱造瘘管或尿管后,口服抗生素治疗需持续 48 小时。

膀胱挫伤表现为不同程度的血尿,治疗以留置尿管为主,注意引流尿液即可。

腹膜外型膀胱损伤:腹膜外破裂多位于膀胱前壁或侧壁。穿透伤时常并发内脏损伤、输尿管下端损伤。由于腹壁下动脉耻骨支破裂(偶也直接来自髂外动脉)以及耻骨上行支后侧的闭孔动脉分支破裂,可有大量膀胱周围出血。为防止进一步失血,如在手术探查时发现盆腔出血已凝固成血凝块,且无继续出血倾向,可不必清除血肿。小的腹膜外型膀胱破裂且无明显并发症的患者通常采用保守治疗,单纯留置尿管 7~10 天引流尿液,在拔除尿管前需要复查膀胱尿路造影了解创面愈合情况。当出现如下情况时需要行手术探查：①术前 CT 检查发现膀胱内有骨折碎片时，则需开腹手术清除骨折碎片，修复膀胱裂口并引流尿液；②怀疑存在膀胱颈部损伤；③当骨盆骨折需要行内固定术；④考虑存在其他腹部外伤需行剖腹探查术时。在上述情况下，手术探查可减少并发症的发生，提高预后。

腹膜内型膀胱损伤：几乎所有腹膜内型膀胱破裂均发生在顶部，剖腹探查暴露膀胱破裂处并一期修复是腹膜内型膀胱破裂最可靠的处理方法，术中可一并探查膀胱颈有无损伤，术后常规行耻骨上膀胱造瘘术，为减少血凝块阻塞尿管引起尿外渗，建议使用管径较粗的尿管，膀胱前间隙留置皮片引流 48 小时。近期有文献报道，术后经尿道引流尿液的并发症更少，尿液转流的时间更少。通常情况下，术后 7~10 天复查膀胱造影确定膀胱创面愈合情况，需拍摄排尿前后的前、后及斜位 X 线片。没有尿外渗时可夹闭膀胱造瘘管，鼓励小儿经尿道排尿，观察 24 小时。患儿无不适可拔除膀胱造瘘管。

膀胱颈部损伤：儿童膀胱颈部损伤的发生率比成人高 1 倍，单纯行尿液引流而未行手术修复将引起持续性尿外渗，从而导致盆腔尿性囊肿，脓肿，骨盆骨髓炎，甚至永久性尿失禁的发生。膀胱尿路造影发现造影剂外渗，膀胱颈部结构不清晰时，便需要怀疑膀胱颈部损伤的可能性并准备行膀胱颈部修复手术。手术时需经膀胱顶部入路，在膀胱内多层缝合裂口。需要注意的是膀胱颈前壁的撕裂伤常合并后尿道损伤，可行逆行尿路造影或膀胱镜检查了解后尿道情况。

四、并发症

并发症包括败血症、延期血尿、膀胱结石及膀胱瘘。延期血尿及膀胱瘘常并发于较长期经尿道留置导尿管的病儿。合并感染应积极治疗，一旦感染控制，须在一段时间内持续应用抗感染药物。

（林德富）

第四节　尿道损伤

尿道损伤是泌尿系常见的创伤，发病率仅次于肾脏创伤，多见于男孩。后尿道损伤继发于骨盆骨折，完全性后尿道断裂急症处理方法有限，争议也较大，术后并发症集中在尿道狭窄与闭锁、尿失禁和勃起功能障碍，均严重影响生活质量。前尿道损伤多是骑跨伤造成，治疗不当继发尿道狭窄。女童不同于男童，多合并阴道损伤，急症处理非常重要，处理不当会造成尿道阴道瘘和尿失禁，部分患儿可因尿失禁无法治疗被迫行尿流改道。由于儿童骨盆骨骼不成熟且膀胱位置相对更高且大部分位于腹腔内，儿童后尿道损伤有如下特点：①与成人相比较多发生严重的永久性前列腺尿道移位；②前列腺严重移位导致完全性后尿道断裂也比成年男性更为常见；③尿道损伤同时伴膀胱损伤比例可达 20%，其中相当一部分是膀胱颈纵行裂伤；④青春期前女孩盆骨骨折时合并尿道损伤的概率比成年女性高 4 倍。

患儿有阴茎、阴道、会阴或骨盆的直接外伤史时，应考虑是否存在尿道损伤。有以下情况者需行影像学或膀胱镜检查排除该损伤：①患者表现为典型的三联症：会阴/阴茎血肿、尿道口/阴道口出血及排尿困难；②耻骨分支一侧或多处骨折或耻骨联合分离；③影像学检查提示膀胱颈损伤。男性患儿，逆行尿道造影可明确诊断；女性患儿可行 CT 或是膀胱镜检查确诊。若尿道损伤同时伴有骨盆骨折,需行直肠指诊除外合并直肠损伤。

一、男童后尿道损伤

(一)相关解剖

后尿道损伤几乎都并发于严重钝伤所致骨盆骨折,穿通伤少见。尿道穿过固定的盆底肌层即盆膈,膀胱及前列腺尿道位其上、球部尿道位其下,膜部尿道居其中并被盆底肌固定于骨盆环。成人已发育的前列腺附着于膀胱颈构成一体,在盆腔中有潜在可移动性,它们是被膜部尿道固定于盆底。当严重创伤造成骨盆骨折时、支持盆底的骨盆环破裂,膀胱及前列腺被从固定的膜部尿道扯开,而膜部尿道仍与球部尿道相连,因此成人尿道损伤的部位基本是恒定于膜部尿道。小儿膀胱基本上是腹腔内器官,小儿前列腺未成熟,小而薄弱、未能广泛与膀胱相连,也不够大而结实地保护前列腺尿道。此外,耻骨前列腺韧带薄弱而不成熟。这些特点提供不同的创伤力造成不同的近端尿道外伤,除有与成人相同的膜部尿道断裂外,小儿可有前列腺尿道撕裂及前列腺上的尿道断裂。Boone 等统计 24 例小儿后尿道损伤中有16 例(66%)为典型膜部尿道损伤,4 例(17%)前列腺上尿道损伤及 4 例(17%)前列腺尿道损伤。尿道破裂导致尿外渗、尿潴留以及盆腔膀胱周围的严重出血。前列腺从骨盆底的严重移位,加上血肿和尿外渗推移,造成近端尿道断端移位较成人更为严重,进而也怀疑将来勃起功能障碍可能性较成人高。

(二)病因及机制

骨盆骨折时约 10% 发生尿道损伤,多是完全性断裂。致伤原因 90% 是车祸,其余 10%是坠落伤、砸伤以及运动性创伤。此外还可有医源性创伤,如内腔镜穿破、手术矫治先天性肛门闭锁或直肠尿道瘘时损伤尿道。首都医科大学附属北京儿童医院 1980—2000 年共诊治后尿道损伤 228 例,致伤原因为车祸 213 例(93%),6 例继发于肛门闭锁手术,5 例为砸伤或挤压伤,2 例枪伤,1 例电击伤及 1 例为扩肛所致。

(三)临床表现及诊断

当有骨盆骨折或会阴创伤时需想到尿道损伤(图 29-4-1)。临床上最常见的症状是尿道口少量出血、血尿、排尿痛及尿潴留。会阴部蝴蝶形血肿、阴囊膨隆、局部瘀斑说明有血肿或及尿外渗(图 29-4-2)。任何患儿有腹、盆腔或会阴创伤均应做肛诊,如有后尿道损伤,可能发现盆腔血肿或膀胱、前列腺上移。

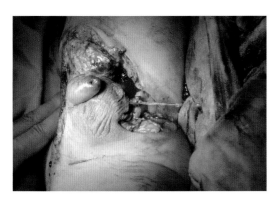

图 29-4-1 严重骨盆骨折 尿道断裂

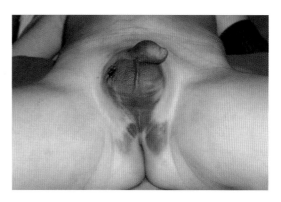

图 29-4-2 会阴部蝴蝶形血肿

　　X线平片可发现骨盆骨折或耻骨联合分离。不要强行插导尿管,因其可使不全性尿道断裂进一步损伤成为完全性尿道断裂。膀胱尿道造影是尿道损伤的诊断依据,严格消毒将导尿管插入尿道外口内2~4cm,无菌条件下注入稀释的造影剂(15%~25%泛影葡胺)。后尿道损伤造影剂外渗在尿生殖膈之上,与腹膜外膀胱破裂不易区分,再辅以膀胱穿刺造影,可见膀胱壁完整,并向上移位。如尿生殖膈也破裂则造影剂广泛外溢于会阴部。造影剂全部外溢不能进入膀胱考虑后尿道完全性断裂。造影剂部分外溢同时也可进入膀胱考虑为不全性后尿道断裂(图29-4-3)。

　　后尿道损伤可并存其他泌尿系或内脏创伤。

（四）治疗

　　小儿病情稳定的前提下应尽早处理尿道损伤。如何修复后尿道损伤是泌尿外科最有争议和困难的问题之一,处理方案大体有三种:①急症仅做耻骨上膀胱造瘘,日后发生尿道狭

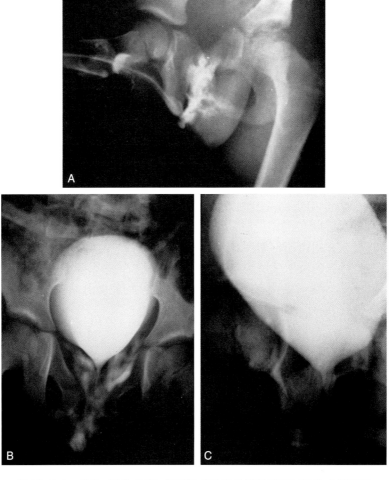

图29-4-3　患儿,男性,7岁,车祸造成骨盆骨折及膜部尿道完全性断裂

A.经尿道注入造影剂,不能进入膀胱;B.膀胱穿刺造影示膀胱壁完整;C.经耻骨上及会阴切口,急症尿道断端吻合术后6个月,排尿畅。排尿性膀胱尿道造影复查,尿道显影良好。

窄,再行二期手术尿道修复;②急症或亚急症经会阴入路做尿道端端吻合。③各种尿道会师手术。因小儿尿道细小,尿道会师手术难以保证两尿道断端对合,还可能造成新的损伤,导致尿失禁、尿道狭窄、勃起功能障碍等并发症发生率较高,在小儿后尿道损伤治疗中有很大局限性。目前小儿后尿道完全性断裂的治疗方法与争论主要集中在前两种。

单纯膀胱造瘘的优点有:手术简单、迅速,以便有时间精力处理其他严重创伤;如为部分后尿道断裂,多可经膀胱造瘘治愈,无需再次手术;可避免因尿道内反复试插导尿管而导致不全性尿道断裂被扯成完全性尿道断裂;不暴露耻骨后血肿,继发感染机会少,血肿日后可逐渐被吸收;不做耻骨后探查没有向头侧牵拉膀胱和前列腺,避免了位于前列腺直肠旁沟内由于外伤血肿和尿外渗被牵拉处于紧张状态下的勃起神经和血管束的进一步损伤,使发生阳萎、尿失禁机会减少。但完全性后尿道断裂做单纯膀胱造瘘,两尿道断端间形成瘢痕、日后不可避免的发生尿道狭窄或闭锁。如狭窄或闭锁段长,尤其合并尿道直肠瘘或及尿道会阴瘘,治疗困难。急症经会阴后尿道修复的优缺点与单纯膀胱造瘘正好相反,因此如病儿情况稳定,医师经验丰富,造影检查诊为完全性后尿道断裂并有膀胱前列腺向上移位,宜经会阴修复后尿道。首都医科大学附属北京儿童医院泌尿外科1994—2008年连续进行20余例急症完全性后尿道断裂的经会阴端端吻合。手术分别于伤后2~72小时进行,平均12小时。术后19例排尿通畅,无需进一步治疗,1例半年后做尿道内切开1次治愈,1例术后一年取膀胱结石一枚但无尿道狭窄,均无阳痿和尿失禁。后尿道完全性断裂的急症处理不必强求一致,需考虑患儿病情特别是有合并伤时的全身状况和医生手术技术两个基本条件。两条件均具备应急症经会阴后尿道修复,条件缺一时以单纯膀胱造瘘为好。伤后3~7天条件具备时进行亚急症的后尿道修复效果也很好,否则可半年后行二期手术修复尿道。二期手术时部分病人因近端尿道向上移位过于严重需在会阴切口基础上加做耻骨联合部分切除经耻骨会阴联入路完成后尿道吻合。

数十年来一直存在这样的争论,即后尿道损伤急症一期尿道修复是否增加勃起功能障碍和尿失禁的发生率,当前研究并未证明急症修复与勃起功能障碍及尿失禁之间的关联,目前认为不是初期治疗而是原发损伤的严重性导致这些并发症的发生。

急症经会阴后尿道端端吻合基本手术步骤:经耻骨上切口打开膀胱前壁,不做耻骨后探查,不向头侧牵拉膀胱及前列腺,避免损伤勃起神经,减少阳痿发生。会阴切口中线切开球海绵体肌游离尿道海绵体找到尿道远侧断端。从膀胱内向尿道内口插入10Fr导尿管5cm,用示指尖在膀胱内抵住尿道内口向会阴部加压,使上移的膀胱、前列腺复位。于会阴部切口可清晰显露后尿道近侧断端,在直视下做两断端斜吻合,4-0可吸收线间断缝合6~8针,置8~10Fr硅胶管做支架3周,同时置膀胱造瘘,会阴切口放皮片引流48小时。术后无需常规尿道扩张。

陈旧性外伤性后尿道狭窄与闭锁根据狭窄或闭锁段的位置与长度选择经尿道镜内切开、经会阴尿道吻合、经耻骨与会阴联合入路后尿道吻合等术式。开放手术时中线切开两侧阴茎海绵体脚汇合处可缩短两尿道断端距离,减少吻合口张力。如尿道缺损过长可用包皮或阴囊皮肤岛状皮瓣代尿道做一期尿道吻合或会阴尿道造瘘二期手术修复尿道。

经耻骨及会阴联合入路的尿道端端吻合术基本手术步骤:仰卧、臀部垫高,两腿分开,可略屈髋及膝关节以利于会阴部暴露。

根据原切口瘢痕、做下腹横或正中直切口,纵行分离腹直肌及扩大膀胱切口。分离耻骨后间隙,向两侧剥离耻骨联合骨膜。用骨凿切除宽1.5~2cm的耻骨联合头侧3/4~4/5,使能清楚暴露病变部位。以示指经膀胱放入尿道做引导,在直视下扩大膀胱切口、剪开膀胱颈及尿道前壁达尿道闭锁端。一般可见闭锁端在精阜远侧,即膜部尿道。如拟游离远端尿道,需加会阴切口。自尿道外口放入尿道探子做引导,将前尿道从阴茎海绵体游离至闭锁端,切断。然后切开海绵体中隔约2cm,并切除部分耻骨联合下缘。此两步骤可增加手术野暴露,并缩短两尿道断端间的距离。

游离足够吻合的尿道两断端后,在耻骨上的手术野内、将尿道远端缝牵引线后拉入,检测是否能达到无张力吻合,并注意不要扭转,用4-0可吸收线做间断吻合6~8针。尿道内放硅胶管作支架3周,同时放膀胱造瘘管,耻骨后及会阴放像皮片引流24~48h。尿道边缘对合越齐,瘢痕越少。

(五)合并症

后尿道损伤的合并症有尿道狭窄或及闭锁、尿失禁、阳萎或不育症。尿道狭窄又可造成尿潴留、膀胱输尿管反流、肾积水、感染及结石。

二、男童前尿道损伤

(一)病因

前尿道损伤最常见于骑跨伤,当小儿从高处坠落骑跨在硬物上时,男童球部或阴茎阴囊交界部尿道被挤压于硬物和耻骨联合下缘之间造成创伤。猛踢会阴部也可造成同样创伤。偶见刺伤、枪伤或动物咬伤。另一多见的病因为医源性创伤,如尿道器械操作、包皮环切或行肛门直肠畸形修复手术时造成损伤;留置导尿管压迫阴茎根部尿道,造成黏膜损伤继发狭窄;从尿道外口钳夹尿道结石也可造成前尿道狭窄。

(二)临床表现和诊断

小儿伤后不能排尿、疼痛及尿道出血。排尿动作加重疼痛、出血及尿外渗。骑跨伤有典型坠落骑跨病史。球部尿道损伤时紧张而有力的阴茎筋膜限制血及尿外渗,如阴茎筋膜破裂,则血、尿外渗沿会阴浅筋膜(Colles fascia)弥散于阴茎、阴囊及会阴部;再向上可沿腹壁浅筋膜深层(Scarpa fascia)弥散至腹壁。尿道造影可见造影剂外溢在球部尿道周围,膀胱穿刺造影可见膀胱充盈但位置正常,区别于后尿道断裂。其他前尿道损伤因典型的致伤原因诊断无困难。

(三)治疗

不完全尿道断裂,经尿道留置导管7~10天,经卧床休息及抗感染治疗,轻度尿外渗可自行吸收。前尿道完全性断裂急症处理没有争论,需急症经会阴手术尿道端端吻合,术后导尿管留置2~3周。

三、女性尿道损伤

(一)特点

女性尿道损伤较男性少见,其原因为女性尿道短、受保护的程度及活动度较大。Perry等报道130例女性骨盆骨折中,仅有6例(4.6%)有尿道损伤。刘志平等报道522例尿道损伤及狭窄中,仅有女性17例。女性尿道相当于男性后尿道,但损伤发生机制和情况差异很大。尿道及阴道损伤并发于骨盆骨折时常是车祸所致严重创伤。无论是并发于骨盆骨折的尿道损伤还是其他致伤原因如骑跨伤,刺伤,多并发阴道损伤,如未及时修复,后期常遗有尿道狭窄或闭锁、尿道阴道瘘以及阴道狭窄或闭锁、阴道积脓或结石。文献报道女性尿道损伤同时合并阴道撕裂者占 75%,伴直肠损伤者占 30%。陈旧性尿道损伤中 90% 存在尿道阴道瘘。

(二) 致伤原因

最多见的是车祸骨盆骨折,其次还可见于骑跨伤和砸伤。其他少见原因还有穿通伤、无肛手术损伤和阴道异物压迫。

(三) 临床表现

当患儿有外伤病史伴骨盆骨折、伤后不能排尿或阴道出血均应做排尿性膀胱尿道造影以除外尿道损伤。骑跨伤或外阴撞击可造成软组织创伤,导致会阴部出血、淤血、水肿和疼痛,一般不危及生命。陈旧性尿道损伤则表现为排尿困难、需膀胱造瘘或因尿道阴道瘘表现为完全性尿失禁。

(四) 治疗

急症患儿不完全尿道断裂并且阴道无损伤可留置 Foley 导尿管。如尿道及膀胱显著移位尤以合并阴道创伤时应在患儿情况稳定后尽早修复尿道及阴道。如未检出尿道损伤,持续严重尿外渗可能引起败血症及坏死性筋膜炎。急症手术时耻骨上打开膀胱,从尿道内口向外插 8Fr 导尿管,然后用手指顶住尿道内口向会阴部逐渐加压,在会阴部可显露尿道阴道断端并分别修复,有膀胱颈裂伤应一并修复,留置硅胶气囊导尿管 2~3 周。

对尿道不加任何处理仅行初期耻骨上膀胱造瘘在女性不可避免地会造成尿道狭窄闭锁、尿道阴道瘘或二者兼有的并发症,而且二期手术修复尿道阴道非常困难,成功率明显低于急症修复,应尽力避免。

陈旧性女童尿道损伤多数病例是尿道远段或及中段闭锁,近端与阴道相通。成人的尿道阴道瘘多因产伤所致,可经阴道途径修复。小儿阴道细小,难于暴露操作。极个别远端的短段狭窄或闭锁并且不合并阴道瘘可采用尿道贯通、扩张或内切开治疗。极少病例可经阴道修补尿道阴道瘘。绝大多数病例需做耻骨联合部分切除,经耻骨入路进行尿道阴道修复手术。女性尿道相当于男性后尿道,女性尿道的长度与排尿控制有关。尿道闭锁及尿道阴道瘘,均有组织缺失,需用 Young-Dees-Leadbetter 术式,即剪裁膀胱三角区组织做尿道成形并延长尿道,修复尿道阴道瘘,即所谓"用近端对远端",并使新形成尿道长度大于 3cm。手术主要步骤是切除宽 2cm 的耻骨联合头侧 3/4,将膀胱正中切口向远端尿道延长,直达尿道病变部。在闭锁部位或尿道阴道瘘口部位切断尿道,在尿道阴道间注射 1∶100 000 肾上腺素,便于在尿道、膀胱三角区与阴道间游离。根据所需尿道长度,近侧可游离至输尿管口附近,必要时可上移输尿管口。切开阴道闭锁或狭窄环,内翻缝合阴道瘘口。剪裁三角区组织延长尿道,与远端尿道做端端吻合。如远端已无残留尿道,则将剪裁三角区组织延长的近端尿道拖出成形新的尿道外口。留置硅胶气囊导尿管 2~3 周。女童陈旧性尿道损伤部分病人手术非常困难,效果不满意,尿道缺损过多无法修复或严重尿失禁无法治疗时,为改善生活质量可行阑尾输出道可控性尿流改道。

(王冠男)

第五节　阴囊内容物损伤

小儿阴囊皮肤薄弱,皱折少,而且会阴部暴露机会多,所以阴囊及其内容物损伤较成人多见。

一、阴囊损伤

阴囊损伤可以有单纯性损伤及并发于会阴部、尿道损伤。

(一) 病因及临床表现

1. **开放性损伤**　小儿多见的是动物咬伤(以狗咬伤最多)及摔伤。可见患侧阴囊皮肤裂开,伤口皮缘不整齐,肉膜外翻,血肿。如伤口大,可有睾丸脱出。但很少有阴囊内容物损伤。

2. **闭合性损伤**　小儿阴囊受外力冲击如骑跨伤、挤压、脚踢均可造成闭合性损伤。可形成阴囊血肿、鞘膜腔积血、皮下淤斑。对于阴囊闭合性损伤应注意做 B 超除外有无阴囊内容物及睾丸损伤。

(二) 治疗

1. **开放性损伤**　清创并注意伤口内有无异物。剪除血运差的阴囊伤口边缘及肉膜组织。还纳脱出睾丸时注意检查有无睾丸损伤并防止睾丸扭转。如果阴囊皮肤完全撕脱不能整复需通过植皮、做邻近皮瓣等方法重建阴囊。

2. **闭合性损伤**　大部分患儿通过卧床休息、早期局部冷敷、止痛、预防感染等措施均可治愈。阴囊血肿可用理疗促进吸收。如血肿进行性增大,应考虑切开止血、减压引流。

二、睾丸损伤

由于小儿睾丸在阴囊内具有一定的活动度,且提睾肌收缩反射避免伤害的作用和白膜相对坚韧的纤维组织的保护作用,故睾丸损伤极少见。大约 75% 的外伤由钝性外伤引起。

(一) 病因

1. **闭合性损伤**　由踢伤,体育活动相关意外和交通事故引起,可导致白膜破裂,睾丸挫裂伤,血肿形成,睾丸脱位和睾丸扭转的发生。在闭合性睾丸外伤的患者中,仅有 1.5% 发生双侧损伤。

2. **开放性损伤**　由枪击伤,爆炸伤和利器切割伤等引起。开放性外伤中 30% 发生双侧睾丸损伤,其中 80% 可合并大腿,阴茎,会阴部,膀胱,尿道或股部血管等周围结构的损伤。

3. **医源性损伤**　一般是做腹股沟斜疝、鞘膜积液、隐睾手术时造成的。这类损伤多很轻微,不会有严重后果。

(二) 病理

闭合性损伤常造成睾丸挫伤,引起睾丸内出血、肿胀。由于白膜很坚固,使睾丸内压增高。

开放性损伤可引起睾丸白膜损伤、睾丸破裂,如伤及主要血管或睾丸组织损伤过重可导致睾丸坏死、萎缩。受外力挤压还可引起睾丸扭转、睾丸脱位至阴囊以外如会阴、腹股沟等处。

如有睾丸下降不全、睾丸异位等先天性畸形,则睾丸损伤机会相对增高。因睾丸在腹股沟、耻骨前等处,位置表浅、易受外力的直接损伤。未降睾丸发生睾丸扭转的概率要高于阴囊内睾丸 21~53 倍。

(三) 临床表现

睾丸的感觉神经非常敏感,因此睾丸损伤的疼痛剧烈。一般常有恶心、剧痛,疼痛向股部、下腹部放射,严重者可有疼痛性休克。查体可见阴囊淤血、肿胀,阴囊触痛明显,需要注意的是血肿的程度和睾丸损伤的严重程度不一定成正比,即使未发现血肿也不能除外睾丸裂伤的可能,反之,损伤程度较轻的睾丸挫伤也可有明显的出血表现。睾丸破裂时可以触及肿块,因出血和血肿的形成睾丸轮廓触诊不清。当出现血尿,查体发现尿道口出血时,需要考虑伴随尿道损伤的可能。对于开放性损伤患儿而言,需常规检查周围结构,尤其是股部血管的情况。睾丸脱位的患儿于阴囊内不能触及睾丸。

超声检查具有快速、准确、无侵袭性等特点,是评估睾丸完整性和血运情况最主要的方法。超声发现睾丸损伤的征象为睾丸实质异质性回声和白膜连续性中断。尽管超声检查可用于评估睾丸损伤或者血肿等情况,但是当物理检查怀疑睾丸损伤而超声检查仍提示正常或者可疑损伤时,仍需进行手术探查,最终仍需术中确诊。MRI可有效的显示出睾丸的损伤程度,但因检查费用高,检查时间长,年龄较小患儿依从性较差等原因,临床应用受限。

(四) 治疗

睾丸损伤治疗原则:镇痛、控制出血、尽量保存睾丸组织。

早期探查和修复睾丸裂伤对保留残存睾丸组织、生育功能和内分泌功能有益处,可控制出血,预防感染,减少伤后恢复时间。手术多选阴囊横切口,探查时应清除坏死组织和经白膜裂口挤出的曲细精管,用可吸收线仔细关闭白膜裂口,因为进行性的水肿和睾丸内压力的增高均可引起曲细精管的再次外露。尽管保留睾丸组织是手术的目的,但是当睾丸压力过高,关闭白膜存在过大张力时,可选择切除部分睾丸组织达到减容的效果。如白膜缺损面积较大,可移植鞘膜瓣覆盖睾丸,但是不推荐应用人工生物材料覆盖。如果睾丸内形成较大血肿,即使睾丸没有破裂也应行手术探查,引流血肿,手术可减少压力增高导致的睾丸坏死和萎缩风险,减少延迟手术探查的概率(40%)和睾丸切除的风险(15%)。

如仅有阴囊外伤,睾丸外伤轻微可予冰敷,镇痛,阴囊托带固定,伤口清创缝合等治疗。开放性损伤时,需探查血管和输精管的损伤情况。清除坏死组织,止血,缝合白膜等步骤同钝性外伤。除非主要血管或睾丸组织损伤过重有可能导致睾丸坏死,否则尽量保存睾丸。如果发现睾丸脱位、睾丸扭转应尽早手术复位。

(五) 预后和并发症

保守治疗易并发感染、睾丸萎缩、坏死和慢性疼痛等。伤后3天内手术探查保留睾丸率超过90%,但是保守观察治疗睾丸切除率和延迟手术率比手术探查高3倍~8倍。相对于钝性外伤而言,睾丸开放性穿通伤睾丸保留率仅有32%~65%。

三、附睾、精索损伤

单纯附睾损伤很少见,多伴有睾丸损伤。附睾损伤后期可有附睾小结或精液囊肿。

精索损伤常伴有阴囊、会阴部损伤。单纯性精索损伤多是医源性损伤,如小儿腹股沟斜疝、鞘膜积液、隐睾、精索静脉曲张手术时误扎、钳夹、牵拉所致,可引起精索血肿、扭转、输精管误扎、断裂。对于输精管损伤应及时用显微外科技术修复。高位的小儿精索损伤如未伤及输精管,一般不会有严重的睾丸血运障碍,因为睾丸的血供除精索血管外还有睾丸引带、输精管两个侧支。

四、阴茎损伤

学龄期男童由于好奇,偶将毛发、丝线、铁环等缠绕阴茎而未取下,造成血液回流障碍继发阴茎水肿、疼痛、排尿困难、局部皮肤红斑等症状,如长时间未被发现,异物甚至可嵌入尿道、海绵体和神经血管束。治疗为解除异物压迫,恢复血运和排尿功能,处理创面。如异物为毛发、丝线、塑料制品或者薄铁片等,可直接用剪刀、刀片或者线锯等设备切断;如异物为钢材或坚固的重金属材料,切开则十分困难,需应用工业电钻,钢锯等设备,甚至求助消防员应用专业工具。也可应用粗线或者止血带缠绕远端水肿阴茎,减小水肿阴茎直径,石蜡油润滑后,将异物缓慢退出。

偶见未经包皮环切的男童,因急于向上拉裤子把阴茎嵌入拉链间。治疗方法较多,先用石蜡油润滑皮肤和拉链,拉开未锁住的拉链;如直接拉开困难,可将两侧拉链与布料间剪开,以减少张力且方便操作;如拉链扣得较紧,可用咬骨钳等剪开拉链中线处钻石样结构;如受伤时间长,发生皮肤坏死,松解阴茎困难则需做包皮环切术。

(林德富)

参 考 文 献

[1] 宋宏程,孙宁,张潍平,等.儿童Ⅳ级闭合性肾脏损伤的诊治体会[J].中华小儿外科杂志,2015,36:150-153.

[2] AU J K,TAN X,SINANI M,et al. Imaging characteristics associated with failure of nonoperative management in high-grade pediatric blunt renal trauma [J].J Pediatr Urol,2016,12:294e1-e6.

[3] LEE J N,LIM JK,WOO M J,et al. Predictive factors for conservative treatment failure in grade Ⅳ pediatric blunt renal trauma [J].J Pediatr Urol,2016,12:93e1-e7.

[4] REESE J N,FOX J A,CANNON G M,et al. Timing and predictors for urinary drainage in children with expectantly managed grade Ⅳ renal trauma [J].J Urol,2014,192:512-517.

[5] LEEVAN E,ZMORA O,CAZZULINO F,et al. Management of pediatric blunt renal trauma:A systematic review [J].J Trauma Acute Care Surg,2016,80:519-528.

[6] 李宁,宋宏程,孙宁,等.儿童外伤性肾盂输尿管连接部断裂的诊断和治疗[J].中华小儿外科杂志,2015,36:765-769.

第三十章

泌尿生殖系异物

　　小儿泌尿生殖系异物并非临床常见病,但此类疾病对于患儿身心和家庭有较大的影响,是小儿泌尿系统疾病的重要部分,因小儿不易配合,病史询问困难,易造成漏诊。如治疗不当,后果严重。小儿泌尿系异物以膀胱异物最常见,尿道异物次之,肾内异物偶见。

一、泌尿系异物

（一）肾内异物

1. 进入途径

（1）经输尿管插入:多为医源性。如输尿管内置入支架管时,因操作不当或导管断裂所致。也有患者自己放置。曾有报道患儿自己经尿道口插入木棍,经输尿管口进入肾盂,表现为血尿。静脉尿路造影显示肾积水,肾盂充盈缺损。因病史询问不清,曾误诊为肿瘤。

（2）经开放性伤口进入肾内:多为医源性,将手术中的敷料、导管遗留在肾内,或做肾穿刺时导管断裂,断端留在肾内。

（3）经消化道或肺脏穿透至肾脏:异物经消化道最常见的穿透部位是十二指肠降段。长而硬的物质不易通过这一弯曲,可穿破十二指肠进入右肾。异物也可经结肠进入肾脏。来自肺的异物极罕见。

2. 诊断　　主要症状表现为发热、腹痛或肾区痛、全身不适等感染症状及血尿。尿常规检测可见红细胞及白细胞。金属异物及有钙盐沉着的不透光异物经泌尿系平片可确诊。超声检查、静脉尿路造影可明确异物与肾盂、肾盏、输尿管的关系。

3. 治疗　　手术取出异物、感染部位引流、抗感染治疗为主要治疗方法。大多数异物可被取出,不必做肾切除,只有肾脏破坏严重、无功能或重度感染不能控制时才考虑做肾切除。如能及时发现异物,可尝试用经皮肾镜等内镜取异物。

（二）膀胱异物

　　膀胱异物在小儿中较常见。常见症状为尿频、尿痛、血尿或脓尿。如时间长可继发膀胱结石而出现排尿困难。异物种类很多,包括缝衣针、电线、塑料绳、自行车乳胶气门芯、塑料管、磁力球、发卡、温度计、金属小零件等。异物的来源大都是自行插入体内。

1. 进入途径

（1）经尿道放入：最多见，多为青春期少年，由于心智发育尚未成熟，青春萌动期为达到性快感将异物插入尿道后进入膀胱的病例较为常见。也有的属于心理变态、智力低下或恶作剧自己插入异物，或强行将异物插入他人尿道而进入膀胱。近期连续发现磁力球异物病例 3 例，因磁力球特殊性，取出困难，被迫切开膀胱取出（图 30-0-1）。

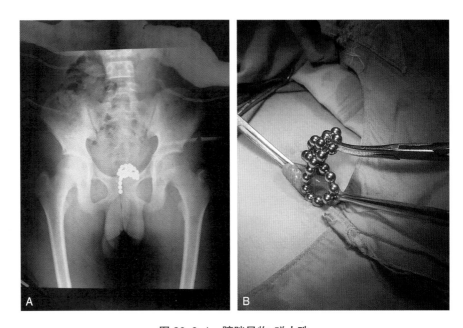

图 30-0-1　膀胱异物-磁力珠
A.膀胱异物平片，可见磁力珠高密度影；B. 术中见膀胱异物磁力珠扭曲成团。

（2）经开放性伤口进入膀胱：如车祸致骨盆骨折、膀胱破裂，膀胱内可有丝织物、骨片等异物。

（3）由膀胱外迁徙进入膀胱：曾报道有骨盆骨折、火器伤病史的病人膀胱内发现弹片、骨片。当异物与膀胱壁有炎性粘连，造成膀胱壁糜烂。膀胱异物可继发膀胱炎症，致膀胱壁增厚，内壁毛糙，也可导致膀胱穿通伤。我院曾收治一例体温计异物穿破膀胱前壁患者。

（4）异物由肠道进入膀胱：异物由肠道经内瘘进入膀胱，多为未消化的肠内容物或寄生虫，可在排尿时出现气泡。造成内瘘的原因可以为肿瘤、结核及其他炎症。

（5）医源性膀胱异物：医源性异物为手术中或腔镜检查时将异物遗留在膀胱内。李龙等曾报道有 1 例患者为记忆合金手术植入后滑入膀胱内，亦有文献报道气囊导尿管破裂后异物残留。

2. 诊断　病史采集对于明确异物种类和存留部位很重要，超声检查在泌尿系异物的诊断上准确性可达 96.6%。因此详细询问病史结合超声、X 线平片及膀胱镜检查可明确诊断。

3. 治疗　多数异物可在膀胱镜引导下用异物钳将异物取出，但如果出现异物嵌顿或者内镜取出困难时，开放性手术亦为有效的治疗方法。如我院近期收治的磁力球异物及铅丝异物，因异物盘曲成团，内镜取出困难，行耻骨上小切口膀胱切开异物取出术（图 30-0-2）。

（三）尿道异物

尿道异物最常见的症状为尿痛、血尿及排尿困难及尿潴留，同样比较常见于青春期患儿。

尿道异物的进入途径有：①经尿道外口插入；②经膀胱排入；③经手术或开放性损伤带入。其中以自行插入尿道外口最为常见，原因同膀胱异物，而且患儿大多数因为羞愧，往往拒绝承认病因。因此对于症状典型又处于高发年龄段的儿童应提高注意。

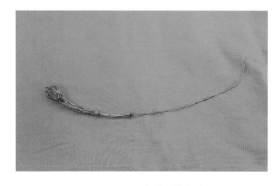

图 30-0-2　膀胱异物铅丝

详细询问病史，仔细检查病人（阴茎体段尿道可直接触及异物，后尿道异物经直肠指诊也可触及），结合泌尿系超声、尿道彩超、X线平片、尿道镜检等可予确诊。

如异物距尿道口很近，可用血管钳或镊子夹出，但是需注意如果患儿哭闹不配合或者异物嵌顿，切不可强行夹出，以免造成尿道损伤，远期尿道狭窄。对于锐利、较细的异物如缝针，若位于阴茎体段尿道，可在肛诊引导辅助下从尿道内直接顶出阴茎皮肤外。如异物粗糙或已嵌入尿道壁，应选择尿道适当部位切开取出。后尿道异物可经尿道镜取出。如以上方法失败，则需要将异物推入膀胱，按膀胱异物处理。我院近期收治一例磁力球尿道异物，磁力球吸附成团嵌顿在球部尿道，术中拟将异物推入膀胱，但因嵌顿严重（图30-0-3），改行尿道切开取出术。取尿道异物定位有时非常困难，需要借助放射线诊断。

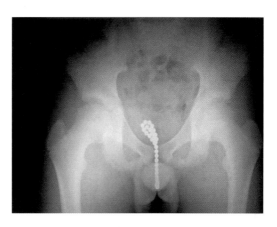

图 30-0-3　磁力球吸附成团嵌顿在球部尿道

二、生殖系异物

阴道异物多数因为儿童好奇心所致，发病年龄多为4~6岁幼女或女童。因为年幼，部分患儿难于表达清楚，加之部分家长从心理上不能接受，查体受限所以较难追述病因。

临床症状常以阴道分泌物增多、有异味就诊。阴道异物种类较多，可能为患儿身旁的任何物品，包括纸团、棉布线、发卡、头绳等。文献表明阴道异物存留时间越长，感染症状越明显。

对于阴道分泌物较多的幼童应考虑阴道异物的可能，阴道超声检查对于诊断有较大帮助。

幼女阴道异物取出的方法，主要有以下几种：①阴道灌注加压冲洗＋肛诊推移法；②肛诊引导下血管钳伸入阴道内将异物钳夹取出；③窥鼻镜扩张阴道后，钳取异物；④膀胱镜直视下取出异物；⑤宫腔镜直视下取出异物。

总之，泌尿生殖系异物多与儿童的好奇心及心理健康有关，因此加强儿童的心理卫生教育，对于预防儿童泌尿生殖系异物的发生有重要的意义。取出泌尿生殖系异物最合适的方法取决于异物的大小、方向及移动性,在可能的情况下,应采用内镜或微创技术,但切不可盲目追求微创,必要时开放性异物取出亦为有效的治疗方法。

(田 军 梁海燕)

参 考 文 献

[1] FATH ELBAB T K,ABDELHAMID A M,GALAL E M,et al.Management of intravesical self-inflicted sharp objects in children:10-year single-center experience [J]. J Pediatr Urol,2016,12(2):97.e1-5.

[2] HE Y,ZHANG W,SUN N,et al.Experience of pediatric urogenital tract inserted objects:10-year single-center study [J]. J Pediatr Urol,2019,15(5):554.e1-554.e8.

[3] 李龙,陈宏,汤梁峰,等.小儿泌尿生殖系统异物32例临床分析[J].临床小儿外科杂志,2013,12(6):481-482.

第三十一章

小儿泌尿生殖系肿瘤

第一节 肾 肿 瘤

一、肾母细胞瘤

肾母细胞瘤又称肾胚胎瘤(nephroblastoma or renal embryoma)。1899 年 Max Wilms 做了详细描述,故又称 Wilms 瘤。肾母细胞瘤是小儿最常见原发于肾脏的恶性肿瘤,主要发病于 6 岁以下。在过去的数十年中经综合治疗长期生存率明显提高。今后治疗方向是减少低危患者治疗并发症和提高高危患者长期生存率。

(一)流行病学

15 岁以下小儿肾母细胞瘤发病率为 0.7/10 万~1/10 万,约占小儿恶性肿瘤 6%~7%,儿童肾脏肿瘤 85%~90%。男女性别之比约为 1.1:1。虽然肾母细胞瘤可发生在各年龄段,甚至老年人,但 80% 以上发病在 5 岁以下,平均 3.5 岁,新生儿患病罕见,家族性肾母细胞瘤、双侧病变发病多在 1 岁以内。有一定的地域和人种差异,亚洲发病率比北美和欧洲略低,而黑色人种略高。肾母细胞瘤 4.5% 合并泌尿生殖系先天畸形,包括尿道下裂、隐睾、肾发育异常等。肾母细胞瘤合并男性假两性畸形、肾小球硬化称之为 Denys-Drash 综合征,有研究表明 Denys-Drash 综合征与 11P13 肾母细胞瘤基因突变有关。肾母细胞瘤 1% 合并虹膜缺如(图 31-1-1)、生殖器畸形和智力障碍(WAGR 综合征)。偏侧肥大可单独存在或为 Beckwith-Wiedemann 综合征的一部分,发生肾母细胞瘤概率是 4%~10%。对于有偏侧肥大、Beckwith-Wiedemann 综合征或虹膜缺如患儿应

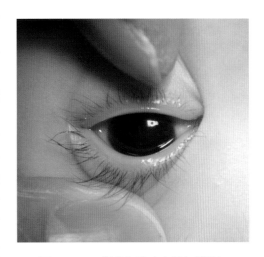

图 31-1-1　肾母细胞瘤合并虹膜缺如

定期进行肾脏超声检查以便早期发现肾肿瘤。

（二）病因

肿瘤可能起源于后肾胚基，而肾母细胞增生复合体可能发展为肾母细胞瘤。妊娠 36 周后体内持续存在的后肾胚基称为肾源性残余（nephrogenic rests，NRs），单侧或双侧肾脏多发或弥漫存在的 NRs 及其衍生物称为肾母细胞瘤病（nephroblastomatosis，Nbm）。肾母细胞瘤很可能是由持续存在的后肾胚基发展而来，早期胚基消失障碍导致 NRs，后者进一步发生遗传学变化，最后发展成为肾母细胞瘤。1990 年美国肾母细胞瘤研究组（The National Wilms Tumor Study Group，NWTSG）Beckwith 对肾母细胞瘤病进行了详细描述和分类：根据 NRs 与肾小叶的位置分为小叶外周型、小叶内型、混合型和全小叶型；根据 NRs 生物活性分为静止期、成熟期、增生期、瘤变期及退化期。NRs 作为 WT 前体，在新生儿尸检中阳性率为 1%，NWTS 认为 41% 单侧和 99% 双侧 WT 中有 NRs。Beckwith 报道 NRs 恶变率低于 1%，但 Nbm 有较高的恶变率。Cozzi 等复习文献总结 23 例 Nbm，20 例恶变为 WT，其比率高达 86%。Perlman 等回顾分析 30 年间 52 例均随访 5 年以上 Nbm 患儿的临床资料，24 例（46%）Nbm 恶变为 WT。

肾母细胞瘤是胚胎性肿瘤，遗传因素在肿瘤发生中具有一定作用。有家族史的肾母细胞瘤患者常伴多种先天发育异常，可以检测到基因突变，与家族性肾母细胞瘤相关的两个基因已被定位：位于 17q12-q21 的 FWT1 基因和位于 19q13 的 FWT2 基因。所有双侧肾母细胞瘤及 15%~20% 的单侧病变与遗传有关。肿瘤可以遗传或非遗传形式出现。若属于遗传形式，则肿瘤发生的更早，更易为双侧性及多中心性。此外，遗传性双侧肾母细胞瘤患者后代患肿瘤概率可达 30%，而单侧病变者为 5%。

Knudson 和 Strong（1972）提出二步突变理论来解释遗传性和非遗传性发病机制。第一步突变发生在胚细胞期（合子形成前）可来源于父母或有自身基因突变造成，合子形成后所有体细胞就带有突变所产生基因，在体细胞期如果发生第二步突变就导致肿瘤产生。家族性肾母细胞瘤、双侧肾母细胞瘤和合并其他先天性畸形的肾母细胞瘤与此相关，具有遗传性，发病年龄常较早，平均为 2.5 岁。如果第一步突变发生在体细胞期，第二步突变后形成肿瘤不具遗传性。80%~85% 肾母细胞瘤以非遗传形式出现，发病年龄平均为 3.5 岁。Belasco 等认为遗传因素并不重要，仅 1%~2% 肾母细胞瘤患者有家族史。

接近 10% 肾母细胞瘤患儿合并有先天畸形和综合症状，这些综合征可以分为非过度生长型和过度生长型两类（表 31-1-1）。常见非过度生长型综合征有 WAGR 综合征（Wilms 瘤、无虹膜症、泌尿生殖系统发育异常和智力障碍）和 Denys-Drash 综合征（DDS）。过度生长型综合征中多见的包括 Beckwith-Wiedemann 综合征（BWS）和单纯偏身肥大（isolated hemihypertrophy）。根据 NWTS 的资料，肾母细胞瘤发生和马蹄肾有关。患有马蹄肾患者患肾母细胞瘤危险性是正常人的 7 倍。亦有报道称肾母细胞瘤发生于多囊肾和发育异常的肾，但目前尚无充足证据能证明这两种异常肾脏肾母细胞瘤发生率高于正常肾脏。患肾母细胞瘤女性患者，其中肾旁管异常的危险性增大。约 10% 女性患儿会有中肾旁管异常，例如双宫颈、双子宫或者子宫双角畸形等。

（三）分子生物学改变

WT1 基因是一个公认的与肾母细胞瘤直接相关抑癌基因，约 10%~15% 患者存在该基因突变。WT1 基因对正常的肾发育和生殖腺发育非常重要，其突变可同时导致肾肿瘤和肾

表 31-1-1　肾母细胞瘤相关综合征和基因位点

综合征	基因	基因位点
Denys-Drash	WT1	11p13
WAGR	WT1	11p13
Beckwith-Wiedemann	WT2	IGF2，H19，p57，KIp2
Bloom	BLM	15q26
Li-Fraumeni	p53	17q13
Neurofibromatosis	NF1	17q11
Simpsone-Golabie-Behmel	GPC3	Xq26
Sotos	NSD1	5q35

小球疾病。非过度生长型综合征中，WAGR 综合征是由 11p13 染色体缺失所致，涉及基因包括 PAX6 基因和 WT1 基因。PAX6 基因与 WT1 基因毗邻，与肾脏、泌尿生殖系及眼睛发育相关，该基因缺失可导致虹膜缺失。伴有 WT1 基因缺失虹膜缺失患者中，大约 40%~50% 将形成肾母细胞瘤，相反 WT1 基因正常的虹膜缺失患者则不形成肾母细胞瘤。

Denys-Drash 综合征，包括由弥散性系膜硬化引起的早期肾衰竭，假两性畸性和肾母细胞瘤倾向，这类患者几乎都存在 WT1 基因锌指区点突变引起的错义突变。不同的 WT1 突变可引起不同的 DDS 表现型，如泌尿系统畸形，肾脏病理改变和肾母细胞瘤倾向。该病患者较 WAGR 患者发生肾衰竭年龄更早。NWTSG 公布的数据显示，DDS 患者在确诊 20 年后发生肾衰竭累积发病率为 70%。WAGR 和 DDS 患者更多地表现为早期发病和双侧肿瘤，有较高的肾功能不全风险，这与 WT1 基因突变相关。

WT2 基因与 BWS 相关，该基因位于 11p15，同时伴随有该基因位点一系列杂合子丢失。WT2 基因位点被广泛地研究，大量的基因已被识别，包括 H19 和 IGF2。IGF2 基因可诱发细胞生长，其过表达可导致肾母细胞瘤和 BWS。来自父系等位基因的复制或是来自母系等位基因的印记缺失[loss of imprinting（LOI）]可导致 IGF2 基因的过表达。存在 IGF2 印记缺失（LOI）的肾母细胞瘤患儿发病年龄通常较大。

最近的研究表明，另一个之前未被确认的抑癌基因，"位于 X 染色体上的肾母细胞瘤基因"（Wilms tumor gene on the X chromosome），或被称作"WTX"，被证实在 1/3 的肾母细胞瘤患者体内被灭活。WTX 基因位于男性患者 X 染色体上，在女性患者，则位于有活性的 X 染色体上，出现频率无明显性别差异。具有 WTX 基因突变的肿瘤较少合并 WT1 基因突变。

P53 基因是一种公认的抑癌基因。在肾母细胞瘤患者中，肿瘤病理组织类型为组织分化良好型中 P53 的突变率非常低，而组织分化不良的间变型肾母细胞瘤中突变率达到 75%，因而认为 P53 与肾母细胞瘤组织间变成分的发生有关。P53 突变与肾母细胞瘤产生的关系目前尚不明确，主要是与治疗及预后相关。P53 突变与肾母细胞瘤分化不良型的分期有相关性。治疗前肿瘤组织 P53 阳性表明其对化疗敏感，如经过标准治疗后，肿瘤标本 P53 阳性则提示患者预后不良，但在分化良好型中不具有这样的特点。

另外，约 20% 肾母细胞瘤患者存在 16q 染色体杂合性丢失，10% 的病例存在 1p 染色体杂合性丢失。16q 和 1p 染色体的杂合子丢失被认为与肿瘤复发和死亡风险相关。NWTS-5

研究结果表明,组织学预后良好的肿瘤患者中存在 1p 和 16q 杂合性丢失的患者具有相对更高的复发和死亡风险。目前进行的 COG(Children's Oncology Group)临床试验中,强化了对肿瘤中存在 1p 或/和 16q 杂合子丢失患者的治疗。

(四) 病理

肾母细胞瘤是一边界清晰,有包膜的实体瘤,可发生于肾的任何部位。肿瘤剖面呈鱼肉样膨出,灰白色,常有出血及坏死呈黄色及棕色(图 31-1-2),可有囊腔形成。肿瘤破坏并压迫肾组织使肾盂肾盏变形。少见情况是肿瘤侵入肾盂向输尿管发展引起血尿及梗阻(图 31-1-3)。曾有人报道肿瘤侵入肾盂、输尿管、膀胱并经尿道脱出者。约 5% 病例合并钙化,多位于既往坏死区,呈线状位于周缘被膜区域,此与神经母细胞瘤之分散点状钙化不同。肿瘤突破包膜后,可广泛浸润周围组织及器官。肿瘤经淋巴转移可至肾门及主动脉旁淋巴结,也可形成瘤栓沿肾静脉延伸入下腔静脉,甚至右心房。首都医科大学附属北京儿童医院 1996—2010 年收治静脉瘤栓 15 例其中肾静脉 2 例,下腔静脉 11 例(图 31-1-4),右心房 2 例(图 31-1-5)。NWTS-3 报道 11% 有瘤栓侵入肾外肾静脉,3% 有下腔静脉瘤栓,延伸入右心房者少于 1%。血行转移可至全身各部位,以肺转移最常见,其次为肝转移。若为双侧病变而又无他处转移,则可认为双侧原发性,虽然双侧不对称,但在绝大多数病例两侧肿瘤系同时发生。多数单侧肾母细胞瘤是单中心发生,约 7% 是多中心发生。

显微镜下可见肿瘤由胚芽、间叶、上皮三种成分构成(图 31-1-6)。胚芽成分为成巢状分布的中等大小的幼稚细胞,细胞核圆形或卵圆形,核仁不明显,胞浆中等量,核染色质深染并可见核分裂(图 31-1-7)。上皮成分是与胚芽幼稚细胞形态相似的肿瘤细胞,排列成原始肾小管形态(图 31-1-8)。间叶成分肿瘤细胞呈梭形,其长宽之比大于 3∶1,细胞成分较胚芽型略少,其内可见骨骼肌、软骨或较成熟的结缔组织(图 31-1-9)。

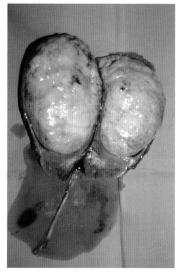

图 31-1-2 肾脏肿瘤大体标本表现

肿瘤剖面鱼肉样膨出灰白色,中央部有出血及坏死呈黄色及棕色。

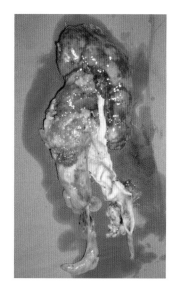

图 31-1-3 肾盂及输尿管内瘤栓如串珠状

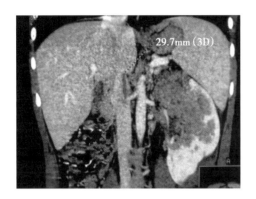

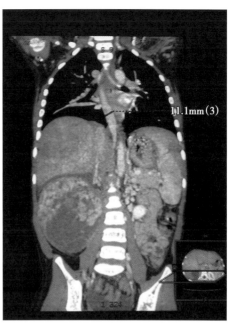

图 31-1-4　左侧肾肿瘤,下腔静脉瘤栓长约 3cm

图 31-1-5　增强 CT 右侧肾肿瘤、瘤栓自腔静脉达右侧心房

(五) 组织学分型

NWTS-1(1978)提出肾母细胞瘤以上皮、间叶、胚芽三种基本组织成分及细胞未分化或间变程度为基础组织学分类方案。肿瘤组织中三种基本组织成分之一占 65% 以上则分别定为上皮型、间叶型和胚芽型;如肿瘤由上述 3 种或 2 种组织形态混合构成,各成分均未达 65% 则定为混合型。从以上各型中检出肿瘤具有间变者归入间变型或称未分化型 (anaplasia)。肿瘤细胞间变诊断须具备下述三条标准(图 31-1-10);①间变肿瘤细胞核的直

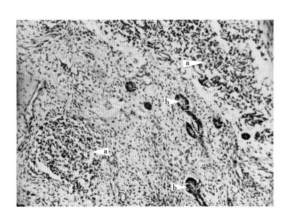

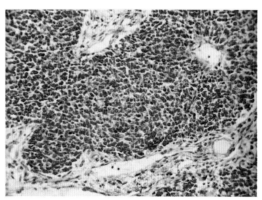

图 31-1-6　肾母细胞瘤切片可见三种组织成分镜下表现

a. 巢状分布胚芽组织细胞;b. 肿瘤细胞排列成原始肾小管形态的上皮成分;其余为间叶成分。

图 31-1-7　肾母细胞瘤胚芽成分或巢状分布的肿瘤细胞镜下表现

细胞核圆形或卵圆形,胞浆中等量,核染色质深。

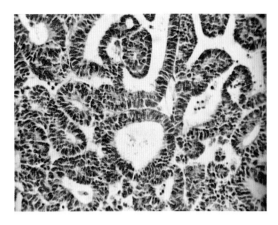

图 31-1-8 肾母细胞瘤上皮成分镜下表现
幼稚细胞排列成原始肾小管形态。

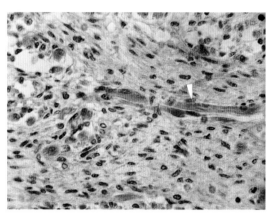

图 31-1-9 肾母细胞瘤间叶成分镜下表现
肿瘤细胞呈菱形,其长宽之比大于 3∶1,中间可见
长带状骨骼肌细胞,其内可见横纹。

径至少大于相邻同类肿瘤细胞核 3 倍。②这
些大细胞核染色质明显增多。③有多极核
分裂象。间变型约占肾母细胞瘤 5%,在 2
岁以下小儿很少见,但 5 岁以上间变型占肾
母细胞瘤 13%。间变型诊断应慎重,要求取
材广泛,有作者认为应按肿瘤长轴每 1cm 取
材一块。对进行术前化疗的 WT,当整个肿
瘤组织超过 2/3 发生坏死消退为消退型,如
果坏死组织少于 2/3,则根据残余优势的肿
瘤组织成分进行分类(如胚芽、上皮、间叶成
分),如果肿瘤细胞完全坏死,没有可提供诊
断的肿瘤细胞,为完全坏死型,说明对化疗
敏感,预后良好。

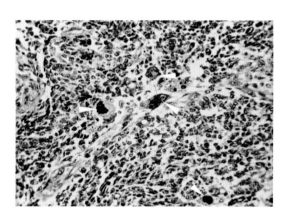

图 31-1-10 肾母细胞瘤间变型镜下表现
切片可见间变肿瘤细胞巨大,比周围肿瘤细胞大 3
倍以上,核染色质增多,可见多核分裂象。

NWTS-2 根据组织分型与预后的关系将肾母细胞瘤分为两大类:

预后良好的组织类型(favorable histology,FH)包括上皮型、间叶型、胚芽型和混合型。

预后不良的组织类型(unfavorable histology,UH)包括间变型、肾透明细胞肉瘤(clear cell sarcoma of kidney,CCSK)和肾恶性横纹肌样瘤(malignant rhabdoid tumor of kidney,MRTK)。近年多数作者认为,肾透明细胞肉瘤和恶性横纹肌样瘤并非来源于后肾胚基,不属于肾母细胞瘤范畴。NWTS-4 已将肾恶性横纹肌样瘤和肾透明细胞肉瘤除外,与肾母细胞瘤分开讨论。

根据组织学类型,肾母细胞瘤组织学风险评估见表 31-1-2。

(六) 临床分期

NWTS 作了大量病例分析,发现淋巴结转移对预后影响很大,从 NWTS-3 开始将淋巴结转移病例归入Ⅲ期。目前北美儿童肿瘤学研究组(Children's Oncology Group,COG)采用的肾母细胞瘤分期是以外科手术及组织病理为基础,根据 NWTS 的研究结果,活检或术中肿瘤破

表 31-1-2　肾母细胞瘤组织学风险评估

风险程度	术前化疗（SIOP）	术前未化疗（COG）
低风险	囊性部分分化型肾母细胞瘤	囊性部分分化型肾母细胞瘤
	完全坏死型肾母细胞瘤	—
中等风险	肾母细胞瘤-上皮型	非间变的肾母细胞瘤
	肾母细胞瘤-间质型	肾母细胞瘤-局灶间变型
	肾母细胞瘤-混合型	—
	肾母细胞瘤-退化型	—
	肾母细胞瘤-局灶间变型	
高风险	肾母细胞瘤-胚芽型	肾母细胞瘤-弥漫间变型
	肾母细胞瘤-弥漫间变型	—

溃、溢出可增加局部肿瘤的复发率，所以在 COG 的肾母细胞瘤分期中，严格地将术前活检或术中溢出的肿瘤列为Ⅲ期肿瘤，术前化疗不论是否取活检均归为Ⅲ期，见表 31-1-3。NWTS5 报道，预后良好型 WT Ⅰ~Ⅳ期分别为：24.9%，29.9%，30.6% 和 14.5%，间变型较预后良好型的Ⅲ~Ⅳ期比例更高。

表 31-1-3　COG 肾母细胞瘤分期系统

COG 肾母细胞瘤分期系统	
Ⅰ期	肿瘤限于肾内，肾包膜完整，完整切除；切除前无活检或破溃；肿瘤未涉及脉管及肾窦，切除边缘无肿瘤残存。局域淋巴结阴性
Ⅱ期	肿瘤完整切除，切除边缘无肿瘤残存。局域淋巴结阴性。具有以下一项或更多：肾被膜受侵；肾窦软组织或标本内肾实质外血管浸润
Ⅲ期	肿瘤残存，限于腹部，伴有以下一项或多项：1 个或多个局域淋巴结阳性；肿瘤侵及腹膜或已突破腹膜；肉眼或镜下切除边缘有肿瘤残存；术前或术中肿瘤溢出、破溃，包括活体组织检查；肿瘤分为两块及以上取出；术前化疗
Ⅳ期	肿瘤有血源性转移，如肺、肝、骨、脑；或腹腔、盆腔以外的远处淋巴结转移，如胸腔
Ⅴ期	双侧肾母细胞瘤

欧洲儿科肿瘤学国际协会（International Society of Paediatric Oncology，SIOP）则是在术前化疗后对肿瘤进行分期（表 31-1-4）。

表 31-1-4　SIOP 肾母细胞瘤分期系统

SIOP 肾母细胞瘤分期系统	
Ⅰ期	肿瘤限于肾内，如果肿瘤范围超过了肾轮廓，肿瘤有假包膜包绕；完整切除；无涉及肾窦脉管
Ⅱ期	肿瘤扩展超出肾脏达肾周脂肪囊、肾窦、邻近器官，或是下腔静脉，完整切除，切源无肿瘤残存
Ⅲ期	肿瘤不完整切除；腹腔、盆腔淋巴结阳性，肿瘤突破腹膜；脉管切除边缘可见肿瘤血栓
Ⅳ期	血源性转移；腹腔、盆腔外淋巴结转移
Ⅴ期	双侧肾母细胞瘤

（七）临床表现

腹部肿块或腹围增大为最常见症状。多在给小儿洗澡或更衣时偶然发现。肿瘤较小时不影响患儿营养发育及健康状态，亦无其他症状。约95%病例在首次就诊时可触及肿块，一般位于上腹季肋部一侧，表面光滑，中等硬度，无压痛，一般不越过中线，早期肿块可有一定活动性。少数巨大肿瘤可越过中线，活动度消失，升或降结肠与瘤组织粘连并被推向前方及引起慢性肠梗阻，还可伴有气促、食欲低下、消瘦，甚至贫血和恶病质。

30%左右患儿有血尿，其中10%~15%为肉眼血尿，严重者尿中有血凝块。血尿出现与肿瘤侵入肾盂有关，与临床分期及预后并无直接关系。作者单位曾有一例8岁女孩肉眼血尿4年，静脉尿路造影右肾不显影，逆行肾盂造影见患侧上段输尿管充盈缺损，切除标本见右肾盂与右输尿管内有瘤栓（图31-1-11）。现术后35年已结婚生子。

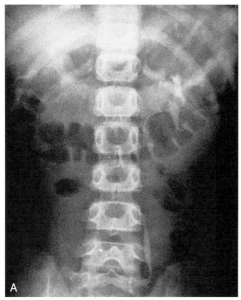
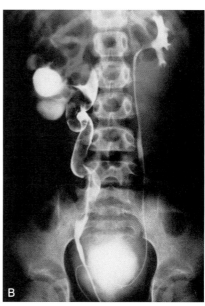
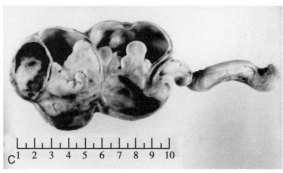

图 31-1-11　A. 静脉尿路造影右肾不显影，左肾正常；B. 逆行肾盂造影，右肾盏扩张，右输尿管上中段直达盆腔入口处有充盈缺损；C. 手术切除之大体标本

部分患儿可有高血压，可能与肾血管受压缺血导致肾素分泌增加或肿瘤细胞分泌肾素有关，切除肿瘤后血压可恢复正常。

此外偶有低热及腹痛，但多不严重，高热罕见。个别肿瘤自发破溃可有严重腹痛及休克症状以急腹症就诊。首都医科大学附属北京儿童医院曾有一例肿瘤浸润并破溃入十二指肠，表现为消化道出血。下腔静脉有瘤栓梗阻时可有腹壁静脉曲张及腹水，但绝大多数病例并无栓塞表现。脑转移可出现颅内压增高症状,如头痛、喷射状呕吐,偶有以此为首发症状就诊者。骨转移可有局部隆起及疼痛。

（八）诊断与鉴别诊断

超声检查可分辨肿块为囊性或实性,三维测量肿块大小,了解有无腹膜后肿大淋巴结,还可检出肾静脉、下腔静脉瘤栓及确定瘤栓范围。超声检查对区分肾内肾外肿块亦有帮助。肾内肿块边缘与残肾边缘为钝角相交,肾外肿块与肾脏多为锐角相交。CT 检查可清楚显示肿瘤部位及范围有助于肿瘤分期和制定手术方案。CT 轴位平扫表现为肾区膨胀性生长实性,囊实性肿物,少数则以囊性病变为主。肿瘤轮廓多较光滑或为大分叶状,截面呈边缘光滑圆形,椭圆形或稍不规则形肿块,肿瘤密度低于或接近肾实质,CT 值 34~50HU。CT 增强扫描肾实质期肿瘤实体部分强化相对较轻,CT 值提高小于 40HU,坏死出血区无增强,但其边缘可见围绕条带状增浓影,肿瘤假包膜呈完全或不完全轻度增强带,肿瘤周围被推挤肾组织密度持续增高,CT 值可达 120~140HU 以上,与肿瘤分界更鲜明。残余肾在肿瘤周边形成新月形或厚薄不等环形高密度影,称新月征或边缘征。延迟扫描（分泌期）,显示肾盂、肾盏受压、变形、移位、扩张、充盈不全,较大肿瘤常压迫相邻器官和血管使之移位及狭窄。CT 可进一步确定肿瘤浸润范围,肿瘤与周围脏器的关系,有无肝转移及腔静脉瘤栓（图 31-1-12）。平扫与增强扫描的 CT 值变化有助于区别肾错构瘤。

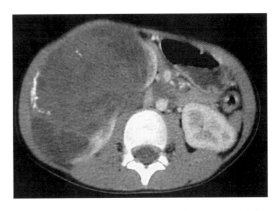

图 31-1-12　右侧肾母细胞瘤腹膜后淋巴结转移,腔静脉瘤栓

经上述检查基本可与肾外伤血肿、肾囊肿、肾周感染及其他腹膜后肿块鉴别。

尿 VMA（3 甲氧-4 羟苦杏仁酸）检查和骨髓穿刺有助于与神经母细胞瘤鉴别。

肺为肾母细胞瘤最常见的转移部位,胸部 CT 检查应为常规。疑有骨转移应做骨 X 线或骨扫描检查,必要时局部穿刺活体组织检查。

（九）治疗

肾母细胞瘤需综合治疗,包括手术、化疗,必要时加用放射治疗。

1. **手术**　患侧上腹横切口,必要时可过中线,切开后腹膜,游离瘤肾,如有可能先结扎肾蒂血管,肿瘤较大时可使解剖关系改变,注意勿伤腹主动脉、下腔静脉、对侧肾血管和肠系膜血管。肿瘤内坏死区域较软,易于破溃,要求操作轻柔。同时注意保护周围组织,避免全腹腔污染。若术中肿瘤破溃将使术后腹腔种植或局部复发机会增加 6 倍。若术前影像学检查未提示肝脏及对侧肾脏病变,肝脏及对侧肾脏探查不是必须,疑有肿瘤时需探查并取活检。术中仔细探查肾门、腹主动脉旁淋巴结,即使不怀疑淋巴结有问题,术中也应行淋巴结活检,淋巴结活检数量应≥7 枚,切除转移淋巴结并不能改善预后,但助于判定肿瘤临床分期,决定术后化疗及放疗方案。各种术前影像学检查对于腹膜后淋巴结转移诊断假阳性和假阴性率分别达 18% 和 31%,充分显示术中取淋巴结活检的重要性。同侧肾上腺与肿瘤不相连可以保留,如果与来源于肾上极肿瘤相连则切除。如肿瘤巨大或浸润重要脏器,如十二指肠、胰头、肠系膜根部,不能完全切除肿瘤时,不可强行手术。放置银夹标记肿瘤范围,经化疗、放疗 3~6 个月后肿瘤缩小再行二次手术切除。对于巨大肿瘤、超越中线或术前检查发现已侵及周围重要脏器,或下腔静脉内长段瘤栓,预计手术困难或危险较大者,需有计划地进行术前化疗,时间为 2~3 个月,如效果不著可加术前放疗。经术前化疗肿瘤缩小后手术,可减少手术危险,减少术中破溃,提高完整切除率。随肾母细胞瘤诊治水平提高,特别是早期诊断和有效的化疗,有学者认为肿瘤体积小于 300ml、位于肾脏一极、肿瘤边界清晰的高选择性的单侧肾母细胞瘤,行保留肾单位的肿瘤切除术,可获得与瘤肾切除相同的无瘤存活率,由于单侧肾母细胞瘤约 7% 是多中心发生,而且大宗病例报道单侧肾母细胞瘤瘤肾切除术后远期肾功能不全发生率小于 1%,目前多数学者认为对于单侧病变没有必要保留患肾。

2. 化疗　应用联合化疗使肾母细胞瘤患儿的生存率大为提高,是近半个世纪来治疗学上重要的进展。

(1) 肾母细胞瘤首选药物有长春新碱、放线菌素 D,用于肾母细胞瘤各型各期。

长春新碱(vincristine, VCR):1~2mg/m² 体表面积(体表面积 m²= 公斤体重 ×0.035+0.1)。每毫克长春新碱溶于 20ml 生理盐水,静脉注射。每周 1 次,连用 10 周后改为每 2 周 1 次,作为维持量可用至完成化疗全程。单次极量为 2mg。1 岁以内剂量减半(1mg/m²)。副作用有便秘、神经炎。

放线菌素 D(actinomycin D, ACTD):每疗程量为 80μg/kg,分 5 天。即 15μg/kg ×5 天,静脉注射。第一疗程与第二疗程间隔 1.5 月,以后每 3 个月一疗程。单次极量 400μg。1 岁以下剂量减半,8μg/kg×5 天。副作用有恶心、呕吐、脱发、口腔炎、骨髓抑制。国产放线菌素 D 为放线菌素 K。放线菌素 K 中 95% 以上为放线菌素 D。放线菌素 K 用法与放线菌素 D 相同。

(2) 其他可选用药物有多柔比星、顺铂、鬼臼乙叉苷等。

多柔比星(adriamycin, ADR):每疗程量为 40~60mg / m²,分 2~3 天静脉注射。每疗程间隔 1 个月以上,累积量 5 岁以下不超过 300mg/m²,5 岁以上不超过 400mg/m²。2 岁以下小儿慎用。副作用有脱发、口腔溃疡、骨髓抑制,累积量超过 500mg/m² 可能导致不可逆心衰。多柔比星常与长春新碱、放线菌素 D 配合用于预后良好的组织类型Ⅲ期、Ⅳ期和预后不良的组织类型Ⅱ~Ⅳ期。

顺铂(cisplatin, CDDP):每疗程量为 80~100mg/m²,分 4~5 天溶于生理盐水 200ml 静脉滴注,一个月后可重复。副作用有恶心、呕吐、骨髓抑制、肾功能损害、听神经障碍。肾功能不全时禁用。一般用于复发瘤或转移瘤的治疗。

足叶乙甙又称依托泊苷(etoposide, VP-16):50mg/m² 连用 5 天溶于生理盐水 200ml 静脉滴注,不能与葡萄糖溶液混合,滴注速度不少于半小时,速度过快可致血压下降。副作用有恶心、呕吐、口腔炎、脱发、骨髓抑制。用于复发瘤或转移瘤的治疗。

可选用药物还有卡铂(earboplatine)、鬼臼噻吩甙(tenoposide, VM-26)、表多柔比星(epirubicin)、环磷酰胺(cyclophosphamide)和异环磷酰胺(ifosfamide)。

(3) 术后化疗(首都医科大学附属北京儿童医院泌尿外科曾用方案)

FH:

Ⅰ期 VCR+ACTD　6 个月

Ⅱ期 VCR+ACTD　15 个月。

Ⅲ期 VCR+ACTD+ADR　15 个月,ACTD 与 ADR 之间间隔 1.5 月。

Ⅳ期 VCR+ACTD+ADR+CDDP15 个月,ACTD ADR 和 CDDP 三种药每月用一种,顺序轮换。

UH(间变型):

Ⅰ期 VCR+ACTD 15 个月。

Ⅱ~Ⅳ期 VCR+ACTD+ADR+CDDP 15 个月。VCR 以外的三种药每月用一种,顺序轮换。

(4)术前化疗:尽管术前化疗可使肿瘤缩小,包膜增厚,减小手术危险,避免肿瘤破溃扩散,提高完整切除率已得到公认,但在使用适应证上尚不统一。在欧洲 SIOP 认为在临床诊断基础上即可对大于 6 月龄病儿进行术前化疗 4~6 周,不必等待病理组织学结果,其优势是减少肿瘤的体积,提高完整切除概率。而 NWTS 的研究者认为术前化疗可能干扰病理组织分型,影响间变型检出率,降低临床分期,术前化疗会使重要的原始信息丢失,而且可能造成误诊(1%),因而强调在病理组织学诊断基础上只对以下情况考虑先化疗:①存在肝静脉水平以上的下腔静脉瘤栓;②肿瘤侵犯邻近组织,切除肿瘤的同时需要切除相应器官(如脾、胰、结肠等,肾上腺除外),不提倡过度切除邻近脏器的手术方式;③外科医师评估认为肿瘤切除可能导致严重并发症或病死率、肿瘤可能在手术中播散或肿瘤不可能完全切除;④存在远处转移如肺部转移等;⑤双侧肾母细胞瘤。我们认为是否进行术前化疗不必强求一致,应根据不同医疗机构及手术医师的临床经验综合分析。对于手术切除无困难者先手术,然后根据病理组织类型和临床分期决定化疗方案为好。对双侧病变、巨大肿瘤手术困难者或长段腔静脉瘤栓进行术前化疗更能体现其优越性。

3. **放疗**　术前放疗适用于曾用化疗而缩小不明显的巨大肾母细胞瘤。6~8 天内给 800~1 200cGy。2 周内可见肿瘤缩小再行手术。术后放疗用于 FHⅢ期、Ⅳ期及 UH 即间变型Ⅱ~Ⅳ期。术后 48 小时与术后 10 天开始放疗相比疗效无明显差异。早期给予放疗并不影响伤口愈合。但术后放疗不宜晚于手术后 10 天,否则增加局部复发机会。一般给予 180cGy/d,5d/周,当放疗容积较大时(如全腹),肿瘤剂量可减少至 150cGy/d。如有特殊情况可考虑 14 天内。一般小于 6 月龄不宜放疗,6~12 个月龄剂量不大于 1 080cGy。

4. **美国肾母细胞瘤研究组**(National Wilms' Tumor Study Group,NWTSG)　是美国各组专业人员按共同拟定的方案对肾母细胞瘤进行研究的联合组织,从 1969 年开始分阶段对肾母细胞瘤进行研究。第一阶段 NWTS-1(1969—1973)和第二阶段 NWTS-2(1974—1978)研究显示一期患者无需放疗,长春新碱和放线菌素 D 联合应用较单用一种效果好,长春新碱和放线菌素 D 联合应用基础上加用多柔比星可明显提高Ⅲ期、Ⅳ期患者存活率,研究还界定了一些预后不良肿瘤的组织学特征并发现淋巴结转移明显影响预后,此后有淋巴结转移归入Ⅲ期病变,需加用腹部放疗。第三阶段 NWTS-3(1979—1986)对 FHⅠ期应用长春新碱和放线菌素 D 联合化疗 10 或 18 周,缩短疗程和减少化疗总剂量同样取得良好效果,4 年存活率达 95.6%。FHⅡ期不做放疗,长春新碱和放线菌素 D 联合应用,结果与加用多柔比星或加放疗相同,4 年存活率达 91.1%。FH Ⅲ期腹部放疗剂量 10.8Gy 与 20Gy 效果无明显差异,但须加用多柔比星,4 年存活率达 90%。FHⅣ期腹部放疗加两肺放疗 12Gy,长春新碱、放线菌素 D 和多柔比星联合应用,4 年存活率 80.9%,在此基础上再加用环磷酰胺并不能进一步改进疗效。第四阶段 NWTS-4(1986—1994)开始了脉冲加强化疗(pulse-intensive chemotherapy),将放线菌素 D 和多柔比星改为单次给药,目的在于缩短疗程、减少就诊次数、减少化疗药物总剂量、减少毒副作用、节约费用。FH 肾母细胞瘤脉冲加强化疗 6 个月与传统常规化疗结果基本相同,4 年存活率仍为 90%。根据 NWTS-3 和 NWTS-4 资料显示局灶间变型在长春新碱、放线菌素 D 和多柔比星联合化疗基础上再加用环磷酰胺未能进一步提高疗效,而弥漫间变型 Ⅱ~Ⅳ 期加用环磷酰胺可明显提高疗效。第五阶段 NWTS-5(1995—2003),进一步减少化疗、放疗的累积量和缩短疗程。其治疗方案如下:

EE-4A 适用于 FH Ⅰ、Ⅱ 期

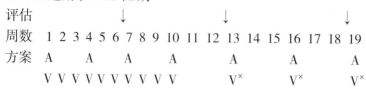

评估:6、12、18 周后 B 超及胸片,化疗结束时胸 CT 和腹增强 CT。

A:放线菌素 D 0.023mg/kg(小于 1 岁),0.045mg/kg(大于 1 岁,最大 2.3mg),第 1 天,静脉滴注。

V:长春新碱 0.025mg/kg(小于 1 岁),0.05mg/kg(1~3 岁),1.5mg/m² (大于 3 岁,最大 2mg),第 1 天,静脉推注。

Vˣ:长春新碱 0.033mg/kg(小于 1 岁),0.067mg/kg(1~3 岁),2mg/m² (大于 3 岁,最大 2mg),第 1 天,静脉推注。

DD-4A:适用于 FH Ⅲ、Ⅳ 期,局灶间变 Ⅰ、Ⅱ 期

```
评估                    ↓            ↓              ↓             ↓
周数  1 2 3 4 5 6 7 8 9 10 11 12 13 14 15 16 17 18 19 20 21 22 23 24 25
方案  A   D⁺    A   D⁺    A     Dˣ      A     Dˣ      A
      V V V V V V V V V V   Vˣ      Vˣ      Vˣ       Vˣ       Vˣ
```

A:放线菌素 D 0.023mg/kg(小于 1 岁),0.045mg/kg(大于 1 岁,最大 2.3mg),第 1 天,静脉滴注。

V:长春新碱 0.025mg/kg(小于 1 岁),0.05mg/kg(1~3 岁),1.5mg/m² (大于 3 岁,最大 2mg),第 1 天,静脉推注。

Vˣ:长春新碱 0.033mg/kg(小于 1 岁),0.067mg/kg(1~3 岁),2mg/m² (大于 3 岁,最大 2mg),第 1 天,静脉推注。

D⁺:多柔比星 1.5mg/kg(小于 1 岁),45mg/m² (大于 1 岁),第 1 天,静脉滴注。

Dˣ:多柔比星 1mg/kg(小于 1 岁),30mg/m² (大于 1 岁),第 1 天,静脉滴注。

若术前化疗 6 周评估反应不良,则转入 M 方案。

M 方案:FH Ⅲ、Ⅳ 期、局灶间变 Ⅰ、Ⅱ 期 6 周评估反应不良及 1p 和 16q 基因变异的患儿。

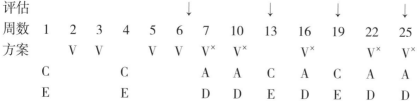

A:放线菌素 D 0.023mg/kg(小于 1 岁),0.045mg/kg(大于 1 岁,最大 2.3mg);(放疗后) 0.01mg/kg(小于 1 岁),0.02mg/kg(大于 1 岁,最大 2.3mg),第 1 天,静脉滴注。

V：长春新碱 0.025mg/kg（小于 1 岁），0.05mg/kg（1~3 岁），1.5mg/m²（大于 3 岁，最大 2mg），第 1 天，静脉推注。

Vˣ：长春新碱 0.033mg/kg（小于 1 岁），0.067mg/kg（1~3 岁），2mg/m²（大于 3 岁，最大 2mg），第 1 天，静脉推注。

D：多柔比星 1mg/kg（小于 1 岁），30mg/m²（大于 1 岁），第 1 天，静脉滴注。

C：环磷酰胺 14.7mg/(kg·d)（小于 1 岁），440mg/(m²·d)（大于 1 岁），第 1~5 天，静脉滴注。

E：VP-16 3.3mg/(kg·d)（小于 1 岁），100mg/(m²·d)（大于 1 岁），第 1~5 天，静脉滴注。

Ⅰ方案：Ⅲ期局灶间变型

评估						↓									↓				↓
周数	1	2	3	4	5	6	7	8	9	10	11	12	13	14	16	19	22	25	27
方案	D		C		D		C		D		C	D	C	D					
	V	V	E	V	V	V	V	V	E	V	V	Vˣ	Vˣ	E	Vˣ	E	Vˣ		
	XRT				Cˣ					Cˣ			Cˣ		Cˣ				

V：长春新碱 0.025mg/kg（小于 1 岁），0.05mg/kg（1~3 岁），1.5mg/m²（大于 3 岁，最大 2mg），第 1 天，静脉推注。

Vˣ：长春新碱 0.033mg/kg（小于 1 岁），0.067mg/kg（1~3 岁），2mg/m²（大于 3 岁，最大 2mg），第 1 天，静脉推注。

D：多柔比星 1.5mg/kg（小于 1 岁），45mg/m²（大于 1 岁），第 1 天，静脉滴注。

C：环磷酰胺 14.7mg/(kg·d)（小于 1 岁），440mg/(m²·d)（大于 1 岁），第 1~5 天，静脉滴注。

Cˣ：第一周如无手术和放疗加用，环磷酰胺 14.7mg/(kg·d)（小于 1 岁），440mg/(m²·d)（大于 1 岁），第 1~3 天，静脉滴注。

E：VP-16 3.3mg/(kg·d)（小于 1 岁），100mg/(m²·d)（大于 1 岁），第 1~5 天，静脉滴注。

XRT：放疗术后 10 天内进行。

PE/CDV 方案：Ⅱ~Ⅳ期弥漫间变型、Ⅳ期局灶间变型。

评估		↓					↓						↓		
周数	1	4	6	7	8	9	10	13	16	17	18	19	22	25	26	27
方案	P	P		C			P	P	C				P	P	C
	E	E		D			E	E	D				E	E	D
			V	V	V			V	V	V			V	V	V
	XRTˣ														

V：长春新碱 0.025mg/kg（小于 1 岁），0.05mg/kg（1-3 岁），1.5mg/m²（大于 3 岁，最大 2mg），第 1 天，静脉推注。

D：多柔比星 1.25mg/kg（小于 1 岁），37.5mg/m²（大于 1 岁），第 1 天，静脉滴注。

C：环磷酰胺 14mg/(kg·d)（小于 1 岁），440mg/(m²·d)（大于 1 岁），第 1~4 天，静脉滴注。

E：VP-16 3.3mg/(kg·d)（小于 1 岁），100mg/(m²·d)（大于 1 岁），第 1~5 天，静脉滴注。

P：卡铂 15mg/(kg·d)（小于 1 岁），350mg/(m²·d)（大于 1 岁），第 1~2 天，静脉滴注。

NWTS-5 开始时曾对年龄小于 2 岁，肿瘤重量小于 550 克，FH Ⅰ期的患儿术后不做化疗，密切随访，由于发现一定数量的患者肿瘤复发，此方案于 1998 年停止，并推荐 FH Ⅰ期患者仍长春新碱、放线菌素 D 联合化疗。

　　儿童肿瘤协作组（Children's Oncology Group，COG），是 National Wilms Tumor Study Group（NWTSG）与 Children's Cancer Study Group（CCG），Pediatric Oncology Group（POG），Intergroup Rhabdomyosarcoma Study Group（IRS）于 2000 年合并组成的机构。COG 目前对肾母细胞瘤诊断与治疗的主要进展为将基因变异 1p 和 16q 纳入临床分组，结合肿瘤分期、组织学、年龄、肿瘤大小、肺结节反应的完整性分级治疗，将 6 周治疗反应作为调整治疗的依据。Ⅰ~Ⅲ期术后化疗方案见表 31-1-5，Ⅳ期见转移瘤的治疗，Ⅴ期见双侧肾母细胞瘤的治疗。

表 31-1-5　COG 术后化疗方案

分期	组织学类型	年龄	肿瘤重量	1p/16q 杂合缺失	化疗
Ⅰ期	FH	<2 岁	<550g	–	—
		<2 岁	<550g	+	EE4A
		<2 岁	≥550g	–	EE4A
		<2 岁	≥550g	+	DD4A
		≥2 岁	全部	–	EE4A
		≥2 岁	全部	+	DD4A
	FA/DA	全部	全部	全部	DD4A
Ⅱ期	FH	全部	全部	–	EE4A
		全部	全部	+	DD4A
	FA	全部	全部	全部	DD4A
	DA	全部	全部	全部	I
Ⅲ期	FH	全部	全部	–	DD4A
		全部	全部	+	M
	FA	全部	全部	全部	DD4A
	DA	全部	全部	全部	I

　　全部指此组织学类型不需要按照年龄\肿瘤重量\还有 1p/16q 杂合缺失分亚组；FH（favorable histology，预后良好型）；FA（focal anaplastic，局灶间变型）；DA（diffuse anaplastic，弥漫间变型）。

　　5. 欧洲儿科肿瘤学国际协会（International Society of Pediatric Oncology，SIOP）　自 1971 年起开始研究肾母细胞瘤术前治疗。其研究目的是寻求最小的毒副作用、达到最大治疗效果。SIOP1 比较了术前放疗与直接手术的效果，发现两组患者总的存活率相同。SIOP2 研究发现术前治疗能够降低肿瘤破裂比率。在 SIOP5（1976—1980）的研究中，术前化疗取代了术前放疗。SIOP6（1980—1986）资料表明，Ⅰ期患者行 17 周化疗效果与 38 周化疗效果相同；未接受放疗Ⅱ期、淋巴结阴性患者肿瘤复发率增高。在这一组患者化疗方案中加入了表柔比星，且放疗剂量由 30Gy 降至 15Gy。SIOP9（1987—1993）试验目的是确定能够提高生存率术前化疗时间。研究发现术前 4 周和 8 周化疗对生存率的影响没有差别。SIOP93-01（1993—2001）研究目的是减少化疗的时间。Ⅰ期患者术后使用长春新碱和放线菌素 D 化疗 4 周，与化疗 8 周相比，对肿瘤分期及Ⅰ~Ⅲ期肿瘤萎缩程度有近似效果。同时，他们还对术前化疗后肿瘤组织学改变进行了研究，这些研究结果更加强调了肿瘤临床分期反映的是肿瘤对化疗的反应，而不是肿瘤浸润性。经术前化疗肾母细胞瘤组织学亚型比率与直接行手术切除肿瘤不同,经过术前化疗后,间叶和上皮为主型更为常见,这两种类型肿瘤易于耐药但却因肿瘤持续存在而易于诊断。胚芽为主型肿瘤化疗后胚芽比率下降,表明其对化疗较为敏感。但是在 SIOP-9 中,胚芽为主型患者肿瘤复发率达 31%。SIOP-9 中,接近 10% 肿瘤在化疗后完全坏死而完整切除。这部分患者中,5 年无瘤存活率达到 98%。SIOP 将化疗后完全坏死肿瘤归类为"低危",弥漫间变型及化疗后胚芽为主型归类为"高危",其余归类为"中危"。在 SIOP93-01 和 SIOP2001 中,Ⅰ期低危患儿在化疗后肾切除术后不再接受化疗。SIOP93-01 研究表明,Ⅰ期中危及间变型肾母细胞瘤术后化疗可由 18 周减为 4 周。目前正在进行 SIOP2001 以确定 Ⅱ、Ⅲ期中危患者是否可以不接受多柔比星化疗作为主要研究目的,而高危患儿则接受强化术后化疗,包括环磷酰胺、卡铂、依托泊苷以及多柔比星联合化疗。具体方案见表 31-1-6。

表 31-1-6　SIOP 术后化疗方案

分期	低风险(仅完全坏死型)	中等风险		高风险	
				胚芽型	弥漫间变型
	术前常规化疗后肿瘤体积				
	全部	≤500ml	>500ml	全部	全部
Ⅰ期	无	AV1	AV1	AVD	AVD
Ⅱ期	AV2	AV2	AVD	HR-1	HR-1+ 腰部 RT
Ⅲ期	AV2	AV2+RT	AVD+RT	HR-1+RT	HR-1+RT

注:A. 放线菌素 D;V. 长春新碱;D. 多柔比星;AV1. 放线菌素 D+ 长春新碱 ×4 周;AV2. 长春新碱 + 放线菌素 D×27 周;AVD. 放线菌素 D+ 长春新碱 + 多柔比星 ×27 周;HR-1.VP16+ 卡铂 + 环磷酰胺 + 多柔比星 ×34 周;RT. 放疗。

6. 支持治疗　肾母细胞瘤患儿由于恶性肿瘤消耗和化疗、放疗副作用,治疗期间支持治疗很重要。应有均衡营养供应,必要时输入葡萄糖、复方氨基酸、脂肪乳剂、多种维生素和微量元素。骨髓抑制所致严重贫血患儿可输入新鲜血。中性粒细胞计数低于 $0.5×10^9$/L(白细胞计数低于 $1×10^9$/L),可用粒细胞集落刺激因子(granulogyte colony stimulatingfactor,G-CSF)非格司亭 3~5μg/kg,皮下注射至中性粒细胞计数大于 $1.5×10^9$/L(白细胞计数大于 $3×10^9$/L)可观察停用。严重消化道反应可口服或静脉注射 5-羟色胺-3 受体拮抗剂昂丹司琼(ondansetron)2~4mg,每日 2 次,可明显缓解症状。恩丹西酮与昂丹司琼作用相同。

(十)肾母细胞瘤合并静脉瘤栓

肾母细胞瘤侵袭到静脉回流中从而产生瘤栓,侵犯至肾静脉、下腔静脉及右心房不等,WT 合并静脉瘤栓发生率 6.1%~17.3%,其中侵袭至右心房 2.5%~7.1%。WT 伴瘤栓分型有多种方式,目前常见的分型方法以肾静脉、肝静脉和膈肌做为解剖标志进行分类(表 31-1-7)。首都医科大学附属北京儿童医院自 1996 年 1 月至 2010 年 7 月共收治 15 例合并静脉瘤栓的肾脏肿瘤患儿。男 7 例,女 8 例;左侧 4 例,右侧 11 例;平均年龄 6.4 岁。合并肾静脉瘤栓 2 例,下腔静脉瘤栓(包括瘤栓到达心房入口处 1 例)11 例,心房瘤栓 2 例。按 Neves 分级:0 至Ⅳ级分别 3 例、1 例、6 例、2 例和 3 例。

瘤栓缺乏特异性临床表现,诊断需靠影像。彩超对瘤栓诊断准确性为 60%~100%,可以通过静脉血流情况判断肿瘤与血管壁粘连程度。CT 检查腔静脉增宽变粗或低密度充盈缺

表 31-1-7　肾母细胞瘤瘤栓不同分型方法

解剖标志	不同的分型方法		
	Neves	Novick	Hinman
RV 内	—	I	I
IVC 内 RV 以上 <2cm	I	II	—
IVC 内 RV 以上 >2cm,HV 以下	II	—	—
IVC 内,HV 以上,膈肌以下	III	III	II
膈肌以上和心房内	IV	IV	III

注:RV.肾静脉;IVC.下腔静脉;HV.肝静脉。

损可提示瘤栓存在。增强 CT 及 MRI 检查更敏感,可以准确的诊断出静脉及心房内瘤栓(图 31-1-4,图 31-1-5),了解瘤栓部位、大小、与血管壁关系,对手术时机、手术方式选择及术中能否将瘤栓完全拖出判断有很大帮助。此外,下腔静脉造影虽具有诊断价值,但有瘤栓脱落栓塞风险。

WT 合并静脉瘤栓治疗　术前化疗能有效减小 WT 患儿体内瘤栓体积,使手术更加容易,特别是对瘤栓延伸至肝静脉水平以上和侵袭至右心房。Shamberger 等报道 134 例 WT 合并下腔静脉瘤栓中的 55 例及 31 例合并心房瘤栓中的 14 例进行了术前平均 8 周化疗,完成化疗 49 例静脉瘤栓者中的 39 例瘤栓缩小,占 79.6%,其中 5 例进行了术前放疗。文献报道合并心房瘤栓 WT 经术前化疗约 30% 的患儿瘤栓可消退到手术时无需体外循环支持地步。Aspiazu 等报道 6 例肾母细胞瘤瘤栓侵袭至右心房,经术前化疗后,所有患儿瘤栓都有所减小退缩,有 2 例瘤栓从右心房水平消退至肝静脉以下,避免了术中应用体外循环。Abdullah 等报道 8 例瘤栓侵袭至右心房,经术前化疗 2 例瘤栓分别减小至肝下下腔静脉和膈下下腔静脉水平。肿瘤及瘤栓切除是合并静脉瘤栓肾脏肿瘤患儿治疗基础。对于术前化疗后肿瘤无缩小或继续进展的患儿,应尽早手术。对于肝静脉水平以下的瘤栓,则需游离下腔静脉远近端分别阻断,切开下腔静脉,取出瘤栓,缝合下腔静脉。一般瘤栓与腔静脉壁无粘连较易取出。如果瘤栓与腔静脉壁有粘连经腔静脉切口向近心端插入气囊导管使气囊超越瘤栓上极,适当充盈气囊,向下轻柔牵引有助于取出瘤栓。对于瘤栓和血管壁高度黏附以致完全梗阻情况下,Abdullah 等建议将瘤栓黏附下腔静脉连同瘤栓一并切除。肝静脉水平以上的瘤栓,应与心脏外科医师协作采取体外循环切开取栓,但剥除瘤栓应轻柔,否则可致瘤体破碎、脱落引起肺动脉栓塞。

本组 15 例合并静脉瘤栓 WT,术前化疗 12 例,长春新碱和放线菌素 D 至少化疗 4~8 周。1 例因瘤栓达右心房入口处,外院化疗 4 个月,肿瘤及瘤栓未见缩小。另 1 例因瘤栓达右心房内而给予 7 个月化疗后,肝静脉内瘤栓消失,肿瘤及下腔静脉内瘤栓缩小一半,心房内瘤栓未见减小。3 例行术前放疗,2 例肿瘤及瘤栓缩小。15 例患儿全部行瘤肾切除并静脉或心房瘤栓取出术。本组中 1 例采用深低温体外循环措施去除心脏内瘤栓(图 31-1-13)。另 1 例合并心房瘤栓的患儿因瘤栓与血管壁无明显粘连,顺利牵拉取出(图 31-1-14)。术中能完整切除瘤栓无肉眼残留 11 例,4 例瘤栓与血管壁粘连重,分段切除,有少许残留。术中先切除瘤肾后处理瘤栓 2 例,瘤肾与瘤栓一并切除 13 例,瘤栓最长者 20cm 沿下腔静脉进入右心房。合并瘤栓的 WT 术后根据病理分型及临床分期给予相应的放化疗。COG 将原发肿瘤

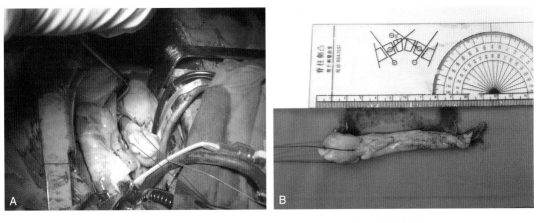

图 31-1-13　A. 右心房内瘤栓;B. 自右侧心房内取出的瘤栓

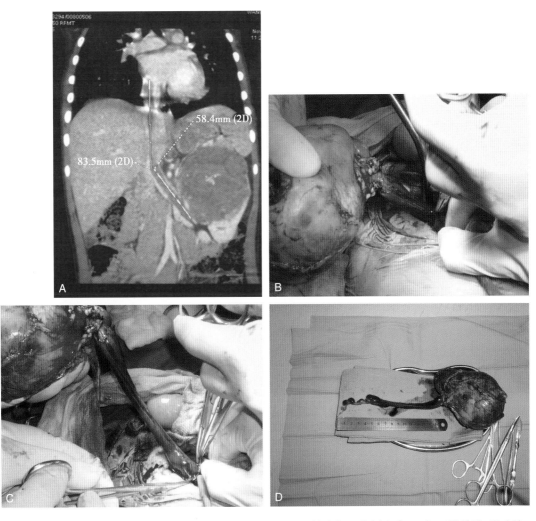

图 31-1-14　A. 左侧肾脏肿瘤,合并瘤栓经左侧肾静脉、下腔静脉长入右侧心房;B. 切开腔静脉,取瘤栓;
C. 瘤栓完整取出;D. 完整切除瘤肾及瘤栓

侵入下腔静脉和心脏者分期为Ⅲ期,对于Ⅲ期非间变型患儿,应用长春新碱、放线菌素 D、多柔比星化疗,辅以腹部放疗。

　　WT 合并静脉瘤栓预后　合并瘤栓的 WT 发生并发症的危险度有所增加,NWTS-4 报道瘤栓侵袭至心房患儿手术并发症发生率为 36.7%,侵袭至下腔静脉患儿为 17.2%。接受术前化疗后再手术患儿手术并发症发生率为 13.2%,直接手术患儿为 26%。但合并瘤栓 WT 患儿,手术切除瘤栓后,其总预后和普通 WT 患儿相比,在 WT 组织分型和分期相同的情况下,经综合治疗后两者差异并无统计学意义。

　　(十一) 双侧肾母细胞瘤治疗

　　双侧肾母细胞瘤(bilateral wilms tumor,BWT)约占肾母细胞瘤 4%~6%,同期 BWT 约占肾母细胞瘤患儿 5%,而不同期者多为经成功治疗单侧病变后 1 岁以下患儿(约占 1.5%),尤其是合并有肾源性残余者,而再次检出时,95% 患儿年龄小于 5 岁。NWTS-4 报道 3 335 例中有 BWT 188 例(5.6%),首都医科大学附属北京儿童医院 2008—2019 年共收治肾母细胞瘤 568 例,其中双侧 43 例(8.2%),39 例为同期,4 例为不同期;男 14 例,女 19 例,年龄:3~69 月龄(中位年龄 17 月龄)。BWT 患儿母亲年龄较大,平均为 34 岁,而患儿年龄偏小,合并其他先天性畸形的概率较单侧者多 10 倍,如本组同期病例中最大年龄是 2 岁,平均年龄是 17 个月;而不同期 3 例接受第 1 次手术年龄也都在 2 岁以内。Aronson 报道 BWT 41 例(1967—2007),诊断时平均年龄 1.64 岁。本组 12 例并发其他畸形,分别合并隐睾、尿道下裂、肾盂输尿管连接部梗阻、虹膜缺如等。

　　肾源性残余　新生儿尸检中 1% 有 NRs,被认为是肾母细胞瘤的前体,但估计只有 1% NRs 发展为肾母细胞瘤,BWT 中 61%~74% 有 NRs。当一个以上持续停留在增殖期的 NRs 组成小结节即称肾母细胞瘤病(Nbm),肾母细胞瘤病如不干预,多数发展为肾母细胞瘤。肾母细胞瘤与肾母细胞瘤病在影像学上的区分见表 31-1-8。

表 31-1-8　肾母细胞瘤与肾母细胞瘤病在影像学上鉴别

	肾母细胞瘤(WT)	肾母细胞瘤病(Nbm)
形态	多为球形	卵圆形
病灶体积	>3cm	<2cm
增强 CT 扫描	不均匀低密度区	均匀
MRI 在 T1 WI 像上	密度、信号不均等,且有不均等强化	均匀低信号灶,无强化效应
病理检查	WT 有假被膜,可有出血、坏死、没有正常肾组织	Nbm 无被膜,残留肾源组织间可见正常肾组织

　　手术原则是尽可能保留肾组织,防止远期肾衰竭。因此建议术前化疗,使肿瘤缩小,便于分清肿瘤与正常肾组织界限,文献报道双侧保留肾脏累及大于一个肾脏时,术后 10 年肾衰竭比率明显下降。化疗前活检大多数是不必要的,但除外以下情况:年龄大于 10 岁,腹内临床表现不典型。SIOP 目前对双侧肾母细胞瘤推荐方案:术前 ACTD+VCR 化疗 4 周,然后超声评估,如肿瘤明显缩小继续化疗 4 周后手术,如肿瘤缩小不明显加多柔比星继续化疗 4 周后评估,如肿瘤仍不缩小组织会诊强化化疗或手术。COG 2009 年 7 月至 2015 年 6 月做前瞻性研究,对双侧肾母细胞瘤术前长春新碱 + 放线菌素 D+ 多柔比星化疗 12 周手术,

其中化疗 6 周影像评估,如双侧能行保留肾脏肿瘤剜除术则手术,如肿瘤缩小但不能达到双侧保留肾脏肿瘤剜除术则继续化疗至 12 周手术,如肿瘤不缩小或增大则双侧活检后根据病理分型调整化疗方案至 12 周手术,术后按 SIOP 分期、危险度分层制定化疗方案,189 例患儿,按单侧高分期 Ⅰ~Ⅳ 期分别为 37.5%、14.4%、48.1%、14.4%,间变型 26 例(13.7%),其余为预后良好型。163 例(84.4%)术前化疗 12 周手术,其中术前化疗 6 周手术占 30%,手术方式包括:单侧全切对侧部分切 48%,双侧部分切 35%,单侧全切 10.5%,单侧部分切 4%,双侧全切 2.5%,4 年无瘤存活率 82.1%,总体存活率 94.9%。Kullendorff 报道 SIOP-9 在 BWT 术前化疗 4 周,肿瘤体积平均减少 48%,8 周时为 62%。本组曾有 1 例 11 月龄男婴因腹部膨隆、呼吸困难就诊,体重 11kg、腹围 71cm,经静脉肾盂造影双肾区肿物,肾盂、肾盏受压变形,增强 CT 扫描,双侧肾脏巨大肿物,仅后侧可见受压肾实质(图 31-1-15)。经术前化疗肿瘤未见缩小,呼吸困难加重,遂分 2 期做肿瘤剜除,尽量保留肾单位(图 31-1-16)。左侧肿瘤重 2 000g+500ml 液体;右侧肿瘤重 1 750g,双侧病理均为胎儿横纹肌瘤型肾母细胞瘤。术后用 VCR+ACTD+ADR 化疗 15 个月,复查肾功能良好(图 31-1-17),现已成年。因此我们认为治疗需个体化,术前经化疗 8~12 周肿瘤缩小,预计肿瘤可完整剜除时需分期行手术,间隔时间为 2 周。化疗不敏感、瘤体缩小不明显的患儿并不一定是预后不良型,可以更换药物或手术,术中如能完整剜除肿瘤,是为上策;反之可做活组织检查,根据病理检查,选用药物,6~12 周后再次手术。进行肾肿瘤剜除时,根据术中情况不必须阻断肾门血管,以减少肾脏热缺血损伤。Femández 等共收治 18 例 BWT,均为 FH 类型,平均随访时间 12 年,15 例(83%)存活,1 例死于肾衰竭,2 例死于肿瘤进展,强调术前化疗可做保守手术,存活率可达 80%~90%。Millar 等报道 23 例,随访 12 例存活(诊治后 1~15 年),GFR 最低值为 65ml/min/1.73m^2,无合并高血压。Hamilton 报道 NWTS-4 的 11 例一侧已接受肾切除的同期 BWT 患儿,其中 2 例曾接受放疗:1 例为全腹照射,另 1 例为肾切除侧。11 例接受化疗 50 多周,经平均随访时间 9 年(9 月~15 年),未见肿瘤复发迹象,说明单纯化疗效果良好。一般来说患儿年龄 <3 岁,多为 FH,经诊治,存活率可望达 86%,而患儿年龄 >3 岁,UH 概率高,临床多属晚期,存活率下降为 57%。没有淋巴结转移存活率 85%,有淋巴结转移者降为 56%。

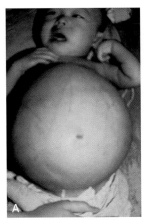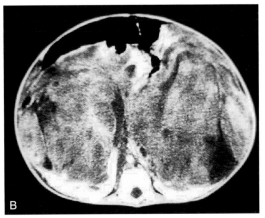

图 31-1-15 男婴,11 月龄。腹部膨隆呼吸困难就诊

A. 外观像:腹围 71cm,体重 11kg;B. 增强 CT 扫描,双侧肾脏巨大肿物,仅后侧可见受压肾实质。

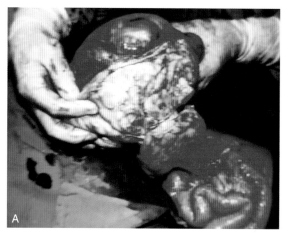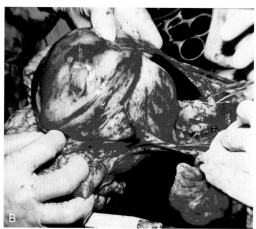

图 31-1-16   A. 剜除左肾肿瘤,保留左肾;B. 2周后再次手术,剜除右肾肿瘤,保留右肾

对 BWT 来说,在提高存活率同时,最大威胁是肾衰竭,如何保留肾单位是关键,术前化疗很重要。本组 43 例患儿,经术前化疗,行保留双侧肾脏肿瘤剜除术 30 例(69.8%),一侧瘤肾切除对侧肿瘤剜除术 13 例。术后均获随访,随访时间 8~158 个月,中位随访时间 56 个月,复发 9 例,肾衰竭 1 例,死亡 4 例,4 年总体生存率 90.4%,无瘤生存率 85.6%。

（十二）转移与复发瘤治疗

肾母细胞瘤最好发远处转移部位是肺。接近 12% 肾母细胞瘤确诊时已有血行转移,其中 80% 是肺转移。据 NWTS-1 结果分析,经治疗 15 个月以后才发生转移患儿再经综合治疗,约 90% 可获存活,而治疗后 6 个月以内发生转移者仅 28% 可望存活。Ⅳ期组织学预后良好的肿瘤患者仍然有较好的预后,但间变型肿瘤患者及伴有转移复发瘤患者预后不佳。伴有肺转移的患者需化、放疗联合治疗。因转移灶对化疗敏感,所以多不需行肺切除术。在 COG 的 AREN0533 临床试验中,针对Ⅳ期患者采用了以治疗反应

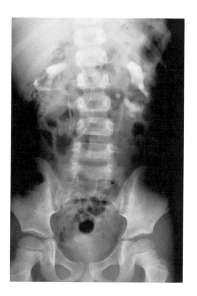

图 31-1-17   术后 1 年复查静脉尿路造影,双侧肾脏显影良好

为基础新的治疗方案,即采用 DD-4A 方案化疗 6 周后,影像学检查肺转移灶完全消失患者,或者是残余淋巴结活检未见到肿瘤细胞患者,将继续采用 DD-4A 方案化疗,而不接受放疗。肺转移灶未完全消失患者将转而采用 M 方案化疗,并加用全肺野放疗。那些在确诊时即有肺转移灶并接受了转移灶切除的患者,因为在化疗中不能观察到转移灶对化疗的反应,而将接受 DD-4A 方案化疗及全肺野放疗。所以,初始治疗需对是否切除肺内病灶进行权衡。若肺内病灶为良性病变,患者将不需要接受多柔比星化疗(如果肾脏病变为Ⅰ~Ⅱ期)以及放疗;若肺内病变为肾母细胞瘤转移灶,对转移灶切除则可导致患者失去判断对化疗是否敏感机会而需接受全肺野放疗。存在肝转移不是Ⅳ期肾母细胞瘤预后不良的独立因素,如果为孤立性转移病灶,在化疗之后可以做楔形切除,在有可能进一步化疗前不建议做广泛毁坏性切除。

肾母细胞瘤复发的比率不高,部分复发瘤有较乐观的预后(低危复发),包括组织学预后

好、原发瘤Ⅰ期或Ⅱ期,最早仅接受长春新碱和/或放线菌素 D 化疗,复发前未接受放疗,确诊 12 个月之后复发。组织学预后良好的患者复发时若不能严格全部达到上述标准,被列为"高危复发"。间变型、多处复发或是放疗野出现复发灶的肿瘤患者被认为是"极高危复发",预后差。根据以上的定义,NWTSG 采用了以危险度为基础的肾母细胞瘤复发瘤治疗方案。在 NWTS-5R(NWTS-5 relapse study)中,58 名低危复发患者接受了长春新碱、多柔比星、环磷酰胺和依托泊苷化疗,为期 24 周,4 年无复发生存率为 71%,总存活率为 82%。复发灶可行手术切除或放疗,全部符合低危复发标准的患者建议按标准化疗方案。对高危复发患者,NWTS-5R 采用了 CCE 方案,即环磷酰胺加依托泊苷、卡铂加依托泊苷交替化疗,60 例患者无瘤存活率为 42%,总存活率为 48%。异环磷酰胺,卡铂和依托泊苷在单药或双药化疗时各有不同的反应率,但在一个小样本试验中,异环磷酰胺、卡铂和依托泊苷(ICE)联合化疗可以达到 100% 的反应率或是 70%~82% 的部分反应率。CCE 和 ICE 方案可用于肾母细胞瘤高危复发瘤患者,但最适当的化疗周期现在仍未得到确认。对高危复发但预后良好的组织类型的肿瘤患者,以及极高危复发患者,可使用高剂量化疗加自体干细胞移植(HDC/ASCR)治疗。一些小样本试验(患者数目 1~28 名)报道,无瘤存活率可达到 36%~61% 不等。在 COG 联合 SIOP 开展的 AREN0631 临床试验中,将组织学预后好的高危复发瘤患者作为研究对象,使用 ICE 与托泊替康交替化疗 2 周,随后患者被随机分组,一组继续接受 ICE 和托泊替康化疗,另外一组接受 HDC/ASCR。有研究报道预后良好的组织类型肾母细胞瘤复发患者对托泊替康的反应率可达 48%。对于间变型肾母细胞瘤复发瘤患者,常规化疗仅能提供极小的希望。新的治疗药物及方法有待进一步的研究。

(十三) 先天性肾母细胞瘤

新生儿肾母细胞瘤极为罕见而且预后很差。Giangiacomo 和 Kissane 复习文献至 1984 年 5 例新生儿肾母细胞瘤仅 1 例存活,3 例在诊断时已有转移。新生儿化疗是危险的。首都医科大学附属北京儿童医院曾有 1 例生后 5 小时有血尿,5 个月后诊断为肾母细胞瘤,经治疗长期无瘤存活。

(十四) 肾外型肾母细胞瘤

发生于肾外肾母细胞瘤极少见。肿瘤常见部位有腹膜后、腹股沟、生殖系统、腰骶部及盆腔等。组织学来源有多种观点:①多认为是起源于后肾胚基的异位残留,不能正常分化成熟,发生肿瘤性增生所致。这些肿瘤多发生在后腹膜肾区周围。②来源于中肾管的残留。中肾管残留可以解释发生于卵巢、子宫、阴道、睾丸及腹股沟等部位肿瘤。③前肾残留可以解释发生在纵隔和胸壁等部位肿瘤。④来源于多种分化潜能的胚胎干细胞。2001 年 Muc 等提出诊断肾外型肾母细胞瘤需要满足一些条件:肿瘤原发灶需在肾外;组织学存在原始的胚基成分;出现胚胎性肾小球及肾小管结构;排除肾内肾母细胞瘤和畸胎瘤。肾外型肾母细胞瘤多采用肾内肾母细胞瘤的分期标准,并且以此为依据选择治疗方案。但也存在不同的观点,有学者认为肾外型肾母细胞瘤分期至少应为Ⅱ期或Ⅱ期以上,而 Arda 等则认为肾外型肾母细胞瘤因该按照Ⅲ期方案治疗。因其极罕见,难于评价治疗效果。

(十五) 囊性部分分化性肾母细胞瘤

囊性部分分化性肾母细胞瘤(cystic partially differentiated nephroblastoma,CPDN)与典型的肾母细胞瘤相同,来自后肾胚基。自 1975 年 Brown 首次使用此术语,至今文献报道不足 100 例。发病年龄多小于 2 岁,左右侧无明显差异,双侧发病文献仅见一例报道。首都医科大学附属北京儿童医院 1996—2012 年收治 CPDN6 例,男 4 例,女 2 例,年龄 4 月~3 岁 5 月,平均 18 月,左侧 2 例,右侧 3 例,双侧 1 例。CPDN 与典型 WT 临床表现相同,以腹部包块为主,本组 5 例表现为腹部包块,B 超偶然发现 1 例,其中 1 例伴血尿。B 超和增强 CT 为有效的辅助检查方法。CPDN 与典型 WT 不同,肿块由多个囊腔构成,囊腔间由间隔分界,每个小囊不相通,肿块内不含实性结节。增强 CT 显示囊腔间隔呈轻度、中度强化,强化程度弱于正常肾脏组织(图 31-1-18)。一般肿块孤立局限于一侧肾脏,本组双侧 1 例左侧肿块分别位于肾脏的上下两极(图 31-1-19)。根据以上特点 CPDN 较易与典型 WT 鉴别,CPDN 不同于囊性 WT,后者实为 WT,伴有实性成分,因肿瘤自身坏死、液化、出血形成,病理表现为更多的肾胚芽细胞和胚基细胞,而 CPDN 仅在囊壁间隔散在分布肾胚芽或胚基细胞。但 CPDN 术前影像检查和大体标本无法与囊性肾瘤(cystic nephroma,CN)鉴别,两者

肿瘤均有假纤维包膜,与周边肾组织界限清楚,切面均为大小不等的囊腔,间隔薄(图 31-1-20)。镜检囊内衬扁平、立方、鞋钉样上皮细胞或缺乏内衬上皮。两者的唯一区别是 CPDN 小囊间隔内含胚芽细胞及不成熟的间叶组织(图 31-1-21),而 CN 间隔内没有胚芽成分。1998 年 Eble 和 Bonsib 提出了较完善的诊断方法:①患者多为小于 2 岁幼儿;②肿块由纤维假包膜环绕;③瘤体由囊及间隔构成,间隔内无膨胀性实性结节;④囊内衬扁平、立方及鞋钉样上皮细胞;⑤间隔内含有类似于肾小管的上皮细胞;⑥间隔内含胚芽基、胚胎的间质及上皮成分。

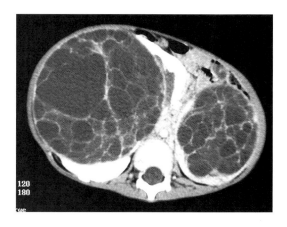

图 31-1-18　囊间有间隔而不相通,增强后间隔强化

　　CPDN 为低度恶性或有恶性倾向的肿瘤,治疗以手术切除为主。NWTS 2003 年回顾分析 21 例 CPDN,13 例术后予长春新碱 + 放线菌素 D 化疗,8 例单纯手术治疗,化疗组包括

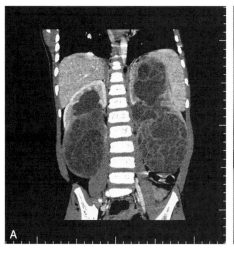
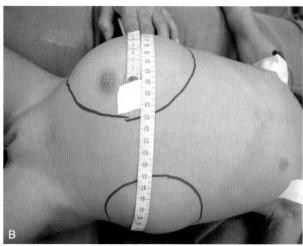

图 31-1-19　A. 肿物分别位于左右肾脏上下极;B. 腹部外观

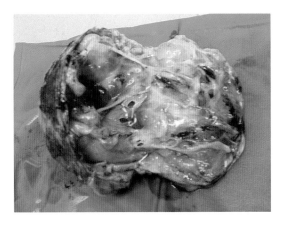

图 31-1-20 大体标本可见肿瘤内外多个小囊,囊与囊间不相通,有间隔

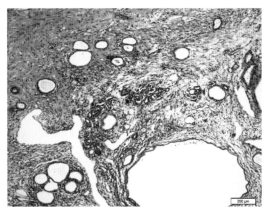

图 31-1-21 囊壁间隔可见原始胚芽细胞

Ⅰ期 10 例,Ⅱ期 2 例,Ⅴ期 1 例,单纯手术未化疗组 8 例均为Ⅰ期,术后 21 例患儿随访平均 6.25 年(5 月~15.25 年),100% 无瘤存活。因此,NWTS 认为Ⅰ期 CPDN 单纯手术后是否加化疗,两组疗效无差异;Ⅱ期 CPDN 手术后加用长春新碱和放线菌素 D 化疗取得很好疗效。但是,NWTS 同时指出该组 21 例患儿病例数少,化疗与否两组分组缺乏随机性,还有待大宗临床资料总结分析 CPDN 术后辅以化疗的疗效和适应证。本组 6 例患儿术后按 NWTS 预后良好型化疗 6~15 个月,平均随访 4 年 2 个月均无瘤存活。

SIOP 对典型肾母细胞瘤主张术前化疗,但是,SIOP 在回顾分析总结 CN 和 CPDN 时提出根据影像学诊断,在没有病理学依据情况下导致该组 CN 和 CPDN 不必要的术前化疗,鉴于术前化疗对肿瘤组织破坏影响病理分期和分型,指出影像学发现的囊性肾肿瘤在没有明显实质性肿瘤成分时术前不主张化疗。由于术前影像和术中大体无法区分 CN 和 CPDN,CN 为良性病变,一些学者主张术前或术中行针吸或活检以明确诊断。但考虑针吸对肿瘤种植和活检对病理升期,多数学者包括 NWTS 和 SIOP 均反对 CPDN 术前活检或针吸。

双侧病变或肿瘤位于肾脏一极的 CPDN,保留肾脏肿瘤剜除或部分肾切除术是安全有效的手术治疗方法,但保留肾脏肿瘤切除术后需辅以长春新碱 + 放线菌素 D 化疗,Baker 报道一例Ⅲ期 CPDN 术后复发,考虑复发原因与术中肿瘤破溃污染有关,强调肿瘤完整切除重要性和术后随诊复查必要性。本组 2 例(包括双侧 1 例)行保留肾脏肿瘤剜除术(图 31-1-22),术后辅以长春新碱 + 放线菌素 D 化疗 15 个月,双侧者目前随访 6 年 5 个月,单侧者术后 6 个月目前仍在化疗中,2 例术后残肾功能良好,均无瘤存活。

(十六)胎儿横纹肌瘤型肾母细胞瘤

胎儿横纹肌瘤型肾母细胞瘤(fetal rhabdomyomatous nephroblastoma,FRN)是一种少见的特殊类型肾母细胞瘤。首都医科大学附属北京儿童医院 2000—2015 年共收治胎儿横纹肌瘤型肾母细胞瘤患儿 14 例,男 8 例,女 6 例,右侧 5 例,左侧 3 例,双侧 6 例(占 43%)。年龄 7 月龄到 8 岁 8 月龄,平均 23 月龄,其中,11 例小于 2 岁(占 79%)。FRN 临床特点:①发病年龄小,文献报道 1~102 月龄,平均年龄 19 月龄至 27 月龄,本组平均年龄 23 月;②肾母细胞瘤双侧病变发生率 7%(53/718),而 FRN 双侧发病率高达 40%,本组 6 例为双侧病变,占 43%;③FRN 肿瘤体积大,本组 14 例患儿中 12 例(85.7%)肿瘤直径大于 10cm,其中肿瘤直

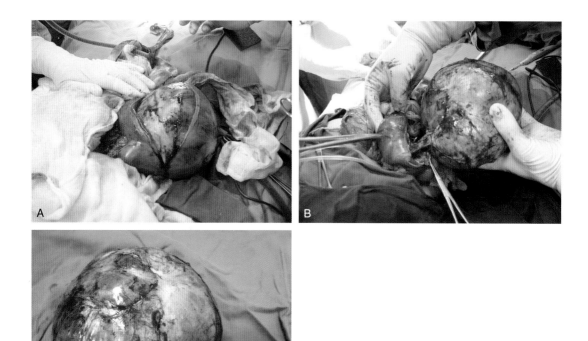

图 31-1-22　A.沿肿瘤边缘游离肿瘤;B.右侧为肿瘤,左侧为残留肾脏;C.完整剜除的肿瘤

径 23cm 病史 1 年者切除肿瘤称重 3.1kg 占患儿体重(12kg)的 1/4(图 31-1-23);④FRN 术前化疗肿瘤缩小不明显,本组 9 例患儿术前化疗,均未见肿瘤缩小,其中 1 例肿瘤体积增大。术前化疗肿瘤不缩小可能与其富含横纹肌的相对成熟的组织有关,即使术前放疗 Anderson 认为含有横纹肌组织的肾母细胞瘤也不敏感,文献报道中仅 1 例放疗后瘤体缩小;⑤FRN 尽管发现时肿瘤体积大、术前化疗肿瘤不缩小,但肿瘤完整切除后预后良好,文献报道 FRN 整

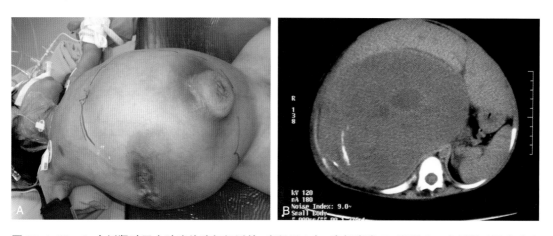

图 31-1-23　A.右侧肾脏巨大肿瘤外院仅行活检,病程近 1 年,腹部膨隆;B.增强 CT,右侧肾脏巨大肿瘤过中线

体存活率可达 70% 以上,本组 13 例获随访,10 例(76.9%)无瘤存活,9 例随访 2~15 年,平均 7.5 年,肿瘤占患儿体重 1/4 的患儿,目前无瘤存活 5 年。⑥FRN 术前影像检查与其他类型肾母细胞瘤相比无明显特异性。

　　FRN 大体标本切面灰白、质韧,编织状,似中胚叶肾瘤(图 31-1-24),约 40% 切面可见囊腔,易侵入肾盂呈葡萄状(图 31-1-25),镜下由大小不等、任意排列胎儿横纹肌细胞(超过 30%)构成,横纹清晰可见,未见核分裂象和异型性(图 31-1-26)。同时需找到岛状分布典型肾母细胞瘤胚芽成分和原始肾小管结构(图 31-1-27)。典型肾母细胞瘤有时也可见到横纹肌组织,但一般是分散在肿瘤细胞之间,排列不会如此紧凑。FRN 需与不含肾胚芽及上皮成分的横纹肌肉瘤、不来源于后肾胚基高度恶性的恶性横纹肌样瘤鉴别。

　　没有核分裂象和异型性胎儿横纹肌瘤型肾母细胞瘤侵袭性较小且很少发生转移,有作

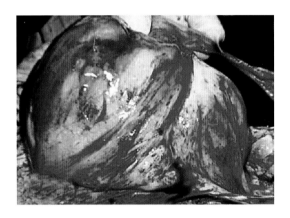

图 31-1-24　胎儿横纹肌瘤型肾母细胞瘤大体标本
标本切面灰白色、质韧、漩涡状或编织状,似子宫肌瘤或中胚叶肾瘤。

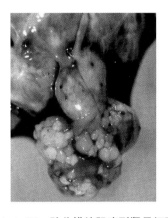

图 31-1-25　胎儿横纹肌瘤型肾母细胞瘤
患儿,男性,10 月龄。胎儿横纹肌瘤性肾母细胞瘤侵入肾盂呈葡萄状,形状和葡萄状肉瘤相似。

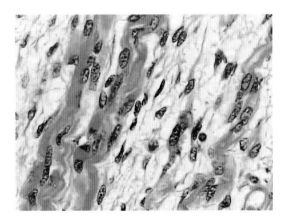

图 31-1-26　胎儿横纹肌瘤型肾母细胞瘤大体标本镜下表现
镜下所见肿瘤由形态和胎儿骨骼肌相似的梭形细胞构成,细胞核长圆形或梭形,核中位,胞浆内可见横纹。

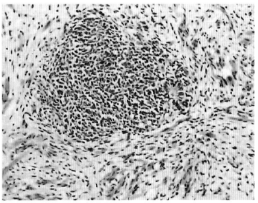

图 31-1-27　胎儿横纹肌瘤型肾母细胞瘤大体标本镜下表现
肿瘤组织内可见呈巢状的典型肾母细胞瘤胚芽成分。

者认为可以归入肾母细胞瘤预后良好的组织类型中的间叶型。单侧病变治疗同肾母细胞瘤预后好的组织结构。双侧病变做单纯肿瘤切除,加术后联合化疗可获长期存活并能保留更多的肾组织。需要注意肿瘤主要由发育较成熟的骨骼肌细胞构成,对术前化疗不敏感、瘤体缩小不明显,给双侧病变尽可能多的保留肾组织带来困难。

（十七）影响预后因素

1. 合理治疗 肾母细胞瘤需要手术、化疗、放疗等一系列综合治疗措施。单纯手术或手术加放疗存活率仅 20%~40%。Farber(1956)介绍放线菌素 D 化疗以来,肾母细胞瘤治疗发生根本变化。Fernbach 等总结 1970 年以前 8 篇文献,用放线菌素 D 化疗存活率达 68.2%,而对照组(手术 + 放疗)仅 37.6%。随后 Sutow 等(1963)介绍使用长春新碱,20 世纪 70 年代应用多柔比星。NWTS-3 总的 4 年无瘤存活率达 83.3%。目前 COG 和 SIOP 报道总的 5 年无瘤存活率在 90% 以上。

2. 病理组织类型、临床分期与预后密切相关 肿瘤破裂(含溢出)、UH 病理类型、肿瘤未完整切除、术中未取淋巴结活检等均是影响预后的因素。COG 统计术中肿瘤破裂发生率 9.7%,术后严格按Ⅲ期加多柔比星化疗和放疗。局灶间变型较弥漫间变型预后好。CTX 仅对间变型有效。对于巨大肿瘤,手术切除困难者,术前化疗 1~3 个月,可降低分期(down-staging),减少术中破溃,增加完整切除机会,改善预后。

3. 生物标记物 分子生物学的发展为肾母细胞瘤进一步分层治疗(危险分级)提供依据。

(1) WT1 基因:一个公认的与肾母细胞瘤直接相关抑癌基因,位于 11p13,约 10%~15% 的患者存在该基因突变,以错义突变和无义突变为主,和肾源性残余、WAGR 综合征、DDS 发病密切相关,和病理分型预后有关。

(2) 染色体 16q 杂合性丢失(LOH):肾母细胞瘤患者发生率为 20%,染色体 16q 有肿瘤特异性杂合性丢失患者与没有此特征患者相比,其 2 年复发率及总体存活率均较后者差,这种差异一直持续至组织学和病程分期调整。NWTS-5 的研究已证实染色体 16q 和 1p 杂合性丢失可帮助判断患者的复发和死亡危险度。染色体 16q 或 1p 有杂合性丢失的 FH Ⅰ期和Ⅱ期患者中,其复发和死亡相对危险度较无杂合性丢失的增高。而Ⅲ期或Ⅳ期的 FH 肿瘤患者中,染色体 16q 和 1p 均出现杂合性丢失,其复发和死亡危险度升高。这些结果表明,染色体出现杂合性丢失的患者需要强化治疗。

(3) 1q 染色体扩增:NWTS-4 中 226 例肿瘤标本的检测表明,1q 染色体扩增在 FH 肾母细胞瘤中发生频率很高,约 25%,与复发高度相关。1q 染色体扩增在临床上可以快速检测,如果阳性,则可以精准地预测有 40% 复发概率,而目前 1p 和 16q LOH 检测阳性仅能提示有 9% 复发概率。目前对 1 700 例 NWTS-5 样本的研究正在进行,如果 1q 染色体扩增诊断特异性能够被确认,那么它将成为 FH 型肾母细胞瘤新的危险因子。

(4) 端粒酶:端粒酶是染色体末端一种异质化结构,它在稳定染色体完整性及细胞增殖调控中起着重要的作用,Dome 等入组 291 例肾母细胞瘤患儿,发现端粒酶 RNA 高表达与肿瘤复发相关,且独立于肿瘤分期。有研究进一步根据肿瘤组织学成分进行分层,发现在胚芽和上皮成分中端粒酶高表达与复发相关,而在间叶成分中的高表达则无相关性,提示可以通过抑制端粒酶活性来治疗上述组织类型为主的肾母细胞瘤。以后的研究将寻求评价如何应用端粒酶表达与其他预后指标(如染色体 16q 和 1p 的杂合性丢失)相联系方法,以助于把患者分到与其危险度相应的不同的治疗组中。

（5）TP53 及 MYCN 基因均与肾母细胞瘤的间变型相关，是预后不良因素。P53 基因是一种公认的抑癌基因。在肾母细胞瘤患者中，肿瘤病理组织类型为组织分化良好型 P53 的突变率非常低，而组织分化不良的间变型肾母细胞瘤中突变率达到 75%，因而认为 P53 与肾母细胞瘤组织间变成的发生有关。MYCN 基因可以调控基因的甲基化修饰从而改变预后，研究发现有 MYCN 基因扩增患儿肾母细胞瘤为弥漫间变型的可能性明显高于其他组织学类型，FH 中存在 MYCN 基因扩增（9.9%）的预后差。

（6）血管内皮生长因子（VEGF）是一种血管源性细胞因子，它在肾母细胞瘤样本的临床和实验都发现数量和频率增高。在动物模型中发现 VEGF 阳性肿瘤可发生肺脏转移。抗VEGF 疗法能够抑制老鼠肿瘤细胞生长，并能预防肿瘤转移。肾切除后血清 VEGF 水平下降。VEGF 水平升高是预后不良因素。抗血管形成疗法对于肾母细胞瘤是一个非常有前景的辅助治疗法。

4. **其他因素**　其他可供参考的因素有年龄及肿瘤体积，即诊断时年龄小于 2 岁及肿瘤重量低于 550g 者预后好，此外尚有流式细胞光度计，测定肿瘤细胞 DNA 含量，Kaplan-Meier 分析一组病例，DNA 含量高的存活率低。有一组报道既往未曾治疗的肾母细胞瘤，83 例预后好的组织结构中只有 3 例 DNA 指数大于 1.5，而 11 例预后差组织结构中 10 例 DNA 指数大于 1.5。在一组预后好的组织结构 23 例中，肿瘤细胞核型有很大变化及染色体缺失，很少有易位。间变型的肿瘤细胞核型有过多二倍体、染色体易位及重新排列，在治疗效果差的病例中尤为显著。

5. **生存质量**　随着肾母细胞瘤患儿存活率提高，化疗放疗的并发症日益引起重视。近期并发症包括：继发感染、中毒性反应、骨髓抑制、放射性肺炎、放射性肠炎等。远期并发症有骨骼肌肉畸形、继发性第二恶性肿瘤、生殖功能障碍等。NWTSG 研究发现肾母细胞瘤长期存活者 15 年后第二恶性肿瘤发生率为 1.6%，包括白血病、淋巴瘤、骨及软骨肉瘤等，是正常人群的 8 倍。8 年以内以白血病和淋巴瘤居多，以后实体瘤比例逐渐增加。多柔比星和放疗进一步增加第二恶性肿瘤危险。在对 NWTS1，2，3，4 患者初步回顾研究发现：多柔比星心肌毒性与累积量有关。接受多柔比星治疗，并把该药作为首选化疗药患者发生充血性心力衰竭的发病率是 4.4%，若同时加用全肺野放疗则风险将进一步增加。化疗和放疗还可导致性腺损伤。环磷酰胺可引起男性无精。性腺放射治疗能导致男性患儿性腺功能减退和暂时性无精症。接受腹部放疗女性患儿有 12% 卵巢发育不全。接受放疗治疗患者，其后代出现低体重、早产儿和先天畸形概率增高。包括骨盆放疗和超过 20GY 剂量放疗方案能够增加孕妇流产危险性。NWTS 报道 5 823 例肾母细胞瘤中有 451 例为双侧肾母细胞瘤患者，长期随访有 55 例发生肾功能不全，主要是继发于双侧病变。首都医科大学附属北京儿童医院长期存活病例中有 2 例出现脊柱侧弯。如何使用损害最小的治疗获得最佳结果，同时进一步提高存活病例的生存质量，是今后肾母细胞瘤治疗继续努力的方向。

二、其他肾肿瘤

（一）先天性中胚叶肾瘤

先天性中胚叶肾瘤（congenital mesoblastic nephroma，CMN）也称胎儿错构瘤（fetal hamartoma）或婴儿间叶性错构瘤，是一种少见的好发于新生儿和婴儿早期的先天性纯间叶性错构瘤，平均发病年龄 3.5 月龄,偶见于周岁以后,罕见于年长儿。Bolande 等(1967)首次命名并描述组织形态,国外报道占小儿肾肿瘤 2.8%~3.9%,首都医科大学附属北京儿童医院 2008 年至 2015 年收治 12 例 CMN,男 6 例,女 6 例。年龄 7 天~25 个月,小于 1 月龄 5 例,1~3 月龄 6 例,平均 3.1 个月。左侧 7 例,右侧 5 例。产前超声发现肾脏占位 8 例,因呕吐 2 例、腹胀 1 例行超声发现,腹部包块 1 例。CMN 临床特点常表现为围生期羊水过多(70%)、血尿、贫血、高血压、高钙血症、高肾素水平,早产率高。这些表现考虑为胎儿腹部包块所致。随着产前超声检查的普及,越来越多 CMN 于孕期被发现,表现于孕晚期邻近肾门、肾窦的单侧实性包块,常伴羊水增多。本组 8 例为产检发现肾脏占位。肿物无轮廓分明的被膜,与肾实质混杂,但与肾组织可区分。影像学检查不能与其他肾肿瘤鉴别,诊断主要依靠病理,多数肿瘤包膜完整,切面苍白质韧或质软如鱼肉样(图 31-1-28)。呈螺旋状排列如平滑肌瘤或纤维瘤。组织结构分为三型:经典型(平滑肌瘤型,24%),细胞型(66%),混合型(10%)。经典型主要是交错排列成束状或编织状的梭形细胞,形态类似成纤维细胞或平滑肌细胞,胞浆丰富,淡嗜酸性,细胞核为长杆状或长梭形,核分裂象不多,核仁不明显(图 31-1-29)。细胞型是在平滑肌瘤型基础上细胞成分增多,形态似婴儿纤维肉瘤,排列无明显极向,细胞呈短梭形、多边形或星型。细胞核为短梭形或椭圆形,核分裂象增多,核仁明显。细胞型平均诊断年龄为 107 天,经典型为 32 天。细胞周期蛋白 D1 与 β 连环蛋白可作为区分细胞型与经典型的标记物。经典型在影像学上多表现为实性占位,细胞型占位中多包括有囊性、钙化、坏死。

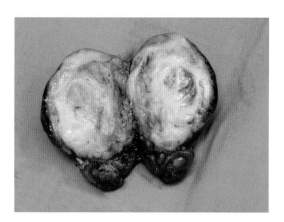

图 31-1-28   先天性中胚叶肾瘤大体标本
肿瘤包膜完整,切面苍白质韧如鱼肉样。

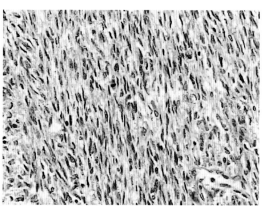

图 31-1-29   先天性中胚叶肾瘤大体标本镜下表现
肿瘤细胞呈梭形,胞浆丰富,淡嗜酸性细胞核长杆状或长梭形,核分裂象不多,核仁不明显,肿瘤细胞交错排列成束状

治疗为肾切除,不需常规化疗和放疗。如完整切除瘤肾并且年龄小于 3 月,罕有复发和转移。但亦有复发及心、脑、肺转移的报道。肿瘤复发常发生于术后 1 年内。复发高危因素包括Ⅲ期(切缘阳性或肿瘤破溃)、大于 3 月龄细胞型、病理学核分裂象多见等。Beckwith 建议对有术中破溃或局部残留者,或大于 3 月龄虽完整切除肿瘤,但组织学类型为细胞型者,建议术后使用肾母细胞瘤预后好的组织类型化疗方案。Richmind 曾报道 28 例中胚叶肾瘤,无一例死于肿瘤进展,而有 3 例死于化疗或放疗合并症,故认为对于小婴儿化疗宜慎重。

(二)肾恶性横纹肌样瘤

肾恶性横纹肌样瘤(malignant rhabdoid tumor of the kidney,MRTK)是近来认识的一种少见高度恶性的好发于婴幼儿的肾肿瘤,平均发病年龄为 13 月龄,约占儿童肾肿瘤的 2%,亦可原发于肾外或合并脑胚瘤。MRTK 易合并脑转移,而 WT 脑转移少见。恶性横纹肌样瘤过去曾归入肾母细胞瘤预后不良的组织类型中。目前认为本瘤并非来源于后肾胚基,不属于肾母细胞瘤范畴。近年研究发现第 22 对染色体上的 INI1 抑癌基因缺失或突变导致恶性横纹肌样瘤,可以发生在中枢神经系统、肾脏或肾外。首都医科大学附属北京儿童医院 2009 年 1 月至 2015 年 4 月共收治 MRTK15 例,男性 7 例,女性 8 例,年龄 1 岁内 8 例,1~2 岁 6 例,2 岁 4 个月 1 例,平均年龄 12.6 个月。临床表现:肉眼血尿 10 例,腹痛部包块 4 例,产前超声发现肾盏扩张而于产后超声发现占位 1 例。

MRTK 临床特点:①发病年龄小,多见于 2 岁以内,SIOP 回顾性分析 107 例 MRTK 患儿,平均发病年龄为 13 月龄(6~27 月龄),NWTSG 和英国肾母细胞瘤协作组(United Kingdom Wilms Tumors Study Group,UK-WTSG)报道 MRTK 平均发病年龄分别为 10.6 月龄和 19 月龄;②临床表现以血尿或腹部包块为主,Amara 报道血尿(肉眼和镜下)占 84%,SIOP 报道血尿占 43%,本组 10 例血尿占 67%,考虑血尿与肿瘤侵犯肾盂有关;肿瘤切面与肾母细胞瘤相似,向周围组织浸润及出血坏死更多,影像约 30% 可见包膜下积液(积血),本组 8 例(53.3%)可见包膜下积液。③MRTK 侵袭性强,发展迅速,易发生转移,就诊时分期高,以肺和脑转移多见,SIOP 报道 107 例患儿中,Ⅰ~Ⅳ期比例分别为 6%、22%、43% 和 22%。本组 Ⅰ~Ⅳ期分别为 13%、33%、33% 和 21%;④即使手术切除后辅助化疗和放疗,预后仍差,易复发,存活率低,SIOP 报道随访 104 例患儿中,60 例(58%)术后平均 8 个月(0~52 个月)复发,5 年存活率仅为 22%,与 NWTSG 和 UK-WTSG 报道一致。本组随访 11 例患儿中,6 例(56%)术后 2~9 个月复发,其中 3 例发生远处转移。⑤MRTK 的预后除与分期有关外,与患儿发病年龄有关。SIOP 报道 107 例 MRTK 中,小于 6 月龄和大于 2 岁的患儿 2 年生存率分别为 15%、48%,提示 MRTK 预后与年龄有关,小于 6 月龄预后更差,与 NWTS 报道相符。本组 1 例 2 岁 4 个月患儿,因肿瘤位于肾脏上极,瘤体较小,行保留肾单位的肿瘤剜除术(图 31-1-30),术后化疗 15 个月,目前无瘤存活 7 年,该患儿能够存活考虑与其年龄较大有关。

MRTK 诊断依靠病理,肿瘤大体切面呈鱼肉样。典型肿瘤细胞中等大小,形态较一致,

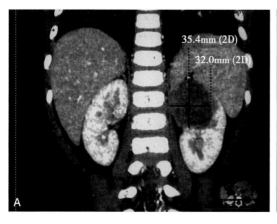
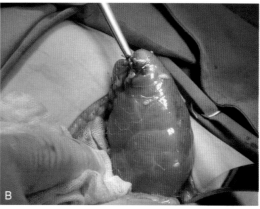

图 31-1-30　A. 左侧肾上极肿物;B. 左侧肾上极肿物切除后,残留肾脏

圆或卵圆形,细胞核偏位,核呈空泡状,染色质丰富,可见胞浆内嗜酸性包涵体(图31-1-31),核分裂多,出血坏死明显。多数肿瘤内及其周围肾组织的脉管有瘤栓形成。电镜观察瘤细胞包涵体是由紧密轮状的中间丝构成,没有交替排列的细丝结构和Z带(图31-1-32)。MRTK免疫组化染色显示为多表型肿瘤,多数病例Vimentin、CK、EMA、CD99表达阳性,分子遗传学研究显示,肾脏MRT均有22q11.2的SMARCB1/INI1基因缺失和突变,INI1基因为肿瘤抑制基因,其编码的INI1蛋白是哺乳动物SWI/SNF复合物的组分,以ATP依赖方式改变染色体结构,此基因失活可能通过其作用于染色体结构而改变基因表达,促进肿瘤形成,因此INI1阴性为MRTK诊断依据,Russo等认为,所有横纹肌样肿瘤免疫组化CK、EMA、vimentin阳性和INI1阴性,不论年龄大小都应诊断为MRT,应接受更为积极的治疗。本组14例INI-1均阴性,Vimentin阳性14例,CK阳性11例,EMA阳性9例。

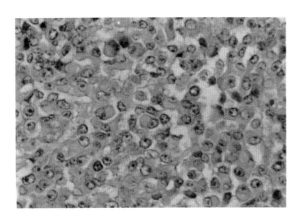

图31-1-31　肾恶性横纹肌样瘤大体标本镜下表现
肿瘤细胞形态单一,核偏于细胞一端,染色质呈空泡状,核仁突出嗜碱性,胞浆内可找到圆形嗜酸性包涵体。

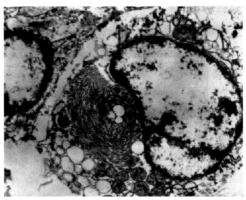

图31-1-32　肾恶性横纹肌样瘤电镜下表现
电镜见胞浆内包涵体是由紧密的轮状排列的中间丝构成。

　　MRTK的治疗应在明确诊断和确切分期的基础上,予包括手术、化疗和选择性放疗的综合性治疗。SIOP建议术前Ⅰ~Ⅲ期应用长春新碱+放线菌素D化疗4周,Ⅳ期应用长春新碱+放线菌素D+多柔比星化疗6周。Furtwangler等认为术前加用多柔比星更能有效的缩小肿瘤的体积。不过,SIOP同时指出虽然术前化疗肿瘤缩小,看似对化疗敏感,但并不能改善其不良预后。术后化疗目前方案不统一,多个病例报道应用VDC(长春新碱、多柔比星、环磷酰胺)与ICE(异环磷酰氨、卡铂、依托泊苷)交替方案治疗可改善MRTK的预后。随着分子生物学的发展,针对hSNF5/SMARCB1/INI1基因的靶向治疗药物,有望改变患儿的预后。

(三)透明细胞肉瘤

　　肾透明细胞肉瘤(clear cell sarcoma of the kidney,CCSK)亦称为小儿骨转移性肾肿瘤(bonemetastasizing renal tumor of childhood),易发生骨转移(43%~60%),脑转移亦较肾母细胞瘤多见。约占小儿肾肿瘤3%。1970年以前一直被认为是预后不良的组织类型肾母细胞瘤中的一类。Kidd和Marsden等学者发现,该肾脏肿瘤较易发生骨转移,且具有独特病理学表现,故将其从肾母细胞瘤中划分出来。CCSK与肾母细胞瘤有着完全不同的生物学特征及基因表达特性,CCSK无WT1基因突变且P53基因突变罕见。Rakheja等发现CCSK有特征性染色体异位 t(10;17)(q22;p13)。CCSK 与肾母细胞瘤存在不同的病变过程,目前其发病机制尚不明确。CCSK 恶性程度高、侵袭性强,Ⅰ期病变也较多发生转移与复发,尤其是骨转移。NWTS-4 已将其与肾母细胞瘤分开研究。

CCSK 术前与 WT 很难鉴别,首都医科大学附属北京儿童医院放射科总结 CCSK 增强CT 影像表现认为:①CCSK 容易浸润肾外组织,并包绕相邻血管;②肿瘤血供丰富,肿瘤实性部分强化明显,平均强化程度 43.3HU,与 Wilms 瘤相比强化程度较为明显。③肿瘤密度混杂不均,液体成分多,所有瘤体内都有液化灶存在,这在其他儿童肾脏肿瘤中并不常见;④钙化率明显高于 Wilms 瘤;⑤肾外转移灶多、出现早,有文献认为 CCSK 早期出现骨转移是与Wilms 瘤区别的重要征象。

CCSK 确诊依靠病理,肿瘤大体标本切面所见与肾母细胞瘤基本相同。显微镜下可见肿瘤向周围肾组织浸润。肿瘤细胞呈巢状分布,细胞核圆形或椭圆,核仁不明显,细胞浆呈透明或淡嗜酸性,细胞核及细胞浆均为透明空泡样。肿瘤细胞巢由细薄的网状纤维组织分割,其内含有较多毛细血管(图 31-1-33),治疗仍为手术、化疗、放疗综合治疗。首都医科大学附属北京儿童医院 2007 年 1 月至 2018 年 1 月收治 20 例 CCSK,男性 11 例,女性 9 例,平均年龄 32 个月。左侧 11 例,右侧 9 例。临床表现:肉眼血尿 6 例,腹痛部包块 10 例,体检行腹部超声发现占位3 例,腹痛 1 例。病史除 1 例为 2 个月外,其余为 5 天~1 个月,平均 18.2 天。合并肾静脉瘤栓

1 例,合并肾静脉、下腔静脉至右心房全程瘤栓 1 例。肺 CT 或胸片提示肺部转移 1 例。1 例患儿因腹部增强 CT 发现多枚椎体可见圆形片状低密度区,于术前行骨扫描,见多处骨异常放射性浓聚影。4 例患儿接受术前化疗,20 例均行瘤肾切除术。术中肿瘤破溃1 例;肿瘤与腹腔脏器广泛粘连、术中肉眼残留 1 例;术中切开下腔静脉并建立体外循环、切开右心房取瘤栓 1 例。19 例患儿接受术后化疗 + 放疗,化疗方案按 NWTS-5 进行,1 例放弃治疗。术后 19 例获随访,随访时间1.5~123 个月,平均 56.1 个月,1 例失访。6 例于术后 6~44 个月死亡,其中 1 例发生骨转移,3 例发生脑转移,1 例原病灶区域肿瘤复发。12 例无瘤存活、1 例Ⅳ期患儿带瘤存活。

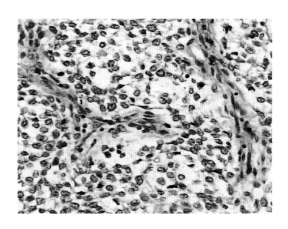

图 31-1-33　肾透明细胞肉瘤大体标本镜下表现
由大小不一致的肿瘤细胞构成,肿瘤细胞界限不清,胞浆透明,核圆形,核染色质呈网点状,瘤组织内有大量毛细血管呈树支状分布。

多柔比星的应用改善其预后,NWTS-1、NWTS-2 透明细胞肉瘤预后很差,NWTS-3 在长春新碱和放线菌素 D 基础上加用多柔比星,4 年存活率上升至 74.8%。NWTS-4 推荐对透明细胞肉瘤各期均用长春新碱、放线菌素 D、多柔比星三种药联合化疗并加用放疗。NWTS-5对透明细胞肉瘤各期采用长春新碱、多柔比星、环磷酰胺和依托泊苷联合化疗并加化疗。目前 COG 对高危肾脏肿瘤临床试验(AREN0321)治疗方案首先是手术切除,之后Ⅰ~Ⅲ期患者给予长春新碱、环磷酰胺、多柔比星、依托泊苷化疗 24 周;Ⅳ患者在上述药物的基础上,加入卡铂,化疗周期更强化。Ⅰ期患者是否给予放疗目前尚有争议。Ⅱ~Ⅳ患者均接受放疗(10.8Gy)。该临床试验目前仍在进行中,尚未见疗效评估报道。SIOP 的治疗方案是Ⅰ期患者

使用长春新碱、放线菌素 D 及多柔比星化疗，Ⅱ~Ⅳ期患者使用多柔比星、环磷酰胺、卡铂以及依托泊苷化疗并联合放疗。透明细胞肉瘤除易发生骨转移外，另一特点为转移和复发可以出现较晚，对透明细胞肉瘤应延长随访年限。其预后与发病年龄、是否使用多柔比星化疗、肿瘤分期及坏死程度有关。出现转移、年龄 >4 岁、肿瘤内出现坏死或肿瘤临床分期较高者，预后更差。

（四）肾细胞癌

肾细胞癌（renal cell carcinoma，RCC）占成人肾肿瘤的 90%~95%，成人恶性肿瘤 2%~3%。小儿肾脏肿瘤中以肾母细胞瘤为主，RCC 罕见，发病率约为 2.2/100 万，占小儿恶性肾肿瘤 1.9%~6%，小儿 RCC 不同于 WT（表 31-1-9），发病年龄较大，多发生在 5 岁以上儿童，是 10 岁以上儿童肾肿瘤的常见类型，迄今文献报道 21 岁以下 RCC 500 余例。随着分子生物学和遗传学的深入研究，越来越多的报道认为儿童 RCC 在流行病、临床表现、行为特征、病理类型和预后有别于成人 RCC。首都医科大学附属北京儿童医院 1973 年 1 月至 2012 年 3 月共收治儿童 RCC29 例，占同期收治儿童恶性肾肿瘤 693 例的 4.2%。男 16 例，女 13 例。年龄 2.5~16 岁，其中 2.5~3 岁 3 例，4~12 岁 25 例，16 岁 1 例，平均 9.6 岁，中位数 8 岁。左侧 16 例，右侧 13 例。

表 31-1-9　肾细胞癌与肾母细胞瘤鉴别

	发病年龄	肉眼血尿	腹部包块	肿瘤体积（均值 cm^3）	肿瘤钙化率
肾细胞癌	7 岁以后，平均 9~12 岁	30%~87%	6%~25%	477	25%~53%
肾母细胞瘤	1~3 岁，90% 见于 7 岁前	10% 以下	95% 以上	840	5%~10%

"血尿、腹部包块、腰腹部疼痛"为成人 RCC 经典三联症表现。而儿童更多的是表现上述三联症中的一种或两种，文献报道三种症状发生率分别为 28%~75%、36%~64%、17%~65%，仅有 6%~9% 患儿表现为典型 RCC 三联症。儿童 RCC 以血尿为主要症状，本组有血尿表现 21 例，占 72.4%，Geller 和 Dome 报道 13 例患儿，10 例（76.9%）血尿为首要症状，血尿早期表现可能与肿瘤位置深、血管侵蚀和早期侵犯肾盂有关，局部外伤、剧烈活动也可能是诱发或加重因素，本组 3 例为外伤后出现无痛肉眼血尿。血尿更多见于内科疾患，如肾炎、IgA 肾病，本组即有 3 例以血尿待查收至肾内科，复查超声检出 RCC，故如何正确诊断，早期治疗很重要。我们认为，超声检查因操作简便、无创伤、无放射性，应作为肾肿瘤首选检查手段，对于血尿患儿均应行超声筛查，以防延误诊断。

国际抗癌联盟（UICC）提出的 TNM 通过系统评价肿瘤局部生长、淋巴结受累及远处转移等情况对患者肿瘤进行分期，2010 年 UICC/AJCC 提出了新的 TNM 分期系统如下。

T

T$_x$—原发肿瘤无法评估

T$_0$—未发现原发肿瘤

T$_1$—肿瘤局限于肾内，最大径 ≤7cm

　T$_{1a}$—肿瘤局限于肾内，最大径 ≤4cm

　T$_{1b}$—肿瘤局限于肾内，4cm< 最大径 ≤7cm

　　T_2—肿瘤局限于肾内,最大径 >7cm

　　　T_{2a}—肿瘤局限于肾内,7cm< 最大径≤10cm

　　　T_{2b}—肿瘤局限于肾内,最大径 >10cm

　　T_3—肿瘤侵及主要静脉、肾周组织,但未达肾周筋膜,同侧肾上腺未受累

　　　T_{3a}—肿瘤肉眼侵入肾静脉或其分支,或肿瘤侵犯肾周、肾窦脂肪但未达肾周筋膜

　　　T_{3b}—肿瘤侵入下腔静脉但在膈以下

　　　T_{3c}—肿瘤侵入膈上下腔静脉或侵犯腔静脉壁

　　T_4—肿瘤侵及肾周筋膜(包括侵犯同侧肾上腺)

　N

　　N_x—区域淋巴结无法评估

　　N_0—无区域淋巴结转移

　　N_1—区域淋巴结受累

　M

　　M_x—远处转移无法评估

　　M_0—无远处转移

　　M_1—有远处转移

　TNM 分期

　Ⅰ期—$T_1/N_0/M_0$

　Ⅱ期—$T_2/N_0/M_0$

　Ⅲ期—T_1 或 $T_2/N_1/M_0$;T_3/N_0 或 N_1/M_0

　Ⅳ期—T_4/任何 N/M_0;任何 T/任何 N/M_1

　　Xp11.2 易位/TFE3 融合基因相关性肾癌(renal carcinomas associated with Xp11.2 translocations / TFE3 gene fusions)是儿童肾细胞癌的主要病理类型。其命名来源于它的不同亚型伴染色体 Xp11.2 易位形成的融合基因,是 2004 版 WHO 综合 RCC 组织形态学、免疫表型、遗传学改变、临床表现和影像学的特点新增亚型。2016 版 WHO 肾细胞癌分类中小眼畸形转录因子(microphthalmia transcription factor,MIT)家族异位性肾细胞癌中除包含 2004 版中的 Xp11 异位性相关性肾癌外,还加入了 t(6;11)异位相关性肾细胞癌,异位基因 TFEB。这两者都是 MIT 家族重要成员,能够调节黑色素细胞和破骨细胞分化,TFEB 异位基因发生率明显少于前者。目前已报道不同类型染色体易位肾癌见(表 31-1-10)。Xp11.2 易位相关肾癌好发于儿童及青少年,其发病率在成人 1.6%,45 岁以下 15%,儿童 20%-75%。Geller 等总结儿童 RCC 110 例,Xp11.2 相关肾癌 49 例,占 44.5%。本组 20 例行免疫组化,Xp11.2 易位相关肾癌 14 例,占 70%。Xp11.2 易位相关肾癌大体标本与一般肾癌相似,切面多为黄褐色,常有坏死和出血(图 31-1-34)。其最具有特征性组织病理表现为成人少见由透明细胞组成乳头状结构(图 31-1-35),常伴有由嗜酸性颗粒胞质的肿瘤细胞组成巢状结构,间质可见玻璃样变性和沙砾体形成(图 31-1-36)。TFE3 蛋白作为 Xp11.2 易位/TFE3 基因融合相关肾细胞癌免疫标志物(图 31-1-37),具有较高的敏感性(97.5%)和特异性(99.6%)。肿瘤细胞核阳性表达,结合肿瘤形态学特征,对该肿瘤诊断有决定性作用。分子生物学方法如荧光原位杂交(fluorescence in situ hybridization,FISH)检测其融和基因类型及易位染色体表型,是更加有效的诊断方法。

表 31-1-10   MiTF/TFE 基因融合相关肿瘤

Fusion	Tumor	Age range(Y)	Translocation
ASPL-TFE3	ASPS	5~40	der(17)(X;17)(p11.2;q25)
ASPL-TFE3	RCC	2~68	t(X;17)(p11.2;q25)
PRCC-TFE3	RCC	2~70	t(X;1)(p11.2;q21)
PSF-TFE3	RCC	3~68	t(X;1)(p11.2;q34)
NonO-TFE3	RCC	39	inv(X)(p11.2;q12)
CLTC-TFE3	RCC	14	t(X;17)(p11.2;q23)
Unknown	RCC	32	t(X;3)(p11.2;q23)
Unknown	RCC	77	t(X;10)(p11.2;q23)
Alpha-TFEB	RCC	6~53	t(6;11)(p21;q12)

ASPS=alveolar soft part sarcoma(腺泡状软组织肉瘤)。

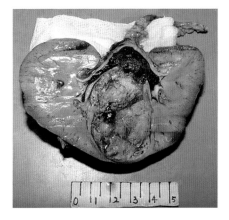

图 31-1-34   肾细胞癌肿瘤切面
肿瘤切面黄褐色,可见出血坏死。

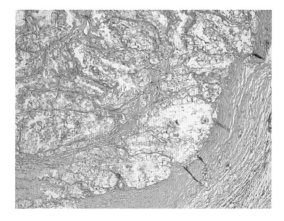

图 31-1-35   肾细胞癌大体标本镜下表现
透明细胞组成的乳头状结构(HE×200)。

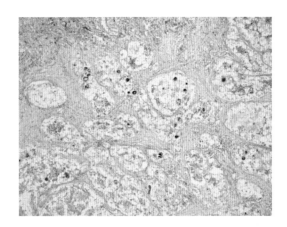

图 31-1-36   肾细胞癌大体标本镜下表现
间质内砂粒体(HE×100)。

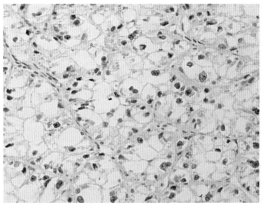

图 31-1-37   肾细胞癌免疫组化表现
TFE3 定位于细胞核(HE×400)。

儿童 RCC 分期相对高　Geller 和 Dome 回顾分析 1974—2004 年 243 例儿童 RCC,低分期(Ⅰ期和Ⅱ期)105 例(43.2%),高分期(Ⅲ期和Ⅳ期)138 例(56.8%)。Geller 等总结复习文献 75 例儿童 RCC,Xp11.2 易位相关肾癌 40 例,高分期 26 例(65%),非 Xp11.2 易位相关肾癌 35 例,高分期 12 例(35%)。本组 29 例患儿 13 例(41.4%)淋巴结转移,低分期 16 例(55.2%),高分期 13 例(45.8%),其中 Xp11.2 易位相关肾癌高分期 11 例(11/21,52.4%),非 Xp11.2 易位相关肾癌高分期 2 例(2/8,25%)。Xp11.2 易位相关肾癌高分期患儿多于其他类型肾癌,Xp11.2 易位相关肾癌占儿童 RCC 重要比例,这可能是儿童 RCC 高分期比例高的原因。

治疗　RCC 对放疗、化疗不敏感,根治性肾切除(radical nephrectomy,RN)是 RCC 主要治疗方法。对于局限性 RCC($T_{1\sim2}N_0M_0$),近年成人大量研究表明保留肾单位手术(ephron sparing surger,NSS)治疗直径 4-7cm 早期 RCC 可取得与根治性肾切除相似效果,患者肾功能亦可得到很好保留,NSS 术后生活质量明显高于 RN 患者。Cook 等认为 NSS 同样适用于儿童 RCC,Rialon 等回顾 40 例行 NSS 儿童 RCC,随访 5 年生存率 100%。首都医科大学附属北京儿童医院自 1973—2016 年 11 例 RCC 行 NSS,肿瘤直径 2.2~6.9cm,平均 3.3cm,肿瘤位于肾上极 4 例,中极背侧 1 例,中极腹侧 1 例,肾下极 5 例,XP11.2 易位/TFE3 基因融合相关肾细胞癌 9 例,透明细胞癌和嫌色细胞癌各 1 例,11 例随访 25~129 个月,平均 53.2 个月,无复发和死亡病例。因此,我们认为肿瘤直径小于 4~7cm 时,肿瘤的位置、医师技术和经验允许的条件下,NSS 治疗儿童 RCC 是安全可行的。

腹膜后淋巴结转移在成人已被认定为影响预后重要的因素。在儿童,Geller 和 Dome 复习文献总结 243 例儿童 RCC,单纯区域淋巴结转移而无远处转移即 N+M0 患儿 58 例中 42 例(72.4%)无瘤存活,是成人单纯区域淋巴结转移患者 5 年生存率的 3 倍。因此目前多数学者认为小儿区域淋巴结转移不是影响预后因素,行瘤肾切除时不必行淋巴结清扫,术后放疗、化疗几无疗效。Geller 等回顾分析儿童 RCC TFE3 阳性 40 例,高分期 26 例(65%),其中 $TFE3_+N_+M_0$ 15 例,手术切除术后放疗、化疗、免疫治疗各 1 例,具体治疗不详 3 例,余 9 例手术后未行辅助治疗,无瘤存活 13 例,平均随访时间 6.3 年(0.3~15.5 年)。未行辅助治疗 9 例中 1 例死亡,1 例复发经再次手术切除无瘤存活,目前 8 例(8/9,88.9%)无瘤存活。Geller 认为儿童 $TFE3_+N_+M0$ 手术切除肿瘤后,在目前尚没有有效的无毒性辅助治疗药物,此类患儿仅行手术切除,无需辅助治疗及淋巴结清扫。本组 $T_{1\sim3}N_+M_0$ 10 例,随访 7 例,6 例无瘤存活,平均随访时间 15.6(3~34 年),2 例 Xp11.2 易位相关肾癌超过 20 年并已育子女,我们也认为包括 Xp11.2 易位相关肾癌在内的儿童 RCC 局域淋巴结不是影响预后的因素,目前治疗仅单纯手术,无需清扫淋巴结及辅助治疗。在儿童 Xp11.2 易位肾癌生物学行为较惰性,预后较成人好。

(五) 囊性肾瘤

囊性肾瘤(cystic nephroma,CN)临床罕见,自 1892 年 Edmunds 首次描述后,目前文献报道约 200 例,国内报道不足 20 例,占儿童肾脏肿瘤 0.5%。好发于 2 岁以内男孩和 4~20 岁及 40~60 岁女性。单侧多见,双侧罕见。首都医科大学附属北京儿童医院 2006 年 1 月至 2012 年 6 月收治囊性肾瘤患儿 7 例,男 4 例,女 3 例;年龄 4 个月~4 岁,小于 2 岁 5 例,3 岁、4 岁各 1 例,平均 1 岁 10 个月。囊性肾瘤位于左肾 4 例,右肾 2 例,双侧 1 例。

CN 临床表现无特异性,在儿童往往因腹部包块就诊。在成人可表现为腹痛、血尿、泌尿系感染等。B 型超声和增强 CT 是术前诊断主要辅助检查手段。B 型超声表现为肾区界限清楚的囊性包块,由多个大小不等囊腔构成,显示为低回声团块,内可见网络细条状强光带分隔。CT 表现为肿块位于肾实质内并突出于肾包膜外,成边缘光整的圆形或椭圆形,向内压迫肾盂,少数可位于肾门。囊内分隔光整,各小囊间不相通,无明显结节影,呈等或略低密度,增强呈轻、中度渐进性强化(图 31-1-38)。

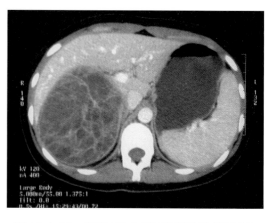

图 31-1-38 增强 CT 右侧囊性肾瘤横断面图像
囊内分隔光整,各囊不相通。

尽管术前影像检查有助于 CN 诊断,但确诊仍需依靠病理检查。尤其是 CN 与 CPDN 术前无法鉴别。组织学,肿瘤由纤维假包膜环绕,形成一界限清楚的球形多囊性包块,直径一般在 5~15cm,有的可占据整个肾脏。病变在肾被膜下延伸,可在局部形成疝进入肾盂或肾窦,或自肾皮质向外膨出,少数情况下瘤体位于输尿管而仅有纤细的蒂与肾实质相连,本组 1 例凸入肾盂并向输尿管内延伸长约 7cm。肿瘤切面完全成囊性,没有实性结节,囊内含透明或血性液体,囊大小从镜下小囊到 5cm 不等,间隔薄(典型病例小于 5mm),半透明状或呈均质状,局部可稍厚(图 31-1-39)。镜检:囊壁内衬扁平、立方或鞋钉样上皮细胞,无核分裂象。间隔为成熟纤维组织,大部分可见到成熟类似于肾小管的结构。1951 年 Powell 首次提出了关于囊性肾瘤诊断,此后不断得到完善。1989 年 Joshi 等提出修订意见:①肿瘤完全由囊及间隔构成;②肿瘤为孤立界限清楚的肿块;③间隔为肿瘤固有成分,囊的轮廓一致,无膨胀性结节突入;④囊内衬扁平、立方及鞋钉样上皮细胞(图 31-1-40);⑤间隔由分化好的纤维组织构成,其内含有成熟的小管状结构。CN 与 CPDN 唯一区别是后者囊肿间隔内含有芽基、胚胎的间质及上皮成分。

CN 为良性病变,治疗以手术切除为主,手术前后无需放、化疗。根据肿瘤位置、大小、对侧肾脏情况,可选择性行保留肾脏肿瘤剜除术。本组 1 例双侧病变,2 例肿瘤直径分别为

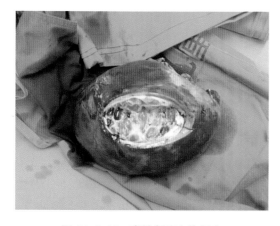

图 31-1-39 囊性肾瘤大体标本
肿瘤切面完全成囊性,没有实性结节,囊内含透明液体。

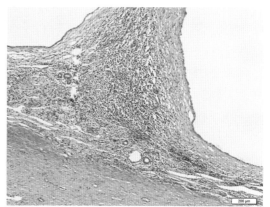

图 31-1-40 囊性肾瘤大体标本镜下表现
囊壁内衬扁平、立方及鞋钉样上皮细胞,未见胚芽成分。

4cm、5cm,且位于肾脏一极,此 3 例 4 侧行保留肾脏肿瘤剜除术,目前随访 4~9 年,保留肾脏功能良好,肿瘤无复发。因此我们认为,完整切除肿瘤是避免肿瘤复发关键,条件允许如肿瘤位于肾脏一极且直径 <6cm 单侧病变,或双侧 CN,可行保留肾脏肿瘤剜除术。

（六）后肾腺瘤

后肾腺瘤(metanephric adenoma,MA)是一种罕见肾脏上皮源性肿瘤,目前文献报道不足 200 例,其中儿童占 20%。后肾腺瘤可发病于任何年龄,文献报道最小发病年龄 5 月,最大 83 岁,但以中年人 50~60 岁为主,尤其好发于中年女性,男女比例为 1:2,MA 组织来源尚无定论,多认为是后肾胚芽成分,与肾胚的残留、Wilms 瘤有一定的相关性,近期研究提示后肾腺瘤可能是一种具有显著特性的独立病种。首都医科大学附属北京儿童医院 2008 年 5 月~2016 年 1 月收治 5 例 MA,男 4 例,女 1 例,左侧 2 例,右侧 3 例。

临床表现　1995 年美国华盛顿病理研究所报道 50 例后肾腺瘤是目前报道例数最多一宗病例,其中腹痛 22%,血尿 10%,腹部包块 10%,但更多的小样本报道表明后肾腺瘤临床症状缺乏特异性。影像表现 B 超多表现为单发、类圆形、界清的低回声、等回声或高回声实质性肿块影,小者多见于肾皮质边缘靠近肾包膜,可明显凸向包膜外,大者占据局部皮髓质并挤压肾盂肾盏变形。彩色多普勒超声显示肿瘤有血供或少血供。CT 平扫表现为低密度、等密度或高密度实质性肿块,边界清晰,无或有假包膜,肿块内部欠均匀,少数患者肿块内部尚可见出血、坏死液化区,CT 增强后大部分肿瘤实质部分不均匀强化,但强化程度弱于周围肾实质(图 31-1-41)。病理光镜下细胞小,无异型性,无或罕见核分裂象,可见砂粒体,瘤细胞密集排列呈腺泡和小管样,可形成乳头状结构、微囊结构、肾小球样及花蕾样结构,后两者形态是本病所具有独特结构,具有诊断和鉴别诊断的价值(图 31-1-42)。

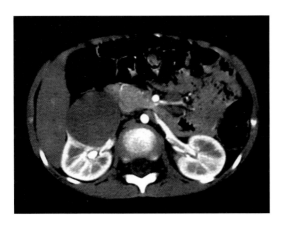

图 31-1-41　右侧肾脏后肾腺瘤增强 CT 横断面图像

肿瘤凸出肾脏表面,强化弱于肾脏。

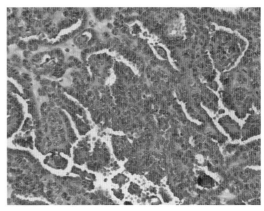

图 31-1-42　后肾腺瘤大体标本镜下表现

光镜下细胞小,无异型性,无或罕见核分裂象,可见砂粒体,瘤细胞密集排列呈腺泡和小管样。

关于后肾腺瘤生物学行为,目前国内外绝大数学者认为后肾腺瘤是良性肿瘤,根据肿瘤大小、位置及对侧肾脏功能可选择肾脏切除或保留肾单位的肿瘤切除术。本组 3 例肿瘤位于肾脏一极,最大直径小于 5cm,行保留肾单位的肿瘤剜除术,术后随访平均 4 年 5 月,均无瘤存活,保留肾单位功能良好。但是,也有文献报道过 1 例 7 岁女孩左肾典型 MA 伴有肾门、腹主动脉旁及分叉处淋巴结转移;11 岁女孩 MA 中可见局灶性乳头状癌成分,同时伴有邻近淋巴结转移;3 例 MA 合并肾母细胞瘤。本组 1 例 MA 合并 PRCC,目前随访 3 年无瘤存活。因此对 MA 的生物学行为还有待大宗病例循证医学证据及分子遗传学的研究,术后需进行长期随访。

(七)婴儿骨化性肾瘤

婴儿骨化性肾瘤(ossifying renal tumor of infancy,ORTI)是一种罕见婴幼儿肾脏良性肿瘤,Chatten 于 1980 年首次报道,多见于婴幼儿,有独特临床、影像及病理学特点,为良性病变,预后良好。首都医科大学附属北京儿童医院 2005-2016 年共收治 ORTI 4 例,查阅文献报道 21例,共 25 例。25 例患儿年龄最小 6 天,最大 2 岁 6 月,平均年龄 6.7 月龄,男女比例 4∶1。左侧∶右侧为 16∶9,多位于肾脏一极且向肾盏、肾盂生长,尚未见双侧同时发病报道。24 例以无痛性间断或持续肉眼血尿为主,1 例因肿瘤长入肾盂致梗阻性肾积水,以腹部包块就诊。

B 超示肾脏一极强回声团块,后伴声影,可见血流信号。CT 检查见肾轮廓正常,肾盂、肾盏部位肿瘤内骨样钙化像鹿角状结石,且伴肾盂、肾盏扩张;增强 CT 显示境界清楚的肿块,强化不明显,中央见骨化灶(图 31-1-43)。25 例患儿中,22 例影像学检查均见钙化,3 例小年龄患儿(分别为 6d、2.5 个月、4 个月)影像学检查肿瘤内未见钙化,可能与患儿小年龄有关,骨性成分比例及骨化程度随年龄增大而增加,其中 1 例小年龄患儿(4 个月)MRI 显示 T2 加权低信号,Lee 等认为 CT 未见明显钙化病灶低年龄患儿可行 MRI 检查以进一步明确术前诊断。

确诊依靠病理　肿瘤大体呈结节状或不规则形,直径 1.0~3.5cm,平均 2.7cm,灰粉、灰白间淡褐色(图 31-1-44)。切面肿物常位于肾盂、肾盏内,与肾乳头粘连,并从肾乳头尖端伸入肾盏内,呈灰白色,质硬,局部质软,或囊性变,可见出血,无坏死,与周围组织有时分界不清楚,其周围肾实质受压变形。组织学上,肿瘤主要由骨样基质、成骨样细胞和梭形细胞组成。骨样基质中混有多角形细胞,并且可见小血管增生及点灶状钙化。

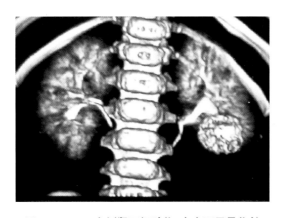

图 31-1-43　左侧肾下极肿物,中央可见骨化灶

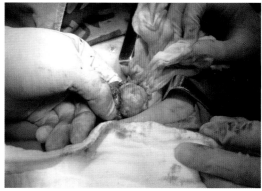

图 31-1-44　婴儿骨化性肾瘤大体表现

肿瘤呈结节状,灰粉色。

婴儿骨化性肾肿瘤为良性病变,首选手术治疗。手术中尽可能保留肾实质为治疗原则。手术方法应根据肿瘤位置而定。25 例患儿中,11 例行患肾切除术,7 例行部分肾切除术,7例行肾盂切开肿瘤切除术。由于该病罕见,认识不足,早期病例行全肾切除术较多。因此提高对该病认识,术前根据临床表现、影像学特点做出初步诊断,可以减少全肾切除概率。术

后患儿预后良好,以往报道病例中,均无复发或转移,尚无死亡病例报道,存活时间从 7 个月到 23 年不等,充分说明此肿瘤具有良性生物学行为。

(八) 其他原发肾内肿瘤

其他原发于肾内肿瘤有横纹肌肉瘤、平滑肌肉瘤、畸胎瘤、脂肪肉瘤、神经母细胞瘤、纤维瘤、淋巴管瘤等,均属罕见。治疗根据病理诊断。

(宋宏程　孙　宁)

参 考 文 献

[1] KIERAN K,EHRLICH P F. Current surgical standards of care in Wilms tumor [J].Urology Oncology,2016, 34:13-23.

[2] HAMILTON T E,BARNHART D,GOW K,et al. Inter-rater reliability of surgical reviews for AREN03B2:A COG renal tumor committee study [J]. J Pediatr Surg,2013,49(1):154-158.

[3] WILDE J C H,ARONSON D C,SZNAJDER B,et al.Nephron sparing surgery(NSS) for unilateral wilms tumor (UWT):The SIOP 2001 experience [J]. Pediatr Blood Cancer,2014,61:2175-2179.

[4] KIERAN K,DAVIDOFF A M. Nephron-sparing surgery for bilateral Wilms Tumor [J]. Pediatr Surg Int, 2015,31:229-236.

[5] KIERAN K,WILLIAMS M A,MCGREGOR L M,et al. Repeat nephron-sparing surgery for children with bilateral Wilms tumor [J]. J Pediatr Surg, 2014;49:149-153.

[6] KIERAN K,DAVIDOFF A M. Nephron-sparing surgery for bilateral Wilms tumor [J]. Pediatr Surg Int, 2015;31:229-236.

[7] 宋宏程,孙宁,张潍平,等 . 囊性部分分化性肾母细胞瘤的诊治[J]. 中华小儿外科杂志,2014,35(2): 81-84.

[8] ROMAO R L,LORENZO A J. Renal function in patients with Wilms tumor [J].Urol Oncol.2016,34(1): 33-41.

[9] 李振武,宋宏程,张潍平,等 . 胎儿横纹肌瘤型肾母细胞瘤的临床、病理特点及诊治分析[J]. 中华泌尿外科杂志,2016,37(8):591-594.

[10] GRATIAS E J,DOME J S,JENNINGS LJ,et al. Association of chromosome 1q gain with inferior survival in favorable historlogy Wilms tumor:a report from the Children's Oncology Group [J]. J Clin Oncol,2016, 34(26):3189-3194.

[11] LIU C,ZHANG W P,SONG H C . Nephron-sparing surgery in the treatment of pediatric renal cell carcinoma associated with Xp11.2 translocation/ TFE3 gene fusions [J]. J Pediatr Surg,2017,52(9):1492-1495.

[12] 焦丽丽,宋宏程,孙宁,等 . 婴幼儿肾脏恶性横纹肌样瘤诊治分析[J].临床小儿外科杂志,2016,15(4): 368-370.

[13] 宋宏程,孙宁,张潍平,等 . 儿童肾细胞癌的临床、病理特点及预后分析[J]. 中华泌尿外科杂志,2013, 34(11):810-813.

[14] RIALON K L,GULACK B C,ENGLUM B R,et al. Factors impacting survibal in children with renal cell carcinoma [J]. J Pediatr Surg,2015,50(6):1004-1018.

第二节　肾上腺肿瘤

肾上腺肿瘤可发生于皮质或髓质细胞。肾上腺皮质肿瘤主要有肾皮质腺瘤和肾腺癌,多数因分泌激素、具有内分泌功能而被称为功能性肾上腺皮质肿瘤:发生于球状带的肿瘤,表现为醛固酮增多症;发生于束状带的肿瘤,表现为皮质醇症;累及网状带时表现为肾上腺性征异常。少数肿瘤也可无激素活性,称为无功能性肾上腺皮质肿瘤。肾上腺髓质肿瘤多来源于交感神经元细胞,如神经母细胞瘤、神经节细胞瘤、嗜铬细胞瘤。神经母细胞瘤和神经节细胞瘤一般不出现内分泌紊乱症状,属无功能性肿瘤。嗜铬细胞瘤多为功能性肿瘤。

一、皮质醇腺瘤

皮质醇腺瘤分泌过量皮质醇,表现为皮质醇增多症。Harvey Cushing(1932)首先报道皮质醇增多症,故又称 Cushing 综合征。皮质醇增多症的病因除 20% 为肾上腺皮质腺瘤外,70%~75% 由皮质增生引起,5% 为肾上腺皮质腺癌,少数为异位 ACTH 综合征和医源性皮质醇增多症。

皮质醇腺瘤是非 ACTH 依赖型库欣综合征主要原因,相比于原发性醛固酮增多症其发病率较低,分子学进展也相对缓慢。针对单侧肾上腺腺瘤合并库欣综合征或亚临床库欣综合征的体细胞突变测定显示其基因突变率分别为 PRKACA 23.1%、CTNNB1 23.1% 和 GNAS 5.8%,其中 PRKACA 体细胞突变阳性与低龄、严重库欣病表现和高皮质醇水平相关。有研究认为肾上腺腺瘤的皮质醇过度分泌与 cAMP 信号通路和 Notch1 信号通路改变相关。

(一) 皮质醇腺瘤的病理

肿瘤多数为单侧、单发,双侧罕见。由于肿瘤分泌大量皮质醇,抑制垂体 ACTH 细胞,缺乏 ACTH 的生理性刺激,致使双侧肾上腺的非肿瘤部分的皮质萎缩。腺瘤外观规则,表面光滑,包膜完整,体积较小,重量 5~30g。切面的黄色部分细胞与正常肾上腺束状带相似,棕色部分与网状带致密细胞相似,肿瘤细胞呈索状或巢状排列。

(二) 皮质醇腺瘤的临床表现

由于过多的皮质醇使体内各方面代谢发生紊乱,主要表现包括:①脂肪分布失常,导致出现"满月脸"、"水牛背",胸腹部脂肪增厚与瘦细四肢不相称,呈现向心性肥胖;②蛋白质分解加快,合成减少,致使皮肤变薄,有紫纹,皮下毛细血管脆性增加,容易出现紫斑,肌肉萎缩。因骨骼中蛋白质减少,可出现骨质疏松,引起腰椎及肋骨病理性骨折;③由于糖代谢紊乱,引起糖耐量减退,空腹血糖升高;④肾脏对钠离子的重吸收增加,钾离子的排泄增加而引起高血压、低血钾、碱中毒;⑤抑制生长激素的分泌及其作用,儿童生长缓慢,青春期延迟。抵抗力低下,易发生感染。

(三) 皮质醇腺瘤的诊断

证实体内皮质醇水平逾常,正常的垂体-肾上腺反馈控制丧失,然后再查明基础病变:皮质肿瘤或皮质增生(图 31-2-1)。

1. 定性诊断　主要依据:

(1) 血浆皮质醇水平增高,并失去正常的昼夜节律性变化;

(2) 24 小时尿游离皮质醇多次测定值均高于正常,常用参数有 17-羟皮质类固醇和 17-酮皮质类固醇;

(3) 小剂量地塞米松试验不能抑制皮质功能。

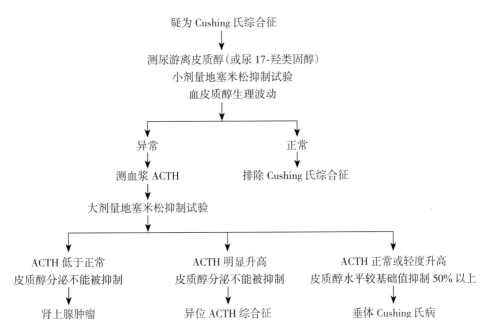

图 31-2-1　Cushing 综合征的诊断流程图

2. 定位诊断　常用方法有：

（1）CT 检查：可依据肿瘤的可能部位分别做垂体、肾上腺、胸、腹部扫描。根据肾上腺腺体轮廓改变，可辨认直径小至 1cm 的病变，诊断正确率可达 90% 以上；

（2）B 超检查：诊断符合率也可达 90%；

（3）MRI 检查：有助于早期诊断；

（4）碘化胆固醇肾上腺扫描：增生者双侧对称显像，放射性浓集，肿瘤者病侧放射性浓集，对侧不显像。

（四）皮质醇腺瘤的治疗

皮质醇腺瘤的首选治疗是外科手术，切除肿瘤侧肾上腺，可获根治。由于肿瘤分泌大量皮质醇，反馈抑制垂体 ACTH 的分泌，故对侧肾上腺皮质萎缩。肿瘤切除后，体内皮质醇含量锐减，可引起急性肾上腺皮质功能不足。因此，术前、后必须补给适量皮质激素。作者的方案为：术前 1 日每 6 小时肌注醋酸可的松 50mg，手术日静脉给氢化可的松 200mg（术中术后各 100mg），术后第 1，第 2 日给氢化可的松 100mg，术后第 3、第 4 日改为每 12 小时肌注醋酸可的松 50mg，以后改为口服泼尼松，每日剂量由 20mg 渐减至 10mg，2 周后再由 10mg 渐减至 5mg 维持量，一般持续用药半年。由于肾上腺危象大多发生在术后 2 天内，因此手术当天和术后 2 天皮质激素的补给量较大。在激素用量递减过程中，如出现皮质功能不足征象或并发症，应适当调整用量。术后为了促使对侧萎缩的肾上腺较快恢复，应在皮质激素替代治疗的同时，每日肌注长效 ACTH60~80 单位，2 周后逐渐减量。

（五）皮质醇腺瘤的预后

皮质醇腺瘤大多为单侧性，预后良好，一般在术后半年左右完全恢复正常。如肿瘤侧肾上腺切除术后未获治愈，则可能为双侧腺瘤，因对侧腺瘤小，术前未能检出，或同时伴有皮质增生。遇这种情况，需做进一步检查。

二、醛固酮腺瘤

Jerome Conn(1954)首次报道肾上腺腺瘤而引起以高血压、低血钾、肌无力、烦渴、多尿为主要表现的临床综合征,被称为 Conn 综合征。是因肾上腺皮质分泌过量醛固酮所致,又称为原发性醛固酮增多症。其病因约 78% 为肾上腺腺瘤,20% 为皮质增生,2% 为肾上腺腺癌。

醛固酮腺瘤中的体细胞突变逐渐为人们所重视,对 474 名醛固酮腺瘤患者的研究显示 54% 患者存在体细胞突变,其中约有 38%APA 患者携带 KCNJ5 基因突变,5.3% 患者携带 APT1A1 基因突变,1.7% 患者携带 ATP2B3 基因突变,而 CACNA1D 的常见体细胞突变占 9.3%。目前已知的与醛固酮腺瘤相关的体细胞突变包括 KCNJ5、ATP1A1、ATP2B3 和 CACNA1D,其编码蛋白均为细胞膜离子通道,突变后可引起胞内钙离子浓度上升和钙调通路激活,引起醛固酮合成增加。但目前已知的体细胞突变是否为醛固酮腺瘤的致病基因还未可知,对 APA 患者的原发腺瘤和继发结节进行基因 KCNJ5、ATP1A1、ATP2B3 和 CACNA1D 的突变测序比对,结果显示即使对于同一患者的原发腺瘤与继发结节的基因突变并无相关性,其体细胞突变位点也不尽相同,因此目前已知的醛固酮腺瘤相关体细胞突变很可能为某共同通路作用的不同结果。

(一)醛固酮腺瘤的病理

一般为单个腺瘤,圆形或椭圆形,体积小,直径多在 1~2mm,包膜完整,切面呈桔黄色。肿瘤由大量透明细胞组成,在电镜下,瘤细胞线粒体嵴呈小板状,显示皮质球状带细胞的特征。增生病例,大多为皮质球状带弥漫性增生,体积增大,偶为局灶性增生,伴小结节,镜下见大量透明细胞。由于长期缺钾可致肾脏损害,肾小管上皮细胞空泡变性,甚至出现散在性肾小管坏死,常继发慢性肾盂肾炎。长期高血压引起肾小动脉壁增厚,球旁细胞减少,颗粒消失。

(二)醛固酮腺瘤的临床表现

所有症状均因醛固酮分泌过多所致。醛固酮促进远曲肾小管钠-钾交换,使排钾增加而钠潴留,导致体液潴留,细胞外液容量增加,引起血压增高。由于排钾,细胞内、外液钾下降,出现低血钾症。同时细胞内丢失钠、氯离子增加,细胞外液氯离子相应减少,导致碱中毒。所以高血压、低血钾、碱中毒是原发性醛固酮增多症的特征性临床表现。儿童患儿可因长期缺钾等代谢紊乱而发生生长发育障碍,并出现低血钾性肌麻痹,常在晨起时发生,患儿不能起坐,或走路时容易跌倒;低血钾症也常伴有夜尿多及烦渴症状。

(三)醛固酮腺瘤的诊断

1. **定性诊断**　对于伴有低血钾的高血压病例均应考虑原发性醛固酮增多症诊断,应测定尿或/和血浆醛固酮含量、血浆肾素活性,若醛固酮-肾素活性比值大于 40,则可拟诊原发性醛固酮增多症。进一步确诊可进行醛固酮抑制试验和肾素激发试验。

2. **定位诊断**　超声和 CT 检查可定位直径小于 7mm 的肾上腺肿瘤,肿瘤大于 3cm 者应疑为腺癌。肾上腺碘胆固醇扫描显像示腺瘤侧摄取示踪剂,增生型病例在 3~5 天后双侧摄取示踪剂。

(四)醛固酮腺瘤的治疗

单侧醛固酮腺瘤应手术切除。术前须控制高血压,恢复电解质平衡。每天补钾 60~100mmol。口服安替舒通 100mg,每天 4 次,准备 4~6 周。此药可纠正低血钾,同时如单独应用即可控制血压提示手术有效。有时腺瘤很小,应仔细检查。一般主张做肿瘤侧肾上腺切除术,因可能在同一腺体内存留其他眼观不易发现的微腺瘤。术前术后无需补充皮质激素,因原发性醛固酮症患儿,垂体对糖皮质激素分泌的管制未受抑制。腺瘤可长期抑制肾素-血管紧张素系统,使对侧肾上腺分泌醛固酮迟缓,故术中、术后应适量补给钠盐。

对于单侧肾上腺腺瘤或结节样增生患者,部分学者推荐施行腹腔镜单侧肾上腺切除术,同时切除肾上腺周围脂肪。也有学者提出对于肾上腺腺瘤可采用腺瘤剜除术,但多数腺瘤患者其周围肾上腺多伴结节样增生,或者周围脂肪内存在微腺瘤,这类患者腺瘤剜除术后一定时间内可能会出现血压再次升高。单侧肾上腺腺瘤或结节样增生患者术后效果显著,绝大部分患者血浆醛固酮及血钾可恢复至正常范围,高血压治愈及显著改善的比例为80%~99%。

双侧肾上腺增生一般采取醛固酮拮抗剂药物治疗,对于血压难以控制的患者也可行单侧肾上腺切除术,尽管术后患者血压改善率较低,但可显著降低血浆醛固酮浓度,从而减轻对心脏、肾脏等靶器官的损害。可先行一侧肾上腺切除,术后观察血压及生化指标的改善程度,效果差者可行对侧肾上腺次全切除术。

三、肾上腺皮质癌

儿童的肾上腺皮质癌(adrenocortical carcinoma,ACC)十分罕见。根据 SEER(surveillance, epidemiology and end results program)的数据,全美儿童及青少年肾上腺皮质癌每年新发病例约 19 到 20 例。全球发病情况存在地域性差异,如巴西南部发病率较高,为 3.4/100~4.2/100 万,约为全球平均水平的十倍。我国尚缺乏确切的大样本数据。绝大多数肿瘤是散发病例,部分存在家系现象。家族性 ACC 可合并 Li-Fraumeni 综合征、Beckwith-Wiedemann 综合征,1 型多发性内分泌瘤病或黏液瘤综合征(carney complex)等。

(一) 肾上腺皮质癌的病理

皮质癌体积较大,直径多超过 6cm,切面常呈分叶状,组织软而脆,表面广泛出血、坏死,并常见钙化。组织学上癌细胞主要由嗜酸性致密细胞组成,呈实体巢状排列,细胞多形,核多形,多核和异形核,核仁明显,核分裂较多。癌细胞间一般为毛细血管间质。癌的组织学图像往往很难与皮质腺瘤相区别,因上述图像在腺瘤中亦均可见到。二者的区别主要根据有无浸润和转移,诊断皮质癌须见包膜或血管浸润,或已有转移。

(二) 肾上腺皮质癌的临床表现

原发性肾上腺皮质癌按照有无内分泌功能分为有内分泌功能和无内分泌功能两大类,前者主要产生皮质醇、醛固酮和性激素等,从而临床表现为高血压、向心性肥胖、皮肤菲薄、紫纹、骨质疏松、糖尿病等;而无内分泌功能性肾上腺皮质癌通常以肿瘤引起的局部症状及全身症状为主。非功能性肿瘤以局部肿块、对毗邻器官组织的浸润、侵蚀为主要生物学特点。

儿童 ACC 临床表现中包括男性化者占 84.2%,仅表现为男性化的占 55%,表现为女性化的病例罕见。婴幼儿年龄组以单纯库欣综合征为主要表现的占 5% 左右。ACC 无功能性者占 10%,而成人 ACC 则以无功能性的为多。儿童肾上腺皮质癌单侧多见,双侧少见。两侧发病率无明显差异。且多数为 10 岁以下,女孩多见,男女之比为约 1:5。有报道称单纯表现为醛固酮增多症极为罕见。本组病例中女孩 10 例,男孩 6 例,女多于男,比例为 5:3,并且未发现有女性化表现的患儿。临床上库欣综合征伴男性化可以鉴别是肾上腺皮质癌还是腺瘤引起的库欣综合征,这是因为肾上腺皮质癌分泌大量雄激素类固醇,但不能像腺瘤那样将雄激素类固醇前体充分转化为糖皮质激素的缘故。有研究表明肿瘤直径大于 10 厘米时,库欣综合征多见。这从侧面反映肿瘤细胞数量与功能性的某种线性关系。

患儿患病以后缺乏特异性的表现,常常 8 月后才发病,导致早期诊断延误。特别是无功能性肿瘤,虽然能分泌少量激素,但不足以引起明显的症状,而一旦出现症状,往往已到晚期常伴有转移及癌栓形成。无特殊治疗肿瘤将迅速生长和转移。所以,对临床表现为库欣综合征、不明原因的高血压、低血钾及性征异常的患儿,临床医生应考虑到肾上腺皮质癌的可能,常规行 B 超内分泌学检查,以辅助诊断。

(三)诊断与鉴别诊断

肾上腺皮质癌应与良性皮质腺瘤相鉴别,遇下列情况应考虑皮质癌:①皮质醇症发展迅速,病程仅数月而非数年;②皮质癌相对不易将雄激素前质转化为皮质醇,而腺瘤相对较易,因此皮质醇症伴有明显男性化者应怀疑腺癌;③单纯表现为男性化或女性化者;④8 岁之前儿童出现性早熟并伴有皮质醇症表现者。

1. **实验室检查**　ACC 的常用实验室检查有:低剂量皮质醇抑制试验(LDDST)、二十四小时尿游离皮质醇定量、血清皮质醇、雌二醇、睾酮、醛固酮和血浆肾素活性、二十四小时尿儿茶酚胺等,但须注意全面考虑排除嗜铬细胞瘤及神经母细胞瘤。激素水平的评估固然很重要,但内分泌功能的实验室检查也不能作为判断肿瘤良恶性的主要指标,因为对于儿童这个特殊群体,有些实验室指标会随着年龄的增长而不断变化,这与是否有肿瘤引起不同程度的升高之间存在着交叉、重叠,这给临床判断带来了困难。有理由认为这是一个泛化的概念,需要儿科医生综合判断。

2. **影像诊断**　影像学检查:CT 检查可有助于评估局部扩散,远处转移及分期,以计划手术。但很难区分良性腺瘤和 ACC。需关注 ACC 影像上可呈星形,合并钙化更应高度怀疑 ACC,平扫时 CT 值常大于 10HU。超声和磁共振成像(MRI)有助于检测周围重要血管特别是下腔静脉是否受累。

在判断肿物功能方面 PET 检查有独特优势。示踪检测特异性为 100%,敏感性 70%。FDG-PET 可以区分良性和恶性病变。良性腺瘤摄取量低于肝脏,而 ACC 则具有更高的吸收值。近年来,FDG-PET 在首诊及术后随访方面已日益受到重视和普及。FDG 摄取的强度也被用于预判 ACC 的严重程度,FDG 摄取量 >150ml 提示预后不良。今后 PET 将在 ACC 的认知上日益凸显作用。

细针抽吸细胞学检查(Fine needle aspiration cytology,FNAC)取材满意可定性,但无助于证明远处转移。很多资料显示,儿童 ACC 与成人相比在临床及预后上有着显著的差别。Wieneke 等总结了 83 例儿童肾上腺皮质肿瘤,提出了以下诊断儿童 ACC 的标准:1、肿瘤重量 >400g;肿瘤直径 >10cm;侵犯周围软组织和或邻近器官;侵犯下腔静脉,小静脉浸润;毛细血管窦浸润;肿瘤大片状坏死;核分裂象 >15 个/20HPF(×400);可见病理性核分裂。在综合重量及其他因素的基础上,较高的核分裂象和病理性核分裂,可作为提示恶性的更为重要的因素。在儿科 ACC 的诊断中,在无远处转移及浸润的情况下,肿瘤的重量(>300g)是首要的因素,此外,透明细胞稀少、病理性核分裂、静脉及包膜的浸润是判定恶性的重要指标。至于病理角度的鉴别诊断,主要是与肾上腺皮质腺瘤相鉴别。腺瘤的发生率远较 ACC 高,分化好的 ACC 与腺瘤结构相似,二者鉴别很困难。一般说来,腺瘤较小,重量 <50g,未见病

理性核分裂,未见侵犯脉管及被膜。免疫组化腺瘤 keratin 强阳性,vimentin 阴性,而 ACC 则 vimentin 强阳性,keratin 阴性。

(四) 肾上腺皮质癌的治疗

对于 Ⅰ~Ⅲ 期的 ACC,手术肉眼完全切除是治疗的基本要求。开腹手术目前认为是首选治疗。与肝脏粘连浸润、同时部分肝切除可以提高无病生存率。虽然从技术上说肾上腺肿物是腹腔镜微创手术的可行选择,但局部复发使此项技术仍有争议。已发生浸润和转移的肾上腺皮质癌是腹腔镜治疗的绝对禁忌。手术的目的应该是实现边缘无瘤,即 R0 切除。

对于分期晚、症状重、不能手术切除或复发的肿瘤,则需要药物治疗。目的为控制肿瘤的生长和控制激素过剩。米托坦是最有效的激素控制药物。根据病情有时需要米托坦和类固醇交替治疗。经验表明,术后激素症状会自行消退,并非不建议术后不使用激素控制类药物,如果术后激素水平下降不明显,可考虑使用。肿瘤化疗以铂类为主。

新的 ACC 治疗方式值得一提。靶向治疗:胰岛素样生长因子 2(IGF2)的作用在介导胰岛素样生长因子与受体结合。抗 IGF1R 单克隆抗体已显示出令人鼓舞的临床效果。多激酶抑制剂索拉非尼和舒尼替尼、信号蛋白(mTOR)抑制剂依维莫司、Wnt 信号抑制剂和类固醇生成因子 1 的反相激动剂等处于实验阶段,表皮生长因子受体和血管内皮生长因子抑制剂的研究如火如荼,并已被证明在 ACC 的表达增加,但应用于临床后目前疗效乏善可陈。还有经皮射频消融术,对于小于 5 厘米的 ACC 瘤体,短期的局部控制还是可以选用的。另外,碘标记美托咪酯可能是将来的一种重要治疗方法选择。

(五) 肾上腺皮质癌的预后

1. 预后的影响因素 由于 30%~85% 的 ACC 患者诊断时已有远处转移,其中大部分生存时间不超过 1 年。手术切除的 Ⅰ~Ⅲ 期者 5 年生存率大约是 30%,失去手术机会或存在肿瘤远处转移患者 5 年生存率小 15%。

对于预后较为有利的因素有:较小的年龄、出现症状半年内确诊、肿瘤重量小于 100g。

预后较差的因素有:核分裂指数高、静脉浸润、重量超过 50g、肿瘤直径超过 6.5cm、Ki-67/MIB1 阳性指数超过 4%、p53 阳性、beta-catenin 异常激活。

2. 随访 对于临床分期 Ⅰ~Ⅲ 期者,若完整切除肿瘤,术后 2 年内每 3 月复查,2 年后每半年复查,对于未能完整切除肿瘤的 Ⅰ~Ⅲ 期者以及 Ⅳ 期患者,前 2 年内应每 2 个月复查,随访时限建议不低于 10 年。2 年后根据肿瘤进展情况决定继续随访时限。随访的检查包括肾上腺超声或 CT,胸部 CT,尿液中激素水平的检测等。

四、嗜铬细胞瘤

嗜铬细胞瘤是由 Pick(1912)首次报道,因肿瘤内主要由嗜铬细胞构成而命名。此类肿瘤来源于肾上腺髓质并具有分泌肾上腺素、去甲肾上腺素、少数可分泌多巴胺,近年将此类肿瘤又称为肾上腺髓质和肾上腺素能神经节肿瘤,并与交感神经系统的其他肿瘤(如神经母细胞瘤)有所区别,因交感神经细胞组成的肿瘤通常不会导致内分泌异常而有高血压、心悸、高血糖等内分泌症状。

(一) 流行病学和遗传学

儿童的嗜铬细胞瘤较为罕见。主要发生于 6~14 岁的青少年,以男孩多见,约为女孩的两倍。嗜铬细胞瘤一般为良性肿瘤,可为多发性或双侧性,低于 10% 的该肿瘤是恶性的,恶性肿瘤可发生转移。有作者报道,儿童嗜铬细胞瘤有 24% 在双侧肾上腺,明显高于成年人;肾上腺外嗜铬细胞瘤,特别是在祖克坎德耳氏体(Zuckerkandl,在胚胎时特别大,出生后逐渐萎缩)或膀胱部位也比成人有较高的患病率。大部分嗜铬细胞瘤散发性发生。不过,该肿瘤也可以作为一种遗传性疾病单独发生,而更多的是伴随其他内分泌肿瘤发生,尤其是 MEN ⅡA 和ⅡB 型中的甲状腺 C 细胞增生、甲状腺髓样癌,或者是伴随 Von Hippel-Lindau(VHL)综合征中的胰腺囊肿和胰岛细胞瘤发生。在后者,嗜铬细胞瘤伴随着视网膜血管瘤病、小脑囊性血管母细胞瘤和肾脏透明细胞癌而出现。就像 VHL 病,其他斑痣性错构瘤病,如神经纤维瘤病、结节性硬化和 Sturge-Weber 综合征(即面部血管瘤伴有脑和脑膜畸形),也常常和嗜铬细胞瘤以及其他神经内分泌肿瘤伴随出现。所有这些家族性多发性肿瘤综合征均遵循常染色体显性基因不完全外显的遗传规律,而且往往在表现上有性别差异。大部分导致这些疾病的基因缺陷目前已阐明,因此对有阳性家族史的患者而言,基因检测是一种有效的诊断手段。

嗜铬细胞瘤及副神经节瘤(pheochromocytoma and paraganglioma,PPGL)作为起源于神经嵴细胞的罕见神经内分泌肿瘤可在身体各处广泛分布,分为散发性、家族性和综合征性肿瘤。与其他肿瘤相比,PPGL 的基因决定性十分突出。2000 年 PPGL 相关基因突变 SDHD 研究发表后,经过 15 年的研究发展,约有 40% 的 PPGL 与基因突变相关,相关的胚系突变基因和体系突变基因也逐渐为人们所认识。基因组学、全基因组测序等技术的发展为 PPGL 的诊治开启了新篇章,近 5 年通过测序和基因组学研究共报道 PPGL 相关致病基因突变共 18 个,其中胚系突变 6 个(TMEM127、EPAS1SDHA FH SDHAMDH2),体系突变 12 个。PPGL 在分子学上的进展和组学技术为 PPGL 的致病基因寻找提供了更加强有力的工具。2010 年通过对来自 8 个独立临床中心的 990 例样本中定位了抑癌基因 TMEM127 潜在的 19 个致病突变位点。RET、VHL、SDHB、SDHC 和 SDHD 基因突变阴性的副神经节瘤患者进行测序发现 4.2% 的患者存在 TMEM127 突变。PPGL 非亲源患者的研究中 2.7% 的 RET、VHL、SDHB 和 SDHD 基因突变阴性患者携带 TMEM127 基因突变,这是该突变在亚洲人群中的首次报道。进一步对 TMEM117 基因突变相关的嗜铬细胞瘤患者家系进行随访,32% 携带者先后被诊断嗜铬细胞瘤,其中最小的发病年龄为 20 岁,这些携带者未发现副神经节瘤及远处转移。因此对于携带 PPGL 相关基因突变的家系在未来应加强随访,及时发现并进行合理干预。另外,全基因组测序首次报道了 MDH2 基因突变所至的多发恶性副神经节瘤患者。而对于 PPGL 的患者来说,基因分型可用于指导 PPGL 治疗方案,未来 PPGL 将迎来基因诊断指导靶向治疗的时代。结合现有基础及临床研究将基因突变分 C1(cluster1-related gene)和 C2(cluster2-related gene)两类,前者主要包括 SDHx 相关和 VHL-相关基因,后者主要包括 NF1、RET、TMEM127 和 MAX 等,并根据基因分型决定 PPGL 患者的个性化分子靶向治疗。C1 基因的致癌作用可能与基因突变导致的假性缺氧导致血管生成因子过表达相关,因此针对恶性 PPGL,特别是携带 C1 类基因突变的患者使用抗血管生成类药物,如酪氨酸激酶抑制剂可能有更大获益。研究发现 SDHB 基因相关的恶性 PPGL 对替莫唑胺反应性更好。而 C2 类基因目前认为主要与 RAS/MAPK 和 PI3K-ATImTOR 信号通路相关,在分子靶向药物选择可选择哺乳动物雷帕霉素靶蛋白抑制剂。

(二) 嗜铬细胞瘤的病理

嗜铬细胞瘤多为良性,呈圆形或椭圆形,表面光滑有完整包膜,瘤体大小不一,从不足

1g到数千克。多为单个,也可呈双侧多发。肿瘤切面呈棕黄、淡黄或杂色相间,可有出血、坏死和囊性变,瘤细胞呈不规则的多面形、核大、胞浆丰富,含有嗜铬性颗粒。电镜下见有两种主要细胞,明亮细胞和深暗细胞,细胞内含有嗜铬粒蛋白A。去甲肾上腺素颗粒为多形性,粗大、色深、结构少。肾上腺素颗粒为圆形或椭圆形,色灰。瘤体内的加压物质总量取决于瘤体大小及颗粒浓度。瘤小的量虽小,但代谢快,进入循环量多,功能强;瘤大的总量虽多,但代谢释放率低,储存于瘤体内的大量加压物质被分解成为无药理作用的中间产物,进入循环的量不多,症状轻,故临床症状并不取决于瘤体的大小。瘤细胞所含的嗜铬粒蛋白A或两种嗜铬颗粒的量比正常髓质细胞的含量大6~10倍。

仅依据病理切片的组织象确定肿瘤属于良性或恶性是有难度的。往往在镜下表现为恶性瘤细胞形态,但在临床上却是良性瘤病程;反之,有的肿瘤为良性组织象,但在术后1~6年内癌瘤复发。瘤细胞的重嗜铬性奇特核分裂象、血管内浸润性瘤生长、瘤细胞所形成的肿瘤假性包膜、瘤组织浸润等现象,在两类肿瘤中都能见到。瘤细胞形成异常是内分泌行为的一种功能性表现,不能作为良性与恶性论断的依据。恶性嗜铬细胞瘤的诊断,只能是在没有胚胎残留神经节细胞的脏器,如肝、肺、脾、脑、骨、淋巴结等处有肿瘤生长时,或原发瘤局部浸润涉及非神经系统组织时,方可确立。总之,对于嗜铬细胞瘤的生物学特性还不够了解,误诊率仍然很高,许多术后病理诊断为良性肿瘤,但在几年或20余年后又发现有转移。采用流式细胞术分析研究随访,发现具有多倍体及异倍体者,1/3的患儿有转移,随访时间愈长,转移者愈多,许多患儿转移时无临床及功能表现。二倍体者则为良性。

嗜铬细胞瘤的病理生理非常复杂。肿瘤分泌多巴胺、去甲肾上腺素及肾上腺素。通常大部分肾上腺外嗜铬细胞瘤产生去甲肾上腺素,而肾上腺髓质肿瘤产生肾上腺素和去甲肾上腺素,单纯分泌多巴胺的肿瘤很少。去甲肾上腺素及肾上腺素可刺激靶细胞膜上的α_1-受体,使血管平滑肌收缩,血压增高。当去甲肾上腺素与血管平滑肌细胞膜上的α_1-受体结合后,可使细胞质膜中的磷脂酰肌醇酶解为三磷酸肌醇(inositol triphosphate,IP_3)。释放内质网中的钙离子(Ca^{2+}),使细胞浆内的Ca^{2+}迅速增高,从而激活肌凝蛋白轻链激酶,使肌凝蛋白与肌动蛋白相互作用,而使血管收缩、血压增高。但细胞内的钙贮存有限,很快即耗尽,而需细胞外的钙进行补充,IP_3可转换为IP_4,具有开放钙通道的功能。β-受体兴奋后,则是通过环磷腺苷(cyclic adenosine monophosphate,cAMP)使细胞内Ca^{2+}减少,使平滑肌张力减退。此外,嗜铬细胞瘤病例体内的血管紧张素、血管加压素和血管内皮素均有增高,三种血管收缩物质都是通过细胞浆Ca^{2+}增高使血管收缩,与去甲肾上腺素的作用类似。

根据上述机制,提示调整细胞浆Ca^{2+}不仅可减少去甲肾上腺素自嗜铬细胞释放,抑制儿茶酚胺及其他血管收缩物质,降低血压,防止心肌缺血坏死,心室纤颤突然死亡,并可抑制一些细胞因子(cytokine)所引起的病理生理反应。所以临床上将肾上腺素能α-受体阻断剂与钙阻断剂合用,从内外两方面防止细胞浆Ca^{2+}升高,对血压的控制则更为有效,实际应用效果也确实如此。

部分病例的儿茶酚胺浓度虽高,但血压正常。有两种解释:

1. 由于组织长期在儿茶酚胺的刺激下,对儿茶酚胺的反应性降低,这种保护机制称为受体下降调节(receptor down regulation)。

2. 血压与儿茶酚胺的类别及相互间的比值有关。单分泌多巴胺及肾上腺素的肿瘤,表现多为低血压,如果肿瘤同时分泌多巴胺及去甲肾上腺素,若多巴胺超过去甲肾上腺素,即使去甲肾上腺素的浓度很高,血压亦可正常。正常单分泌多巴胺的肿瘤,以低血压、脉搏快、多尿、腹部肿块为主,常为恶性。

（三）嗜铬细胞瘤的临床表现

嗜铬细胞瘤分泌过多的儿茶酚胺,临床症状与儿茶酚胺分泌过多有关。动脉高压是嗜铬细胞瘤的主要体征,可在 70%~80% 的患者身上发生,约占儿童高血压的 1%,90% 以上为持续性高血压,少数为阵发性高血压,或持续性而有阵发性加剧。22%~23% 的患者有惊厥发作,也有患者起病急,有恶性高血压或高血压脑病的表现。患功能性肿瘤的大部分患者在绝大多数时段都有症状,这些症状在程度上差异很大,一半患者症状是间断性的或发作性的。大部分有动脉高压的患者呈重叠性发作。对诊断有利的一条线索是常规抗高血压治疗后仍出现顽固性血压升高。

发作时症状包括头痛、出汗、心悸、焦虑、颤抖、恶心和呕吐、腹痛或胸痛、视力障碍等。发作次数从每天发作数次至每 1~2 年一次不等,发作时血压剧升,发作后逐渐下降并常感疲劳和虚脱,在发作间歇期,可能会出现直立性低血压、出汗增多、手脚冰冷、便秘和低热。患儿可出现糖代谢紊乱,作为高血糖的结果,患者会出现多尿和烦渴。由于肌肉及脂肪组织分解代谢加速,患儿可出现体重下降、软弱无力等。儿茶酚胺可促进钾离子进入细胞内和促进肾素与醛固酮分泌,因而可导致低钾血症。

临床检查可发现高血压和高血压导致的心脏扩大及视网膜病。患儿由卧位转为立位时可出现直立性低血压,这是由于不适当的功能性神经血管反射引起的,血压可下降4.0/2.67kPa 以上,或血压低于 12/8kPa 或测不出,同时伴晕厥、虚脱等症状,平卧后则症状缓解。嗜铬细胞瘤伴随的生化改变,有高钙血症、碳水化合物不耐受、水样泻、低血钾、胃酸缺乏或异位血管活性肠肽引起的 Verner-Morrison 综合征。较为罕见的是该肿瘤产生 ACTH引起 Cushing 综合征。一些缓解疾病症状的药物可使嗜铬细胞瘤患儿产生不良反应,如用于治疗头痛或腹痛的阿片制剂。芬太尼,一种强效阿片制剂,在麻醉诱导时可增加潜在的嗜铬细胞瘤患儿的危险。

（四）嗜铬细胞瘤的诊断

对于高血压的儿童,或有嗜铬细胞瘤家族史者,在全面分析临床资料的基础上,应进一步检查做出定性和定位诊断。

1. **定性检查**　实验室测定血浆和尿的游离 CA（E、NE、DA）及其代谢产物如 VMA 是传统诊断 PHEO/PGL 的重要方法。肿瘤 CA 的释放入血为"间歇性",直接检测 CA 易出现假阴性。但 CA 在瘤细胞内的代谢呈持续性,其中间产物甲氧基肾上腺素类物质（metanephrines,MNs）以"渗漏"形式持续释放入血,血浆游离 MNs 和尿分馏的 3-甲氧肾上腺素的诊断敏感性优于 CA 的测定。MNs 包括甲氧基肾上腺素（MN）和甲氧基去甲肾上腺素（NMN）,进入循环的 MNs 为游离形式,主要来源于 PHEO/PGL 肿瘤细胞,经消化道、脾、胰的相关酶修饰为硫酸盐结合的 MNs,消化道等本身也可合成大量的硫酸盐结合的 NMN,故结合型 MNs 特异性略差。

（1）24 小时尿 CA:仍是目前定性诊断的主要生化检查手段。敏感性 84%,特异性 81%,假阴性率 14%。结果阴性而临床高度可疑者建议重复多次和/或高血压发作时留尿测定,阴性不排除诊断。

（2）血浆游离 MNs：包括 MN 和 NMN。敏感性 97%~99%，特异性 82%~96%，适于高危人群的筛查和监测。阴性者几乎能有效排除 PHEO/PGL，假阴性率仅 1.4%，无症状的小肿瘤或仅分泌多巴胺者，可假阴性。

（3）24h 尿分馏的 MNs：须经硫酸盐的解离步骤后检测，故不能区分游离型与结合型，为二者之和。但可区分 MN 和 NMN。特异性高达 98%，但敏感性略低，约 69%，适于低危人群的筛查。

1）24h 尿总 MNs（MN+NMN）：敏感性 77%，特异性 93%。

2）24h 尿 VMA：敏感性仅 46%~67%，假阴性率 41%，但特异性高达 95%。

3）血浆 CA：检测结果受多种生理、病理因素及药物的影响。

血浆游离 MNs 和尿分馏的 MNs 升高≥正常值上限 4 倍以上，诊断 PHEO/PGL 的可能几乎 100%。临床疑诊但生化检查结果处于临界或灰区者应标化取样条件，推荐联合检测以提高准确率。曾经有可乐定抑制试验及胰高糖素激发试验等用以诊断和鉴别 PHEO/PGL，但有心、脑血管意外风险等可能，国内已基本摒弃。

2. 药理诊断　对于只是短暂的偶然发作的患者，间歇期又无症状，嗜铬细胞瘤的诊断可能比较困难。若能在发作期进行血样或定时尿样的采集则对证实诊断很有帮助。在这种情况下，诱导一次发作的方法非常有用。整个过程必须在一名内分泌学家的监督下进行。对大多数嗜铬细胞瘤患儿而言，1mg 胰高血糖素静脉注射可诱导一次发作。如果胰高血糖素诱导失败，可以尝试静脉内使用组胺（25~50μg）。使用组胺常常会引起脸色潮红和严重头痛。对诊断有证实价值的方法是可乐定抑制实验。对嗜铬细胞瘤的患者而言，可乐定（一种 α_2-肾上腺素能兴奋剂，可抑制中枢交感神经系统）不能降低儿茶酚胺的分泌。

目前国内较常应用的激发试验及抑制试验有：①冷压试验；②组胺试验；③胰高血糖素试验；④酚妥拉明试验；⑤可乐定试验。

由于上述一些试验特异性及敏感性差，假阳性及假阴性率高，或有一定的危险性，加之血、尿儿茶酚胺及其代谢产物测定已渐普遍，靠此检测已能解决 90% 的嗜铬细胞瘤的诊断问题，因此国外 20 世纪 90 年代以后已逐渐少用，或已废弃。

3. 定位诊断　嗜铬细胞瘤的诊断一经建立，肿瘤必须定位以利于手术切除。CT 或 MRI 扫描通常足以胜任。腹部平片对有钙化的肾上腺肿瘤有价值。B 超检查可在肾上腺区探及圆形或椭圆形的中等回声区或低回声区，边界明亮、整齐。利用放射性核素闪烁显像术，注射 ^{131}I 标记的间位碘苄基胍（MIBG）后 24~72 小时，嗜铬细胞瘤的图像即可显示。这种方法非常特异，可以检测 CT 未探查出的嗜铬细胞瘤。但是，不是所有嗜铬细胞瘤都能产生可观察的图像。73% 的嗜铬细胞瘤和 65% 的神经母细胞瘤可由奥曲肽（生长抑素八肽）图像分析检测到，而且此项技术对疑有肾上腺外肿瘤的患儿尤有帮助。PET 显像：18F-FDG-PET、11C-对羟基麻黄碱-PET、11C-肾上腺素-PET、18F-DOPA-PET 和 18F-DA-PET 均有报道用于 PHEO/PGL 的定位诊断，但前 3 者特异性差，18F-DA-PET 优于 MIBG，敏感性和特异性达 100%。

血管造影术（动脉造影术、静脉造影术）对嗜铬细胞瘤的定位也很有帮助，造影表现为肿瘤血管丰富。在该术施行中，患者应该在 α-阻断剂的适当控制之下，以防止阵发性发作。经皮行静脉插管沿着下腔静脉或肾静脉、肾上腺静脉和颈静脉等不同点获得血样，测定其儿茶酚胺的方法对小肿瘤的定位及多发性肿瘤定位非常有价值，但安全性差。

（五）遗传性综合征的诊断和基因筛查

1. 大约 1/3 的嗜铬细胞瘤有遗传因素参与。遗传性综合征和基因筛查的价值在于：

（1）主动监测肿瘤复发或多发。

（2）及早发现其他受累系统病变。

（3）监测无症状的亲属，早期发现肿瘤。

（4）致命性肿瘤的预防如 RET 突变患儿的甲状腺预防性切除。

2. 下列情况应考虑遗传疾病

（1）嗜铬细胞瘤家族史者。

（2）双侧、多发或肾上腺外嗜铬细胞瘤。

（3）年轻患者（<20 岁）。

（4）患者及其亲属具有其他系统病变：脑、眼、甲状腺、甲状旁腺、肾、颈部、胰腺、附睾、皮肤等。

3. 筛查内容包括

（1）家族史的问询。

（2）系统临床体征和辅助检查：皮肤病变（NF-1）；甲状腺病变和血降钙素升高（MEN-2）；影像学检查肾脏、胰腺、其他腹部肿瘤，术前常规眼底视网膜检查、脑脊髓 MRI 检查（VHL）。

（3）基因筛查（可选择）：RET/VHL/SDHB/SDHD，若阳性，一级亲属遗传咨询。

（六）嗜铬细胞瘤的治疗

1. **术前和综合治疗**　诊断一旦确立，应开始用肾上腺素能拮抗剂进行治疗。这种治疗可使症状减轻，血压下降，发作改善，血管床和血管容积扩张。手术前的准备工作需要几周时间。一般服药 2 周后，血压降至正常，并维持 10~14 天才考虑手术。主要运用的药物有酚妥拉明（regitine），一种竞争性 α-肾上腺素能拮抗剂；苯氧苄胺（dibenzyline），一种长效的（半衰期较长，为 36 小时）非竞争性的 α_1-肾上腺素能拮抗剂和哌唑嗪，一种短效的 α_1-拮抗剂。在这些药物治疗初期，可能出现直立性低血压。偶尔也使用小剂量的 β-阻断剂普萘洛尔来控制心动过速或心律失常。患者的药物准备可以降低麻醉和手术的危险。术前可给予适量镇静剂如地西泮、氯丙嗪等。利血平、胍乙啶对中枢神经有安定作用，且能耗去交感神经末梢去甲肾上腺素，故也可采用，但必须是在已经使用 α-肾上腺素能阻滞剂之后。避免应用阿片类、麻醉剂拮抗（如纳洛酮等）、组胺、ACTH、胰高血糖素等，这些药物通过促使肿瘤释放儿茶酚胺，可触发血压波动。多巴胺能拮抗剂（如甲氧氯普胺、舒必利等）可能导致高血压，应避免使用。术中血压波动者，可静脉滴注硝普钠，也可选择静脉用酚妥拉明。麻醉剂的选择应以不引起儿茶酚胺释放或增强儿茶酚胺的致心律紊乱作用为准则。术中若发生低血压，首先应输入生理盐水扩容，只有血容量扩充至正常后才能应用去甲肾上腺素。

对不能手术的恶性肿瘤或转移的患者而言，只能进行长时间的内科治疗。可使用苯氧苄胺或 α-甲基酪氨酸，后者是一种酪氨酸羟化酶（儿茶酚胺生物合成的限速酶）的抑制剂。这些患者有长期存活的报道。用 ^{131}I-MIBG 治疗恶性嗜铬细胞瘤不但可抑制原发肿瘤并可抑制转移病灶，对减轻患者痛苦和延长生命有一定效果。在症状缓解上，骨转移对放射治疗反应较好。化疗、放疗的单独或联合使用对不能手术的恶性嗜铬细胞瘤而言，疗效令人失望。

2. **手术治疗**　腹部肿瘤通过打开腹腔，暴露肾上腺和腹部交感神经节来进行手术。如果有双侧肾上腺肿瘤，双侧肾上腺都要摘除，同时使用糖皮质激素和盐皮质激素进行替代治疗。定位不太明确或疑有多发或异位嗜铬细胞瘤,选用腹部探查切口,对一侧定位极明确的肾上腺嗜铬细胞瘤可采用腰部第 11 肋间切口,巨大的肿瘤可选用胸腹联合切口。由于嗜铬细胞瘤均在膈肌以下,盆腔以上,因此若肿瘤切除后血压不立刻下降,应考虑尚有未发现的肿瘤,应仔细探查腹腔各处,腹主动脉旁、肠系膜下动脉根部及腹主动脉分叉处,操作轻,以免造成过多的挤压肿瘤而释放儿茶酚胺,造成血压波动。近年由于注意到肿瘤的多发性及术前使用 α 及 β-受体阻滞剂,手术死亡率已大为减低,由于 90% 以上嗜铬细胞瘤为良性,所以只要安全度过手术,一般预后良好。

腹腔镜手术与开放手术相比,腹腔镜嗜铬细胞瘤切除术具有术中 CA 释放少、血压波动幅度小、创伤小、术后恢复快、住院时间短等优点。其选择主要决定于肿瘤的大小和术者的经验。但肿瘤大小并非绝对限制,多数学者推荐肿瘤 <6cm。经腹和经腹膜后手术途径没有显著差异,但后者术后恢复快。

3. 术后及嗜铬细胞瘤危象的处理 嗜铬细胞瘤术后可出现低血压,常由于血容量不足所致。故纠正术后低血压的方法主要是扩容,应在监测中心静脉压的指导下使用。只有当血容量恢复正常而血压不升者,才能根据需要使用去甲肾上腺素。手术后一般 1 周内儿茶酚胺恢复正常,大部分病例血压及高代谢症群于 1 个月之内恢复正常。有部分患儿,在术后 2 周仍有高血压,此时应考虑是否有残留的未被切除的肿瘤,是否同时合并高血压病或既往的高血压已使肾脏损害。因此在肿瘤切除 2 周后应检测血、尿儿茶酚胺及其代谢产物以明确诊断,且必须长期追踪随访。肿瘤切除后,胰岛素的释放可能增多,靶器官对胰岛素的反应增强,导致低血糖。此时应静脉补充葡萄糖并至少维持 48~72 小时,并根据血糖水平的监测以决定是否继续维持。

嗜铬细胞瘤危象是在嗜铬细胞瘤未被诊断或虽已诊断但未良好控制,加上一些诱发因素导致多种具特征性的危急症群发生,如不及时进行处理,病死率极高。嗜铬细胞瘤危象包括高血压危象、高血压与低血压交替、发作性低血压与休克、急性左心功能不全、上消化道大出血、糖尿病酮症酸中毒及低血糖危象等。治疗要点:用 α-受体阻滞剂控制嗜铬细胞瘤的发作;尽早手术根治嗜铬细胞瘤;一般静脉使用酚妥拉明治疗高血压;低血压的治疗一般以补充血容量为主,除非患儿处于持续休克状态,原则上不宜用升压药维持血压;心功能不全的治疗首选 α 或 β₁-肾上腺素能受体阻滞剂;上消化道大出血禁止服用去甲肾上腺素液止血;低血糖时禁止使用肾上腺素、胰高血糖素及糖皮质激素等。

(韩 炜　王焕民)

参 考 文 献

[1] ELIZABETH B F, DANIEL A, KEITH E V, et al. Cushing syndrome in a 6-month-old infant due to Adrenocortical tumor [J]. Int J Pediatr Endocrinol, 2009, 2009:168749.

[2] GUNDGURTHI A, KHARB S, DUTTA M K, et al. Childhood adrenocortical carcinoma:Case report and review [J]. Indian J Endocrinol Metab, 2012, 16(3):431-435.

[3] GHAZIZADEH F, EBADI M, ALAVI S, et al. Adrenocortical carcinoma presenting with heterosexual pseudoprecocious puberty shortly after birth:case report and review [J]. Ecancer medical science, 2013, 7:289.

[4] LOPES R I, DENES F T, BISSOLI J, et al. Laparoscopic adrenalectomy in children [J]. J Pediatr Urol, 2012,

8(4):379-385.

[5] LEBOULLEUX S,DROMAIN C,BOMMIAUD G,et al. Diagnostic and prognostic value of 18-fluorodeoxyglucose positron emission tomography in adrenocortical carcinoma:A prospective comparison with computed tomography[J]. J Clin Endocrinol Metab,2006,91:920-925.

[6] FARIA A M,ALMEIDA M Q. Differences in the molecular mechanisms of adrenocortical tumorigenesis between children and adults [J]. Mol Cell Endocrinol,2012,31,351(1):52-57.

[7] LEBLOND P,DELEBARRE M,AUBERT S. Management of adrenocortical carcinomas in children [J]. Bull Cancer,2011,98(5):595-605.

[8] RIPLEY R T,KEMP C D,DAVIS J L,et al. Liver resection and ablation for metastatic adrenocortical carcinoma [J]. Ann Surg Oncol,2011,18(7):1972-1979.

[9] RAUSCHECKER M,STRATAKIS C A. Molecular genetics of adrenocortical tumor formation and potential pharmacologic targets [J]. Minerva Endocrinol,2012,37(2):133-139.

[10] TACON L J,PRICHARD R S,SOON P S,ROBINSON B G,CLIFTON-BLIGH R J,SIDHU S B [J]. Current and emerging therapies for advanced adrenocortical carcinoma [J]. Oncologist,2011,16(1):36-48.

[11] DATRICE N M,LANGAN R C,RIPLEY R T,et al. Operative management for recurrent and metastatic adrenocortical carcinoma [J]. J Surg Oncol,2012,105(7):709-713.

第三节　神经母细胞瘤

神经母细胞瘤起源于肾上腺髓质或椎旁交感神经系统,是儿童期最常见的颅外实体肿瘤。神经母细胞瘤是在生物学行为上具有明显异质性的一种肿瘤,在发病年龄、发生部位、组织病理学表现及生物学特征等方面各不相同。有些肿瘤不经治疗便可自发消退(spontaneous regression),而另一些肿瘤即使经过强有力的综合性治疗仍然出现肿瘤复发转移。

(一)流行病学和遗传学

1. **发病情况**　神经母细胞瘤是儿童最常见的颅外实体肿瘤。美国国家癌症研究院(National Cancer Institute,NCI)的资料显示,在 15 岁以下儿童中,神经母细胞瘤发病率约为10.54/1 000 000,中位发病年龄为 19 个月;大约 7 000 例活产婴儿中会有一例神经母细胞瘤;所有病例中约 37% 在婴儿期被确诊,约 90% 的患儿发病年龄小于 5 岁。

2. **危险因素**　目前,流行病学相关研究提示,孕前或妊娠期的环境事件(主要包括使用阿片类药物,叶酸缺乏,毒素、病毒及放射性环境暴露,妊娠糖尿病,抽烟等)可能对患儿发病有一定的影响。

3. **遗传特点**　尽管绝大多数神经母细胞瘤是散发的,但仍有 1%~2% 的病例存在神经母细胞瘤家族史,父子同患、同胞同患的情况虽然很少,但客观存在。遗传性神经母细胞瘤患儿常常表现为多灶性疾病(约 20%),并且平均发病年龄较早(出生后 9 个月内)。目前研究发现,间变性淋巴瘤激酶(anaplastic lymphoma kinase,ALK)基因及配对同源异型盒蛋白 2B(paired-like homebox 2B,PHOX2B)基因的遗传性突变,以及染色体 1p36、11q14-23 的遗传性缺失可能与遗传性神经母细胞瘤的发生相关。另外,近年针对散发性神经母细胞瘤的全基因组关联分析(genome-wide association studies,GWAS)结果显示,众多位点(如BARD1、LMO1、HACE1、LIN28B、CASC15/14、DDX4 等)的单核苷酸多态性(single-nucleotide

polymorphisms,SNPs)也与神经母细胞瘤的发生相关。

（二）发病机制和分子生物学特征

虽然至今神经母细胞瘤的发病机制仍不清楚，但随着分子生物学研究的深入和技术的发展，越来越多的肿瘤生物学本质得到阐明，而且许多已经应用于临床诊断及治疗。

1. **MYCN 基因**　MYCN 基因位于 2 号染色体的 2p23-24，基因过表达会造成 MYCN 蛋白的持续高水平。MYCN 蛋白是一种 DNA 结合转录因子，已知其在体内外肿瘤模型中均可引起恶性转化。MYCN 扩增可见于约 25% 的神经母细胞瘤，是强有力的预后不良因素，是用于危险度分层（risk group）的重要指标。

2. **染色体片段异常**　许多染色体片段异常（包括染色体部分缺失及片段增多）与神经母细胞瘤的不良预后相关，主要包括 1p、11q、14q 及 17q 等。目前，部分染色体片段异常已经应用于分子分型及判断预后。

3. **DNA 倍性**　神经母细胞瘤肿瘤细胞 DNA 倍性也是影响预后的重要指标，DNA 倍性改变可能是由有丝分裂功能障碍导致。若 DNA 含量较高，即为超二倍体（DNA 指数 >1），与二倍体肿瘤（DNA 指数 =1）相比，前者的肿瘤分期较低、对初始治疗的反应较好并且整体预后较佳。DNA 倍性也是用于危险度分层的重要指标。

4. **其他分子机制**　近年越来越多的研究显示，神经母细胞瘤的发生发展与多种因素有关，包括神经嵴发育异常（TrkB/BDNF 转导通路）；肿瘤细胞恶性增殖（PI3K/AKT/mTOR 信号通路及 Aurora-A 基因）；肿瘤细胞凋亡异常（TERT 基因、ATRX 基因）；肿瘤干细胞（LIN28B/let-7 通路）；表观遗传学异常（CHD5 基因）；低氧环境及肿瘤血管生成（HIF-1 基因）；化疗耐药性（MRP1 基因）等分子生物学机制。

（三）神经母细胞瘤的临床表现

神经母细胞瘤多见于小年龄患儿，肿瘤发生部位广泛，症状各不相同。早期肿瘤缺乏特异性症状，临床难以发现；许多患儿就诊时已是发生远处转移的晚期肿瘤，治疗困难。因此为提高疗效，减少误诊漏诊，要求临床医师和患儿家长对肿瘤临床表现有充分的认识，争取早诊早治。

1. **原发部位及常见转移部位**　神经母细胞瘤可发生于肾上腺和椎旁交感神经系统，其中肾上腺是最常见的原发部位（约占 40%），其次是腹膜后（25%）、纵隔（15%）、颈部（5%）和盆腔（5%）。神经母细胞瘤最常见的转移部位是骨和骨髓，其他常见部位还包括淋巴结、肝脏和皮肤等，极少数情况下也可转移至中枢神经系统和肺部，但往往是终末期疾病的表现。

2. **一般症状与体征**　神经母细胞瘤发病时常表现为全身非特异性症状，包括不规则发热、贫血、食欲低下、体重减轻、活动减少、精神疲倦等。许多患儿以此为主诉就诊，在一些影像学相关检查后却发现肿瘤病灶。

3. **不同部位神经母细胞瘤的临床表现**

（1）腹部及盆腔神经母细胞瘤：患儿常因腹部肿物就诊，肿块压迫腹部脏器可引起腹痛、腹胀、食欲低下、呕吐、排尿排便困难等症状。肿瘤巨大者可在腹部扪及坚硬、结节状、不活动的肿块，部分患儿可有腹水、腹壁静脉怒张等。腹部巨大肿瘤还可压迫静脉或者淋巴引流，导致阴囊或下肢水肿。当患儿突然出现腹痛、腹围增大、贫血、精神疲倦等不适时可能是肿瘤破裂出血所致。由于腹膜后肿块位置深，只有在体积较大时才能被触及，但往往成为首诊的主诉，而这时多已属于中晚期。

(2) 纵隔神经母细胞瘤:纵隔神经母细胞瘤多位于后纵隔脊柱旁。患儿早期可无症状,多数在胸部影像学检查过程中发现肿瘤。当肿瘤巨大者可表现为呛咳、呼吸道感染、吞咽困难,甚至循环障碍。

(3) 颈部神经母细胞瘤:颈部肿瘤较易被发现,但也易被临床误诊为淋巴结炎或淋巴瘤等其他疾病。颈部肿瘤常因压迫星形神经节而引起颈交感神经麻痹综合征(Horner 综合征),表现为单侧瞳孔缩小、上睑下垂、眼球内陷及颜面无汗。

(4) 哑铃形神经母细胞瘤:椎旁交感链来源的神经母细胞瘤可经椎间隙延伸进入脊椎椎管硬膜外形成哑铃形神经母细胞瘤,并多见于原发于纵隔的肿瘤。临床上患儿可出现脊髓压迫症状,表现为脊椎僵直、感觉异常、疼痛、肌张力减退,甚至发生瘫痪,引起排便排尿障碍。

4. 转移肿瘤症状 神经母细胞瘤骨转移多见于颅骨或四肢长骨近骨骺处,当发生骨转移时患儿可出现骨痛,并可伴有跛行,甚至发生病理性骨折,当发生颅骨眼眶转移时,局部可出现眶周瘀斑及眼球突出(俗称“熊猫眼”);骨髓转移患儿可表现为难治性贫血、出血倾向及反复感染;远处淋巴结转移常见于颈部、腹股沟及腋淋巴结,体格检查时可扪及质韧、融合、不规则、活动性差、无痛的肿大淋巴结;婴幼儿神经母细胞瘤较易发生弥漫性肝脏转移,肝脏明显肿大时可引起腹腔压力增高,严重者引起急性呼吸窘迫而危及生命;皮肤转移多见于新生儿及小婴儿,表现为大小不等、青紫色、质硬的皮下结节,外观可呈“蓝莓饼”样。

5. 副肿瘤综合征 部分神经母细胞瘤患儿会出现副肿瘤综合征,甚至以此为首发症状就诊。临床虽然罕见,但应予充分认识,避免误诊漏诊。

(1) 眼震颤-肌阵挛综合征(opsoclonus-myoclonus syndrome,OMS):约 2% 的神经母细胞瘤患儿会伴发 OMS,而大约一半的 OMS 病例可能合并神经母细胞瘤。因此,神经内科医生一定要对此有充分的警惕。OMS 表现为神经系统功能倒退和不稳定,包括性格变化、语言能力退化、快速眼球运动、肌肉震颤和共济失调。这类病例的绝大多数患儿肿瘤生物学行为相对良好,预后较好,但部分患儿最终会有神经系统后遗症,严重者可影响长期生活质量。

(2) 顽固性腹泻:患儿表现为迁延性分泌性腹泻,为蛋花汤样,每日 10 余次。患儿消瘦,甚至出现电解质紊乱,尤其是低钾血症。目前研究认为,肿瘤自主分泌的血管活性肠肽(vasoactive intestinal polypeptide,VIP)是引起顽固性腹泻的重要原因,但当肿瘤手术切除后腹泻症状缓解。伴有顽固性腹泻的神经母细胞瘤常见于生物学行为良好的病理学类型,患儿预后一般较好。

(3) 其他:除了上述两个较为经典的副肿瘤综合征,神经母细胞瘤还可能出现其他不典型的各种综合征,应该根据临床征象仔细而全面检查甄别,以防遗漏。

(四) 神经母细胞瘤的诊断

1. 诊断标准 确诊神经母细胞瘤需要满足以下两个条件之一:

(1) 光学显微镜下对肿瘤组织的明确组织病理学诊断,联合或不联合免疫组织化学、电子显微镜、或尿液儿茶酚胺或其代谢物水平升高;这是对实体肿瘤包块的组织学诊断。

(2) 骨髓抽吸活检或环钻活检显示有骨髓转移瘤的证据,并且伴尿液或血清儿茶酚胺或其代谢物水平同步升高。临床上有极个别病例,以转移肿瘤为主要表现,而无法发现原发肿瘤包块。

2. 肿瘤标志物

(1) 尿液香草扁桃酸(vanillylmandelic acid,VMA)和高香草酸(homovanillic acid,HVA): 尿 VMA 和 HVA 是神经母细胞瘤较为特异性的肿瘤标记物。神经母细胞瘤起源于胚胎发育中的神经嵴细胞(neural crest cell),而神经嵴细胞最终会形成周围交感神经系统,因此往往既表达去甲肾上腺素转运蛋白基因(norepinephrine transporter gene,NAT),使其对间碘苄胍(metaiodobenzylguanidine,MIBG)有较高的亲和力;又表达形成儿茶酚胺代谢所需酶类。去甲肾上腺素、肾上腺素和多巴胺代谢降解形成终产物 VMA 和 HVA,主要由肾脏排泄,约 70%~90% 的神经母细胞瘤患儿的血清和尿液中可发现 VMA 和 HVA 水平升高。因此,使用高效液相色谱或其他方法检测这些产物,是诊断神经母细胞瘤高度敏感且特异的方法。

(2) 血清神经元烯醇化酶(neuron-specific enolase,NSE):血清 NSE 是非特异性的肿瘤标记物,在大部分神经母细胞瘤患儿中可明显升高,并且既往有文献报道,NSE 水平与肿瘤分期、疗效反应、复发进展等存在相关性。然而,除肿瘤以外,血清 NSE 还可能会受到创伤应激、炎症反应等其他因素影响,因此临床上针对 NSE 检测结果的灵敏度和特异性要结合患儿具体情况综合分析。

(3) 血清乳酸脱氢酶(lactate dehydrogenase,LDH)和铁蛋白(ferritin):血清 LDH 和铁蛋白均非神经母细胞瘤特异性的肿瘤标记物,其水平升高在一定程度上可反应肿瘤负荷,并且与神经母细胞瘤的疗效反应、复发进展、预后评价等相关。

3. 影像学诊断 神经母细胞瘤的影像学检查手段主要包括 B 超、CT、MRI 及功能成像,用于评估肿瘤原发病灶及远处转移情况,并在治疗过程中及结束治疗后进行疗效评价及病情监测。

(1) B 超检查:由于儿童腹壁较薄,B 超在明确肿瘤部位、范围及与周围脏器的关系上具有优势;又由于其不存在放射性损伤,在儿童肿瘤的初步筛查和随访监测中应用广泛。在 B 超检查中,神经母细胞瘤表现为实性、不均质的混杂回声,有经验的医生可以辨认出肿瘤内的钙化灶,并可发现淋巴结转移及肝转移等软组织转移灶。但由于其较高的主观性及不可重复性,B 超检查多数情况下不能用做神经母细胞瘤疗效的客观评价。

(2) CT 和 MRI 检查:原发病灶及所有软组织转移灶均应常规进行 CT 和/或 MRI 检查,通过精细断层扫描,充分了解肿瘤的部位、大小、与周围脏器、血管的关系,并可显示周围淋巴结受累情况;其中,MRI 对侵犯椎管的哑铃形神经母细胞瘤有特殊的检查价值。另外,针对伴有远处转移的神经母细胞瘤患儿要加做头颅及脊椎 MRI 以除外中枢神经系统转移。

(3) 功能成像:[123]I-MIBG 核素扫描在神经母细胞瘤中的阳性率约为 90%。目前国际共识指出,所有神经母细胞瘤患儿均要进行 ^{123}I-MIBG 核素扫描,以了解原发灶及转移情况,对于伴有软组织及骨转移的患儿,要常规利用 SIOPEN(International Society of Pediatric Oncology European Neuroblastoma)或 Curie 评分系统进行 MIBG 半定量评分,并在治疗过程中及治疗结束后随访中用于疗效评价及病情监测。对于 MIBG 检查阴性患儿要进行 ^{18}F-FDG PET/CT(fluorine-18-fluoro-2-deoxy-D-glucose positron emission tomography/computed tomography)检查。由于国内开展 ^{123}I-MIBG 核素扫描检查项目的医院十分有限,故建议国内无法接受此检查的神经母细胞瘤患儿可以进行 ^{18}F-FDG PET/CT 检查。另外,由于骨扫描对于神经母细胞瘤骨转移病灶缺乏良好的灵敏度和特异性,目前已不推荐使用。

4. **骨髓检查** 神经母细胞瘤患儿要进行双侧髂嵴骨髓抽吸活检和环钻组织活检,骨髓抽吸标本要进行骨髓涂片、抗 GD_2(disialoganglioside,双唾液酸神经节苷脂)免疫细胞染色、TH(tyrosine hydroxylase,酪氨酸羟化酶)和 PHOX2B 的 RTqPCR(reverse transcriptase-quantitative polymerase chain reaction,逆转录酶-聚合酶链式反应)检测;骨髓环钻活检标本(至少获取 1cm 的骨髓组织)要进行常规组织病理检测及免疫组化染色。以上骨髓检测项目,一方面在初诊时可以充分了解有无骨髓转移以及骨髓微小病灶(< 5% 肿瘤细胞浸润);另一方面用于疗效评价及治疗结束后随访。

5. **组织病理学检查** 对于所有神经母细胞瘤初诊患者都要获取治疗前的肿瘤组织标本,一方面分析肿瘤组织病理学及分子生物学特征及淋巴结转移情况,指导肿瘤分期、危险度分组及后续治疗;另一方面,留取初始肿瘤组织标本用于研究肿瘤的分子生物学信息。肿瘤组织标本获取的方式主要有以下两种,一是开放手术(open resection)切除标本,二是肿瘤粗针穿刺活检(core needle biopsy)标本。对于初诊患者以上两种取样方式各有利弊,需要权衡患儿情况决定合适的手术方式。

6. **分子生物学检查** 肿瘤组织要常规进行分子生物学检查,主要包括 MYCN 基因、DNA 倍性、染色体片段异常(1p、11q 等)。其中,MYCN 基因、1p、11q 均可利用肿瘤组织病理切片通过 FISH(fluorescence in situ hybridization,荧光原位杂交)检测;DNA 倍性需要利用新鲜肿瘤组织标本通过流式细胞学技术进行检测。

(五) 神经母细胞瘤的病理组织学

根据神经型细胞(原始神经母细胞、成熟神经母细胞和神经节细胞)与施万细胞(Schwannian 母细胞和成熟的施万细胞)的构成比例将外周神经源性肿瘤分为神经母细胞瘤、节细胞性神经母细胞瘤和节细胞性神经瘤三大类。神经母细胞瘤占其中的绝大多数,是分化程度最低、侵袭性最强的一类肿瘤。

Shimada 等病理学家在 1984 年推出了一种神经母细胞瘤病理学风险分类方案,将肿瘤临床行为与组织病理学特征、其他生物学变量和患者年龄联系了起来。该系统根据神经母细胞的分化程度、Schwannian 基质含量、细胞分裂频率-即有丝分裂核碎裂指数(mitosis-karyorrhexis index,MKI)和发病年龄将肿瘤分类为病理预后良好型(favorable histology,FH)和病理预后不良型(unfavorable histology,UH)。1999 年,病理学家制定了 Shimada 系统的改良版,即国际神经母细胞瘤病理学分类系统(International Neuroblastoma Pathology Classification,INPC);并于 2003 年发布更新版本的 INPC 分类系统(图 31-3-1)。

(六) 神经母细胞瘤分期

既往使用较多的神经母细胞瘤临床分期标准是国际神经母细胞瘤分期系统(International Neuroblastoma Staging System,INSS),该分期系统最初制定于 1986 年,在 1993 年进行了修订(表 31-3-1)。

由于 INSS 分期标准是手术后分期系统,并且与手术医师的技术和手术范围等关系密切,因此,2009 年,国际神经母细胞瘤危险度分级协作组(International Neuroblastoma Risk Group,INRG)基于临床标准及治疗前的影像学危险因子(image-defined risk factors,IDRFs)(表 31-3-2)制定了神经母细胞瘤治疗前临床分期标准(International Neuroblastoma Risk Group Staging System,INRGSS)(表 31-3-3),目前,此分期系统正在全球各大神经母细胞瘤研究组织中推广、应用及验证。

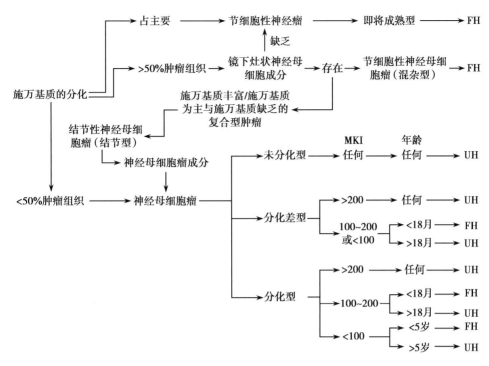

图 31-3-1　INPC 病理分类系统

表 31-3-1　神经母细胞瘤 INSS 分期系统

分期	定义
Stage 1	肿瘤局限,完整切除,伴/不伴有镜下残留;原发肿瘤同侧淋巴结阴性(如紧贴原发病灶、一并切除者,淋巴结可为阳性)。
Stage 2A	肿瘤局限,肉眼无法完全切除,同侧淋巴结阴性。
Stage 2B	肿瘤局限,完全/不完全切除,同侧淋巴结阳性,对侧淋巴结阴性。
Stage 3	单侧肿瘤跨越中线,无法切除,伴/不伴有区域淋巴结侵犯;或者单侧肿瘤,对侧淋巴结侵犯;中线区域肿瘤,通过直接侵犯(不可切除)或淋巴结转移方式向两侧播散。
Stage 4	原发肿瘤伴有远处淋巴结、骨、骨髓、肝脏、皮肤和/或其他脏器转移,4S 期除外。
Stage 4S	肿瘤局限,为 1、2A 或 2B 期,伴有皮肤、肝脏和/或骨髓转移,年龄 < 1 岁。

注:①多发原发病灶按照最大病灶范围进行分期,并加下标 M(如 3_M);②中线为脊柱,越中线是指侵犯或越过脊柱对侧缘;③4S 期骨髓浸润 <10%,同时 MIBG(如果进行检查的话)扫描下骨髓无转移。

表 31-3-2　神经母细胞瘤影像学危险因子(IDRFs)

单侧病变延伸到两个间室:颈部-胸腔、胸腔-腹腔、腹腔-盆腔	
颈部	肿瘤包绕颈动脉,和/或椎动脉,和/或颈内静脉
	肿瘤延伸到颅底
	肿瘤压迫气管
颈胸连接处	肿瘤包绕臂丛神经根
	肿瘤包绕锁骨下血管,和/或椎动脉,和/或颈动脉
	肿瘤压迫气管

续表

胸部	肿瘤包绕胸主动脉和/或主要分支
	肿瘤压迫气管和/或主支气管
	低位后纵隔肿瘤,侵犯到 $T_{9\sim12}$ 之间肋椎连接处
胸腹连接处	肿瘤包绕主动脉和/或腔静脉
腹部/盆腔	肿瘤侵犯肝门和/或肝十二指肠韧带
	肿瘤在肠系膜根部包绕肠系膜上动脉分支
	肿瘤包绕腹腔干和/或肠系膜上动脉的起始部
	肿瘤侵犯一侧或双侧肾蒂
	肿瘤包绕腹主动脉和/或下腔静脉
	肿瘤包绕髂血管
	盆腔肿瘤越过坐骨切迹
椎管内延伸	轴向平面超过 1/3 的椎管被肿瘤侵入,和/或环脊髓软脑膜间隙消失、和/或脊髓信号异常
邻近器官/组织受累	心包、横膈、肾脏、肝脏、胰-十二指肠和肠系膜
下列情况应当记录,但不作为 IDRFs	多发原发病灶
	胸水伴有/无恶性细胞
	腹水伴有/无恶性细胞

表 31-3-3　神经母细胞瘤 INRGSS 分期系统

分期	定义
L_1	肿瘤局限,未侵犯重要脏器,无影像学危险因子(IDRFs)
L_2	肿瘤局限,存在一个或多个 IDRFs
M	远处转移性疾病(MS 除外)
MS	转移性疾病,年龄 < 18 个月,转移病灶局限于皮肤,肝脏和/或骨髓(骨髓浸润 < 10%,同时 MIBG 扫描下骨和骨髓均无转移)

注:多发原发病灶按照最大病灶范围进行分期。

(七) 神经母细胞瘤危险度分组

神经母细胞瘤的治疗是基于危险度分组的分层治疗,因此,在患儿初诊时进行准确的危险度分组对于整体治疗方案的确定、预后的判断等至关重要。目前,国际上主要使用的是 COG(Children's Oncology Group)危险度分组系统,根据 INSS 分期、发病年龄、MYCN 基因、DNA 倍性、INPC 病理预后分型,将患儿分为低、中、高危三组(表 31-3-4)。

2009 年,INRG 协作组通过总结全球各大神经母细胞瘤研究组织的共 8 800 例神经母细胞瘤患儿临床、生物学及预后信息,制定了最新的 INRG 危险度分组(International Neuroblastoma Risk Group classification system),主要依据的是 INRG 分期、发病年龄、INPC 病理组织学类型、肿瘤细胞分化程度、MYCN 基因、11q 和 DNA 倍性,将患儿分为极低危(A、B、C 亚组)、低危(D、E、F 亚组)、中危(G、H、I、J 亚组)和高危(K、N、O、P、Q、R 亚组)四大组,共 16 个亚组(表 31-3-5)。

表 31-3-4 COG 危险度分组

危险度分组	INSS 分期	年龄（月）	MYCN	INPC 病理预后分型	DNA 倍性
低危	1	任何	任何	任何	任何
	2A/2B	<12	任何	任何	任何
		>12	NA	任何	–
		>12	Amp	FH	–
	4S	<12	NA	FH	>1
中危	3	<12	NA	任何	任何
		>12	NA	FH	–
	4	<18	NA	任何	任何
	4S	<12	NA	任何	=1
		<12	NA	UH	任何
高危	2A/2B	>12	Amp	UH	–
	3	<12	Amp	任何	任何
		>12	NA	UH	–
		>12	Amp	任何	–
	4	<12	Amp	任何	任何
		>18	任何	任何	–
	4S	<12	Amp	任何	任何

注:NA,MYCN 基因未扩增;Amp,MYCN 基因扩增;FH,预后良好型;UH,预后不良型。

表 31-3-5 INRG 危险度分组

INRG 分期	年龄（月）	组织学类型	肿瘤细胞分化程度	MYCN	11q 异常	DNA 倍性	危险度分组
L1/L2		GN 或 GNBi					A 极低危
L1		任何，除 GN 及 GNBi		NA			B 极低危
				Amp			K 高危
L2	<18	任何，除 GN 及 GNBi		NA	否		D 低危
					是		G 中危
	≥18	GNBn 或 NB	分化型	NA	否		E 低危
					是		H 中危
			分化差或未分化	NA			
				Amp			N 高危

续表

INRG 分期	年龄（月）	组织学类型	肿瘤细胞分化程度	MYCN	11q 异常	DNA 倍性	危险度分组
M	<18			NA		多倍体	F 低危
	<12			NA		二倍体	I 中危
	12~18			NA		二倍体	J 中危
	<18			Amp			O 高危
	≥18						P 高危
MS	<18			NA	否		C 极低危
					是		Q 高危
				Amp			R 高危

注:GN,节细胞性神经瘤;GNBi,节细胞性神经母细胞瘤混杂型;GNBn,节细胞性神经母细胞瘤结节型;NB,神经母细胞瘤;NA,MYCN 基因未扩增;Amp,MYCN 基因扩增。

(八) 神经母细胞瘤的治疗

1. 治疗原则　神经母细胞瘤的治疗是基于危险度分组的分层治疗,目前依据的主要是 COG 危险度分组,但越来越多的前瞻性临床实验依赖于 INRG 危险度分组进行治疗,相信将来会针对 INRG 危险度分组进行更加个性化、精细化的分层治疗。神经母细胞瘤主要治疗模式包括化疗、手术、清髓治疗及造血干细胞移植、放疗、诱导分化治疗及免疫治疗等,其总体治疗原则见表 31-3-6。

2. 手术治疗　所有神经母细胞瘤患儿初诊时均应接受手术活检(包括开放手术或粗针穿刺活检),一方面用于组织病理学诊断,以及 INPC、DNA 倍性、MYCN 基因、1p、11q 等生物学信息的获取;另一方面用于留存肿瘤组织标本,以便进行分子生物学研究。

手术指征以及手术时机的掌握需要包括外科、内科、影像科等多学科专家共同讨论决定,对于局限性、无明显 IDRF 危险因子的肿瘤可以尝试一期切除;而对于侵犯严重、存在明显 IDRF 危险因子的肿瘤建议先行肿瘤活检,明确诊断后予以化疗,再进行延期手术。对于哑铃形神经母细胞瘤,若患儿已出现明显神经系统症状,应积极予以治疗,但此类患儿先进行化疗还是先进行椎管手术仍存在争议,临床上需要多学科讨论制定最佳治疗方案,以减少患儿神经系统损伤。

神经母细胞瘤外科手术的目标是将肿瘤完全或接近完全切除。对于局限性肿瘤,争取一期完整切除原发病灶,同时彻底清除肿瘤周围脂肪组织及可疑淋巴结。对于存在明显 IDRF 危险因子的肿瘤,既要在保证安全前提下最大可能地切除肿瘤,又要尽力保护重要脏器和结构不受损伤。大部分情况下,由于术前化疗的应用,手术时肿瘤血供减少、组织变韧,分离解剖过程中出血一般不会太多,可以容许仔细的分离和切割。但由于神经母细胞瘤起源于肾上腺或椎旁交感神经系统,其生长特点不同于成人器官肿瘤,往往侵犯包埋重要血管,手术极其困难之处在于肿瘤范围内血管的解剖和保护。因此,神经母细胞瘤手术对于外科医生的手术技巧及经验等要求极高。

表 31-3-6　神经母细胞瘤总体治疗原则

COG 危险度分组		治疗策略
低危组		手术 + 观察
		化疗伴或不伴手术（适用于有症状患儿或无法切除的进展期患儿）
		观察，无需活检（围生期患儿，体积较小的肾上腺肿瘤）;
		放疗（仅用于紧急治疗）
中危组		化疗伴或不伴手术
		手术 + 观察（婴儿）
		放疗（仅用于紧急治疗）
高危组		诱导治疗（化疗 + 手术）+ 巩固治疗（清髓治疗 + 自体干细胞移植 + 放疗）+ 维持治疗（抗 GD2 靶向药 dinutuximab+ 白介素 -2/+ 粒细胞 - 巨噬细胞集落刺激因子 + 异维 A 酸）
4S 期		观察 + 支持治疗（无症状患儿，肿瘤生物学行为良好）;
		化疗（有症状患儿，年龄极小患儿，肿瘤生物学行为不良）
复发患儿	低危组患儿局部复发	手术 + 观察或化疗;
		化疗伴或不伴手术
	低危组患儿远处复发	观察（年龄及转移部位符合 4S 期）;
		化疗;
		手术 + 化疗;
		高危组治疗
	中危组患儿局部复发	手术（完整切除）;
		手术（不完全切除）+ 化疗
	中危组患儿远处复发	高危组治疗
	高危组患儿复发	化疗伴或不伴免疫治疗;
		单用 ^{131}I-MIBG 与其他治疗共同使用，或干细胞移植;
		化疗后二次自体造血干细胞移植;
		新的治疗方法
	中枢神经系统复发	手术 + 放疗;
		新的治疗方法

（九）神经母细胞瘤疗效评价及随访

在神经母细胞瘤治疗开始前、治疗过程中及治疗结束后，需要对肿瘤原发病灶及转移病灶进行评估、监测，以了解患儿的疗效反应，为此，1993 年制定了国际神经母细胞瘤疗效评价体系（International Neuroblastoma Response Criteria，INRC），通过监测原发病灶、转移病灶及肿瘤标记物（尿 VMA、HVA）的变化情况，将疗效反应分为完全缓解（complete response，CR）、非常好的部分缓解（very good partial response，VGPR）、部分缓解（partial response，PR）、混合型缓解（mixed response，MR）、无缓解（no response，NR）、进展（progressive disease，PD），具体标准见表 31-3-7。

2017 年，NCI 组织国际众多神经母细胞瘤领域专家制定了新一版本的 INRC 疗效

表 31-3-7 1993 年版 INRC 疗效评价标准

评价结果	原发灶	转移灶
CR	无肿瘤	无肿瘤；VMA、HVA 正常
VGPR	体积缩小 90%~99%	无肿瘤；VMA、HVA 正常；骨扫描可以异常
PR	体积缩小 > 50%	所有可测量病灶体积缩小 >50%；骨扫描异常部位的数量减少 > 50%；骨髓转移阳性部位 ≤1 个（在首诊骨髓转移部位 ≥2 个的前提下）
MR	无新发肿瘤；任意可测量病灶缩小 >50%（原发灶或转移灶）伴有其他可测量病灶体积缩小 <50%；任意可测量病灶增大 <25%	
NR	无新发肿瘤；任意可测量病灶缩小 <50% 同时可测量病灶增大 <25%	
PD	任意新发肿瘤；任意可测量病灶增大 >25%；骨髓由阴转阳	

反应评价体系，相较于 1993 年版本，最主要的变更在于：①增加了功能影像学（MIBG 及 18F-FDG PET/CT）的应用，以及 MIBG 半定量评分系统；②原发灶及转移性软组织病灶采取实体瘤疗效评价标准（Response Evaluation Criteria in Solid Tumors，RECIST）进行评估（采用肿瘤最大径线，而非肿瘤体积）；③细化了骨髓转移病灶的评估，增加了骨髓微小病灶（minimal disease）的概念（骨髓肿瘤细胞浸润 ≤ 5%）；④分别依据原发病灶、软组织及骨转移灶、骨髓转移灶三部分评价结果，最终得出总体的疗效评价结果（CR、PR、MR、SD、PD），并且取消了 1993 年版中 NR 的定义，新增病情稳定（stable disease，SD）的概念（表 31-3-8~表 31-3-12）。

表 31-3-8 2017 年版 INRC 疗效评价标准对评估病灶的定义

项目	定义
目标病灶	可测量病灶（≥10mm 的非淋巴结软组织病灶以最大径计算或 ≥15mm 的淋巴结以短轴计算）；同时伴有 MIBG/FDG-PET 摄取，或病理组织证实为 NB 或 GNB
非目标病灶	病灶考虑为有活性的肿瘤组织，但不符合目标病灶的定义（如软脑膜病灶、脑脊液、胸水、腹水肿瘤细胞阳性）
孤立淋巴结	孤立淋巴结（如颈淋巴结）以短轴计算
径线总和	多发孤立淋巴结（如颈淋巴结、腋淋巴结），将短轴求和，并标记为非淋巴结软组织病灶的最大径；融合淋巴结（如腹膜后融合淋巴结）以最大径计算

表 31-3-9 2017 年版 INRC 疗效评价标准对原发病灶的评估

评价结果	解剖影像学 +MIBG/FDG-PET
CR	原发灶 < 10mm 残留 + 原发灶 MIBG/FDG-PET 阴性
PR	原发灶最大径缩小 ≥30%，不论 MIBG/FDG-PET 为何种变化
PD	原发灶最大径增加 >20%+ 原发灶最大径增加至少 ≥5mm
SD	介于 PR 与 PD 之间的情况

表 31-3-10　2017 年版 INRC 疗效评价标准对软组织转移灶及骨转移灶的评估

评价结果	解剖影像学 +MIBG/FDG-PET
CR	所有病灶均消失,包括:除原发灶以外的目标病灶及非目标病灶均 <10mm+ 目标淋巴结短轴 <10mm+ 除原发灶以外的所有病灶 MIBG/FDG-PET 转阴
PR	原发灶以外的目标病灶径线求和(多发孤立淋巴结及融合淋巴结)缩小 ≥30%+ 非目标病灶稳定或缩小 + 无新发病灶 +MIBG 骨转移绝对值评分减少 ≥50%(相对值评分 ≥0.1,≤0.5),或 FDG-PET 骨转移病灶数量减少 ≥50%
PD	出现以下任意情况均为 PD:CT/MRI 显示任意新发软组织病灶,并且 MIBG/FDG-PET 阳性或病理组织证实为 NB 或 GNB;任意新发骨转移,并且 MIBG 阳性;任意新发骨转移,MIBG 阴性但 FDG-PET 阳性,并且与 CT/MRI 表现相符或病理组织证实为 NB 或 GNB;目标软组织病灶最大径增加 >20%,并且最大径总和增加至少 ≥5mm;MIBG 相对值评分 ≥1.2
SD	介于 PR 与 PD 之间的情况

备注:MIBG 相对值评分 = 疗效评价时的 MIBG 骨转移绝对值/治疗初始的 MIBG 骨转移绝对值。

表 31-3-11　2017 年版 INRC 疗效评价标准对骨髓转移灶的评估

评价结果	细胞学/组织学
CR	骨髓阴性
PD	出现以下任意情况均为 PD:骨髓无肿瘤细胞变为肿瘤细胞浸润 >5%;或骨髓肿瘤细胞浸润增加 2 倍,并且达到 >20%
MD	骨髓肿瘤细胞浸润 ≤5%,且再次评估时肿瘤浸润仍为 >0 且 ≤5%;或骨髓阴转阳,且肿瘤细胞浸润 ≤5%;或骨髓肿瘤细胞浸润 >20%,且再次评估时肿瘤浸润为 >0 且 ≤5%
SD	骨髓肿瘤细胞浸润仍 >5%,但不符合 CR、MD、PD 的标准

表 31-3-12　2017 年版 INRC 总体疗效评价标准

评价结果	定义
CR	所有评估指标均为 CR
PR	至少一项指标为 PR,其他所有指标为 CR、MD(骨髓)、PR(软组织或骨),或不存在病灶;并且无 PD
MR	至少一项指标为 PR 或 CR,同时至少一项指标为 SD;并且无 PD
SD	一项指标为 SD,同时其他所有指标均不好于 SD 或不存在病灶;并且无 PD
PD	任意评估指标为 PD

神经母细胞瘤经治疗后还需要密切监测及随访,一方面是观察有无肿瘤复发及病情反复等;另一方面是监测肿瘤治疗造成的远期影响,如肝、肾、心脏、神经系统、泌尿生殖系统等损伤。由于神经母细胞瘤复发多出现在治疗后 1 年左右,因此治疗后短期内(1 年内)需要较为频繁的全面检查及评估(一般为 2~3 个月 1 次);治疗后 2~3 年内一般每 6 个月一次;之后一般每年 1 次。虽然肿瘤治疗结束 5 年后极少再出现肿瘤复发,但仍需定期复查,了解肿瘤治疗的长期副作用以及有无继发第二肿瘤等疾病。

(十) 预后与展望

神经母细胞瘤的预后受诸多因素影响,主要包括发病年龄、肿瘤临床特征、组织病理学及生物学特征,并且其中许多因素已被用于临床危险度分组及治疗决策制定中。

1. **年龄对于预后的影响**　总体来说,神经母细胞瘤发病年龄越小预后越好,美国 SEER 数据库(Surveillance,Epidemiology,and End Results,SEER)统计结果显示,不同年龄组患儿的 5 年总体生存率(overall survival,OS)分别如下:≤1 岁为 90%,1~4 岁为 68%,5~9 岁为 52%,10~14 岁为 66%。

2. **肿瘤原发部位**　原发于肾上腺的神经母细胞瘤预后最差,纵隔神经母细胞瘤预后较好。

3. **肿瘤分期**　远处转移性肿瘤预后明显差于局限性肿瘤,但是相较于骨、骨髓等部位转移,仅存在淋巴结转移者预后相对较好;另外 4S 期(或 MS 期)肿瘤患儿有自然退化可能,预后相对较好。

4. **疗效反应**　治疗过程中疗效反应不佳者预后较差,如骨髓转移病灶难以清除者;诱导化疗后病灶仍为 MIBG 摄取阳性等。

5. **组织病理学特征**　目前国际上认为,INPC 病理分型中的节细胞性神经瘤及节细胞性神经母细胞瘤混杂型为良性肿瘤,仅需手术切除,不需要化疗等其他治疗即可获得较好效果。

6. **生物学特征**　伴有 MYCN 基因扩增、DNA 倍性为二倍体、1p 缺失、11q 缺失等不良生物学特征的肿瘤预后明显较差。

经过数十年的努力,低危及中危神经母细胞瘤预后明显提升,绝大部分患儿能够长期生存;但高危患儿即使经过综合性治疗,预后仍然很差,长期生存率仍 <50%。因此,未来研究重点及热点仍在高危神经母细胞瘤,发现更多的分子生物学机制并开发新疗法,以进一步改善患儿生存情况。

(杨　深　王焕民)

参 考 文 献

[1] MONCLAIR T,BRODEUR G M,AMBROS P F,et al. The International Neuroblastoma Risk Group (INRG) staging system:an INRG Task Force report [J]. J Clin Oncol,2009,27(2):298-303.

[2] COHN S L,PEARSON A D,LONDON W B,et al. The International Neuroblastoma Risk Group (INRG) classification system:an INRG Task Force report [J]. J Clin Oncol,2009,27(2):289-297.

[3] PUGH T J,MOROZOVA O,ATTIYEH E F,et al. The genetic landscape of high-risk neuroblastoma [J]. Nat Genet,2013,45(3):279-284.

[4] AMBROS P F,AMBROS I M,BRODEUR G M,et al. International consensus for neuroblastoma molecular diagnostics:report from the International Neuroblastoma Risk Group (INRG) Biology Committee [J]. Br J Cancer,2009,100(9):1471-1482.

[5] BEISKE K,BURCHILL S A,CHEUNG I Y,et al. Consensus criteria for sensitive detection of minimal neuroblastoma cells in bone marrow,blood and stem cell preparations by immunocytology and QRT-PCR: recommendations by the International Neuroblastoma Risk Group Task Force [J]. Br J Cancer,2009,100(10): 1627-1637.

［6］BURCHILL S A，BEISKE K，SHIMADA H，et al. Recommendations for the standardization of bone marrow disease assessment and reporting in children with neuroblastoma on behalf of the International Neuroblastoma Response Criteria Bone Marrow Working Group［J］. Cancer，2017，123（7）：1095-1105.

［7］MATTHAY K K，SHULKIN B，LADENDTRIN R，et al. Criteria for evaluation of disease extent by（123）I-metaiodobenzylguanidine scans in neuroblastoma：a report for the International Neuroblastoma Risk Group（INRG）Task Force［J］. Br J Cancer，2010，102（9）：1319-1326.

［8］PINTO N R，APPLEBAUM M A，VOLCHENBOUM S L，et al. Advances in Risk Classification and Treatment Strategies for Neuroblastoma［J］. J Clin Oncol，2015，33（27）：3008-3017.

［9］STROTHER D R，LONDON W B，SCHMIDT M L，et al. Outcome after surgery alone or with restricted use of chemotherapy for patients with low-risk neuroblastoma：results of Children's Oncology Group study P9641［J］. J Clin Oncol，2012，30（15）：1842-1848.

［10］Landier W，Knight K，Wong FL，et al. Ototoxicity in children with high-risk neuroblastoma：prevalence，risk factors，and concordance of grading scales-a report from the Children's Oncology Group1［J］. J Clin Oncol，2014，32（6）：527-534.

［11］MODY R，NARANJO A，VAN RYN C，et al. Irinotecan-temozolomide with temsirolimus or dinutuximab in children with refractory or relapsed neuroblastoma（COG ANBL1221）：an open-label，randomised，phase 2 trial［J］. Lancet Oncol，2017，18（7）：946-957.

［12］DUBOIS S G，MARACHELIAN A，FOX E，et al. Phase I Study of the Aurora A Kinase Inhibitor Alisertib in Combination With Irinotecan and Temozolomide for Patients With Relapsed or Refractory Neuroblastoma：A NANT（New Approaches to Neuroblastoma Therapy）Trial［J］. J Clin Oncol，2016，34（12）：1368-1375.

［13］PARK J R，BAGATELL R，COHN S L，et al. Revisions to the International Neuroblastoma Response Criteria：A Consensus Statement From the National Cancer Institute Clinical Trials Planning Meeting［J］. J Clin Oncol，2017，35（22）：2580-2587.

第四节　泌尿生殖系横纹肌肉瘤

横纹肌肉瘤（rhabdomyosarcoma，RMS）系来自能分化为横纹肌的原始间叶细胞，是小儿软组织最常见恶性肿瘤，约占小儿软组织肉瘤的 55%~60%。RMS 不常并发先天性畸形，可发生于人体各部位，甚至也可发生在无横纹肌的部位。大约 15%~20% 的 RMS 来源于泌尿生殖系统，常发生于前列腺、膀胱和睾丸旁，少部分发生在阴道和子宫。北美横纹肌肉瘤协作组（Intergroup Rhabdomyosarcoma Study Group，IRSG）是美国各专业组按统一方案对 RMS 进行研究的联合组织。从 1972 年开始，约 4~6 年作一总结报道，1972—1978 年为 IRS-Ⅰ，1978—1984 年为 IRS-Ⅱ，1985—1991 年为 IRS-Ⅲ。IRS-Ⅰ报道 564 例 RMS 中，有 115 例（20%）位于泌尿生殖系。一般统计 RMS 约为小儿恶性实体瘤的 5%~15%，占 15 岁以下小儿恶性肿瘤的 4%~8%。占儿童恶性肿瘤的 4.5%~8%，占首都医科大学附属北京儿童医院统计的 2 705 例儿童肿瘤中的 6.5%。在泌尿生殖系常见的部位是膀胱、前列腺、睾丸旁，及阴道。有两个发病高峰期 2~4 岁及青春期。

RMS 占小儿恶性实体瘤第七位，即次于中枢神经系肿瘤、淋巴瘤、神经母细胞瘤、肾母细胞瘤、组织细胞增生症，及卵黄囊瘤。在 60 年代前，RMS 2 年存活率低于 20%，目前经手术、放疗、化疗综合治疗，无转移瘤存活率已达 70%。泌尿生殖系 RMS 存活也与部位有关，如阴道、睾旁 RMS 的预后，较膀胱、前列腺好。

RMS 略多见于男性,国内 5 所儿科医院(上海复旦大学附属儿科医院、上海市儿童医院、南京市儿童医院、广州市儿童医院及首都医科大学附属北京儿童医院)收治的 1 805 例恶性实体瘤中有 RMS 43 例(2%)。40%~50% 发生于 5 岁以前,上述 43 例中 33 例(77%)的年龄小于 5 岁(表 31-4-1)。

表 31-4-1　43 例 RMS 的年龄分布

年龄(岁)	<1	1~	2~	5~	10~14	共计
例数	8	15	10	7	3	43

(一) 病因

目前已知有些 RMS 亚型的发生与基因有关。RMS 与 Li-Fraumeni 综合征,神经纤维瘤病,Noonan 综合征,Beckwith-Wiedemann 综合征,Costello 综合征,胎儿酒精综合征,和基底细胞痣综合征有关。

细胞遗传学及分子生物学研究表明,部分 RMS 中存在染色体易位 t(2;13)(q35;q14) 或 t(1;13)(q36;q14)。这两种易位形成了相应融合基因 PAX3-FKHR 和 PAX7-FKHR。其中,PAX3-FKHR 编码的 PAX3-FKHR 融合蛋白与预后不良相关。PAX3-FOXO1 阳性患者比 PAX7-FOXO1 阳性患者预后差。2012 年,Marshall 等发现 PAX-FOXO1 可以上调成纤维细胞生长因子受体(FGFR4)表达。RAS 通路突变对于胚胎型 RMS 危险分级有重要意义。RAS 通路突变患者约占高危分组的 75%、中危 45%、低危 0%。但在腺泡型 RMS 样本中没有发现 RAS 的突变。

(二) 病理分型

根据世界卫生组织(WHO)病理分型将 RMS 的组织学类型分为以下三种亚型:

1. **胚胎型(Embryonal RMS)(图 31-4-1)**　可进一步细分为葡萄状 RMS 和梭形细胞 RMS,占所有泌尿生殖系统 RMS 的 2/3 左右,好发于膀胱的多为葡萄状 RMS(图 31-4-2),梭形细胞 RMS 则好发于睾旁。胚胎型 RMS 组织学特点类似于孕 7 到 10 周胎儿期的横纹肌。该病理类型表现为胞质极小的梭型细胞、具有含丰富嗜酸性细胞质的大细胞或小而暗的卵

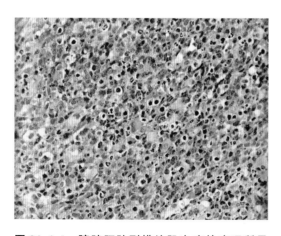

图 31-4-1　膀胱胚胎型横纹肌肉瘤的病理所见
(HE 染色,×20)

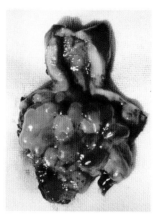

图 31-4-2　葡萄状 RMS

形细胞,一些细胞可能排列成特征性的交叉条纹状。

2. **腺泡型(Alveolar RMS)**　多见于青少年,以四肢和躯干部位多发。其组织学表现与孕10到21周的横纹肌相似,由小而圆的肿瘤细胞演变成不规则的瘤巢状,进而变成腺泡状。约80%腺泡型RMS存在染色体易位,分别为t(2;13)(q35;q14)或t(1;13)(q36;q14),这两种染色体易位分别形成PAX3-FOXO1及PAX7-FOXO1融合基因,肿瘤侵袭性更强,导致预后不良。

3. **未分化型(Undifferentiated RMS)**　儿童罕见,预后不佳。组织学特点上表现为:缺乏胞质的原始圆形细胞,并且缺少常见的抗原标记物。

RMS不同病理类型可作为影响预后独立危险因素,其预后由良至差病理类型依次为无染色体易位的腺泡型RMS、胚胎型RMS、含PAX7-FOXO1融合基因腺泡型RMS及含PAX3-FOXO1融合基因腺泡型RMS。

RMS最常发生于头颈部,约占25%;其次是四肢及泌尿生殖系,各占20%;再次是躯干、胸内,及腹膜后间隙。

(三) 临床表现

1. **膀胱横纹肌瘤**　男性多见,男∶女=2∶1,大部分病儿年龄小于5岁,多起源于膀胱三角区黏膜或其他处,很快可扩散至尿道、前列腺。故其主要表现为排尿困难,偶伴尿道感染,尿道排出坏死组织,尿道口肿物突出,血水样尿,或急性尿潴留表现。体检可触及耻骨上肿物,女孩可见尿道外口有葡萄状肿物脱出。

2. **前列腺横纹肌肉瘤**　平均年龄3.5岁,为实质性肿物,可向膀胱扩散。主要表现为排尿困难,如侵及直肠可致便秘,肛门指诊易触及肿物。

3. **阴道及子宫横纹肌肉瘤**　多见于6~18月龄的婴儿,常发生于近子宫颈的阴道前壁,也可发生于阴道远段及阴唇。主要表现为阴道口有肿物脱出,阴道分泌物增多,或无痛性阴道出血。

4. **睾旁横纹肌肉瘤**　占泌尿生殖系横纹肌肉瘤7%~10%,发病高峰为1~5岁。睾旁横纹肌肉瘤起源于精索远端,可侵入睾丸或周围组织。睾旁横纹肌肉瘤较其他泌尿生殖系横纹肌肉瘤更易早期发现。临床表现为单侧阴囊无痛性肿块,或肿块位于睾丸之上。超声可检出阴囊内实质性肿块。睾丸旁横纹肌肉瘤诊断时60%为I期病变,大于90%睾丸旁横纹肌肉瘤为胚胎型,属于预后良好的组织类型。

(四) 临床分期及风险分层

膀胱/前列腺RMS的分期系统较为复杂,根据美国儿童肿瘤协作组(Children's Oncology Group,COG)的分期标准,于治疗前先对膀胱/前列腺RMS的患儿进行TNM分期(表31-4-2),再根据手术或活检情况行术后病理临床分组(表31-4-3),最后根据TNM分级、临床分组及病理类型进行风险分层以指导治疗(表31-4-4)。

(五) 诊断

1. **影像学检查**　腹盆腔B超评估原发病变,腹盆腔增强CT或MRI评估原发病变及淋巴结受累情况,胸部CT、头颅MRI及骨扫描等可评估远处转移情况,有条件的单位可选用PET-CT评估全身情况,其对TNM分期及分级准确性更高。

2. **组织病理学检查**　膀胱前列腺RMS受限于儿童电切镜和内镜器材规格,经内镜下取活检可能导致标本取材质量较差,如仍采用内镜下取活检,应使用电切档位环切一块肿瘤

表 31-4-2　泌尿生殖道 RMS 的治疗前 TNM 分期

临床分期	泌尿生殖道肿瘤部位	T	N	M	肿瘤最大径
I 期	女性生殖道 睾丸旁	任何	任何	M_0	任何
II 期	膀胱/前列腺	任何	N_0 或 N_x	M_0	≤5cm
III 期	膀胱/前列腺	任何	N_1	M_0	≤5cm
		任何	任何	M_0	>5cm
IV 期	所有部位	任何	任何	M_1	任何

注:T_1:肿瘤局限于原发部位;T_2:肿瘤侵犯周围组织;N_0:无区域淋巴结转移;N_1:有区域淋巴结转移;N_x:区域淋巴结转移情况不详;M_0:无远处转移;M_1:有远处转移。
膀胱/前列腺 RMS 至少为 II 期。

表 31-4-3　术后病理分组

分组	临床特点
I	局限性病变,肿物完全切除,局部无区域淋巴结转移
	I a 肿瘤局限于原发器官
	I b 肿瘤侵犯邻近组织
II	肉眼所见肿瘤完全切除,但镜下有残留或区域淋巴结转移
	II a 肉眼所见肿瘤完全切除,但镜下有残留,区域淋巴结无转移
	II b 肉眼所见肿瘤完全切除,镜下无残留,但有区域淋巴结转移
	II c 肉眼所见肿瘤完全切除,镜下有残留,区域淋巴结转移
III	肿瘤未完全切除或仅行活检,肉眼有肿瘤残留
	III a 仅行活检
	III b 肿瘤大部分切除,但仍有明显肿瘤残留
IV	有远处转移,如肺、肝、骨、骨髓、脑、远处肌肉或淋巴结等

表 31-4-4　风险分层及治疗

风险分层	TNM 分期	术后-病理分组	组织病理类型	3 年 EFS	治疗
低危	II	I	胚胎型	88%	VA
	II	II	胚胎型		VA+ 放疗
	III	I	胚胎型		VAC
	III	II	胚胎型		VAC+ 放疗
中危	I、II、III	I、II、III	腺泡型	55%-76%	VAC/VI+ 放疗
	II、III	III	胚胎型		
高危	IV	IV	胚胎型	<30%	VAC/VI+ 放疗
	IV	IV	腺泡型		

注:V:长春新碱;A:放线菌素 D;C:环磷酰胺;I:伊立替康;EFS:无病生存率。

组织并用内镜下取物钳完整取出病理标本,避免使用电流较高的电凝档位,以减少活检组织的电灼样改变,从而影响病理诊断的准确性。若内镜活检无法达到上述操作标准,应采取开放手术活检,在开放手术活检时应同时对影像学可疑的盆腔及腹主动脉旁淋巴结取活检。

(六) 治疗

1. 膀胱/前列腺 RMS 的治疗

(1) 手术治疗:目前对于膀胱/前列腺 RMS 治疗强调尽量通过化疗、放疗等综合治疗保留膀胱,避免一期行根治性的器官摘除手术。对于可通过膀胱部分切除术治疗的膀胱/前列腺 RMS(如肿瘤位于膀胱顶壁等)可行肿瘤完整切除,避免镜下残留。而对于大多数膀胱/前列腺 RMS 而言,初次手术很难在保留膀胱的前提下完整切除肿瘤,此时应仅行活检取病理,同时需注意行区域淋巴结活检,术后辅以化疗及放疗 3~6 个月(4~8 个疗程)后,再次评估残留肿物的大小,决定是否行二次手术探查尝试切除,术中不常规行盆腔淋巴结清扫术。需强调的是,并非所有经放化疗后的残留肿物都具有肿瘤活性成分,其可仅为残留的基质成分或转变为横纹肌母细胞。若肿瘤经规范足疗程的综合治疗后残留肿物仍有活性且无法局部切除,则应行根治性器官摘除手术。对于行根治性膀胱全切术而需行膀胱重建手术的病例,由于目前术中冰冻病理检查对于膀胱/前列腺 RMS 切缘的判断准确性较低,即使术中冰冻病理回报切缘阴性,仍不能除外最终病理结果回报切缘阳性而需进一步行放化疗的可能,故不推荐一期重建,可暂行尿流改道,延期重建膀胱。

(2) 化疗:膀胱/前列腺 RMS 对化疗敏感,需根据不同风险分层采用不同强度及时间化疗(表 31-4-5~表 31-4-7)。既往一般采用长春新碱、放线菌素 D 及环磷酰胺的化疗方案,即 VAC 方案,最新研究显示对于中危 RMS 在部分化疗疗程中使用伊立替康替代放线菌素 D 及环磷酰胺并联合长春新碱化疗,即 VI 方案,可在保证疗效的同时,降低 VAC 方案的化疗毒性。

表 31-4-5 低危组膀胱/前列腺 RMS 化疗方案

周	疗程	治疗	疗效评估
0	0	手术/活检	
1	1	VAC	
4	2	VAC	B 超
7	3	VAC	
10	4	VAC	B 超,增强 CT 或 MRI
12		二次手术/放疗	
13	5	VA	
16	6	VA	B 超
19	7	VA	
22	8	VA	

注:VAC、VA 方案剂量:长春新碱:$1.5mg/m^2$,d1、8、15,放线菌素 D:0.045mg/(kg. 次),d1,环磷酰胺:$1.2/m^2$ 静脉滴注 1h,d1;年龄 <12 月龄,放线菌素 D 剂量减半;化疗 4 个疗程后全面评估,如果完全缓解后 4 疗程可考虑停药,总疗程不超过 10 次。

表 31-4-6   中危组膀胱/前列腺 RMS 化疗方案

周	疗程	治疗	疗效评估
0	0	手术/活检	
1	1	VAC	
4	2	VAC / VI	B 超,增强 MRI
7	3	VAC	
10	4	VAC / VI	B 超,增强 CT 或 MRI
13		二次手术/放疗	
16	5	VAC	
19	6	VAC / VI	B 超,增强 MRI
22	7	VAC	
25	8	VAC / VI	B 超,增强 MRI
28	9	VAC	
31	10	VAC / VI	B 超,增强 MRI
34	11	VAC	
37	12	VAC / VI	B 超,增强 MRI
40	13	VAC	

注:VAC 方案剂量同低危组,VI 方案剂量:长春新碱同前,伊立替康 50mg/m^2,d1~5,长春新碱后静滴 90min,单次最大量≤100mg/d,全部化疗在 42 周后完成,如果完全缓解后 4~6 疗程可考虑停药,总疗程不超过 13 次。

表 31-4-7   高危组膀胱/前列腺 RMS 化疗方案

周	疗程	治疗	疗效评估
0	0	手术/活检	
1	1	VAC	
4	2	VI	B 超,增强 MRI
7	3	VAC	
10	4	VI	B 超,增强 CT 或 MRI
13		二次手术/放疗	
16	5	VDC	
19	6	IE	B 超,增强 MRI
22	7	VDC	
25	8	IE	B 超,增强 MRI,肺 CT,头颅 MRI
28	9	VAC	
31	10	VI	B 超,增强 MRI
33	11	VDC	
36	12	IE	B 超,增强 MRI

续表

周	疗程	治疗	疗效评估
39	13	VDC	
42	14	IE	B 超,增强 MRI
45	15	VAC	
48	16	VI	B 超,增强 MRI
51	17	VDC	
54	18	IE	B 超,增强 MRI,肺 CT,头颅 MRI

注:VDC:长春新碱 + 多柔比星 + 环磷酰胺,IE:异环磷酰胺 + 依托泊苷;VAC、VI 方案剂量同中危组,VDC、IE 方案剂量:长春新碱同前,多柔比星 30mg/m²,d1~2;环磷酰胺 1.2g/m²,静脉滴注 1h,d1;异环磷酰胺 1.8g/m²,d1~5;依托泊苷 100mg/m²,d1~5;全部化疗在 54 周后完成。

化疗剂量及化疗前要求:年龄 <1 岁龄化疗剂量减半或体重 ≤12Kg 按体重计算,剂量 = 体表面积剂量/30* 体重(Kg),每疗程间隔 21d。化疗前应行血常规检查,确保中性粒细胞 >0.75×10⁹/L,血小板(PLT)>100×10⁹/L。化疗结束 24~48h,开始注射粒细胞刺激因子或粒单细胞刺激因子。骨髓恢复超过 28 天者,下一疗程剂量减量 25%。

(3)放疗:术后病理分组 I 组的胚胎型 RMS 不做放疗,II~IV 组的胚胎型 RMS 需行放疗,腺泡型 RMS 侵袭性较高易复发,故即使术后病理分组为 I 组亦需放疗。在放疗期间应尽量避免使用放线菌素 D 及多柔比星,化疗剂量减半。由于放疗可能损伤膀胱功能,因此放疗剂量及次数应在权衡肿瘤控制及功能保留的基础上与放疗科医师共同决定(表 31-4-8)。

表 31-4-8 膀胱/前列腺 RMS 放疗剂量

术后-病理分组	放疗剂量
I 组	
胚胎型 RMS	0Gy
腺泡型 RMS	36Gy
II 组	
IIa(镜下残留)	36Gy
IIb、c(区域淋巴结阳性)	41.4Gy
III 组	50.4Gy

(4)存在尿路梗阻患儿的处理原则:膀胱/前列腺 RMS 的患儿可合并有上、下尿路梗阻的情况,对此类患儿应及时有效的解除梗阻从而最大限度减少肾脏功能损伤。对于膀胱出口梗阻患儿可行导尿术,尽量避免耻骨上膀胱造瘘,因该操作可能导致肿瘤沿造瘘管种植。对于输尿管梗阻者可尝试行输尿管支架管置入术或肾造瘘术。

2. **阴道横纹肌肉瘤治疗** 经肿瘤活体检查确诊后,多数病例用 VAC 化疗取得满意效果,8~12 周后再次做肿瘤活检,不需要做盆腔淋巴结清扫,只有在完成全程化疗后仍有肿瘤时,才做阴道或及子宫切除。肿瘤复发或持续存在时才做放疗。活检如果是横纹肌母细胞瘤,说明是化疗的效果,应继续选用化疗。当肿瘤局限于阴道上皮下组织时,应做局部肿瘤切除;

如肿瘤已扩散,应作阴道及子宫切除。

　　3. 睾丸旁横纹肌肉瘤的治疗　在泌尿生殖系RMS中,睾丸旁RMS占7%~10%,发病高峰为1岁~5岁。首都医科大学附属北京儿童医院1977至2008年6月诊治14例睾丸旁横纹肌肉瘤病例,年龄1~15岁,其中≤5岁6例,平均年龄6岁,左侧9例,右侧5例。睾丸旁RMS起源于精索远端,可侵入睾丸或周围组织。睾丸旁RMS较其他泌尿生殖系RMS发现早。临床表现为单侧阴囊无痛肿块(图31-4-3),或肿块位于睾丸之上。超声可检出阴囊内实质性肿块。诊断睾丸旁RMS时60%为一期病变,而其他部位的RMS诊断时,一期病变仅占13%。>90%睾丸旁RMS为胚胎型属预后良好型。本组14例仅1例15岁患儿为腺泡型,余13例均为胚胎型中的梭形细胞型,属于IRSG-Ⅳ提出的预后良好型。

　　如为一期病变,可经腹股沟切口做高位精索离断,瘤睾切除(图31-4-4),术后化疗(VA:长春新碱、放线菌素D),而不必做腹膜后淋巴结清扫,也不作放疗。但术中需经冰冻证实精索近端无肿瘤残存。年龄>10岁的少年,即使盆腔CT阴性,也需做腹膜后淋巴结清扫,Ⅱ期肿瘤(区域淋巴结有转移)用放疗和VAC化疗。

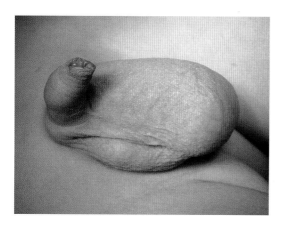

图31-4-3　左侧阴囊无痛包块

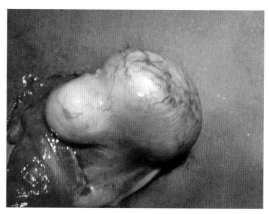

图31-4-4　切除标本,睾丸上方肿物

　　若曾经阴囊手术,易有局部复发及非区域性淋巴结扩散。须再做经腹股沟切口,切除残留精索。因化疗能有效清除显微镜下残留肿瘤,阴囊皮肤可随诊监测阴囊壁有无肿瘤复发。

　　在用有效化疗前,仅做手术的2年无瘤存活率为50%,目前经综合治疗,存活率可望达90%。CT应作为首选来筛查有无腹膜后淋巴结转移。既使有先进的影像检查技术来筛查有无腹膜后淋巴结转移,在IRS-Ⅲ仍有13%的假阴性。IRS-Ⅳ组3年的Ⅰ期病例存活率和无瘤存活率分别是92%和81%。本组病例随访>2年者11例,10例(91%)无瘤存活,1例于手术后近2年时复诊,腹膜后转移瘤的最大径达8cm,家长放弃治疗,该例仅接受化疗6次。

　　4. 会阴部RMS　多为腺泡型,虽然初步治疗效果好,但复发率高,包括局部、区域性及远距离转移,故3年无瘤存活率约为48%。Hill等(2002)报道11例会阴部RMS,平均就诊年龄为14岁,表现为肛旁压痛/会阴部肿块,多曾被误诊为肛旁脓肿。11例中9例为腺泡型RMS,其中2例检出有PAX3-FKHR融合基因。全组11例均属Ⅲ期及Ⅳ期病例。随访>1年者7例,仅2例无瘤存活。

（七）复发瘤

复发瘤的存活仍与原始病变有关,葡萄状胚胎型肿瘤复发后的 5 年存活率仍可达 64%,其他胚胎型为 26%,而腺泡型或未分化型肿瘤仅为 5%。肿瘤复发后的存活机会也与胚胎型肿瘤的分期有关,Ⅰ期为 52%,Ⅱ期为 20%,Ⅳ期为 12%。

（八）并发症

多数病例对化疗有毒性反应,90% 有骨髓抑制,55% 并发感染,2% 有肾中毒。多数复发瘤发生于诊断后 3 年以内。晚期复发瘤多发生于单用化疗的病例,故以综合治疗为好。在 IRS Ⅰ~Ⅱ组长期随访中,27% 有泌尿系并发症,最常见为尿失禁,29% 病例需补充性激素,11% 病例比预期的身高矮。如用放疗则增加第二肿瘤的机会,常于放疗部位发生另一肉瘤。放疗后可发生髋骨及股骨畸形。手术并发症包括肠梗阻,及腹膜后淋巴结清扫后的射精障碍、下肢水肿。

（九）预后

预后决定于肿瘤的原发部位及病变范围(即分期),Ⅰ期病变长期存活率可达 80%~90%,Ⅱ期病变只有显微镜下肿瘤残存而无局部扩散者,3 年以上存活率可达 70%。诊断时肿瘤已有局部或远处转移者,其长期存活率下降至 30%。

总结预后良好因素有:①肿瘤 <5cm;②葡萄状或梭形细胞 RMS;③限局性非侵袭性病变,未侵及区域性淋巴结,也无远距离转移病灶;④最初能完整切除肿瘤。

预后不良因素有:①会阴部 RMS;②肿瘤 >5cm;③腺泡型 RMS 尤以有 PAX3/FKHR 融合阳性者,多形性 RMS;④局部侵袭性病变;⑤局部复发;⑥治疗过程中局部复发;⑦侵及区域性淋巴结,或有远距离转移病灶;⑧未能完整切除肿瘤;⑨年龄 <1 岁或 >10 岁。

（宋宏程）

参 考 文 献

[1] JENNEY M,OBERLIN O,AUDRY G,et a1.Conservative approach in Localised rhabdomyosarcoma of the bladder and prostate:results from International Society of pediatric Oncology (SIOP) studies:malignant mesenchymal tumour(MMT)84,89 and 95 [J].Pediatr Blood Cancer,2014,61(2):217-222.

[2] STEIN R,FREES S,SCHRODER A,et a1.Radical surgery and different types of urinary diversion in patients with rhabdomyosarcoma of bladder or prostate-a single institution experience[J]. J Pediatr Urol,2013,9(6 Pt A):932-939.

[3] ASGARI M A,SAFARINEJAD M R,SHAKHSSALIM N,et a1.Quality of life after radical cystectomy for bladder cancer in men with an(1eal conduit or continent urinary diversion:a comparative study [J].Urol Ann,2013,5(3):190-196.

[4] HARIL M,FERRER F A,SHAPIRO L H,et al. Future directions in risks tratification and therapy for advanced pediatric genitourinary rhabdomyosarcoma [J].Uroloncol,2016,34(2):103-115.

[5] YASUI N,YOSHIDA A,KAWAMOTO H,et al. Clinicopahtologic analysis of spindle cell/ sclerosing rhabdomyosarcoma [J]. Pediatr Blood Cancer,2015,62(6):1011-1016.

[6] SHAPIRO D D,HAREL M,FERRER F,et al. Focusing on organ preservation and function:paradigm shifts in the treatment of pediatric genitourinary rhabdomyosarcoma [J]. Int Urol Neprol,2016,48(7):1009-1013.

[7] 黄澄如,孙宁,张潍平,等 . 小儿睾旁横纹肌肉瘤的诊治[J]. 中华小儿外科杂志,2009,30(9):597-599.

[8] 刘沛,宋宏程 . 膀胱前列腺横纹肌肉瘤共识[J]. 临床小儿外科杂志,2019,18(11):902-905.

第五节   儿童睾丸肿瘤

睾丸肿瘤中约 2%~5% 发生于儿童,是一种发病率比较低的疾病,约占儿童实体肿瘤的 1%~2%,年发病率约为 0.5/10~2/10 万。儿童睾丸肿瘤的发病年龄具有双峰性,分别好发于 <2 岁的婴幼儿及 >15 岁的青少年。

按照发病年龄的不同可将儿童睾丸肿瘤分为青春期前及青春期的睾丸肿瘤,二者在发病率、临床特点、病理分布及预后等方面均有明显不同。

按照肿瘤细胞起源睾丸组织的不同可将儿童睾丸肿瘤分为生殖细胞肿瘤及非生殖细胞肿瘤(性索-间质细胞肿瘤),生殖细胞肿瘤又可进一步细分为精原及非精原细胞肿瘤(图 31-5-1),其中非精原细胞肿瘤为儿童最常见的病理类型,约占小儿睾丸肿瘤的 60%~75%,包括畸胎瘤及卵黄囊瘤等,精原细胞瘤则极为罕见。此外还有一些瘤样病变包括表皮样囊肿及先天性肾上腺皮质增生继发的增殖性小结等。

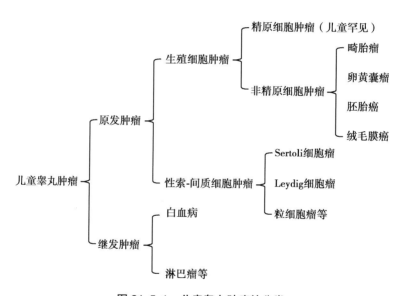

图 31-5-1   儿童睾丸肿瘤的分类

按照病理类型是否均一可分为单纯性及混合性肿瘤,混合性肿瘤可包括生殖细胞、支持细胞及间质成分,又称为性腺母细胞瘤。按照睾丸肿瘤是否为原发可分为原发性及继发性肿瘤,继发性睾丸肿瘤常见于淋巴瘤及白血病的睾丸侵犯。

近年来,随着医疗水平的进步及综合治疗的应用,儿童睾丸肿瘤的预后得到了很大的提高,本节将围绕此病的流行病学、病因学、临床表现、诊断治疗及预后进行详述。

(一)流行病学

目前关于儿童睾丸肿瘤最常见的病理类型尚存争议。在 20 世纪 80 年代,美国儿科医学会(American Academy of Pediatrics)曾对 395 例青春期前儿童睾丸肿瘤进行登记(Prepubertal Testicular Tumor Registry,PTTR)研究,他们的数据显示青春期前最常见的睾丸肿瘤为卵黄囊瘤,约占 62%,其次为畸胎瘤占 23%,由于卵黄囊瘤为恶性肿瘤,因此他们认为小儿睾丸肿瘤以恶性为主(表31-5-1)。然而近年来的越来越多的研究报道却与PTTR研究的结果相矛盾,认为儿童睾丸肿瘤多为良性。2004年Pohl等对北美4家大型儿童医疗中心(波士顿、费城、华盛顿及多伦多)收治的儿童睾丸肿瘤的资料进行总结后发现良性肿瘤约占74%,其中畸胎瘤占48%,卵黄囊瘤仅占15%,此外表皮样囊肿占14%,颗粒细胞肿瘤占5%,Leydig瘤占4%,Sertoli瘤占3%。这种研究结果的差异使学界对于PTTR研究是否存在一定的登记偏倚(enrollment bias)提出了疑问,因为良性肿瘤可能在统计入组过程中被遗漏。因此,贸然断定儿童睾丸肿瘤以何种病理类型为主是缺乏足够证据的,但畸胎瘤及卵黄囊瘤无疑分别是儿童睾丸肿瘤最常见的良性及恶性的病理类型。

表31-5-1　PTTR研究中青春期前睾丸肿瘤常见的病理类型分布情况

病理类型	%	病理类型	%
生殖细胞肿瘤	88	性索-间质细胞肿瘤	10
卵黄囊瘤	62	Sertoli细胞瘤	2
畸胎瘤	23	幼年型颗粒细胞瘤	2
表皮样囊肿	3	Leydig细胞瘤	1
		混合性间质细胞瘤	5
		性腺母细胞瘤	1

儿童睾丸肿瘤在发病率及病理分布方面存在种族的差异。美国SEER(the Surveillance, Epidemiology and End Results Program)数据库的资料显示青春期前睾丸生殖细胞肿瘤在亚太地区的黄种人多见,其次为白种人,而青春期的睾丸生殖细胞肿瘤则好发于白种人,其次为黄种人及黑人。来自亚洲的流行病学资料相对较少,来自中国台湾内的肿瘤登记数据显示青春期前睾丸生殖细胞肿瘤的发病率为美国白种人的5倍。日本的Akiyama等总结单中心44年间收治的儿童睾丸肿瘤的资料后发现畸胎瘤与卵黄囊瘤的比例大致相同,分别占47%及42%。韩国肿瘤登记的数据也与上述结果相似,在肿瘤病理分布的比例上与西方数据存在较大差异。

首都医科大学附属北京儿童医院自2005—2015年共收治青春期前睾丸生殖细胞肿瘤223例,年龄分布小于1岁57例,1~2岁64例,3~4岁51例,5~10岁30例,大于10岁21例。其中2岁以下121例占54.2%,小于4岁者172例占77.2%。左侧121例,右侧98例,双侧4例。病理分布结果为畸胎瘤112侧(49.3%),其中成熟畸胎瘤88侧,不成熟畸胎瘤24侧,卵黄囊瘤75侧(33.1%),表皮样囊肿38侧(16.8%),精原细胞瘤1侧(0.4%),混合性生殖细胞肿瘤1侧(0.4%)。

(二) 病因及分子生物学

胚胎4~6周左右,原始生殖细胞自卵黄囊沿中线逐步迁移至胚胎体腔后壁两侧的嵴内。在Y染色体作用下生殖嵴的皮质退化,髓质发育形成睾丸,因此生殖细胞肿瘤不仅局限于睾丸,亦可见于原始生殖细胞迁移的整个路径中,多位于中线部位如骶尾部、纵膈、颅内等。研究显示孕期母体雌激素水平的升高、低/高出生体重、新生儿黄疸及性腺发育异常等可能与生殖细胞肿瘤的发生有关。

隐睾是预测睾丸肿瘤发生的独立危险因素,约10%的患儿曾有隐睾病史,可能与睾丸本身发育不良有关。隐睾行睾丸固定术的时间决定了癌变的风险大小。研究显示在青春期前行睾丸固定术的患儿此后发生睾丸肿瘤的风险为正常人群的 2.23 倍,在青春期后手术的患儿其患病风险上升至 5.40 倍,而在 2 岁以前行睾丸固定术可最大程度地降低睾丸肿瘤的发生风险。

睾丸肿瘤也存在一定的遗传性,美国儿童肿瘤协作组(Children's Oncology Group,COG)对于 278 例存在家族史患者及 423 例正常人进行对比后发现,在一级亲属中有睾丸肿瘤家族史的患儿其患病风险提高 3.1 倍。SPRY4 基因的多态性及 BAKI 基因突变可能与睾丸肿瘤的发生相关。在染色体方面,在青春期及青少年睾丸肿瘤中常见 11、13、18 号染色体的删失及 7、8 及 X 染色体的扩增。

青春期前及青春期睾丸肿瘤的发病机制不同。在成人睾丸肿瘤中,小管内生殖细胞瘤变(intratubular germ cell neoplasia,IGCN)被认为是睾丸肿瘤的癌前病变,约 50% 存在 IGCN 的患者会在 5 年内罹患睾丸肿瘤,其发生可能与 12p 染色体拷贝数的扩增有关。而在儿童中,青春期睾丸肿瘤亦可在免疫组化标本中发现 IGCN 的成分,而在青春期前的组织中 IGCN 很少被发现,这可能与青春期雄激素的分泌刺激处于静止期的生殖细胞发生有丝分裂有关。青春期的睾丸肿瘤同成人一样可观测到 12p 染色体的扩增,而在青春期前睾丸肿瘤中则主要表现为 1p、6q、20p 染色体的异常,因此青春期前及青春期睾丸肿瘤的生物学行为及预后不同,前者预后好于后者。

临床上正常患儿偶可于 B 超中诊断睾丸微石症(testicular microlithiasis),其发生率在 0~19 岁患儿约为 2.4%,目前关于睾丸微石症是否为睾丸肿瘤的危险因素尚存在争议,文献结果不一,因此对于诊断睾丸微石症的患儿需注意规律随访。

(三)临床表现及诊断

睾丸肿瘤的临床表现主要以阴囊内无痛性肿块为主约占 85%~90%,少见压痛及自发疼痛,出现疼痛常与肿瘤的出血坏死及炎症有关。有内分泌功能的肿瘤则可出现性早熟的表现。

体格检查可发现睾丸实质内存在无压痛的有沉重感的肿块,阴囊透光试验阴性,但需注意 15%~20% 的睾丸肿瘤同时合并鞘膜积液。

B 超是最有诊断意义影像学检查,2017 年欧洲泌尿外科学会将超声推荐为睾丸肿瘤的首选检查方法,B 超可显示睾丸形态、测量睾丸残余实质及肿瘤大小、并可通过不同的 B 超表现帮助确定肿瘤的性质,有文献报道在有经验的中心超声诊断睾丸肿瘤的灵敏性可达 100%,判断睾丸肿瘤性质的特异性可达 90% 以上。首都医科大学附属北京儿童医院超声科曾对 B 超诊断的准确率进行研究,其术前儿童睾丸肿瘤的定性诊断准确率可达 93.1%。他们认为钙化、囊腔和血流是鉴别畸胎瘤和内胚窦瘤的主要依据。畸胎瘤常表现为乏血供、囊实性混合回声的肿物,若伴有不规则钙化,则为超声定性诊断的标志,而卵黄囊瘤则主要表现为均匀的富血供等低回声的肿物。表皮样囊肿则可表现为团块内多发点状、线状强回声呈"葱皮样"或"漩涡样"等。

B 超及 CT 均可检查腹膜后有无转移瘤,胸部 X 线检查可帮助除外肺转移。

甲胎蛋白(alpha-fetoprotein,AFP)的水平在卵黄囊瘤的诊断分期及治疗效果的监测方面均有较为重要的意义。AFP 可于胎儿早期由卵黄囊细胞、肝脏及消化道分泌,半衰期约 5 天,在卵黄囊瘤患儿中 AFP 指标可明显升高。但 AFP 的水平在小于 1 岁的患儿存在生理性升高,一般在生后 6~8 个月,甚至有的患儿至生后 1 岁才降至正常水平,但研究显示在 >6 月的患儿其 AFP 水平很少升高超过 100ng/ml。因此对于大于 1 岁伴有 AFP 升高的睾丸肿物应考虑卵黄囊瘤,而对于小于 1 岁患儿 AFP 的升高应注意鉴别良恶性。在上述 223 例睾丸肿瘤首都医科大学附属北京儿童医院收治的睾丸肿瘤患者中,小于 1 岁的儿童共 57 例,根据良恶性不同其术前 AFP 值的结果可见图 31-5-2。

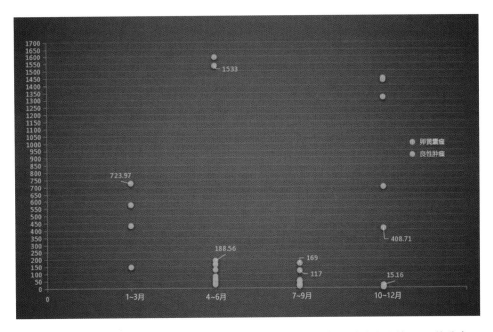

图 31-5-2　首都医科大学附属北京儿童医院收治 1 岁以内睾丸肿瘤患儿的 AFP 值分布

人绒毛膜促性腺激素(human chorionic gonadotropin,HCG)有胎盘滋养层细胞或特异肿瘤产生,在成人型胚胎癌、绒毛膜癌及多胚瘤中 HCG 常升高,半衰期为 24 小时,在切除后 5 天应恢复正常。HCG 的升高在儿童睾丸肿瘤中相对少见。

(四)常见的儿童睾丸肿瘤及治疗

1. 卵黄囊瘤　又称内胚窦瘤,是儿童最常见的青春期前恶性睾丸肿瘤,多为实性,切面呈灰色或灰黄色,可伴出血及坏死(图 31-5-3)。光镜下形态差异较大,可见网状结构或相互交错的腺样或管样结构,免疫组化可见 PAS 及 AFP 的高表达。Schiller-Duval 小体为卵黄囊瘤的标志性结构,是由未分化的胚胎性细胞形成类似大鼠胎盘内胚窦的特殊血管样结构,其形态为立方或柱状瘤细胞双层排列,包绕毛细血管、薄壁血窦或小静脉样血管形成一血管套样结构。90% 以上的卵黄囊瘤伴有 AFP 的升高,B 超表现主要为均匀血供丰富的等、低回声肿物。

(1)肿瘤的分期:青春期前睾丸肿瘤主要采用 COG 的分期方法(表 31-5-2)。

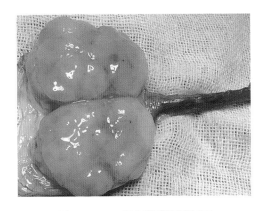

图 31-5-3　睾丸卵黄囊瘤剖面

表 31-5-2　COG 青春期前睾丸肿瘤分期

肿瘤分期	
Ⅰ期	肿瘤局限于睾丸并经标准的精索高位切断 + 睾丸切除术完整切除； 睾丸切除术后 1 月内 AFP 恢复至正常，且胸部及腹膜后影像学检查阴性
Ⅱ期	肿瘤存在镜下残留； 切除后 AFP 指标在正常半衰期后仍呈升高状态； 腹膜后淋巴结转移病灶≤2cm； 在根治术前曾行经阴囊穿刺活检或术中肿瘤破裂
Ⅲ期	腹膜后淋巴结转移病灶 >2cm； 无内脏及腹外转移
Ⅳ期	肿瘤远处转移

大部分患儿（>85%）在就诊时为Ⅰ期病变，肿瘤局限于睾丸。卵黄囊瘤主要通过血源性转移，常见转移部位为肺，而非腹膜后淋巴转移，其次为骨及脑转移，因此预防性腹膜后淋巴结清扫对卵黄囊瘤的治疗意义不大。

青春期的睾丸肿瘤的分期方法则与成人相同。

（2）治疗：Ⅰ期卵黄囊瘤患儿的标准手术方法为经腹股沟切口的高位精索切断睾丸切除术，绝不可经阴囊切口或经阴囊行肿瘤活检。在瘤睾切除后，升高的 AFP 应该在 25 天内降至正常，否则提示有可能存在肿瘤残留。在术后 1 月应复查 X 线胸片、阴囊及腹部 B 超（或腹 CT）及血清 AFP 值，此后应于术后半年内每月、半年至 2 年内每 3 个月复查 AFP 指标，于术后第 1 年内每 3 个月、第 2 年内每 6 个月复查 X 线胸片及 B 超，无瘤生存 2 年以上可视为治愈。对Ⅱ、Ⅲ期病变患儿则应先辅以化疗使肿瘤缩小，常用化疗方案为顺铂 + 依托泊苷 + 博来霉素（cisplatin，etoposide and bleomycin，PEB），化疗后行手术探查。

上述 75 例卵黄囊瘤中，获得随访 69 例，Ⅰ期 60 例、Ⅱ期 5 例、Ⅲ~Ⅳ期 4 例，术后复发 1 例，2 年以上总体存活率达 92.3%。

2. 畸胎瘤　是儿童最常见的青春期前良性睾丸肿瘤，是由原始胚层的胚细胞异常发育衍生而来的胚胎性肿瘤，包括三胚层结构，但常以外胚层为主，可含有皮肤及附属结构及神经胶质成分；中胚层包括软骨、平滑肌和骨骼；内胚层包括消化道、呼吸道系统结构与内皮。小儿睾丸畸胎瘤可根据组织的分化程度分为成熟畸胎瘤与不成熟畸胎瘤。

（1）成熟畸胎瘤：与成人及儿童其他部位（如卵巢、骶尾部等）的畸胎瘤不同，睾丸畸胎瘤常表现为良性，以成熟畸胎瘤为主，预后好。畸胎瘤的 AFP 指标大部分均正常，B 超表现主要以乏血供、囊实性混合回声的肿物为主，可伴有不规则钙化。

（2）不成熟畸胎瘤：睾丸不成熟畸胎瘤约占 5%~10%，其特点为在分化成熟的组织结构中，常混有未成熟的胚胎组织，多为神经组织（如原始神经管、未成熟菊形团等）。未成熟畸胎瘤按照 Norris 病理分级，以神经上皮的定量多少而定级。Ⅰ级：以成熟组织为主，少量未成熟组织，每张切片仅一个低倍视野出现神经上皮或其他未成熟组织。Ⅱ级：中等量未成熟组织，每张切片中 1~3 个低倍视野出现神经上皮或其他未成熟组织。Ⅲ级：为大量未成熟组织，每张切片中≥4 个低倍视野出现神经上皮或其他未成熟组织。笔者中心的经验认为睾丸不成熟畸胎瘤常在 1 岁以内起病，肿瘤体积较大，因此在门诊接诊小婴儿起病且肿瘤体积较大时应考虑不成熟畸胎瘤可能。儿童睾丸不成熟型畸胎瘤,缺乏大宗报道,对其生物学特性了解不够确切,又由于有复发个案报道,是否可行保留睾丸的肿瘤剜除术,术后是否需化疗均存在争议。

(3) 畸胎瘤的治疗:成熟畸胎瘤可首选保留睾丸的剜除术,对于肿瘤体积较大、剜除后残余睾丸较少的患儿亦可行睾丸切除术。上述 88 例成熟畸胎瘤中,仅 3 例因肿瘤体积大行睾丸切除术,其余 85 例均行保留睾丸的剜除术,76 例患儿获得随访,均未见肿瘤复发及转移。

睾丸不成熟畸胎瘤的治疗尚存争议,应行腹股沟切口高位精索切断睾丸切除术,由于大部分文献认为此病生物学行为较好,亦可选择性地行保留睾丸的剜除术,术后可不加辅助治疗。上述 24 例不成熟畸胎瘤,Norris 分级 I 级 3 例、II 级 10 例、III 级 11 例,行睾丸切除术 10 例(II 级 2 例,III 级 9 例),行保留睾丸的剜除术 14 例(I 级 3 例,II 级 7 例,III 级 4 例),术后均未行辅助化疗,20 例患儿获得随访,均无瘤存活,未见肿瘤复发及转移。

3. 表皮样囊肿　常表现为单发无痛性肿块,被覆鳞状上皮,含有角化碎屑,无畸胎瘤成分,约占青春期前睾丸肿瘤的 15% 以上,本病为良性,AFP 阴性,可行囊肿切除而保留睾丸,术后可无需特殊随访。

4. 间质细胞瘤(Leydig 细胞瘤)　好发于 5~10 岁的患儿,约占小儿睾丸肿瘤的 4%,多具有内分泌功能,可分泌雄激素及雌激素,可能导致患儿的性早熟现象表现为身高急速生长、外生殖器提前发育、会阴部及面部毛发增多、痤疮、勃起、变声及乳房发育等,文献报道约 10% 的性早熟现象是由 Leydig 细胞瘤引起。实验室检查应包括睾酮、17-羟皮质类固醇、11-脱氧皮质酮、17-酮类固醇等,在 Leydig 细胞瘤的患儿睾酮水平可升高,而卵泡刺激素及黄体生成素均正常,这可与垂体病变导致的性早熟相鉴别。此外还需与肾上腺皮质癌、先天性肾上腺皮质增生症(congenital adrenal hyperplasia,CAH)相鉴别,17α-羟孕酮正常可除外 CAH。肿瘤一般体积较小,可由数毫米至 3~4cm,多为单侧,大体标本呈灰棕黄色结节状,镜检可见弥漫分层的多边形细胞,约 40% 可见 Reinke 结晶为 3~20μm 的棒状脂褐质晶体结构。儿童 Leydig 细胞瘤的生物学行为偏良性,预后良好,可行睾丸切除术或保留睾丸的剜除术,但因肿瘤体积较小,术中定位可能存在困难,肿瘤切除后雄激素的水平可明显下降,但其性早熟的表现可能持续。

5. 支持细胞瘤(Sertoli 细胞瘤)　此病的发病年龄较 Leydig 细胞瘤早,多发生于 10 岁以前,平均发病年龄为 52 个月,约占青春期前睾丸肿瘤的 2%,可伴有 Peutz-Jeghers 综合征及 Carney 综合征。约 10% 的肿瘤具有内分泌活性,可分泌雌、雄激素而出现症状。肿瘤呈浅灰色有包膜,呈分叶状,可有出血坏死及囊性变。5 岁以下的 Sertoli 细胞瘤生物学行为偏良性,可行单纯睾丸切除或保留睾丸的剜除术,而 5 岁以上则有此病恶性变得报道。因此当患儿年龄 >5 岁或伴有肿瘤体积 >5cm、血管侵犯、坏死、细胞异型性及有丝分裂相增多时应考虑为恶性,需行全面的术前评估并分期,手术方式选择经腹股沟的高位睾丸切除术,对于有腹膜后淋巴结转移的可行腹膜后淋巴结清扫、化疗及放疗。

6. 继发睾丸肿瘤　常见于白血病及淋巴瘤的睾丸侵犯,因为这些血液病接受化疗者可明显控制疾病的进展,睾丸则成为残余肿瘤的避难所,故在化疗停止前,常规做双侧睾丸查体,约 10% 患儿可得阳性结果而 67% 患儿可最终应用化疗或睾丸放疗救治。

(刘 沛　孙 宁)

参 考 文 献

[1] 熊晓苓,贾立群,王晓曼.超声对儿童睾丸肿瘤的诊断价值[J].中华医学超声杂志(电子版),2011,08 (5):1082-1091.

[2] 焦丽丽,宋宏程,孙宁,等.儿童睾丸不成熟畸胎瘤的诊治分析[J].中华泌尿外科杂志,2017,38(2): 115-117.

[3] 宋宏程,黄澄如.小儿睾丸肿瘤临床分析(附55例报告)[J].中华泌尿外科杂志,2004,25(1):44-46.

[4] GRANTHAM E C,CALDWELL B T,COST N G. Current urologic care for testicular germ cell tumors in pediatric and adolescent patients [J]. Urol Oncol,2016,34(2):65-75.

[5] AKIYAMA S,ITO K,KIM W J,et al. Prepubertal testicular tumors:a single-center experience of 44years [J]. J Pediatr Surg,2016,51(8):1351-1354.

[6] CHUNG J M,LEE S D. Overview of pediatric testicular tumors in Korea [J]. Korean J Urol,2014,55(12): 789-796.

[7] YE Y L,HE Q M,ZHENG F F,et al. Trends of testis-sparing surgery for pediatric testicular tumors in South China [J]. BMC Surg,2017,17(1):31.

[8] WEI Y,WU S,LIN T,et al. Testicular yolk sac tumors in children:a review of 61 patients over 19 years [J]. World J Surg Oncol,2014,12:400.

第六节　卵 巢 肿 瘤

　　所有卵巢肿瘤在儿童和青少年期(20岁以下)的发病率大约是 2.6/100 000,约 16%~55% 属于恶性。其中确诊的恶性肿瘤约占所有儿童恶性肿瘤的 1%。所有卵巢肿瘤中约 85% 是生殖细胞肿瘤,最多见的是成熟畸胎瘤。另外约 8% 为上皮细胞肿瘤,约 5% 是性索-间质肿瘤。卵巢肿瘤于 5 岁前少见,约 20% 发生于月经来潮前的女孩。恶性肿瘤在 10 岁前小儿较为罕见,一般见于 13 岁以后。成熟畸胎瘤可见于小儿各年龄组,最多见于青春期前。不同于成人卵巢肿瘤主要以上皮性卵巢癌为主且就诊时多为晚期,青少年、儿童卵巢恶性肿瘤患者就诊时大多处于临床早期,可行保守性手术。有效治疗肿瘤的同时保留卵巢及生育功能是青少年卵巢肿瘤治疗的挑战和目标。当今,对于恶性卵巢肿瘤治疗的共识在于保留子宫和对侧附件的手术后使用博来霉素,依托泊苷和顺铂联合化疗,以取得较好的生存率并减少毒副作用。

　　(一)分类

表 31-6-1　卵巢肿瘤病理学分类

生殖细胞肿瘤	
良性	成熟囊性畸胎瘤
恶性	不成熟畸胎瘤(胚胎的)
	卵黄囊瘤/内胚窦瘤(胚胎外的)
	无性细胞瘤(未分化的)
	混合生殖细胞肿瘤
	胚胎癌(胚胎的)
	绒毛膜癌(胚胎外的)

续表

非生殖细胞肿瘤	
性索-间质肿瘤	卵巢幼年型颗粒细胞瘤
	卵泡膜细胞瘤-纤维瘤
	硬化性间质细胞瘤
	Sertoli-Leydig 细胞肿瘤
上皮性肿瘤	浆液性肿瘤（良性、交界性、恶性）
	黏液性肿瘤（良性、交界性、恶性）
	卵巢腺癌（非常少见，预后很差）
性腺母细胞瘤	
其他多种来源肿瘤	恶性淋巴瘤
	白血病
	多胚瘤
	卵巢黏液瘤
	间皮瘤
肿瘤样病变	黄体囊肿
	单发滤泡囊肿
	子宫内膜异位囊肿

首都医科大学附属北京儿童医院 1955—1993 年 10 023 例小儿肿瘤中有卵巢肿瘤 239 例（2.3%）。其中良性肿瘤 175 例（73.2%），包括上皮性囊肿 37 例（15.4%）、腺瘤 3 例（1.2%）、成熟畸胎瘤 132 例（55.2%）等，恶性肿瘤 64 例（26.8%），包括腺癌 4 例（1.6%）、颗粒细胞瘤 6 例（2.5%）、无性细胞瘤 17 例（7.1%）、内胚窦瘤 21 例（8.7%）、不成熟畸胎瘤 14 例（5.8%）、纤维肉瘤和黏液肉瘤各 1 例。生殖细胞肿瘤共 184 例（76.9%）。

（二）临床表现

肿瘤较小时一般无症状，偶有下腹顿痛或牵拉痛，较大时慢性腹痛是最常见的症状一般可清楚触及腹部肿块，表面光滑，无压痛，可有囊性感，与周围组织多无粘连，移动度大，常可自下腹推移至上腹。

恶性肿瘤生长迅速，外形多不规则，常为实质性，无活动度，可伴有腹水。肿瘤可向周围直接浸润也可经腹水播散或经淋巴、血行转移。腹膜、膀胱、子宫、输卵管及乙状结肠是最常见的转移部位，短期内可出现全身症状，如发热、食欲减退、衰弱、恶病质等。

功能性卵巢肿瘤如颗粒细胞瘤可产生大量雌激素，部分生殖细胞肿瘤如胚胎癌或混合性生殖细胞瘤可产生绒毛膜促性腺激素（HCG）而引起性早熟症状如乳腺、外生殖器发育迅速，早期出现月经但不排卵，骨骼发育可超过正常范围，尿中雌激素、HCG 增高可达成人水平。

蒂部较长的肿瘤可发生扭转，引致出血及坏死。临床表现为急腹症，腹痛剧烈，恶心呕吐或发热。检查时肿瘤部位腹肌紧张，压痛明显，白细胞升高。

肿瘤较大时压迫邻近器官,可有排尿及排便困难。恶性肿瘤破裂时亦以急腹症就诊。

(三) 诊断

根据病史、肿块部位及移动度较大等特点可考虑卵巢肿瘤。但少数固定于盆腔中的肿块也不能除外卵巢肿瘤。约50%卵巢肿瘤影像学检查发现钙化,而成熟畸胎瘤约71%可见钙化,曾有将盆腔异位肾误诊卵巢肿瘤而手术探查者,应引起注意。

检查下腹部或盆腔肿块时应先排空膀胱,并重视直肠指诊。

超声,CT和MRI检查有助于对肿块的定位及定性诊断。胸部X线检查可发现肺部及纵隔淋巴结转移。肿瘤标志物测定很重要,包括甲胎蛋白、绒毛膜促性腺激素以及乳酸脱氢酶(LDH)等。内胚窦瘤AFP阳性,绒毛膜癌HCG阳性,胚胎癌和混合性生殖细胞瘤AFP和HCG均阳性。这些检查有助于了解肿瘤行为及决定治疗计划,亦是手术后随诊所必需。

表31-6-2   血清学肿瘤标志物和相关卵巢肿瘤

肿瘤标志物	相关卵巢肿瘤
AFP(甲胎蛋白)	卵黄囊瘤/内胚窦瘤
	不成熟畸胎瘤
	胚胎癌
	Sertoli-Leydig 细胞肿瘤(少见)
HCG(绒毛膜促性腺激素)	绒毛膜癌
	胚胎癌
	无性细胞瘤(少见)
LDH(乳酸脱氢酶)	无性细胞瘤
Inhibin(抑制素:一种多肽激素)	颗粒细胞瘤
CA-125(一种糖蛋白,来源于胚胎发育期体腔上皮)	上皮性肿瘤

(四) 临床分期

恰当的分期非常重要,有利于决定恶性肿瘤术后的化疗。目前有两套系统用于儿童卵巢恶性肿瘤的分期:国际妇产科协会(International Federation of Gynecology and Obstetrics,FIGO)分期系统(表36-6-3)和儿童肿瘤组织(Children's Oncology Group,COG)分期系统(表36-6-4)。一般术中分期需要:①收集腹水做细胞学分析;②淋巴结活检;③网膜切除;④腹膜活检;⑤对侧卵巢评估。

其中,淋巴结切除、腹膜表面活检、大网膜切除是成人卵巢恶性肿瘤手术分期的必须步骤,而在青少年、儿童生殖细胞肿瘤中,除非有肉眼可见的转移肿瘤病灶,这些步骤常被省略。这种措施对儿童生殖细胞肿瘤的总存活率没有负面影响。因此新的指南认为,在没有肉眼可见肿瘤的前提下,上述手术分期步骤的第2~4点可以取消。当然,此举仅限于儿童生殖细胞肿瘤,上皮性肿瘤应按照成人FIGO系统卵巢癌标准进行手术分期,因为在I期卵巢上皮性癌中高达38%的淋巴结是阳性的。双侧腹膜后淋巴结活检非常重要,因为临床上肿瘤是否转移到淋巴结并不能靠肉眼区分。

表 31-6-3 FIGO 对于原发卵巢肿瘤的分期

Ⅰ期:肿瘤局限于单侧或双侧卵巢
Ⅰ A:肿瘤局限于一侧卵巢内生长;没有腹水;外表面无肿瘤;外膜没有侵入
Ⅰ B:肿瘤局限于双侧卵巢内生长;没有腹水;外表面无肿瘤;外膜没有侵入
Ⅰ C:肿瘤Ⅰ A 期或Ⅰ B 期,但是有腹水或腹腔冲洗液含有恶性细胞;外表面存在肿瘤组织或外膜破裂
Ⅱ期:肿瘤涉及单侧或双侧卵巢并浸润盆腔
Ⅱ A:浸润子宫或输卵管
Ⅱ B:浸润其他盆腔组织
Ⅱ C:Ⅱ A 期肿瘤或Ⅱ B 期肿瘤,但是腹水或腹腔冲洗液含有恶性细胞;外表面存在肿瘤组织或外膜破裂
Ⅲ期:肿瘤涉及单侧或双侧卵巢并有盆腔外的腹膜种植或者腹膜后或腹股沟淋巴结转移;肝脏表面转移等同于Ⅲ期;肿瘤局限于真骨盆内,但是组织学证明恶性肿瘤转移到小肠或网膜
Ⅲ A:肿瘤大体上局限于真骨盆且没有淋巴结转移,但是组织学证明腹膜表面显微镜下种植
Ⅲ B:单侧或双侧卵巢肿瘤且在腹膜表面组织学证明转移,转移灶直径不超过 2cm;淋巴结阴性
Ⅲ C:腹腔内种植转移灶直径超过 2cm 或者是腹膜后或腹股沟淋巴结转移
Ⅳ期:肿瘤涉及单侧或双侧卵巢并有腹腔以外远处转移;如果胸腔积液出现一定要有细胞学转移证据才能认为病例归于Ⅳ期;肝脏实质转移灶等同于Ⅳ期

表 31-6-4 COG 儿童生殖细胞肿瘤分期

Ⅰ期:局限于单侧或双侧卵巢;腹腔冲洗液阴性;经过恰当的半衰期肿瘤标志物正常地下降(AFP:5 天;HCG:16 小时)
Ⅱ期:有镜下肿瘤残留或有肿瘤的淋巴结 <2cm;腹腔冲洗液正常;肿瘤标志物阳性或阴性
Ⅲ期:大体上肿瘤残留或只做过活检;淋巴结 >2cm;邻近扩散到其他器官(网膜,小肠,膀胱);腹腔冲洗液恶性肿瘤细胞阳性;肿瘤标志物阳性或阴性
Ⅳ期:远处转移包括肝脏

(五) 外科治疗

治疗和预后取决于临床分型和分期。故对于可能为恶性的卵巢肿瘤必须了解其范围。可在术中做冰冻活检,如果是恶性生殖细胞瘤则做患侧输卵管和卵巢切除,必须探查对侧卵巢,如可疑需在对系膜缘做蚌壳状切开活检,如发现肿瘤,可行双侧输卵管、卵巢切除,如有可能亦可保留一侧卵巢组织。如有腹水需做腹水细胞学检查,肝脏、膈间隙探查和网膜活检。如腹水或网膜检出肿瘤细胞需做网膜切除。如果肿瘤较大,浸润周围脏器不能切除,可在化疗后再考虑手术切除。儿童交界性卵巢肿瘤的治疗某种程度上来说更具挑战性。成人的经验是这类肿瘤几乎总是早期出现且有非常好的预后,20 年存活率可以高达 89%。这一大类肿瘤来源多种多样,需要个体化治疗。特别大的肿瘤伴有腹腔转移也需要子宫及双侧卵巢输卵管切除。大多数病例肿瘤是局限的,可以尝试手术切除时保留生殖力。

腹腔镜手术治疗卵巢肿瘤特别是卵巢恶性肿瘤存在争议,美国儿童肿瘤学组(COG)中生殖细胞肿瘤委员会特别不鼓励这种方法,认为在腹腔内如果破坏了肿瘤包膜或导致肿瘤破裂将增加恶性肿瘤的分期。但是近年来随着腹腔镜器械的改进和手术技巧的提高,国内的临床医师对诊断卵巢良性畸胎瘤的小儿病例可以安全地进行腹腔镜手术。由于儿童盆腔浅,容积小,卵巢固有韧带相对较长,肿瘤活动度较大,所以发生扭转的概率较高。对可疑扭转的患儿尽早行腹腔镜下探查手术以便早期诊断,镜下复位,提高卵巢扭转的挽救率。国内医生指出在腹腔镜手术切除肿物之前先将标本袋经套管置入腹腔,然后将肿物连同患侧卵巢直接置入标本袋并于标本袋中进行肿瘤剥除。必要时可于标本袋取出腹腔后,将患儿头高足低位用盐水反复冲洗盆腔,以最大限度减少腹腔污染。

(六) 化疗

早期使用长春新碱(vincristine),放线菌素 D(actinomycin)和环磷酰胺(cyclophosphamide)[VAC]方案,但对高分期的恶性肿瘤效果不佳,失败率达68%。之后使用顺铂(cisplatin),长春新碱(vincristine)和博来霉素(bleomycin)[PVB]方案,效果有提高,但是4年总存活率67%,无瘤生存率63%。近来,联合使用博来霉素(Bleomycin),依托泊苷(etoposide)和顺铂(cisplatin)[BEC]方案,治疗效果显著提高。I期恶性肿瘤总体生存率(OS)95.1%和无瘤生存率(EFS)95.1%。II期患者经过低剂量博来霉素的 BEC 方案化疗4个周期后的 OS 为93.8%,EFS 为87.5%。III~IV期患者 OS 可达86%(标准计量顺铂)或91.7%(高剂量顺铂),当然两者 OS 没有显著性差异,但是高剂量会伴随更强的毒副作用。利用卡铂(Carboplatin)替代顺铂可以进一步减少副作用,同时保持 OS 和 EFS 分别达91%和87%。总之对于分期高的卵巢恶性生殖细胞肿瘤,经过30多年观察,化疗的效果非常成功。

性索间质肿瘤一般只需手术就可有效治疗。对于高分期的肿瘤使用顺铂为基础的联合化疗方案与生殖细胞肿瘤类似。患者的结果取决于肿瘤的分期和核分裂的活动度。如果肿瘤每10个高倍视野的有丝分裂相≥20,EFS 为48%,而如果有丝分裂相 <20 则 EFS 可达100%。

卵巢上皮性肿瘤的化疗参考成人方案,腺癌的治疗效果差,幸运的是儿童病例极少。

卵巢功能损害和卵巢早衰是化疗的严重不良反应。与化疗后卵巢早衰有关的因素有年龄、化疗药物的种类及药物累积剂量。年龄越大,化疗后发生卵巢早衰的概率越大。化疗药物中烷化剂的毒性最大,如环磷酰胺、氮芥等,这类药物不仅阻断卵泡成熟造成暂时性闭经,而且可破坏始基卵泡出现永久性闭经和卵巢早衰。毒性中等的化疗药物主要是顺铂和多柔比星。毒性低的化疗药物有甲氨蝶呤、氟尿嘧啶、放线菌素 D 和博来霉素等。如何保护卵巢,减少化疗影响,保留生育能力是近年来肿瘤治疗研究的热点,但是尚未找到满意的方法。

(七) 常见小儿卵巢肿瘤

1. 畸胎瘤　畸胎瘤(teratoma)是卵巢生殖细胞肿瘤中最常见的,可分为成熟畸胎瘤和不成熟畸胎瘤,各约占小儿卵巢肿瘤的50%~65%和5%。肿瘤可由三个胚层组成。外胚层成分中以皮肤及附属器具最多见,其次为神经组织;中胚层成分有结缔组织、脂肪、软骨、骨、肌肉;内胚层成分为肠道或呼吸道上皮组织。畸胎瘤组织成分多样,各成分的分化程序亦有差异,故病理分级十分重要。一般按肿瘤中所含幼稚成分多少分四级:

0级:全部为高度分化的成熟组织。

1级:多数为分化好的成熟组织,偶见灶性未成熟组织。

2级:有中等量未成熟组织,细胞有轻至中度异型性和核分裂相。

3级:有大量未成熟组织,细胞异型性和核分裂相明显。

因肿瘤中未成熟的胚胎性组织大多数为神经上皮,Norris 提出以神经上皮的含量多少而分级的更明确的定量标准:

1级:有少量未成熟组织和核分裂相,无神经上皮或每一切片中神经上皮不超过1个低倍镜视野(40倍视野)。

2级:有较多未成熟组织,每一切片中所含神经上皮不超过3个低倍镜视野(40倍视野)。

3级:未成熟组织量多,每一切片中神经上皮超过4个低倍镜视野(40倍视野)。

0级为成熟畸胎瘤属良性病变,但有报道恶性变者,首都医科大学附属北京儿童医院

146 例卵巢畸胎瘤中成熟畸胎瘤占 132 例（90.4%）。1~3 级为不成熟畸胎瘤，约占 20 岁以下患者所有卵巢恶性肿瘤的 10%~20%，诊断时平均年龄 11~14 岁。33%~65% 的不成熟畸胎瘤 AFP 可以增高。除腹部肿块外常有腹痛。由于肿瘤生长较快并浸润包膜，手术时约 50% 属Ⅱ期以上病变。肿瘤可扩散到腹膜、区域淋巴结、肺和肝，如肿瘤破溃则预后不良。

病变在临床Ⅱ期、病理 2 级以下，可仅做患侧卵巢和输卵管切除，否则须加化疗。

2. 无性细胞瘤 无性细胞瘤（dysgerminoma）是儿童及青春期最常见的纯粹的恶性生殖细胞肿瘤，占卵巢恶性肿瘤的 26%~31%。多见于 10~25 岁。其形态学及生物学特性相当于睾丸精原细胞瘤（testicular seminoma）。肿瘤不仅发生于性腺，与其他生殖细胞肿瘤一样还可发生于胚胎期生殖细胞迁移途经部位，如身体中线的松果体区、纵隔、腹膜后和骶尾部。有报道无性细胞瘤与性别畸形有关，46,XY 性腺发育不良的女性易发生卵巢无性细胞瘤。

无性细胞瘤是一大结节状瘤，直径可达 20cm，多见于右侧，双侧同时发生者占 8%~15%。因此，当一侧卵巢发生无性细胞瘤时，对侧卵巢可疑部位需要活检。此种肿瘤约 14%~25% 为混合性无性细胞瘤，即含其他生殖细胞成分，如性腺母细胞瘤、畸胎瘤、内胚窦瘤、胚胎癌和绒毛膜上皮癌。在含有其他成分时相应的肿瘤标志物测定阳性。

如肿瘤局限于卵巢，仅做患侧卵巢及输卵管切除，存活率 80% 以上。如为Ⅱ~Ⅳ期则需采用手术、化疗和放疗的综合治疗措施，幸运的是大多数患者处在肿瘤Ⅰ期阶段。若肿瘤虽已有腹主动脉淋巴结及盆腔淋巴结或其他部位广泛转移，但并未累及对侧卵巢及子宫，也可选用单侧附件切除。对于是否行淋巴结清扫术存有争议：赞成者认为无性细胞瘤的淋巴结转移率较高，应行清扫术；反对者认为肿瘤对化疗和放疗高度敏感，则不必对可能并无转移或仅有微小转移的淋巴结行清扫术。对于肿大的淋巴结，可选择性切除。

3. 内胚窦瘤 内胚窦瘤（endodermal sinus tumor）亦称卵黄囊瘤（yolk sac tumor），是第二常见的纯粹的恶性生殖细胞肿瘤，在小儿和青春期几乎代表了所有的高度恶性胚胎上皮瘤，诊断时平均年龄 18~19 岁。其特点是镜下可见胚胎性肿瘤细胞呈疏松网状结构或相互交错的腺样或管样结构，类似于鼠胎盘内胚窦的特殊血管周围结构，即立方状或柱状的肿瘤细胞单层排列，包绕毛细血管、薄壁血窦或小静脉样血管，形成一血管套样结构，其横截面很像发育不成熟的肾小球，被称为 Schiler-Duval 小体。肿瘤细胞内外都有 PAS 反应阳性的玻璃样小体，用间接免疫过氧化物酶——免疫组织化学方法鉴定肿瘤组织切片，证实该小体中富含 AFP。

肿瘤高度恶性，病情进展快，迅速向淋巴和腹腔组织扩散，常伴有腹痛。诊断时多属Ⅲ期。血 AFP 多增高，但需注意小于 6 月龄的正常婴儿 AFP 同样处于高水平。

治疗主要为手术联合化疗。内胚窦瘤的手术范围亦为患侧附件切除及全面分期手术，对侧卵巢经仔细检查无异常者，可保留生育功能。对已有卵巢外转移的晚期肿瘤，应行肿瘤细胞减灭术。

4. 胚胎癌 约占卵巢恶性肿瘤 3%~4%。除腹部肿块外，半数患者有腹痛。诊断时平均年龄 14 岁。肿瘤表面光滑，最大直径可过 10~20cm。镜下所见似内胚窦瘤，但缺乏内胚窦瘤网状或相互交错的腺样、管样结构，无 Schiler-Duval 小体。间接免疫过氧化物酶鉴定肿瘤组织切片 AFP 和 HCG 均阳性，而内胚窦瘤仅 AFP 阳性。临床上可有内分泌表现，包括性早熟，妊娠反应阳性，HCG 增高。诊断时约 60% 属Ⅰ期病变。偶为双侧。

Ⅰ期病变仅做患侧卵巢，输卵管切除，存活率可达 50%。化疗可参照内胚窦瘤，放疗效果不明显。

5. **恶性混合性生殖细胞瘤**　约占小儿及青春期恶性卵巢肿瘤的 8%。诊断时平均年龄 16 岁,40% 是月经初潮前女孩。因肿瘤可含内胚窦瘤及胚胎癌成分,手术前后需测 AFP 和 HCG。双侧病变率可高达 20%,手术时需检查对侧卵巢。其预后取决于组织结构,存活率约为 50%。化疗可改善预后。

6. **颗粒细胞瘤**　是最常见的恶性性索间质细胞瘤,可分为成人型和幼年型。约 5% 的类型为幼年型,儿童青少年发病的为此类型。占小儿卵巢肿瘤 3%,诊断时平均年龄 13 岁,有报道年龄小至 13 月和 4 周者。60%~80% 青春期前有性早熟,多为单侧病变。肿瘤圆形,常有光滑完整包膜,多为实性,可有囊性变。显微镜下见其由小圆形或多角形细胞构成,胞浆少,嗜酸性,核圆形、椭圆形或梭形,核染色质细,核分裂少见。抑制素可以作为肿瘤标志物为诊断和随访提供依据。

高达 90% 的此类患者诊断时分期较低,肿瘤局限于卵巢,单纯患侧卵巢和输卵管切除可以治愈。而高分期患者伴随核分裂象活跃的则手术后辅以化疗。放疗只用于晚期和复发病例。肿瘤特点为:有些病例临床及病理均为恶性,但手术切除可治愈,而某些病例却在多年后复发。有报道 5 年存活率为 80%~90%,而 10 存活率降至 70%。因可能复发故需长期随访,有报道 8 岁儿童颗粒细胞瘤于术后 33 年出现同样病理形态的复发灶。

7. **卵泡膜细胞瘤-纤维瘤、硬化性间质细胞瘤和 Sertoli-Leydig 细胞瘤**　卵泡膜细胞瘤-纤维瘤在儿童和青少年期少见,在所有儿科卵巢肿瘤占比中不足 2%。绝大多数良性,手术切除即可。硬化性间质细胞瘤为少见良性肿瘤,儿童和青少年病例中诊断时年龄中位数在 13 岁。个别出现雌激素或雄激素所产生的影响。Sertoli-Leydig 细胞瘤在所有儿科卵巢肿瘤占比中约 0.5%,诊断时年龄中位数在 14 岁。多数诊断时处于早期,低度恶性,预后通常较好。

8. **普通上皮性肿瘤**　在成人卵巢肿瘤占 87%~90%,而在青春期前小儿却较为罕见。儿童期的病理主要可分为浆液性和黏液性。肿瘤细胞可有不同的分化程序,呈良性,交界性及恶性,约 84% 表现为良性和交界性。曾统计首都医科大学附属北京儿童医院 44 例小儿卵巢上皮性肿瘤,仅 4 例为恶性。上皮交界性肿瘤在儿童中发生的概率是成人的 3 倍。囊腺瘤绝大多数是良性,7% 交界性,4% 恶性。交界性肿瘤可发生于双侧,分期标准参照成人卵巢上皮性肿瘤。卵巢腺癌非常少见,预后很差。早期交界性或恶性上皮性肿瘤可行保留生育功能手术,即患侧附件切除、分期手术、对侧卵巢活检。仅侵犯一侧卵巢的 Ⅱ 期或 Ⅲ 期交界性肿瘤也可保留生育功能,而腹膜广泛侵袭转移、Ⅳ 期需行肿瘤细胞减灭术及双侧附件切除。

(林德富　李明磊　孙　宁)

参 考 文 献

[1] 黄澄如,孙宁,张潍平. 实用小儿泌尿外科学[M]. 北京:人民卫生出版社,2006.

[2] VON A D. Malignant lesions of the ovary in childhood [J]. Seminars in Pediatric Surgery,2005,14(2): 100-105.

[3] 周锦英,卞丽红. 儿童及青少年卵巢恶性肿瘤[J]. 国际妇产科学杂志,2015,42(1):17-20.

[4] RATHORE R,SHARMA S,ARORA D. Spectrum of Childhood and Adolescent Ovarian Tumors in India:25 Years Experience at a Single Institution [J]. Open Access Maced J Med Sci,2016,4(4):551-555.

[5] HEO S H,KIM J W,SHIN S S,et al. Review of ovarian tumors in children and adolescents:radiologic-pathologic correlation [J]. Radiographics,2014,34(7):2039-2055 .

索 引